医学检验技术与临床应用

（上）

周革利等◎主编

吉林科学技术出版社

图书在版编目（CIP）数据

医学检验技术与临床应用 / 周革利等主编. -- 长春：
吉林科学技术出版社，2017.5
ISBN 978-7-5578-2510-2

Ⅰ．①医… Ⅱ．①周… Ⅲ．①临床医学－医学检验
Ⅳ．①R446.1

中国版本图书馆CIP数据核字（2017）第109412号

医学检验技术与临床应用
YIXUE JIANYAN JISHU YU LINCHUANG YINGYONG

主　　编	周革利等
出 版 人	李　梁
责任编辑	许晶刚　　陈绘新
封面设计	长春创意广告图文制作有限责任公司
制　　版	长春创意广告图文制作有限责任公司
开　　本	787mm×1092mm　1/16
字　　数	540千字
印　　张	42.5
印　　数	1—1000册
版　　次	2017年5月第1版
印　　次	2018年3月第1版第2次印刷

出　　版	吉林科学技术出版社
发　　行	吉林科学技术出版社
地　　址	长春市人民大街4646号
邮　　编	130021

发行部电话/传真　0431-85635177　85651759　85651628
　　　　　　　　　　　　　　85652585　85635176

储运部电话　0431-86059116
编辑部电话　0431-86037565
网　　址　www.jlstp.net
印　　刷　永清县晔盛亚胶印有限公司

书　　号　ISBN 978-7-5578-2510-2
定　　价　168.00元（全二册）

编委会

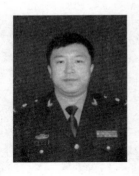

周革利，男，1971 年出生，现任中国人民解放军第二一一医院体检中心主任，1995 年毕业于第四军医大学临床医学系，2008 年哈尔滨医科大学硕士研究生毕业，2009 年晋升副主任医师。长期从事消化内科临床工作，对内科系统常见病、多发病有较高的诊断治疗水平，对外科系统常见病有较高的诊断水平。先后荣立三等功两次，获嘉奖十余次，被评为优秀党员 3 次。在核心期刊发表学术论文十三篇。目前担任黑龙江省医学会健康管理分会副主任，黑龙江省健康管理学会副秘书长、理事，黑龙江省康复学会疼痛康复分会副主任，黑龙江省医师学会健康管理分会副主任，中国农村卫生协会农垦分会副主任等学术职务。

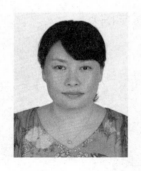

王凌旭，女，生于 1970 年，主管技师，学士学位，毕业于郑州大学医学院医学检验。从事临床检验二十余年，对临床生化及细胞形态学检验有丰富的临床经验。在国家核心期刊及国家级杂志发表论文近十篇，参与省级课题一项。

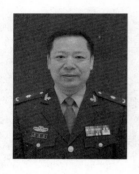

蒋晓钦，男，1964 年 8 月出生，中国人民解放军第一五三中心医院检验科副主任技师，第三军医大学医学检验系毕业，长期从事检验医学工作，擅长临床生物化学检验、临床免疫学检验及医学实验室管理。获得军队及省级科技进步奖 6 项，发表文章 20 余篇，主编著作 1 部。

前　言

　　医学检验是运用现代物理化学方法、手段进行医学诊断的一门学科,主要研究如何通过实验室技术、医疗仪器设备为临床诊断、治疗提供依据。伴随着现代科学技术的发展迅速,一大批新技术、新设备、新方法逐渐被引入到临床实验室,增加了更多更准确的检验项目及方法,将其应用于临床当中,并将现有方法进行完善提高,促进了临床实验室诊断的准确性和高质量,同时也实现了临床检验工作的标准化、规范化、准确化程度。

　　作为检验科的医务人员,在掌握基础医学、临床医学、医学检验、实验诊断等方面的基本理论知识和实验操作能力的基础之上,还需不断学习,吸取最先进的技术与理念,并合理地运用于临床。为了更好地了解医学检验技术的发展,并且更好地将其应用于临床,提高临床诊断率,本编委会组织了在临床检验医学方面具有丰富经验的医务人员认真编写了此书。

　　本书共分为十五章:包括:临床输血技术、血液学检验、脑脊液检验、浆膜腔液检验、尿液检验、粪便检验、生殖系统体液检验、微生物学检验技术、临床常见标本的细菌学检验、临床分子生物检验技术、临床生物化学检验、免疫学检验、临床核医学、生物医学工程检测原理与方法以及消化系统疾病检验。内容详细介绍了相关检验技术、操作方法、结果参考、检验的临床意义,以及部分疾病相关检验的临床诊断等,以强调本书的临床实用性,为广大医学检验人员起到一定的参考借鉴用途。

　　为了进一步提高临床检验人员的水平,本编委会人员在多年临床检验的经验基础上,参考诸多书籍资料,认真编写了此书,望谨以此书为广大临床检验人员提供微薄帮助。

　　本书在编写过程中,借鉴了诸多医学检验相关临床书籍与资料文献,在此表示衷心的感谢。由于本编委会人员均身负繁重的临床检验工作,故编写时间仓促,难免有错误及不足之处,恳请广大读者见谅,并给予批评指正,以更好地总结经验,以起到共同进步、提高临床医学检验与诊断水平的目的。

《医学检验技术与临床应用》编委会

2017 年 5 月

目　　录

目　　录

前　言

　　医学检验是运用现代物理化学方法、手段进行医学诊断的一门学科,主要研究如何通过实验室技术、医疗仪器设备为临床诊断、治疗提供依据。伴随着现代科学技术的发展迅速,一大批新技术、新设备、新方法逐渐被引入到临床实验室,增加了更多更准确的检验项目及方法,将其应用于临床当中,并将现有方法进行完善提高,促进了临床实验室诊断的准确性和高质量,同时也实现了临床检验工作的标准化、规范化、准确化程度。

　　作为检验科的医务人员,在掌握基础医学、临床医学、医学检验、实验诊断等方面的基本理论知识和实验操作能力的基础之上,还需不断学习,吸取最先进的技术与理念,并合理地运用于临床。为了更好地了解医学检验技术的发展,并且更好地将其应用于临床,提高临床诊断率,本编委会组织了在临床检验医学方面具有丰富经验的医务人员认真编写了此书。

　　本书共分为十五章:包括:临床输血技术、血液学检验、脑脊液检验、浆膜腔液检验、尿液检验、粪便检验、生殖系统体液检验、微生物学检验技术、临床常见标本的细菌学检验、临床分子生物检验技术、临床生物化学检验、免疫学检验、临床核医学、生物医学工程检测原理与方法以及消化系统疾病检验。内容详细介绍了相关检验技术、操作方法、结果参考、检验的临床意义,以及部分疾病相关检验的临床诊断等,以强调本书的临床实用性,为广大医学检验人员起到一定的参考借鉴用途。

　　为了进一步提高临床检验人员的水平,本编委会人员在多年临床检验的经验基础上,参考诸多书籍资料,认真编写了此书,望谨以此书为广大临床检验人员提供微薄帮助。

　　本书在编写过程中,借鉴了诸多医学检验相关临床书籍与资料文献,在此表示衷心的感谢。由于本编委会人员均身负繁重的临床检验工作,故编写时间仓促,难免有错误及不足之处,恳请广大读者见谅,并给予批评指正,以更好地总结经验,以起到共同进步、提高临床医学检验与诊断水平的目的。

《医学检验技术与临床应用》编委会

2017 年 5 月

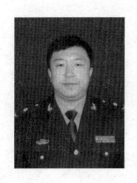

　　周革利,男,1971 年出生,现任中国人民解放军第二一一医院体检中心主任,1995 年毕业于第四军医大学临床医学系,2008 年哈尔滨医科大学硕士研究生毕业,2009 年晋升副主任医师。长期从事消化内科临床工作,对内科系统常见病、多发病有较高的诊断治疗水平,对外科系统常见病有较高的诊断水平。先后荣立三等功两次,获嘉奖十余次,被评为优秀党员 3 次。在核心期刊发表学术论文十三篇。目前担任黑龙江省医学会健康管理分会副主任,黑龙江省健康管理学会副秘书长、理事,黑龙江省康复学会疼痛康复分会副主任,黑龙江省医师学会健康管理分会副主任,中国农村卫生协会农垦分会副主任等学术职务。

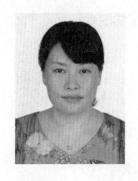

　　王凌旭,女,生于 1970 年,主管技师,学士学位,毕业于郑州大学医学院医学检验。从事临床检验二十余年,对临床生化及细胞形态学检验有丰富的临床经验。在国家核心期刊及国家级杂志发表论文近十篇,参与省级课题一项。

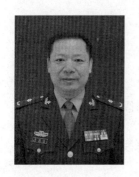

　　蒋晓钦,男,1964 年 8 月出生,中国人民解放军第一五三中心医院检验科副主任技师,第三军医大学医学检验系毕业,长期从事检验医学工作,擅长临床生物化学检验、临床免疫学检验及医学实验室管理。获得军队及省级科技进步奖 6 项,发表文章 20 余篇,主编著作 1 部。

编 委 会

图书在版编目（ＣＩＰ）数据

医学检验技术与临床应用 / 周革利等主编. -- 长春：
吉林科学技术出版社，2017.5
ISBN 978-7-5578-2510-2

Ⅰ．①医… Ⅱ．①周… Ⅲ．①临床医学－医学检验
Ⅳ．①R446.1

中国版本图书馆CIP数据核字(2017)第109412号

医学检验技术与临床应用
YIXUE JIANYAN JISHU YU LINCHUANG YINGYONG

主　　编　周革利等
出 版 人　李　梁
责任编辑　许晶刚　陈绘新
封面设计　长春创意广告图文制作有限责任公司
制　　版　长春创意广告图文制作有限责任公司
开　　本　787mm×1092mm　1/16
字　　数　540千字
印　　张　42.5
印　　数　1—1000册
版　　次　2017年5月第1版
印　　次　2018年3月第1版第2次印刷

出　　版　吉林科学技术出版社
发　　行　吉林科学技术出版社
地　　址　长春市人民大街4646号
邮　　编　130021
发行部电话/传真　0431-85635177　85651759　85651628
　　　　　　　　　　85652585　85635176
储运部电话　0431-86059116
编辑部电话　0431-86037565
网　　址　www.jlstp.net
印　　刷　永清县晔盛亚胶印有限公司

书　　号　ISBN 978-7-5578-2510-2
定　　价　168.00元（全二册）

医学检验技术与临床应用

（上）

周革利等◎主编

吉林科学技术出版社

9.临床工作中在使用抗人球蛋白介质进行交叉配血试验时,应当同时进行盐水介质交叉配血试验。

(六)临床意义

抗人球蛋白介质交叉配血试验主要用于检测受血者、供血者血浆中是否含有针对对方红细胞的不完全性(IgG 型)红细胞血型抗体。

四、凝聚胺介质交叉配血试验

(一)试验原理

红细胞膜表面带有大量负电荷,使细胞间相互排斥,不容易凝集。凝聚胺是一种高价阳离子多聚物,在液体中可产生正电荷,可中和红细胞表面的负电荷,减轻细胞间的排斥力,缩短红细胞间距离,在离心力作用下,可使正常红细胞发生可逆性、非特异性凝集。低离子溶液可降低反应介质的离子强度,增加抗体、抗原间的吸引力,促进血型抗体与红细胞膜上相应抗原的结合。将血清(浆)和红细胞置于低离子介质中孵育,若血清(浆)中存在不完全性(IgG 型)红细胞血型抗体,则抗体与红细胞膜上相应血型抗原结合。离心后,加入重新悬浮液(假凝集清除液),其中的枸橼酸钠能中和凝聚胺的正电荷,正常红细胞随即恢复表面的负电荷,使非特异性凝集解散,而特异性的抗原抗体结合引起的红细胞凝集仍然存在。

(二)标本、试剂与器材

1.标本 供血者、受血者 ABO 及 Rh 同型的 EDTA 抗凝血各 3mL。

2.试剂 生理盐水、低离子溶液(LIM 溶液)、凝聚胺试剂、重新悬浮液(假凝集清除液)。

3.器材 记号笔、试管架、试管(10mm×60mm)、滴管或一次性吸管、载玻片、台式离心机、显微镜等。

(三)操作步骤

1.离心供血者、受血者血标本,分离血浆和红细胞,用生理盐水分别洗涤(可不洗涤)供血者、受血者红细胞并制备成 3%红细胞悬液。

2.取 2 支洁净小试管(10mm×60mm),分别标记"主侧"和"次侧"。

3.在主侧管中加入受血者血浆 2 滴、供血者红细胞悬液 1 滴;次侧管中加入供血者血浆 2 滴、受血者红细胞悬液 1 滴。

4.每管各加低离子溶液(LIM 溶液)0.6mL,混匀,室温孵育 1min。

5.每管再各加 2 滴凝聚胺溶液,混合后静置 15s。

6.1000×g 离心 15s,弃去上清液。

7.轻摇试管,目测细胞有无凝集,如无凝集,必须重做。

8.加入 2 滴重新悬浮液,并轻轻混匀,肉眼观察结果。

9.取载玻片 1 张,用滴管或一次性吸管吸取主侧管和次侧管内红细胞悬液各 1 滴,分别滴加在载玻片两侧并涂匀,用显微镜观察结果,最后得出实验结果。

(四)结果判定

先用肉眼观察试管内有无红细胞凝集,再进一步用显微镜观察有无红细胞凝集。如主侧管和次侧管内红细胞凝集均散开,则为凝聚胺交叉配血实验阴性,表示供血者和受血者血液凝聚胺介质配血相容,供血者血液可以输给受血者。

如果主侧管和次侧管或单独一侧试管内红细胞凝集不散开,则提示为特异性的抗原抗体结合反应,受血者、供血者血液不相容。

（五）注意事项

1. 凝聚胺介质交叉配血实验对 Kell 血型系统的抗体检测效果较差,但汉族人群中的 K 基因出现频率几乎为零,kk 型几乎为 100%。因此在国内除对维吾尔族等少数民族人群外,其他人群临床输血时采用凝聚胺进行交叉配血实验是安全可靠的;在采用凝聚胺试剂检测我国少数民族或外籍人员血清(浆)抗体时,应对阴性结果继续做抗人球蛋白试验,以避免对抗-K 抗体的漏检。

2. 临床输血进行交叉配血试验时,应先进行盐水介质交叉配血试验,待排除完全性(IgM 型)红细胞血型抗体的存在后,再进一步做凝聚胺介质交叉配血试验。

3. 一般不用溶血标本,必要时做自身对照或盐水对照以甄别溶血有无加深。

4. 当试验管加入重新悬浮液后,应及时观察结果(60s 以内),以免反应减弱或消失。

5. 由于凝聚胺溶液放置在玻璃瓶中过久可能引起红细胞凝集过弱,因此该溶液应保存在深色(或黑色)塑料瓶中。

6. 枸橼酸钠(柠檬酸钠)和肝素均对凝聚胺具有中和作用,若临时使用含枸橼酸钠或肝素的抗凝血标本时,试验中应加较多的凝聚胺来中和枸橼酸钠或肝素,或在试验过程中逐步加入凝聚胺溶液直到红细胞出现凝集为止。

（六）临床意义

凝聚胺介质交叉配血试验可用于检测受血者、供血者血浆中是否含有针对对方红细胞的完全性(IgM 型)血型抗体和不完全性(IgG 型)血型抗体,是比较合适和通用的配血方法。

五、凝胶介质交叉配血试验

（一）试验原理

将供血者、受血者红细胞和血清(浆)分别按照交叉配血试验的要求加入到含有抗人球蛋白试剂的微柱凝胶主侧和次侧管的反应室中,置于 37℃孵育一定时间,如果血清(浆)中存在有针对红细胞抗原的 IgG 或 IgM 型血型抗体,经孵育和离心后红细胞将发生凝集,并形成红细胞凝集团块。微柱中的凝胶具有分子筛的作用,从而阻止凝集的红细胞下沉,而留在微柱凝胶的表面。如果血清中不含有针对红细胞抗原的抗体,经过孵育、离心后,红细胞仍以单个分散细胞形式存在,经离心力作用顺利通过凝胶分子筛,下沉到微柱凝胶管的底部。

（二）标本、试剂与器材

1. 标本　供血者、受血者 ABO 及 Rh 同型的 EDTA 抗凝血各 3mL。

2. 试剂　抗人球蛋白微柱凝胶试验卡(以下简称凝胶卡)、红细胞稀释液、生理盐水。

3. 器材　记号笔、试管架、试管(10mm×60mm)、滴管或一次性吸管、移液器、37℃专用孵育器、专用离心机。

（三）操作步骤

1. 离心供血者、受血者血标本,分离血浆和红细胞,用生理盐水分别洗涤(可不洗涤)供血者、受血者红细胞并用凝胶卡配套的红细胞稀释液配成 0.8%红细胞悬液。

2. 吸取供血者 0.8%红细胞悬液 50μL、受血者血浆 50μL,分别加入到主侧管反应室内(先加红细胞悬液后加血浆)。

3. 吸取受血者 0.8%红细胞悬液 50μL、供血者血浆 50μL,分别加入到次侧管反应室内

(先加红细胞悬液后加血浆)。

4.将加样后的凝胶卡,置于37℃专用孵育器孵育15min。

5.取出凝胶卡,将孵育好的凝胶卡置于专用离心机离心5min。

6.取出凝胶卡,肉眼观察结果。

(四)结果判定

1.阴性结果 若主侧和次侧管内红细胞均完全沉降于微柱凝胶管底部,表明受血者与供血者血液相容,供血者血液可以输给受血者。

2.阳性结果 若主侧和次侧管或单独一侧管内红细胞凝集块位于凝胶表面或凝胶中和(或)出现溶血,提示受血者与供血者血液不相容,供血者血液不能输给受血者。

(五)注意事项

1.凝胶卡使用前要仔细检查凝胶中有无气泡、凝胶表面液体是否干涸,凝胶卡外观正常时才能使用。

2.试验前应将标本充分离心,以免血清中残留的纤维蛋白阻碍红细胞沉降而造成假阳性。

3.凝胶介质交叉配血试验采用微柱凝胶技术,通过凝胶分子筛作用可以提高交叉配血试验的特异性和灵敏度。该试验可同时检出IgG和IgM型红细胞血型抗体,因此在临床输血检验中,可以不做盐水介质交叉配血试验。

4.由于在装配试剂过程中抗人球蛋白试剂已经加入到微柱内,进行离心时血清蛋白成分和红细胞因其各自的重力加速度不同而以不同的速度通过微柱,从而消除了血清中未结合的球蛋白与抗人球蛋白试剂结合的可能性,因此使用微柱凝胶进行交叉配血试验时,红细胞可不洗涤;且对于阴性的交叉配血试验结果也不再需要加入IgG型红细胞血型抗体致敏的阳性对照细胞验证阴性结果的有效性。

5.试验结果易判定且直观、可靠、易于保存,也可以使用数码照相机留取试验结果图像存档备查。

6.凝胶介质交叉配血试验的操作容易标准化,因此能减少不同人员在操作上的差异,保证试验的准确性,也可以使用全自动化仪器进行交叉配血试验。

7.一般不用溶血标本,必要时做自身对照或盐水对照以甄别溶血有无加深。

(六)临床意义

凝胶介质交叉配血法在凝胶介质中进行,当凝胶中不含抗人球蛋白试剂时相当于盐水介质交叉配血,当凝胶中含抗人球蛋白试剂时相当于抗人球蛋白交叉配血,本法准确、可靠,适用于全自动血型分析仪。

六、疑难配血及大量输血时的配血方法

(一)疑难配血

疑难配血是指在交叉配血试验条件下,无法找到主侧和(或)次侧完全相合的血液的情况。解决疑难配血问题,首先要排除人为因素或操作失误,然后再从主侧和次侧的不相合中分别查找原因并找出对策。

1.主侧配血不相合的处理办法

(1)主侧配血不相合的可能原因:由于主侧配血的是患者血清和供血者红细胞,主侧配血

不相合的原因如下。

1)患者血清的原因

①血清中有针对供血者红细胞的同种抗体。

②血清中有自身抗体。

③血清中有冷凝集素。

④患者血清(浆)蛋白紊乱(A/G 倒置、M 蛋白等)。

2)供血者红细胞的原因

①供血者血液被污染,红细胞为全凝集或多凝集细胞。

②供血者红细胞黏附了免疫球蛋白或抗体。

3)其他原因:如受血者血清中含青霉素抗体、供血者红细胞被青霉素致敏等。

(2)主侧配血不相合的原因分析:要分析主侧配血不相合可能的原因并找出对策,需参考抗人球蛋白试验、自身对照和抗体筛查的结果,如表 1-1 所示。

表 1-1 主侧配血不相合的原因分析及对策

抗体筛查	直抗	自身对照	可能原因	对策
+	-	-	同种抗体	抗体鉴定
+	+	+	自身抗体或同种抗体	AIHA 配血法
	+		自身抗体(IAT-)	不影响配血
-	-	-	1. 低频抗体,剂量效应抗体 2. ABO 亚型抗体	更换供血者亚型鉴定
+		+	1. 血清(浆)蛋白紊乱	加盐水可散开
			2. 冷凝集素	37℃配血
			3. 对试剂介质的抗体	换介质
+	+	-	结果错误	重做试验
-	-	+	结果错误	重做试验

(3)实验验证及采取对策

1)同种抗体

①抗体筛查及抗体特异性鉴定。

②选择不含与特异性抗体对应抗原的供血者红细胞输血。

2)自身抗体:自身免疫性溶血性贫血(AIHA)患者,如果直抗阳性、间抗阴性,一般不干扰主侧配血;如果直抗阳性、间抗阳性,由于血清中存在游离的自身抗体,则主侧配血总是不合。

①用自身红细胞吸收除去血清中自身抗体后,再做抗体筛查及配血。

②同种红细胞吸收(应用酶处理红细胞以增强吸收效果)除去血清中自身抗体后,再做抗体筛查及配血。为了避免自身抗体掩盖的同种抗体被吸收。须选用 RhD、C、c、E、e、Fy、MN、P 等抗原与患者相同或比患者少的供血者红细胞吸收。如果个别抗原患者为阴性而供血者为阳性,可以采用化学方法灭活某些抗原。

③被检血清倍比稀释至自身抗体消失后,再做抗体筛查及配血(此法只适用于同种抗体效价比自身抗体效价高的样本)。

④若有自身抗体存在,则配血总是不相容。单纯自身抗体导致配血不相容不是输血禁忌,但是一定要排除被自身抗体掩盖的同种抗体的漏检,预防发生严重的溶血性输血反应。

⑤必须指出的是,采用上述①～③方法处理样本后,做抗体筛查的结果虽然可信,但做交叉配血试验的意义则值得探讨。因为上述三种方法都是在试管中(体外)除去自身抗体,即便配血"相容",供血者红细胞输入患者体内仍然是不相容的(因为患者体内的自身抗体并没有除去)。因此,有些专家认为,间接抗人球蛋白试验阳性的 AIHA 患者如果抗体筛查阴性,选择 ABO、RhD 同型血输注;如果含不规则抗体,则选择 ABO、RhD 同型,不规则抗体对应抗原阴性的红细胞输注,交叉配血并无实际临床意义。

3)冷凝集素:试验操作需在 37℃条件下进行。

4)血清(浆)蛋白紊乱:假凝集,红细胞膜完整,加生理盐水稀释后凝集散开。

5)供血者红细胞的原因:如果供血者红细胞直接抗人球蛋白试验阳性(正常人群直接抗人球蛋白试验阳性),其红细胞便不宜用于输血。

2.次侧配血不相合的处理办法

(1)次侧配血不相合的原因:次侧配血是供血者血清和患者红细胞,次侧配血不相合可能的原因如下。

1)供血者血清的原因

①供血者血清中有针对患者红细胞的同种抗体。

②供血者血清中有自身抗体。

③供血者血清中有冷凝集素。

④供血者血清(浆)蛋白紊乱。

2)患者红细胞的原因

①患者血液被感染,红细胞为全凝集或多凝集细胞。

②患者红细胞上黏附有免疫球蛋白或抗体。

(2)次侧配血不相合的处理办法:由于供血者一般为健康人,由供血者导致的配血不相容者少见。一旦发现供血者不符合献血要求(如直接抗人球蛋白试验阳性),其所献的血便应淘汰。

如果供血者血液各种指标检测正常且符合临床输注标准,仅有次侧配血不相合,其去除了血浆的红细胞是可以输注的。

(二)大量输血时的配血方法

大量输血是指受血者在 24h 内输注相当于或多于全身血容量的血液,或者在 3h 内丢失 50% 循环血容量及失血速率为 150mL/min 等情况的输血。大量输血时,需要多个供血者提供血液。如果供血者之间有不规则抗体存在,也会出现相应的抗原抗体反应,从而引起输血不良反应。因此,在大量输血时,除了受血者与供血者之间做交叉配血试验外,供血者与供血者之间也要做交叉配血试验。

供血者与供血者之间的交叉配血原则上应采用受血者与供血者之间的交叉配血一样的方法和操作。实际工作中,为了争取时间,可采用混合血清法:将供血者血清等量混合在一起后,再分别与每一个供血者的红细胞进行交叉配血;若供血者超过 10 个,还应该将血清分组(每组 8～10 人)混合,每组混合血清再分别与每一个供血者的红细胞进行交叉配血,若某一组某一管发生凝集或溶血,则表明此供血者的红细胞和该组的某一血清是不相合的,此供血者的血液不能输注。进一步用此供血者的红细胞与该组的每一血清分别做交叉配血,即可发现与之对应的供血者血液。

现代输血早已进入成分输血时代,临床上全血输注几乎绝迹,大量输血所输注的血液通常都是悬浮红细胞,或者是解冻红细胞、洗涤红细胞等。由于血浆成分已被分离去除,供血者与供血者之间的交叉配血试验一般被忽略。

七、交叉配血常见错误及注意事项

(一)交叉配血常见错误

交叉配血试验过程中常见的错误通常表现在以下几个方面。

1.标本方面

(1)标本采错:标本不是来自受血者本人。

(2)标本不能代表受血者当前体内的免疫学情况:标本不是输血前 3 天内采集的,或者受血者上一次输注红细胞已经超过 24h 却没有抽取新的标本。

(3)标本采集不当造成的溶血和稀释:采血不畅或针管被污染常常造成标本溶血;若从输液管中采血则会使标本稀释。

(4)标本采集时机不当:采集到受血者肝素治疗后的血液标本需告知输血科;右旋糖酐等中高分子药物亦可干扰交叉配血试验。

2.操作方面

(1)操作器材使用不当:玻璃器皿不清洁、试管被洗涤剂污染等都会干扰抗原抗体的反应或引起红细胞溶血。

(2)操作不规范:红细胞与血清比例不当、过度离心或离心不足可引起假阳性或假阴性结果。

(3)标本处理不到位:如使用血浆标本离心不充分或血清标本未完全去除纤维蛋白时,小的纤维蛋白凝集的红细胞凝块被误认为是血液凝集;使用未洗涤的红细胞标本,其表面黏附的血浆或血清中含特殊抗体,出现假阳性反应。

(4)判断错误:例如将溶血现象看作不凝集,误判为阴性结果。

(5)试验温度设定不合理:温度过高或过低均会造成假阴性。ABO 血型系统的 IgM 抗体最适反应温度为 4~22℃,如达 37 凝集力即下降;而 IgG 类不规则抗体的最适反应温度为 37℃。

(6)操作出错:标本加错或漏加、试剂加错或漏加、多个标本时编号出错、结果记录错误等。

3.试剂方面

(1)试剂失效:所用试剂已经过期或因保管不善而污染及失效。

(2)试剂错误:不同厂家、不同批次的试剂随意混搭使用或选用浓度错误。

上述各种错误的发生,主要原因都是操作者责任心不强,违反操作规程所致。在工作中,操作者要严格遵循质量管理手册,认真执行标准化操作程序,才能有效地防范错误的发生。

(二)交叉配血注意事项

1.选用适当的交叉配血方法及组合模式,并且严格按照各自的操作标准及注意事项进行操作。

2.试验所用的试管、滴管等器材必须干燥清洁,避免出现假阳性结果。

3.试验时尤其是在批量作业时要严格核对标本号,防止标本编号错误及试剂漏加。

4.受血者标本应能充分代表当前体内的免疫学情况,供血者标本应确认是供血者血袋上剪下来并有相同编码的管段。

5.查询患者既往病史、输血史、用药史、骨髓移植史乃至家族史,必要时检查唾液中的血型物质,鉴定出正确的血型。

6.血液发出后,受血者和供血者的血标本须在 2～6℃ 条件下妥善密封保存至少 1 天以备检查。

八、临床血液的选择

血制品是特殊的医疗用品,安全的血制品来自无偿献血者和国家法定的采、供血机构。选择血制品时,首先要保障其来源合法性,然后根据患者的具体情况选择合适的新鲜程度及相匹配的血型。

(一)血液新鲜程度的选择

血液使用的基本原则是先采先用,即先用日期最长、相对陈旧的血液,但有以下情况者,需特殊对待。

1.患者短时间内接受了大量的血液,超过了其自身的总血容量,需要供给最新鲜的血液。

2.患者自身血容量小,又接受了大量的血液,例如,新生儿换血或 5 岁以下婴幼儿输血,都应供给尽量新鲜的血液。

3.接受定期输血的患者,常见的如镰状细胞性贫血及地中海贫血患者,需要储存时间小于 7 天相对新鲜的血液。

(二)血型的选择

输血治疗的基本原则是同型输注,但是在实际工作中经常会遇到一些非常特殊的患者,需要选择特殊的方式输血。

1. ABO 亚型患者　基本上也是输注正常的 ABO 同型血,即给予 A 亚型患者输注 A 型血,给予 B 亚型患者输注 B 型血,但如果 ABO 亚型患者血清中有不规则抗体,例如,A 亚型有抗－A_1,B 亚型有抗－B,则应该选择 O 型红细胞与 AB 型(或同型)血浆混合血输注。若有条件,首先应选择 A 亚型(A_2)或 B 亚型的血给患者输注。

2. Rh 阴性或弱 D 型患者输血　因为 Rh 阴性或弱 D 型患者在输注了 RhD 阳性血后,产生抗－D 抗体的概率很高(约 60%),所以要求输注 Rh 阴性血。紧急情况下,如果确实无法获得大量 Rh 阴性血,在确证患者体内没有相应抗体的前提下,可以一次性大量输注 RhD 阳性血(但是要告知患者在下次输血时,一定要将这次输血情况告知医生)。

3. 新生儿溶血病的换血治疗　新生儿溶血病大体上可分为五类,换血治疗时应根据不同类型分别选择血型相匹配的血液。

(1)ABO 新生儿溶血病的换血:选择 O 型红细胞与 AB 型血浆混合血输注。

(2)RhD 新生儿溶血病的换血:选择 ABO 与婴儿同型的 Rh 阴性血输注。

(3)RhD 伴有 ABO 新生儿溶血病的换血:选择 O 型 Rh 阴性红细胞与 AB 型血浆混合血输注。

(4)ABO 和 RhD 以外的其他抗体原因的换血:必须选择不含有特异性抗体相应抗原的ABO 同型血输注。

(5)其他非免疫性新生儿黄疸患儿的换血:按常规实施输血。

(6)母亲血的使用:无法找到合适血液而母亲血相容时可考虑使用:去除血浆,加以 AB 型血浆,用 γ 射线照射以及用白细胞过滤器滤除白细胞后输注,以避免输血相关性移植物抗宿主病(TA－GVHD)的发生及巨细胞病毒等经血传染病毒的危险。

4.不规则抗体筛选　不规则抗体筛选是对血型鉴定的完善和补充,也是医院对输血患者的一种安全保证。通过抗体筛选,可以事先了解患者血清中是否存在不规则抗体,一旦检出,则有足够的时间去鉴定抗体的特异性,并找到相配合的血液。必要时还可将患者抗体血样填写标签后于－20℃冷冻保存,紧急用血时再解冻,进行紧急配血。

(李晓娟)

第四节　全血与成分输血

一、全血输注

(一)全血概念

将血液采入含有保存液的血袋,不作任何处理,即为全血。全血由血细胞(红细胞、白细胞及血小板)及血浆(内含免疫球蛋白、白蛋白、凝血因子等)组成。全血具有扩充血容量、运输氧、补充稳定的凝血因子和蛋白质的功能,并能维持细胞内外平衡和起缓冲作用。

(二)适应证

全血中主要含有具有携氧能力的红细胞和维持渗透压的白蛋白,因而有一定的适应证。

1.大出血　如急性失血、产后大出血、大手术或严重创伤时丢失大量血液,缺乏载氧红细胞和血容量明显减少,此时可输全血。

2.体外循环　在进行外科心肺分流手术作体外循环时,体外循环机容量大,同时红细胞可有机械性损伤,以前常用全血,现在主张输入晶体液和胶体液的同时,适当输入全血。

3.换血　新生儿溶血病,经过换血可去除胆红素、抗体及抗体致敏的红细胞,此时可用献血者的全血进行置换。目前主张用白蛋白和换血结合治疗,因白蛋白易与间接胆红素结合,效果比单纯用换血疗法好。

(三)禁忌证

1.年老体弱者、婴幼儿、心功能不全和心力衰竭的贫血患者。

2.预计需长期或反复输血的患者,如再生障碍性贫血、阵发性睡眠性血红蛋白尿症和白血病等的患者。

3.血容量正常的慢性贫血患者。

4.对血浆蛋白过敏或对血浆内某种反应原敏感的患者。

5.由于以往输血或妊娠已产生白细胞或血小板抗体的贫血患者。

6.可能施行骨髓移植及其他器官移植的患者。

(四)剂量与用法

1.剂量　视病情而定,需根据输血适应证、年龄、患者的一般状况及心肺功能等决定。60kg 体重的成人每输入 1U 全血约可使血红蛋白浓度提高 5g/L;儿童按 6mL/kg 输入,大约可使血红蛋白浓度提高 10g/L。新生儿溶血病需要换血时,应根据病情选择合适的血液成分制品,若采用全血进行换血治疗应注意掌握出入量平衡。

2.用法　全血输注时应用标准输血器,最好使用白细胞过滤器,特殊患者还应进行血液辐照处理,以减少输血不良反应发生。输血速度应根据患者具体情况进行调整。通常,开始时输血速度宜慢,一般为 5mL/min,数分钟后可适当调快,1U 全血多控制在 30～40min 输完较适宜。严重急性失血患者输血速度可加快,婴幼儿、心功能不全者以及老年患者输血速度应减慢。

(五)注意事项

1.全血不全。

2.大量输全血可使循环超负荷。

3.全血输入越多,代谢负担越重。

4.输全血比任何血液成分更容易产生同种免疫,不良反应多。

5.库存血在某些方面比新鲜血更安全。

6.尽量减少白细胞输入。

二、成分输血

成分输血是指将血液的各种成分加以分离提纯后通过静脉输入体内的治疗方法,其优点如下:一血多用,节约血源,针对性强,疗效好,副作用少,便于保存和运输。成分输血是目前临床常用的输血类型。

(一)红细胞输注

1.悬浮红细胞输注

(1)概念:用三联袋采集全血,温度(4±2)℃,5000×g,离心 7min。待 90％以上血浆流入转移袋后,将另一转移袋内红细胞保存液,如 SAG(生理盐水－腺嘌呤－葡萄糖)、SAGM(生理盐水－腺嘌呤－葡萄糖－甘露醇)或 SAGS(生理盐水－腺嘌呤－葡萄糖－蔗糖)等加入红细胞内代替移出的血浆,使红细胞与保存液充分混匀,热合封闭并切断分浆管,制成悬浮红细胞。1U(200mL)全血制成 1U 的悬浮红细胞,其体积为 180mL(±10％),血细胞比容(Hct)50％。

(2)适应证:具有与全血相似的功能,临床上可用于纠正血容量及携氧能力的不足。它是红细胞制剂中最常用的制剂之一。应用时不必再用电解质溶液稀释,主要适用人群如下:①血容量正常的慢性贫血需要输血者;②外伤和手术引起的急性失血需要输血者;③心、肝、肾功能不全者,老人、小儿等需要输血者;④妊娠期并发贫血需要输血者等。也可用于新生儿溶血病换血疗法,但 CPDA 中腺苷代谢产物可引起肾结石及肾损害,此外,还因为库存过久的血液中血钾升高,因而在用于新生儿贫血的治疗时应选用新鲜的血液。

(3)禁忌证:由于 MAP 红细胞添加剂所含的甘露醇剂量较大(14.5g/L),对肾功能不全者不利,尤其是终末期肾功能衰竭(尿毒症晚期)受血者不宜使用本品,可选用洗涤红细胞。

(4)剂量与用法

1)剂量:根据病情决定用量,如患者的年龄、贫血或失血程度、对贫血的耐受能力等。一般来说,成年患者若无出血或溶血,1U 红细胞制剂可使血红蛋白浓度提高 5g/L,原则上无须提高血红蛋白浓度至正常水平,能改善和满足组织器官供氧即可,通常提高血红蛋白浓度到80～100g/L。

2)用法:根据病情决定输注速度,通常红细胞输注速度宜慢,不宜太快。输注前应充分混匀,用标准输血器进行输注,根据病情决定输注速度。成年人输注 1U 红细胞制剂的时间不应小于 1h,或按 1~3mL/(kg·h)的速度输注。

(5)注意事项

1)心、肝、肾功能不全及年老体弱者,新生儿及儿童患者,输注速度宜更慢,以免发生循环超负荷,而急性大失血患者应加快输注速度。

2)输注红细胞制品中,除必要时可以加入生理盐水外,不允许在血袋中加入任何药物。

2. 浓缩红细胞输注

(1)概念:用二联袋采集全血,温度(4±2)℃,5000×g,离心 7min。大部分血浆流入转移袋,热合封闭后,血袋内留下的即浓缩红细胞。1U(200mL)全血制成 1U 浓缩红细胞,其体积为 120mL(±10%),Hct 70%~80%。

(2)适应证:为了恢复携氧能力,浓缩红细胞输注是最好的选择,现常规用于纠正红细胞减少引起的缺氧等症状。任何慢性贫血需要输血者均可输注浓缩红细胞,特别是伴有充血性心力衰竭时输注浓缩红细胞可最小限度扩充血容量,也不会引起肺水肿。其发热、因白细胞引起的非溶血性输血反应的发生率也明显比输注全血的少。

1)各种血容量正常的贫血患者:几乎所有的慢性贫血都是血容量正常的贫血,有输血指征者都可输注浓缩红细胞,而没有必要输全血。

2)急性出血或手术失血低于 1500mL 者:可在应用晶体液及胶体液补足血容量的基础上输注浓缩红细胞。失血量超过 1500mL 者需要与其他血液成分制品配合应用。

3)心、肾、肝功能不全者。

4)小儿和老人需要输血者。

5)妊娠后期伴有贫血需要输血者。

6)一氧化碳中毒者。

(3)禁忌证

1)已出现或怀疑出现白细胞凝集的患者或需长期输血的患者不适宜输注浓缩红细胞,应选择滤除白细胞的红细胞输注。

2)对于有免疫缺陷或免疫抑制的贫血患者,不宜输注浓缩红细胞,应使用辐照红细胞制品。

(4)剂量与用法:同悬浮红细胞输注。

(5)注意事项:因保存期短、Hct 高、血液黏稠、输注不畅,现已很少使用。其他同悬浮红细胞输注。

3. 少白细胞红细胞输注

(1)概念:少白细胞红细胞是在血液采集后应用白细胞过滤器过滤去除白细胞后制备的红细胞制剂,白细胞清除率和红细胞回收率都很高,输血不良反应少,在发达国家已逐渐替代悬浮红细胞。

(2)适应证:主要用于反复发热的非溶血性输血反应患者,因为大多数患者因反复输血导致白细胞发生同种免疫,再输注带有白细胞的血液可引起反应,输注少白细胞红细胞可防止这种反应发生。多数学者提出,若患者有两次以上发热或非溶血性输血反应,宜输注少白细胞红细胞以改善贫血。此外,为了避免同种免疫性 HLA,尤其是急性白血病、恶性肿瘤、再生障碍性贫血患者常要输注少白细胞血小板;而血液透析、器官移植患者等输注少白细胞的红细胞制剂比较合理。

（3）禁忌证：一般无特别禁忌证。

（4）剂量与用法：同悬浮红细胞输注。

（5）注意事项：同悬浮红细胞输注。

4．洗涤红细胞输注

（1）概念：洗涤红细胞为已去除了大部分血浆和白细胞、血小板等的红细胞制剂，血浆蛋白清除率≥90％，白细胞清除率≥80％，红细胞保留率≥80％。

（2）适应证

1）洗涤红细胞最常用于因输血而发生严重过敏反应的患者，有全身荨麻疹和（或）哮喘，甚至过敏性水肿、休克时，可能是 IgE 抗体与献血者血液某些成分有关，对这些需要输血的患者输注洗涤红细胞能防止过敏反应的发生。对贫血伴 IgA 缺乏者，在其血清中常有种属特异性 IgA 抗体，因而这类患者若过去有输血反应史而需要输血时可用洗涤红细胞。

2）洗涤红细胞常用于阵发性睡眠性血红蛋白尿症患者，可因减少补充成分的输入而减少溶血的发生；此外，阵发性睡眠性血红蛋白尿症患者可有 HLA 同种抗体，在输注含白细胞的血液时可引起反应，建议输注洗涤红细胞。这种制剂也常用于自身免疫性溶血性贫血。

3）高钾血症及肝、肾功能障碍需要输血者等。

4）对心、肺功能不全患者输血时，为了预防循环超负荷，建议输注洗涤红细胞。

（3）禁忌证：一般无特别禁忌证。

（4）剂量与用法：洗涤红细胞在洗涤过程中会损失部分红细胞，输注剂量应比其他类型红细胞大一些。一般情况下，成年人输注 3U 的洗涤红细胞可使血红蛋白浓度提高 10g/L 或使 Hct 提高 0.03。其他同悬浮红细胞输注。

（5）注意事项

1）输注该制品可显著降低输血不良反应的发生率。

2）目前国内大多数单位采用两种方法制备洗涤红细胞，即开放式洗涤法和封闭式三联盐水袋洗涤法。洗涤后的红细胞应保存在 2～6℃冰箱，并在 24h 之内输注，如果采用开放式洗涤法，最好在洗涤后 6h 内输注，因故未能及时输注只能在 4℃保存 12h。

5．冰冻红细胞输注

（1）概念：冰冻红细胞又称冰冻解冻去甘油红细胞，是利用高浓度甘油作为红细胞冷冻保护剂，在－80℃下保存，需要使用时再进行解冻、洗涤去甘油处理后的特殊红细胞制剂，目前主要用于稀有血型患者的输血。

（2）适应证

1）可长期保存红细胞，特别是可保存世界上的稀有血型红细胞，供稀有血型者输用。

2）可保存自身血液，以备今后输用。

3）对输用少白细胞红细胞仍有发热反应者，可改用冰冻红细胞。因为少白细胞红细胞中仍可含 15％～20％的白细胞，而冰冻红细胞中的白细胞则少于 5％。

4）可用于 IgA 缺乏患者，以减少对 HLA 的敏感性。在急性再生障碍性贫血患者拟作骨髓移植前最好输用冰冻红细胞制剂，以防止发生同种免疫。

（3）禁忌证：一般无特别禁忌证。

（4）剂量与用法：同悬浮红细胞输注。

(5)注意事项：冰冻红细胞经复温、洗涤后应尽快输注。其他同悬浮红细胞输注。

6.辐照红细胞输注

(1)概念：所谓辐照血主要是指经过一定剂量的放射线(^{60}Co 或 ^{137}Cs)照射处理后输给患者的全血或成分血。辐照红细胞可以防止输血后淋巴细胞植活，淋巴细胞对电离辐照较敏感，而血液其他成分则不敏感。血液辐照的目的是预防输血相关性移植物抗宿主病（TA－GVHD）。

(2)适应证

1)有免疫缺陷或免疫抑制的患者需要输血者。

2)子宫内输血者。

3)早产儿或新生儿需要输血者。

4)发生输血相关性移植物抗宿主病（TA－GVHD）的患者。

(3)禁忌证：一般无特别禁忌证。

(4)剂量与用法：同悬浮红细胞输注。

(5)注意事项：同悬浮红细胞输注。

7.年轻红细胞输注

(1)概念：年轻红细胞是指具有较多网织红细胞的红细胞制剂，由平均年龄为 30～40 天的红细胞和较多网织红细胞组成，其酶活性较高，输入患者体内可相对延长成活期，对于长期需要输血的患者，疗效较好，如地中海贫血、阵发性血红蛋白尿症等。

(2)适应证：主要适用于需要依赖输血治疗的患者，如重型地中海贫血、严重再生障碍性贫血等。输注年轻红细胞可延长输血间隔期，减少输血次数。

(3)禁忌证：一般无特别禁忌证。

(4)剂量与用法：同悬浮红细胞输注。

(5)注意事项：同悬浮红细胞输注。

(二)血浆输注

血浆制品主要有新鲜冰冻血浆和普通冰冻血浆等。其主要区别是新鲜冰冻血浆保存了不稳定的凝血因子 V、Ⅷ活性。近年来，为减少输血传播疾病的风险，病毒灭活血浆也逐渐应用于临床。

1.新鲜冰冻血浆输注　新鲜冰冻血浆由抗凝的新鲜全血于 6h 内在 4℃离心，将血浆分出，并迅速在－30℃以下冰冻成块制成。新鲜冰冻血浆常用的规格有每袋 200mL、每袋 100mL 和每袋 50mL。新鲜冰冻血浆含有全部凝血因子，一般 200mL 一袋的新鲜冰冻血浆内含有血浆蛋白 60～80g/L，纤维蛋白原 2～4g/L，其他凝血因子 0.7～1.0U/mL。新鲜冰冻血浆在－20℃以下可保存一年，一年后成为普通冰冻血浆。

(1)适应证：新鲜冰冻血浆主要用于补充体内各种凝血因子缺乏：①单个凝血因子缺乏（如血友病）而无相应浓缩制剂时；②肝病患者出现获得性凝血功能障碍；③大量输血伴发的凝血功能紊乱；④口服抗凝剂过量引起的出血；⑤血栓性血小板减少性紫癜；⑥免疫缺陷综合征；⑦抗凝血酶Ⅲ缺乏；⑧DIC 等。

(2)禁忌证：新鲜冰冻血浆输注的禁忌证：①对于曾经因输血发生血浆蛋白过敏的患者，应避免输注血浆，除非在查明过敏原因后有针对性地选择合适的血浆输注，如缺乏 IgA 而已产生 IgA 抗体的患者禁用血浆。②对血容量正常的年老体弱者、重症婴幼儿、严重贫血或心功能不全患者,因易发生循环超负荷的危险,应慎用血浆。

(3)剂量及用法

1)剂量:新鲜冰冻血浆输注的剂量取决于患者具体病情需要,一般情况下凝血因子达到正常水平的 25% 基本能满足止血要求。由于每袋新鲜冰冻血浆中含有的凝血因子量差异较大,因此输注新鲜冰冻血浆补充凝血因子时,动态观察输注后的止血效果对决定是否需要增加用量十分重要。一般成年患者的首次输注剂量为 200～400mL,儿童患者酌情减量。也有学者建议按 15mL/kg 计算,除血容量严重不足的患者外,多数血容量大致正常的患者难以耐受该标准计算所需的大量血浆输注。

2)用法:新鲜冰冻血浆在 37℃ 水浴中融化(有条件的单位应使用专用的血浆融化机,以保证血浆的质量),不断轻轻地摇动血袋,直至血浆完全融化为止。血浆融化后在 24h 之内用输血器输注,输注速度为 5～10mL/min。

(4)注意事项

1)融化后的新鲜冰冻血浆应尽快输注,以免血浆蛋白变性和不稳定的凝血因子失活。

2)输注新鲜冰冻血浆前不需做交叉配血试验,原则上应采取同型输注。如果在紧急情况下无同型血浆,可输注与受血者 ABO 血型相容的血浆,具体相容关系如下:AB 型血浆可输给任何受血者;A 型血浆可输给 A 型和 O 型受血者;B 型血浆可输给 B 型和 O 型受血者;O 型血浆只能输给 O 型受血者。

3)Rh 阴性患者需要输注新鲜冰冻血浆时,可按 ABO 同型输注,RhD 血型可忽略,但要注意血浆中不能含有红细胞。

4)新鲜冰冻血浆肉眼检查为淡黄色的半透明液体,如发现颜色异常或有凝块则不能输注。

5)新鲜冰冻血浆不能在室温下放置自然融化,以免大量纤维蛋白析出。

6)新鲜冰冻血浆一经融化不可再冰冻保存,如因故融化后未能及时输注,可在 4℃ 冰箱暂时保存,但保存时间不能超过 24h。

7)目前新鲜冰冻血浆在国内外均有滥用趋势:临床上的一些不合理应用主要包括将其用于补充血容量、补充营养、增强抵抗力、消除水肿等。

2.普通冰冻血浆输注　普通冰冻血浆主要包括从保存已超过 6～8h 的全血中分离出来的血浆、全血有效期以内分离出来的血浆、保存期满 1 年的新鲜冰冻血浆。普通冰冻血浆在 —20℃ 以下可保存 5 年。

(1)适应证:普通冰冻血浆主要用于凝血因子 V 和 Ⅷ 以外的凝血因子缺乏患者的替代治疗。

(2)禁忌证:同新鲜冰冻血浆输注。

(3)剂量及用法

1)剂量:一般输注剂量为 10～15mL/kg。

2)用法:普通冰冻血浆输注速度不应超过 10mL/min,以免引起循环超负荷。使用前置于 35～37℃ 恒温水浴中(有条件的单位应使用专用的血浆融化机,以保证血浆的质量),不断轻轻摇动血袋,使其快速融化。完全融化后的血浆应尽快输注,对于已经融化而未能及时输注的血浆,可在 4℃ 冰箱暂时保存,但保存时间不能超过 24h。

(4)注意事项:与新鲜冰冻血浆相比,普通冰冻血浆缺乏不稳定的凝血因子 V、Ⅷ,因此不能用于凝血因子Ⅴ、Ⅷ缺乏患者的治疗。

3.病毒灭活血浆输注 血浆病毒灭活指的是通过物理或化学手段使病毒蛋白的结构遭到破坏,使血浆中可能存在的病毒失去感染、致病和繁殖能力。目前,常见的病毒灭活血浆是利用光敏剂(如亚甲蓝)能与病毒结合的特性,对血浆病毒进行灭活,并经过过滤有效地去除血浆中残存的白细胞,它能提高血浆输注的安全性,有效地控制血浆引起的病毒传播性疾病的发生率。在最近几年里,这项引自国外的技术正在我国二、三线城市的血站被大规模推广,但这项技术在国际上仍存在许多争议。

(1)适应证

1)关于病毒灭活血浆的适应证并无明确规定,在采血后6～8h内完成制备的病毒灭活血浆与新鲜冰冻血浆大致相同,用于各种原因引起的凝血因子缺乏和严重烧创伤、大手术所致的急性失血性休克患者凝血因子的补充(但美国并未批准病毒灭活血浆用于DIC及大量输血导致凝血因子缺乏的患者)。

2)采血后超过6～8h制备的病毒灭活血浆的适应证同普通冰冻血浆。

(2)禁忌证

1)对亚甲蓝过敏者慎用。

2)其他禁忌证同冰冻血浆输注。

(3)剂量与用法:同冰冻血浆输注。

(4)注意事项

1)有研究表明,亚甲蓝光照法对血浆中凝血因子有一定的损伤,纤维蛋白原受损最明显,处理后约损失20%。在使用病毒灭活血浆补充凝血因子时,应适当加大用量。

2)其他注意事项同冰冻血浆输注。

(三)血小板输注

血小板输注主要用于预防和治疗血小板数量或功能异常所致的出血,恢复和维持机体的正常止血和凝血功能。

目前,我国规定手工法由200mL全血制备的浓缩血小板为1U,所含血小板数量应大于或等于2.0×10^{10};血细胞分离机采集的单个供血者浓缩血小板规定为单采血小板1U(每袋),即为一个治疗量,所含血小板数量应大于或等于2.5×10^{11}。手工浓缩血小板、单采血小板于(22 ± 2)℃振荡条件下可分别保存24h和5天。手工法制备的血小板混入的白细胞和红细胞则较多;而单采血小板产量高、纯度高,含白细胞和红细胞数量少,输注后可快速提高血小板计数,显著降低无效血小板输注的发生率。

1.适应证 根据患者的病情、血小板的数量和功能及引起血小板减少的原因等因素综合考虑决定是否输注血小板。据美国血库协会(AABB)调查发现:超过70%的血小板输注是预防性的;只有不足30%的为治疗性输注,用于止血。

(1)预防性血小板输注:若血小板计数低下并伴有血小板破坏或消耗增加的因素,如感染、发热、败血症、抗凝剂治疗、凝血功能紊乱(如DIC)、肝功能衰竭等存在,发生出血的危险性则更大。因此,预防性血小板输注在血小板输注中占主导地位。各种慢性血小板生成不良性疾病如再生障碍性贫血、恶性贫血病、大剂量放疗或化疗后、造血干细胞移植后等引起的血小板减少,可通过输注血小板使其提高到某一水平,防止出血。①当血小板计数低于$5\times10^9/$L时,无论有无明显的出血都应及时输注血小板,以免发生颅内出血。②各种原因引起的血

小板计数低于 $20 \times 10^9/L$,伴有严重出血者应输注血小板。③若血小板计数低下的患者须手术或进行侵入性检查,血小板计数小于或等于 $50 \times 10^9/L$ 者,应预防性输注血小板,同时应考虑手术部位(是否利于压迫止血)和手术的大小,脑部或眼部手术须提高血小板计数至高于 $100 \times 10^9/L$。

(2)治疗性血小板输注:用于治疗存在活动性出血的血小板减少患者:①血小板生成减少引起的出血。②大量输血所致的血小板稀释性减少,血小板计数低于 $50 \times 10^9/L$ 伴有严重出血者。③脾肿大:正常人约 1/3 的血小板储留于脾脏,若脾肿大则脾储留血小板增多。④感染和 DIC:严重感染特别是革兰阴性细菌感染者,血小板计数低下是常见并发症,可能由于血小板寿命缩短,或骨髓造血受抑,或两者同时存在。若血小板计数降低至极低水平并引起出血,则需输注血小板且起始剂量应加大。对于 DIC 首先应针对病因治疗,若为血小板计数降低引起的出血,应输注血小板。⑤特发性血小板减少性紫癜(ITP):ITP 患者体内存在针对血小板的自身抗体,在体外可与多数人血小板起反应。ITP 患者输注血小板后血小板寿命显著降低,甚至使低下的血小板计数降至更低,因此 ITP 患者输注血小板应严格掌握指征:a.脾切除治疗的术前或术中有严重出血者;b.血小板计数低于 $20 \times 10^9/L$ 并伴有出血可能危及生命者;c.若输注前应用静脉注射免疫球蛋白可延长输入的血小板寿命。⑥血小板功能异常所致严重出血:部分患者(如巨大血小板综合征、血小板病患者等),虽然血小板计数正常,但功能异常。当这些患者出现威胁生命的严重出血时,需要及时输注血小板以控制出血。

2.禁忌证 肝素诱导性血小板减少症(HIT)、血栓性血小板减少性紫癜(TTP)、溶血性尿毒症综合征(HUS)均为血小板输注的禁忌证。

(1)HIT 是药物诱导的免疫性血小板减少症,常引起严重血栓,故不应输注血小板。

(2)TTP 患者血小板计数极低,可能是由于血栓形成消耗大量血小板所致,输注血小板可能加重 TTP,除非有威胁生命的出血,否则是禁忌使用的,因为血小板输注后可促进血栓形成而使病情加重,因此可通过血浆输注、血浆置换和药物等治疗 TTP。

(3)另外,血小板输注对提高特发性血小板减少性紫癜(ITP)或输血后紫癜(PTP)患者的血小板计数也是无效的。

3.剂量及用法

(1)剂量:血小板输注的剂量和频率取决于个体情况,视病情而定。①成人预防性输注血小板时,推荐使用一个治疗量,若不出现血小板输注无效,将使体内血小板水平增加 $20 \times 10^9/L$。②当血小板用于治疗活动性出血时,可能需要更大剂量。③年龄较小的儿童(体重<20kg),输注 $10 \sim 15mL/kg$ 直至一个治疗量的浓缩血小板;年龄较大的儿童,输注一个治疗量的血小板。④若患者存在脾肿大、感染、DIC 等导致血小板减少的非免疫性因素,输注剂量要适当加大。

(2)用法及注意事项:①血小板输注要求 ABO 血型相合。②Rh 阴性患者需输注 Rh 阴性血小板。③血小板输注应用过滤网(滤网直径 $170\mu m$),过小的过滤网虽然可以除去白细胞,但也可以使血小板明显减少。④严禁向血小板中添加任何溶液和药物。⑤输注前要轻摇血袋以混匀,以患者可以耐受的最快速度输入。⑥因故未能及时输注时,不能放于冰箱,应置于血小板振荡箱保存。任何时候都不准剧烈振荡,以免引起血小板不可逆性的聚集或破坏。⑦如同时输几种成分的血制品,应先输血小板。⑧有输血后非溶血性发热反应史患者,应选择少白细胞血小板制剂,或使用带有白细胞过滤器的输血器,避免或减轻发热反应。有变态反应史患者,可在输注前将血小板洗涤。⑨血小板输血前后要计算输入的血小板总量、患者输注前后的血小板计数,计算血小板纠正计数增加率(CCI),可确定以后血小板输血所需剂量与输注的频率。

CCI=(输注后血小板计数−输注前血小板计数)×10^{11}×体表面积(m^2)÷输入血小板总数(×10^{11})

CCI 是一个瞬时值[如输注后立即(0h)、1h(或 min)],公式中输注后血小板计数即指输血后某一个时刻的血小板计数。正常无血小板破坏加速因素,输血后 24h CCI 比输血后 1h 时数值少 10%～20%。

4.特制血小板制剂

(1)移除大部分血浆的血小板:适用于不能耐受过多液体的儿童及心功能不全患者,也适用于对血浆蛋白过敏者。

(2)洗涤血小板:将单采血小板通过血小板洗涤液去除血浆蛋白等成分,可防止血浆蛋白引起的过敏反应,增强输注效果,适用于对血浆蛋白过敏者。

(3)少白细胞血小板:在单采血小板过程中、血小板储存前或输注前滤除白细胞,可预防非溶血性发热反应、HLA 同种免疫和亲白细胞病毒的感染,主要适用于有 HLA 抗体又需要输注血小板的患者。

(4)辐照血小板:输注前应用 γ 射线进行辐照,灭活其中具有免疫活性的淋巴细胞而不影响血小板功能,大大降低 TA−GVHD,主要适用于严重免疫损害的患者。

(5)冰冻血小板:①主要用于自体血小板的冻存,属自身输血范畴。②目前,我国有些血液中心或血站也在开展供血者血小板冰冻保存工作,以满足临床急诊输注血小板的需要。

(四)冷沉淀输注

冷沉淀是新鲜冰冻血浆在低温下(2～4℃)解冻后沉淀的白色絮状物,是新鲜冰冻血浆的部分凝血因子浓集制品。冷沉淀在−20℃以下保存,有效期为从采血之日起 1 年。每袋冷沉淀由 200mL 新鲜冰冻血浆制成,体积为(20±5)mL,标示为 1U,主要含有大于或等于 80U 凝血因子Ⅷ、150～200mg 纤维蛋白原以及凝血因子ⅩⅢ(纤维蛋白稳定因子)、纤维结合蛋白(Fn)、血管性血友病因子(vWF)等。冷沉淀主要用于补充凝血因子Ⅷ、vWF、纤维蛋白原、凝血因子ⅩⅢ等。

1.适应证

(1)甲型血友病:其治疗方法主要是补充凝血因子Ⅷ,冷沉淀是除凝血因子Ⅷ浓缩剂外最有效的制剂之一。

(2)先天性或获得性纤维蛋白原缺乏症:对严重创伤、烧伤、白血病和肝功能衰竭等所致的纤维蛋白原缺乏患者,输注冷沉淀后可明显改善预后。

(3)先天性或获得性凝血因子ⅩⅢ缺乏症:由于冷沉淀中含有较丰富的凝血因子ⅩⅢ,故常用作凝血因子ⅩⅢ浓缩剂的替代物。

(4)血管性血友病(vWD):vWD 主要表现为血浆中 vWF 缺乏或缺陷。vWD 代偿治疗最理想的制剂是冷沉淀,因其含有较高的凝血因子Ⅷ和 vWF。

(5)获得性纤维结合蛋白缺乏症:纤维结合蛋白是最重要的调理蛋白。在严重创伤、烧伤、感染、血友病、皮肤溃疡和肝功能衰竭时,血浆纤维结合蛋白水平可明显下降。冷沉淀制品可用于上述获得性纤维结合蛋白缺乏症患者。

2.禁忌证 冷沉淀输注的禁忌证是除适应证以外的其他凝血因子缺乏症。

3.剂量及用法

(1)剂量:冷沉淀输注的常用剂量为 1～1.5U/10kg,存在剂量依赖性特点,即初次治疗效果较差者,增大剂量、重复使用,可获得较好的效果。

(2)用法:冷沉淀在 37℃水浴中(有条件的单位应使用专用的血浆融化机)完全融化后必须在 4h 内输注完毕。输注冷沉淀时,应采用标准输血器静脉滴注。由于输注冷沉淀时袋数较多,可事先将数袋冷沉淀集中混合在一个血袋中静脉滴注,也可采用 Y 形输液器由专人负责在床边进行换袋处理,以患者可以耐受的速度快速输注。冷沉淀选择 ABO 同型或相容性输注。

4.注意事项

(1)冷沉淀中不含凝血因子 V,一般不单独用于治疗 DIC。

(2)冷沉淀融化后应尽快输注,在室温放置过久可使凝血因子Ⅷ失活,因故未能及时输用时,不应再冻存。

(3)冷沉淀融化时温度不宜超过 37℃,以免凝血因子Ⅷ失活。若冷沉淀经 37℃加温后仍不完全融化,提示纤维蛋白原已转化为纤维蛋白,则不能使用。

(4)制备冷沉淀的血浆,虽经过感染因子等检测,但依然存在传播血源性疾病的风险。一些遗传性凝血因子缺乏患者,终身需要相应因子的替代治疗。因此,随着输注次数的增加,发生输血传播疾病的风险不断增高。所以,对凝血因子缺乏患者的治疗,首选应该是相应的凝血因子浓缩制品。

(五)粒细胞输注

1.概念 随着各种高效抗生素、基因重组造血因子的出现,以及临床对输注粒细胞引起的严重输血不良反应认识的加深,再加上现有技术和条件难以获得足够剂量的粒细胞供临床输注,临床上已不对中性粒细胞过低的患者进行预防性粒细胞输注,而治疗性粒细胞输注也日益减少。但是,由于放疗和化疗对一些肿瘤患者的骨髓造成严重损害,导致中性粒细胞显著减少而并发严重感染,在联合抗感染治疗无效的情况下,仍需要通过粒细胞输注来增加抗感染能力。

粒细胞的制备方法有血液成分单采机单采粒细胞和手工制备两种,其所含的粒细胞数量随制备方法不同而异:手工法由 200mL 全血制备的 1U,20～30mL,其中仅含粒细胞 0.5×10^9 个;单采粒细胞每单位约 200mL,平均含有粒细胞 1.5×10^{10} 个。目前临床上使用的多为单采粒细胞制品。

2.适应证 其适应证要从严掌握,一般认为,要同时具备以下三个条件,且充分权衡利弊后才考虑输注。

(1)中性粒细胞绝对值小于 0.5×10^9/L。

(2)发热 24～48h,有明确的感染证据,如血培养细菌或真菌阳性。

(3)经强有力的抗生素治疗 48h 无效。

3.禁忌证

(1)对抗生素敏感的细菌感染患者,或感染已被有效控制的患者。

(2)预后极差,如终末癌症患者,不宜输注粒细胞,因粒细胞的输注不能改善其临床症状。

4.剂量与用法 每天输注一次,连续 4～5 天,每次输注的剂量大约为 1.0×10^{10} 个粒细胞,直到感染控制,体温下降,骨髓造血功能恢复为止。如有肺部并发症或输注无效则应停用。

5.注意事项

(1)不宜使用白细胞过滤器对浓缩粒细胞进行过滤来预防巨细胞病毒(CMV)的传播,而应通过选择 CMV 抗体阴性的供血者来避免。

(2)临床输注粒细胞的效果不是通过观察白细胞计数是否升高,而是观察体温是否下降,感染是否被控制。因为粒细胞输入人体内后很快离开血管,到达感染部位,或者先到达肺部,然后进入肝、脾。

三、血浆蛋白制剂输注

(一)白蛋白制剂

1.适应证

(1)低蛋白血症:低蛋白血症患者输注白蛋白制品,补充外源性白蛋白,提高血浆的白蛋白浓度和胶体渗透压,可以减轻水肿和减少腹腔积液、胸腔积液。

(2)扩充血容量:用于休克、外伤、外科手术和大面积烧伤患者的扩容。

(3)体外循环:用晶体液或白蛋白作为循环泵的底液,可以减少术后肾功能衰竭的危险。

(4)血浆置换:在去除含病理成分的血浆的同时也去除了血浆中的白蛋白成分,常需要使用一定量的白蛋白溶液作为置换液,特别是对血浆置换量大或伴有严重肝、肾疾病的患者。

(5)新生儿溶血病:白蛋白能结合游离胆红素,阻止游离胆红素通过血-脑脊液屏障,预防胆红素脑病。白蛋白制品适用于新生儿溶血病患者,但使用时应注意到白蛋白的扩容作用。

2.禁忌证 对输注白蛋白制品有过敏反应者,心脏病、血浆白蛋白水平正常或偏高等的患者应慎用。

3.剂量及用法 白蛋白制品应单独静脉滴注,或用生理盐水稀释后滴注。白蛋白的输注速度应根据病情需要进行调节,需要紧急快速扩容时输注速度应较快。一般情况下,血容量正常或轻度减少时,5%白蛋白输注速度为 2~4mL/min,25%白蛋白输注速度为 1mL/min,儿童及老年患者输注速度应酌情减慢。

(二)免疫球蛋白制剂

1.免疫球蛋白的种类 人体免疫球蛋白是体内一组有抗体活性的蛋白质,它是由 B 淋巴细胞和浆细胞合成分泌的,存在于血液、体液和外分泌液中。免疫球蛋白分为 IgG、IgA、IgM、IgD 和 IgE 五种,其生物半衰期分别为 25、6、5、2~3 和 1~2 天。根据免疫球蛋白的特性和临床用途,一般将免疫球蛋白制剂分为三类。

(1)正常人免疫球蛋白:正常人免疫球蛋白(又称丙种球蛋白)是从正常人血浆中提纯制备的,含有大量抗体,具有抗病毒、抗细菌和抗毒素的功能,仅供临床肌内注射使用。

(2)静脉注射用免疫球蛋白:静脉注射用免疫球蛋白是应用某些技术(如磺化降解、胃蛋白酶或纤维蛋白溶酶消化等),将 IgG 中的 IgG 聚合体去除或降低其抗补体活性,仍保留其原始的抗体活性而制备的,适宜静脉注射。

(3)特异性免疫球蛋白:特异性免疫球蛋白含有特异性抗体,它是用相应的抗原免疫后,从含有高效价的特异性抗体的血浆中提纯制备的。它比正常人免疫球蛋白特异性抗体高,在某些疾病的治疗上优于正常人免疫球蛋白。目前我国已制备及许可生产的常见特异性免疫球蛋白主要有：①抗牛痘免疫球蛋白；②抗风疹免疫球蛋白；③抗破伤风免疫球蛋白；④抗狂犬病免疫球蛋白；⑤抗乙型肝炎免疫球蛋白；⑥抗－D免疫球蛋白。

2.适应证

(1)预防和治疗某些病毒和细菌感染，如麻疹、传染性肝炎、风疹、白喉等。

(2)治疗继发性感染及败血症。

(3)补充治疗，如免疫缺陷疾病和新生儿败血症等。

(4)抑制原发性免疫反应，如预防 RhD 新生儿溶血病用 RhD IgG。

(5)其他，如脏器移植、特发性血小板减少性紫癜、自身免疫疾病等。

3.剂量与方法　根据预防和治疗的需要，正常人免疫球蛋白一般 1 次可肌内注射 0.3～0.6g，必要时 1 次肌内注射 0.6～1.2g。补充治疗的患者是将 IgG 水平提高到 20～40g/L，通常的剂量是 100mg/kg 或 0.6mL/kg，每 3～4 周使用 1 次。其特异性免疫球蛋白及静脉注射用免疫球蛋白的具体用法，参照相应药品使用说明书。

4.注意事项

(1)正常人免疫球蛋白和特异性免疫球蛋白仅用作肌内注射。静脉注射用免疫球蛋白则经静脉注射，必须单独使用输血器输注。

(2)使用静脉注射用免疫球蛋白输注速度宜慢，应严密监视患者的血压、脉搏、体温、呼吸等变化。在使用前 30min，注射氢化可的松 50～100mg，是消除一些不良反应的有效手段。

(3)不良反应：可能有局部或全身反应。肌内注射最常见的反应是注射部位出现疼痛和硬结，也可有荨麻疹、皮肤发红、头痛和发热等。静脉注射用免疫球蛋白可发生变态反应，个别反应甚为严重。

四、常用的凝血因子及凝血酶制剂

(一)凝血因子Ⅷ浓缩剂

凝血因子Ⅷ浓缩剂又称抗血友病球蛋白，可治疗凝血因子Ⅷ缺乏引起的出血和创伤愈合，适用于防治甲型血友病(先天性凝血因子Ⅷ缺乏症)、获得性凝血因子Ⅷ缺乏症和血管性假血友病及 DIC 等的补充疗法，对乙型血友病(凝血因子Ⅸ缺乏症)无效。

1.用量用法　一般为静脉注射，通常每次每千克体重 5～10U，用 25～30℃的注射用水 100mL 溶解，于 20min 内输完。每隔 12～24h 1 次，连用 3～5 天即可。在出血量较大或大手术时，剂量可加大 2～3 倍，间隔时间可缩短，滴速为每分钟 60 滴。输液器应有护网装置。

2.注意事项

(1)大剂量输注时可出现肺水肿。

(2)本制品应与受血者血型相同。

(二)凝血因子Ⅸ浓缩剂

凝血因子Ⅸ浓缩剂是以去除冷沉淀的冰冻血浆上清液为起始原料，用阴离子交换树脂(DE－AE－Sephadex A－50 等)吸附其中的依赖维生素 K 因子(因子Ⅱ、因子Ⅶ、因子Ⅸ、因子Ⅹ、蛋白 C 等)，以 0.2mol/L 枸橼酸钠洗脱，洗脱液经透析后又通过硫酸葡聚糖(sulfated dextran)层析柱，采用氯化钠溶液洗脱，切取富含凝血因子Ⅸ的洗脱峰，经透析，除菌过滤，然后冰冻干燥制成的。由于血液中凝血因子Ⅸ的浓度低，维生素 K 的血浆蛋白的理化性质又十分相似,因此,常规方法制备的凝血因子Ⅸ浓缩剂总是含有相当量的其他凝血因子。虽然该制剂对血友病B患者的疗效是肯定的,但是,患者往往需要多次输注大剂量的制剂,常有血栓形成倾向。应用多克隆、单克隆抗体免疫亲和层析,可制备很高纯度的凝血因子Ⅸ浓缩剂。它主要用于补充外源性凝血因子Ⅸ(FⅨ),适应证包括乙型血友病、维生素K缺乏症、严重的肝功能不全和DIC等。对有血栓性疾病者和栓塞高危患者等应禁用,对存在FⅨ抗体的患者也应慎用。

(三)凝血酶原复合物

凝血酶原复合物浓缩剂(prothrombin complex concentrate,PCC)是由健康人混合血浆纯合制备所得的,PCC含凝血因子Ⅱ(凝血酶原)、Ⅶ、Ⅸ和Ⅹ。主要适用于先天性或获得性凝血因子Ⅱ、Ⅶ、Ⅸ、Ⅹ缺乏症,包括乙型血友病、肝病出血、维生素K缺乏症、DIC等的治疗。应用原则与凝血因子浓缩剂相同。

(四)纤维蛋白原浓缩剂

纤维蛋白原是一种由肝脏合成的具有凝血功能的蛋白质,是一种凝血因子。

1.适应证

(1)先天性无或低纤维蛋白原血症。

(2)获得性纤维蛋白原缺乏症,如肝病等。

(3)DIC患者。

(4)原发性纤维蛋白溶解症等。

2.用法和剂量　根据每2g纤维蛋白原浓缩剂使血浆纤维蛋白原水平提升0.5g/L的原则来推算使用剂量,使血浆纤维蛋白原水平升至1.5~2.0g/L,足以达到止血的目的。静脉滴注,滴速为每分钟60滴,或视病情而定。

3.注意事项

(1)偶有过敏反应。

(2)仅供静脉输注,速度宜慢,快速过量输注可发生血管内凝血。

(3)反复多次输注可产生抗纤维蛋白原抗体,少数人可形成血栓。

(4)可成为传播血源性疾病的媒介。

(5)本品一旦被溶解,应立即使用。溶解后应为澄清并略带乳光的溶液,允许有微量细小的蛋白颗粒存在,输注时应使用带有过滤网的输血器。

(6)血栓性静脉炎、动脉血栓形成、心肌梗死、心功能不全者忌用。

(五)抗凝血酶

抗凝血酶(antithrombin,AT)是一个由肝产生的较小的蛋白质分子,由432个氨基酸组成,可灭活凝血系统几种酶类。主要适用于先天性和获得性AT缺乏患者,包括遗传性AT缺乏或功能缺陷症、外科手术中预防深静脉和动脉血栓形成、肝硬化和重症肝炎、血液透析和肾病综合征、DIC、骨髓移植和化疗导致的继发性AT缺乏等。

(六)活化蛋白C制品

活化蛋白C(APC)是由155个氨基酸残基组成的轻链(相对分子质量为25000)及250个氨基酸残基组成的重链通过二硫链连接而成的双链糖蛋白。其作用机理为:①人活化蛋白C经凝血酶活化后使活化凝血因子Ⅴa和Ⅷa选择性灭活,具有抗凝作用。②人活化蛋白C除去枸橼酸钠后,可抑制凝血酶产生,抑制血小板聚集;除去人血清白蛋白后,能浓度依赖性地延长活化部分凝血活酶时间(APTT)。③人活化蛋白 C 还具有纤溶促进作用,可抑制纤溶酶原激活物,从而维持组织型纤溶酶原激活物的活性。

1.适应证　先天性蛋白 C(PC)缺乏引起的血栓性静脉炎(深部静脉血栓)及急性肺血栓栓塞症。

2.用法与用量

(1)人活化蛋白 C 使用所附注射用水溶化,一般以人活化蛋白 C 200～300U 加入 5％葡萄糖或 0.9％氯化钠注射剂 500～1000mL 中于 24h 内缓慢输注。若使用 6 天症状未见改善,即应考虑停药。剂量根据年龄和症状确定。

(2)人活化蛋白 C 不可与氨基酸类注射剂混合使用。

3.注意事项

(1)溶血性、缺铁性贫血患者,胃肠道和腹腔内出血患者及有免疫抑制的患者慎用。

(2)老年人和婴幼儿慎用。

(3)人活化蛋白 C 只可用于 PC 缺乏症的患者,具体包括:①PC 活性在 60％以下,同时与凝血因子Ⅶ的活性比或抗原比不到 0.7。②PC 活性小于 60％,同时有血栓病史存在。③PC 活性大于 60％但小于 80％,与凝血因子Ⅶ的活性比或抗原比不到 0.7,加之有血栓既往史,家族中有先天性 PC 缺乏的患者。④基因分析确证为 PC 缺乏症的患者。

(4)先天性活化 PC 不应症(即凝血因子Ⅴ存在 Leiden 突变的患者),人活化蛋白 C 无效。

(5)有可能引起过敏反应。

(6)有可能感染 HPV B_{19} 和肝炎病毒。

(七)重组活化凝血因子Ⅶ

注射用重组活化凝血因子(rFⅦa),是采用基因工程技术制备的具有生物活性的凝血因子。其作用机理为:①在凝血的起始阶段与组织因子(TF)在细胞表面结合,导致少量凝血酶产生,然后凝血酶激活凝血因子Ⅴ、Ⅷ、Ⅺ及血小板,使凝血反应放大,导致大量凝血酶产生。②药理剂量的 rFⅦa 可以在活化的血小板表面直接激活凝血因子Ⅹ,该过程不需要组织因子参与。

1.适应证

(1)对注射凝血因子Ⅷ或凝血因子Ⅸ,具有高记忆应答的先天性血友病患者。

(2)获得性血友病患者。

(3)先天性凝血因子Ⅶ缺乏症患者。

(4)具有 GPⅡb－Ⅲa 和(或)HLA 抗体和既往或现在对血小板输注无效或不佳的血小板无力症患者。

(5)外科手术止血、肝移植、前列腺手术、心外科手术、脑出血、上消化道出血及产后大出血等。

(6)其他:血小板减少、抗凝药物过量等。

(李晓娟)

第五节　自身输血

一、概述

自身输血是采用患者自身的血液或血液成分,以满足本人手术或紧急情况需要的一种输血治疗。自身输血已与成分输血一样成为科学合理用血的重要手段,是目前保证患者输血安全最有效的方法之一。

(一)自身输血的类型

自身输血主要分为三种类型,即储存式自身输血、稀释式自身输血和回收式自身输血。

1.储存式自身输血　储存式自身输血是指对于择期手术的患者,医生根据患者情况和手术用血计划,把患者的血液在手术前数天或数周分一次或多次采集储存(在采血的同时,有时需输注一部分以往采集储存的血液以维持血容量),在术中或术后输还给患者。

2.稀释式自身输血　稀释式自身输血是指在手术前患者麻醉后,从患者静脉中采集一定量的自身血液短暂储存,同时给患者输注等量的血浆代用品,在急性正常血容量稀释状态下对患者施行手术,所抽出的血液在术中或术后输还给患者。

3.回收式自身输血　回收式自身输血可以分为术中回收式自身输血和术后回收式自身输血,是指手术过程中或手术后用严格的无菌技术通过自体血回收机将术野中流出的血液或体腔的血液回收,经过过滤、洗涤后制备成红细胞悬液回输还给患者。

(二)自身输血的优点

对于自身输血患者来说,其优点如下:

1.避免输血不良反应和输血传播疾病的发生。

2.避免同种异体输血引起的免疫抑制,降低围手术期感染的发生率。

3.减轻患者的经济负担。

4.刺激骨髓造血功能。

5.降低患者的血液黏度,改善微循环,增加组织摄取氧的能力。

6.回收式自身输血,对于抢救大出血手术患者快而有效。

另外,对于供血机构来说,自身输血可以节约血液,缓解血源紧张的状况。

二、储存式自身输血

(一)储存式自身输血的优点

储存式自身输血与其他自身输血相比,具有以下优点。

1.不需做交叉配血试验,杜绝了输入异体血液后,抗原抗体免疫反应所致的溶血、发热和过敏反应,也避免了因输血传播各种血源性传染病的危险,使输血更加安全。

2.稀有血型患者亦能得到适合的血液。

3.节约了血液检测及交叉配血等费用,减轻了患者的经济负担。

4.术前采血储存的自身输血患者,由于刺激了骨髓造血功能,术后贫血可以更快恢复。

(二)适应证与禁忌证

1.适应证

(1)术前状况良好,择期手术的患者,如心血管外科、整形外科、骨科等择期手术者。

(2)能预测术中出血量，又必须输血的患者。

(3)以前形成过免疫性抗体者，如对血小板输注无效者、IgA 缺乏者、有血浆蛋白抗体者等。

(4)既往有严重输血不良反应发生者。

(5)血源供应困难或经济困难者。

(6)稀有血型者或配血有困难的患者。

2.禁忌证

(1)有疾病发作史而未被完全控制的患者采血可诱发疾病发作。

(2)有献血史并发生过迟发性昏厥，如献血后数小时内虚脱或意识丧失者。

(3)充血性心力衰竭、主动脉瓣狭窄、室性心律不齐以及严重高血压者。

(4)服用抑制代偿性心血管反应的药物如 β—受体阻滞剂者。

(5)贫血、出血或低血压患者。

(6)肝肾功能不良者。

(7)有遗传性红细胞膜异常、红细胞酶缺乏等使自身血液在储存期间易发生溶血的患者。

(三)储存式自身输血的具体标准

1.年龄 年龄从 16 岁至 65 岁均可。一般认为，下限年龄取决于儿童的理解和合作能力，是否有合适的静脉，并根据儿童的血容量确定适合的抽血量。儿童每次最大抽血量以 8mL/kg 为限。

2.血红蛋白浓度 除了特殊情况外，首次及最后采血前血红蛋白浓度，男性不低于 120g/L，女性不低于 110g/L，孕妇应在 110g/L 以上，Hct 在 0.33 以上。

(四)采血前准备和采血方法

1.准备

(1)医生应详细了解病情，并做必要的体格检查和化验、心电图检查等。

(2)从第一次采血前一周开始，自身输血患者应补充铁剂，使用重组人促红细胞生成素，促进红细胞系祖细胞增殖分化。

(3)采血前患者不食油腻食物，充分休息，多喝水，不饮酒。

2.采血方法

临床医生应先预计患者术中的失血量，并综合考虑患者的身体状况和手术时间的长短来制订采血方案。由于正常献血者的血容量恢复到正常水平需要 72h，因此规定采血频率间隔不应少于 3 天，必要时采血也可以持续到手术前 3 天。每次采血量一般为 400mL，或控制在循环血容量的 12% 以内。

(1)单纯采血法：单纯采血法适用于预计出血量和需要备血量较小的患者，采血 400mL者，需提前 3～5 天，采血 800～1200mL 者，需提前 14～21 天。

(2)蛙跳式采血法：蛙跳式采血法适用于预计出血量和需要备血量较大的患者。因血液在液体状态有储存 21 天(ACD 或 PD 血)或 35 天(ACPA 或 CPDA 血)的限期，因而在抽取新鲜血液后，即将保存最久的但还在有效期内的自身储血用标准输血器回输给该患者。一般的次序是抽 1 袋新鲜血，就输还保存最久的 1 袋血，以后再抽第 2 袋血。通常 1 周采血 1 次。手术可使用的血袋数：第 5、6、7、8、9 袋。手术是计划在抽血开始后第 32 天进行，可使用 5 袋自身血，其中 1 袋血为储存 17 天的血，2 袋血为储存 10 天的血，另 2 袋血为储存 3 天的血。这种方法最多可以储存 2000mL 血液,详见表 1-2。

表 1-2　蛙跳式采血日程表

采血时间	采血袋号	回输袋号	再采血袋号
第 1 天	第 1 袋		
第 9 天	第 2 袋	第 1 袋	第 3 袋
第 15 天	第 4 袋	第 2 袋	第 5 袋
第 22 天	第 6 袋	第 3 袋	第 7 袋
第 29 天	第 8 袋	第 4 袋	第 9 袋

(五)储存方法

1. 自身血的标记　自身血必须在规定的标签上标明患者姓名、住院号、ABO 血型、Rh 血型、采血日期及有关血清学检查项目,并且要标明仅作自身输血字样。

2. 血清学检查　自身输血前不需做交叉配血试验,但最好做 ABO 和 Rh 血型鉴定及抗体检查,以防患者在必要时使用同种异体血。

3. 储存　按照一定期限进行储存,可分为两类:一类是(4±2)℃液态保存,目前最常用;另一类是冷冻长期保存。前者最大限度是 30 天内采集 2000mL 血液储存备用。冷冻长期保存条件要求高,冷冻保存的血液输用前应融冻和去甘油。

(六)注意事项

1. 采血时患者有可能出现低血压、心动过速、出汗、头晕、恶心、呼吸急促等症状,甚至出现意识丧失等情况。

2. 回输时可能出现溶血反应、细菌污染反应、循环超负荷等情况。

3. 采血前一周,给予硫酸亚铁 300mg,3 次/天,饭后口服;在补充铁剂的同时,皮下注射 EPO,可缩短采血间隔时间。

三、稀释式自身输血

(一)稀释式自身输血的优点

1. 操作方便,不需特殊准备就可进行。

2. 在患者全身麻醉下进行采血,无不适感。

3. 血液被稀释,减少了术中出血量和术中红细胞的损失量。

4. 避免或减少输注异体血。

5. 节约血源,为患者减轻经济负担。

(二)稀释式自身输血的适应证和禁忌证

1. 适应证

(1)体外循环或低温下进行心脏手术。

(2)手术前估计手术期间失血在 400mL 以上。

(3)作为术中失血没有输入等量血液的补充治疗。

(4)因血容量丧失、休克、血液浓缩和高血液黏滞性而损害微循环血液的情况。

(5)稀有血型或配血困难者。

(6)曾有严重输血不良反应或已产生不规则抗体者。

(7)有宗教信仰而拒绝输异体血的患者。

2.禁忌证

(1)心、肝、肾功能不全者,如充血性心力衰竭、冠心病、严重高血压、糖尿病和肾功能衰竭等患者。

(2)严重贫血、严重肺疾病及脓毒血症。

(3)有菌血症和发热者。

(4)有白蛋白合成障碍、凝血功能异常的疾病或有出血倾向,如肝硬化、凝血因子缺乏症等。

(三)稀释式自身输血的方法

1.准备

(1)向患者介绍目的、方法和注意事项,取得患者的配合。

(2)稀释液的选择和应用:通常选用生理盐水、5%葡萄糖液、乳酸林格液、羟乙基淀粉代血浆、白蛋白溶液等。胶体液和晶体液之比为1:2。

2.患者的选择及稀释标准

(1)患者选择:进行血液稀释患者,血红蛋白浓度应大于110g/L,Hct达0.33,血小板计数大于$100×10^9$/L,PT正常,无明显肝、肾功能损害。

(2)在麻醉状态下进行稀释性自身输血,血液稀释的界限:Hb 60~70g/L,Hct 0.2。

3.方法

(1)操作:麻醉成功后,将一条静脉通路与血液保存袋(含抗凝剂)连接,并用止血钳夹住连接管路。将血液稀释液经另一条静脉通路开始输注,输注200mL后,加快输注速度(60mL/min),放开止血钳,开始放血,量达到预先理论值的80%时,检测患者血红蛋白浓度和Hct(此时减慢稀释液输注速度),测血压、心率。如生命体征平稳,Hb>60g/L和Hct>0.2,可再行放血和血液稀释液输注。将采集的自身血液,标注患者姓名、病区、床号、住院号、血型,存放待用。血液回输时,先输最后放出的稀释血。

(2)监护:①严密监测患者行血液稀释前、中、后的血压,脉压差,心率,心律,呼吸等生命体征。②观察浅表静脉的充盈度,皮肤温度、色泽、弹性等。③监测肺动脉压或中心静脉压、血氧饱和度。

(四)不良反应

1.在稀释式自身输血过程中,采血速度过快可引起血压下降,引发低血容量性休克。

2.采血与扩容不等速以及控制性低血压时降压速度过快、过低均可引起心肌缺血,导致心律失常。

3.输液量过多易使心脏负荷过重而发生急性肺水肿。

(五)注意事项

1.采血和扩容同步。

2.严格把握血液稀释的安全界限,严格掌握适应证和禁忌证。

3.重型颅脑损伤等因素引起脑血流量自动调节机制不全时,血流量的增加可显著增加颅内压,进行稀释性自身输血时应慎重。

4.输自体血后,已输注的胶体液经肾脏排出,需补充胶体液。

5.大量使用胶体液,胶质在组织沉淀,可能会导致肾功能障碍,应给予适当的利尿剂来预防。

四、回收式自身输血

（一）回收式自身输血的优点

1. 能及时提供完全相容的同型血液，缓解血液紧张，杜绝感染乙肝、丙肝、艾滋病等血源性传播疾病的危险。

2. 避免了异体输血常见的发热、过敏等输血不良反应。

3. 回收的自体血新鲜，有较强的携氧能力。

4. 避免出现异体输血所致的高钾血症、低钙血症等情况。

（二）回收式自身输血的分类

1. 按回收时间不同分为术中回收式自身输血、术后回收式自身输血。

2. 按处理方法不同分为洗涤式回收式自身输血和非洗涤式回收式自身输血。非洗涤式回收式自身输血易混入血液中的异物，发生以溶血为主的并发症；与非洗涤式回收式自身输血相比，洗涤式回收式自身输血可以明显减少并发症，提高自身输血的安全性。

（三）回收式自身输血的适应证和禁忌证

1. 适应证

（1）预计术中及术后出血在 400mL 以上的手术，符合回收血标准者可考虑回收式自身输血。

（2）心血管外科、胸腹外科、整形外科、骨科、妇产科等手术中失血较多者，如肝脾破裂、颅脑外伤、心脏大血管损伤等。

（3）大量出血者，如大动脉瘤破裂、脾脏破裂、肝移植、宫外孕、髋关节置换术、脊柱侧弯矫正术、脊椎脊髓肿瘤摘除术等。

（4）体外循环手术。

（5）术后无污染的引流血。

（6）血源紧张、稀有血型、拒绝输异体血等特殊情况。

2. 禁忌证

（1）被肠道内容物、脓液、胆汁、尿液、羊水污染的血液。

（2）开放性创伤超过 4h 或非开放性创伤超过 6h 的血液。

（3）肿瘤患者应根据肿瘤的恶性程度、大小、是否有转移、手术部位等来考虑回收式自身输血的适用性。必要时可以通过白细胞过滤器过滤以去除可能混入的癌细胞后回输，或用 γ 射线照射后，再回输；也可以在自身血液回输的同时应用化疗药物进行预防。

（4）在血源紧张的情况下，对于感染性疾病的患者应使用抗生素预防，亦可使其成为回收式自身输血的适应证。

（5）在没有血源而又必须输血的情况下，对 1、2 的情况可以在有条件采取强力的洗涤红细胞的方式后使用。

（四）不良反应

1. 有出血倾向。

2. 血红蛋白血症、肾功能损害。

3. 因手术创面感染或手术室内的细菌污染引起的败血症。

4. 微栓塞、血小板减少等。

（五）注意事项

1. 回收过程中,注意控制负压值,避免负压过高引起红细胞破坏。

2. 血液回收时,要定时轻轻摇动储血罐,使血液和抗凝剂混匀,以防止发生凝血。

3. 血液回收,出现细菌污染或恶性肿瘤细胞时,应立即停止血液回收。

4. 心胸外科大血管手术患者在全身血液肝素化后,回收血液时应停止使用抗凝剂。

5. 清洗红细胞时保持 Hct 在 40%～50% 为宜,对于心肺功能不全者,要限制输入量,可适当提高 Hct。

6. 必要时,可以应用白细胞过滤器去除回收血液中的白细胞、组织及细胞碎片、微聚物等,以提高自身输血的安全性。

（李晓娟）

第六节　输血不良反应

一、概述

（一）定义

输血不良反应是指输血过程中或输血后发生的,用患者原有疾病不能解释的不良反应。

（二）分类

1. 按输血不良反应发生的时间分类

（1）急性输血反应:输血过程中或输血后 24h 内发生的不良反应。

（2）迟发性输血反应:发生于输血 24h 以后的不良反应。

2. 按输血不良反应有无免疫性因素参与分类

（1）免疫性反应:由于血型特异性抗原抗体的存在引起的免疫反应所致。

（2）非免疫性反应:由于血制品物理效应所致。

3. 按输血不良反应发生的主要症状和体征分类　可分为发热反应、过敏反应、溶血反应等。

二、溶血性输血反应

（一）急性溶血性输血反应（AHTR）

1. 病因　大多数 AHTR 是由 ABO 血型系统不相容引起的,少数与 Kidd、Kell、Duffy 等血型抗体有关。引起 AHTR 的抗体多为 IgM,抗体和红细胞膜上的血型抗原结合、激活补体,形成膜攻击物,造成红细胞溶解。主要为血管内溶血。

2. 诊断

（1）临床表现:输血后数分钟至数小时出现寒战、发热、恶心、呕吐、腰背痛、呼吸困难、心动过速及血压下降、全身出血及血红蛋白尿,严重者还出现少尿或无尿等症状,进而发展为肾功能衰竭、休克、DIC,甚至死亡。

（2）实验室检查:立即抽取患者静脉血标本。复查患者输血前、输血后及血袋内血液ABO、Rh 血型;重复交叉配血试验;检测患者血浆中游离血红蛋白;抗人球蛋白试验;不规则抗体筛查和鉴定;其他辅助检查,如血涂片、血浆结合珠蛋白等。

3.治疗

(1)立即停止输血,快速建立静脉输液通路。

(2)给予利尿剂,碱化尿液,记录尿量,防止肾功能衰竭。

(3)应用肾上腺皮质激素,减轻反应症状。

(4)检测凝血状况,预防 DIC。

(5)严重溶血者尽早进行血浆置换治疗。

4.预防 关键在于严格而准确地进行输血前相关检查,加强医务人员的责任心教育和技能培训,确保输血的每个环节的准确性和一致性。

(二)迟发性溶血性输血反应(DHTR)

1.病因 DHTR 多发生于有输血史或妊娠史的患者。多由 Rh、Kidd、Duffy、Kell 等血型系统抗体引起,引起 DHTR 的抗体多为 IgG,几乎都是回忆性抗体反应。机体第一次接触红细胞抗原时,抗体形成较迟,一般不会发生溶血,再次输入带有该抗原的红细胞时产生回忆性抗体反应,几天内产生大量抗体,使供血者红细胞溶解。主要为血管外溶血。

2.诊断

(1)临床表现:主要表现为不明原因的发热、贫血、黄疸,偶见血红蛋白尿、肾功能衰竭、DIC。不少 DHTR 因无明显临床症状而被漏诊。

(2)实验室检查:检查血标本及血袋是否溶血;对输血前后的患者标本复查 ABO 及 Rh 血型;复查交叉配血试验;复查不规则抗体;测定患者血清中游离血红蛋白、胆红素、尿素氮、肌酐等。

3.治疗

(1)停止输血,建立静脉输液通路。

(2)检测患者尿量、肾功能、肝功能。

(3)检测凝血功能状况,预防 DIC。

4.预防 有输血史、妊娠史的患者输血前做不规则抗体筛查,输血时避免输入相应抗原。

三、非溶血性输血反应

(一)发热反应

1.病因 由于致热原、免疫反应、血液保存中产生的细胞因子等的存在,患者在输血中或输血后体温上升大于或等于 1℃。

2.诊断 一般无特殊检查,排除其他原因,包括自身所患发热性疾病、药物因素、溶血性输血反应、细菌污染等引起的发热即可诊断。

3.治疗

(1)立即停止输血,快速建立静脉输液通路。

(2)复查血型及交叉配血试验。

(3)排除溶血反应及细菌污染。

(4)高热者给予物理降温。

4.预防 输注去除白细胞的血制品是有效预防措施之一。

(二)过敏反应

1.病因 近年来研究表明 IgA 抗体是导致过敏反应的最主要原因。由于受血者缺乏

IgA,多次输血后产生 IgA 抗体,再次输入 IgA 时,发生过敏反应。也可由其他原因,如其他血清蛋白抗体、过敏体质、被动获得性抗体、低丙种球蛋白血症等所致。

2.诊断　常发生于输血后 1~45min,表现为皮肤瘙痒、荨麻疹、红斑,重者出现支气管痉挛、喉头水肿、呼吸困难等症状。排除患者基础疾病,无过敏以外其他特殊临床表现及实验室特点即可诊断。

3.治疗　轻微过敏反应无须特别处理,可用抗过敏药物治疗。严重者应立即停止输血,维持静脉输液通路,给予吸氧,以及肾上腺素、氨茶碱及抗组胺药物治疗。喉头水肿严重者及时行气管插管或气管切开。

4.预防　输血前询问有无过敏史,有血浆过敏史者,输血前可用抗组胺类药物预防,必要时输注洗涤红细胞。对缺乏 IgA 且血中存在 IgA 抗体者,输注不含 IgA 抗体的血液成分。

四、输血相关性急性肺损伤(TRALI)

(一)概述

TRALI 是指从开始输注血制品到输注完毕后的 2~6h,由于输入了含有与受血者 HLA 相应的抗 HLA、人类中性粒细胞抗原(HNA)相应的抗 HNA 的全血或含有血浆的血液成分,从而发生抗原抗体反应,导致突然发生的急性呼吸功能不全或非心源性肺水肿。

(二)发病机制

目前认为,TRALI 的发生与含有血浆成分的血制品中存在某些白细胞抗体或生物活性脂质密切相关。引起 TRALI 的抗体 90% 来自于供血者,少数来自受血者。供血者血浆中的 HLA 抗体、HNA 抗体引起中性粒细胞在受血者肺血管中聚集,激活补体,损伤触发肺内皮细胞损伤和微血管通透性增加,从而导致肺水肿。

(三)诊断

1.血制品来自多次妊娠的产妇,血液成分中 HLA 抗体和(或)HNA 抗体是强的支持证据。

2.输血量不大或输血速度不是太快,输血后 2~6h 发生酷似急性肺水肿的表现时,应考虑诊断为该病。

3.非泡沫样稀血水样痰。

4.急性呼吸窘迫,X 线检查示双肺纹理增多,继而出现斑片状阴影,可见支气管充气征。

5.血氧饱和度<90%。

(四)治疗

1.立即停止输血,保持静脉输液通路。

2.给予吸氧治疗,必要时行机械通气。

3.应用激素类药物。

4.应用抗组胺类药物。

(五)预防

目前无法预测 TRALI 发生,预防的关键是识别高危患者,检出可能引起 TRALI 的供血者和血制品,包括严格掌握输血适应证,尽可能选择少血浆或不含血浆的血制品,需要输注血浆含量多的成分时,最好选择无输血史的男性或初产妇作为供血者,或输注洗涤红细胞;若抗体来自受血者,输注少白细胞红细胞或在条件允许的情况下进行自身输血。

五、输血相关性移植物抗宿主病（TA－GVHD）

（一）概述

TA－GVHD是输血最严重的并发症之一，是指受血者输入含有供血者免疫活性淋巴细胞（主要是T淋巴细胞）的血制品后，不被受血者免疫系统识别和排斥，供血者淋巴细胞在受血者体内植活，增殖并攻击破坏受血者体内的组织器官及造血系统，是致命性的免疫性输血并发症，死亡率高达90%～100%。

（二）发病机制

TA－GVHD发病机制较为复杂，至今尚未明确。主要与受血者免疫状态、输入的淋巴细胞数量及供血者HLA有关。其发生需要如下条件：供血者与受血者HLA不相容；供血者血液中存在免疫活性细胞；受血者免疫无能，不能排斥供血者细胞。输注异体血后，异体T淋巴细胞在受血者体内存活、分裂、增殖，从而引起一系列免疫病理改变及临床表现，是TA－GVHD发生的免疫学基础。异基因活性淋巴细胞输注数量与TA－GVHD发生及严重程度密切相关。

（三）诊断

1. 临床表现较为复杂，症状极为不典型，缺乏特异性。一般在输血后10～14天起病，临床上以发热和皮疹最为多见。

2. 外周血三系减少，外周血及组织浸润淋巴细胞中存在嵌合体细胞及HLA抗原特异性，血清学分析是确诊该病的重要依据。

3. 组织病理活检：肝细胞空泡变性；骨髓造血细胞减少，淋巴细胞增多，骨髓纤维化；皮疹部位表现为基底部细胞空泡变性。

（四）治疗

目前尚无有效治疗手段，主要采用大剂量皮质激素、抗淋巴细胞球蛋白及其他免疫抑制剂。

（五）预防

严格掌握输血适应证，尤其是对TA－GVHD高危患者。加强成分输血，对血制品进行辐照处理是预防该病最有效的方法。

六、大量输血的并发症（循环超负荷）

（一）概述

大量输血的并发症有：大量输血的死亡三联征，包括酸中毒、低体温和凝血功能紊乱；大量输血的代谢变化，包括循环超负荷、血钾浓度过高或过低、高血氨、枸橼酸盐中毒、肺微血管栓塞等。

酸中毒是组织低灌注和供氧不足的标志；低体温由大量输注未经加温的液体和血制品所致；凝血功能紊乱是一个多因素的并发症，创伤本身对凝血功能亦有较大影响。在此只对循环超负荷作简单介绍。

（二）发病机制

循环超负荷主要是指短期内由于输血或输液过多、输注速度过快，超过患者心血管系统的负荷能力，导致患者出血、全身静脉压升高，并伴肺血管内血流量增加和肺活量减少，心力衰竭或急性肺水肿。如不及时处置,可导致患者死亡。

（三）治疗

1.立即停止输血,保持静脉输液通路。

2.给予吸氧治疗,保持患者正常体位。

3.应用利尿、强心药物。

4.应用镇静药物。

5.应用肾上腺皮质激素。

（四）预防

1.老人及心功能不全者需减慢输血速度。

2.为预防低体温的发生,应在输血前或输血过程中适当对血液进行加温处理。

3.输血过程中需常规监测凝血功能,包括血小板计数、INR、APTT、TT 等指标。

4.选择较为新鲜的血制品,以预防高血钾、高血氨的出现。

5.大量血浆输入,尤其是在肝功能异常时,静脉输入氯化钙,预防枸橼酸盐中毒。

6.采用过滤孔径为 20～40μm 的微聚体滤器过滤血液后输注,输注保存 7 天以内的血制品,以预防肺微血管栓塞。

7.对心肺功能不全者、老年人及小儿等高危人群输注洗涤红细胞。

七、细菌污染性输血反应

（一）概述

细菌污染性输血反应是指由于血液被假单胞菌等细菌污染造成的严重输血反应。血液的细菌污染受诸多因素影响,如血制品种类、保存温度及保存时间等。根据目前采用的血制品保存技术,新鲜冰冻血浆及冷沉淀中细菌污染概率微乎其微,其他血制品细菌污染概率则相对较高。如 1U 红细胞的污染概率为 1∶143000,一个治疗量单采血小板的污染概率为 1∶（2000～8000）。

（二）病因

血液的采集、成分制备、保存及输注等环节都可能发生细菌污染,如献血者本身存在菌血症、采血时皮肤细菌进入血袋、输血器材污染等。

（三）诊断

输血后短时期内出现高热、休克及皮肤黏膜充血等细菌性输血反应的症状、体征,结合实验室检查,包括直接涂片镜检和细菌培养等加以诊断。

（四）治疗

1.立即停止输血,保持静脉输液通路。

2.尽早使用大剂量广谱抗生素。

3.加强支持治疗。

4.治疗急性肾功能衰竭、DIC、休克等并发症。

（五）预防

严格执行采血、制备、运输及输注过程中的无菌操作;发血前仔细检查血制品,若发现可疑细菌污染不得发出;了解受血者的感染病史,排除菌血症的可能;输血过程严密观察,必要时及时终止输血。

八、含铁血黄素沉着症

(一)概述

含铁血黄素沉着症又称血色病,是体内铁负荷过多的一组疾病。输血所致的含铁血黄素沉着症是由于长期反复输注全血、红细胞使体内铁负荷过重的一种输血不良反应。

(二)病因

每毫升血约含铁 0.5mg,长期反复输红细胞或全血,不可避免地引起体内铁负荷过重。这些过剩的铁以含铁血黄素的形式沉积在网状内皮细胞和其他组织细胞中,引起多个器官的损害,主要表现为皮肤色素沉着、心肌炎、甲状腺功能亢进症、关节痛及肝硬化等。

(三)诊断

根据患者的病史、输血史,结合临床症状及实验室检查(如铁负荷过重的检查、组织器官受累的检查等)结果可诊断。必要时可行皮肤或肝组织活检以协助诊断。

(四)治疗

治疗原则包括铁螯合剂治疗和对症治疗。根据患者临床表现可相应进行护肝、降糖及强心等治疗。

九、输血后紫癜

(一)概述

由于输入不相容的血小板或多次妊娠,产生抗原抗体反应,破坏同种或自身血小板而引起的急性、免疫性、暂时性血小板减少综合征。

(二)病因

受血者由于输入了不相合的血小板,产生了同种抗体,再次输血时机体内的血小板抗体与输入的血制品中的血小板抗原发生反应,进而破坏输入的血小板和机体血小板,引起血小板急剧减少,出现全身皮肤黏膜出血点、淤斑,甚至可有出血性荨麻疹,鼻腔、口腔黏膜出血等,严重者可出现头痛、呼吸困难、休克等。

(三)诊断

1. 根据临床表现加以判断

(1)一般发生在输血后 5~10 天,突然出现全身皮肤黏膜出血点、淤斑,可伴有出血性荨麻疹,鼻腔、口腔黏膜出血等;严重者可出现头痛、呼吸困难、休克等。

(2)本病多为自限性疾病,多数患者 5~12 天后恢复,也有持续 1 个月以上者。

(3)血清中抗 HPA-1a 抗体阳性。

2. 血小板计数明显减少,严重者小于或等于 1.0×10^9/L。

(四)治疗

1. 使用大剂量肾上腺皮质激素。

2. 静脉注射大剂量免疫球蛋白。

3. 血浆置换。

4. 有致命性出血时,应选择抗 HPA-1a 抗体阴性血小板输注,最好是通过洗涤和白细胞过滤的血小板。

（五）预防

血小板配合性输注。

（李晓娟）

第七节　临床输血程序

一、输血申请

输血是临床上作为治疗或辅助治疗的重要手段,但不规范的输注可能造成不良后果,严重者可能危及生命。因此在决定输血前医生应谨慎为之。

（一）输血前评估与告知

1. 经治医生应根据患者情况进行输血前评估,包括患者的一般情况、贫血程度、心肺功能、预计手术失血量、对失血和（或）贫血的耐受力等,并进行相关实验室检查。

2. 所有择期手术患者在手术前由经治医生告知患者或其近亲属进行输血前检查的内容和目的（输血前检查内容如下：①感染因子检测：乙肝五项、HCV、HIV、梅毒螺旋体、肝功能。②输血前相容性检测：ABO、Rh血型,不规则抗体检测,交叉配血试验等）,以及输血的目的和必要性、可能的替代方法（如自身输血等）、所输血液的品种、可能的数量、输注异体血可能发生的不良反应及患经血传播疾病的可能性,征得患者或其亲属同意。签署输血前检查和输血治疗同意书（急诊除外,检查后补签）,并入病历保存；谈话内容详细记录于病历中。

（二）输血申请

输血申请单记录着患者输血前状态信息,既是医生为患者作出输血治疗决定的依据,也是具有法律效力的重要医疗文书。所以,申请医师应逐项填写临床输血申请单,要求项目齐全,不缺项、漏项,字迹清晰,易于辨认,准确提供患者相关信息,包括姓名、性别、年龄、住院号、输血史、妊娠史、临床诊断、血型、血红蛋白浓度、血小板计数和血细胞比容,所需血制品名称、数量、输注时间等。

（三）审核审批

1. 输血申请单必须逐项填写,特别是诊断、输血史、妊娠史、血红蛋白浓度等,第一次送检时ABO、Rh血型填"待查",输血前感染因子检测结果填"待检",填写不符合要求的输血申请单输血科禁止签收。已经做过血型和输血前检查或已输入过血的患者必须填写检验结果,否则输血科应要求医生重新填写输血申请单。

2. 同一患者一天申请备血量少于800mL的,由具有中级以上专业技术职务任职资格的医师提出申请,上级医师核准签发后,方可备血。

3. 同一患者一天申请备血量在800～1600mL的,由具有中级以上专业技术职务任职资格的医师提出申请,上级医师审核,科主任核准签发后,方可备血。

4. 同一患者一天申请备血量达到或超过1600mL的,由具有中级以上专业技术职务任职资格的医师提出申请,并填写大量用血审批表,科主任核准签发,报医务部门批准后,方可备血（急诊用血除外,但事后需补办手续）。

5. 同一患者24h内输血量累计达到1600mL时亦视为大量输血,临床医师在第二天应补办相关审批手续。

6.需用全血的患者,由主治医师填写全血输血审批表,经上级医师审核,科主任签名,报医务处批准(急诊用血除外,但事后需补办手续)。

7.对无自主意识的患者且无亲属签字的紧急输血,以挽救患者生命为原则决定输血时,报业务主管部门批准实施,备案并记入病历。

8.对特殊需求用血,如小剂量(0.5U)、血小板制剂、稀有血型患者等,应提前备血,以便与供血机构预约。

二、输血标本的采集和保存

(一)标本采集

1.采集前护士持临床输血申请单至床前,认真核对患者身份,若患者是清醒的应要求其回答自己的姓名;不清醒时通过询问其家属确认其身份,确认无误后采集血标本。同一采血人不得同时采集两位以上患者用于交叉配血的标本,以防抽错标本。

2.有干扰交叉配血试验结果的治疗时,应在治疗前采集血标本备用。

3.血标本采集后,采血人员必须于床旁将血标本贴上标签或条形码,内容至少包括患者姓名、性别、住院号等,并在临床输血申请单上签名,注明采血时间(具体到分钟),并仔细核对,确认无误。

4.血标本可为抗凝或非抗凝血标本(一般常用抗凝血标本,不得使用肝素抗凝剂,尽量使用输血专用采血管,抗凝剂推荐使用 EDTA),量不少于 3mL,疑难配血的血标本要求送检 2 管,抗凝和不抗凝血各 1 管,量不少于 3mL。

5.受血者交叉配血试验的血标本必须是输血前 3d 之内的,样本不得有溶血、稀释、污染等情况,原则上不得从输入液的静脉中抽取,避免药物等干扰配血结果;送检标本应能准确反映患者当前体内的血液免疫学状况。

(二)标本保存

1.标本不能及时送检或检测时,应置于 4～10℃冰箱保存,并有明显标识。

2.检测完毕的受血者和供血者血样标本储存于冰箱(4～10℃)至少保存 7d,以便在发生输血不良反应时复查和追踪调查。

3.保存期满的标本按《医疗废物管理条例》的规定处理。

三、输血前检查

输血前对受血者和供血者血液进行必要的输血前血清学检查,使输入受血者体内的血细胞不凝集、不溶血,输入的血浆成分不破坏受血者自身红细胞,也就是保证输入的血液或成分血液与受血者血液在免疫血液学方面相容。其目的是保证输注的血液成分对受血者安全、有效。其主要内容包括以下几个方面。

1.掌握、核对受血者的有关资料,包括受血者的姓名、性别、年龄、种族、科室、床号、住院号、临床诊断、输血史、药物史及妊娠史等。一旦出现异常现象,这些资料对解决出现的问题和分析结果有一定的参考价值。

2.血标本合格与否,直接关系到安全输血的成效好坏。

3.对患者送检标本进行输血前感染因子检测,包括乙肝五项、HCV、HIV、梅毒螺旋体、肝功能等。

4.输血前相容性检测：包括 ABO 血型、Rh 血型、红细胞同种抗体筛查和鉴定、交叉配血试验等；必要时进行疑难血型鉴定和疑难配血试验。

四、血液发放

输血科交叉配血完毕后通知用血科室，用血科室医护人员凭取血通知单到输血科取血。血液发放必须遵循以下规定。

1.取血人员应是医护人员或经过培训合格的人员，严禁患者本人或家属取血。

2.取血者与输血科发血人员共同核对，做到"三查"、"十对"。"三查"即检查血液有效期、血液颜色是否正常、血袋有无破损渗漏。"十对"即核对患者姓名、性别、年龄、住院号、床号、血型、血袋号、交叉配血结果、血液种类和剂量。核对无误，双方签字确认。

3.注意冷链保护，血液放置在血液运输入箱内取回，冰块不得与血液直接接触。红细胞、融化后的血浆和冷沉淀运输入温度为 2～6℃，单采血小板和单采粒细胞尽量保持在 20～24℃。

4.血液取回后必须在 30min 以内开始输注，不得自行存放。若因故暂时不输注，应立即送回输血科保存。

5.血液已经发出，除因血液质量原因外不得退回。

（陈洁）

第八节　治疗性血液成分去除与置换术

一、概述

血液成分去除与置换术是指运用手工操作或机器运转程序分离和去除血液中一些病理成分，置换入正常的血液成分或晶体液或胶体液等，以达到治疗疾病目的的一种治疗技术，可分为治疗性血液成分去除术（TCA）和治疗性血液成分置换术。

（一）分类

1.治疗性血液成分去除术　血细胞分离技术在临床上常用于开展治疗性血液成分去除。常用的治疗性血液成分去除术（TCA）有治疗性红细胞去除术、治疗性白细胞去除术及治疗性血小板去除术等。

2.治疗性血液成分置换术　血细胞分离技术在临床上也能用于治疗性血液成分置换治疗。常用的治疗性血液成分置换术有治疗性血浆置换术和治疗性红细胞置换术。

（二）临床上需要分离和清除的病理成分

目前临床上把需要分离和去除的病理成分分为三大类：

1.来自造血系统异常增生，如白血病、血小板增多症、红细胞增多症等。

2.来自体内、外原因（如遗传、免疫等）直接或间接引起的含量和（或）功能异常的血浆成分（如异常免疫球蛋白、同种或自身抗体、免疫复合物等）。

3.来自内、外源性的毒性物质，如代谢性毒性物质、毒物和药物等。

（三）适应证

适用于机体内产生病理性血浆物质和（或）丧失正常生理功能的细胞并引起临床症状的

疾病,如格林－巴利综合征(GBS)、尿毒症、系统性红斑狼疮、新生儿溶血病、白血病、红细胞增多症及有机磷农药中毒等多系统疾病,特别是常规药物治疗无效的危重患者。

(四)不良反应及注意事项

1. 不良反应　在治疗性血液成分去除和置换过程中,不良反应的发生率为 4%～5%,首次操作的风险稍高。主要不良反应有:

(1)枸橼酸盐导致的低钙血症,常见症状为口周和(或)外周神经感觉异常。

(2)迷走神经反应,常表现为面色苍白、出汗、低血压和心动过缓,严重者出现恶心、呕吐、昏厥等。

(3)血管通路相关问题,常见并发症为血栓形成和感染。

(4)过敏反应,通常与置换液成分有关,临床症状包括荨麻疹、呼吸困难、哮喘、低血压、心动过速、面部肿胀、面部发红和眼睛发红,最严重的过敏反应为过敏性休克。

(5)药物相互作用,其他疾病的治疗用药可能会干扰人体对血容量改变所产生的正常生理反应。

(6)感染,包括操作性感染、血源性感染和患者抵抗力下降引起的感染。

(7)反跳现象,包括自身病理性成分反跳现象、治疗药物过低反跳现象和治疗药物过高反跳现象。

(8)其他,如血细胞分离机引起的机械损伤性溶血,操作不当引起的空气栓塞,血液高凝状态导致的管路阻塞等。另外,还会出现一些少见的并发症,如心跳骤停、肺水肿、脑出血等,应特别警惕。

2. 注意事项

(1)凝血功能变化,一般在第二天早晨抽血进行凝血功能检查。

(2)碱中毒,主要见于肾脏疾病患者。

(3)血流动力学变化,不同操作程序对血流动力学产生的影响不同,血容量过低或过高都应引起重视。

(4)稀释效应,置换过程中白蛋白置换液极可能造成血容量增加和稀释效应。

(5)细胞成分丢失,血液通过血细胞分离机进行体外循环时,会造成血细胞的丢失,尤其是在血小板捐献过程中。

(6)血浆蛋白相互作用,置换过程中血浆中的某些酶可能被激活。

二、治疗性血液成分置换术的临床应用

治疗性血液成分置换术应用较广的是治疗性血浆置换术(TPE),它是通过血细胞分离技术,用健康人血浆、白蛋白制剂、代血浆、晶体盐溶液等置换液,将患者循环血液中的血浆成分置换出来,以去除病理性血浆物质的。治疗性红细胞置换术(TEE),是通过血细胞分离技术,用健康人的红细胞置换患者循环血液中丧失功能的病理性红细胞,以达到迅速恢复血液正常生理功能的目的的,临床上应用较少。

(一)TPE 的适应证

1. 中毒症　包括外源性中毒(如麻醉药、农药等中毒)和内源性中毒(如高胆红素血症、代谢性酸中毒、细菌内毒素血症、败血症等)。用 TPE 结合药物治疗,只要及时、坚持、大量,一般能取得满意疗效。

2.血液高黏滞综合征　当血液中存在过量异常血清免疫球蛋白(Ig)或血细胞成分时,可引起全血或血浆黏度过高。对全血黏度过高者,可采用 TCA 治疗。而血浆黏度过高,常见于恶性淋巴细胞或浆细胞产生的大量单克隆免疫球蛋白所致,如华氏巨球蛋白血症、多发性骨髓瘤等。合并下述情况之一即为 TPE 治疗的绝对适应证:①心血管系统功能障碍、肾功能不全或严重神经系统症状。②原发疾病用化疗无效或化疗后有严重并发症。

3.格林-巴利综合征(GBS)　国内外研究表明,用 TPE 疗法结合常规疗法治疗 GBS 的效果比单用常规疗法要好得多。

4.重症肌无力(MG)　TPE 可用于 MG 的胸腺切除术前及术后治疗、免疫抑制剂治疗无效病例和出现危象的病例。

5.系统性红斑狼疮(SLE)　TPE 能去除 SLE 患者血浆中的自身抗体,对常规药物治疗无效或严重不良反应者及重症患者,可获得显著疗效。

6.急进性肾小球肾炎(RPGN)　TPE 联用免疫抑制剂治疗 RPGN 的疗效显著高于单用免疫抑制剂,并可使死亡率明显下降。

7.Rh 血型抗原致敏孕妇　Rh 血型抗原致敏孕妇产生相应抗体后,可引起严重新生儿溶血病或死产。孕妇做 TPE 治疗后,可降低 Rh 抗体的水平,从而减轻对胎儿红细胞的免疫溶血作用。

(二)TPE 的临床应用

1.神经系统疾病的应用

(1)适应证:各种与中枢和外周神经系统有关的疾病,如 GBS、MG、外周神经疾病和单克隆丙种球蛋白病、慢性炎性脱髓鞘性多发性神经根性神经病、Lambert-Eaton 肌无力综合征、多发性硬化症、僵人综合征、瘤外综合征等。

(2)方法:膜滤过式血浆置换、离心式血浆置换、双重血浆置换。

(3)并发症及注意事项

1)并发症:主要与抗凝、操作、血管通路及置换液有关,常见的有失血性休克、发热、过敏反应、感染(包括操作性感染、血源性传播疾病感染)、反跳现象、输液反应、体液失衡、低蛋白血症、低钙血症等。

2)注意事项:①一般疗程为 10～14d,共进行 5～6 次置换。②每次应用 5% 白蛋白和生理盐水置换一个血浆容量。③应特别注意预防感染。

2.肾脏疾病的应用

(1)适应证:治疗性血液成分置换对所有类型的急进性肾小球肾炎均有效,包括:原发性急进性肾小球肾炎、肺出血-肾炎综合征、系统性红斑狼疮性肾炎、IgA 肾病和紫癜性肾炎、冷球蛋白血症、溶血性尿毒症综合征、多发性骨髓瘤引发的肾功能衰竭、肾移植等。

(2)方法:同神经系统疾病血浆置换。

(3)并发症及注意事项

1)并发症:同神经系统疾病血浆置换并发症。

2)注意事项:①置换以每天一次开始,然后改为隔日一次。②除非凝血因子严重缺乏需要新鲜冰冻血浆,一般使用 5% 白蛋白和生理盐水。

3.风湿性疾病的应用

(1)适应证:系统性红斑狼疮、狼疮性肾炎、抗磷脂抗体综合征、类风湿性关节炎、系统性硬化症、多发性肌炎、多发性皮肌炎、皮肤血管炎、韦格内肉芽肿、结节性多动脉炎等。

（2）方法：同神经系统疾病血浆置换。

（3）并发症及注意事项

1）并发症：同神经系统疾病血浆置换并发症。

2）注意事项：单独使用 TPE 不能防止疾病复发，建议与药物治疗联合运用。

4. 血液系统疾病应用

（1）适应证：自身免疫性溶血性贫血、溶血性尿毒症综合征、血栓性血小板减少性紫癜、血液高黏滞综合征、各种急慢性白血病等。

（2）方法：同神经系统疾病血浆置换。

（3）并发症及注意事项

1）并发症：同神经系统疾病血浆置换并发症。

2）注意事项：严格执行无菌操作，严密观察病情变化，有过敏反应者应立即停止治疗，并给予相应处理。

5. 临床急、危重症疾病应用

（1）适应证：既往药物治疗效果不佳，而病情有恶化趋势，如系统性红斑狼疮、肾病综合征、多发性骨髓瘤等，或为病程短、病情进展迅速，需短期内清除机体内异常病理性产物及外源性毒物如药物中毒、肾移植后急性排斥反应，或发生急性溶血等临床急、重症。此种类型疾病是 TPE 的最佳适应证。

（2）方法：同神经系统疾病血浆置换。

（3）并发症及注意事项

1）并发症：同神经系统疾病血浆置换并发症。

2）注意事项：TPE 应选择合理的替代品；血浆置换中要严密观察生命体征及患者反应，发现问题及时纠正；TPE 后要注意补充常规治疗药物，尤其是免疫抑制剂，维持一定的血药浓度，防止发生药物"反跳"现象。

三、治疗性血液成分去除术的临床应用

真性红细胞增多症、镰状细胞性贫血及白细胞病等，都可以应用治疗性血液成分去除术（TCA）治疗。

（一）适应证

①慢性粒细胞白血病（CML）。②高白细胞白血病（HLL）。③慢性淋巴细胞白血病（CLL）。④毛细胞白血病。⑤原发性血小板增多症。⑥红细胞疾病，如真性红细胞增多症、镰状细胞性贫血等均可以进行 TCA。

（二）TCA 的临床应用

1. 治疗性白细胞去除术

（1）适应证：适用于各类高白细胞的急慢性白血病，也适用于其他需要去除病理性白细胞增多的临床情况。①白细胞计数$>200\times10^9/L$ 者；②白细胞计数$>100\times10^9/L$ 伴有血液高黏滞综合征者；③白细胞计数$>50\times10^9/L$，伴有严重的脑、肺等重要组织器官相关并发症者；④白细胞计数为$(50\sim100)\times10^9/L$，准备实施化疗，需预防化疗破坏大量白细胞所致的严重并发症者。

（2）方法及注意事项

1）方法：手工法、离心式血液成分单采机单采法、膜滤过式血液成分单采机单采法、吸附式血液成分单采机单采法。

2）注意事项：①在操作过程中，通过对进入离心机的患者血液使用羟乙基淀粉和其他红细胞沉淀剂可以提高白细胞去除率。②治疗性白细胞单采术可造成患者血浆容量损失，应注意补充。

2. 治疗性红细胞去除术

（1）适应证：Hb>180g/L，铁代谢紊乱、真性红细胞增多症伴血液高黏滞综合征，感染性疾病、镰状红细胞病等。

（2）方法及注意事项

1）方法：同治疗性白细胞去除术。

2）注意事项：①治疗性红细胞去除术的即刻疗效是降低 Hct 血液黏度，缓解头痛症状，但不能降低白细胞或血小板计数，也不能缓解瘙痒、痛风或脾肿大等症状。②反复去除红细胞常引起铁缺乏，患者可发生慢性缺铁现象，红细胞呈小细胞低色素性，数量增高。③当发生慢性缺铁时应减少红细胞去除次数。

3. 治疗性血小板去除术

（1）适应证

1）治疗性血小板去除术适用于：①外周血血小板计数>1000×10^9/L 的原发性血小板增多症及其他骨髓增生性疾病患者。尽管部分患者血小板计数<1000×10^9/L，但伴有严重并发症，或需要阻止并发症加剧时也需要进行血小板单采治疗。②以血小板增多为主要特征的原发性红细胞增多症患者，可以在进行血小板单采治疗的同时去除一定量的红细胞。③血小板单采治疗还适用于其他需要预防因血小板异常增高引起并发症者。

2）血小板自身输血：患者单采血小板供自身输血时，其标准为出、凝血时间正常，血小板功能正常，血小板计数>80×10^9/L，白细胞计数及分类正常。

（2）方法及注意事项

1）方法：手工法、连续流动式血细胞分离机法、间断式血细胞分离机法。

2）注意事项：①连续几次单采能使血小板计数保持在一个较低的水平直至药物治疗发挥作用。②一次性治疗性血小板单采术可能造成患者血浆容量损失，损失量大于 1000mL 时，需补充 5％白蛋白溶液及生理盐水。③因运用大量枸橼酸盐抗凝，需防止枸橼酸盐中毒和低钙血症。④单采去除血小板后，必须积极治疗原发病，跟进化疗，预防出现血小板反跳现象。

（陈洁）

第二章　血液学检验

血液由血细胞和血浆组成。血液不断地流动与全身各个组织器官密切联系,参与各项生理活动,维持机体正常的新陈代谢。在病理情况下,除造血系统疾病外,全身其他组织和器官发生病变可直接或间接引起血液成分的变化。因此,血液检验不仅能作为原发性造血系统疾病诊断、鉴别诊断、疗效观察及预后判断的主要依据,而且还能为引起继发性血液改变的其他各系统疾病的诊治提供重要检验信息,是临床诊断和分析病情的重要依据。

第一节　血液一般检验

血液一般检验是血液检验项目中最基础和最常用的检验,主要是指对外周血中细胞成分的数量和形态的检查及与血细胞有关的实验室检查。随着现代科学技术的发展,自动化检验仪器已被广泛应用于血液一般检验中,使血液检测的参数增多而且快速。由于血液一般检验标本采集容易、检测便捷,是临床医学检验中最常用、最重要的基本内容。故其目前仍然是筛检疾病的首要项目之一。

一、红细胞检查

正常人自出生至成年后,红细胞主要在骨髓生成、发育与成熟。红细胞起源于骨髓造血干细胞,在促红细胞生成素(erythropoietin,EPO)和雄激素的作用下分化成原始红细胞,再经过多次有丝分裂依次发育为早幼红细胞、中幼红细胞和晚幼红细胞后,细胞已丧失了分裂能力,经脱核后成为网织红细胞,此过程约需 72 小时。网织红细胞再经过 48 小时左右即发育成成熟的红细胞。

红细胞是血液中数量最多的有形成分,其主要功能是作为携氧或二氧化碳的呼吸载体和维持酸碱平衡等。可通过检测红细胞参数和形态变化对某些疾病进行诊断或鉴别诊断。

临床上常用的红细胞检查项目有:红细胞计数、血红蛋白测定、红细胞形态观察、血细胞比容测定、红细胞平均指数计算、网织红细胞计数和红细胞沉降率测定等。

(一)红细胞计数

红细胞计数(red blood cell count,RBC),即测定单位体积外周血液中红细胞的数量,是血液一般检验的基本项目,是诊断贫血等疾病最常用的检验指标之一。

1.检测原理　红细胞计数方法有显微镜法和血液分析仪法。

(1)显微镜法:用等渗红细胞稀释液将血液标本稀释一定倍数后,充入改良牛鲍(Neubauer)血细胞计数板中,在显微镜下计数一定区域内的红细胞数量,经换算求出每升血液中红细胞数量。

显微镜计数法所用红细胞稀释液有:①Hayem 液:由 NaCl、Na_2SO_4,$HgCl_2$ 和蒸馏水组成。其中 NaCl 和 Na_2SO_4 调节渗透压,后者还可提高比重防止细胞粘连,而 $HgCl_2$ 为防腐剂。此配方的主要缺点是遇高球蛋白血症患者,由于蛋白质沉淀而使红细胞易凝集。②枸橼酸钠稀释液:由 NaCl、枸橼酸钠、甲醛及蒸馏水组成。NaCl 和枸橼酸钠调节渗透压,后者还有抗凝作用,甲醛为防腐剂。此液配制简单,可使红细胞在稀释后较长时间保持正常形态且不凝集,故《全国临床检验操作规程》推荐此方法。③普通生理盐水或加1%甲醛的生理盐水:急诊时如无红细胞稀释液可用此液代替。

(2)血液分析仪法:多采用电阻抗法,也有采用流式细胞术激光检测法等。

2.参考区间

(1)成年:男性$(4.3\sim5.8)\times10^{12}/L$,女性$(3.8\sim5.1)\times10^{12}/L$。

(2)新生儿:$(6.0\sim7.0)\times10^{12}/L$。

3.方法学评价 红细胞计数的方法学评价见表2-1。

表2-1 红细胞计数的方法学评价

方法	优点	缺点	适用范围
显微镜计数法	设备简单,费用低廉	费时费力、精密度低	血细胞计数和分类的参考方法,适用基层医疗单位和分散就诊的患者
血液分析仪法	操作简便,易于标准化,效率高,精密度高	仪器较贵,工作环境条件要求高	适用于健康人群普查,大批量标本筛检

4.临床意义 见血红蛋白测定。

(二)血红蛋白测定

血红蛋白(hemoglobin,Hb 或 HGB)是在人体有核红细胞及网织红细胞内合成的一种含色素辅基的结合蛋白质,是红细胞内的运输蛋白,蛋白质部分是珠蛋白,色素部分是亚铁血红素。血红蛋白按不带氧计算相对分子质量为64458,每克血红蛋白可携带1.34ml氧,其主要功能是吸收肺部大量的氧,并将其输送到身体各组织。

血红蛋白是红细胞的主要成分,每个 Hb 分子有4条珠蛋白肽链,每条折叠的珠蛋白肽链包裹一个亚铁血红素。每条肽链结合1个亚铁血红素,形成具有四级空间结构的四聚体,以利于结合 O_2 和 CO_2。

亚铁血红素无种属特异性,即人和各种动物皆相同。它由 Fe^{2+} 和原卟啉组成,Fe^{2+} 位于卟啉环中央,共有6条配位键,其中4条与原卟啉中心的4个原卟啉 N 连接,另2条配位键与血红素分子平面垂直,其中1条与珠蛋白肽链 F 肽段第8个氨基酸(组氨酸)的咪唑基连接,另1条为 Hb 呼吸载体,与 O_2 结合时形成氧合血红蛋白(oxyhemoglobin,HbO_2),此配位键空着,则称为还原血红蛋白(reduced hemoglobin,Hbred);若 Fe^{2+} 被氧化成 Fe^{3+},则称高铁血红蛋白(hemiglobin,Hi)或正铁血红蛋白(methemoglobin,MHb)。如与 O_2 结合的配位键被CO、S 等占据,则分别形成碳氧血红蛋白(HbCO)、硫化血红蛋白(SHb)等,这些统称为血红蛋白衍生物。在正常情况下,血液中血红蛋白主要为 HbO_2 和 Hbred,以及少量 HbCO 和Hi。在病理情况下,HbCD 和 Hi 可以增多,甚至出现 SHb 等血红蛋白衍生物。

血红蛋白测定,即测定外周血液中各种血红蛋白的总浓度,是诊断和衡量贫血程度的重要的检查项目之一。血红蛋白测定方法很多,分为全血铁法、血气分析法和分光光度法。经过临床反复筛选与评价,现多采用分光光度法。其中比色法中的氰化高铁血红蛋白(hemoglobincyanide,HiCN)测定法在1966年由国际血液学标准化委员会(ICSH)推荐,并经世界卫生组织(WHO)确认为血红蛋白测定的参考方法。1978年国际临床化学联合会(International Federation of Clinical Chemistry,IFCC)和国际病理学会(International Academy of Pathology,IAP)在联合发表的国际性文件中重申了 HiCN 法。1983年我国临床检验方法学学术会议上将其推荐为首选方法。

1.检测原理　HiCN检测原理:血红蛋白(SHb除外)中的亚铁离子(Fe^{2+})被高铁氰化钾氧化为高铁离子(Fe^{3+}),血红蛋白转化成Hi,Hi与氰化钾(KCN)中的氰离子反应生成HiCN,HiCN在540nm处有一最大吸收波峰,在此处的吸光度与其在溶液中的浓度成正比在特定条件下,HiCN毫摩尔消光系数为44L/(mmol·cm)。可根据吸光度直接求得每升血液中血红蛋白的浓度。常规测定可从HiCN参考液制作的标准曲线上读取结果。

2.参考区间

(1)成年:男性130～175g/L,女性115～150g/L。

(2)新生儿:170～200g/L。

3.方法学评价　血红蛋白测定方法大致分为4类(表2-2)。常用的比色法有HiCN测定法、十二烷基硫酸钠血红蛋白(sodium dodecyl sulfate hemoglobin,SDS-Hb)测定法、碱羟血红蛋白(alkaline haematin detergent,AHD_{575})测定法、叠氮高铁血红蛋白(HiN_3)定法、溴代十六烷基三甲胺(CTAB)血红蛋白测定法等。由于HiCN试剂含有剧毒的氰化钾,各国均相继研发出不含氰化钾的血红蛋白测定方法,有的测定法已用于血液分析仪,但其标准应溯源到HiCN量值。血红蛋白测定的方法学评价见表2-3。

表2-2　血红蛋白测定方法及基本原理

测定方法	测定原理
全血铁法	Hb分子组成
比重法、折射仪法	血液物理特性
血气分析法	Hb与O_2可逆性结合的特性
分光光度法(临床常用)	Hb衍生物光谱特点

表2-3　血红蛋白测定的方法学评价

测定方法	优点	缺点
HiCN测定法	参考方法,操作简单、反应速度快,可检测除HbS以:外的所有Hb,HiCN稳定、参考品可长期保存,便于质控	KCN有剧毒,对HbCD的反应慢,不能测定SHb,遇高白细胞、高球蛋白血症的标本会出现浑浊
SDS-Hb测定法	次选方法,操作简单、试剂无毒、呈色稳定、结果准确、重复性好	SDS质量差异较大、消光系数未定,SDS溶血活力大,易破坏白细胞,不适用于同时进行白细胞计数的血液分析仪
AHD_{575}测定法	试剂简单、无毒,呈色稳定,准确性与精密度较高	575nm波长比色不便于自动检测、HbF不能检测
HiN_3测定法	准确性与精密度较高	试剂仍有毒性、HbCO转化慢
CTAB测定法	溶血性强且不破坏白细胞,适于血液分析仪检测	准确度、精密度略低

4.临床意义　血红蛋白测定的临床意义与红细胞计数相关,但判断贫血程度的价值优于红细胞计数。同时测定两者,对贫血诊断和鉴别诊断有重要的临床意义。

(1)红细胞和血红蛋白增高:指单位容积血液中RBC及Hb高于参考值高限。多次检查成年男性RBC>6.0×10^{12}/L,Hb>185g/L;成年女性RBC>5.5×10^{12}/L,Hb>160g/L时即认为增多。可分为相对性增多和绝对性增多两类:

1)相对性红细胞增多:由于某些原因使血浆中水分丢失,血液浓缩,使红细胞和血红蛋白含量相对增多。如连续剧烈呕吐、大面积烧伤、严重腹泻、大量出汗等;另见于慢性肾上腺皮质功能减退、尿崩症、甲状腺功能亢进危象、糖尿病酮症酸中毒等。

2)绝对性红细胞增多:可分为原发性红细胞增多症即真性红细胞增多症(polycythemiavera,PV)和继发性红细胞增多症。

①真性红细胞增多症:是一种病因不明的克隆性多潜能造血干细胞疾病,以骨髓红系细胞显著持续增生为主要特点,同时伴有粒系和巨核系细胞不同程度的增生。血象示全血细胞增多,红细胞数增多,男性$>6.5\times10^{12}$/L,女性$>6.0\times10^{12}$/L;血红蛋白增高,男性$>180g$/L,女性$>170g$/L。

②继发性红细胞增多症:多与机体循环及组织缺氧、血中促红细胞生成素(EPO)水平升高、骨髓加速释放红细胞有关。

(2)红细胞及血红蛋白减少:指单位容积血液中红细胞数及血红蛋白量低于参考值低限。多次检查成年男性RBC$<4.3\times10^{12}$/L,Hb$<130g$/L,成年女性RBC$<3.8\times10^{12}$/L,Hb$<115g$/L为红细胞和血红蛋白减低。根据血红蛋白浓度可将贫血分为4度。轻度贫血:Hb$<130g$/L(女性Hb$<115g$/L);中度贫血:Hb$<90g$/L;重度贫血:Hb$<60g$/L;极重度贫血:Hb$<30g$/L。当RBC$<1.5\times10^{12}$/L,Hb$<45g$/L时,应考虑输血。

1)生理性减少:如6个月~2岁婴幼儿,因生长发育迅速而致造血原料相对不足,红细胞和血红蛋白可较正常人低10%~20%;妊娠中晚期为适应胎盘循环的需要,血浆量明显增多,红细胞被稀释而减低(减低达16%左右);老年人由于骨髓造血功能逐渐减低,均可导致红细胞数和血红蛋白含量减少;长期饮酒者红细胞数和血红蛋白含量减少(减低约5%)。

2)病理性减少:常见于:①红细胞丢失过多;②红细胞破坏增加;③造血原料不足;④骨髓造血功能减退。

(三)红细胞形态检查

血液系统疾病不仅影响红细胞的数量,也能影响到红细胞的质量,特别是贫血患者,不仅其红细胞数量和血红蛋白浓度降低,而且还会有红细胞形态改变,呈现红细胞大小、形状、染色性质和内含物等的异常。因此在贫血的实验室诊断中,红细胞形态检查与血红蛋白浓度测定、红细胞计数结果及其他参数相结合,可以推断贫血的性质,对贫血的诊断和鉴别诊断有重要的临床价值。

外周血涂片经Wright或Wright-Giemsa染色后,先低倍镜下检查血涂片,观察细胞分布和染色情况,选择细胞分布均匀、染色良好、细胞排列均匀的区域(一般在血涂片的体尾交界处),再用油镜观察红细胞形态。

1.正常红细胞形态 正常成熟的红细胞呈双凹圆盘形,细胞大小均一,形态较为一致,直径为$6.7\sim7.7\mu m$,平均$7.2\mu m$,Wright染色后红细胞为淡粉红色,中心部位为生理性淡染区,其大小约为直径的1/3,胞质内无异常结构。正常红细胞形态常见于健康人,但也可见于急性失血性贫血,部分再生障碍性贫血等。

2.异常红细胞形态 各种贫血和造血系统疾病时,红细胞常可出现大小、血红蛋白含量、形状、结构和排列等异常。

(1)红细胞大小异常

1)小红细胞(microcyte):直径小于$6\mu m$者称为小红细胞。其体积变小,中央淡染区扩大,红细胞呈小细胞低色素性,提示血红蛋白合成障碍。正常人偶见。常见于缺铁性贫血、珠蛋白生成障碍性贫血。而遗传性球形细胞增多症的小红细胞,直径也小于$6\mu m$,但其厚度增加,血红蛋白充盈良好,细胞着色深,中央淡染区消失。

2)大红细胞(macrocyte):直径大于 $10\mu m$ 者称为大红细胞。见于溶血性贫血及巨幼细胞性贫血。前者可能与不完全成熟的红细胞增多有关,后者因缺乏叶酸或维生素 B_{12}、DHA 合成障碍、细胞不能及时分裂所致,也可见于骨髓增生异常综合征(myelodysplasticsyndrome, MDS)、肝病及脾切除后。

3)巨红细胞(megalocyte):直径大于 $15\mu m$ 者称为巨红细胞,直径大于 $20\mu m$ 者称为超巨红细胞。此类体积较大的红细胞内血红蛋白含量高,中心淡染区常消失。常见于巨幼细胞性贫血、MDS。

4)红细胞大小不均(anisocytosis):是指红细胞之间直径相差 1 倍以上的,其红细胞大小悬殊,是由骨髓造血功能紊乱、造血调控功能减弱所致。见于重度的增生性贫血,巨幼细胞性贫血时特别明显。

(2)红细胞形态异常

1)球形红细胞(spherocyte):细胞直径小于 $6\mu m$,厚度增加大于 $2.6\mu m$,无中心浅染区,似小圆球形,与 RBC 膜先天性或后天性异常、表面积/体积比值减小有关。常见于遗传性球形红细胞增多症,此类细胞在血涂片中高达 25% 以上,还见于自身免疫性溶血性贫血、异常血红蛋白病(HbS,HbC 病)。

2)椭圆形红细胞(elliptocyte):细胞呈卵圆形、杆形,长度可大于宽度的 $3\sim4$ 倍,最大直径可达 $12.5\mu m$,横径可为 $2.5\mu m$,与细胞骨架蛋白异常有关,细胞只有成熟后才会呈现椭圆形。正常人约有 1% 的椭圆形红细胞,增高多见于遗传性椭圆形细胞增多症,常超过 25%,甚至高达 75%。此种红细胞放置于高渗、等渗、低渗溶液或正常人血清中,其形态保持不变。

3)靶形红细胞(target cell):细胞直径大于正常红细胞,但厚度变薄,中心部位染色较深,其外围为苍白区域,而细胞边缘又深染,形如射击之靶。有的中心深染区不像孤岛而像从红细胞边缘延伸的半岛状或柄状,成为不典型的靶形红细胞。与 Hb 组成和结构变异或脂质异常有关,常见于各种低色素性贫血,尤其是珠蛋白生成障碍性贫血(如地中海贫血)、异常血红蛋白病、胆汁淤积性黄疸、脾切除后、肝病。

4)镰状红细胞(sickle cell):红细胞形如镰刀状,主要见于镰状细胞性贫血(HbS 病)。其形成机制是在缺氧的情况下,红细胞所含异常血红蛋白 S(HbS)溶解度降低,形成长形或尖形的结晶体,使细胞膜发生变形。检查镰状红细胞需将血液制成湿片,然后加入还原剂如偏亚硫酸钠后观察。

5)口形红细胞(stomatocyte):红细胞中央有裂缝,中心苍白区呈扁平状,周围深染颇似一个张开的嘴形或鱼口。多因红细胞膜异常,使 Na^+ 通透性增加,细胞膜变硬,变形性差,因而脆性增加,使细胞生存时间缩短。正常人低于 4%,遗传性口形红细胞增多症常可达 10% 以上。少量出现可见于弥散性血管内凝血、某些溶血性贫血及肝病等。

6)棘形红细胞(acanthocyte):该红细胞表面有针状或指状突起,尾端略圆,间距、长宽不等。多见于遗传性或获得性 β-脂蛋白缺乏症,其棘形红细胞可高达 70%~80%,也可见于脾切除后、乙醇中毒性肝脏疾病、尿毒症等。棘形红细胞应注意与皱缩红细胞区别。

7)皱缩红细胞:也称钝锯齿形红细胞(crenated cell,echinocyte),可因制备血涂片不当、高渗等原因引起,红细胞周边呈钝锯齿形,突起排列均匀、大小一致、外端较尖。

8)裂片红细胞(schistocyte):指红细胞因机械或物理因素所致细胞碎片及不完整的红细

胞。其大小不一致,外形不规则,有各种形态如刺形、盔形、三角形、扭转形等。正常人血涂片中裂片红细胞小于 2%,增多见于弥散性血管内凝血、血栓性血小板减少性紫癜、恶性高血压、微血管病性溶血性贫血等。

9)泪滴形红细胞(dacryocyte,teardrop cell):细胞内血红蛋白饱满,形状似泪滴状或梨状,可能是由于细胞内含有 Heinz 小体或包涵体,或红细胞膜的某一点被粘连而拉长所致,被拉长的红细胞可长可短。正常人偶见,增多常见于骨髓纤维化、珠蛋白生成障碍性贫血、溶血性贫血等。

10)缗钱状红细胞:多个红细胞相互聚集重叠,连接成串,形似缗钱状。主要见于多发性骨髓瘤、原发性巨球蛋白血症等。

(3)红细胞染色异常

1)低色素性(hypochromic)红细胞:红细胞的生理性中心浅染区扩大,染色淡,甚至成为环形红细胞,提示其血红蛋白含量明显减少。常见于缺铁性贫血、珠蛋白合成障碍性贫血、铁幼粒细胞性贫血、部分血红蛋白病。

2)高色素性(hyperchromic)红细胞:红细胞内生理性中心浅染区消失,整个红细胞染色较深,是由于血红蛋白含量增高所致。最常见于巨幼细胞性贫血,也可见于溶血性贫血、球形红细胞增多症等。

3)嗜多色性(polychromatic)红细胞:属于尚未完全成熟的红细胞,胞体略大于正常红细胞,在 Wright-Giemsa 染色情况下,细胞呈灰蓝色或灰红色。嗜多色性红细胞增多提示骨髓内红细胞生成活跃,见于各种增生性贫血,尤以溶血性贫血最为多见。

4)细胞着色不一(anisochromia):同一血涂片的红细胞中出现色素不一,即血红蛋白充盈度偏离较大,如同时出现低色素性和正常色素性红细胞,常见于铁粒幼细胞性贫血。

(4)红细胞结构异常

1)嗜碱性点彩红细胞(basophilic stippling cell):在 Wright-Giemsa 染色情况下,红细胞胞质内出现形态和大小不一、多少不均的嗜碱性蓝黑色颗粒,属于未完全成熟的红细胞。正常人血涂片中少见(约占 0.01%),在铅、铋、汞、锌等重金属中毒时增多,为铅中毒的诊断筛选指标。在其他各类贫血中也可见到嗜碱性点彩红细胞,其增加常表示骨髓造血功能旺盛且有紊乱现象。

2)染色质小体(Howell-Jolly body):又称豪-焦小体,位于成熟或幼稚红细胞的胞质中,为直径约 1~2μm 暗紫红色圆形小体,可 1 个或多个,为核碎裂或核裂解后所剩的残余部分。常见于巨幼细胞性贫血,也可见于脾切除术后、溶血性贫血及红白血病等。

3)卡-波环(Cabot ring):在红细胞内的胞质中出现的紫红色细线圈状或"8"字形结构。可能是胞质中脂蛋白变性所致,常与染色质小体同时存在。见于溶血性贫血、巨幼细胞性贫血、脾切除术后、铅中毒及白血病等。

4)有核红细胞(nucleated erythrocyte):即幼稚红细胞。正常成人有核红细胞均存在于骨髓中,外周血液中除新生儿可见到有核红细胞外,成人均不能见到。在成人外周血涂片中出现有核红细胞属病理现象,常见于各种溶血性贫血、白血病、骨髓纤维化、脾切除后及红白血病等。

(四)血细胞比容测定

血细胞比容(hematocrit,Hct)是指一定体积全血中红细胞所占体积的相对比例。HCT

高低与红细胞数量、平均体积及血浆量有关,主要用于贫血和红细胞增多的诊断、血液稀释和血液浓缩变化的测定、计算红细胞平均体积和红细胞平均血红蛋白浓度等。

1.检测原理

(1)离心沉淀法:常用温氏(Wintrobe)法和微量血细胞比容(microhematocrit)法。

1)温氏法:为离心沉淀法中的常量法。将 $EDTA-K_2$ 或肝素抗凝血灌注于温氏管中,在一定条件下离心得到红细胞占全血体积的百分比。水平离心机以相对离心力(RCF)2264g 离心 30 分钟,读取压实红细胞层柱高的毫米数,再离心 10 分钟,至红细胞层不再下降为止,读取还原红细胞层的高度。离心后血液分为五层,自上而下的成分为:血浆、血小板、白细胞、还原红细胞及带氧红细胞。当外周血出现有核红细胞时,离心后则位于白细胞和还原红细胞层之间。

2)微量血细胞比容法:采用一次性专用的毛细玻璃管,用 $EDTA-K_2$ 抗凝的静脉血或用肝素化的干燥管直接采集毛细血管血,以 RCF 12 500g 离心 5 分钟,测量红细胞柱、全细胞柱和血浆柱的长度。红细胞柱的长度除以全细胞柱和血浆柱的长度之和,即为血细胞比容微量法为 WHO 推荐的参考方法。

(2)血液分析仪法:由仪器根据红细胞计数和红细胞平均体积计算出 HCT,HCT=红细胞计数×红细胞平均体积。

2.方法学评价 HCT 测定的方法学评价见表 2-4。

表 2-4 HCT 测定的方法学评价

方法	优点	缺点
温氏法(离心法)	应用广泛,不需要特殊仪器	难以完全排除残留血浆(可达 2%~3%),单独采血用血量大,已渐被微量法取代
微量法(离心法)	WHO 推荐的首选常规方法,CLSI 推荐为参考标准。标本用量少,相对离心力高,结果准确、快速、重复性好	需微量高速血液离心机,仍有残留血浆,但较温氏法少
血液分析仪法	不需要单独采血测定,检查快速,精密度高	准确性不及微量离心法,需定期校正仪器

CLSI,美国临床实验室标准化研究所(Clinical and Laboratory Standards Institute)

3.参考区间

(1)成年:男性 0.40~0.50;女性 0.37~0.48。

(2)新生儿:0.47~0.67。

(3)儿童:0.33~0.42。

4.临床意义 HCT 与红细胞数量、MCV 和血浆量有关。红细胞数量增多、血浆量减少或两者兼有可导致 HCT 增高;血浆量增多或红细胞减少可导致 HCT 减低(表 2-5)。HCT 作为单一参数的临床价值不大,必须结合红细胞计数才具有临床价值 HCT 的主要应用价值为:

(1)临床补液量的参考:各种原因导致脱水时,HCT 都会增高,补液时可监测 HCT,HCT 恢复正常表示血容量得到纠正。

(2)作为真性红细胞增多症诊断指标:HCT>0.7,RBC 为(7~10)×10^{12}/L,Hb>180g/L,即可诊断。

(3)计算红细胞平均指数的基础:红细胞平均值(MCV、MCHC)可用于贫血的形态学分类。

表 2—5 HCT 增高和减低的原因

HCT	机制	原因
增高	红细胞增多	真性红细胞增多症、缺氧、肿瘤、EPO 增多
	血浆量减少	液体摄入不足、大量出汗、腹泻、呕吐、多尿
减低	红细胞减少	各种原因所致的贫血、出血
	血浆量增多	竞技运动员、中晚期妊娠、原发性醛固酮增多症、过多补液

(五)红细胞平均指数计算

利用红细胞数、HCT 及 Hb,按以下公式分别可计算出红细胞三种平均值,以协助贫血形态学分类诊断,在临床上有着重要的价值。

①红细胞平均体积(mean corpuscular volume,MCV)系指平均每个红细胞的体积,以 fl(飞升)为单位。

MCV=每升血液中血细胞比容/每升血液中红细胞个数=(HCT/RBC)×10^{15}

②红细胞平均血红蛋白量(mean corpuscular hemoglobin,MCH)系指平均每个红细胞内所含血红蛋白的量,以 pg(皮克)为单位。

MCH=每升血液中血红蛋白含量/每升血液中红细胞个数=(Hb/RBC)×10^{12}

③平均红细胞血红蛋白浓度(mean corpuscular hemoglobin concentration,MCHC)系指平均每升红细胞中所含血红蛋白浓度,以 g/L 表示。

MCHC=每升血液中血红蛋白含量/每升血液中血细胞比容=Hb/HCT

1.参考区间　MCV、MCH、MCHC 的参考区间见表 2—6。

表 2—6 MCV、MCH、MCHC 的参考区间

人群	MCV(fl)	MCH(pg)	MCHC(g/L)
成年人	82~100	27~34	316~354
1~3 岁	79~104	25~32	280~350
新生儿	86~120	27~36	250~370

2.临床意义　红细胞平均指数可用于贫血形态学分类及提示贫血的可能原因(表 2—7)。

表 2—7 贫血形态学分类及临床意义

形态学分类	MCV	MCH	MCHC	临床意义
大细胞性贫血	>100	>34	316~354	叶酸及维生素 B_{12} 缺乏所引起的巨幼细胞贫血
正常细胞性贫血	82~100	27~34	316~354	再生障碍性贫血,急性失血性贫血,溶血性贫血,骨髓病性贫血
单纯小细胞性贫血	<82	<27	316~354	慢性炎症性贫血,肾性贫血
小细胞低色素性贫血	<82	<27	<316	缺铁性贫血,铁粒幼细胞性贫血,珠蛋白生成障碍性贫血,慢性失血性贫血

二、白细胞检查

白细胞(white blood cell,WBC;leukocyte,LEU)为外周血中的有核细胞,是机体抵抗病原微生物等异物入侵的主要防线。外周血白细胞数量较少,约为红细胞的 0.1%~0.2%。按照细胞形态学特征,可将白细胞分为粒细胞(granulocyte,GRAN)、淋巴细胞(lymphocyte,L)

和单核细胞(monocyte,M)三大类。粒细胞根据其胞质中的颗粒特点又分为中性粒细胞(neutrophil,N)、嗜酸性粒细胞(eosinophil,E)和嗜碱性粒细胞(basophil,B)三类,因此通常将白细胞分为五类。另外中性粒细胞根据其核分叶情况又可分为中性杆状核粒细胞(neutrophilic stabgranulocyte,Nst)和中性分叶核粒细胞(neutrophilic segmented granulocyte,Nsg)。

根据细胞动力学原理,可将粒细胞的发育过程人为划分为5个池。①分裂池(mitotic pool):包括原粒细胞、早幼粒细胞和中幼粒细胞等具有分裂能力的细胞。②成熟池(maturation pool):包括晚幼粒、杆状核粒细胞,此阶段细胞已失去分裂能力。③贮备池(storage pool):包括部分杆状核粒细胞及分叶核粒细胞,其数量约为外周血的5~20倍。以上三个池均存在于骨髓中。④循环池(circulating pool):由贮备池进入外周血中的成熟粒细胞约一半随血液循环,即为外周血检查的粒细胞数。⑤边缘池(marginal pool):进入外周血的半数粒细胞黏附于血管壁构成边缘池,其与循环池的粒细胞之间可互换,处于动态平衡。

外周血白细胞检查是血液一般检验的重要项目之一。机体发生炎症或其他疾病都可引起白细胞总数及各类白细胞所占比例发生变化,因此检查白细胞总数及白细胞分类计数已成为临床辅助诊断的一种重要方法。

(一)白细胞计数

白细胞计数(white blood cell count,WBC)是指测定单位体积外周血中各类白细胞总的数量。

1.检测原理　白细胞计数方法有显微镜计数法和血液分析仪法。

(1)显微镜计数法:用白细胞稀释液将血液标本稀释一定倍数并破坏红细胞后,充入改良牛鲍血细胞计数板中,在显微镜下计数一定区域内的白细胞数量,经换算求出每升血液中白细胞总数。

常用白细胞稀释液由蒸馏水、乙酸和染料(如结晶紫或亚甲蓝)组成。其中蒸馏水因为低渗以溶解红细胞;乙酸可加速红细胞的溶解,同时能固定核蛋白,使白细胞核显现,易于辨认;染料可使核略着色,且易与红细胞稀释液区别。

(2)血液分析仪法:多采用电阻抗法及光散射法等。

2.方法学评价　见红细胞计数。

3.参考区间　成人:$(3.5\sim9.5)\times10^9$/L;儿童:$(5\sim12)\times10^9$/L;6个月~2岁:$(11\sim12)\times10^9$/L;新生儿:$(15\sim20)\times10^9$/L。

4.临床意义　白细胞总数高于参考区间的上限称为白细胞增多(leukocytosis);低于参考区间的下限称为白细胞减少(leukopenia)。由于白细胞增多或减少主要受中性粒细胞数量的影响,其临床意义见白细胞分类计数。

(二)白细胞分类计数

由于各类白细胞的生理功能不同,其在外周血中数量变化的临床意义也不同,因此仅仅计数外周血中白细胞总数是不够的,需要对各类白细胞分别计数。白细胞分类计数(differential leukocyte count,DLC)是根据外周血中各类白细胞的形态特征进行了分类计数,以求得各类白细胞所占的百分率和绝对值。

1.检测原理　白细胞分类计数方法有显微镜法和血液分析仪法。

(1)显微镜白细胞分类计数法:将血液制备成薄膜涂片,经Wright染色后,在显微镜下根据各类白细胞的形态特征逐个分别计数,然后求出各类白细胞所占的百分率,也可以根据白细胞总数计算出各类白细胞的绝对值。各类白细胞的正常形态特征见表2-8。

表2-8　外周血各类白细胞正常形态特征

白细胞	直径(μm)	形态	细胞质	细胞核	染色质
中性粒细胞	10~15	圆形	粉红色,含许多细小、均匀的紫红色颗粒	杆状核弯曲呈腊肠样,两端钝圆;分叶核分为2~5叶,以3叶核为主	深紫红色,粗糙,致密成团
嗜酸性粒细胞	13~15	圆形	着色不清,充满粗大、整齐、均匀的橘红色颗粒	多分2叶,呈眼镜样	深紫红色,粗糙
嗜碱性粒细胞	10~12	圆形	着色不清,含少量大小不一、分布不均、排列杂乱的紫黑色颗粒,常覆盖核上	因颗粒覆盖致使核结构模糊不清	深紫红色,粗糙模糊
淋巴细胞	6~15	圆形或椭圆形	淡蓝色透明,小淋巴细胞胞质很少,一般无颗粒,大淋巴细胞可有少量粗大不均匀、紫红色颗粒	圆形或椭圆形,外缘光滑,常偏于一侧,小淋巴细胞因胞质很少有时似裸核	深紫红色,粗糙,致密成块状,排列均匀
单核细胞	12~20	圆形、椭圆或不规则形	胞质丰富,灰蓝色半透明,含大量细小、灰尘样紫红色颗粒	肾形、马蹄形、山字形、不规则形,常折叠扭曲	淡紫红色,细致疏松如网状,有膨胀和立体感

(2)血液分析仪法:利用多项技术(如电学、光学、细胞化学染色和流式细胞术)联合检测。

2.方法学评价　白细胞分类计数的方法学评价见表2-9。

表2-9　白细胞分类计数的方法学评价

方法	优点	缺点	适用范围
显微镜计数法	设备简单,费用低廉,可及时发现各类白细胞形态的病理变化	费时,受血涂片质量、染色效果及检验人员经验等的影响,精确性及重复性差	白细胞分类计数的参考方法,对仪器法的异常结果进行复核
血液分析仪法	分析细胞多,速度快,准确性高,重复性好,易于标准化	仪器较贵,试剂成本较高,不能准确识别细胞类别和病理变化	适用于大规模人群健康筛查,大批量标本筛检等

3.参考区间　成人白细胞分类计数参考区间见表2-10。

表2-10　成人白细胞分类计数的方法学评价

白细胞	百分率(%)	绝对值(×10⁹/L)
中性杆状核粒细胞(Nst)	1~5	0.04~0.5
中性分叶核粒细胞(Nsg)	40~75	1.8~6.3
嗜酸性粒细胞(E)	0.4~8.0	0.02~0.52
嗜碱性粒细胞(B)	0~1	0~0.06
淋巴细胞(L)	20~50	1.1~3.2
单核细胞(M)	3~10	0.1~0.6

4.临床意义

(1)白细胞总数与中性粒细胞:中性粒细胞具有趋化、变形、黏附、吞噬及杀菌等功能,在机体防御和抵抗病原体侵袭过程中发挥重要作用。由于外周血液中,中性粒细胞占白细胞比例最大,白细胞总数增多或减少主要受中性粒细胞数量的影响,因此二者数量变化的临床意义基本一致。在某些病理情况下，有时二者的数量关系也表现出不一致的情况，此时需要具体分析。

1)白细胞或中性粒细胞生理性变化：白细胞数量的生理性波动较大，一般认为白细胞计数波动在 30% 以内表示无临床意义，只有通过定时和连续观察才有意义。白细胞或中性粒细胞生理性变化见表 2-11。

表 2-11　白细胞或中性粒细胞生理性变化

状态	生理变化
年龄	新生儿白细胞总数较高（15×10^9/L），主要为中性粒细胞，到 6～9 天逐渐下降至与淋巴细胞大致相等，以后淋巴细胞逐渐升高。2～3 岁后，淋巴细胞又开始下降，中性粒细胞逐渐上升，至 4～5 岁两者又基本相等，以后中性粒细胞逐渐增高至成人水平
日间变化	静息状态时较低，进食和活动后较高；午后较早晨高；一天之内变化可相差 1 倍
运动、疼痛和情绪	脑力和体力劳动、冷热刺激、日光或紫外线照射等可使白细胞轻度增高；剧烈运动、剧痛和情绪激动等可使白细胞显著增高
妊娠与分娩	妊娠期白细胞常增加，妊娠 5 个月以上可多达 15×10^9/L；分娩时因产伤、产痛、失血等刺激，白细胞可达 35×10^9/L，产后 2 周内可恢复正常
吸烟	吸烟者平均白细胞总数可高于非吸烟者 30%

2)中性粒细胞增多症（neutrocytosis）：引起中性粒细胞病理性增多的原因大致分为反应性增多和异常增生性增多。

①反应性增多：为机体对各种病理因素刺激产生的应激反应，动员骨髓贮备池中的粒细胞释放或边缘池粒细胞进入血循环。因此反应性增多的粒细胞多为成熟的分叶核或杆状核粒细胞，常见于：a. 急性感染或炎症；b. 组织损伤；c. 急性溶血；d. 急性失血；e. 急性中毒；f. 恶性肿瘤。

②异常增生性增多：类白血病反应（leukemoid reaction）是指机体在有明确病因的刺激下，外周血中白细胞数中度增高（很少达到白血病的程度），并可有数量不等的幼稚细胞出现，常伴有中性粒细胞中毒性改变，其他细胞如红细胞和血小板一般无明显变化引起类白血病反应的病因很多，以严重急性感染最为常见，当病因去除后，类白血病反应也逐渐消失。

3)中性粒细胞减少症（neutropenia）：引起中性粒细胞减少的机制主要有细胞增殖和成熟障碍、消耗或破坏过多以及分布异常等。

①某些感染：某些革兰阴性杆菌（如伤寒、副伤寒）、病毒（如流感）等感染时。

②血液病：如再生障碍性贫血，白细胞可<1×10^9/L，分类时淋巴细胞相对增多，中性粒细胞绝对值为其最重要的预后指标。

③理化损伤：长期接触电离辐射（X 射线）、苯、铅、汞以及化学药物（如氯霉素）等，可抑制骨髓细胞有丝分裂而致白细胞减少。

④脾功能亢进：各种原因所致的脾大可促使单核－吞噬细胞系统破坏过多的白细胞，以及分泌过多的脾素抑制骨髓造血而致白细胞减少。

⑤自身免疫性疾病：由于机体产生白细胞自身抗体，导致其破坏过多。

(2)嗜酸性粒细胞：嗜酸性粒细胞是粒细胞系统中的重要组成部分，其主要作用是抑制过敏反应、参与对寄生虫的免疫反应等。临床上有时需要准确了解嗜酸性粒细胞的变化，因此须采用直接计数法。其显微镜计数法原理类似白细胞计数，所用稀释液主要作用有保护嗜酸性粒细胞(如丙酮、乙醇)、破坏红细胞和中性粒细胞(如碳酸钾、草酸铵)及使嗜酸性粒细胞着色(如伊红、溴甲酚紫等)。

1)生理性变化:正常人外周血嗜酸性粒细胞白天较低,夜间较高,上午波动大,下午较恒定。

2)嗜酸性粒细胞增多(eosinophilia):①寄生虫病;②过敏性疾病;③某些皮肤病;④血液病;⑤某些传染病;⑥恶性肿瘤;⑦高嗜酸性粒细胞增多综合征;⑧其他:如脾切除、脑线垂体功能低下、肾上腺皮质功能不全等。

3)嗜酸性粒细胞减少(eosinopenia):其临床意义较小,可见于长期应用肾上腺皮质激素、某些急性传染病如伤寒初期等。

4)嗜酸性粒细胞计数的其他应用:临床上常常用于观察急性传染病的预后、观察大手术和烧伤患者的预后及肾上腺皮质功能测定。

(3)嗜碱性粒细胞:嗜碱性粒细胞的主要功能是参与Ⅰ型超敏反应,在外周血中数量很少。

1)嗜碱性粒细胞增多(basophilia):常见于:①过敏性和炎症性疾病;②慢性粒细胞性白血病;③骨髓增殖性肿瘤;④嗜碱性粒细胞白血病。

2)嗜碱性粒细胞减少(basopenia):由于外周血中嗜碱性粒细胞数量本来很少,其减少临床上意义不大。

(4)淋巴细胞:淋巴细胞为人体重要的免疫细胞,包括B淋巴细胞、T淋巴细胞及少量NK细胞等。在普通光学显微镜下,淋巴细胞各亚群形态相同,不能区别。

1)淋巴细胞增多(lymphocytosis):婴儿出生一周后,淋巴细胞与中性粒细胞大致相等,可持续至6～7岁,以后淋巴细胞逐渐降至成人水平。因此整个婴幼儿及儿童期外周血淋巴细胞较成人高,属于淋巴细胞生理性增多。淋巴细胞病理性增多见于:①感染性疾病;②组织器官移植后;③白血病;④淋巴细胞相对增高。

2)淋巴细胞减少(lymphopenia):主要见于长期接触放射线、应用肾上腺皮质激素、免疫缺陷性疾病等。另外各种引起中性粒细胞增多的因素均可导致淋巴细胞百分率相对减少。

(5)单核细胞:单核细胞与组织中的吞噬细胞构成单核—吞噬细胞系统,具有吞噬和杀灭病原体、清除损伤或死亡的细胞以及处理抗原等功能。

1)单核细胞增多(monocytosis):儿童外周血单核细胞较成人稍高,妊娠及分娩期亦可增多,属于生理性增多。单核细胞病理性增多见于:①某些感染;②某些血液病;③结缔组织病等。

2)单核细胞减少(monocytopenia):临床意义不大。

(三)白细胞形态学检查

在病理情况下,除了白细胞总数及其分类发生变化外,有时白细胞的形态也会发生改变。白细胞形态学检查主要采用显微镜法,血涂片经Wright染色后在显微镜下观察白细胞的形态变化(图2—1)。

1.中性粒细胞的核象变化 中性粒细胞的核象是指粒细胞的分叶状况,反映粒细胞的成熟程度。正常情况下,外周血中性粒细胞以分叶核为主,常分为2～5叶,杆状核较少,杆状核与分叶核之间的比值为1∶13。病理情况下,中性粒细胞的核象可发生变化,出现核左移或核右移(图2—1)。

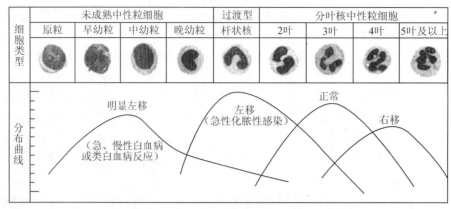

图 2-1　中性粒细胞核象变化

（1）核左移（shift to the left）：外周血中杆状核粒细胞增多或出现更幼稚的粒细胞时称为核左移。核左移是机体的一种反应性改变，常见于化脓性感染、急性溶血、急性失血等。

（2）核右移（shift to the right）：外周血中分叶核粒细胞增多，并且 5 叶核以上的中性粒细胞超过 3% 时称为核右移。核右移常伴有白细胞总数减少。

2. 中性粒细胞的毒性变化　在严重感染、败血症、中毒、恶性肿瘤、大面积烧伤等病理情况下，中性粒细胞可出现一系列形态改变。

（1）大小不均（anisocytosis）：在一些病程较长的化脓性感染时，中性粒细胞体积大小悬殊，可能与内毒素等因素作用于骨髓内幼稚细胞发生顿挫性不规则分裂有关。

（2）中毒颗粒（toxic granulation）：中性粒细胞胞质中出现粗大、大小不等、分布不均的紫黑色或紫褐色颗粒，称中毒颗粒。常见于严重化脓性感染及大面积烧伤等，可能与粒细胞颗粒生成过程受阻或变性有关。

（3）空泡（vacuolation）：多出现在中性粒细胞胞质中，可为单个，常为数个，亦可在核中出现。常见于严重感染，可能与细胞脂肪变性或颗粒缺失有关。

（4）杜勒小体（Dohle body）：又称蓝斑，指中性粒细胞胞质中出现蓝色或灰色的包涵体，呈圆形、梨形或云雾状，界限不清，直径约 $1\sim2\mu m$。常见于严重感染，是胞质因毒性变而保留的嗜碱性区域，其胞质局部发育不成熟，核与胞质发育不平衡。

（5）退行性变（degeneration）：细胞发生胞体肿大、结构模糊、边缘不清晰、核同缩、核肿胀和核溶解（染色质模糊、疏松）等现象，是细胞衰老死亡的表现。

3. Auer 小体（auer body）　白细胞胞质中出现 1 条或数条紫红色细杆状物质，长约 $1\sim6\mu m$，亦称为棒状小体。棒状小体对鉴别急性白血病的类型有重要意义，急性粒细胞白血病和急性单核细胞白血病可见到棒状小体，而急性淋巴细胞白血病则无。

4. 中性粒细胞胞核形态的异常　包括多分叶核中性粒细胞、巨多分叶核中性粒细胞、巨杆状核中性粒细胞、双核粒细胞和环形杆状核粒细胞等，常见于巨幼细胞性贫血、抗代谢药物治疗后、骨髓增生异常综合征（myelodysplastic syndrome，MDS）及恶性血液病等。

Auer 小体及中性粒细胞胞核形态异常。

5. 其他中性粒细胞畸形　多与遗传因素相关，包括 Pelger－Huet 畸形、Chediak－Higashi 畸形、Alder－Reilly 畸形及 May－Hegglin 畸形等。

6. 淋巴细胞的异常形态

(1)异型淋巴细胞(atypical lymphocyte)：在病毒、过敏原等因素刺激下，外周血淋巴细胞增生并发生异常形态变化，称为异型淋巴细胞。已知异型淋巴细胞主要为 T 细胞，其形态变异是因增生亢进，甚至发生母细胞化所致，表现为胞体增大、胞质增多、嗜碱性增强、细胞核母细胞化等。Downey 按形态特征将其分为 3 型：

Ⅰ型(空泡型或浆细胞型)：最为常见，其胞体比正常淋巴细胞稍大，多为圆形；核呈圆形、肾形或不规则形，常偏位，染色质粗糙呈粗网状或块状；胞质丰富，染深蓝色，无颗粒，含空泡或呈泡沫状。

Ⅱ型(不规则形或单核细胞型)：胞体较大，外形不规则，多有伪足；核呈圆形或不规则，染色质较Ⅰ型细致；胞质丰富，染淡蓝或蓝色，有透明感，边缘处着色较深，一般无空泡，可有少数嗜天青颗粒。

Ⅲ型(幼稚型)：胞体较大；核呈圆形或椭圆形，染色质细致呈网状，可有 1～2 个核仁；胞质较少，染深蓝色，可有少数空泡。

(2)卫星核淋巴细胞：淋巴细胞主核旁边另有 1 个游离的小核，称为卫星核。常见于接受较大剂量电离辐射、核辐射、抗癌药物等造成的细胞损伤，可作为致畸、致突变的客观指标之一。

(3)浆细胞(plasmacyte)：浆细胞为 B 细胞经抗原刺激后转化而成，正常外周血一般少见或无。在传染性单核细胞增多症、流行性出血热、梅毒及结核病等外周血中可出现浆细胞。另外，在多发性骨髓瘤患者中外周血可出现异常的浆细胞，较普通浆细胞大、胞质增多、核染色质细致。

三、血小板计数

血小板(platelet,PLT)由骨髓中成熟的巨核细胞边缘部分破裂脱落后形成，通常每个巨核细胞可产生 200 个以上的血小板，其外周血中的数量受血小板生成素的调节。血小板具有维持血管内皮完整性以及黏附、聚集、释放、促凝和血块收缩等功能，主要参与一期止血过程和促进血液凝固，因此在止血与凝血，以及在心血管疾病等病理生理过程中起着重要作用。

血小板计数(platelet count)是指测定单位体积外周血中血小板的数量，为止凝血检查中最基本、最常用的筛选试验之一。

(一)检测原理

血小板计数方法有显微镜计数法、血液分析仪法和流式细胞仪法，其中显微镜计数法有普通光学显微镜法和相差显微镜法。

1. 普通光学显微镜计数法　其计数原理与红细胞、白细胞计数相同。常用的血小板稀释液有能溶解红细胞的草酸铵稀释液和复方尿素稀释液等。

2. 相差显微镜计数法　利用光线通过透明物体时产生的相位差而转化为光强差，从而增强被检物立体感的原理，识别血小板的形态。

3. 血液分析仪法　多采用电阻抗法及光散射法等。

4. 流式细胞仪法　利用荧光染料标记血小板特异性抗体，采用流式细胞仪计数血小板。

(二)方法学评价

血小板计数的方法学评价见表 2—12。

表2-12　血小板计数的方法学评价

方法	优点	缺点	适用范围
普通光学显微镜法	草酸铵稀释液破坏红细胞,血小板形态清晰,为首选稀释液;复方尿素稀释液使血小板肿胀后易辨认	影响因素较多,重复性和准确性较差;复方尿素稀释液中尿素易分解,不能完全破坏红细胞	适用于基层医疗单位和分散检测
相差显微镜法	血小板易于识别,准确性高,并可照相后核对计数结果,为手工法的参考方法	仪器较昂贵	临床上较少使用
血液分析仪法	操作简便,测定速度快,重复性好,准确性高,能同时测量 MPV 及 PDW 等多个指标	不能完全区分血小板与其他类似大小物质(如红细胞、白细胞碎片及杂质),采用 EDTA 钾盐抗凝时,血小板易聚集	适用于大规模人群健康筛查,大批标本筛检等
流式细胞仪法	准确性高,是目前 ICSH 推荐的参考方法	仪器及试剂较昂贵	主要用于科学研究

(三)参考区间

$(125\sim350)\times10^9$/L。

(四)临床意义

1.生理性变化　正常人血小板数量随着时间和生理状态而变化,一天之内可增减 6%～10%,午后略高于早晨;冬季较春季高;平原居民较高原居民低;月经前较低,月经后逐渐上升;妊娠中晚期增高,分娩后即减低;运动、饱餐后增高,休息后恢复;静脉血血小板计数较毛细血管血高约 10%。

2.病理性变化

(1)血小板减少:血小板低于参考区间的下限称为血小板减少,是临床上引起出血的常见原因常见疾病有:①血小板生成障碍;②血小板破坏过多;③血小板消耗过多;④血小板分布异常;⑤先天性血小板减少:如新生儿血小板减少症、巨大血小板综合征等。

(2)血小板增多:血小板高于参考区间的上限称为血小板增多,是血栓形成的危险因素。在原因不明的血小板增多患者中,约有 50% 为恶性疾病。

1)原发性血小板增多:如慢性粒细胞白血病、真性红细胞增多症、原发性血小板增多症等。

2)反应性血小板增多:如急性大出血、急性溶血、急性化脓性感染、肿瘤等。

3)其他疾病:如外科手术、脾切除等。

(王昀)

第二节　网织红细胞计数

网织红细胞(reticulocyte,Ret)是介于晚幼红细胞脱核到完全成熟的红细胞之间的过渡细胞,略大于成熟红细胞(直径 8.0～9.5 μm),因其胞质中残存的嗜碱性物质 RNA 经碱性染料(如煌焦油蓝、新亚甲蓝等)活体染色后,形成蓝色或紫色的点粒状或丝网状沉淀物,故名为网织红细胞。在红细胞发育过程中,胞质中的 RNA 含量有明显规律性变化,即原始阶段较为丰富,然后逐渐减低,网织红细胞自骨髓释放到外周血液后仍具有合成血红蛋白的能力,约 1

~2 天后,RNA 完全消失,过渡为成熟红细胞。红细胞中网状结构越多,表示细胞越幼稚。ICSH 将网织红细胞分为 4 型(表 2—13)。

表 2—13　网织红细胞分型及特征

分型	形态特征	正常存在部位
Ⅰ型(丝球型)	嗜碱性物质呈致密块状	仅存在于骨髓
Ⅱ型(网型)	嗜碱性物质呈疏松网状结构	大量存在于骨髓,极少见于外周血液中
Ⅲ型(破网型)	嗜碱性物质呈散在的不规则枝点状结构	少量存在于外周血液中
Ⅳ型(点粒型)	嗜碱性物质少,呈分散的细颗粒、短丝状	主要存在于外周血液中

网织红细胞检测的目的:①鉴别贫血的类型;②检查骨髓的功能;③监测贫血的治疗效果;④评估骨髓移植后、再生障碍性贫血、细胞毒药物诱导治疗后或 EPO 治疗后的红细胞造血情况。

一、检测原理

网织红细胞的 RNA 以弥散胶体状态存在。常规血细胞染色法(如 Wright 染色)对细胞进行了固定,即使网织红细胞的核酸物质着色,也难以在普通显微镜下识别网织红细胞必须经活体或特殊染色后,才可用显微镜识别或经仪器分类计数。

1.普通显微镜法　活体染料(新亚甲蓝或煌焦油蓝)的碱性着色基团(带正电荷)可与网织红细胞 RNA 的磷酸基(带负电荷)结合,使 RNA 胶体间的负电荷减少而发生凝缩,形成蓝色的点状、线状或网状结构。

2.血液分析仪法　特殊染料与网织红细胞中 RNA 结合后进行 RNA 定量,可精确计数网织红细胞占红细胞的百分数(Ret%),并可根据 RNA 含量将网织红细胞分类及计算网织红细胞其他参数。

二、方法学评价

网织红细胞计数的方法学评价见表 2—14。

表 2—14　网织红细胞计数的方法学评价

方法	评价
普通显微镜法	简便、成本低,可直观细胞形态;但影响因素多,重复性差
玻片法	水分易蒸发,染色时间短,结果偏低
试管法	易掌握,重复性较好,易复查
Miller 窥盘计数法	规范计算区域,减少了实验误差。ICSH 推荐的方法
血液分析仪法	检测细胞多,精密度高,与手工法相关性好易标准化;仪器贵;在出现豪—焦小体、有核红细胞、巨大血小板时结果常出现假性增高

三、参考区间

①成人、儿童:0.5%～1.5%;②新生儿:2.0%～6.0%;③成人绝对值:(24～84)×10^9/L。

四、临床意义

网织红细胞计数是反映骨髓造血功能的重要指标,表示骨髓造血功能旺盛程度。

1. 网织红细胞计数

(1)增多:表示骨髓红细胞生成旺盛。常见于:①溶血性贫血(Ret 可增至 6%～8%或更高);②放射治疗和化学治疗后;③观察贫血疗效;④脾功能亢进;⑤红细胞生成素治疗后;⑥骨髓移植后。

(2)降低:是无效红细胞造血的指征,见于:①再生障碍性贫血;②骨髓病性贫血。

(3)鉴别贫血:①小细胞性贫血:当铁蛋白和转铁蛋白饱和度正常时,网织红细胞增多常见于血红蛋白病,网织红细胞正常常见于慢性炎症性疾病;②正细胞性贫血:网织红细胞增多常见于急性出血和溶血综合征,网织红细胞正常或降低常见于骨髓衰竭或慢性贫血;③大细胞性贫血:网织红细胞增多常见于维生素 B_{12} 或叶酸治疗后。

(4)放疗和化疗的监测:网织红细胞的动态观察可指导临床适时调整治疗方案,避免造成严重的骨髓抑制。

2. 网织红细胞生成指数(reticulocyte production index,RPI) 表示网织红细胞生成相当于正常人多少倍。正常人 RPI 为 1,当 RPI<1 时,提示骨髓增生低下或红细胞系统成熟障碍所致贫血;当 RPI>3 时,提示溶血性贫血或急性失血性贫血。

其公式为:$RPI = \dfrac{\text{网织红细胞百分数}}{2} \times \dfrac{\text{患者血细胞比容}}{0.45}$

式中:"2"为网织红细胞成熟时间,"0.45"为正常人的血细胞比容。

RPI 是衡量有效红细胞生成的很好的指标。如果贫血患者 RPI 升高至正常的 3 倍以上,说明患者的肾功能、EPO 反应、骨髓代偿能力是正常的,进一步提示贫血是由于溶血或失血引起的。骨髓代偿反应良好的贫血患者,其 RPI>1。如果 RPI<1,即使 Ret 计数升高,其骨髓的代偿能力也不充分。

(樊金宇)

第三节 红细胞沉降率测定

红细胞沉降率(erythrocyte sedimentation rate,ESR)是指在规定条件下,离体抗凝血在静止过程中,红细胞自然下沉的速率,简称血沉。ESR 是反映红细胞聚集性的一项指标。ESR 是传统且应用较广的指标,在临床诊断 ESR 检测虽然缺乏特异性,但对某些疾病的鉴别诊断、动态观察病情及疗效有一定临床价值。

一、检测原理

1. 手工法 主要有魏氏(Westergren)法、Wintrobe 法及潘氏法等,其基本原理相似,其中魏氏法为 ICSH 推荐的标准方法。其原理为将 3.2%枸橼酸钠抗凝血置于特制的刻度血沉管内,在室温下垂直立于血沉架 1 小时后,读取上层血浆的高度,即为红细胞沉降率,以 mm/h 报告结果。

2. 自动血沉仪法 红细胞在一定管径的玻璃管中由于重力的作用自由沉降。经过大量的实验观察发现,沉降过程分为 3 个阶段:第一阶段:红细胞缗钱样聚集期,沉降较慢,约 10 分钟;第二阶段:红细胞快速沉降期,聚集逐渐减弱,细胞以恒定速度下沉,约 40 分钟;第三阶段:红细胞堆积期,此期红细胞缓慢下沉,试管底部聚集,约 10 分钟。

全自动血沉仪根据红细胞下沉过程中血浆浊度的改变,采用光电比浊法、红外线扫描法或摄影法动态分析红细胞下沉各个阶段血浆的透光度,以微电脑记录并打印结果。

二、方法学评价

1. 手工法　简便实用,其中魏氏法为传统方法,为国内规范方法,ICSH 推荐的标准法,ICSH、CLSI 以及 WHO 均有血沉检测的标准化文件。ICSH 方法(1993)及 CLSI(2000)方法均以魏氏法为基础,建立了新的血沉检验"参考方法"和供常规使用的"选择方法",后者简称"常规工作方法",并分别制定了新的操作规程。新方法对血沉管的规格、抗凝剂的使用、血液标本的制备方法等做了重新规定。使用一次性血沉管,方便、安全卫生。但使用一次性血沉管成本较高,质量难以保证,结果只反映血沉的终点变化。

2. 仪器法　具有自动化程度高、测量时间短、重复性好、影响因素少且宜于标准化等优点。血沉仪可动态记录整个血沉过程的变化,描绘出红细胞沉降的曲线,为临床分析不同疾病或疾病不同阶段血沉测定结果提供了新的手段。测定结果应与"参考方法"比较,制定参考区间。

三、参考区间

魏氏法:成年男性 0～15mm/h;成年女性 0～20mm/h。

四、临床意义

血沉是一项常规筛检试验,血沉的改变缺乏特异性,故不能单独根据血沉的变化来诊断疾病,但是在观察病情的动态变化、区别功能性与器质性病变、鉴别良性与恶性肿瘤等方面仍然具有一定的参考价值。

1. 血沉加快

(1)生理性血沉加快:12 岁以下的儿童,由于红细胞数量生理性低下,血沉略快。老年人因纤维蛋内原含量逐渐增高,血沉常见增快。女性由于纤维蛋白原含量高,血沉较男性快。妇女月经期血沉增快,妊娠 3 个月以上由于生理性贫血、胎盘剥离、产伤和纤维蛋白原含量增高,血沉增快可达 30mm/h 或更高。

(2)病理性血沉加快:①组织损伤:如严重创伤和大手术后;②炎症疾病:急性细菌感染、风湿病活动期、结核病活动期等;③恶性肿瘤:与肿瘤组织坏死、纤维蛋白原增高、感染和贫血有关;④高球蛋白血症:多发性骨髓瘤、巨球蛋白血症、系统性红斑狼疮、肝硬化、慢性肾炎等导致免疫球蛋白增高;⑤自身免疫病:结缔组织疾病⑥高胆固醇血症;⑦其他:退行性疾病、巨细胞性动脉炎等。

2. 血沉减慢　新生儿因纤维蛋白原含量低,红细胞数量较高,血沉较慢(≤2mm/h)。一般临床意义较小。红细胞数量明显增多,如真性红细胞增多症和各种原因所致的脱水导致的血液浓缩、弥散性血管内凝血(DIC)、纤维蛋白原含量减低、红细胞形态异常等血沉会减慢。

(樊金宇)

第四节 骨髓细胞形态学检验

骨髓细胞形态学检验是临床血液学检验中重要的组成部分。通过在光学显微镜下观察骨髓穿刺液涂片中血细胞成分数量和比例的改变,以及形态的异常,从而了解骨髓的造血功能和病理改变,在诊断血液系统疾病、观察疗效、判断预后及其他系统疾病的诊断和辅助诊断方面具有一定的价值。

一、血细胞发育过程中形态学演变的一般规律及骨髓中正常血细胞形态学特征

(一)血细胞发育过程中形态学演变的一般规律

血细胞由造血干细胞分化为各系祖细胞后,再进一步发育成为可以从形态学上辨认的各系原始及幼稚细胞,这是一个连续的发育成熟过程,其形态学变化有一定规律性,为了研究等目的,人为地将细胞划分为各个阶段,在分类中,处于发育中间阶段的细胞可划入下一阶段。血细胞发育过程中的形态学演变规律见表2—15。

表2—15 血细胞发育过程中形态学演变一般规律

内容	特征	备注
细胞大小	大→小	原始粒细胞比早幼粒细胞小,巨核细胞由小变大
核质比(N/C)	高→低	
细胞核大小	大→小	成熟红细胞核消失
核形	圆→凹陷→分叶	有的细胞不分叶
核染色质	细致→粗糙,疏松→紧密	
核膜	不明显→明显	
核仁	清晰→消失	
胞质量	少→多	小淋巴细胞胞质量少
胞质颜色	嗜碱性(蓝色)→嗜酸性(红色)	
颗粒	无→少→多	粒细胞分中性、嗜酸及嗜碱颗粒(红细胞系统无颗粒)

(二)正常血细胞形态学特征

1. 红细胞系统

(1)原始红细胞(pronormoblast):胞体直径 $15\sim25\mu m$,呈圆形或椭圆形,常有钝角状或瘤状突起。胞核呈圆形或椭圆形,居中或稍偏位,占细胞直径的4/5,核染色质呈细颗粒状,核仁1~2个,大小不一,呈淡蓝色。胞质量较丰富,深蓝色,不透明,呈油画蓝感,在核周形成淡染区。

(2)早幼红细胞(early normoblast):胞体直径 $10\sim18\mu m$,较原始红细胞小,呈圆形或椭圆形。胞核呈圆形,多居中,占细胞直径的2/3以上,核染色质呈较粗颗粒状或小块状,有聚集现象,核仁模糊或消失。细胞质的量相对较多,染深蓝色,不透明,因开始合成血红蛋白,故着色较原始红细胞淡,但不应出现红色调。瘤状突起及核周淡染区仍可见。

(3)中幼红细胞(polychromatic normoblast):较早幼红细胞明显为小,直径 $8\sim15\mu m$,圆形。胞核呈圆形,占细胞直径的1/2,核染色质呈块状或条索状,核仁消失。细胞质的量明显

增多,由于血红蛋白含量逐渐增多并与嗜碱性物质同时存在而呈嗜多色性,染灰色、灰蓝色或红蓝色。

(4)晚幼红细胞(orthochromatic normoblast):细胞更小,直径 $7\sim10\mu m$,圆形。胞核圆,居中或偏位,占细胞直径 1/2 以下,核染色质聚集呈墨块状,染黑色。细胞质的量多,呈淡红色或浅灰色。

(5)红细胞(erythrocyte):胞体平均直径 $7.2\mu m$,两面呈微凹圆盘状,无核,胞质淡红色。

2.粒细胞系统

(1)原始粒细胞(myeloblast)Ⅰ型:直径 $10\sim18\mu m$,圆形或椭圆形。胞核占细胞直径的 2/3 以上,呈圆形或椭圆形,居中或稍偏一侧,核染色质呈细颗粒状,分布均匀似一层薄纱,核仁 $2\sim5$ 个,呈蓝色或无色。胞质量少,呈透明天蓝色或水彩蓝色,无颗粒。

(2)原始粒细胞Ⅱ型:除具有原始粒细胞Ⅰ型的形态特点外,胞质中还有少量细小的紫红色颗粒。

(3)早幼粒细胞(promyelocyte):直径 $12\sim20\mu m$,是粒细胞系各阶段细胞中最大者,呈圆形。胞核呈圆形或椭圆形,多偏位,核染色质开始聚集,呈颗粒状,多数细胞可见核仁。细胞质的量较原始粒细胞为多,呈淡蓝色、蓝色或深蓝色,细胞质中出现大小不一、形态多样、多少不等、分布不均的紫红色嗜天青颗粒。

(4)中幼粒细胞(myelocyte):根据细胞质中出现的特异性颗粒性质,将中幼粒细胞分为:

1)中性中幼粒细胞(neutrophilic myelocyte):胞体直径圆形 $10\sim18\mu m$,圆形。胞核呈椭圆形或一侧扁平,占细胞直径的 $1/2\sim2/3$,核染色质呈粗颗粒状或凝集小块,核仁消失。胞质量丰富,淡红色,其中含细小、均匀的紫红色中性颗粒。

2)嗜酸性中幼粒细胞(eosinophilic myelocyte):略大于中性中幼粒细胞,直径 $15\sim20\mu m$。胞核与中性中幼粒细胞相似。细胞质中充满粗大、均匀、排列紧密的橘红色嗜酸性颗粒,较中性颗粒大、有折光性。

3)嗜碱性中幼粒细胞(basophilic myelocyte):略小于中性中幼粒细胞,直径 $10\sim12\mu m$。胞核呈圆形或椭圆形,染色质结构模糊,细胞质呈淡粉色,可见数目不等、大小不一、排列不均的紫黑色嗜碱性颗粒。

(5)晚幼粒细胞(metamyelocyte):根据细胞质中的颗粒性质分为中性、嗜酸性和嗜碱性晚幼粒细胞。

1)中性晚幼粒细胞(neutrophilic metamyelocyte):直径 $10\sim16\mu m$,圆形。胞核明显凹陷,呈肾形、马蹄形、半月形,但凹陷程度不超过核假设直径的 1/2,核染色质粗糙,呈致密块状,核仁消失。胞质量丰富呈淡粉色,其中含有许多细小均匀的紫红色中性颗粒。

2)嗜酸性晚幼粒细胞(eosinophilic metamyelocyte):直径 $10\sim16\mu m$,胞质中充满大小均匀、排列紧密的橘红色嗜酸性颗粒,其他基本同中性晚幼粒细胞。

3)嗜碱性晚幼粒细胞(basophilic metamyelocyte):直径 $10\sim12\mu m$,略小于中性中幼粒细胞,胞体呈圆形或椭圆形。细胞核呈肾形,染色质结构模糊,胞质呈淡粉色,可见数量不等、大小不一、分布不均的紫黑色嗜碱性颗粒。

(6)杆状核粒细胞(stab granulocyte):根据细胞质中颗粒性质分为中性杆状核粒细胞(neutrophilic stab granulocyte)、嗜酸性杆状核粒细胞(eosinophilic stab granulocyte)和嗜碱性杆状核粒细胞(basophilic stab granulocyte)。

(7)分叶核粒细胞(segmented granulocyte):根据细胞质中颗粒性质分为中性分叶核粒细胞(neutrophilic segmented granulocyte)、嗜酸性分叶核粒细胞(eosinophilic segmented granulocyte)、嗜碱性分叶核粒细胞(basophilic segmented granulocyte)。粒细胞胞核凹陷程度的划分标准见表2-16。

表2-16 粒细胞胞核凹陷程度的划分标准

	核凹陷程度		核凹陷程度	
	假设核直径		假设圆形核直径	
中幼粒细胞	/		小于 1/2	
晚幼粒细胞	小于 1/2		1/2~3/4	
杆状核粒细胞	大于 1/2		大于 3/4	
分叶核粒细胞	核丝		核丝	

3.淋巴细胞系统

(1)原始淋巴细胞(lymphoblast):直径 10~18μm,圆形或椭圆形。胞核呈圆形或椭圆形,居中或稍偏位,核染色质呈细颗粒状,但较原始粒细胞染色质粗,核仁1~2个。胞质量少,呈蓝色或天蓝色,透明,无颗粒。

(2)幼稚淋巴细胞(prelymphocyte):直径 10~16μm,圆形或椭圆形。胞核呈圆形或椭圆形,有的可见凹陷,核染色质较原始淋巴细胞粗糙,核仁模糊或消失。胞质量增多,呈淡蓝色,可出现少量紫红色嗜天青颗粒。

(3)淋巴细胞(lymphocyte)。

4.单核细胞系统

(1)原始单核细胞(monoblast):直径 15~20μm,圆形、椭圆形或不规则形。胞核呈圆形或不规则形,核染色质纤细呈疏松网状,较其他原始细胞淡薄,核仁1~3个。细胞质的量较其他原始细胞丰富,灰蓝色,不透明,有时有伪足突出。

(2)幼稚单核细胞(promonocyte):直径 15~25μm,圆形或不规则形。胞核呈圆形或不规则形,可扭曲折叠或分叶,核染色质较原始单核细胞粗糙,仍呈网状,核仁可有可无。细胞质呈灰蓝色,可见多数细小的紫红色嗜天青颗粒。

(3)单核细胞(monocyte)。

5.浆细胞系统

(1)原始浆细胞(plasmablast):直径 14~18μm,圆形或椭圆形。胞核呈圆形,占细胞直径的2/3以上,居中或偏位,核染色质呈粗颗粒网状,核仁3~5个不等。细胞质的量较多,深蓝色,不透明,较其他原始细胞胞质着色深而暗,无颗粒,有时有空泡。

(2)幼稚浆细胞(proplasmacyte):直径 12~16μm,椭圆形。胞核呈圆形或椭圆形,占细胞直径的 1/2,居中或偏位,核染色质较原始浆细胞粗糙紧密,开始聚集,核仁不清或消失。细胞质最多,染灰蓝色,不透明,有浑浊或泡沫感,可见核周淡染区,偶见嗜天青颗粒。

(3)浆细胞(plasmacyte):直径 8~15μm,圆形或椭圆形。胞核缩小,呈圆形或椭圆形,常偏位,核染色质紧密成块,常排列成车轮状,无核仁。细胞质的量丰富,染蓝色或红蓝相混色,有泡沫感,可见核周淡染区,有空泡,偶见少数嗜天青颗粒。

6.巨核细胞系统

(1)原始巨核细胞(megakaryoblast):直径 15~30μm,圆形或不规则形。胞核呈圆形或肾形,常有小切迹,核染色质呈粗大网状,染深紫褐色或淡紫红色,可见 2~3 个核仁,染淡蓝色。细胞质的量较丰富,边缘不规则,染深蓝色,无颗粒。

(2)幼稚巨核细胞(promegakaryocyte):直径 30~50μm,外形不规则。胞核较大且不规则,核染色质粗糙,呈粗颗粒状或小块状,核仁可有可无。细胞质的量最多,呈蓝色或浅蓝色,近核处呈浅蓝色或淡粉红色,可有嗜天青颗粒。

(3)颗粒型巨核细胞(granular megakaryocyte):直径 40~70μm,有时可达 100μm,形态不规则。胞核较大,呈圆形、不规则形或分叶状,核染色质粗糙,呈块状或条索状。细胞质的量极丰富,染粉红色,夹杂有蓝色,充满大量细小紫红色颗粒,但无血小板形成。

(4)产板型巨核细胞(thromorytogenic megakaryocyte):是完全成熟的巨核细胞,是骨髓中最大的细胞,与颗粒型巨核细胞不同的是细胞质中局部或全部形成血小板。

(5)裸核型巨核细胞(naked megakaryocyte):产板型巨核细胞的细胞质解体后,血小板完全脱落,只剩下一胞核,称之为裸核,它将被巨噬细胞吞噬消化而消失。

(6)血小板(platelet):直径 2~4μm,多数呈圆形、椭圆形,也可呈菱形、逗点状、不规则形等,染浅蓝色或淡红色,中心部位有细小紫红色颗粒,无细胞核。

二、骨髓细胞形态学检验的内容与方法

骨髓穿刺液制成骨髓涂片后,先用肉眼观察,选择制备良好、骨髓小粒多的骨髓涂片进行瑞-姬氏染色,并选择染色良好的涂片在显微镜下观察。

(一)低倍镜观察

1.骨髓涂片情况 是否符合取材标准,涂片厚薄是否适度,细胞分布是否均匀,以及有核细胞着色是否正常。若涂片情况较差,选良好涂片,并将情况填写记录。

2.观察骨髓有核细胞增生程度 根据骨髓涂片中所含有核细胞多少,确定骨髓的增生程度,以了解造血功能。通常于骨髓涂片中段选择几个细胞分布均匀的视野,观察成熟红细胞与有核细胞比例,将骨髓增生程度分为 5 级(表 2-17)。

表 2-17 骨髓增生程度分级标准

分级	成熟红细胞:有核细胞	有核细胞占全部细胞百分率(高倍视野)	临床意义
增生极度活跃	1:1	>50%	各类型白血病
增生明显活跃	10:1	10%~50%	各类型白血病、增生性贫血
增生活跃	20:1	1%~10%	正常骨髓或某些贫血
增生减低	50:1	<1%	造血功能低下、部分稀释
增生重度减低	200:1	<0.5%	再生障碍性贫血、完全稀释

3.计数并分类巨核细胞 浏览计数血片内全部巨核细胞,然后转换油镜进行分类计数,

并观察巨核细胞及血小板形态。

4.观察有无特殊细胞 注意涂片尾部、上下边缘及骨髓小粒周围有无体积较大或成堆出现的特殊细胞,如转移癌细胞、戈谢细胞、尼曼-匹克细胞、多核巨细胞等。

(二)骨髓涂片的油镜观察

1.有核细胞分类计数 选择有核细胞分布均匀、结构清晰、着色良好的体尾交界部位,用油镜观察,连续分类计数有核细胞200个或500个。根据细胞形态特点逐一加以辨认,分别计入不同的细胞系和不同的发育阶段,然后计算出各系列细胞及其不同发育阶段细胞分别占有核细胞总数的百分率,再累计粒细胞系总数和幼红细胞总数,计算粒红比例(G∶E),破碎细胞和核分裂细胞不计在内(可另计),巨核细胞亦不计入。

2.观察各系统细胞形态

(1)粒细胞系:除观察增生程度及各阶段细胞比值外,同时观察胞体的大小(如巨幼样变等),胞核的形态、成熟度(有无 Pelger 形核、核出芽、分叶过多、核溶解等),细胞质有无颗粒异常、空泡、吞噬物等,嗜酸、嗜碱性粒细胞的比值和有无形态异常。

(2)红细胞系:除观察增生程度及各阶段细胞比值外,注意有无形态异常(巨幼样变等),胞核有无固缩、破裂、出芽、细胞质中有无嗜碱性点彩、Howell-Jolly 小体、Cabot 环等。同时观察成熟红细胞大小、形态、着色深浅、血红蛋白含量等是否正常。

(3)巨核细胞:分类计数并观察细胞形态有无异常,同时观察血小板数量、大小、形态、聚集性及颗粒变化。

(4)单核细胞、淋巴细胞、浆细胞、网状细胞、内皮细胞、组织嗜碱细胞、吞噬细胞等有无数量及形态异常。

3.观察有无异常细胞及寄生虫。

(三)检查结果的分析

1.骨髓增生程度 可反映骨髓增生情况,其临床意义见表2-17。

2.骨髓中各系列细胞及其各发育阶段细胞的比例。

(1)骨髓有核细胞增生活跃。

(2)粒红比值正常(2∶1~4∶1)。

(3)粒细胞系所占比例最大,占40%~60%,一般原始粒细胞小于2%,早幼粒细胞小于5%,二者之和小于10%,中、晚幼粒细胞各小于15%,成熟粒细胞中杆状核多于分叶核,嗜酸性粒细胞小于5%,嗜碱性粒细胞小于1%。

(4)红细胞系占20%左右,原始红细胞小于1%,早幼红细胞小于5%,以中、晚幼红细胞为主,平均各约为10%,无巨幼红细胞成熟红细胞大小、形态正常。

(5)淋巴细胞占20%左右(小儿可达40%),不易见到原始淋巴细胞和幼稚淋巴细胞。

(6)单核细胞小于4%,主要是成熟阶段。

(7)浆细胞小于2%,主要是成熟阶段。

(8)巨核细胞在1.5cm×3cm的血膜上可见7~35个,难见原始巨核细胞,其中幼稚巨核细胞0~5%,颗粒型巨核细胞10%~27%,产板型巨核细胞44%~60%,裸核型巨核细胞8%~30%。髓片约每25个成熟红细胞应有一个血小板,无异形和巨大血小板。

(9)非造血细胞,如网状细胞、吞噬细胞、组织嗜酸细胞等可少量存在,它们百分率虽然很低,但却是骨髓的标志。

(10)无异常细胞和寄生虫,不易见核分裂象。

(四)配合观察血象

计数、分类血涂片中一定数量(至少 100 个)的有核细胞,同时注意各种细胞的形态。

(五)填写骨髓细胞学检查报告单

根据骨髓象和血象检查结果,按报告单的要求,逐项填写及描述骨髓象、血象所表现的特征,提出形态学诊断意见。

三、血细胞的细胞化学染色

细胞化学染色(cytochemical stain)是血液病检验和诊断最基本、最常用的技术。它以细胞形态学为基础,结合运用化学反应原理对细胞内的各种化学物质(酶类、脂类、糖类、铁、蛋白质、核酸等)做定性、定位、半定量分析。

细胞化学染色的方法较多,主要介绍常用的过氧化物酶染色、中性粒细胞碱性磷酸酶染色、糖原染色、酯酶染色及铁染色。

(一)过氧化物酶染色

1. 检测原理　细胞内的过氧化物酶(peroxidase POX)能分解试剂底物 H_2O_2 而释放出新生氧,后者氧化二氨基联苯胺,形成金黄色不溶性沉淀,定位于 POX 所在部位。联苯胺法:粒细胞和单核细胞中含有的 POX 能将底物 H_2O_2 分解,产生新生态氧,后者将四甲基联苯胺氧化为联苯胺蓝。联苯胺蓝与亚硝基铁氰化钠结合,可形成稳定的蓝色颗粒,定位于细胞质内酶所在的部位。

2. 结果　骨髓或血涂片经染色后,在油镜下观察,颗粒细小而稀疏为弱阳性,颗粒较粗分布较密集者为阳性反应,颗粒粗大密集为强阳性。胞质中无颜色反应为阴性。二氨基联苯胺法为金黄色颗粒,联苯胺法为蓝色颗粒。

(1)粒系分化差的原始粒细胞呈阴性,分化好的原始粒细胞及以下阶段细胞均呈阳性,并随着粒细胞成熟,其阳性程度逐渐增强,中幼粒和晚幼粒细胞阳性颗粒充满胞浆,少部分盖在细胞核上。嗜酸性粒细胞阳性,嗜碱性粒细胞阴性或弱阳性。

(2)单核系细胞多数阴性,少数弱阳性,阳性反应物颗粒细小,散在分布于细胞浆与细胞核上。

(3)网状细胞、吞噬细胞可阳性。

(4)淋巴细胞、浆细胞、巨核细胞、有核红细胞、组织细胞均阴性。

(5)遗传性过氧化物酶缺乏症,除嗜酸性粒细胞不受影响外,中性粒细胞与单核细胞 POX 缺乏或减低。

3. 方法学评价　POX 染色是急性白血病形态学分型中首选、最重要的细胞化学染色。由于试剂、染色等原因,会造成假阳性或假阴性。POX 染色测定 MPO 的敏感性低于流式细胞术对 MPO 的测定。ICSH 推荐二氨基联苯胺法。

4. 临床意义　POX 染色是辅助判断急性白血病类型的首选细胞化学染色,临床上主要用于急性白血病类型的鉴别。

(1)急性粒细胞白血病原始粒细胞 POX 染色呈局灶分布的阳性反应或阴性。

(2)急性早幼粒细胞白血病颗粒增多的异常早幼粒细胞 POX 染色呈强阳性反应。

(3)急性单核细胞白血病原始、幼稚单核细胞 POX 染色多呈细小颗粒弱阳性或阴性。

(4)急性淋巴细胞白血病原始、幼稚淋巴细胞 POX 染色均呈阴性反应。

POX 染色对急性髓系细胞白血病(AML)与急性淋巴细胞白血病(ALL)的鉴别最有价值。

(二)中性粒细胞碱性磷酸酶染色

1.检测原理　中性粒细胞碱性磷酸酶(neutrophilic alkaline phosphatase,NAP)染色的方法有偶氮偶联法和钙一钴法两种。前者的染色原理是血细胞内碱性磷酸酶在 pH 为 9.4~9.6 的条件下,将基质液中的 α-磷酸萘酚钠水解,产生 α-萘酚,与重氮盐偶联形成灰黑色沉淀,定位于细胞质内酶活性所在之处。钙一钴法染色是碱性磷酸酶在碱性条件下将基质液中的 β-甘油磷酸钠水解,产生磷酸钠,磷酸钠依次与硝酸钙、硝酸钴、硫化铵发生反应,形成不溶性棕黑色的硫化钴,定位于酶活性之处。

2.结果　NAP 主要存在于成熟阶段的中性粒细胞(杆状核粒细胞及分叶核粒细胞)胞质内,其他血细胞基本呈阴性反应。

血涂片染色后,在油镜下观察,阳性反应为胞质中出现灰色到棕黑色颗粒,反应强度分为"一""+""++""+++""++++"五级。反应结果以阳性反应细胞百分率和积分值来表示。在油镜下,观察 100 个成熟中性粒细胞,阳性反应细胞所占百分率即为阳性率;对所有阳性反应细胞逐个按反应强度分级,将各级所占的百分率乘以级数,然后相加,即为积分值。

3.参考区间　积分为 35~120(偶氮偶联法)。由于各个实验室的参考值差异较大,故应建立本实验室参考值。

4.方法学评价　因为钙一钴法操作比较烦琐且操作时间长,而偶氮偶联法的试剂盒操作简便,染色时间短,故目前国内常用偶氮偶联法。由于实验结果受影响的因素较多,如试剂、生理波动性及不同检验人员判断标准等,使结果相差较大,各实验室应建立本室参考范围。

5.临床意义

(1)NAP 活性可因年龄、性别、应激状态、月经周期、妊娠及分娩等因素有一定的生理性变化。

(2)在病理情况下,NAP 活性的变化常有助于某些疾病的诊断和鉴别诊断。

1)感染性疾病:急性化脓菌感染时 NAP 活性明显增高,病毒性感染或寄生虫、立克次体感染时 NAP 积分值一般正常或降低。该检测对鉴别细菌感染与其他感染有一定价值。

2)慢性粒细胞白血病的 NAP 活性明显减低,积分值常为 0,类白血病反应时 NAP 活性极度增高,故可作为与慢性粒细胞白血病鉴别的一个重要指标。

3)急性粒细胞白血病时 NAP 积分值减低;急性淋巴细胞白血病时 NAP 积分值多增高;急性单核细胞白血病时 NAP 积分值一般正常或减低。

4)再生障碍性贫血时 NAP 活性增高;阵发性睡眠性血红蛋白尿时 NAP 活性减低,可作为两者鉴别的参考。

5)其他血液病:恶性淋巴瘤、慢性淋巴细胞白血病、骨髓增殖性疾病(如真性红细胞增多症、原发性血小板增多症、骨髓纤维化等)NAP 活性可增高,恶性组织细胞病时 NAP 活性降低。真性红细胞增多症时 NAP 积分值增高,继发性红细胞增多症 NAP 积分正常或降低,这是两者的鉴别方法之一。

6)腺垂体或肾上腺皮质功能亢进,应用肾上腺皮质激素、ACTH、雌激素等 NAP 积分值可增高。

（三）过碘酸－希夫反应

1. 检测原理　过碘酸－希夫（periodic acid－Schiff reaction，PAS）染色又称糖原染色。过碘酸（Periodic arid）能将细胞质内存在的糖原或多糖类物质（如黏多糖、黏蛋白、糖蛋白、糖脂等）中的乙二醇基（—CHOH—CHOH）氧化，转变为二醛基（—CHO—CHO），与希夫（Schiff）试剂中的无色品红结合，形成紫红色化合物，而沉积于胞质中糖原类物质所存在的部位。

2. 结果　胞质中出现红色物质为阳性反应，阳性反应物可呈弥漫状、颗粒状或块状红色。

（1）粒系细胞中原始粒细胞为阴性反应，自早幼粒细胞至中性分叶核粒细胞均呈阳性反应，并随细胞的成熟，阳性反应程度渐增强。

（2）单核系细胞呈弱阳性反应。

（3）淋巴系细胞大多呈阴性反应，少数可呈阳性反应（阳性率小于 20％）。

（4）幼红细胞和红细胞均呈阴性反应。

（5）巨核细胞和血小板均呈阳性反应，巨核细胞的阳性反应程度随细胞的发育成熟而增强，成熟巨核细胞多呈强阳性反应。

3. 方法学评价　PAS 染色在恶性红系疾病中常呈阳性，但有时也呈阴性，在大多数良性红系疾病中常呈阴性，但少数也可呈阳性；急性白血病的 PAS 染色结果不特异。PAS 染色受试剂等因素影响，可出现假阴性或假阳性。

4. 临床意义

（1）红血病或红白血病时幼红细胞呈强阳性反应，积分值明显增高，有助于与其他红细胞系统疾病的鉴别；严重缺铁性贫血、重型珠蛋白生成障碍性贫血及巨幼细胞贫血，部分病例的个别幼红细胞可呈阳性反应。

（2）急性粒细胞白血病，原始粒细胞呈阴性反应或弱阳性反应，阳性反应物质呈细颗粒状或均匀淡红色；急性淋巴细胞白血病原始淋巴细胞和幼稚淋巴细胞常呈阳性反应，阳性反应物质呈粗颗粒状或块状；急性单核细胞白血病原始单核细胞大多为阳性反应，呈弥漫均匀红色或细颗粒状，有时在胞质边缘处颗粒较粗大。因此，PAS 反应对三种急性白血病类型的鉴别有一定参考价值。

（3）其他巨核细胞 PAS 染色呈阳性反应，有助于识别不典型巨核细胞，如急性巨核细胞白血病（M_7）和 MDS 中的小巨核细胞；Gaucher 细胞 PAS 染色呈强阳性反应，有助于与 Niemann－Pick 细胞鉴别；腺癌细胞呈强阳性反应，骨髓转移时 PAS 染色有助于与白血病细胞鉴别。

（四）酯酶染色

不同血细胞中所含酯酶的成分不同，根据酯酶特异性高低分为特异性酯酶（specific esterase，SE）和非特异性酯酶（nonspecific esterase，NSE）。特异性酯酶指氯乙酸 AS－D 萘酚酯酶染色，非特异性酯酶染色根据基质液 pH 值不同分为酸性非特异性酯酶染色（即 α－醋酸萘酚酯酶染色）、碱性非特异性酯酶染色（α－丁酸萘酚酯酶染色）和中性非特异性酯酶染色（α－醋酸萘酚酯酶染色和醋酸 AS－D 萘酚酯酶染色）。本教材介绍常用的酯酶染色方法。

1. 氯乙酸 AS－D 萘酚酯酶染色

（1）检测原理：细胞内氯乙酸 AS－D 萘酚酯酶（naphthol AS－D chloroacetate esterase，NAS－DCE）能将基质液中的氯乙酸 AS－D 萘酚水解，产生萘酚 AS－D 萘酚，进而与基质液中的重氮盐偶联，形成不溶性有色沉淀，定位于细胞质内酶所在部位。

(2)结果:本实验常用的重氮盐为固紫酱GBC,形成红色有色沉淀。胞质中出现红色沉淀为阳性反应。

1)此酶主要存在于粒系细胞中,特异性高,因此又称为"粒细胞酯酶"。原始粒细胞为阴性反应或弱阳性反应,自早幼粒细胞至成熟中性粒细胞均呈阳性反应,早幼粒细胞呈强阳性反应,酶活性随细胞的成熟而逐渐减弱。嗜酸性粒细胞呈阴性或弱阳性,嗜碱性粒细胞呈阳性。

2)单核细胞可呈阴性或弱阳性反应。

3)淋巴细胞、浆细胞、巨核细胞、幼红细胞、血小板等均呈阴性反应,肥大细胞呈阳性。

(3)方法学评价:NAS-DCE是粒细胞的特异性酯酶,由于受试剂等因素影响,可出现假阴性或假阳性。

(4)临床意义:主要用于辅助鉴别急性白血病细胞类型。

1)急性粒细胞白血病时原始粒细胞呈阳性或阴性。

2)急性早幼粒细胞白血病时酶活性明显增强,异常早幼粒细胞呈强阳性反应。

3)急性单核细胞白血病时原始单核细胞及幼稚单核细胞几乎均呈阴性反应,个别细胞弱阳性。

4)急性粒-单核细胞白血病时,粒系白血病细胞呈阳性反应,单核系白血病细胞呈阴性反应。

5)急性淋巴细胞白血病和急性巨核细胞白血病均呈阴性反应。

2.α-醋酸萘酚酯酶染色

(1)检测原理:α-醋酸萘酚酯酶(alpha-naphthol acetate esterase,α-NAE)又称NSE,细胞内的α-NAF在pH中性条件下,能将基质液中的α-醋酸萘酚水解,产生α-萘酚,再与基质液中重氮盐偶联,形成不溶性有色沉淀,定位于胞质内酶所在部位。

(2)结果:胞质中出现有色沉淀者为阳性反应,因所用的重氮盐不同而出现不同颜色。本实验常用的重氮盐为固蓝B,阳性反应的沉淀为灰黑色或棕黑色。

1)此酶主要存在于单核系细胞中,故又称之为"单核细胞酯酶"。原始单核细胞为阴性或弱阳性反应,幼稚单核细胞和单核细胞呈阳性,阳性反应能被氟化钠(NaF)抑制。

2)粒系细胞一般为阴性或弱阳性反应,阳性反应不能被氟化钠抑制。

3)淋巴细胞一般为阴性反应,少数弱阳性,有的T淋巴细胞可呈点状阳性,阳性反应不能被氟化钠抑制。

4)巨核细胞和血小板可呈阳性,阳性反应不能被氟化钠抑制;部分幼红细胞呈弱阳性,阳性反应不能被氟化钠抑制;浆细胞呈阴性。

5)有核红细胞多为阴性,少数弱阳性。

(3)方法学评价:α-NAE染色是急性白血病形态学分型时常规的细胞化学染色。在急性单核细胞白血病时阳性较强,M_3或M_{2b}也呈强阳性。试剂质量等原因可导致假阴性或假阳性。

(4)临床意义:主要用于辅助鉴别急性由血病细胞类型。

1)急性单核细胞白血病时,白血病细胞呈强阳性反应,能被氟化钠抑制。

2)急性粒细胞白血病时,呈阴性反应或弱阳性反应,但阳性反应不能被氟化钠抑制。

3)急性早幼粒细胞白血病时,异常早幼粒细胞呈强阳性反应,阳性反应不能被氟化钠抑制。

4)急性粒-单核细胞白血病时,粒系白血病细胞呈阴性或阳性反应,但阳性反应不能被氟化钠抑制;单核系白血病细胞呈阳性反应且能被氟化钠抑制。

5)急性淋巴细胞白血病和急性巨核细胞白血病时,白血病细胞可呈阴性或阳性反应,阳性反应不能被氟化钠抑制。

（五）铁染色

1.检测原理　骨髓中的含铁血黄素(细胞外铁)和中、晚幼红细胞胞质中的铁蛋白聚合物(细胞内铁)在酸性环境下,与亚铁氰化钾作用,经普鲁士蓝反应形成蓝色的亚铁氰化铁沉淀,定位于细胞内外铁存在的部位。

2.结果　铁染色(iron stain,IS 或 ferric stain,FS)中的细胞外铁反映骨髓中铁的储存量,主要存在于骨髓小粒的巨噬细胞内,细胞内铁反映骨髓中可利用铁的量,主要指存在于中、晚幼红细胞及红细胞内的铁。

细胞外铁:骨髓涂片染色后,观察骨髓小粒中贮存在单核－巨噬细胞系统内的铁,阳性反应呈蓝绿色弥散状、颗粒状、小珠状或块状。根据阳性程度分为、"－""＋"、"＋＋"、"＋＋＋"、"＋＋＋＋"五级。

细胞内铁:正常幼红细胞(中、晚幼红细胞)的细胞核周围细小呈蓝色的铁颗粒,含有铁颗粒的幼红细胞称为铁粒幼细胞。在油镜下连续计数 100 个幼红细胞,计数含铁粒的幼红细胞数,即为铁粒幼细胞所占的百分率。如果含铁颗粒在 5 个以上,环绕细胞核排列超过核周 1/3 以上者,称为环形铁粒幼细胞。

3.参考区间　细胞外铁:＋～＋＋;细胞内铁:阳性率 12％～44％。不同的实验室其细胞内铁的参考值相差较大,应建立本实验室的参考值。

4.方法学评价　铁染色是临床上应用最广泛的一种细胞化学染色,是反映机体铁储存的金标准,不受多种病理因素影响,但不如血浆铁蛋白敏感。有时存在假阳性和假阴性。

5.临床意义　用于缺铁性贫血和环形铁粒幼细胞贫血的诊断和鉴别诊断。

(1)缺铁性贫血:临床上将铁缺乏症分为三期即贮存铁缺乏期、缺铁性红细胞生成期、缺铁性贫血期。其细胞外铁均为阴性,细胞内铁阳性细胞明显减少或消失。经铁剂治疗一段时间后,细胞内铁、外铁可增多。因此,铁染色是诊断缺铁性贫血和指导铁剂治疗的可靠的检查方法。

(2)铁粒幼细胞贫血及伴环形铁粒幼红细胞增多的难治性贫血,其环形铁粒幼细胞增多,占有核红细胞 15％以上,细胞外铁也常增加。

(3)非缺铁性贫血如再生障碍性贫血、巨幼细胞性贫血、溶血性贫血等,细胞外铁和细胞内铁正常或增加,而感染、肝硬化、慢性肾炎、尿毒症、血色病等,细胞外铁明显增加而铁粒幼红细胞可减少。

四、常见血液病检验

（一）贫血的检验

1.缺铁性贫　缺铁性贫血(iron deficiency anemia,IDA)是由于机体内贮存铁消耗尽而缺乏,影响血红蛋白合成而引起的小细胞低色素性贫血。

(1)血象:红细胞和血红蛋白减少,呈小细胞低色素性贫血,平均红细胞容积(MCV)、平均红细胞血红蛋白量(MCH)及平均红细胞血红蛋白浓度(MCHC)均下降。血涂片红细胞以体积小的红细胞为主,可见红细胞中心淡染区扩大,严重者可见环形红细胞。白细胞数和血小板数常正常,部分患者血小板数增多,少数白细胞数轻度减少。

(2)骨髓象:有核细胞增生明显活跃,粒红比值下降。红细胞系增生,以中、晚幼红细胞为主,幼红细胞体积小,核固缩,胞质量少,呈蓝色,边缘不整齐。成熟红细胞体积小,部分中心浅染区扩大。粒系、巨核系一般正常。

(3)细胞化学染色:骨髓铁染色细胞外铁常呈阴性,细胞内铁常明显减少(铁粒幼红细胞<12%)。

2.巨幼细胞贫血 巨幼细胞贫血(megaloblastic anemia,MgA)是由于叶酸和(或)维生素B_{12}缺乏,影响细胞DNA合成,导致细胞核发育障碍而引起骨髓三系细胞核浆发育不平衡及无效造血性贫血。

(1)血象:红细胞和血红蛋白均减少,以红细胞减少更明显,呈大细胞正色素性贫血(MCV增高,MCHC正常)。血涂片红细胞大小不一,易见大红细胞、椭圆形红细胞、嗜多色红细胞、嗜碱性点彩红细胞及Howell-Jolly小体,有时可见有核红细胞。网织红细胞轻度增高。白细胞和血小板数正常或下降,并可见多分叶核粒细胞、巨杆状核粒细胞及大血小板。

(2)骨髓象:有核细胞增生明显活跃,粒红比值下降。红细胞系增生,巨幼红细胞>10%,形态特点为胞体大、胞质量多、核大、染色质疏松。成熟红细胞形态基本同血象。粒细胞系可见巨晚幼粒细胞、巨杆状核粒细胞及粒细胞核分叶过多。巨核细胞系可见巨型变及核分叶多、大血小板等。

(3)细胞化学染色:骨髓铁染色细胞内铁、外铁均正常。

3.再生障碍性贫血 再生障碍性贫血(aplastic anemia,AA)是由于物理、化学、生物及某些不明原因造成骨髓造血组织减少、造血功能衰竭,引起外周血全血细胞减少为特征的疾病。

(1)血象:常为全血细胞减少,早期可仅有一系或两系减少。多为正细胞正色素性贫血,网织红细胞减少。粒系明显减少,淋巴细胞相对增多,无病态造血。

(2)骨髓象:急性再生障碍性贫血骨髓增生减低或极度减低。粒细胞系、红细胞系明显减少,血细胞形态基本正常巨核细胞常缺如。淋巴细胞相对增多,非造血细胞如浆细胞、网状细胞、肥大细胞、成骨细胞、破骨细胞、脂肪细胞等增加。

(3)细胞化学染色:①NAP染色:阳性率及积分值增加;②铁染色:细胞内铁、外铁增加。

4.溶血性贫血 溶血性贫血(hemolytic anemia,HA)是由于红细胞膜、红细胞酶和血红蛋分子缺陷或外在因素造成红细胞寿命缩短,破坏加速,超过骨髓造血的代偿能力而发生的一类贫血。

(1)血象:红细胞和血红蛋白减少,血涂片易见嗜多色性红细胞、大红细胞、破碎红细胞及有核红细胞,因溶血性贫血性质不同可见球形红细胞、口形红细胞、靶形红细胞、椭圆形红细胞等。网织红细胞增加(5%~25%,甚至>90%)。白细胞和血小板数一般正常。急性溶血时,中性粒细胞比例增高,并伴有中性粒细胞核左移现象。

(2)骨髓象:有核细胞增生明显活跃,粒-红比例明显下降。红细胞系明显增生,以中、晚幼红细胞为主,易见核分裂象,成熟红细胞形态基本同血象,易见Howell-Jolly小体,可见Cabot环。粒系细胞百分率相对减低,巨核细胞系大致正常。

(3)细胞化学染色:PAS染色个别幼红细胞呈阳性。铁染色细胞内铁、细胞外铁一般正常或减少,但珠蛋白生成障碍性贫血可增加,阵发性血红蛋白尿症可呈阴性。

(二)白血病的检验

1.急性白血病 急性白血病FAB形态学分型是1976年法、美、英三国协作组提出的急性白血病形态学分型方案及诊断标准,将急性白血病分为急性淋巴细胞白血病(acute lymphoblastic leukemia，ALL）和急性髓系细胞白血病（acute myeloblastic leukemia，AML）或称急性非淋巴细胞白血病（acute non－lymphocytic leukemia，ANLL），此后，又对 FAB 分型方案进行了多次修改和补充，被各国广泛采用。

（1）ALL 的 FAB 形态学分型：

L_1：以小细胞为主（直径小于 $12\mu m$），大小较一致，胞浆量少，核染色质较粗，核仁小而不清楚。

L_2：以大细胞为主，大小不一，核染色质较疏松，核仁较大，1 至多个。

L_3：以大细胞为主，大小一致，核染色质细点状均匀，核仁清楚，1 个或多个。胞质嗜碱，深蓝色，有较多空泡

1）血象：红细胞数、血红蛋白量及血小板数常减少，白细胞数常明显增多（$>50\times10^9/L$），有时白细胞数也减少。血液涂片分类时常以原始淋巴细胞、幼稚淋巴细胞为主（$>70\%$）涂抹细胞易见。

2）骨髓象：有核细胞增生极度活跃。淋巴细胞系极度增生，原始淋巴细胞、幼稚淋巴细胞 $>30\%$，多数占 $80\%\sim90\%$ 以上，篮状细胞易见。其他细胞系统增生明显受抑制或缺如。

（2）急性髓细胞白血病 FAB 分型如下：

M_1：（急性粒细胞白血病未分化型）骨髓中原始粒细胞（Ⅰ型＋Ⅱ型）占非红细胞系统细胞（nonerythrocyte，NEC）$\geq90\%$，早幼粒细胞很少，中幼粒细胞以下各阶段细胞不见或罕见。

M_2：急性粒细胞白血病部分分化型。

M_{2a}：骨髓中原始粒细胞 $30\%\sim89\%$（MEC），早幼粒细胞及以下阶段细胞 $>10\%$，单核细胞 $<20\%$。

M_{2b}：骨髓中原始及早幼粒细胞明显增多，以异常中性中幼粒细胞为主，$\geq30\%$（NEC），此类细胞核浆发育明显不平衡，其胞核常有核仁。

M_3：（急性早幼粒细胞白血病）骨髓中以颗粒异常增多的异常早幼粒细胞增生为主，$30\%\sim90\%$（NEC），原始粒细胞及中幼粒以下细胞各阶段较少。

M_{3a}：（粗颗粒型）胞质中充满粗大颗粒，且密集融合分布，颗粒也可覆盖在核上。

M_{3b}：（细颗粒型）胞质中颗粒细小而密集。

M_4：急性粒－单核细胞白血病。

M_{4a}：骨髓中以原始粒细胞、早幼粒细胞增生为主，原始单核细胞、幼稚单核细胞及单核细胞 $\geq20\%$（NEC）。

M_{4b}：骨髓中以原始单核细胞、幼稚单核细胞增生为主，原始粒细胞、早幼粒细胞 $\geq20\%$（NEC）。

M_{4c}：骨髓中的原始细胞既具有粒细胞系统特征又具有单核细胞系统特征，此类细胞 $\geq30\%$（NEC）。

M_{4E0}：除上述特点外，嗜酸性粒细胞增加 $\geq5\%$，其嗜酸颗粒粗大而圆，还有着色较深的嗜碱颗粒。

M_5：（急性单核细胞白血病）骨髓中原始单核细胞加幼稚单核细胞 $\geq30\%$。

M_{5a}：（急性单核细胞白血病未分化型）骨髓中原始单核细胞 $\geq80\%$（NEC）。

M_{5a}：（急性单核细胞白血病部分分化型）骨髓中原始单核细胞 $<80\%$。

M_{5b}：（红白血病）骨髓中红系前体细胞 $\geq50\%$，且有形态异常，原始粒细胞（或原始单核细胞＋幼稚单核细胞）$>30\%$（NEC）；血液涂片中原始粒细胞（或原始单核细胞）$>5\%$，骨髓中原始粒细胞（或原始单核细胞＋幼稚单核细胞）$>20\%$。

M_7:(急性巨核细胞白血病)外周血中有原巨核(小巨核)细胞;骨髓中原始巨核细胞≥30%;原始巨核细胞经电镜或单克隆抗体证实;骨髓细胞少,往往干抽,活检有原始巨核细胞增多,网状纤维增加。

WHO造血和淋巴组织肿瘤分类 2001年3月里昂会议上,国际血液学及血液病理学专家推出一个造血和淋巴组织肿瘤WHO新分型方案的建议。该分型应用了MICM分型技术、即形态学(morphology)与细胞化学、免疫学(immunology)、细胞遗传学(cytogenetics)和分子生物学(molecular biology),结合临床综合进行分型,力求反映疾病的本质,成为国际上一种新的分型诊断标准。WHO建议将骨髓原始细胞数≥20%作为诊断急性白血病的标准,并且将骨髓原始细胞<20%、但伴有重现性遗传学异常者均诊断为急性白血病。新分型方案结合临床、结合染色体核型改变及其受累基因的异常表达,将急性白血病分类与发病机制、靶基因治疗相结合,具有重要的临床和研究价值。2008年又对该方案进行了修订,见表2-18。

表2-18 WHO急性髓系白血病和相关肿瘤分类(2008)

1. 伴重现性遗传学异常的AML
(1)AML伴(8;21)(q22;q22);RUNX1-RUNX1T1
(2)AML伴inv(16)(p13.1;q22)或t(16;16)(pl3;q22);CBFB-MYH11
(3)APL伴(15;17)(q22;ql2);PML-RARA
(4)AML伴t(9;11)(p22;q23);MLLT3-MLL
(5)AML伴t(6;9)(p23;q34);DEK-NUP214
(6)AML伴inv(3)(q21;q26.2)或t(3;3)(q21;q26.2);RPN1-EVI1
(7)AML(megakaryoblastic)伴t(1;22)(p13;q13);RBM15-MKL1
(8)AML伴NPM1突变
(9)AML伴CEBPA突变
2. 伴增生异常相关改变的AML
3. 治疗相关髓系肿瘤
4. 不能分类的AML
(1)AML微分化型
(2)AML未成熟型
(3)AML部分成熟型
(4)急性粒单细胞白血病
(5)急性原始单核细胞白血病、急性单核细胞白血病
(6)急性红白血病
纯红血病
红白血病
(7)急性巨核细胞白血病
(8)急性嗜碱性粒细胞白血病
(9)急性全髓白血病伴骨髓纤维化
5. 髓细胞肉瘤
6. 唐氏综合征相关的骨髓增殖
短暂性髓细胞生成异常
髓系白血病伴随唐氏综合征
7. 原始(母细胞性)浆细胞样树突状细胞肿瘤
8. 急性未定系列白血病

2.慢性粒细胞白血病　慢性粒细胞白血病(chronic myelogenous/granulocytic leukemia, CML/CCL)为克隆性多能造血干细胞恶性增殖性疾病,主要表现为外周血白细胞持续性、进行性增高,分类主要为中幼粒以下阶段细胞,90％以上患者可有 Ph 染色体阳性。

(1)血象:①慢性期:红细胞数、血红蛋白量早期正常甚至增加,随着病情进展而明显下降,血涂片中有时可见幼红细胞白细胞数常明显增加,一般为(100～300)×10⁹/L,最高达 500 ×10⁹/L。血涂片中以中性中、晚幼粒细胞和杆状核、分叶核粒细胞为主(新的标准为幼粒细胞＞10％),嗜酸性及嗜碱性粒细胞较易见。各期粒细胞形态基本正常。血小板数早期可正常或增加,高者可达 800×10⁹/L,随着病情进展而明显下降,血涂片中有时可见小巨核细胞。②加速期:嗜碱性粒细胞≥20％,原始细胞≥10％。③急变期:原始粒细胞Ⅰ型＋Ⅱ型(或原始单核细胞＋幼稚单核细胞或原始淋巴细胞＋幼稚淋巴细胞)≥20％,或原始粒细胞＋早幼粒细胞≥30％。

(2)骨髓象:①慢性期:a.有核细胞增生极度活跃,粒:红比例明显升高。b.粒细胞系统极度增生,以中性中幼粒细胞以下为主,嗜酸性及嗜碱性粒细胞较易见,原始细胞≤10％。粒细胞形态基本正常或少数粒细胞有巨幼样变。c.红细胞系统早期增生,晚期常明显受抑制,形态无明显异常。d.巨核细胞系统早期增生,晚期受抑制,部分病例可见病态巨核细胞。如淋巴样小巨核细胞、小巨核细胞、大单圆核巨核细胞、多圆核巨核细胞等。有时可见戈谢样、海蓝样或尼曼匹克样吞噬细胞。②加速期:原始细胞≥10％。③急变期:原始粒细胞Ⅰ型＋Ⅱ型(或原始单核细胞＋幼稚单核细胞或原始淋巴细胞＋幼稚淋巴细胞)≥20％,或原始粒细胞＋早幼粒细胞≥50％。

(3)遗传学及分子生物学检查:CML 患者＞90％有特异性 Ph 染色体 t(9;22)(q34;q11)形成 bcr/abl 融合基因。

(4)细胞化学染色:NAP 染色:慢性期积分及阳性率明显下降或为 0,合并感染、妊娠或慢性粒细胞白血病急变时积分可增高。治疗完全缓解时,NAP 活性恢复正常,预示预后较好。

3.骨髓增生异常综合征　骨髓增生异常综合征(myelodysplastic syndrome, MDS)是一组克隆性造血干细胞疾病,多发生于老年人,表现为一系或多系髓系血细胞减少或发育异常,有 20％～40％可转化为急性白血病。MDS 分型有 FAB 协作组分型(表 2－19)和 WHO 分型(表 2－20),目前临床多采用 WHO 分型。

表 2－19　MDS 的 FAB 分型

FAB 类型	外周血	骨髓
难治性贫血(RA)	原始细胞＜1％	原始细胞＜5％
难治性贫血伴环形铁粒幼细胞增多(RAS)	原始细胞＜1％	原始细胞＜5％,环形铁粒幼红细胞≥15％
原始细胞过多难治性贫血(RAEB)	原始细胞＜5％	原始细胞 5％～20％
转化中的原始细胞过多难治性贫血(RAEB－t)	原始细胞≥5％	原始细胞＞20％而＜30％;或幼粒细胞出现 Auer 小体
慢性粒－单核细胞白血病(CMML)	原始细胞＜5％、单核细胞绝对值＞1×10⁹/L	原始细胞 5％～20％

表 2-20　WHO 骨髓增生异常综合征诊断及分型标准(2008)

疾病	血象	骨髓象
难治性血细胞减少伴单一型发育异常(RCUD);难治性贫血(RA);难治性中性粒细胞减少(RN);难治性血小板减少(RT)	单一系细胞减少或双系细胞减少[1] 无或偶见原始细胞(<1%)[2]	单系发育异常:某一系列细胞中发育异常细胞≥10% 原始细胞<5% 环形铁粒幼红细胞<15%
难治性贫血伴环形铁粒幼细胞(RARS)	贫血 无原始细胞	环形铁粒幼红细胞≥15%
难治性血细胞减少伴多系发育异常(RCMD)	血细胞减少(2系或3系减少) 无或偶见原始细胞(<1%)[2] 无 Auer 小体 单核细胞<1×10⁹/L	2系或3系发育异常细胞≥10% 原始细胞<5% 无 Auer 小体 环形铁粒幼红细胞<15%
难治性血细胞减少伴多系发育异常(RCMD-RS)	血细胞减少(2系或3系减少) 无或偶见原始细胞(<1%)[2] 无 Auer 小体 单核细胞<1×10⁹/L	2系或3系发育异常细胞≥10% 环形铁粒幼红细胞≥15% 原始细胞<5% 无 Auer 小体
难治性贫血伴原始细胞增多-1(RAEB-1)	血细胞减少 原始细胞<5%[2] 无 Auer 小体 单核细胞<1×10⁹/L	一系或多系发育异常 原始细胞 5%~19%[2] 无 Auer 小体
难治性贫血伴原始细胞增多-2(RAEB-2)	血细胞减少 原始细胞 5%~19% Auer 小体±[3] 单核细胞<1×10⁹/L	一系或多系发育异常 原始细胞 10%~19% Auer 小体±[3]

[1] 3 系血细胞减少归类为 MDS-U,伴孤立性 del(5q)细胞遗传学异常为 MDS 5q⁻

[2] 如果骨髓原始细胞百分比<5%但血中原始细胞 2%~4%,诊断分型应为 RAEB-1。血中原始细胞为 1%的 RCUD 和 RCMD 位分为 MDS-U

[3] 有 Auer 小体且血中原始细胞<5%,骨髓原始细胞<10%应分为 RAEB-2

(1)血象:骨髓增生异常综合征常表现为全血细胞减少,也可表现为两系或一系血细胞减少。血涂片红细胞常明显大小不一,可见嗜多色性红细胞、嗜碱性点彩红细胞、有核红细胞、大红细胞、巨大红细胞,还可见卵圆形、靶形、球形、泪滴形、破碎红细胞;中性粒细胞可见颗粒减少、核分叶过多或过少,有的可见原始粒细胞、幼稚粒细胞、巨大血小板、颗粒减少血小板等,偶见小巨核细胞。

(2)骨髓象:主要表现为三系或两系或一系病态造血。①骨髓增生活跃或明显活跃,少数增生减低。②幼红细胞增生(可>60%)或减低(可<5%),原始红细胞及早幼红细胞增多,可见幼红细胞巨幼样变、核碎裂、核畸形、双核、多核、Howell-Jolly 小体、嗜碱性点彩。成熟红细胞形态改变同血液涂片。③粒细胞系增生或减低,原始粒细胞增多,有的伴有成熟障碍。粒细胞表现为巨幼样变、双核、环形核、核分叶过少或过多,颗粒减少或增多等,有时 RAEB-2 型的原始细胞胞质中可见 Auer 小体。④巨核细胞系增生或减低,可见病态巨核细胞如淋巴样小巨核细胞、单圆核小巨核细胞、大单圆核巨核细胞、多圆核巨核细胞,还可见变性巨核细胞、巨核细胞分叶过度等,血小板改变同血液涂片,以淋巴样小巨核细胞最有诊断意义。

(3)骨髓活检组织学:是诊断 MDS 的主要依据。粒系前体细胞簇(ALIP)≥3 个为阳性。

（4）细胞化学染色：①铁染色：细胞外铁及内铁增加，RAS患者环形铁粒幼红细胞≥15％。②PAS染色：疾病早期幼红细胞多为阴性，随着疾病进展转为阳性（阳性率在20％左右）。③NAP染色：积分常明显下降。

（三）常见其他血液病检验

1.多发性骨髓瘤 多发性骨髓瘤（multiple myeloma，MM）为单克隆分泌免疫球蛋白的可引起多器官受累。

（1）血象：红细胞和血红蛋白有不同程度减少，常为正细胞正色素性贫血，血涂片中红细胞可呈缗钱状排列。白细胞和血小板正常或减少。血涂片可见少数骨髓瘤细胞（多为2％～3％）、幼红细胞和幼粒细胞。

（2）骨髓象：有核细胞增生活跃或明显活跃。骨髓瘤细胞增生，一般占有核细胞总数10％以上。骨髓瘤细胞大小和形态明显变异，分化好者与正常浆细胞相似，分化不良者，骨髓瘤细胞形态呈多样性。粒细胞系、红细胞系及巨核细胞系早期正常，晚期增生常受抑。红细胞常呈缗钱状排列。

（3）M蛋白：IgG＞35g/L，IgA＞20g/L，尿液本－周蛋白＞1g/24h。

2.恶性淋巴瘤 恶性淋巴瘤是起源于淋巴组织的恶性肿瘤，多发于淋巴结，也可发生于淋巴结外其他器官。可发生于任何年龄。根据组织病理学可分为霍奇金淋巴瘤和非霍奇金淋巴瘤。

（1）血象：红细胞和血红蛋白正常或减少，白细胞及血小板常正常，嗜酸性粒细胞可增加。当骨髓受侵犯时，可表现为全血细胞减少或白细胞增加；血涂片可见数量不等的淋巴瘤细胞。

（2）骨髓象：淋巴瘤细胞未侵犯骨髓，常无特异性改变，粒细胞系、红细胞系及巨核细胞系基本正常。淋巴瘤细胞侵犯骨髓，粒细胞系、红细胞系及巨核细胞系正常或减少。淋巴瘤细胞数量多少不一，常有明显多态性，淋巴瘤细胞的形态取决于恶性淋巴瘤的病理类型。

（3）病理组织学检查：是淋巴瘤最主要的诊断依据。

3.特发性血小板减少性紫癜 特发性血小板减少性紫癜是由于机体免疫功能紊乱引起血小板破坏过多造成的疾病，又称为免疫性血小板减少性紫癜（immunothrombocytopenic purpura，ITP）。

（1）血象：红细胞数、血红蛋白量及白细胞数一般正常，严重出血或慢性反复出血者其红细胞及血红蛋白量可减低。血小板数持续下降或明显下降，急性特发性血小板减少性紫癜（ITP）时血小板数在 20×10^9/L 以下，血小板形态大致正常，慢性ITP时血小板数为（30～80）×10^9/L。血液涂片中可见体积增大、形态特殊、颗粒减少或染色过深的血小板。

（2）骨髓象：有核细胞增生活跃至增生明显活跃，巨核细胞系增生活跃或明显活跃，急性型以原、幼巨核细胞居多，慢性型以颗粒型巨核细胞居多，两型产血小板型巨核细胞均明显减少，巨核细胞可见胞质量少、颗粒减少、空泡变性等改变，可见幼稚巨核细胞产生血小板现象。无明显出血者，粒、红两系一般无明显异常。

（3）血小板表面相关性抗体：PAIgG、PAIgA、PAIgM、PAC₃一项或多项增高。

（王凌旭）

第五节　血栓与止血一般检验

在生理情况下,机体内存在着正常的止血、凝血、抗凝血以及纤维蛋白溶解和抗纤溶系统,它们之间互相作用、互相制约,共同维持着动态平衡,保证血液既能够在血管内有序地、顺畅地流动,又不至于溢出血管外。在病理情况下,这些系统的一个或几个环节发生异常,则可破坏这个动态平衡而引起出血或血栓形成。血栓与止血检验主要在判断患者手术前止凝血功能、出血性疾病、血栓性疾病及血栓前状态的诊断、鉴别诊断、疗效观察和预后判断以及抗凝及溶栓药物治疗的监测等方面具有一定的价值。

一、止凝血及纤溶机制

(一)止血机制

初期止血包括血管的止血和血小板的止血。在血管和血小板的共同作用下,形成初级血栓,完成机体的初期止血或一期止血。

1.血管壁的止血作用　血管受到损伤,通过神经轴突反射和收缩血管的活性物质,使受损的血管发生收缩,血流减慢,利于止血。受损伤的内皮细胞合成并释放 vWF 等物质,vWF 因子可和血小板表面受体结合,激活血小板,使血小板发生黏附、聚集和释放反应,形成血血小板血栓即白色血栓,堵住伤口。而暴露的内皮组织,可启动内源性凝血系统;损伤的内皮细胞释放组织因子,可启动外源性凝血系统,最终在损伤部位形成纤维蛋白凝块即红色血栓,使止血更加牢固。

2.血小板的止血作用　血小板在生理性止血及病理性血栓形成过程中起着至关重要的作用。

(1)黏附功能:血管内皮受损时,血小板可直接黏附于暴露的内皮下成分,如胶原纤维和弹性蛋白等,也可由 vWF 及纤维连接蛋白等介导,与暴露的胶原纤维及弹性蛋白等结合,使血小板黏附于受损血管局部,利于止血。此外,血小板也能黏附于周围的 Fg 和 vWF,促进止血。

(2)聚集功能:黏附的血小板可进一步被激活,血小板形态发生变化,伸出大量伪足,Ca^{2+} 参与下,血小板发生聚集,此为血小板的"第一相聚集",为可逆反应;同时由于激活的血小板释放出 ADP 等内源性致聚剂可加速血小板的聚集,使血小板发生不可逆的"第二相聚集",最终形成白色的血小板血栓,完成初期止血或一期止血。

(3)释放反应:在致聚剂的作用下,贮存在血小板 α 颗粒、致密颗粒和溶酶体中的某些活性物质如 TXA_2、ADP 等可通过开放管道系统释放到血小板外,进一步增强血小板的活化和聚集,并参与凝血过程。

除此之外血小板还具有促凝、血块收缩及维护血管内皮细胞完整性等功能。

(二)凝血因子及凝血机制

凝血是由凝血因子按一定顺序相继激活,生成凝血酶,最终使纤维蛋白原转变为纤维蛋白的过程。

1.凝血因子及其特性　凝血因子(coagulation factors)至少有 14 个,包括 12 个经典的凝血因子即凝血因子Ⅰ至Ⅷ,其中凝血因子Ⅵ是因子Ⅴ的活化形式而被废除,前四个凝血因子分别称为纤维蛋白原、凝血酶原、组织因子和钙离子,此外还有激肽释放酶原(prekallikrein,PK)和高分子量激肽原(high molecular weight kininogen,HMWK)。

在凝血因子中,除Ⅳ因子是无机钙离子(Ca^{2+})外,其余均为蛋白质,而且多数是蛋白酶(原);除Ⅲ因子广泛存在于脑、胎盘和肺等全身组织中的糖蛋白外,其余均存在于新鲜血浆中,且多数由肝脏合成。

2.凝血机制　凝血机制仍以瀑布学说为基础,即在生理条件下,凝血因子一般处于无活性状态,当某些凝血因子被激活时,便启动凝血过程,通过一系列酶促连锁反应,最终形成凝血酶,并催化纤维蛋白原转变为纤维蛋白。凝血过程分为外源性、内源性和共同凝血3个途径或外源性和内源性2个凝血系统。但内源性或外源性凝血系统并非绝对独立,而是互有联系的。

(1)外源性凝血途径:从凝血因子Ⅶ被激活到形成外源性凝血途径复合物即Ⅶa—Ca^{2+}—TF复合物,并激活因子Ⅹ为Ⅹa的过程。从外源性凝血途径启动开始到纤维蛋白形成称为外源性凝血系统。

Ⅶa—Ca^{2+}—TF的功能:①激活Ⅹ因子为Ⅹa;②激活Ⅸ因子,从而部分代替因子Ⅻa、Ⅺa的功能,激发内源性凝血;③TF与Ⅶa形成复合物后可加快激活Ⅶ因子。

(2)内源性凝血途径:从凝血因子Ⅻ被激活到形成外源性凝血途径复合物Ⅸa—PF_3—Ca^{2+}—Ⅷa复合物,并激活因子Ⅹ为Ⅹa的过程。从内源凝血途径启动开始到纤维蛋白形成称为内源性凝血系统。

(3)共同凝血途径:因子Ⅹ被激活为Ⅹa,形成凝血活酶即Ⅹa—PF_3—Ca^{2+}—Ⅴa复合物,也称凝血酶原酶(prothrombinase),激活凝血酶原形成凝血酶,在凝血酶的作用下,纤维蛋白原裂解为纤维蛋白肽A和纤维蛋白肽B,聚合成可溶性纤维蛋白单体(soluble fibrin monomer,SFM),后者在Ⅻa的作用下发生交联,形成不溶性的纤维蛋白复合物。这个过程是内源、外源凝血的共同途径。

在共同凝血途径中,当Ⅹa形成后,可反馈激活因子Ⅴ、Ⅶ、Ⅷ、Ⅸ;当凝血酶形成后,可反馈激活因子Ⅴ、Ⅶ、Ⅷ、Ⅹ、Ⅺ以及凝血酶原,这两个重要的正反馈反应,极大地加速了凝血过程。同时机体也存在负反馈调节,组织因子途径抑制物(tissue factor pathway inhibitor,TFPI)参与的负调节作用尤为重要。TFPI于与Ⅶa(或Ⅶ)和Ⅹa形成无活性的复合物,从而阻断外源性凝血。此外,机体也启动抗凝系统和纤溶系统,使受损部位纤维蛋白凝块的形成受到制约或溶解。

(三)血液抗凝及纤维蛋白溶解机制

在正常生理情况下,即使有少量的凝血因子被激活,血液也不会发生凝固,而是保持正常的血液循环,这主要与机体的抗凝及纤溶作用有关。

1.抗凝机制　主要包括细胞抗凝作用和体液抗凝作用。

(1)细胞抗凝作用:主要包括血管内皮细胞、单核—巨噬细胞系统、肝细胞(可灭活某些激活的凝血因子如FⅦa和FⅨa)。

(2)体液抗凝作用:抗凝血酶(antithrombin,AT),是血浆中最重要的生理性抗凝物质之一,能够完成70%～80%的凝血酶的灭活。AT主要由肝细胞合成,是丝氨酸蛋白酶的抑制剂,对以丝氨酸为激活中心的凝血因子和蛋白酶均有抑制作用。AT与凝血因子(酶)形成1:1结合的复合物后发挥抗凝血作用,肝素是其辅因子,能使抗凝血酶抗凝活性增强2000倍以上。

体液抗凝还包括蛋白C系统和组织因子途径抑制物。

2.纤维蛋白溶解机制　纤维蛋白溶解系统(fibrinolytic system)简称纤溶系统,包括纤溶酶原(plasminogen,PLG)、纤溶酶(plasmin,PL)、纤溶酶原激活物(包括组织纤溶酶原激活物 t－PA、尿激酶样纤溶酶原激活物 u－PA)和纤溶酶原激活抑制物(包括纤溶酶原抑制物 PAI－1 和 PAI－2、纤溶酶抑制物 AP、α_1－AT、α_2－MG 等)。纤溶过程主要是指纤溶酶原在纤溶酶原激活物的作用下转化为纤溶酶(plasmin,PL),并降解纤维蛋白和其他蛋白质的过程。纤溶系统在清除血凝块和防止血栓形成中起重要作用。

纤溶过程是一系列蛋白酶催化的连锁反应过程,参与纤溶过程的酶在血液中通过相互激活或抑制,从而调节纤溶酶的形成,最终纤溶酶降解纤维蛋白(原)形成纤维蛋白(原)降解产物等,消除已形成的血栓,维持血液流动通畅。

二、血管壁及内皮细胞的检验

血管壁尤其是血管内皮细胞能合成和分泌多种促凝物质(如血管性血友病因子、内皮素等)和抗凝物质(如 6－酮－前列腺素 $F_{1\alpha}$、血浆凝血酶调节蛋白等),参与初期止血过程。血管壁检测常用的筛检试验是出血时间的测定;诊断试验包括血管性血友病因子抗原和活性的测定、血管内皮素测定、6－酮－前列腺素 $F_{1\alpha}$ 测定和血浆凝血酶调节蛋白的测定。本节只介绍常用的筛检试验出血时间的测定。

出血时间(bleeding time,BT)是指特定条件下,皮肤小血管被刺破后,血液自行流出到自然停止所需要的时间。出血时间异常与血小板的数量和功能、血管壁的完整性以及某些凝血因子缺乏等有关。

(一)检测原理

1. 出血时间测定器法(template bleeding time,TBT) 在上臂用血压计袖带施加固定压力,成人维持在 5.3kPa(40mmHg)、儿童维持在 2.6kPa(20mmHg),在肘窝下方 2～3cm 处消毒皮肤,用标准型号的出血时间测定器贴于消毒皮肤表面,按动按钮,刀片弹出并刺入皮肤,作一"标准"切口,待血液自然流出即启动秒表开始计时,每隔 30 秒用滤纸吸去切口流出的血液(注意避免滤纸接触皮肤),直至血流停止,停止计时,血液自然流出到自然停止所经历的时间,即为 TBT 测定的出血时间。

2. Ivy 法 原理及操作等与 TBT 法基本相同,先在上臂用血压计袖带施加压力后,用采血针刺破皮肤,观察血液自然流出到自然停止所经历的时间。

(二)参考区间

TBT 法:6.9 分钟±2.1 分钟;Ivy 法:2～7 分钟。

(三)方法学评价

1. TBT 法 是目前推荐的方法。皮肤切口的长度、宽度和深度固定,易于标准化,准确性、灵敏性和重复性较好。采用不同型号的测定器,作不同长度和深度的标准切口,适用于不同年龄段的患者,但操作烦琐、伤口大,患者不易接受、出血时间测定器价格较贵等原因,尚未广泛应用。

2. Ivy 法 为传统方法,该法切口的深度和长度难以标准化,准确度和重复性不如 TBT 法。

(四)临床意义

1. BT 延长见于

(1)血小板数量异常:如血小板减少症、原发性血小板增多症。

(2)血小板功能缺陷:如血小板无力症、巨大血小板综合征。

（3）血管性疾病：如血管性血友病、遗传性出血性毛细血管扩张症等。

（4）某些凝血因子缺乏：如低（无）纤维蛋白原血症和 DIC。

（5）纤溶亢进症。

2.BT 缩短　主要见于某些严重的血栓前状态和血栓性疾病：如心肌梗死、脑血管病变、妊娠高血压综合征、DIC 高凝期等。

三、血小板检验

血小板的检验包括血小板数量的检验（即血小板计数）和血小板质量的检验。血小板常用的筛检试验包括血小板计数、血块收缩试验（clot retraction test，CRT）、血小板黏附试验（platelet adhesion test，PadT）和血小板聚集试验（platelet aggregation test，PagT）。确证试验包括血小板相关免疫球蛋白（Palg）的测定、血浆血小板 p—选择素（p—selectin）的测定、血浆 β—血小板球蛋白（β—thromboglobulin，β—TG）和血小板第 4 因子（Platelet factor4，PF4）的测定。血块收缩试验与血小板的数量和质量均有关，也可反映其他凝血因子的量与功能以及纤溶功能。本节仅介绍血块收缩试验。

血块收缩试验（clot retraction test，CRT），是在体外观察血块形成、血块收缩所需的时间，血块收缩后状态或计算血块收缩率，以反映血块收缩能力的试验。测定方法有定性法和定量法，后者可分为全血定量法和血浆定量法。

（一）定性法

1.检测原理　血液凝固过程中，释放出血小板退缩蛋白，使尚完整的血小板变形而伸出伪足，伪足附着在纤维蛋白网上，血小板收缩，纤维蛋白亦即收缩、拉紧，使有形成分包裹在纤维蛋白网内，挤出血清。将静脉血静置于 37℃水浴箱中温育，分别于温育 30 分钟、1 小时及 24 小时后观察血块收缩情况。

2.结果

（1）完全收缩：血块与试管壁完全分离，析出血清占全血量的 40%～50%。

（2）部分收缩：血块与试管壁部分粘连，析出血清量小于 50%。

（3）收缩不良：血块大部分与试管壁粘连，只有少量血清出现于管底或管壁。

（4）不退缩：血块保持原样，无血清析出。

血块收缩试验结果判断模式图见图 2—2。

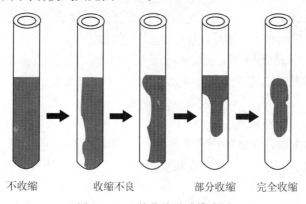

不收缩　　　　收缩不良　　　　部分收缩　　完全收缩

图 2—2　血块收缩试验模式图

（二）全血定量法（Macfarlane 法）

同定性法。全血凝固后析出血清，计算血清析出量占原有血浆量的百分数即为血块的收缩率,以此反映血块收缩的能力。

(三)血浆定量法

1.检测原理 在富含血小板的血浆中加入 Ca^{2+} 或凝血酶,使血浆凝固形成血浆凝块,由于血小板血栓收缩蛋白的作用,血浆凝块中的纤维蛋白网发生收缩,析出血清,计算析出血清的量占原血浆量的百分数为血块收缩率,以此反映血块收缩的能力。

2.参考区间 定性法血块退缩时间:于凝固后 $1/2\sim1$ 小时开始退缩,24 小时内退缩完全

全血定量法:$48\%\sim60\%$。

血浆定量法:$>40\%$。

3.方法学评价

(1)定性法:准确性差,只能粗略估计血小板收缩情况。

(2)全血定量法:本法较准确,但结果受红细胞数量及纤维蛋白原含量影响,特异性差。

(3)血浆定量法:本法排除了红细胞因素的影响,测定结果更为准确。

4.临床意义

(1)血块收缩不良或血块不收缩见于

1)血小板功能异常:即血小板无力症。

2)血小板数量减少:如特发性血小板减少性紫癜、血栓性血小板减少性紫癜,常见于血小板数量 $<50\times10^9/L$ 时。

3)某些凝血因子缺乏:如低或无纤维蛋白原血症,凝血因子Ⅱ,Ⅴ、Ⅶ、Ⅸ等严重缺乏。

4)原发性或继发性红细胞增多症:如真性红细胞增多症。

5)纤溶亢进症。

6)异常血浆蛋白血症:如多发性骨髓瘤、巨球蛋白血症等。

(2)血块过度收缩 见于先天性或获得性ⅩⅢ因子缺乏症、严重贫血等。

四、凝血因子检验

凝血因子的检验用于出血性疾病的诊断和血栓前状态的监测,筛检试验主要有反映内源性凝血系统有无异常的凝血时间测定(clotting time,CT)、活化部分凝血活酶时间(activated partial thromboplastin time,APTT)测定,反映外源性凝血系统有无异常的血浆凝血酶原时间(prothrombin time,PT)。确证试验包括简易凝血活酶生成试验(simple thromboplastin generation test,STGT)及纠正试验、血浆中凝血因子(Ⅲ及 Ca^{2+} 除外)含量及活性的测定、血浆凝血酶原片段 1+2(Prothrombin fragment 1+2,F1+2)的测定、血浆纤维蛋白肽 A(fibrin peptide A,FPA)的测定、血栓前体蛋白及同型半胱氨酸等的测定。本节只介绍 APTT 和 PT。

(一)APTT 测定

在体外模拟体内内源性凝血的全部条件,测定血浆凝固所需的时间。反映内源性凝血因子、共同途径是否异常和血液中是否存在抗凝物质,APTT 是常用且比较灵敏的内源性凝血系统的筛检指标。

1.检测原理 在受检血浆中,加入足量的活化接触因子激活剂(如白陶土)激活凝血因子Ⅻ、Ⅺ,脑磷脂代替血小板第3因子,即满足内源性凝血的全部条件,测定加入 Ca^{2+} 后血浆开始凝固所需的时间,即为 APTT。

2.参考区间 25～35 秒,超过正常对照值 10 秒为异常。但每个实验室必须建立相应的参考区间。

3.方法学评价 APTT 是检测内源性凝血因子是否缺乏的比较灵敏的试验,而且检测 F Ⅷ、FⅨ的灵敏度比 FⅪ、FⅫ和共同途径中凝血因子更高,能检出 FⅧ∶C 小于 25% 的轻型血友病,故已替代试管法凝血时间(CT)。APTT 测定手工法重复性差,但多次重复测定仍有相当程度的准确性,且操作简便,临床上仍在应用,并可用于仪器法校正。血凝仪法检测的准确性和灵敏度高于试管法,并且检测快速、简便,易于标准化。

4.临床意义

(1)APTT 延长见于

1)较显著的因子Ⅷ、Ⅸ减低(如血友病甲、乙),因子Ⅺ缺乏症。

2)严重的因子Ⅴ、因子Ⅹ、纤维蛋白原和凝血酶原缺乏(如肝病、新生儿出血症、口服抗凝剂、应用肝素以及低或无纤维蛋白原血症。

3)血管性血友病。

4)原发性或继发性纤溶活性增强。

5)血液中抗凝物质增多,如存在抗凝血因子Ⅷ或因子Ⅸ抗体、狼疮抗凝物、华法林或肝素等。

(2)APTT 缩短见于

1)血栓前状态:如 DIC 高凝期等。

2)血栓性疾病:如心肌梗死、肺梗死、深静脉血栓形成、糖尿病血管病变、妊娠高血压综合征、肾病综合征、高血糖症及高脂血症等。

(3)监测肝素治疗:APTT 对血浆肝素的浓度很敏感,是目前监测普通肝素抗凝治疗的首选指标。临床上,在应用中等剂量和大剂量肝素治疗期间必须作监测试验,一般使 APTT 维持在正常对照的 1.5～2.5 倍(75～100 秒之间)。同时注意动态观察血小板数量,以血小板计数小于 $50\times10^9/L$ 为停药的指征。以保证抗凝治疗的安全、有效。

(二)PT 测定(Quick 一步法)

在体外模拟体内外源性凝血的全部条件,测定血浆凝固所需的时间。PT 是常用的外源性凝血途径和共同凝血途径的筛检指标之一。

1.检测原理 在受检血浆中,加入足够量的组织凝血活酶和适量的 Ca^{2+},即可满足外源凝血的全部条件,测定加入 Ca^{2+} 后血浆开始凝固所需的时间,即为血浆凝血酶原时间。

2.结果

(1)直接报告:待检者 PT:××.×秒;正常对照 PT:××.×秒。

(2)凝血酶原比值(prothrombin ratio,PTR):PTR=待检者 PT/正常对照 PT。

(3)国际标准化比值(international normalized ratio,INR)即 PTR[ISI],ISI(international sensitivity index)为国际敏感度指数。

3.参考区间 每个实验室必须建立相应的参考区间。

(1)PT:成人 11～13 秒,超过正常对照值 3 秒为异常。

(2)INR:因 ISI 不同而异。

(3)PTR:成人 0.85～1.15。

4.方法学评价 PT 检测分手工法和仪器法,检测原理均采用 1935 年 Quick 创建的一步凝固法。手工法虽重复性差,但多次重复测定仍有相当程度的准确性,且操作简便,临床上仍在应用,并可用于仪器法校正。血凝仪法,干扰因素少、操作过程实现了标准化,检查快速、简便。

5.临床意义

(1)PT 延长见于

1)先天性因子Ⅱ、Ⅴ、Ⅶ、Ⅹ减低及低(无)纤维蛋白原、异常纤维蛋白原血症。

2)获得性凝血因子缺乏,如 DIC 晚期(PT 是 DIC 实验室筛检诊断标准之一)、严重肝病、阻塞性黄疸、维生素 K 缺乏等。

3)血液循环中抗凝物质增多,如双香豆素、肝素等。

4)原发性纤溶亢进。

(2)PT 缩短:见于高凝状态(如 DIC 早期)、血栓前状态及血栓性疾病、口服避孕药等。

(3)口服抗凝药物的监测:INR 为目前推荐的监测口服抗凝药的首选指标。国内一般将口服抗凝药达到有效剂量时的 INR 值定为 2.0～3.0。

五、抗凝物质检验

抗凝物质分为生理性和病理性两类,其筛检试验包括凝血酶时间测定、血浆游离肝素时间(free heparin time)或甲苯胺蓝纠正试验及狼疮抗凝物质的检测。确证试验包括血浆抗凝血酶活性的测定和血浆凝血酶－抗凝血酶复合物(thrombin－antithrombin complex,TAT)的测定等。本节仅介绍血浆凝血酶时间的测定。

血浆凝血酶时间(thrombin time,TT)是反映血浆中纤维蛋白原转变为纤维蛋白的筛检指标之一。TT 延长主要反映 Fg 浓度减少或功能异常以及血液中存在相关的抗凝物质(肝素、类肝素等)或纤溶亢进。

(一)检测原理

37℃条件下,在待检血浆中加入标准化凝血酶溶液后,直接将血浆纤维蛋白原转变为纤维蛋白,使乏血小板血浆凝固,测定其凝固所需的时间即为血浆凝血酶时间。

(二)参考区间

16～18 秒,超过正常对照值 3 秒为异常。

由于试剂中凝血酶浓度不同,其检测结果存在差异因此,每个实验室必须建立相应的参考区间。

(三)方法学评价

手工法重复性差、耗时,但多次重复测定仍有相当程度的准确性,且操作简便,临床上仍在应用,并可用于仪器法校正。血凝仪法,干扰因素少,操作过程实现了标准化,检查快速、简便。用 TT 检测来了解凝血作用有时也会出现误差,除纤维蛋白原含量低可造成 TT 时间延长外,过高纤维蛋白原,因其抑制纤维蛋白单体交联也会使 TT 延长。

(四)临床意义

1.TT 延长见于

(1)低(无)纤维蛋白原血症、遗传性或获得性异常纤维蛋白原血症。

(2)血中存在肝素或类肝素物质(如肝素治疗、SLE 和肝脏疾病等)。类肝素增多,可加做 TT 纠正试验,若延长的 TT 能被甲苯胺蓝纠正,则提示有类肝素物质存在。

2. TT 可作为链激酶、尿激酶溶栓治疗的监测指标，TT 对肝素、水蛭素（hirudin）非常敏感，也是肝素、水蛭素等抗凝治疗的监测指标。一般认为，当患者的 TT 为正常对照的 1.5～2.5 倍时，溶栓治疗安全有效。

六、纤溶活性检验

纤溶活性检验的筛检试验包括纤维蛋白原定量测定、血浆纤维蛋白（原）降解产物测定以及优球蛋白溶解时间（euglobulin lysis time，ELT）等的测定。确证试验包括血浆 D－二聚体测定、血浆硫酸鱼精蛋白副凝固试验（plasma protamine paracoagulation test，3P 试验）、血浆纤溶酶原活性测定、血浆纤维蛋白肽 $B\beta_{1\sim42}$ 和 $B\beta_{15\sim42}$（fibrin peptide $B\beta_{1\sim42}$ and $B\beta_{15\sim42}$）等的测定。本节介绍纤维蛋白原定量测定、血浆纤维蛋白（原）降解产物测定及 D－二聚体的测定。

（一）血浆纤维蛋白原定量测定

纤维蛋白原（Fg）由肝脏合成，是血浆浓度最高的凝血因子。纤维蛋白原浓度或功能异常均可导致凝血障碍。因此，纤维蛋白原是出血性疾病与血栓性疾病诊治中常用的筛检指标之一。纤维蛋白原检测方法有多种，包括凝血酶凝固时间法（Clauss 法）、双缩脲比色法、比浊法、PT 衍生纤维蛋白原测定法、RAI 法和 ELISA 法等。有的准确性较差，已趋向淘汰。目前常用的方法有 Clauss 法、PT 衍生法等。

1. 检测原理

（1）凝血酶凝固时间法（Clauss 法）：在受检血浆中加入凝血酶，使血浆中的纤维蛋白原转变为纤维蛋白，血浆中纤维蛋白原的含量与血浆凝固的时间呈负相关。被检血浆的纤维蛋白原实际含量可从国际标准品纤维蛋白原参比血浆测定的标准曲线中获得。

（2）酶联免疫法：用抗纤维蛋白原的单克隆抗体、酶联辣根过氧化酶抗体显色、酶联免疫检测仪检测血浆中的纤维蛋白原含量。

（3）PT 衍生纤维蛋白原法：在血凝仪测定 PT 时，记录血浆开始凝固时的光密度值 S_1 和血浆完全凝固时的光密度值 S_2，计算此过程光密度的变化值 $\triangle S(\triangle S=S_2-S_1)$，$\triangle S$ 与血浆中纤维蛋白原含量成正比，从制作的纤维蛋白原含量对 $\triangle S$ 的标准曲线中查获待测血浆的纤维蛋白原含量。

2. 参考区间 成人：2.00～4.00g/L；新生儿：1.25～3.00g/L。

3. 方法学评价

（1）Clauss 法（凝血酶法）

1）是检测纤维蛋白原含量最常用的方法，操作简单，结果可靠，敏感性和特异性较高，是目前推荐使用的测定方法。仪器法精密度比手下法高，但当通过血凝仪检测 PT 方法来换算纤维蛋白原浓度时，如结果可疑，则应采用 Clauss 法复核确定。

2）本方法检测需要纤维蛋白的结构正常，且有一定的含量，对低（无）纤维蛋白原血症和异常纤维蛋白原血症患者应用 ELISA 或 RAI 等免疫学方法测定。

（2）免疫学法：操作简便，但特异性不高，所测的不仅有凝固功能的纤维蛋白原，还包括部分 FDP、其他蛋白以及异常纤维蛋白原，与生理性纤维蛋白原活性不一定呈平行关系。

（3）PT 衍生纤维蛋白原测定法：该法测定纤维蛋白原的线性范围较窄，故当血浆纤维蛋白原含量过高时需要稀释血浆，尤其是纤维蛋白原的含量过低时结果往往偏高，需要采用 Clauss 等检测方法复核。

4.临床意义 纤维蛋白原是一种急性时相反应蛋白,在急慢性炎症和组织损伤坏死时可增高。纤维蛋白原水平增高是冠状动脉粥样硬化心脏病和脑血管病发病的独立危险因素之一。临床上纤维蛋白原含量测定主要用于出血性疾病或血栓性疾病的诊断以及溶栓治疗的监测。

(1)增高见于

1)炎症及组织损伤,如急性心肌梗死、肺炎、肝炎、胆囊炎、风湿性关节炎、大手术、放射治疗、烧伤等。

2)血栓前状态、糖尿病、恶性肿瘤等。

3)月经期、妊娠期也可增高。

(2)减低见于

1)DIC晚期、肝硬化、无纤维蛋白原血症或异常纤维蛋白原血症、原发性纤溶。

2)某些药物,如雄激素、鱼油、纤溶酶原激活、高浓度肝素等。

(3)溶栓治疗监测:溶栓治疗(如用UK、t-PA)及蛇毒治疗(如用抗栓酶、去纤酶)的监测。

(二)血浆纤维蛋白(原)降解产物测定

纤维蛋白原、可溶性纤维蛋白单体、纤维蛋白多聚体和交联纤维蛋白均可被纤溶酶降解,生成纤维蛋白(原)降解产物(FDP)。血液FDP浓度增高是体内纤溶亢进的标志,但不能鉴别原发性纤溶亢进与继发性纤溶亢进。

测定方法有胶乳凝集法、酶联免疫吸附法和仪器法(免疫比浊法),下面介绍胶乳凝集法。

1.检测原理 将FDP抗体包被于胶乳颗粒上,可与受检者血浆中的FDP发生抗原抗体反应,导致乳胶颗粒凝集。血浆中FDP浓度达到或超过5mg/L时,出现肉眼可见的凝集反应。根据待检血浆的稀释度可计算出血浆中FDP含量。

2.参考区间 胶乳凝集法:阴性(<5mg/L);酶联免疫吸附法(ELISA):<10mg/L;仪器法(免疫比浊法):<5mg/L。

3.方法学评价

(1)胶乳凝集法操作简单,是目前测定FDP常用的方法。

(2)酶联免疫吸附法特异性高,可定量测定,但操作较复杂,影响因素较多。

(3)仪器法(免疫比浊法)操作简单、快速,结果准确,且易于质量控制,但成本较高。

4.临床意义 FDP阳性或FDP浓度增高见于原发性纤溶亢进,或继发性纤溶亢进,如DIC、肺栓塞、深静脉血栓形成、恶性肿瘤、肝脏疾病、器官移植排斥反应和溶栓治疗等。

(三)血浆D-二聚体测定

D-二聚体(D-dimer,D-D)是交联纤维蛋白在纤溶酶作用下的降解产物之一。继发性纤溶中纤溶酶的主要作用底物是纤维蛋白,生成特异性纤维蛋白降解产物D-D,所以D-D是继发性纤溶特有的代谢产物,对继发性纤溶的诊断具有特异性。下面介绍胶乳凝集法。

1.检测原理 将抗D-D单克隆抗体包被于胶乳颗粒上,可与受检者血浆中的D-D发生抗原抗体反应,导致乳胶颗粒凝集,且凝集的强度与血浆D-D的含量成正比。

2.参考区间 胶乳凝集法:阴性(<250μg/L);ELISA法:<400μg/L;仪器法(免疫比浊法):<400μg/L。

3.方法学评价

(1)胶乳凝集法操作简便、快速,是一种较理想的筛检试验,但有一定的假阴性率,必要时可采用灵敏度更高的酶联免疫吸附法和仪器法。

（2）ELISA 法特异性高,可定量测定,但操作较复杂,影响因素较多。

（3）仪器法（免疫比浊法）操作简单、可快速定量测定,结果准确,且易于质量控制,但成本较高。

4.临床意义　健康人血液 D－D 浓度很低,在血栓形成与继发性纤溶时 D－D 浓度显著增高。因此,D－D 是 DIC 实验诊断中特异性较强的指标,并在排除血栓形成中有重要价值。

（1）阳性见于

1）继发性纤溶亢进症,如 DIC。

2）血栓性疾病,如脑栓塞、深静脉血栓、肺栓塞、动脉血栓栓塞等,是体内血栓形成的指标。

3）其他疾病,如肝硬化、恶性肿瘤、妊娠（尤其产后）、手术等。

（2）原发性与继发性纤溶亢进症鉴别指标:继发性纤溶亢进 D－D 浓度增高,而在原发性纤溶亢进早期 D－D 浓度正常,可作为两者的鉴别指标之一。D－D 阳性可作为继发性纤溶如 DIC 或其他血栓性疾病诊断的依据,其灵敏度达 $90\%\sim95\%$。特异性仅为 $30\%\sim40\%$,但阴性预测值可达 95％以上,因此,D－D 阴性基本可排除血栓形成。

（3）溶栓治疗的监测:使用尿激酶治疗时,D－D 含量增高,用药后 6 小时最高,24 小时后恢复至用药前水平。

七、血栓与止血检验的临床应用

1.止血缺陷筛检。

2.手术前止凝血功能筛检。

3.DIC 实验诊断。

4.监测抗凝与溶栓治疗。

（任冲）

第三章　脑脊液检验

第一节　脑脊液解剖生理

脑脊液是细胞外液的一种,是血浆的低蛋白产物,不断地进行交换和吸收,它不但是维持神经组织功能的内环境,也是一个动力学的介质。

一、脑脊液的生成

人类脑脊液系统的解剖是由两个相连续的腔隙所构成的:①间质间隙:脑和脊髓的间质间隙,与身体其他器官不同,是一个相当狭窄的管腔,通过不渗透的细胞基膜而与血管腔相隔离。这种膜构成了血脑屏障的结构基础。②脑脊液腔:脑脊液腔是由三个脑室(两个侧脑室和第三脑室)、中央水管、第四脑室、脊髓中央管和蛛网膜下隙组成。脑脊液属细胞外液的一种,主要为脑室中的脉络丛所分泌,因侧脑室内的脉络丛最丰富,95%在侧脑室形成,其余大部分在第四脑室产生,此外有极少一部分来自脑与脊髓的血管周围间隙。经近年来研究,认为脑脊液也可由室管膜和脑实质生成。据 Oberson(1976 年)以脉络丛闪烁照相的实验研究证明,脑脊液的产生来源有三:1/3 来自脉络丛和室管膜表面,1/3 来自颅内蛛网膜下隙,1/3 来自脊髓蛛网膜下隙。在正常情况下,脑脊液的分泌以中枢部位为主,其吸收以周围部位为主。在正常情况下,脑脊液生成率为 $0.3 \sim 0.4 mL/min$,每天分泌量一般不超过 $400 \sim 500 mL$。脑脊液分泌量因年龄而异,婴儿为 50 mL,成人为 150 mL。人体的脑脊液可能在 $4 \sim 8 h$ 更新一次,每日更换 $3 \sim 4$ 次。当脑膜发生急性或慢性充血时,脑脊液的容量增加,这是由于脉络丛的渗透压增加和血浆渗透作用加强的缘故。当急性或慢性脑膜炎时,由于炎症渗出的出现,也可使脑脊液容量增加。正常成人脑脊液总量为 $120 \sim 180 mL$(平均 150 mL),占体内水分总量的 1.5%,其分布如下:每个侧脑室约含 $10 \sim 15 mL$;第四脑室共约含 $5 \sim 10 mL$;脑蛛网膜下隙与各脑池(脚间池、桥脑池、小脑延髓池)共约含 $25 \sim 30 mL$;脊髓蛛网膜下隙含 $70 \sim 75 mL$。

脑脊液在侧脑室脉络丛生成后,在脑室和蛛网膜下隙进行循环:通过脑室间孔进入第三脑室;与第三脑室生成的脑脊液汇合,通过中脑导水管至第四脑室;第四脑室的脑脊液通过外侧孔和正中孔流至蛛网膜下隙;一部分向上至脑底各池;此后缓慢流至脊髓蛛网膜下隙,再返回向上流至大脑半球的蛛网膜下隙,通过大脑凸面蛛网膜颗粒渗入上矢状窦。简要地说,脑脊液循环步骤为:侧脑室→室间孔→第三脑室→中脑导水管→第四脑室→外侧孔和正中孔→脑和脊髓蛛网膜下隙→大脑凸面蛛网膜颗粒→静脉窦(上矢状窦)。通常脑脊液皆朝着一个方向流动,每时每刻都在不停地循环着。维持脑脊液循环主要靠流体静压(即蛛网膜下隙压力减去大脑静脉压力)与血液的渗透压。上矢状窦是大脑皮质静脉和脑脊液回流的必经途径,当上矢状窦发生感染性血栓形成时,将影响静脉血和脑脊液的回流。

二、脑脊液的吸收

一般认为,脑脊液的吸收通过下列三条途径:主要由脑顶和脑底部的蛛网膜绒毛吸收至静脉窦内,以上矢状窦之蛛网膜颗粒吸收尤为明显;部分脑脊液由软脑膜、蛛网膜的毛细血管吸收;小部分脑脊液还可由脑和脊神经根周围间隙及血管周围间隙等吸收。Wright(1971年)统计,约有 4/5 的脑脊液由脑的蛛网膜颗粒吸收,其余 1/5 的脑脊液大部分通过进入脊髓静脉的蛛网膜绒毛吸收。Johnston(1973 年)指出,脑脊液的吸收是通过蛛网膜颗粒的微小管系统进入上矢状窦。因此,脑脊液的吸收(ACSF)与蛛网膜下隙和上矢状窦的压力差(PCSF－PSS)以及脑脊液流经蛛网膜绒毛颗粒的阻力(Rav)有关,用公式表示如下:ACSF＝PCSF－PSS/Rav。如上矢状窦压力增高(PCSF－PSS 的值减少),则使蛛网膜绒毛微小管系统被压迫,以至关闭,这样脑脊液的吸收就减少,甚至停止。同理,当某些疾病使蛛网膜绒毛发生病变或阻塞时(Bay 增加),也可影响脑脊液的吸收。当静脉压继续增高时,可减少或使脑脊液吸收受阻。如果脊髓蛛网膜下隙有梗阻时,脑脊液吸收的速度就明显减慢。当感染性多发性神经根神经炎时,由于脑脊液蛋白显著增高,也可阻碍脑脊液的吸收。脑脊液的吸收与颅内压也有关系,曾有实验表明,在脑脊液压力升至 3922Pa(400mmH$_2$O)之前,脑脊液吸收速度与颅内压之间仍成正比;当压力降至 666Pa(68mmH$_2$O)以下时,脑脊液停止吸收;压力在 1098Pa(112mmH$_2$O)左右时,脑脊液的产生和吸收呈平衡状态。

三、脑脊液的功能

保护作用:脑脊液作为缓冲液保护脑和脊髓,减少或消除外力对脑脊液的冲击作用。颅脑外伤时,脑脊液一方面对脑组织起保护作用,减少暴力打击对脑部解剖和功能上的影响;另一方面,外伤后脑脊液产生量和质的相应变化,如出现脑脊液含血、颅内压升高或脑脊液漏引起的低颅压等,对于临床症状的发生和发展及其转归常有明显的影响。

调节作用:调节颅腔、脊髓腔的容积,维持血渗透压,保持颅内压的恒定。脑脊液的体积约占整个颅内容量的 10%,当脑脊液改变时可在一定程度上影响颅内压,但这种调节作用是有限的,可通过脑脊液的逐渐转移和缩短而达到。例如当颅内压增高时,颅内脑脊液可向椎管转移,或通过脑脊液的吸收加快或分泌减少,调节颅内压达到平衡。

代谢作用:参与脑脊液营养代谢,完成神经细胞与体液间物质代谢交换。即通过脑脊液的作用,将血液的营养物质和氧供给神经组织,并将神经组织内的废物和二氧化碳带至血液,同时调节神经系统的碱储备,调节和维持酸碱平衡。脑脊液对中枢神经系统的营养作用很重要,当脑脊液循环有梗阻时,可产生神经组织的萎缩。

(杜超)

第二节　脑脊液检验的适应证及标本采集

脑脊液一般用腰椎穿刺术(腰穿)获得,必要时用小脑延髓池穿刺术(池穿)或侧脑室穿刺术。腰椎穿刺的适应证:当怀疑任何形式的脑炎或脑膜炎时,必须经腰穿做脑脊液检查。怀疑多发性硬化以及评价痴呆和神经系统变性病变时,腰穿脑脊液检查对临床诊断有一定帮助。疑有蛛网膜下隙出血时,不能做头颅 CT 检查或不能与脑膜炎鉴别时,有必要做腰穿。评价炎性神经病和多发性神经根病时,脑脊液检查可提供有价值的信息。怀疑脑占位性病变时,腰穿脑脊液检查时可以找到肿瘤标志。神经系统疾患需系统观察或需椎管内给药、造影和腰麻等。

一、腰椎穿刺的主要禁忌证

实施腰穿取脑脊液时，一定要考虑是否有颅内压升高，如果眼底检查发现视乳头水肿，一定要先做 CT 和 MRI 检查。影像学检查如脑室大小正常且没有移位，后颅凹没有占位征象，方可腰穿取脑脊液，否则不能做腰穿。穿刺部位有化脓性感染灶。凝血酶原时间延长、血小板计数低于 $50 \times 10^9 / L$、使用肝素或任何原因导致的出血倾向，应该在凝血障碍纠正后方可腰穿。脊髓压迫症做腰穿时应该谨慎，因为腰穿可以使脊髓压迫症状加重。开放性颅脑损伤或有脑脊液漏者。

二、腰椎穿刺的并发症

腰穿后头痛：腰穿后头痛是最常见的一种并发症，发生机制是由于腰穿放出脑脊液后使颅内血管扩张、充血或静脉窦被牵拉而引起的，或者是由于放出脑脊液过多造成颅内压减低，使由三叉神经感觉支支配的脑膜及血管组织牵拉、移位引起头痛。

腰背痛及神经根痛：腰穿后的腰背痛是由于穿刺造成局部软组织损伤所致，当穿刺不当使穿刺针斜面与韧带呈垂直方向时，可以切断韧带的纵行纤维，使韧带失去正常张力从而产生腰背部的酸痛。

脑疝：腰穿时由于释放过多的脑脊液，使颅腔与椎管之间的幕上分腔与幕下分腔之间的压力增大，可促使脑疝的形成。患者腰穿后应去枕平卧 24h，严密观察病情，注意生命体征和观察瞳孔的变化。如发现头痛、颈痛、精神萎靡、瞳孔不等大、意识屏障加重等时，则应考虑发生脑疝的可能，积极采取脱水、降颅压等措施。

出血：一般腰穿有创伤性出血时，大多是刺破蛛网膜或硬膜下静脉，出血量少时，很少引起临床症状。当刺破大血管，如马尾的根血管时，即可能产生大量出血，临床上类似原发性蛛网膜下隙出血。

感染：由于消毒不彻底或无菌操作不严格，可能导致腰穿时的感染，包括脊柱骨髓炎、椎间盘感染、硬膜外脓肿和细菌性脑膜炎等。

三、腰椎穿刺的注意事项

腰椎穿刺前应注意有无颅内压增高症状和体征，必要时做眼底检查。颅内压增高时腰椎穿刺是相对的禁忌证，因为这时腰穿采取脑脊液有一定的危险性，可诱发脑疝，甚至导致死亡。但由于诊断上的需要必须做脑脊液检查者，腰穿要慎重。为安全起见，在腰穿前 $0.5 \sim 1h$ 可先用尿素或甘露醇静脉点滴，经过 $1 \sim 2h$ 后进行腰穿。心、肺功能不全及急性会厌炎患儿，在做充分的腰穿体位时，也可因而发生心跳与呼吸骤停，必须加以注意。腰穿后去枕平卧 24h，严密观察病情，经常注意生命体征和瞳孔的变化。如发现头痛剧烈、颈痛、精神萎靡、瞳孔不等大、意识障碍加重等，则有发生脑疝的可能，应积极采取脱水、降颅压等措施。放液不宜过速、过多，放出少量脑脊液（$1 \sim 2mL$），做最必要的检查。

四、标本的采集及注意事项

脑脊液标本由临床医生进行腰椎穿刺采集，必要时可从小脑延脑池或侧脑室穿刺获得。穿刺后应由医生做压力测定，正常脑脊液压力卧位为 $0.78 \sim 1.76kPa（80 \sim 180mmH_2O）$；儿童为 0.4～1.0kPa(40～100mmH$_2$O)。任何病变使脑组织体积或脑脊液量增加时,脑脊液压力均可升高。待压力测定后,将脑脊液分别收集于 3 个无菌小瓶(或试管)中,每瓶 1～2mL 即可,第 1 瓶做细菌学检查,第 2 瓶做化学或免疫学检查,第 3 瓶做细胞计数。标本采集后要立即送检、化验,一般不能超过 1h。因为放置时间过久,其性质可能发生改变,影响检验结果:细胞破坏或沉淀,与纤维蛋白凝集成块,导致细胞分布不均而使计数不准确;细胞离体后迅速变形乃至渐渐消失,影响分类计数;葡萄糖迅速分解,造成含糖量降低;细菌溶解,影响细菌(尤其是脑膜炎双球菌)的检出率。采集的脑脊液标本应尽量避免凝固和混入血液。

1.血性脑脊液的判断　腰穿引起人工出血与蛛网膜下隙出血的鉴别:腰穿操作可引起轻微的红细胞增多,有时很难与颅内出血相鉴别。脑脊液中的少量红细胞,确定是腰穿损伤了血管还是颅内出血,这对临床的鉴别诊断有一定的价值。

腰穿外伤:腰穿不顺利,损伤局部血管;腰穿外伤若出血不多,则血液与脑脊液混合不均匀,先有血液,以后逐渐清亮,前后标本颜色不一致;若出血较多,标本静置后血液自行凝固;标本静置,当红细胞沉于管底后,上层液澄清,潜血试验呈阴性;显微镜检查均为新鲜红细胞;腰穿压力多正常。

蛛网膜下隙出血:腰穿顺利,无损伤;血液与脑脊液混合均匀,前后几个标本颜色相同;标本静置后,血液不会凝固;当红细胞沉于管底后,上层液为淡黄色,潜血试验呈阳性;显微镜检查为陈旧红细胞(细胞破碎,边缘不整);腰穿压力常增高。

在腰穿外伤与蛛网膜下隙出血的鉴别诊断上,可做以下 3 种试验。①三管试验:先后用 3 个试管分别采取脑脊液进行比较,若第 1 管至第 3 管颜色逐渐变淡,红细胞计数也逐渐减少,则为人工损伤性出血;而蛛网膜下隙出血,则 3 管的颜色是一致的,红细胞计数大致相等。②离心试验:盛有脑脊液的试管经离心沉淀后,上层液若为无色、透明,则大多为人工损伤性出血;若上清液呈橘红色或黄色时,则大多为蛛网膜下隙出血。③潜血试验:人工损伤性出血时,由于红细胞尚未溶解,其上清液中无游离血红蛋白,故潜血试验呈阴性;而蛛网膜下隙出血 2h 后,由于游离血红蛋白的出现,潜血试验呈阳性。

2.含血脑脊液中白细胞计数的校正　出血初期在 12h 以内,可以按红细胞:白细胞＝(700～1000):1 的比例计算,更精确的计算可按下列公式:W＝W$_F$＋[W$_B$×R$_F$/R$_B$],式中 W —含血脑脊液中的白细胞校正数;W$_F$—含血脑脊液中的未校白细胞数;W$_B$—周围血中的白细胞数;R$_F$—含血脑脊液中的红细胞数;R$_B$—周围血中的红细胞数。

出血 24h 后,红细胞溶解,加上出血刺激脑膜,使得白细胞大量增加,就不能用上述规律计算。其增加的种类开始为中性粒细胞,以后为淋巴细胞,再后为单核细胞。

3.出血量的估计　根据红细胞的数量,可通过下列公式计算:出血量(mL)＝[脑脊液中红细胞数×平均脑脊液量(150mL)]/周围血中红细胞数。

4.出血时间的估计　根据红细胞溶解破坏产生的氧合血红蛋白和胆红质量的差异,导致脑脊液颜色不同,可以大致估计出出血时间。出血时间在 2～4h,脑脊液上清液可无颜色变化;出血时间在 4～12h 后,由于开始溶血,脑脊液因含氧合血红蛋白,呈橘红色或粉红色;出血时间在 1.5～3.5d,脑脊液中因出现胆红质而呈橙黄色;以后逐渐吸收而呈黄色或淡黄色,约 3 周后转为正常。

(杜超)

第三节　一般检查

正常脑脊液外观无色、透明,比重为1.003～1.008(平均为1.005),pH为7.35～7.40,呈弱碱性,脑脊液pH较血pH稳定。脑脊液的酸碱状态主要受以下因素影响:血液和脑脊液间在不同部位的CO_2弥散量;通过血脑屏障,H^+和HCO_3^-的分布;从脑神经细胞释放的酸性代谢产物的速度等。

一、压力检查

压力测定是脑脊液检查的必需项目。如上所述,压力测定一定要在患者完全放松的情况下进行,否则压力测定值会高。压力测定的方法有压力计法和流速法。压力计包括压力管和压力表两种。当腰穿和其他穿刺成功后,接上压力管或压力表,即可见脑脊液压力逐渐上升。嘱患者充分放松,其上界可见一定幅度的脑脊液而不再上升,记录此时的压力,即为初压。正常情况下,脑脊液压力值因不同的穿刺部位和不同体位测定时,脑脊液压力测定有所不同。不同年龄的脑脊液压力有所区别,一般儿童脑脊液压力较成人低。对于腰穿的卧位压力,儿童为490～981Pa(50～100mmH$_2$O),婴儿为294～785Pa(30～80mmH$_2$O),新生儿为127～637Pa(13～65mmH$_2$O)。脑脊液压力测定受下列因素影响:①呼吸:脑脊液压力随深呼吸而产生的波动为98～196Pa(10～20mmH$_2$O),以胸式呼吸的影响为主,吸气时脑脊液压力降低,如呼吸性波动消失,提示椎管内有梗阻。②脉搏:脑脊液随脉搏而产生的波动为20～39Pa(2～4mmH$_2$O)。③用力憋气:用力憋气时,可使脑脊液压力升高98～490Pa(10～50mmH$_2$O)。脑脊液压力测定的临床意义如下。

（一）颅内压增高

侧卧位腰穿脑脊液压力高于1961Pa(200mmH$_2$O)时为颅内压增高,导致颅内压增高有以下原因:脑组织水肿和肿胀;脑脊液循环通路梗阻;脑脊液分泌增加或吸收障碍造成的脑脊液增多;硬脑膜内体积增加;脑瘤组织增生;颅内静脉窦淤血或静脉窦血栓;颅内循环血液量增加;动脉压急剧增高;颅脑外伤、颅内感染;静脉滴入大剂量低张溶液;维生素A过多使脑脊液分泌增加;慢性低血钙时血脑屏障通透性增加。

（二）颅内压降低

侧卧位腰穿压力低于588Pa(60mmH$_2$O)时称为颅内压降低,颅内压降低常见于以下几种原因:近期内反复多次腰穿,脑脊液大量丢失;持续脑室引流;脑脊液鼻漏;脉络丛分泌的反射性抑制;枕骨大孔下或椎管内梗阻;频繁的呕吐、腹泻、进食少或慢性消耗引起的脱水;颅内放射治疗;脊髓麻醉;颅内手术后;恶病质;全身性疾病使丘脑下部功能失调;腰穿之前使用脱水药;胰岛素休克。正常情况下,脑积液压力随着脉搏的波动而波动,这种波动随着脑脊液压力的变化而不同,当颅内压增高时波动明显,当颅内压降低时波动减弱。

如果脑脊液波动消失,常常提示:椎管梗阻;脑脊液蛋白增高,黏度增大;枕骨大孔疝形成。

二、颜色

正常脑脊液为无色透明。临床意义:红色主要由于穿刺损伤、蛛网膜下隙或脑室出血引起。黄色可因出血、梗阻、淤滞、黄疸等引起黄变症,有很重要的临床意义。陈旧性蛛网膜下隙或脑室出血,由于红细胞缺乏蛋白质和脂类对膜稳定性的保护,很易破坏、溶解,出血4~8h即可出现黄色。停止出血后,这种黄色仍可持续3周左右。椎管梗阻如髓外肿瘤、格林巴利综合征,当脑脊液蛋白质量超过1.5g/L时,颜色变黄,其黄色程度与蛋白质含量呈正比,且梗阻的部位越低,黄变越明显。重症黄疸、黄疸型传染性肝炎、肝硬化、钩端螺旋体病、胆管梗阻、核黄疸、新生儿溶血性疾病时,由于脑脊液中胆红质增高,可呈黄染。如黄疸和血脑屏障通透性改变长期存在,甚至血清中低浓度的胆红质也可造成脑脊液的黄变症。化脓性脑膜炎、重症结核性脑膜炎时,因脑脊液蛋白质含量明显增加而呈淡黄色或黄色。当颅内静脉血液循环和脑脊液循环有淤滞时,由于红细胞从血管内渗出,因而产生脑脊液变黄。脑膜、大脑皮质和白质毛细血管淤滞时,也可呈黄变。白色或灰白色多因白细胞增多所致,常见于化脓性脑膜炎。褐色或黑色常见于脑膜黑色素瘤及黑色素肉瘤等。绿色见于绿脓杆菌性脑膜炎、急性肺炎链球菌性脑膜炎及甲型链球菌性脑膜炎等。

三、透明度

正常脑脊液为清晰透明。临床意义:病毒性脑炎、神经梅毒、轻型结核脑膜炎、脊髓灰白质炎等脑脊液也可呈透明外观。脑脊液中的细胞如超过$300×10^9$/L时则变为浑浊。蛋白质含量增加或含有大量细菌、真菌等也可使其浑浊。结核性脑膜炎常呈毛玻璃样微混。化脓性脑膜炎常呈明显脓样浑浊。

四、薄膜或凝块

观察方法:当脑脊液内蛋白质(包括纤维蛋白原)增至10g/L以上时,可出现薄膜或沉淀。化脓性脑膜炎往往在1~2h内形成薄膜、凝块或沉淀。结核性脑膜炎在12~24h形成膜状物或纤细凝块,取此膜涂片查结核分枝杆菌,阳性检出率高。神经梅毒可以出现小絮状凝块而不形成薄膜。蛛网膜下隙阻塞时,其远端部位的脑脊液因蛋白质含量高常呈黄色胶胨状。

临床意义:凡可能有纤维蛋白析出的脑脊液标本,如临床上疑为结核性脑膜炎时,应保留标本,最好静置24h,观察有无凝块或薄膜形成。正常脑脊液放置24h不形成薄膜,无凝块和沉淀。当脑脊液内蛋白质(包括纤维蛋白原)增至10g/L以上时,可出现薄膜或沉淀。化脓性脑膜炎往往在1~2h内形成薄膜、凝块或沉淀。结核性脑膜炎在12~24h形成膜状物或纤细凝块,取此膜涂片查结核杆菌,阳性检出率高。神经梅毒可以出现小絮状凝块而不形成薄膜。蛛网膜下隙阻塞时,其远端部位的脑脊液因蛋白质含量高常呈现黄色胶胨状。

五、显微镜检查

通过脑脊液细胞和外周血细胞间的对比研究以及脑脊液细胞改变的动态观察,可了解某些疾病的发病机制、中枢神经系统的免疫特性和中枢神经系统的病理演变过程,为临床诊断和治疗提供更多的理论依据。

六、脑脊液细胞的来源及功能

在正常情况下,脑脊液中细胞很少,其中大多数为淋巴细胞,少数为单核样细胞,偶见中性粒细胞、嗜酸性粒细胞。但在病理情况下,脑脊液中的细胞可迅速增加,出现各种激活状态的细胞。这些细胞一方面可提示不同原因所致的病变存在,另一方面也反映了脑脊液细胞在各种疾病状态下的作用。动物实验和人体研究证实,脑脊液细胞主要来源于血液中的细胞。在病理情况下,脑脊液中的淋巴细胞和单核样细胞尚可通过自身分裂进行增殖。脑脊液这些细胞的去向主要通过淋巴系统引流,变性和血液回流也是脑脊液细胞的重要去向之一。脑脊液细胞的功能因细胞种类不同而功能各异。淋巴细胞及其各种亚群是免疫反应的主要活性细胞,参与体液和细胞免疫反应,并对免疫反应有调节作用;单核吞噬细胞除具有吞噬作用外,还具有抗原的提纯、免疫调节及分泌等重要的生物学功能;中性粒细胞在许多类型的感染过程中首当其冲,具有趋化、吞噬和杀菌作用;嗜酸性粒细胞除具有吞噬和杀菌作用外,还参与变态反应的调节和抗寄生虫感染。脑脊液细胞基于近代细胞学、免疫学理论,分为免疫活性细胞(小淋巴细胞、转化型淋巴细胞、淋巴样细胞、浆细胞)、单核吞噬细胞(单核细胞、激活型单核样细胞、巨噬细胞)、多形核粒细胞(嗜中性粒细胞、嗜酸性粒细胞)、脑脊液腔壁细胞(脉络丛细胞、室管膜细胞、蛛网膜细胞)、肿瘤细胞和污染细胞(软骨细胞、骨髓细胞)六大类。

七、细胞计数

(一)细胞总数

器材及试剂同红、白细胞计数。操作:澄清的脑脊液可混匀后用滴管直接滴入计数池,计数 10 个大方格内红、白细胞数,其总和即为每升的细胞数。再换算成每升脑脊液中的细胞数。如细胞较多,可计数一大方格内的细胞数×10,即得每升脑脊液中细胞数。浑浊或带血的脑脊液可用血红蛋白吸管吸取浑浊的脑脊液,加入含 0.38mL 红细胞稀释液的小试管中,混合后加入计数池内,用低倍镜计数 4 个大方格内的细胞数,乘以 50,即每升脑脊液的细胞数。

(二)白细胞数

非血性标本:小试管内放入冰乙酸(1~2)滴,转动试管,使内壁沾有冰乙酸后倾去,然后滴加混匀的脑脊液(3~4)滴,几分钟以后,混匀充入计数池,按细胞总数操作中的红、白细胞计数法计数。血性标本:将混合的脑脊液用 1% 冰乙酸溶液稀释后进行计数。为除去因出血而来的白细胞,用下式进行校正。每升脑脊液内白细胞校正=每升脑脊液内红细胞×每升血液内白细胞数/每升血液内红细胞数。

(三)参考值

正常人脑脊液中无红细胞,仅有少量白细胞。成人:$(0~8)×10^6/L$ 多为淋巴细胞及大单核细胞,两者之比约为 1:3,偶见内皮细胞。

细胞分类:①直接分类法:白细胞计数后,将低倍镜换成高倍镜,直接在高倍镜下根据细胞核的形态分别计数单个核细胞和多核细胞,应数 100 个白细胞,并以百分率表示。若白细胞少于 100 个,应直接写出单核、多核细胞的具体数字。②染色分类法:如直接分类不易区分细胞时,可将脑脊液离心沉淀,取沉淀物 2 滴,加正常血清 1 滴,推片制成薄膜,置室温或 37℃温箱内待干,进行瑞氏染色后油镜分类。如见有不能分类的白细胞,应另行描述报告,如脑膜白血病或肿瘤时。

八、常规检查的注意事项

脑脊液采集后应在 1h 内进行计数,如搁置过久,细胞破坏,或沉淀与纤维蛋白凝成块,导致计数不准。标本必须摇匀方可滴入计数室,否则影响检验结果。穿刺损伤血管,导致血性脑脊液,此时细胞总数计数已无意义,白细胞计数亦须校正才有临床价值。通常的做法是:将混匀的脑脊液用1%冰乙酸溶液稀释后进行计数,为排除血性脑脊液中红细胞的影响,可用以下公式进行校正。校正后脑脊液白细胞数=未校正脑脊液白细胞数-[脑脊液红细胞数×周围血白细胞数/周围血红细胞数]细胞计数时,如发现较多的红细胞有皱缩或肿胀现象,应予以描述报告,以协助临床医生鉴别陈旧性或新鲜出血等。

细胞计数时,须注意红细胞或淋巴细胞与新型隐球菌相区别:新型隐球菌具有"出芽"现象,不溶于乙酸,滴加0.35mol/L乙酸后,显微镜下仍保持原形,而红细胞被乙酸溶解消失,淋巴细胞的核和胞浆则更为明显。加印度墨汁(或优质绘图细墨汁)1滴,加盖玻片,高倍镜下见新型隐球菌有厚荚膜,不着色,而红细胞和淋巴细胞无此现象。涂片固定时间不能太长,以免细胞皱缩,使分类计数发生困难。更不能高温固定。

九、脑脊液细胞的临床意义

正常脑脊液中白细胞为$(0\sim5)\times10^6/L$,主要是单核细胞,没有中性粒细胞。若白细胞超过$10\times10^6/L$则有病理意义,如出现中性粒细胞和浆细胞则可视为异常。儿童脑脊液的白细胞数较成人稍多,1岁以内的正常婴儿白细胞数可达$10\times10^6/L$,而早产儿及新生儿的白细胞在$30\times10^6/L$以内仍可达正常范围,但中性粒细胞不应超过$5\times10^6/L$。脑脊液内中性粒细胞增多,主要见于脑膜炎症(特别是急性炎症的渗出期)、出血和脑挫伤等。患脑瘤时脑脊液一般不出现中性粒细胞。中枢神经系统或脑膜疾患时(主要是感染性疾患),脑脊液白细胞增多。中性粒细胞占优势,常见于急性细菌性感染,或慢性感染急性发作时;急性细菌性脑膜炎时,脑脊液中性粒细胞可达90%以上。淋巴细胞占优势,常见于急性病毒性感染、急性细菌性感染的恢复期、慢性细菌性或霉菌性感染、梅毒螺旋体感染、肉芽肿和脑膜癌等。脑脊液中出现嗜酸性粒细胞是少见的,主要见于脑寄生虫病,如脑囊虫病、包虫病、血吸虫病、肺吸虫病、肺吸虫病、弓形体病、旋毛虫病、棘球蚴病和锥虫病等,也可见于嗜酸性粒细胞增多症、嗜酸性粒细胞脑膜炎、异物、淋巴瘤等。有些脱髓鞘病患者,脑脊液中嗜酸性粒细胞也可增多,但周围血中嗜酸性粒细胞并不增多,这可认为是中枢神经系统过敏性反应。荨麻疹或支气管哮喘者脑脊液中也可发现嗜酸性粒细胞。当中枢神经系统感染而脑脊液白细胞增多时,也可见嗜酸性粒细胞,但常少于白细胞总数的1%;如嗜酸性粒细胞增多,超过白细胞总数的10%时,则提示为特异性感染或变态反应性疾患。慢性脑膜炎或脑脊液中,如出现嗜酸性粒细胞超过2个月,则更多要考虑到脑寄生虫病的可能。当鞘内注射物,如青霉素、链霉素、异烟肼、可的松、碘油(碘化油、碘苯脂)时,脑脊液中白细胞也可增多,这是由于异物刺激所致。脑室碘油造影后,在数天内脑脊液中白细胞和蛋白均有不同程度的增多。值得注意的是,脑脊液中白细胞增多是脑膜刺激的表现,但这种刺激不一定都是感染性的,如蛛网膜下隙出血、脑膜或脑室系统肿瘤、白血病、系统性红斑狼疮、结节病等,脑脊液中白细胞也可增多,这是反应性的增多。浆细胞和淋巴样细胞只在病理性脑脊液中出现,其胞浆具有产生免疫球蛋白的功能。脑脊液中浆细胞和淋巴样细胞的出现,提示中枢神经系统有感染,特别是病毒感染,可见于亚急性或慢性炎症过程,如亚急性硬化性全脑炎、病毒性脑炎、多发性硬化症、中枢神经系统变性疾病、迟发性过敏型反应和某些恶性脑瘤等。浆细胞和淋巴样细胞是IgG增多的反应,正常脑脊液中没有吞噬细胞,如出现吞噬细胞,多见于中枢神经系统出血、炎症、外伤等,最常见于蛛网膜下隙出血。肿瘤细胞出现在脑、脊髓或软脑膜恶性肿瘤，特别是肉瘤，如黑色素肉瘤或髓母细胞瘤（好发于儿童）。Marks 和 Marrack 指出，弥漫性癌肿、脑膜黑色素细胞瘤、髓母细胞瘤时，脑脊液细胞形态学检查阳性率很高，其次是脉络丛乳头瘤、胶质细胞瘤、室管膜瘤和淋巴瘤。脑脊液中肿瘤细胞的特征：直径常超过 $20\mu m$，多核型，常含两个以上的核和核仁，核中胞浆的比率高，常见有丝分裂活动。骨髓性或淋巴性白血病时，脑脊液中可见髓细胞，偶见巨噬细胞。

十、常见脑、脑膜疾患的脑脊液细胞学特征

脑脊液细胞检查是脑、脑膜感染性疾病的一项极有价值的辅助诊断手段，也是评价疾病疗效和判断预后的一项很有意义的实验室检查技术。因中枢神经系统感染性疾病的致病菌不同，它们所引起的脑脊液细胞改变各有差异，因此了解和掌握这些细胞变化规律则有利于做出正确的临床诊断。一般中枢神经系统感染性病变的脑脊液细胞改变大致可分为三个时期：即以粒细胞反应为主的急性炎症期，以淋巴样细胞反应为主的亚急性增生期及以单核样细胞反应为主的修复期。但在不同致病菌感染时，三个时期的持续时间各不相同。①细菌性化脓性脑膜炎：第一期反应最为明显。在发病初期，由于细菌毒素作用，细胞总数显著增多，一般为 $(500\sim20000)\times10^6/L$，尤其是脑膜炎双球菌性脑膜炎细胞总数增多最为明显。急性期中性粒细胞占绝对优势（$90\%\sim95\%$），淋巴细胞仅为 $5\%\sim10\%$。经治疗后病情有改善时，细胞总数迅速下降，特别是中性粒细胞急剧下降，免疫活性细胞和单核吞噬细胞相对或绝对增高。在细菌性脑膜炎的修复期，细胞总数明显下降，不再有中性粒细胞，此期可持续数周，淋巴细胞逐渐减少，单核吞噬细胞逐渐增多。嗜酸性粒细胞可出现在化脓性脑膜炎的任何时期，特别在第三期更为多见。②结核性脑膜炎：第二期反应最为明显。细胞总数可升高，一般情况下不超过 $500\times10^6/L$。大多数起病初期为中性粒细胞、淋巴细胞反应，其中中性粒细胞占优势（占 $60\%\sim70\%$，并非绝对优势）。随着病情发展，淋巴细胞、激活淋巴细胞、单核细胞和浆细胞的比例增加。中性粒细胞、淋巴细胞、激活淋巴细胞、单核细胞和及浆细胞同时存在是结核性脑膜炎的特点，这种混合型细胞反应一般持续时间较长，短时间内常无明显变化。在亚急性期，经过适当治疗后，病情好转，中性粒细胞下降或消失，以淋巴细胞及单核细胞为主。③病毒性脑膜炎：不管治疗如何，均很快从粒细胞反应期进入亚急性期。细胞总数轻度升高，细胞计数多为 $(50\sim500)\times10^6/L$，以淋巴细胞、淋巴样细胞和浆细胞为主，但在疾病的早期可出现短暂的嗜中性粒细胞占优势。这种急性期历时短暂，是病毒性脑膜炎的特点。但流行性乙型脑炎以中性粒细胞为主。④真菌性脑膜炎：以新型隐球菌脑膜炎常见，细胞总数可轻度升高，细胞反应以混合性细胞反应，多数病例早期以嗜中性粒细胞占优势，尔后以淋巴细胞占优势。但也有一开始就以小淋巴细胞为主，尚可出现浆细胞，偶见嗜酸性粒细胞和巨噬细胞。⑤寄生虫脑病：脑脊液细胞总数可正常或轻度增加，一般不超过 $100\times10^6/L$，以淋巴细胞占优势，极少数处于急性期的患者可以是中性粒细胞占优势，有时可见浆细胞。寄生虫脑病的特点是嗜酸性粒细胞增多。⑥中枢神经系统肿瘤：细胞总数可正常或轻度增高，以淋巴细胞为主，有时可见肿瘤细胞。脑室、蛛网膜下隙出血及出血性脑炎可出现均匀性的血性脑脊液，除血细胞大量增加外，在脑脊液中也出现周围血中的各种血细胞，其中大多以中性粒细胞为主。

十一、蛋白质

脑脊液蛋白质含量明显低于血浆蛋白含量,脑脊液蛋白浓度仅相当于血浆蛋白的0.5%,即为200～400mg/L。脑脊液自脉络丛产生,在到达脊髓的过程中浓缩,故不同部位的蛋白含量也有所不同,通常脑室蛋白比小脑延髓池和脊髓蛛网膜下隙要少,一般不超过200mg/L。不同年龄组的脑脊液蛋白总量也略有不同,如儿童100～200mg/L,老年人(50岁以上)300～400mg/L。正常脑脊液蛋白总量不超过400mg/L,其中绝大部分为白蛋白,而球蛋白仅微量(不超过50mg/L),没有优球蛋白和纤维蛋白原。

(一)脑脊液蛋白增高形成的原理

1.椎管梗阻 脊髓压迫症,如脊髓肿瘤、肉芽肿、硬膜外脓肿、粘连性脊髓蛛网膜炎、脊椎结核、椎间盘脱出等,可造成椎管部分或完全梗阻。当椎管完全梗阻时,使脑与脊髓蛛网膜下隙互不相通,血浆由脊髓中的静脉渗出,脑脊液蛋白增高最显著,有时竟达30.0～50.0g/L。梗阻部位越低,蛋白含量越高,如马尾病变,有时可出现脑脊液自凝现象。

2.颅内占位性病变 如脑瘤、脑脓肿肉芽肿、颅内血肿等,均可引起脑脊液循环通路梗阻,导致脑脊液蛋白增高。尤其是脑室附近和小脑脑桥角肿瘤时,脑脊液蛋白增高较明显。

3.脑膜和脉络丛毛细血管通透性增高 促使多量的白蛋白、纤维蛋白渗入脑脊液内。脑脊液蛋白增高也标志着血脑屏障的破坏,常见于中枢神经系统感染,如脑炎、脑膜炎、蛛网膜炎、脑脓肿、麻痹性痴呆、脑囊虫病等。脑部感染时脑膜和脉络丛毛细血管通透性增高,因而促使蛋白分子易于通过,首先是白蛋白增高,然后球蛋白和纤维蛋白增高,后两者仅在严重的脑膜炎或椎管完全梗阻时才出现。

4.血性脑脊液 脑血管畸形或动脉瘤破裂、高血压病、脑动脉硬化症、风湿性或结核性脑脉管炎、大动脉炎、急性白血病、血小板减少性紫癜、血友病、系统性红斑狼疮等,引起脑出血或蛛网膜下隙出血时,血性脑脊液可使蛋白含量增高。脑出血时脑脊液可高达20g/L。

5.神经根病变 如急性感染多发性神经根—神经炎时,脑脊液蛋白增高较明显,出现蛋白细胞分离现象,在发病2～3周达高峰。腰骶神经根病时,由于神经根的刺激,脑脊液蛋白也可增高。

6.退行性变 脑软化时因有异化脑组织的存在,可使脑脊液蛋白增高,尤其是软化灶累及脑室系统或大脑皮质时,蛋白增高更为显著。

7.代谢障碍 尿毒症、黏液水肿、糖尿病、Adddison氏病等,特别是伴有神经系统并发症时,脑脊液蛋白增高。

8.血浆蛋白的改变 血浆蛋白的改变也可反映到脑脊液中来,如肝硬变、结节病、胶原性疾患、淋巴肉芽肿时,血和脑脊液中γ球蛋白增高;多发性骨髓瘤时,血和脑脊液中β球蛋白增高。

9.脊髓麻醉 腰麻后由于药物的刺激,也可引起脑脊液蛋白增高。Black曾研究200例腰麻患者脑脊液的变化,其中20例腰麻后3个月内的患者,脑脊液蛋白轻度增高,以腰麻第1～13d蛋白增高最明显。

(二)蛋白质定性检查

1.脑脊液蛋白质定性的方法 常用的方法有Pandy试验、硫酸铵试验和李文生试验。

(1)Pandy试验:需要的脑脊液标本量少,操作简单,结果观察较为明确,临床实验室常用此法,但过于敏感,一部分正常人亦出现极弱阳性(±)结果。

（2）硫酸铵试验：操作较为复杂，而且不如 Pandy 试验敏感。但该试验能分别测试球蛋白和白蛋白，故特异性高于 Pandy 试验，一旦试验阳性，其诊断价值较大。

（3）李文生试验：并非鉴别脑膜炎的特异性试验，由于沉淀物面不平，往往不易测量，有时两管中沉淀物相仿，亦难以判断。因此仅在实验室条件较差时考虑应用。

2.脑脊液蛋白定性试验的注意事项　红细胞过多时，须离心沉淀，吸取上清液进行试验；试验中所用试管和滴管须十分洁净，否则容易出现假阳性结果；苯酚或硫酸铵试剂如不纯，可引起假阳性反应；室温低于 10℃，苯酚饱和度低，亦可引起假阴性结果。

3.正常脑脊液蛋白定性参考值　正常脑脊液中蛋白质含量仅及血浆蛋白的 5%，即 0.2～0.4g/L，而且以白蛋白为主，故蛋白定性试验阴性。

（三）蛋白质定量测定

正常时脑脊液的蛋白质含量较其他体液均低，因此测定时需选用敏感的方法。测定脑脊液蛋白质的方法很多，主要围绕提高敏感度及白蛋白和球蛋白含量在形成浊度与成色上一致。常用的方法有：考马斯亮蓝法、磺基水杨酸－硫酸钠浊度法、邻苯三酚红钼络合法。染料结合法如考马斯亮蓝法，虽然灵敏度很高，但对球蛋白显色较浅而使结果偏低，因为脑脊液中的蛋白质主要为白蛋白，所以有人认为考马斯亮蓝法对球蛋白的显色过浅，不会影响该法的临床应用价值，该法形成的考马斯亮蓝－蛋白质复合物易黏附器皿，影响比色杯，因此测定后必须用 95%乙醇或甲醇清洗。浊度法如磺基水杨酸－硫酸钠浊度法虽然操作简单，但敏感性不如考马斯亮蓝法，必须先经离心沉淀，以排除细胞及细胞蛋白的影响。浊度法是难得到准确结果的测定方法，影响因素较多，但因操作简便，结果对临床有诊断意义，故仍为大多数实验室采用。所以在操作时应注意实验时的温度、操作手法对形成浊度等的影响。脑脊液蛋白浓度过高时，一定要稀释后进行测定，否则对结果影响较大。本法加试剂后，10min 内浊度进行性增加，到 10min 时达到顶点。因此必须严格掌握时间，才能得到正确结果。化学结合法，如邻苯三酚红钼络合法灵敏度同考马斯亮蓝 G－250，色素不吸附器皿，邻苯三酚红试剂国产价廉，故应用较多。

十二、葡萄糖

正常脑脊液中葡萄糖浓度因不同年龄和不同采集部位有所区别，成人为 2.5～4.4mmol/L；10 岁以下儿童为 1.9～4.7mmol/L；10 岁以上儿童为 2.8～4.4mmol/L；新生儿为 3.9～5.0mmol/L。成人腰穿脑脊液为 2.5～4.4mmol/L；小脑延髓池脑脊液为 2.8～4.2mmol/L；脑室脑脊液为 3.0～4.4mmol/L。

脑脊液中葡萄糖含量取决于以下几种因素：血液葡萄糖的浓度；血脑屏障的通透性；脑脊液中葡萄糖的酵解程度；携带运转系统的功能。

正常脑脊液中葡萄糖与血液中葡萄糖呈恒定的比值，过去认为是由于血脑屏障可以通透葡萄糖所致；后来认识到这种通透并不是简单的弥散，而是膜运转，称为携带运转或携带弥散。Fishmen 等假设在血脑屏障的细胞膜表面有一种活动物质，可以从血液中结合非脂溶性物质如葡萄糖，通过细胞膜运输到脑脊液中，这携带运转系统周而复始，往返不已地从血液中结合葡萄糖，又释放到脑脊液中去，从而保证了一定的脑脊液葡萄糖浓度。

（一）脑脊液葡萄糖减低的原因

1.脑部细菌性或霉菌性感染　如化脓性或结核性、隐球菌性脑膜炎时，因细菌、霉菌与破坏的细胞都能释放出葡萄糖分解酶,使葡萄糖变为乳酸,而导致葡萄糖减低。此外,由于细菌或霉菌毒素引起中枢神经系统的代谢改变,或脑膜炎症细胞的代谢产物抑制了膜携带运转功能,致使葡萄糖由血向脑脊液运输发生障碍,于是脑脊液中糖减低。Sifontes 曾对结核性脑膜炎患者进行观察,当由静脉注射高渗葡萄糖,使其血糖急剧增高时,脑脊液中葡萄糖并不相应增高,而仅轻微增高,这也可以说明在结核性脑膜炎时确实有运转功能的障碍。

脑脊液中糖减低的程度,与细菌、霉菌的生物学特性、发病的急缓、病程的长短、病情的轻重、治疗的效果,以及机体的反应性有关。急性化脓性脑膜炎时,脑脊液中葡萄糖减低出现很早,而且比较显著,尤其是患脑膜炎双球菌和肺炎双球菌性脑膜炎,在发病 24h 内脑脊液中葡萄糖可迅速降到 1.1mmol/L 以下或微量,在疾病发展至高峰时,脑脊液中葡萄糖可消失。结核性脑膜炎或隐球菌性脑膜炎时,脑脊液中葡萄糖减低较急性化脓性脑膜炎出现得晚,程度也较轻。在结核性脑膜炎的初期,脑脊液中葡萄糖仍可正常,一周以后渐渐减低。慢性隐球菌性脑膜炎时,脑脊液中葡萄糖可降至微量。其他霉菌感染如毛霉菌病、放线菌病和酵母菌病等,脑脊液中葡萄糖也可减低。

2.脑寄生虫病 脑囊虫病、锥虫病、血吸虫病、肺吸虫病、弓形体病等,均可使脑脊液中葡萄糖减低。

3.脑膜肿瘤 弥散性脑膜肿瘤浸润时,脑脊液中葡萄糖减低,甚至消失。这是由于:

(1)活动的癌细胞可将葡萄糖分解。

(2)癌细胞能使碳水化合物的代谢不正常。

(3)脑膜癌肿可阻滞糖通过血脑屏障,从而不能维持血液和脑脊液的正常比例,但血糖却在正常范围。这种情况可见于各种类型的肉瘤、髓母细胞瘤、神经胶质母细胞瘤、星形细胞瘤、脉络丛原发性肿瘤、黑色素瘤、某些未分化的脑膜瘤和淋巴性白血病等。黑色素瘤时,脑脊液糖可降至 0.4~1.0mmol/L。胃、肺、乳腺和胰腺癌转移至脑膜时,也可使脑脊液中葡萄糖减低,癌细胞利用葡萄糖来增生可能是一个因素。

4.低血糖 由于血糖含量减低,而脑脊液中葡萄糖也随之减低,特别是低血糖性昏迷以及胰岛素过量所致的低血糖状态时,脑脊液中葡萄糖明显减低。

5.神经梅毒 主要见于梅毒性脑膜炎和麻痹性痴呆。

6.其他 结节病侵犯脑膜时,脑脊液中葡萄糖也可减低。脑脊液糖减低还可见于头部放射治疗或中暑等。Blokhin 曾做动物实验,用 X 线照射狗的颞部,脑脊液糖可暂时减低。这说明反应性炎症引起的早期血管改变是一个因素。

另外,还有一种情况是脑脊液标本未加盖保护,暴露于空气中的时间较长,在进行化验时,由于空气中有许多杂菌可将脑脊液葡萄糖分解,而使糖减低,以致被临床医生误认为是病理变化。因此,决不能单凭某一化验结果来判断,必须紧密地结合临床症状和体征,以及其他检查,全面地掌握第一手资料,进行科学分析。

(二)脑脊液葡萄糖增高的原因

1.病毒感染 见于某些病毒性脑炎、脑膜炎,特别是流行性乙型脑炎。

2.脑或蛛网膜下隙出血 血糖相当于脑脊液糖的 1 倍,如出现血性脑脊液,则使糖含量增高。脑出血或蛛网膜下隙出血时常损害丘脑下部,影响碳水化合物代谢。

3.丘脑下部损害 急性颅脑外伤、一氧化碳中毒、缺氧性脑病、感染中毒性脑病、脑炎、脑出血(尤其是脑室出血)、弥漫性脑软化等,由于脑部弥漫性损害,常累及丘脑下部,通过植物神经系统,促进肾上腺素分泌增多,促进糖原分解,引起血糖增高,继而脑脊液中葡萄糖增高。

4. 影响脑干的急性颅脑外伤和中毒　Biemond 报告急性脑干损伤和中毒,可引起脑脊液中葡萄糖增高。

5. 糖尿病或静脉注射葡萄糖后　患糖尿病时血糖增高,而脑脊液中葡萄糖也随之增高。严重糖尿病患者的脑脊液中可发现酮体,而且可在糖尿病性昏迷以前出现。静脉注射大量葡萄糖后,血糖和脑脊液中葡萄糖也增高。当静脉输入葡萄糖后,血及脑脊液中葡萄糖的平衡约需 1～2h,对此类患者需同时测定血糖,以资对比。

6. 早产儿和新生儿因血脑屏障通透性较高,脑脊液中葡萄糖也可增高,并无病理意义。

7. 其他　精神分裂症时脑脊液中葡萄糖也可增高。脑脊液中葡萄糖定量测定方法与血浆葡萄糖测定法相同,只是由于脑脊液中葡萄糖含量仅为血糖的 3/5,故为了提高测定的灵敏度,可将标本用量加倍,最后计算结果除以 2 即可。常用的方法有:邻甲苯胺法、葡萄糖氧化酶法等。

脑脊液中葡萄糖定量测定注意事项:①脑脊液中葡萄糖增高的意义虽然不大,但常可掩盖糖减低的真相,故也值得注意,以防止一种倾向掩盖另一种倾向。②标本采集后应立即测定,尤其是细菌感染的标本,为了防止葡萄糖酵解,应加入氟化钠。

正常脑脊液内葡萄糖含量仅相当于血糖的 50%～80%,早产儿及新生儿因血脑屏障通透性增高,故葡萄糖含量比成人高,一般认为无病理意义。葡萄糖增高见于:①早产儿及新生儿。②饱餐或静脉注射葡萄糖后。③血性脑脊液。④影响到脑干的急性外伤或中毒。⑤糖尿病等。

葡萄糖降低是由于微生物对糖的消耗以及细胞对糖进行无氧酵解作用,或者血脑屏障通透性的改变。这在临床上颇为重要。常见于:①急性化脓性脑膜炎(往往低于 2.2mmol/L,甚至为 0)、结核性脑膜炎、真菌性脑膜炎,其糖的含量愈低,则预后愈差。②脑瘤特别是恶性肿瘤。③神经梅毒。④低血糖等。

十三、氯化物

脑脊液中氯化物(主要是氯化钠)含量高于血中氯化物,是血中氯化物含量的 1.2～1.3 倍。在正常情况下脑脊液氯化物浓度成人为 120～130mmol/L;儿童为 111～123mmol/L;婴儿为 110～130mmol/L。

脑脊液氯化物的测定有较大的临床意义,由于脑脊液中蛋白质含量较少,为维持脑脊液和渗透压的平衡,氯化物含量较血液中含量高 20% 左右。当中枢神经系统发生病变时,脑脊液中氯化物浓度可发生改变,故通过检测脑脊液中氯化物含量可有助于中枢神经系统疾患的诊断。

脑脊液氯化物的浓度受下列因素的影响:①血液氯化物的浓度:通常脑脊液中氯化物与血液中氯化物呈相应的比例(1.25：1),当低血氯或高血氯状态时,脑脊液中氯化物的浓度也成比例地改变。血液氯化物浓度高时,脑脊液含氯化物量高;血液氯化物浓度低时,脑脊液含氯化物量亦减低。②酸碱度:氯化物含量的多少与脑脊液的 pH 有关,通常在酸性情况下氯化物减低,在碱性情况下氯化物增高。脑膜的炎性渗出和粘连:化脓性或结核性脑膜炎时,炎性渗出和粘连较明显,有一部分氯化物附着于脑膜,因此脑脊液氯化物减低。③垂体—间脑病变:氯化物代谢障碍。

（一）脑脊液氯化物减低的原因

1.脑部细菌性或霉菌性感染　当化脓性或结核性脑膜炎、隐球菌性脑膜炎时,由于细菌或霉菌将分解成乳酸,而使脑脊液呈酸性(pH 降低),于是氯化物含量减低。由于这种原因所造成的氯化物减低,多见于此类脑膜炎的急性期或活动期,或慢性感染而急性加剧时,并与脑脊液中葡萄糖减低同时出现。

此外,脑膜与颅底有明显的炎症浸润、渗出和粘连,局部有氯化物附着,因此脑脊液氯化物亦减低。由于这种原因所造成的氯化物减低,多见于此类脑膜炎的后期,特别是严重的病例,多与蛋白增高同时出现。当脑脊液蛋白显著增高时,脑脊液氯化物减低。结核性脑膜炎时,脑脊液中氯化物的明显减低比糖减低出现得还要早。脑脊液氯化物减低也可见于布氏杆菌性脑膜炎。脑脓肿不伴有脑膜炎时,脑脊液中氯化物可仍然正常。

2.低氯血症

（1）体内氯化物的异常丢失:严重呕吐使氯化物随胃酸丢失;胃液、胰液或胆汁大量丢失;各种肾病(有水肿时,一部分氯化物进入水肿液中);严重的糖尿病、Addison 氏病,使氯化物大量排出。

（2）摄入氯化物过少:长期饥饿或限制氯化物摄入量(如低盐饮食)。由于血液中氯化物减低,而脑脊液中氯化物也随之减低。

（二）脑脊液氯化物增高的原因

1.病毒感染　病毒性脑炎、脑膜炎或脊髓炎时,脑脊液氯化物增高。

2.高氯血症

（1）氯化物排泄减少:急性或慢性肾小球肾炎所引起的肾功能不全、尿毒症时,由于完全无尿或尿闭,血中氯化物排泄障碍,使氯化物滞留于血中而导致脑脊液氯化物增高。

（2）氯化物摄入量过多:静脉滴入大量氯化钠,而肾排泄功能不良时,血和脑脊液中氯化物均增高。

（3）过度换气而致碱中毒:由于血中氯化物增高,而脑脊液中氯化物亦随之增高。

常用的氯化物定量方法是硝酸汞滴定法、电量分析法和硫氰酸汞比色法等,其原理、试剂、注意事项与血清氯化物测定相同。

（蒋晓钦）

第四节　化学检查

一、酸度及气体强力

（一）参考值

pH:7.31~7.34;PO_2:5.3~5.9kPa;PCO_2:5.9~6.7kPa。

（二）临床意义

急性脑梗死,中枢神经系统炎症时,脑脊液 pH 及 PO_2 降低,乳酸升高,并对判断脑缺氧、代谢及脑血流有一定帮助。

二、蛋白质

脑脊液自脉络丛产生,在到达脊髓的过程中浓缩,故不同部位的蛋白含量也有所不同。蛋白总量不超过400mg/L,其中绝大部分为白蛋白,而球蛋白仅微量(不超过50mg/L),没有优球蛋白和纤维蛋白原。蛋白质含量与年龄成正比,如儿童100~200mg/L,老年人(50岁以上)300~400mg/L。

（一）蛋白质定性试验

1.原理　脑脊液中球蛋白与苯酚结合,可形成不溶性蛋白盐而下沉,产生白色浑浊或沉淀。

2.参考值　阴性(Pandy方法)。

（二）蛋白质定量

1.原理　磺柳酸对白蛋白的沉淀能力强于球蛋白,加入硫酸钠后使两者均能沉淀。

2.参考值　腰穿脑脊液蛋白质含量200~400mg/L;脑池脑脊液蛋白质含量100~250mg/L;侧脑室脑脊液蛋白质含量50~150mg/L。

3.临床意义

(1)椎管梗阻:脊髓压迫症,如脊髓肿瘤、肉芽肿、硬膜外脓肿、粘连性脊髓蛛网膜炎、脊椎结核、椎间盘脱出等,可造成椎管部分或完全梗阻。使脑与脊髓蛛网膜下隙互不相通,血浆由脊髓中的静脉渗出,脑脊液蛋白增高最显著,有时竟达30.0~50.0g/L。梗阻部位越低,蛋白含量越高,如马尾病变,有时可出现脑脊液自凝现象。

(2)颅内占位性病变:如脑瘤、脑脓肿肉芽肿、颅内血肿等,导致脑脊液蛋白增高,尤其是脑室附近和小脑脑桥角肿瘤时增高更明显。

(3)脑膜和脉络丛毛细血管通透性增高:脑脊液蛋白增高标志着血脑屏障的破坏,常见于中枢神经系统感染,如脑炎、脑膜炎、蛛网膜炎、脑脓肿、麻痹性痴呆、脑囊虫病等。

(4)血性脑脊液:脑血管畸形或动脉瘤破裂、高血压病、脑动脉硬化症、风湿性或结核性脉管炎、大动脉炎、急性白血病、血小板减少性紫癜、血友病、系统性红斑狼疮等,引起脑出血或蛛网膜下隙出血时,血性脑脊液可使蛋白含量增高,可高达20g/L。

(5)神经根病变:如急性感染多发性神经根－神经炎时,出现蛋白细胞分离现象,在发病2~3周达高峰。腰骶神经根病时,由于神经根的刺激,脑脊液蛋白也可增高。

(6)退行性变:脑软化时因有异化脑组织的存在,可使脑脊液蛋白增高,尤其是软化灶累及脑室系统或大脑皮质时,增加更为显著。

(7)代谢障碍:尿毒症、黏液水肿、糖尿病、Addison病等,特别是伴有神经系统并发症时,脑脊液蛋白增高。

(8)血浆蛋白的改变:肝硬化、结节病、胶原性疾病、淋巴肉芽肿时,血和脑脊液中γ球蛋白增高。

(9)脊髓麻醉:腰麻后由于药物的刺激,也可引起脑脊液蛋白增高。

三、蛋白电泳

由于脑脊液蛋白质含量较少,在电泳前必须进行浓缩,一般用透析法,透析液可用高分子量聚乙二醇、右旋糖酐等。载体可用琼脂糖凝胶、醋酸纤维素薄膜、聚丙烯酰胺凝胶(FAGE)

或等电聚焦电泳,后者分辨率高。近来已采用高效毛细管电泳法其分辨率更高,而且脑脊液不需要经过浓缩。

（一）参考值

（葡聚糖凝胶透析浓缩,醋酸纤维素膜方法）前白蛋白:0.0278 ± 0.0016;白蛋白:0.6994 ± 0.0068;$\alpha_1+\alpha_2$:0.0981 ± 0.003;$\beta+\varepsilon$:0.1217 ± 0.003;γ:0.0524 ± 0.0028。

（二）临床意义

前白蛋白见于脑萎缩、舞蹈病、帕金森病、手足徐动症、脑积水及中枢神经变性疾病。白蛋白见于脑血管病变(脑梗死、脑溢血)、椎管阻塞。α－球蛋白见于脑部感染如急性细菌性脑膜炎、急性脊髓灰白质炎,脑部转移瘤、胶质瘤、癌性脑炎。β－球蛋白可见于动脉硬化,脑血栓,癫痫、重症脑外伤等脂肪代谢障碍性疾病。γ－球蛋白多发性硬化症、慢性细菌性脑膜炎、脑脓肿、周围神经炎、脑肿瘤。

四、酶学检查

正常脑脊液中含有多种酶,其活性远低于血清水平。当中枢神经系统某些疾患如炎症、肿瘤、脑血管障碍等疾病时,则由于血脑屏障通透性增加致使血清酶移至脑脊液中;另外脑组织损伤、破坏、酶清除率下降时,脑细胞中酶则逸出;再者肿瘤细胞内酶的释放等因素均可使脑脊液中酶的活性增高。

（一）常用的脑脊液酶学检查

1.乳酸脱氢酶（LD）　LD有五种(LD_1、LD_2、LD_3、LD_4、LD_5)同工酶形式。

2.天门冬氨酸氨基转换酶（AST）。

3.肌酸激酶（CK）　主要有三种(CK_1、CK_2、CK_3)同工酶,脑脊液中的同工酶全部为CK_1。

4.溶菌酶（LZM）。

（二）参考值

成人脑脊液乳酸脱氢酶总活性为$10\sim25$mU。成人脑脊液天门冬氨酸氨基转换酶为$4.6\sim21.8$U/L。成人脑脊液肌酸激酶为$0\sim8$mU/L。正常人脑脊液含溶菌酶甚微或缺如。

（三）临床意义

脑脊液中乳酸脱氢酶活性约为血清中该酶活性的$1/10$。细菌感染时,如细菌性脑膜炎,脑脊液中的乳酸脱氢酶活性多增高,同工酶以LD_4和LD_5为主;病毒感染时酶活性多正常,少数可以轻度增高,但以LD_1和LD_2为主;脑血管疾病(脑梗死、脑出血或蛛网膜下隙出血)的急性期、脑肿瘤、脱髓鞘病,脑脊液中的乳酸脱氢酶活性增高。正常脑脊液中天门冬氨酸氨基转换酶约为血清中该酶活性的$1/2$。脑脊液中天门冬氨酸氨基转换酶活性增高主要见于脑血管病变或炎症,在脑肿瘤及脑损伤时也增高。正常脑脊液中肌酸激酶活性低于血清中该酶的活性,测定其活性可了解脑组织破坏程度及细胞通透性的改变。脑脊液中CK_1增高多见于脑血管疾病时,其次为脑膜炎、脑肿瘤。结核性脑膜炎时,脑脊液中溶菌酶活性多显著增高,可为正常的30倍;化脓性脑膜炎及病毒性脑膜炎时酶活性亦可增高,但不及结核性脑膜炎显著。

五、葡萄糖

正常脑脊液中葡萄糖与血液中葡萄糖呈恒定的比值,过去认为是由于血脑屏障可以通透葡萄糖所致;后来认识到这种通透并不是简单的弥散,而是膜运转,称为携带运转或携带弥散。脑脊液中葡萄糖含量取决于以下几种因素:血液葡萄糖的浓度;血脑屏障的通透性;脑脊液中葡萄糖的酵解程度;携带运转系统的功能。

(一)原理

葡萄糖氧化酶催化葡萄糖氧化成葡萄糖酸,并产生过氧化氢。过氧化物酶在有氧受体时将过氧化氢分解为水和氧;氧受体 4－氨基安替比林和苯酚去氢缩合为醌类化合物。

(二)参考值(Trinder 法)

成人 2.5～4.4mmol/L;儿童 3.9～5.0mmol/L。

(三)临床意义

1.减低

(1)脑部细菌性或霉菌性感染:急性化脓性脑膜炎、结核性脑膜炎、隐球菌性脑膜炎。

(2)脑寄生虫病:脑囊虫病、锥虫病、血吸虫病、肺吸虫病、弓形体病等。

(3)脑膜肿瘤:弥散性脑膜肿瘤浸润时减低,甚至消失。淋巴瘤、神经胶质瘤、白血病、黑色素瘤,胃、肺、乳腺和胰腺癌转移至脑膜时也可使脑脊液葡萄糖减低。

(4)低血糖:低血糖性昏迷、胰岛素过量。

(5)神经梅毒:梅毒性脑膜炎和麻痹性痴呆。

2.增高

(1)脑或蛛网膜下隙出血:因血液进入脑脊液,损害丘脑下部,影响碳水化合物代谢。

(2)丘脑下部损害:急性颅脑外伤、一氧化碳中毒、缺氧性脑病、感染中毒性脑病、脑炎、脑出血(尤其是脑室出血)、弥漫性脑软化等。

(3)急性颅脑外伤和中毒等影响脑干。

(4)糖尿病或静脉注射葡萄糖后,精神分裂症等。

(5)早产儿和新生儿。

急性化脓性脑膜炎,脑脊液中葡萄糖早期减低最为明显,甚至测不出来。结核性脑膜炎、隐球菌性脑膜炎的脑脊液中葡萄糖降低多发生在中、晚期,且葡萄糖含量越低预后越差。病毒性脑膜炎时脑脊液中葡萄糖多为正常。

六、氯化物

脑脊液中氯化物含量高于血中氯化物,是血中的 1.2～1.3 倍,这是因为脑脊液要维持 Donnan 平衡所致。脑脊液中氯化物也随血浆氯化物的改变而变化。

(一)原理

用标准硝酸汞滴定脑脊液中的氯离子,生成溶解而不解离的氯化汞。当到达终点时,过量的汞离子与汞指示剂一二苯基卡巴腙作用,呈现淡紫红色。根据消耗的硝酸汞量,推算出氯化物浓度。

(二)参考值(硝酸汞滴定法)

成人 120～130mmol/L;儿童 111～123mmol/L;婴儿 110～130mmol/L。

(三)临床意义

1.减低

(1)脑部细菌性感染:化脓性脑膜炎、隐球菌性脑膜炎、尤以结核性脑膜炎时最为明显。

(2)出现在低氯血症时(呕吐、脱水等),肾病性水肿、严重糖尿病、Addison 病。

(3)病毒性脑炎和脑肿瘤时无显著变化。

(4)脑脊液中氯化物含量如低于 85mmol/L,有可能导致呼吸中枢抑制而出现呼吸停止。

2.增高见于尿毒症、肾功能不全、过度换气而致的碱中毒、氯化物摄入过量等。

七、谷氨酰胺

在脑组织氨基酸代谢过程中脱氨基作用所产生的游离氨,可借谷氨酰胺合成酶的作用合成谷氨酰胺以消除氨对中枢神经系统的毒性作用。脑脊液中氨大约是动脉血中的 1/3。

(一)原理

脑脊液中谷氨酰胺在硫酸中加热使之水解,生成谷氨酸和氨。氨与硫酸结合成硫酸铵,用纳(Nessler)试剂显色,然后比色定量。加热水解时脑脊液中尿素也产生氨,因此要测定脑脊液中尿素含量,再折算去除。

(二)参考值

0.41~1.10mmol/L(硫酸加热水解法)。

(三)临床意义

当脑脊液中谷氨酰胺升高时也可反映大脑中氨的增加,并可用于诊断肝性脑病。见于晚期肝硬化、肝昏迷,可高达 3.4mmol/L。出血性脑膜炎、败血症脑病和呼吸衰竭继发性脑病时轻度增加。

八、乳酸(LA)

CSF 中的乳酸浓度在很大程度上取决于中枢神经系统(CNS)的糖酵解作用,与血中的乳酸量无关。

(一)原理

在 NAD^+ 存在下,LD 催化乳酸脱氢氧化成丙酮酸。反应完成后,生成 NADH 与乳酸为等摩尔。

(二)参考值

0.999~2.775mmol/L。

(三)临床意义

细菌性脑膜炎,如化脓性、结核性脑膜炎,由于细菌分解葡萄糖所致增高。而病毒性脑膜炎则在正常范围,因此对二者有鉴别诊断意义。大脑组织缺血、缺氧、低碳酸血症、脑积水、脑梗死、蛛网膜下隙出血等增高。癫痫状态、脑肿瘤、尿毒症等脑脊液中乳酸也可轻度增高。头部外伤合并脑肿胀,乳酸增高提示预后不良。

九、环磷酸腺苷

环磷酸腺苷是体内一种具有广泛生物效应的物质,在脑组织和脑脊液中含量更高。因此当脑和脑膜疾患时,由于细胞代谢紊乱可导致脑脊液中 cAMP 含量的改变,检测 cAMP 可能较蛋白质、葡萄糖和细胞计数等指标更敏感。

(一)原理

cAMP 是一种小分子半抗原,其特异性抗体是以人工合成的 2′－O－ScAMP－BSA 结合物免疫动物所获得。抗体对 2'－O－位有取代基的 cAMP 的亲和力较无取代基的 cAMP 约大 100 倍。为提高测定方法的灵敏度,测定时应将[³H]标记 cAMP,样品和标准同时进行琥珀酰化反应,然后和抗体反应。从标准曲线查出样品中的浓度。

（二）参考值

(8.7±3.3)pmol/L(RIA 法)。

（三）临床意义

增高见于细菌性脑膜炎、脑出血或蛛网膜下隙出血、脑梗死、髓母细胞瘤、脑囊虫病,脊髓压迫症产生实质性损害时。减低见于脑萎缩或陈旧性脑损伤。

脑脊液中 cAMP 变化较比血液中 cAMP 变化更具有特异性。

十、尿酸(UA)

脑脊液中的尿酸是由脑细胞中核酸转化而来的,因此脑脊液中尿酸的含量可作为脑细胞损伤的指标。

（一）原理

尿酸酶氧化尿酸,生成尿囊素和过氧化氢。在过氧化物酶催化下,过氧化氢使 3,5 二氯 2 －羟苯磺酸和 4－氨基安替比林缩合成红色醌类。

（二）参考值

$14.28\mu mol/L$。

（三）临床意义

增高见于脑瘤,尤其是恶性肿瘤,由于脑组织破坏,酶释放所致脑软化症。小脑畸形患者和 60 岁以上的老人由于脑萎缩而使尿酸增高。某些疾病致血脑屏障通透性增高,尿酸自血液进入脑脊液。

十一、脑脊液分光分析

（一）原理

脑脊液中混入红细胞,经过一定时间,红细胞被破坏,释放出氧合血红蛋白、高铁血红蛋白、胆红素等色素,这些色素对分光光谱的最大吸收峰有差异,利用分光分析即可鉴别。

（二）参考值

正常脑脊液仅见 280nm 处蛋白吸收峰. 即为阴性。

（三）临床意义

脑脊液如在 415、460、540、575、630nm 有色素吸收峰则为阳性。分光分析对脑出血、脑梗死或手术后再出血等的诊断有一定价值,主要用于区分脑脊液血性程度和性质。新鲜出血时,氧合血红蛋白出现最早,经 2～3d 达最高值,以后逐渐减低。胆红素却在 2～3d 后开始出现,并逐渐增高。在蛛网膜下隙出血患者发病 2h,脑脊液内即可发现氧合血红蛋白,3～4d 后出现胆红素吸收峰,其量逐渐增加,而氧合血红蛋白则有减少倾向,至第 3 周色素逐渐吸收消失。若再次出血,则可因混入色素再次合并增高。脑脊液中氧合血红蛋白的出现可作为新鲜出血或再出血的指标;高铁血红蛋白的出现,为出血量增多或出血时间延长的标志;胆红素的出现可说明为陈旧性出血。

（樊金宇）

第五节　细菌学检查

在无菌条件下进行腰穿采集脑脊液约 2～3mL 于无菌试管中,以 500g 下离心沉淀 15min。倾去上清液,将沉淀物滴于洁净玻片,涂成一薄膜,待自然干燥固定,做染色,油镜下检查。若脑脊液内查出细菌或真菌,对临床诊断有决定性意义。

革兰氏细菌:临床意义为化脓性脑膜炎、流行性脑脊髓膜炎,常可查到脑膜炎球菌、肺炎链球菌、流感嗜血杆菌、金黄色葡萄球菌、铜绿假单胞菌、链球菌、大肠埃希菌等。

抗酸杆菌:临床意义为结核性脑膜炎,常可找到抗酸杆菌。

新型隐球菌:取脑脊液沉淀物涂片,加优质墨汁 1 滴染色,低倍镜下观察。临床意义为查见新型隐球菌,可确诊隐球菌性脑膜炎。

(樊金宇)

第六节　细胞学检查

一、脑脊液细胞收集及染色

脑脊液细胞的数量较少,种类多样,形态变化余大,以往用离心沉淀法涂片,但染色后形态不甚标准。自 1954 年 Syak 发明了细胞沉淀以来,这方面的工作有了突飞猛进的发展,并由此创立了一个新的学科—脑脊液细胞学。

近年来脑脊液细胞收集方法有很大改进,目前使用较多的细胞收集方法有以下几种:沉淀法;微孔玻膜筛滤法;玻片离心法;纤维蛋白网细胞捕获法。

在细胞染色技术也采用了多种方法,常用的有:①迈一格一姬染色法,常规染色方法。②高碘酸一雪夫(PAS)染色法,用于鉴别腺癌细胞和原始淋巴细胞。③过氧化物酶染色,用以鉴别形态相似的幼稚细胞。④脂类染色法,用于鉴别脂类吞噬细胞。⑤硝基四氮唑蓝(NBT)染色法,用于鉴别细菌和病毒感染见于成熟和幼稚的中性粒细胞胞浆。⑥非特异性酯酶(ANAE)染色法,适用脑脊液中 T 细胞辨认。⑦吖啶橙荧光染色法,适用于对肿瘤细胞的辨认。

二、常见细胞的临床意义

(一)淋巴细胞

1.小淋巴细胞　与血中淋巴细胞相似,为正常脑脊液中的主要细胞,约占细胞总数的 60%～70%。当脑脊液细胞总数增多,比例失调,或伴有病理性细胞(如中性粒细胞、激活淋巴细胞、巨噬或浆细胞)时,则有诊断意义。增多见于中枢神经系统各类慢性细菌、病毒感染和非特异性脑膜刺激反应。

2.大淋巴细胞　是一种免疫母细胞,系由小淋巴细胞被激活转化而成。偶见于正常脑脊液,增多的临床意义同小淋巴细胞。

3.激活淋巴细胞　转化型淋巴细胞:由小淋巴细胞受抗原刺激后转化而成。多见于细菌性脑膜炎（特别是恢复期）、病毒性脑膜炎、结核性脑膜炎、脑脓肿、多发性硬化、脑梗死和蛛网膜下隙出血等。

4.大淋巴样细胞　由大淋巴细胞被抗原激活转化而成。偶见于正常脑脊液，主要见于中枢神经系统感染、蛛网膜下隙出血、脊髓造影、脑梗死、脑肿瘤、早期结核性脑膜炎等。

5.浆细胞　由B淋巴细胞转化而来。正常脑脊液中不存在浆细胞，它的出现必有抗原刺激。常见于中枢神经系统感染，尤以结核性脑膜炎、脑囊虫病和病毒性感染。有人认为，浆细胞的比例明显增多是多发性硬化的一种相对特征性的脑脊液细胞学改变。

（二）单核-吞噬细胞

1.单核细胞　其形态与血中所见者相似。正常脑脊液中的单核细胞约占细胞总数的30%～40%，和淋巴细胞的比例约为3∶7或4∶6。若其比例倒错或单核细胞形态异常时则为病理性，可见于由多种原因引起的脑膜非特异性反应和脑组织的破坏性病变，如脑挫伤、缺血、出血、炎症、肿瘤和变性病等。

2.激活单核细胞　由单核细胞被抗原激活而形成。在正常情况下，此类细胞仅占2%。增多可见于中枢神经系统变性、炎性疾病、肿瘤和各种异物刺激等。

3.巨噬细胞　是由被激活单核细胞吞噬异物后转变而来的一组细胞。正常脑脊液中巨噬细胞不存在，它的出现常见于中枢神经系统炎症、出血、外伤等疾病的中、后期。

（三）多形核粒细胞

1.中性粒细胞　与血中同类细胞相似。正常脑脊液中无中性粒细胞，但因腰穿时偶可发生难以避免的穿刺外伤，致使脑脊液中可见中性粒细胞的污染。此时脑脊液细胞计数大多正常，仅偶见几个中性粒细胞可资鉴别。增多提示粒细胞反应，主要见于脑和脑膜的细菌及病毒感染、脑外伤、脑血管病、椎管内药物注射以及某些恶性肿瘤以及非特异性脑膜激惹等情况，但以细菌感染的急性炎症渗出期最为显著。

2.嗜酸性粒细胞　与血中同类细胞相似。正常脑脊液中，嗜酸性粒细胞不超过1%，婴幼儿可达4%。增多常见于猪囊虫病等中枢神经系统寄生虫病。其次结核性脑膜炎、病毒性脑膜炎及少数脑瘤患者，蛛网膜下隙出血、造影检查和椎管内的药物注射等亦可引起嗜酸性粒细胞增多，但数量有限，持续时间短暂。

3.嗜碱性粒细胞　与血中同类细胞相似。正常脑脊液中很难见到嗜碱性粒细胞，增多见于炎症、异物反应、慢性粒细胞白血病。

（四）肿瘤细胞

1.颅内肿瘤细胞　细胞较大，核大，形态多变，染色质多，结构与着色不尽相同，偏碱。核仁的体积和数量增加，呈多形性，占据染色质大部分。胞浆深蓝色。一旦在脑脊液标本中发现肿瘤细胞，诊断价值极大，特别是对脑膜癌症的诊断更优于其他检查。

2.白血病细胞　脑脊液中白血病细胞的形态、结构与周围血液和骨髓中所见大致相同。脑脊液中的白血病细胞是诊断中枢神经系统白血病的重要依据，特别是对那些临床上尚未出现中枢神经系统受损症状的患者更为重要。

3.淋巴瘤细胞　淋巴瘤分为霍奇金病和非霍奇金病两大类。但仅以脑脊液细胞学检查对其进行分类极为困难，须结合临床资料和组织学观察才能做出准确的分类。一般来说，霍奇金病的细胞体大，两个或数个胞核紧紧相连，核椭圆，呈对影形或扭曲重叠，染色质疏松、细致，核仁大，色深蓝，胞浆边界不清。非霍奇金病的淋巴瘤细胞常大量成堆出现。细胞奇形怪状,胞核呈豌豆状或畸形,染色质增多聚集,核仁大而不规则。胞浆及胞核可见空泡,胞浆强嗜碱性。在脑脊液中发现,淋巴瘤细胞是诊断中枢神经系统淋巴瘤的可靠依据。

(杜超)

第七节　免疫学检查

一、免疫球蛋白

脑脊液免疫球蛋白的主要来源:局部合成,中枢神经系统感染时激活免疫细胞产生。血脑屏障的改变,通过脑毛细管通透性增加,使血中的免疫球蛋白进入脑脊液中。由于测定方法的差异,正常脑脊液中免疫球蛋白稍有差异,一般情况下能够测定到的是 IgG、IgA 和 IgM,其余二种含量甚微。目前对脑脊液 IgG 亚类研究甚多。

（一）原理

免疫散射比浊法在抗体过量的前提下,通过光束时,悬浮颗粒所产生的散射光速率变化强弱与抗原浓度成正比。速率峰值经微电脑处理转换成抗原浓度。

（二）参考值

IgA 0~6mg/L;IgG 10~40mg/L;IgM 0~13mg/L;IgE 0mg/L;IgD 0mg/L。

（三）临床意义

1.增高　IgG 见于亚急性硬化性全脑炎、多发性硬化症、急性化脓性脑膜炎、结核性脑膜炎、种痘后脑炎、麻疹脑炎、神经梅毒、急性病毒性脑膜炎、脊髓腔梗阻、系统性红斑狼疮、巨人症、Arnold-chian 畸形等。IgA 见于脑血管病、变性疾患、Jacob-Greutzfeldt 病、化脓性、结核脑膜炎及神经性梅毒等。IgM 提示有中枢神经系统感染,如>30mg/L 表示为细菌性脑膜炎而非病毒性脑膜炎。多发性硬化症、肿瘤、血管通透性改变,锥虫病等也可增高。IgM 浓度明显增高,是急性化脓性脑膜炎的特点,可达 43.0±58.0mg/L。IgM 轻度增高,是急性病毒性脑膜炎的特征,IgM 一般为 5.0±5.8mg/L,若 IgM 超过 30mg/L 可排除病毒感染的可能。

各种类型的急性脑膜炎 IgA 和 IgG 水平均增高,而病毒性脑膜炎不如细菌性脑膜炎增高明显。IgG 的增高,在结核性脑膜炎较化脓性脑膜炎显著。细菌性脑膜炎在开始化学治疗后14d 内 IgA 一直下降。

2.减低　IgG 见于癫痫 X 射线照射、变性疾病、服类固醇药物等。IgA 见于支原体脑脊髓膜炎、小脑性共济失调、癫痫。

二、C-反应蛋白(CRP)

脑脊液 CRP 主要来自血浆,CSF 中 CRP 的浓度取决于血清中 CRP 浓度,以及对血脑屏障的渗透性,是细菌性脑膜炎的重要诊断指标。

（一）原理

利用特异抗 CRP 抗体与检样中 CRP 反应,根据形成的沉淀环直径、沉淀峰高度、凝集程度或呈色程度,判定检样中 CRP 量。

（二）临床意义

化脓性或结核性脑膜炎时,脑脊液和血清中 CRP 的含量相当高。浆液性脑膜炎或脑炎时,CRP有时仅见于脑脊液中增高。中枢神经系统炎症患者急性期增加,至恢复期消失。

三、脑膜炎球菌抗原检测(协同凝集试验)

(一)原理

Gowan I 株金黄色葡萄球菌体表面具有 A 蛋白,可以结合抗流脑 A 群菌抗体 IgG,当结合有特异性抗体的葡萄球菌试剂与菌体抗原或可溶性抗原相遇时,出现肉眼可见的凝集。

(二)临床意义

流行性脑膜炎呈阳性反应。有助于流脑的早期诊断。除协同凝集试验外,尚可采用对流免疫电泳、胶乳凝集试验等方法检测脑脊液中的特异抗原快速诊断流脑,可在几分钟到 4h 内获得结果。其他细菌性脑膜炎也可采用致病菌抗原检测法进行快速诊断。

四、乙型脑炎(乙脑)病毒抗原检测

乙脑的早期诊断可用荧光素标记的特异抗体来检测细胞内的乙脑病毒抗原,方法比较简单、快速,但阳性率不高。

五、结核性脑膜炎抗体

(一)原理

将结核杆菌抗原(PPD)包被聚苯乙烯反应板微孔,当加入待测脑脊液,如含有抗结核杆菌抗体时则与包被抗原结合,在加入酶标记抗人 IgG 及底物溶液后即可呈色。呈色程度与检样中结核杆菌抗体呈正相关。

(二)参考值

[(测定孔 A−空白孔 A)/阴性孔 A]≤2∶1 为阴性(ELISA 法)。

(三)临床意义

结核杆菌抗体阳性证明有结核菌感染,阳性率为 84%。如果脑脊液中抗体水平高于自身血清,这对结核性脑膜炎的诊断及鉴别更有价值。

六、猪囊虫抗体

(一)原理

用猪囊虫抗原包被聚苯乙烯反应板微孔,检样中的抗猪囊虫抗体与包被抗原结合,依次加入酶标抗人 IgG 和底物溶液,依据呈色深浅,可判断脑脊液中抗猪囊虫抗体的存在。

(二)参考值

阴性(ELISA 法)。

(三)临床意义

阳性者可诊断为猪囊虫病,本病患者的阳性率达 98%。此酶联免疫吸附试验测定囊虫抗体是一种特异性强、灵敏度高的方法。有助于绝大多数脑囊虫病患者的诊断。

七、单克隆抗体检测癌细胞

(一)原理

将新鲜脑脊液标本经 1150r/min 离心 10min,沉渣用白明胶包被于玻片上,然后用苏木素

和伊红染色,用磷酸缓冲液冲洗。加适当稀释度的单克隆抗体于玻片上,同时做阳性和阴性对照。置湿盒于室温 30min,取出后用 PBS 冲洗,加入纯化的羊抗鼠 IgG 荧光素结合物,再置室温 30min,干燥后加 90％甘油于玻片上于荧光显微镜下观察结果。

（二）参考值

阴性。

（三）临床意义

脑脊液中恶性细胞有癌细胞、神经外胚层瘤细胞和淋巴瘤细胞。其检测阳性率可达 60％。单克隆抗体技术可鉴定恶性细胞的组织来源,有助于癌性脑膜病的早期诊断。

（杜超）

第四章　浆膜腔液检验

第一节　浆膜腔液穿刺适应证

1.诊断性穿刺,抽液检查明确病原学诊断以及了解其性质和病因者。

2.渗出性胸膜炎积液过久不吸收,或发热持续不退,或为减轻大量积液所致的压迫,导致呼吸循环障碍者。

3.结核性胸膜炎化学疗法后中毒症状减轻仍有较多积液者。

4.肺炎后胸膜炎胸腔积液较多者。

5.外伤性血、气胸。

6.肝硬化等疾病所致大量腹水引起严重胸闷、气促者,可适量放液,缓解症状。

7.腹腔内注射药物治疗者。

8.拟行腹水回输者。

9.心包炎伴大量积液出现心包填塞症状者。

（张洋）

第二节　标本采集

浆膜腔积液标本由临床医师在无菌条件下,对各积液部位行穿刺采集。送检标本最好留取中段液体于消毒容器内,常规及细胞学检查约留取 2mL,生化检验留 2mL,厌氧菌培养留 1mL。如查结核杆菌则约需 10mL。为防止出现凝块、细胞变性、细菌破坏自溶等,除应即时送检外,常规及细胞学检查宜用 1/60 标本量的 100g/LEDTA Na$_2$ 抗凝,并立即离心浓集细胞,否则应在标本内加入乙醇至 10% 的浓度,置冰箱保存。生化检查标本宜用肝素抗凝。另留 1 管不加任何抗凝剂用以观察有无凝固现象。

（张洋）

第三节　一般检查

一、量

(一)参考值

胸腔液<20mL。

腹腔液<50mL。

心包腔液<30mL。

(二)临床意义

增多:常见于结核性胸膜炎、肺炎、肺癌、结核性腹膜炎、肝硬化、恶性肿瘤、结核性心包炎,风湿性心包炎、化脓性心包炎等。

二、颜色

1.红色　其可能为结核菌感染、肿瘤、出血性疾病、内脏损伤及穿刺损伤所致。棕色见于阿米巴脓肿。

2.黄色脓样　其见于葡萄球菌性肺炎、阑尾炎等化脓性感染。由大量细胞和细菌存在所致。

3.乳白色　其为胸导管淋巴管阻塞,如丝虫病、肿瘤等。

4.绿色　其见于铜绿假单胞菌引起的胸、腹膜炎。

三、凝块

1.漏出液中含纤维蛋白原少,一般不易凝固。

2.渗出液含纤维蛋白原较多并有大量细胞和组织裂解产物,故可自凝并有凝块出现。

四、比密(SC)

漏出液多在 1.015 以下。

渗出液多在 1.018 以上。

五、气味

正常无特殊气味。粪臭味:多见于大肠杆菌感染。恶臭味:常由厌氧菌感染导致积脓引起。

（张洋）

第四节　化学检查

一、pH

漏出液 pH>7.4;渗出液一般偏低。

化脓性感染时积液 pH<7.0,同时伴有葡萄糖含量降低。pH 降低还可见类风湿病、结核、恶性肿瘤、红斑狼疮性胸膜炎。胸腔积液 pH 在 6 以下,对诊断食管破裂有参考价值。在恶性胸腔积液时,如积液的 pH 低于 7.3,则患者的存活期较短。

二、黏蛋白

(一)原理

浆膜黏蛋白是一种酸性糖蛋白,等电点在 pH 3～5 之间,因此在稀乙酸溶液中产生白色雾状沉淀。

(二)参考值

阴性。

(三)临床意义

渗出液呈阳性反应;漏出液为阴性。但漏出液吸收浓缩、体腔瘘经穿刺或人工气胸后亦可呈阳性反应。

三、蛋白质定量

漏出液蛋白质总量多在 25g/L 以下;渗出液蛋白质总量多在 30g/L 以上。蛋白质如在 25～30g/L,则难判明其性质。

四、葡萄糖定量

漏出液中葡萄糖含量与血糖近似;渗出液中葡萄糖可被某些细菌分解而减少。如化脓性胸膜炎时,积液中葡萄糖含量明显减少,常<1.12mmol/L;结核性胸膜炎时,约半数病例葡萄糖含量<3.3mmol/L;癌性胸腔积液中葡萄糖含量多与血糖相似,仅10%者减少,但癌细胞广泛浸润胸膜时,积液中糖量可减少,常为 1.68～3.3mmol/L。

可利用腹水葡萄糖/血清葡萄糖比值来诊断结核性腹膜炎,结核性腹膜炎者比值小于 0.96,非结核性者比值大于 0.96,两者具有显著性差异。

五、乳酸

浆膜腔积液中乳酸含量测定有助于细菌性感染与非细菌性感染的鉴别诊断,当乳酸高达 6mmol/L 以上时,应高度提示有细菌感染,尤其在应用抗生素治疗后的胸腔积液,一般细菌检查又为阴性时更有价值。类风湿病、充血性心力衰竭及恶性肿瘤引起的积液中乳酸含量也可见轻度升高。

六、脂类

胆固醇、三酰甘油、脂蛋白电泳测定对鉴定真性与假性乳糜积液有价值,详见表4－1。

表4－1 真性与假性乳糜积液的鉴别

	真性乳糜积液	假性乳糜积液
外观	乳糜样	乳糜样
乙醚试验	变清	变化不大
脂肪含量	>4%	<2%
脂蛋白电泳	明显乳糜微粒区带	乳糜微粒区带不明显或缺如
胆固醇	<血清胆固醇结果	>血清胆固醇结果
三酰甘油	>血清三酰甘油	<血清三酰甘油
蛋白质	>30g/L	<30g/L
显微镜检查	有大量脂肪球,苏丹Ⅲ染色阳性	小量脂肪滴,较多脂肪变性细胞可见胆固醇结晶
细菌培养	无菌生长	可有细菌生长
病因	胸导管损伤或梗阻引起	各种原因引起的慢性渗出液

七、铁蛋白

癌性积液中铁蛋白多大于 $600\mu g/L$,结核性时也可升高,因此铁蛋白对癌性和结核性鉴别缺乏特异性。如果与溶菌酶一起测定则有价值,癌性腹水铁蛋白明显升高,腹水 Ft/血清 Ft 比值>1,而溶菌酶含量不高;结核性两者均升高,溶菌酶升高极为明显。

(张洋)

第五节　显微镜检查

一、细胞计数

细胞计数同脑脊液,应把全部有核细胞(包括间皮细胞)都计入。

临床意义:漏出液中细胞少常不超过 100×10^6 /L,如果超过 500×10^6 /L,多为渗出液。化脓性渗出液细胞数常高于 1000×10^6 /L,结核性与癌性积液中通常超过 200×10^6 /L。

二、白细胞分类(LD)

浆液沉淀物涂片经瑞氏染色后进行分类。漏出液中细胞较少,以淋巴细胞及间皮细胞为主。渗出液则细胞较多,因病因不同,出现多种细胞。各种细胞增多的临床意义如下。

(一)中性分叶核粒细胞(N)

常见于化脓性渗出液,细胞总数也常超过 1000×10^6 /L。在结核性浆膜腔炎早期的渗出液中,也可见以中性粒细胞增多为主。

(二)淋巴细胞(L)

主要是慢性炎症,如结核、梅毒、肿瘤或结缔组织病所致渗出液,有条件可同时测定胸腔积液及外周血中T淋巴细胞,如胸腔积液中丁淋巴细胞增多,外周血中T淋巴细胞减少,且两者之比大于1时,可提示为肿瘤、结核、结缔组织病等特异性胸(腹)水。慢性淋巴细胞白血病、乳糜胸水淋巴细胞亦增多。若胸腔积液中见到多量浆细胞样淋巴细胞可能是增殖型骨髓瘤。

(三)嗜酸性粒细胞(E)

常见于变态反应和寄生虫病所致的渗出液。多次反复穿刺刺激、人工气胸、手术后积液、结核性渗出液的吸收期、系统性红斑狼疮、充血性心力衰竭、肺梗死、霍奇金病、间皮瘤等,积液中嗜酸性粒细胞亦增高。

三、红细胞计数(RBC)

因穿刺时往往都有损伤,所以任何积液中均可能有少量红细胞。大量红细胞出现可见于出血性渗出液,恶性肿瘤、肺栓塞、结核病等。

四、胆固醇结晶

可见于陈旧性胸腔积液中脂肪变性及胆固醇性胸膜炎的胸腔积液中,浆膜腔出血后可见到含铁血黄素颗粒。

五、寄生虫

可将乳糜样浆膜腔积液离心沉淀后,将沉淀物倒在玻片上检查有无微丝蚴。包虫病患者胸腔积液可以查出棘球蚴的头节和小钩。阿米巴的积液中可以找到阿米巴滋养体。

（张洋）

第六节　细菌学检查

怀疑为渗出液,则应经无菌操作离心沉淀标本,取沉淀物做细菌培养及涂片染色、油镜仔细检查。

一、漏出液

一般均无细菌,不必要检查。

二、渗出液

（一）革兰氏细菌

常见细菌有脆弱类杆菌属、链球菌、大肠埃希菌、粪肠球菌、铜绿假单胞菌、放线菌、厌氧菌和炭疽芽胞杆菌等。

（二）抗酸杆菌

多见于结核性胸膜炎、肺结核、肠结核、结核性腹膜炎、结核性心包炎(表4-2)。

表4-2　漏出液与渗出液的鉴别

	漏出液	渗出液
病因	非炎症	炎症、肿瘤
外观	淡黄	不定,可为黄色、血色、脓样、乳糜样
透明度	透明、偶见微混	多为浑浊
比密	<1.015	>1.018
凝固	不凝	常自凝
黏蛋白试验	阴性	阳性
pH	>7.4	<6.8
蛋白质定量	<25g/L	>30g/L
积液总蛋白/血清总蛋白	<0.5	>0.5
葡萄糖	>3.3mmol/L	可变化,常<3.3mmol/L
LD	<200U/L	>200U/L
积液LD/血清LD	<0.6	>0.6
细胞总数	常<100×10^6/L	常>500×10^6/L
白细胞分类	以淋巴细胞及间皮细胞为主	根据不同病因而异,一般炎症急性期以中性粒细胞为主,慢性期以淋巴细胞为主
癌细胞	未找到	可找到癌细胞或异常染色体
细菌	未找到	可找到病原菌
常见疾病	充血性心力衰竭、肝硬化和肾炎伴低蛋白血症	细菌感染、原发性或转移性肿瘤、急性胰腺炎等

（张洋）

第七节 细胞学检查

一、间皮细胞

在良性病变的积液中,常见间皮细胞成团脱落,细胞团由数个至数十个细胞组成。呈单层扁平,铺鹅卵石样疏松排列。细胞间可见空隙,这可能与间皮细胞表面的微绒毛或小泡等超微结构有关。细胞核的形态、大小较为一致。退变细胞呈印戒状,易误诊为癌细胞。

间皮细胞增多表示浆膜受到刺激或受损,如心脏移植、心脏瓣膜置换术、结核病并发积脓、风湿性及慢性恶性积液中。

二、组织细胞

组织细胞胞浆染色较淡,有时呈泡沫状。核较间皮细胞的核略小,典型者呈肾形,核膜较不明显。有时细胞内含有被吞噬的异物颗粒、脂肪颗粒、脂肪染色为阳性,用中性红或 Janus 绿做活体染色时为阳性,而间皮细胞和癌细胞为阴性。在炎症情况下,大量出现中性粒细胞时,常伴随组织细胞出现。

三、浆细胞

在慢性炎症和肿瘤时,涂片中可见浆细胞。

四、红斑狼疮细胞(LEC)

系统性红斑狼疮可引起胸膜腔积液,常为渗出液,涂片偶可找到红斑狼疮细胞。

五、肿瘤细胞

肿瘤细胞检查主要靠形态学观察,在诊断的敏感性与准确性还不够。近年人们发现不同的生物细胞内不同的成分对某些荧光物有选择性的摄取和结合。采用一定波长的光线进行辐照后可产生不同的荧光反应,利用这一特性临床上可用来分辨体液内正常细胞和肿瘤细胞以提高阳性检出率。有研究发现血卟啉荧光法(HOF)具有高灵敏度和准确性,方法简易,最适合于体液肿瘤细胞检查。其原理为当给予血卟啉类物质,正常细胞与肿瘤细胞均摄取,前者排泄快,而后者排泄慢,加之肿瘤细胞本身缺乏产生卟啉以致需要大量摄取外源性卟啉。浆膜腔积液是肿瘤细胞的主要来源。

积液中 98% 以上癌细胞是转移性的,原发性恶性间皮瘤较少见。当内脏恶性肿瘤侵及浆膜淋巴管、毛细血管或引起循环障碍,或直接浸润浆膜,或合并感染而引起浆膜炎症时,积液中脱落的癌细胞较少或无癌细胞;当肿瘤穿破器官浆膜表面,直接暴露于浆膜腔并广泛种植时,积液内会出现大量癌细胞。

肿瘤性胸腔积液最常见的是原发性肺癌,尤以周围型肺癌易侵犯胸膜,其次是乳腺癌和肺的转移性癌。来自纵隔淋巴结的恶性肿瘤及原发性恶性间皮瘤等较少见。

腹水肿瘤细胞,常见于胃癌、大肠癌及卵巢癌。其次是肝癌、胆囊癌及胆管癌。子宫体癌、原发性恶性间皮瘤、肝转移性癌及腹腔淋巴结的淋巴肉瘤则较少见。心包腔积液常由中央型肺癌累及心包膜。心包膜恶性间皮瘤较少见。纤维肉瘤、横纹肌肉瘤、平滑肌肉瘤、骨肉瘤及恶性黑色素瘤等广泛播散至浆膜均可引起积液，但极为罕见。浆膜腔积液中检出肿瘤细胞，是诊断原发性或转移性肿瘤的重要依据。

（张洋）

第八节　酶学及免疫学检查

一、酶学

（一）乳酸脱氢酶(lactate dehydrogenase，LD)

渗出液中 LD 以化脓性感染积液活性最高，均值可达正常血清的 30 倍，其次为癌性积液，结核性积液略高于正常血清。炎症或充血性心功能不全胸腔积液时，LD 活性可和血清活性相似。癌性胸腔积液 LD 活性则约为患者自身血清 LD 活性的 3.5 倍，而良性积液约为其自身血清 LD 活性的 2.5 倍，有助于鉴别诊断。Light 曾提出浆膜腔积液中 LD>200U/L，积液 LD/血清 LD 比值>0.6 可作为渗出液的指标。

（二）溶菌酶(lysozyme，Lzm)

1.参考值　胸腔积液、腹水含量 0~5mg/L。胸腔积液/血清<1。

2.临床意义　对鉴别诊断恶性与结核性胸腔积液有重要意义，94%结核性积液 LZm 含量超过 30mg/L，P−LZm/S−LZm(胸腔积液 LZm/血清 LZm)比值>1 明显高于癌性积液、结缔组织病。同时测定胸腔积液中 LZm 和 LD 时，结核性两者均升高，心力衰竭引起的漏出液两者均低、癌性胸腔积液时 LZm 低而 LD 活性高，此种分离现象是癌性胸腔积液的特点。

（三）淀粉酶(amylase，AMY)

1.原理　淀粉经 α−淀粉酶催化水解，生成葡萄糖、麦芽糖及糊精，在底物浓度已知且过量的条件下，反应后加入碘液与未被水解的淀粉结合成蓝色复合物。其蓝色的深浅与未经酶促水解反应的空白管比较，从而推算出水解的淀粉量，计算 AMY 活力单位。

2.临床意义　原发或继发肺腺癌患者，胸腔积液中 AMY 活性显著增高，多>300U/L。各型胰腺炎或胰腺癌患者腹腔积液 AMY 活性均可增高，可达正常血清的 3 倍，且比血清酶活性的持续时间长。食管破裂引起胸腔积液 AMY 也升高，对食管破裂早期诊断也很有价值。

（四）碱性磷酸酶(alkaline phosphatase，ALP)

大多数小肠扭转穿孔患者腹腔液中 ALP 活性升高，约为血清 ALP 的 2 倍，发病 2~3h 即升高，并随病情进展而增加。浆膜表面癌时，癌细胞可释放 ALP，所以胸腔积液 ALP/血清 ALP 比值>1，而其他癌性胸腔积液比值则<1。

（五）腺苷脱氨酶(adenosine deaminase，ADA)

腺苷脱氨酶是一种核苷氨基水解酶，它广泛存在于全身组织、各种细胞和体液中，在核酸代谢中起重要作用。

1.原理　利用酶催化腺苷生成次黄嘌呤核苷和氨，氨在碱性溶液中与次氯酸钠及酚形成深蓝色的靛酚蓝，氨浓度与靛酚蓝的形成量平行。

2.临床意义　在结核性积液中 ADA 活性升高显著，大于 40U/L 应考虑为结核性，对结核性胸腔积液诊断的特异性达 99％,优于结核菌素试验、细菌学和活组织检查等方法。当经抗结核药物治疗有效时,其胸腔积液、腹水 ADA 下降,因此可作为抗结核治疗时疗效观察指标。恶性肿瘤、风湿、狼疮性积液亦可升高,漏出液 ADA 活性低。

（六）血管紧张素转化酶－Ⅰ（angiotesin－Ⅰ coverting enzyme,ACE）

ACE 为二肽羧基肽水解酶（EC3,4,15,1）,分子量约 140000 道尔顿,生化反应:pH8.3,氯化物－离子激活;血管紧张素Ⅰ－血管紧张素Ⅱ＋组氨酸－亮氨酸。当病理因子损害肺毛细血管内皮细胞时 ACE 外溢,单核巨噬细胞系在特定环境中也可能有分泌 ACE 的功能。

1.原理　天然苷合成底物解离成二肽的组氨酸（HL）,在碱性条件下 O－苯二甲酸醛反应生成荧光物。酸化后,产物在 360nm 处激发,495nm 处测定。

2.临床意义　胸腔积液中 ACE＞30U/L,胸腔积液 ACE/血清 ACE 比值＞1,可提示为结核性,若＜25U/L,比值＜1 则可能为癌性胸腔积液。

二、免疫学

（一）免疫球蛋白

胸腔积液、腹水 IgG/血清 IgG,胸腔积液、腹水 IgA/血清 IgA 的比值和这两个比值的平均值测定,对鉴别渗出液和漏出液有重要意义。以后者最为理想,若以 2 个比值的均数＞0.5 诊断渗出液（阳性）,＜0.5 诊断为漏出液（阴性）,则此法无假阳性,而假阴性率仅为 4.08％。这是因为免疫球蛋白是大分子,一般不易漏出血管外,而在渗出液（血管通透性增高而形成）中则增高。另外,其增高也可能与局部免疫反应有一定关系。

（二）C－反应性蛋白（CRP）

CRP 为急性时相反应蛋白,可用于漏出液及渗出液的鉴别诊断。CRP＜10mg/L 为漏出液,CRP＞10mg/L 为渗出液。其敏感性、特异性约 80％左右。

（三）纤维结合蛋白（FN）

FN 对癌性腹水的诊断价值较大,癌性腹水 FN 为（173.9±65.9）mg/L,非癌性腹水为（13.4±6.8）mg/L,腹水 FN＞75mg/L 可高度怀疑癌性腹水,认为肿瘤细胞可合成和分泌 FN。

（四）β_2－微球蛋白

结核性积液中 β_2－微球蛋白的含量较高,对鉴别结核性和非结核性积液有一定的价值。风湿性和淋巴瘤引起的胸腔积液中,含量也升高,尤以后者最为显著。恶性肿瘤和系统性红斑狼疮等,其 β_2－微球蛋白的含量均明显低于结核病、风湿病和淋巴瘤。

（五）癌胚抗原（CEA）

当积液中 CEA＞20μg/L,积液 CEA/血清 CEA 比值＞1 时,应高度怀疑为癌性积液。有强调胸腔积液 CEA/血清 CEA 比值＞4.3 是恶性病变的一个指标。

（六）癌抗原 125（CA125）

腹水中 CA125 升高＞1000U/mL 常作为卵巢癌转移的指标,其敏感性为 85％,特异性可达 95％。

（张洋）

第五章　尿液检验

第一节　尿液的生成及主要成分

一、尿液的生成

尿液由肾生成,通过输尿管、膀胱及尿道排出体外。肾单位是肾泌尿活动的基本功能单位。肾单位包括肾小体与肾小管两部分,肾单位与集合管共同完成泌尿功能。当体内血液流经肾小球毛细血管时,其中的细胞、大分子蛋白质和脂类等胶体被截留,其余成分则经半透膜滤过,进入肾小囊腔形成原尿。原尿通过肾小管时,大部分水分、电解质、葡萄糖、氨基酸、乳酸及肌酸、部分硫酸盐、尿酸等物质又重新被吸收回血。肾小管也分泌一些物质加入尿中,肾小管滤过的原尿经过曲小管和集合管的重吸收和排泌、浓缩与稀释作用成为终尿排出体外。因此尿液的生成,包括肾小球滤过、肾小管的重吸收和排泌三个过程。

在感染、代谢异常、肾血管病变、变态反应性疾患、毒素或药物刺激情况下,泌尿道的病理产物或血液中的异常成分,可随尿排出。尿液的性状和组成,可反映机体的代谢情况。

二、尿液的主要成分

正常尿含水分 96%～97%,固体物 3%～4%,正常成人每天由尿中排出总固体约 60g,其中无机盐约 25g,有机物约 35g。无机盐中约一半是钠和氯离子,有机物中主要是尿素(每天可排出约 30g),其次是少量的糖类、蛋白质、酶、性激素和抗体以及种类繁多的代谢产物。

(赵越)

第二节　尿液检验的适应证

一、用于对泌尿系统疾病的诊断与疗效观察

泌尿系统的炎症、结石、肿瘤、血管病变及肾移植术后发生排异反应时,各种病变产物直接进入尿中,引起尿液成分变化,因此尿液分析是泌尿系统诊断与疗效观察的首选项目。

二、用于对其他系统疾病的诊断

尿液来自血液,其成分又与机体代谢有密切关系,任何系统疾病的病变影响血液成分改变时,均能引起尿液成分的变化。如糖尿病时进行尿糖检查、急性胰腺炎时进行尿淀粉酶检查、急性黄疸型病毒性肝炎时做尿液胆色素检查等,均有助于上述疾病的诊断。

三、用于安全用药的监测

指标某些药物如庆大霉素、卡那霉素、多黏菌素 B 与磺胺类药等常可引起肾损害,用药前

及用药过程中需观察尿液的变化,以确保用药安全。

四、对人体健康状态的评估

用于预防普查,如对人群进行尿液分析,筛查有无肾、肝、胆疾病和糖尿病等,以达到早期诊断及预防疾病的目的。

(赵越)

第三节　尿液标本采集及保存

一、尿液标本采集

为保证尿液检查结果的准确性,必须正确留取标本:

1.避免阴道分泌物、月经血、粪便等污染。

2.无干扰化学物质(如表面活性剂、消毒剂)混入。

3.尿标本收集后及时送检及检查(2h 内),以免发生细菌繁殖、蛋白变性、细胞溶解等。

4.尿标本采集后应避免强光照射,以免尿胆原等物质因光照分解或氧化而减少。

二、尿标本的种类

(一)晨尿

即清晨起床后的第 1 次尿标本,未经浓缩和酸化的标本,血细胞、上皮细胞及管型等有形成分相对集中且保存得较好,适用于可疑或已知泌尿系统疾病的形态观察及早期妊娠试验等。但由于晨尿在膀胱内停留时间过长易发生变化,门诊患者携带不方便已采用清晨第 2 次尿标本来取代晨尿。

(二)随机尿(随意 1 次尿)

即留取任何时间的尿液,适用于门诊、急诊患者。本法留取方便,但易受饮食、运动、用药等影响,可致使低浓度或病理临界浓度的物质和有形成分漏检,也可能出现饮食性糖尿或药物如维生素 C 等的干扰。

(三)餐后尿

通常于午餐后 2h 收集患者尿液,此标本对病理性糖尿和蛋白尿的检出更为敏感,用餐后增加了负载,使已降低阈值的肾不能承受。此外由于餐后肝分泌旺盛,促进尿胆原的肠肝循环,而餐后机体出现的"减潮"状态也有利于尿胆原的排出。因此,餐后尿适用于尿糖、尿蛋白、尿胆原等检查。

(四)3h 尿

收集上午 3h 尿液,测定尿液有形成分,如白细胞排出率等。

(五)12h 尿

晚 8 时排空膀胱并弃去此次的尿液后,留取次日晨 8 时夜尿,作为 12h 尿有形成分计数,如 Addis 计数。

(六)24h 尿

尿液中的一些溶质(肌酐、总蛋白质、糖、尿素、电解质及激素等)在一天的不同时间内其排泄浓度不同,为了准确定量,必须收集 24h 尿液。于第 1 天晨 8 时排空膀胱弃去此次尿液,再收集至次口晨 8 时全部尿液,用于化学成分的定量。

（七）其他

包括中段尿、导尿、耻骨上膀胱穿刺尿等。

三、尿液标本的保存

（一）冷藏于 4℃

尿液置 4℃冰箱中冷藏可防止一般细菌生长及维持较恒定的弱酸性。但有些标本冷藏后,由于磷酸盐及尿酸盐析出与沉淀,妨碍对有形成分的观察。

（二）加入化学防腐剂

大多数防腐剂的作用是抑制细菌生长和维持酸性,常用的有以下几种。

1.甲醛(福尔马林 400g/L)　每升尿中加入 5mL(或按 1 滴/30mL 尿液比例加入),用于尿管型、细胞防腐,适用于 Addis 计数。注意甲醛为还原性物质可致班氏尿糖定性检查出现假阳性。当甲醛过量时可与尿素产生沉淀物,干扰显微镜检查。

2.甲苯　每升尿中加入 5mL,用于尿糖、尿蛋白等定量检查。

3.麝香草酚　每升尿中小于 1g,既能抑制细菌生长,又能较好地保存尿中有形成分,可用于化学成分检查及防腐,但如过量可使尿蛋白定性试验(加热乙酸法)出现假阳性,还能干扰尿胆色素的检出。

4.浓盐酸　每升尿中加入 10mL,用于尿中 17 酮、17 羟类固醇、儿茶酚胺、Ca^{2+}、肾上腺素、去甲肾上腺素、香草扁桃酸(VMA)等。

5.冰乙酸　每升尿中加入 10mL,用于尿中醛固酮。每升尿中加入 25mL,可用于 5－羟色胺的测定。

6.碳酸钠　每升尿中加入 10g,用于尿中卟啉的测定。

（赵越）

第四节　尿液的一般检查

一、尿量

尿量主要取决于肾小球的滤过率、肾小管重吸收和浓缩与稀释功能。此外尿量变化还与外界因素如每日饮水量、食物种类、周围环境(气温、湿度)、排汗量、年龄、精神因素、活动量等相关。正常成人 24h 内排尿为 1～1.5L/24h。

24h 尿量＞2.5L 为多尿,可由饮水过多,特别饮用咖啡、茶、失眠及使用利尿药或静脉输液过多时。病理性多尿常因肾小管重吸收和浓缩功能减退如尿崩症、糖尿病、肾功能不全、慢性肾盂肾炎等。

24h 尿量＜0.4L 为少尿,可因机体缺水或出汗。病理性少尿主要见于脱水、血浓缩、急性肾小球肾炎、各种慢性肾功能衰竭、肾移植术后急性排异反应、休克、心功能不全、尿路结石、损伤、肿瘤、尿路先天畸形等。

尿量不增多而仅排尿次数增加为尿频。见于膀胱炎、前列腺炎、尿道炎、肾盂肾炎、体质性神经衰弱、泌尿生殖系统处于激惹状态、磷酸盐尿症、碳酸盐尿症等。

二、外观

尿液外观包括颜色及透明度。正常人新鲜的尿液呈淡黄至橘黄色透明,影响尿液颜色的主要物质为尿色素、尿胆原、尿胆素及卟啉等。此外尿色还受酸碱度、摄入食物或药物的影响。

浑浊度可分为清晰、雾状、云雾状浑浊、明显浑浊几个等级。浑浊的程度根据尿中含混悬物质种类及量而定。正常尿浑浊的主要原因是因含有结晶和上皮细胞所致。病理性浑浊可因尿中含有白细胞、红细胞及细菌所致。放置过久而有轻度浑浊可因尿液酸碱度变化,尿内黏蛋白、核蛋白析出所致。淋巴管破裂产生的乳糜尿也可引起浑浊。在流行性出血热低血压期,尿中可出现蛋白、红细胞、上皮细胞等混合的凝固物,称"膜状物"。常见的外观改变有以下几种。

（一）血尿

尿内含有一定量的红细胞时称为血尿。由于出血量的不同可呈淡红色云雾状,淡洗肉水样或鲜血样,甚至混有凝血块。每升尿内含血量超过 1mL 可出现淡红色,称为肉眼血尿。主要见于各种原因所致的泌尿系统出血,如肾结石或泌尿系统结石、肾结核、肾肿瘤及某些菌株所致的泌尿系统感染等。洗肉水样外观常见于急性肾小球肾炎。血尿还可由出血性疾病引起,见于血友病和特发性血小板减少性紫癜。镜下血尿指尿液外观变化不明显,而离心沉淀后进行镜检时能看到超过正常数量的红细胞者。

（二）血红蛋白尿

当发生血管内溶血,血浆中血红蛋白含量增高,超过肝珠蛋白所能结合的量时,未结合的游离血红蛋白便可通过肾小球滤膜而形成血红蛋白尿。在酸性尿中血红蛋白可氧化成为正铁血红蛋白而呈棕色,如含量甚多则呈棕黑色酱油样外观。隐血试验呈强阳性反应,但离心沉淀后上清液颜色不变,镜检时不见红细胞或偶见溶解红细胞之碎屑,可与血尿相区别。卟啉尿症患者,尿液呈红葡萄酒色,碱性尿液中如存在酚红、番茄汁、芦荟等物质,酸性尿液中如存在氨基比林、磺胺等药物也可有不同程度的红色。血红蛋白尿见于蚕豆黄、血型不合的输血反应、严重烧伤及阵发性睡眠性血红蛋白尿症等。

（三）胆红素尿

当尿中含有大量的结合胆红素,外观呈深黄色,振荡后泡沫亦呈黄色,若在空气中久置可因胆红素被氧化为胆绿素而使尿液外观呈棕绿色。胆红素尿见于阻塞性黄疸和肝细胞性黄疸。服用痢特灵、核黄素、呋喃唑酮后尿液亦可呈黄色,但胆红素定性阴性。服用大剂量熊胆粉、牛黄类药物时尿液可呈深黄色。

（四）乳糜尿

外观呈不同程度的乳白色,严重者似乳汁。因淋巴循环受阻,从肠道吸收的乳糜液未能经淋巴管引流入血而逆流进入肾,致使肾盂、输尿管处的淋巴管破裂,淋巴液进入尿液中所致。其主要成分为脂肪微粒及卵磷脂、胆固醇、少许纤维蛋白原和白蛋白等。乳糜尿多见于丝虫病,少数可由结核、肿瘤、腹部创伤或手术引起。乳糜尿离心沉淀后外观不变,沉渣中可见少量红细胞和淋巴细胞,丝虫病者偶可于沉渣中查出微丝蚴。乳糜尿需与脓尿或结晶尿等浑浊尿相鉴别,后二者经离心后上清转为澄清,而镜检可见多数的白细胞或盐类结晶,结晶尿加热加酸后浑浊消失。为确诊乳糜尿还可于尿中加少量乙醚振荡提取，因尿中脂性成分溶于乙醚而使水层浑浊程度比原尿减轻。

（五）脓尿

尿液中含有大量白细胞而使外观呈不同程度的黄色浑浊或含脓丝状悬浮物。见于泌尿系统感染及前列腺炎、精囊炎，脓尿蛋白定性常为阳性，镜检可见大量脓细胞。还可通过尿三杯试验初步了解炎症部位，协助临床鉴别诊断。

（六）盐类结晶尿

外观呈白色或淡粉红色颗粒状浑浊，尤其是在气温寒冷时常很快析出沉淀物。这类浑浊尿可通过在试管中加热、加乙酸进行鉴别。尿酸盐加热后浑浊消失，磷酸盐、碳酸盐则浑浊增加，但加乙酸后二者均变清，碳酸盐尿同时产生气泡。

除肉眼观察颜色与浊度外，还可以通过三杯试验进一步对病理尿的来源进行初步定位。尿三杯试验是在一次排尿中，人为地把尿液分成三段排出，分别盛于3个容器内，第1杯及第3杯每杯约10mL，其余大部分排于第2杯中。分别观察各杯尿的颜色、浑浊度，并做显微镜检查。多用于男性泌尿生殖系统疾病定位的初步诊断（表5-1）。

表5-1　尿三杯试验外观鉴别结果及诊断

第1杯	第2杯	第3杯	初步诊断
有弥散脓液	清晰	清晰	急性尿道炎，且多在前尿道
有脓丝	清晰	清晰	亚急性或慢性尿道炎
有弥散脓液	有弥散脓液	有弥散脓液	尿道以上部位的泌尿系统感染
清晰	清晰	有弥散脓液	前列腺炎、精囊炎、后尿道炎、三角区炎症、膀胱颈部炎症
有脓丝	清晰	有弥散脓液	尿道炎、前列腺炎、精囊炎

尿三杯试验还可鉴别泌尿道出斑部位。

1.全程血尿（3杯尿液均有血液）　血液多来自膀胱颈以上部位。

2.终末血尿（即第3杯有血液）　病变多在膀胱三角区、颈部或后尿道（但膀胱肿瘤患者大量出血时，也可见全程血尿）。

3.初期血尿（即第1杯有血液）　病变多在尿道或膀胱颈。

三、气味

正常新鲜尿液的气味来自尿内的挥发性酸，尿液久置后，因尿素分解而出现氨臭味。如新排出的尿液即有氨味提示有慢性膀胱炎及慢性尿潴留。糖尿病酮症时，尿液呈苹果样气味。此外还有药物和食物，特别是进食蒜、葱、咖喱等，尿液可出现特殊气味。

四、比密

尿比密是指在4℃时尿液与同体积纯水重量之比。尿比密高低随尿中水分、盐类及有机物含量而异，在病理情况下还受尿蛋白、尿糖及细胞成分等影响。如无水代谢失调、尿比密测定可粗略反映肾小管的浓缩稀释功能。

（一）参考值

晨尿或通常饮食条件下：1.015～1.025。

随机尿：1.003～1.035（浮标法）。

（二）临床意义

1.高比密尿 可见于高热、脱水、心功能不全、周围循环衰竭等尿少时；也可见于尿中含葡萄糖和碘造影剂时。

2.低比密尿 可见于慢性肾小球肾炎、肾功能不全、肾盂肾炎、尿崩症、高血压等。慢性肾功能不全者，由于肾单位数目大量减少，尤其伴有远端肾单位浓缩功能障碍时，经常排出比密近于1.010（与肾小球滤液比密接近）的尿称为等渗尿。

五、血清（浆）和尿渗量的测定

渗量代表溶液中一种或多种溶质中具有渗透活性微粒的总数量，而与微粒的大小、种类及性质无关。只要溶液的渗量相同，都具有相同的渗透压。测定尿渗量可了解尿内全部溶质的微粒总数量，可反映尿内溶质和水的相对排泄速度，以判断肾的浓缩稀释功能。

（一）参考值

血清平均为290mOsm/kg H_2O，范围280～300mOsm/kg H_2O。成人尿液24h内40～1400mOsm/kg H_2O，常见数值600～1000mOsm/kg H_2O。尿/血清比值应大于3。

（二）临床意义

1.血清＜280mOsm/kg H_2O 时为低渗性脱水，＞300mOsm/kgH_2O 时为高渗性脱水。

2.禁饮12h，尿渗量＜800mOsm/kg H_2O 表示肾浓缩功能不全。

3.急性肾小管功能障碍时，尿渗量降低，尿/血清渗量比值≤1。由于尿渗量仅受溶质微粒数量的影响而改变，很少受蛋白质及葡萄糖等大分子影响。

六、自由水清除率测定

自由水清除率是指单位时间内（每小时或每分钟）尿中排出的游离水量。它可通过血清渗量、尿渗量及单位时间尿量求得。

（一）参考值

－25～－100mL/h 或－0.4～1.7mL/min

（二）临床意义

1.自由水清除率为正值代表尿液被稀释，反之为负值时代表尿液被浓缩，其负值越大代表肾浓缩功能越佳。

2.尿/血清渗量比值常因少尿而影响结果。

3.急性肾功能衰竭早期，自由水清除率趋于零值，而且先于临床症状出现之前2～3d，常作为判断急性肾功能衰竭早期诊断指标。在治疗期间，自由水清除率呈现负值，大小还可反映肾功能恢复程度。

4.可用于观察严重创伤、大手术后低血压、少尿或休克患者髓质功能损害的指标。

5.肾移植时有助于早期发现急性排异反应，此时可近于零。

6.用于鉴别非少尿性肾功能不全和肾外性氮质血症，后者往往正常。

（赵越）

第五节　尿液的化学检查

一、尿液蛋白质检查

正常人的肾小球滤液中存在小分子量的蛋白质,在通过近曲小管时绝大部分又被重吸收,因此终尿中的蛋白质含量仅为 30~130mg/24h。随机 1 次尿中蛋白质为 0~80mg/L。尿蛋白定性试验为阴性反应。当尿液中蛋白质超过正常范围时称为蛋白尿。含量大于 0.1g/L 时定性试验可阳性。正常时分子量 7 万以上的蛋白质不能通过肾小球滤过膜。而分子量 1 万~3 万的低分子蛋白质虽大多可通过滤过膜,但又为近曲小管重吸收。由肾小管细胞分泌的蛋白如 Tamm-Horsfall 蛋白(T-H 蛋白)、SIgA 等以及下尿路分泌的黏液蛋白可进入尿中。尿蛋白质 2/3 来自血浆蛋白,其中清蛋白约占 40%,其余为小分子量的酶如溶菌酶等、肽类、激素等。可按蛋白质的分子量大小分成 3 组。①高分子量蛋白质:分子量大于 9 万,含量极微,包括由肾髓襻升支及远曲小管上皮细胞分泌的 T-H 糖蛋白及分泌型 IgG 等。②中分子量蛋白质:分子量 4 万~9 万,是以清蛋白为主的血浆蛋白,可占尿蛋白总数的 1/2~2/3。③低分子量蛋白质:分子量小于 4 万,绝大多数已在肾小管重吸收,因此尿中含量极少,如免疫球蛋白 Fc 片段,游离轻链、α_1 微球蛋白、β_2 微球蛋白等。

蛋白尿形成的机制:

(一)肾小球性蛋白尿

肾小球因受炎症、毒素等的损害,引起肾小球毛细血管壁通透性增加,滤出较多的血浆蛋白,超过了肾小管重吸收能力所形成的蛋白尿,称为肾小球性蛋白尿。其机制除因肾小球滤过膜的物理性空间构型改变导致"孔径"增大外,还与肾小球滤过膜的各层特别是足突细胞层的唾液酸减少或消失,以致静电屏障作用减弱有关。

(二)肾小管性蛋白尿

由于炎症或中毒引起近曲小管对低分子量蛋白质的重吸收功能减退而出现以低分子量蛋白质为主的蛋白尿,称为肾小管性蛋白尿。尿中以 β_2 微球蛋白、溶菌酶等增多为主,白蛋白正常或轻度增多。单纯性肾小管性蛋白尿,尿蛋白含量较低,一般低于 1g/24h。常见于肾盂肾炎、间质性肾炎、肾小管性酸中毒、重金属(汞、镉、铋)中毒,应用庆大霉素、多黏菌素 B 及肾移植术后等。

(三)混合性蛋白尿

肾脏病变如同时累及肾小球及肾小管,产生的蛋白尿称混合性蛋白尿。在尿蛋白电泳的图谱中显示低分子量的 β_2MG 及中分子量的白蛋白同时增多,而大分子量的蛋白质较少。

(四)溢出性蛋白尿

血循环中出现大量低分子量(分子量小于 4.5 万)的蛋白质如本周蛋白。血浆肌红蛋白(分子量为 1.4 万)增多超过肾小管回吸收的极限于尿中大量出现时称为肌红蛋白尿,也属于溢出性蛋白尿,见于骨骼肌严重创伤及大面积心肌梗死。

(五)偶然性蛋白尿

当尿中混有多量血、脓、黏液等成分而导致蛋白定性试验阳性时称为偶然性蛋白尿。主要见于泌尿道的炎症、药物、出血及在尿中混入阴道分泌物、男性精液等,一般并不伴有肾本身的损害。

(六)生理性蛋白尿或无症状性蛋白尿

由于各种体外环境因素对机体的影响而导致的尿蛋白含量增多,可分为功能性蛋白尿及体位性(直立性)蛋白尿。

功能性蛋白尿:机体在剧烈运动、发热、低温刺激、精神紧张、交感神经兴奋等所致的暂时性、轻度的蛋白尿。形成机制可能与上述原因造成肾血管痉挛或充血而使肾小球毛细血管壁的通透性增加所致。当诱发因素消失后,尿蛋白也迅速消失。生理性蛋白尿定性一般不超过(+),定量小于 0.5g/24h,多见于青少年期。

体位性蛋白尿:又称直立性蛋白尿,由于直立体位或腰部前突时引起的蛋白尿。其特点为卧床时尿蛋白定性为阴性,起床活动若干时间后即可出现蛋白尿,尿蛋白定性可达(++)甚至(+++),而平卧后又转成阴性,常见于青少年,可随年龄增长而消失。其机制可能与直立时前突的脊柱压迫肾静脉,或直立时肾的位置向下移动,使肾静脉扭曲而致肾脏处于淤血状态,与淋巴、血流受阻有关。

1.参考值 尿蛋白定性试验:阴性尿蛋白定量试验:<0.1g/L 或≤0.15g/24h(考马斯亮蓝法)。

2.临床意义 因器质性变,尿内持续性地出现蛋白,尿蛋白含量的多少,可作为判断病情的参考,但蛋白量的多少不能反映肾脏病变的程度和预后。

(1)急性肾小球肾炎:多数由链球菌感染后引起的免疫反应。持续性蛋白尿为其特征。蛋白定性检查常为(+)~(++)、定量检查大都不超过 3g/24h,但也有超过 10g/24h 者。一般于病后 2~3 周蛋白定性转为少量或微量,2~3 个月后多消失,也可呈间歇性阳性。成人患者消失较慢,若蛋白长期不消退,应疑及体内有感染灶或转为慢性的趋势。

(2)急进性肾小球肾炎:起病急、进展快。如未能有效控制,大多在半年至 1 年内死于尿毒症,以少尿、甚至无尿、蛋白尿、血尿和管型尿为特征。

(3)隐匿性肾小球肾炎:临床常无明显症状,但有持续性轻度的蛋白尿。蛋白定性检查多为(±)~(+),定量检查常在 0.2g/24h 左右,一般不超过 1g/24h。可称为"无症状性蛋白尿"。在呼吸系统感染或过劳后,蛋白可有明显增多,过后可恢复到原有水平。

(4)慢性肾小球肾炎:病变累及肾小球和肾小管,多属于混合性蛋白尿。慢性肾炎普通型,尿蛋白定性检查常为(+)~(+++),定量检查多在 3.5g/24h 左右;肾病型则以大量蛋白尿为特征,定性检查为(++)~(++++),定量检查为 3.5~5g/24h 或以上,但晚期,由于肾小球大部毁坏,蛋白排出量反而减少。

(5)肾病综合征:是由多种原因引起的一组临床症候群,包括慢性肾炎肾病型、类脂性肾病、膜性肾小球肾炎、狼疮性肾炎肾病型、糖尿病型肾病综合征和一些原因不明确的肾病综合征等。临床表现以水肿、大量蛋白尿、低蛋白血症、高脂血症为特征,尿蛋白含量较高,且易起泡沫,定性试验多为(+++)~(++++),定量试验常为 3.5~10g/24h,最多达 20g 者。

(6)肾盂肾炎:为泌尿系统最常见的感染性疾病,临床上分为急性和慢性两期。急性期尿液的改变为脓尿,尿蛋白多为(±)~(++)。每日排出量不超过 1g。如出现大量蛋白尿应考虑有否肾炎、肾病综合征或肾结核并发感染的可能性。慢性期尿蛋白可呈间歇性阳性,常为(+)~(±),并可见混合细胞群和白细胞管型。

(7)肾内毒性物质引起的损害:由金属盐类如汞、镉、铀、铬、砷和铋等或有机溶剂如甲醇、甲苯、四氧化碳等以及抗菌药类如磺胺、新霉素、卡那霉素、庆大霉素、多黏菌素 B、甲氧苯青霉素等，可引起肾小管上皮细胞肿胀、退行性变和坏死等改变，故又称坏死性肾病。系因肾小管对低分子蛋白质重吸收障碍而形成的轻度或中等量蛋白尿，一般不超过 1.5g/24h，并有明显的管型尿。

（8）系统性红斑狼疮的肾脏损害：本病在组织学上显示有肾脏病变者高达 90%～100%，但以肾脏病而发病者仅为 3%～5%。其病理改变以肾小球毛细血管丛为主，有免疫复合物沉淀和基底膜增厚。轻度损害型尿蛋白常在（＋）～（＋＋），定量检查为 0.5～1g/24h。肾病综合征型则尿蛋白大量增多。

（9）肾移植：肾移植后，因缺血而造成的肾小管功能损害，有明显的蛋白尿，可持续数周，当循环改善后尿蛋白减少或消失，如再度出现蛋白尿或尿蛋白含量较前增加，并伴有尿沉渣的改变，常提示有排异反应发生。

（10）妊娠和妊娠中毒症：正常孕妇尿中蛋白可轻微增加，属于生理性蛋白尿。此与肾小球滤过率和有效肾血流量较妊娠前增加 30%～50% 以及妊娠所致的体位性蛋白尿（约占20%）有关。妊娠中毒症则因肾小球的小动脉痉挛，血管腔变窄，肾血流量减少，组织缺氧使其通透性增加，血浆蛋白从肾小球漏出之故。尿蛋白多为（＋）～（＋＋），病情严重时可增至（＋＋＋）～（＋＋＋＋），如定量超过 5g/24h，提示为重度妊娠中毒症。

二、本周蛋白尿检查

本周蛋白是免疫球蛋白的轻链单体或二聚体，属于不完全抗体球蛋白，分为 K 型和 X 型，其分子量分别为 22000 和 44000，蛋白电泳时可在 α_2 至 γ 球蛋白区带间的某个部位出现 M 区带，多位于 γ 区带及 β—γ 区。易从肾脏排出称轻链尿。可通过肾小球滤过膜滤出，若其量超过近曲小管所能吸收的极限，则从尿中排出，在尿中排出率多于清蛋白。肾小管对本周蛋白具有重吸收及异化作用，通过肾排泄时，可抑制肾小管对其他蛋白成分的重吸收，并可损害近曲、远曲小管，因而导致肾功能障碍及形成蛋白尿，同时有清蛋白及其他蛋白成分排出。本周蛋白在加热至 40～60℃时可发生凝固，温度升至 90～100℃时可再溶解，故又称凝溶蛋白。

（一）原理

尿内本周蛋白在加热 40～60℃时，出现凝固沉淀，继续加热至 90～100℃时又可再溶解，故利用此凝溶特性可将此蛋白与其他蛋白区分。

（二）参考值

尿本周蛋白定性试验：阴性（加热凝固法或甲苯磺酸法）。

（三）临床意义

1. 多发性骨髓瘤　是浆细胞恶性增生所致的肿瘤性疾病，其异常浆细胞（骨髓瘤细胞），在制作免疫球蛋白的过程中，产生过多的轻链且在未与重链装配前即从细胞内分泌排出，经血循环由肾脏排至尿中，有 35%～65% 的病例本周蛋白尿呈阳性反应，但每日排出量有很大差别，可从 1g 至数十克，最高达 90g 者，有时定性试验呈间歇阳性，故一次检测阴性不能排除本病。

2. 华氏巨球蛋白血症　属浆细胞恶性增殖性疾病，血清内 IgM 显著增高为本病的重要特征，约有 20% 的患者尿内可出现本周蛋白。

3. 其他疾病　如淀粉样变性、恶性淋巴瘤、慢淋白血病、转移瘤、慢性肾炎、肾盂肾炎、肾癌等患者尿中也偶见本周蛋白,可能与尿中存在免疫球蛋白碎片有关。

三、尿液血红蛋白、肌红蛋白及其代谢产物的检查

(一)血红蛋白尿的检查

当血红蛋白内有大量红细胞破坏,血浆中游离血红蛋白超过 1.5g/L(正常情况下肝珠蛋白最大结合力为 1.5g/L 血浆)时,血红蛋白随尿排出,尿中血红蛋白检查阳性,称血红蛋白尿。血红蛋白尿特点,外观呈脓茶色或透明的酱油色,镜检时无红细胞,但隐血呈阳性反应。

1. 原理　血红蛋白中的亚铁血红素与过氧化物酶的结合相似,而且具有弱的过氧化物酶活性,能催化过氧化氢放出新生态的氧,氧化受体氨基比林使之呈色,借以识别血红蛋白的存在。

2. 参考值　正常人尿中血红蛋白定性试验:阴性(氨基比林法)。

3. 临床意义

(1)阳性可见于各种引起血管内溶血的疾病,如 6-磷酸葡萄糖脱氢酶缺乏在食蚕豆或使用药物伯氨喹、碘胺、菲那西丁时引起的溶血。

(2)血型不合输血引起的急性溶血,广泛性烧伤、恶性疟疾、某些传染病(猩红热、伤寒、丹毒)、毒蕈中毒、毒蛇咬伤等大都有变性的血红蛋白出现。

(3)遗传性或继发性溶血性贫血,如阵发性寒冷性血红蛋白尿症、行军性血红蛋白尿症及阵发性睡眠性血红蛋白尿症。

(4)自身免疫性溶血性贫血、系统性红斑狼疮等。

(二)肌红蛋白尿的检查

肌红蛋白是横纹肌、心肌细胞内的一种含亚铁血红素的蛋白质,其结构及特性与血红蛋白相似,但仅有一条肽链,分子量为 1.6 万~1.75 万。当肌肉组织受损伤时,肌红蛋白可大量释放到细胞外入血流,因分子量小,可由肾排出。尿中肌红蛋白检查阳性,称肌红蛋白尿。

1. 原理　肌红蛋白和血红蛋白一样,分子中含有血红素基团,具有过氧化物酶活性,能用邻甲苯胺或匹拉米洞与过氧化氢呈色来鉴定,肌红蛋白在 80% 饱和硫酸铵浓度下溶解,而血红蛋白和其他蛋白质则发生沉淀,可资区别。

2. 参考值　肌红蛋白定性反应:阴性(硫酸铵法)肌红蛋白定量试验:<4mg/L(酶联免疫吸附法)。

3. 临床意义

(1)阵发性肌红蛋白尿:肌肉疼痛性痉挛发作 72h 后出现肌红蛋白尿。

(2)行军性肌红蛋白尿:非习惯性过度运动。

(3)创伤:挤压综合征、子弹伤、烧伤、电击伤、手术创伤。

(4)原发性肌疾病:肌肉萎缩、皮肌炎及多发性肌炎、肌肉营养不良等。

(5)组织局部缺血性肌红蛋白尿:心肌梗死早期、动脉梗死。

(6)代谢性肌红蛋白尿:乙醇中毒、砷化氢、一氧化碳中毒、巴比妥中毒、肌糖原积累等。

(三)含铁血黄素尿的检查

含铁血黄素尿为尿中含有暗黄色不稳定的铁蛋白聚合体,是含铁的棕色色素。血管内溶血时肾在清除游离血红蛋白过程中,血红蛋白大部分随尿排出,产生血红蛋白尿。其中的一

部分血红蛋白被肾小管上皮细胞重吸收，并在细胞内分解成含铁血黄素，当这些细胞脱落至尿中时，可用铁染色法检出，细胞解体时，则含铁血黄素颗粒释放于尿中，也可用 Prussian 蓝反应予以鉴别。

1.原理　含铁血黄素中的高铁离子，在酸性环境下与亚铁氰化物作用，产生蓝色的亚铁氰化铁，又称普鲁士蓝反应。

2.参考值　含铁血黄素定性试验：阴性(普鲁士蓝法)。

3.临床意义　尿内含铁血红素检查，对诊断慢性血管内溶血有一定价值，主要见于阵发性睡眠性血红蛋白尿症、行军性肌红蛋白尿、自身免疫溶血性贫血、严重肌肉疾病等。但急性溶血初期，血红蛋白检查阳性，因血红蛋白尚未被肾上皮细胞摄取，未形成含铁血黄素，本试验可呈阴性。

(四)尿中卟啉及其衍生物检查

卟啉是血红素生物合成的中间体，为构成动物血红蛋白、肌红蛋白、过氧化氢酶、细胞色素等的重要成分。是由 4 个吡咯环连接而成的环状化合物。血红素的合成过程十分复杂，其基本原料是琥珀酰辅酶 A 和甘氨酸，维生素 B 也参与作用。正常入血和尿中含有少量的卟啉类化合物。卟啉病是一种先天性或获得性卟啉代谢紊乱的疾病，其产物大量由尿和粪便排出，并出现皮肤、内脏、精神和神经症状。

1.卟啉定性检查

(1)原理：尿中卟啉类化合物(属卟啉、粪卟啉、原卟啉)在酸性条件下用乙酸乙酯提取，经紫外线照射下显红色荧光。

(2)参考值：尿卟啉定性试验：阴性(Haining 法)。

2.卟胆原定性检查

(1)原理：尿中卟胆原是血红素合成的前身物质，它与对二甲氨基苯甲醛在酸性溶液中作用，生成红色缩合物。尿胆原及吲哚类化合物亦可与试剂作用，形成红色。但前者可用氯仿将红色提取，后者可用正丁醇将红色抽提除去，残留的尿液如仍呈红色，提示有卟胆原。

(2)参考值：尿卟胆原定性试验：阴性(watson－schwartz 法)。

(3)临床意义：卟啉病引起卟啉代谢紊乱，导致其合成异常和卟啉及其前身物与氨基－γ－酮戊酸及卟胆原的排泄异常，在这种异常代谢过程中产生的尿卟啉、粪卟啉大量排出。其主要临床应用：①肝性卟啉病呈阳性。②鉴别急性间歇性卟啉病。因患者出现腹疼、胃肠道症状、精神症状等，易与急性阑尾炎、肠梗阻、神经精神疾病混淆，检查卟胆原可作为鉴别诊断参考。

四、尿糖检查

临床上出现在尿液中的糖类，主要是葡萄糖尿，偶见乳糖尿、戊糖尿、半乳糖尿等。正常人尿液中可有微量葡萄糖，每日尿内排出<2.8mmol/24h，用定性方法检查为阴性。糖定性试验呈阳性的尿液称为糖尿，尿糖形成的原因为：当血中葡萄糖浓度大于 8.8mmol/L 时，肾小球滤过的葡萄糖量超过肾小管重吸收能力("肾糖阈")即可出现糖尿。

尿中出现葡萄糖取决于三个因素：①动脉血中葡萄糖浓度。②每分钟流经肾小球中的血浆量。③近端肾小管上皮细胞重吸收葡萄糖的能力即肾糖阈。肾糖阈可随肾小球滤过率和肾小管葡萄糖重吸收率的变化而改变。当肾小球滤过率减低时可导致"肾糖阈"提高，而肾小管重吸收减少时则可引起肾糖阈降低。葡萄糖尿除因血糖浓度过高引起外,也可因肾小管重吸收能力降低引起,后者血糖可正常。

(一)参考值

尿糖定性试验:阴性(葡萄糖氧化酶试带法)尿糖定量试验:<2.8mmol/24h(<0.5g/24h),浓度为0.1~0.8mmol/L。

(二)临床意义

1.血糖增高性糖尿

(1)饮食性糖尿:因短时间摄入大量糖类(大于200g)而引起。确诊须检查清晨空腹的尿液。

(2)持续性糖尿:清晨空腹尿中呈持续阳性,常见于因胰岛素绝对或相对不足所致糖尿病,此时空腹血糖水平常已超过肾阈,24h尿中排糖近于100g或更多,每日尿糖总量与病情轻重相平行。如并发肾小球动脉硬化症,则肾小球滤过率减少,肾糖阈升高,此时血糖虽已超常,尿糖亦呈阴性,进食后2h由于负载增加则可见血糖升高,尿糖阳性,对于此型糖尿病患者,不仅需要检查空腹血糖及尿糖定量,还需进一步进行糖耐量试验。

(3)其他疾病血糖增高性糖尿见于:①甲状腺功能亢进:由于肠壁的血流加速和糖的吸收增快,因而在饭后血糖增高而出现糖尿。②肢端肥大症:可因生长激素分泌旺盛而致血糖升高,出现糖尿。③嗜铬细胞瘤:可因肾上腺素及去甲肾上腺素大量分泌,致使磷酸化酶活性增强,促使肝糖原降解为葡萄糖,引起血糖升高而出现糖尿。④库欣综合征:因皮质醇分泌增多,使糖原异生旺盛,抑制己糖磷酸激酶和对抗胰岛素作用,因而出现糖尿。

(4)一过性糖尿:又称应激性糖尿,见于颅脑外伤、脑血管意外、情绪激动等情况下,脑血糖中枢受到刺激,导致肾上腺素、胰高血糖素大量释放,因而可出现暂时性高血糖和糖尿。

2.血糖正常性糖尿 肾性糖尿属血糖正常性糖尿,因近曲小管对葡萄糖的重吸收功能低下所致。其中先天性者为家族性肾性糖尿,见于范可尼综合征,患者出现糖尿而空腹血糖、糖耐量试验均正常;新生儿糖尿是因肾小管功能还不完善;后天获得性肾性糖尿可见于慢性肾炎和肾病综合征时;妊娠后期及哺乳期妇女,出现糖尿可能与肾小球滤过率增加有关。

3.尿中其他糖类 尿中除葡萄糖外还可出现乳糖、半乳糖、果糖、戊糖等,除受进食种类不同影响外,可能与遗传代谢紊乱有关。

(1)乳糖尿:有生理性和病理性两种,前者出现在妊娠末期或产后2~5d,后者见于消化不良的患儿尿中,当乳糖摄取量在100~150g以上时因缺乏乳糖酶1,则发生乳糖尿。

(2)半乳糖尿:先天性半乳糖血症是一种常染色体隐性遗传性疾病。由于缺乏半乳糖-1-磷酸尿苷转化酶或半乳糖激酶,不能将食物内半乳糖转化为葡萄糖所致,患儿可出现肝大、肝功损害、生长发育停滞、智力减退、哺乳后不安、拒食、呕吐、腹泻、肾小管功能障碍等,此外还可查出氨基酸尿(精、丝、甘氨酸等)。由半乳糖激酶缺乏所致白内障患者也可出现半乳糖尿。

(3)果糖尿:正常人尿液中偶见果糖,摄取大量果糖后尿中可出现暂时性果糖阳性。在肝脏功能障碍时,肝脏对果糖的利用下降,导致血中果糖升高而出现果糖尿。

(4)戊糖尿:尿液中出现的主要是L-阿拉伯糖和L-木糖。在食用枣、李子、樱桃及其他果汁等含戊糖多的食品后,一过性地出现在尿液中,后天性戊糖增多症,是因为缺乏从L-木酮糖向木糖醇的转移酶,尿中每日排出木酮糖4~5g。

五、尿酮体检查

酮体是乙酰乙酸、β-羟丁酸及丙酮的总称，为体内脂肪酸代谢的中间产物。正常人血中丙酮浓度较低，为 2.0～4.0mg/L，其中乙酰乙酸、β-羟丁酸、丙酮分别约占 20％、78％、2％。一般检查方法为阴性。在饥饿，各种原因引起糖代谢发生障碍、脂肪分解增加及糖尿病酸中毒时，因产生酮体速度大于组织利用速度，可出现酮血症，继而产生酮尿。

（一）原理

尿中丙酮和乙酰乙酸在碱性溶液中与亚硝基铁氰化钠作用产生紫红色化合物。

（二）参考值

尿酮体定性试验：阴性（Rothera 法）。

（三）临床意义

1. 糖尿病酮症酸中毒 由于糖利用减少、分解脂肪产生酮体增加而引起酮症，尿内酮体呈强阳性反应。当肾功能严重损伤而肾阈值增高时，尿酮体可减少，甚至完全消失。

2. 非糖尿病性酮症者 如感染性疾病发热期、严重腹泻、呕吐、饥饿、素食过久、全身麻醉后等均可出现酮尿。妊娠妇女常因妊娠反应，呕吐、进食少，以致体脂降解代谢明显增多，发生酮病而致酮尿。

3. 中毒 如氯仿、乙醚麻醉后、磷中毒等。

4. 服用双胍类降糖药 如降糖灵等，由于药物有抑制细胞呼吸的作用，可出现血糖降低，但酮尿阳性的现象。

六、脂肪尿和乳糜尿检查

尿液中混有脂肪小滴时称为脂肪尿。尿中含有淋巴液、外观呈乳糜状称乳糜尿。由呈胶体状的乳糜微粒和蛋白质组成，其形成原因是经肠道吸收的脂肪皂化后成乳糜液，由于种种原因致淋巴引流不畅而未能进入血液循环，以至逆流在泌尿系统淋巴管中时，可致淋巴管内压力升高、曲张破裂、乳糜液流入尿中呈乳汁样。乳糜尿中混有血液，则称乳糜血尿。乳糜尿中主要含卵磷脂、胆固醇、脂酸盐及少量纤维蛋白原、清蛋白等。如合并泌尿道感染，则可出现乳糜脓尿。

（一）原理

乳糜由脂肪微粒组成，较大的脂粒在镜下呈球形，用苏丹Ⅲ染成红色者为乳糜阳性。过小的脂粒，不易在镜下观察，可利用其溶解乙醚的特性，加乙醚后使乳白色浑浊尿变清，即为乳糜阳性。

（二）参考值

乳糜定性试验：阴性。

（三）临床意义

1. 淋巴管阻塞 常见于丝虫病，乳糜尿是慢性期丝虫病的主要临床表现之一。这是由丝虫在淋巴系统中，引起炎症反复发作，大量纤维组织增生，使腹部淋巴管或胸导管广泛阻塞所致。

2. 过度疲劳、妊娠及分娩后等因素 诱发出现间歇性乳糜尿，偶尔也见少数病例呈持续阳性。

3.其他　先天性淋巴管畸形、腹内结核、肿瘤、胸腹部创伤、手术伤、糖尿病、高脂血症、肾盂肾炎、包虫病、疟疾等也可引起乳糜尿。

七、尿液胆色素检查

尿中胆色素包括胆红素、尿胆原及尿胆素。由于送检多为新鲜尿，尿胆原尚未氧化成尿胆素，故临床多查尿胆红素及尿胆原。

（一）胆红素检查

胆红素是血红蛋白分解代谢的中间产物，是胆汁中的主要成分，可分为未经肝处理的未结合胆红素和经肝与葡萄糖醛酸结合形成的结合胆红素。未结合胆红素不溶于水，在血中与蛋白质结合不能通过肾小球滤膜。结合胆红素分子量小，溶解度高，可通过肾小球滤膜，由尿中排出。由于正常入血中结合胆红素含量很低（小于 $4\mu mol/L$），滤过量极少，因此尿中检不出胆红素，如血中结合胆红素增加可通过肾小球滤膜使尿中结合胆红量增加，尿胆红素试验阳性反应。

1.原理　尿液中的胆红素与重氮试剂作用，生成红色的偶氮化合物。红色的深浅大体能反应胆红素含量的多少。

2.参考值　胆红素试验：阴性（试带法）。

（二）尿胆原检查

1.原理　尿胆原在酸性溶液中与对二甲氨基苯甲醛作用，生成樱红色化合物。

2.参考值　尿胆原定性试验：正常人为弱阳性，其稀释度在 $1:20$ 以下（改良 Ehrlich 法）。

（三）尿胆素检查

1.原理　在无胆红素的尿液中，加入碘液，使尿中尿胆原氧化成尿胆素，当与试剂中的锌离子作用，形成带绿色荧光的尿胆素－锌复合物。

2.参考值　尿胆素定性试验：阴性（Schilesinger 法）。

3.临床意义　临床上根据黄疸产生的机制可区分为溶血性黄疸、肝细胞性黄疸和阻塞性黄疸三型。尿三胆检验在诊断鉴别三型黄疸上有重要意义。

（1）溶血性黄疸：见于体内大量溶血时，如溶血性贫血、疟疾、大面积烧伤等。由于红细胞破坏时未结合胆红素增加，使血中含量增高，未结合胆红素不能通过肾，尿中胆红素检查为阴性。未结合胆红素增加，导致肝细胞代偿性产生更多的结合胆红素。当将其排入肠道后转变为粪胆原的量亦增多，尿胆原的形成也增加，而肝脏重新利用尿胆原的能力有限（肝功能也可能同时受损）所以尿胆原的含量也增加可呈阳性或强阳性。

（2）肝细胞性黄疸：肝细胞损伤时其对胆红素的摄取、结合、排除功能均可能发生障碍。由于肝细胞坏死、肝细胞肿胀、毛细胆管受压，而在肿胀与坏死的肝细胞间弥散经血窦使胆红素进入血液循环，导致血中结合胆红素升高，因其可溶于水并经肾排出，使尿胆红素试验呈阳性。但由于肝细胞处理未结合胆红素及尿胆原的能力下降，故血中未结合胆红素及尿胆原均可增加，此外经肠道吸收的粪胆原也因肝细胞受损不能将其转变为胆红素，而以尿胆原形式由尿中排出，因此在肝细胞黄疸时尿中胆红素与尿胆原均呈明显阳性，而粪便中尿胆原则往往减少。在急性病毒性肝炎时，尿胆红素阳性可早于临床黄疸。其他原因引起的肝细胞黄疸，如药物、毒物引起的中毒性肝炎也出现类似结果。

（3）阻塞性黄疸：胆汁淤积使肝胆管内压增高，导致毛细胆管破裂，结合胆红素不能排入肠道而逆流入血由尿中排出，尿胆红素检查呈阳性。由于胆汁排入肠道受阻，故尿胆原粪胆原均显著减少。可见于各种原因引起的肝内外完全或不完全梗阻，如胆石症、胆管癌、胰头癌、原发性胆汁性肝硬化等。

八、尿液氨基酸检查

尿中有一种或数种氨基酸增多称为氨基酸尿。随着对遗传病的认识，氨基酸尿的检查已受到重视。由于血浆氨基酸的肾阈较高，正常尿中只能出现少量氨基酸。即使被肾小球滤出，也很易被肾小管重吸收。尿中氨基酸分为游离和结合二型，其中游离型排出量约为 1.1g/24h，结合型约为 2g/24h。结合型是氨基酸在体内转化的产物如甘氨酸与苯甲酸结合生成马尿酸；N-2 酰谷氨酸与苯甲酸结合生成苯乙酰谷氨酸。正常尿中氨基酸含量与血浆中明显不同，尿中氨基酸以甘氨酸、组氨酸、赖氨酸、丝氨酸及氨基乙磺酸为主。排泄量在年龄组上有较大差异，某些氨基酸儿童的排出量高于成人，可能由于儿童肾小管发育未成熟，重吸收减少之故。但成人的 β-氨基异丁酸、甘氨酸、门冬氨酸等又明显高于儿童。尿氨基酸除与年龄有关外，也因饮食、遗传和生理变化而有明显差别，如妊娠期尿中组氨酸、苏氨酸可明显增加。检查尿中氨基酸及其代谢产物，可作为遗传性疾病氨基酸异常的筛选试验。血中氨基酸浓度增加，可溢出在尿中，见于某些先天性疾病。如因肾受毒物或药物的损伤，肾小管重吸收障碍，肾阈值降低，所致肾型氨基酸尿时，患者血中氨基酸浓度则不高。

（一）胱氨酸尿检查

胱氨酸尿是先天性代谢病，主要原因是肾小管对胱氨酸、赖氨酸、精氨酸和鸟氨酸的重吸收障碍导致尿中这些氨基酸排出量增加。由于胱氨酸难溶解，易达到饱和，易析出而形成结晶，反复发生结石，尿路梗阻合并尿路感染。严重者可形成肾盂积水、梗阻性肾病，最后导致肾功能衰竭。

1.原理　胱氨酸经氰化钠作用后，与亚硝基氰化钠产生紫红色反应。

2.参考值　胱氨酸定性试验：阴性或弱阳性胱氨酸定量试验：正常尿中胱氨酸、半胱氨酸为 $83 \sim 830 \mu mol(10 \sim 100mg)/24h$ 尿（亚硝基铁氰化钠法）。

3.临床意义　定性如呈明显阳性为病理变化，见于胱氨酸尿症。

（二）酪氨酸尿检查

酪氨酸代谢病是一种罕见的遗传性疾病。由于缺乏对羟基苯丙酮酸氧化酶和酪氨酸转氨酶，尿中对羟基苯丙酮酸和酪氨酸显著增加，临床表现为结节性肝硬化、腹部膨大、脾大、多发性肾小管功能障碍等。

1.原理　酪氨酸与硝酸亚汞和硝酸汞反应生成一种红色沉淀物。

2.参考值　尿酪氨酸定性试验：阴性（亚硝基苯酚法）。

3.临床意义　临床见于急性磷、氯仿或四氯化碳中毒、急性肝坏死或肝硬化、白血病、糖尿病性昏迷或伤寒等。

（三）苯丙酮尿检查

苯丙酮尿症是由于患者肝脏中缺乏苯丙氨酸羟化酶，使苯丙氨酸不能氧化成酪氨酸，只能变成苯丙酮酸。大量苯丙氨酸和苯丙酮酸累积在血液和脑脊液中，并随尿液排出。

1.原理　尿液中的苯丙酮酸在酸性条件下，与三氯化铁作用，生成蓝绿色。

2.参考值　尿液苯丙酮酸定性试验:阴性(三氯化铁法)。

3.临床意义　苯丙酮酸尿见于先天性苯丙酮酸尿症。大量的苯丙酮酸在体内蓄积,对患者的神经系统造成损害并影响体内色素的代谢。此病多在小儿中发现,患者的智力发育不全,皮肤和毛发颜色较淡。

(四)尿黑酸检查

尿黑酸是一种罕见的常染色体隐性遗传病,本病是由于患者体内缺乏使黑酸转化为乙酰乙酸的尿黑酸氧化酶。而使酪氨酸和苯丙氨酸代谢终止在尿黑阶段。尿黑酸由尿排出后,暴露在空气中逐渐氧化成黑色素。其早期临床症状为尿呈黑色,皮肤色素沉着,在儿童期和青年期往往被忽视,但在中老年期常发生脊柱和大关节炎等严重情况。

1.原理　尿液中的尿黑酸与硝酸银作用,遇上氨产生黑色沉淀,借以识别尿黑酸的存在。

2.参考值　尿黑酸定性试验:阴性(硝酸银法)。

3.临床意义　黑酸尿在婴儿期易观察,因其尿布上常有黑色污斑。患者一般无临床症状,至老年时可产生褐黄病(即双颊、鼻、巩膜及耳郭呈灰黑色或褐色),是尿黑酸长期在组织中储积所致。

(五)Hartnup 病的检查

Hartnup 病是一种先天性常染色体隐性遗传病。由于尼克酰胺缺乏,患者常表现为糙皮病性皮疹及小脑共济失调。这是由于肾小管对色氨酸重吸收发生障碍所致。可用薄层法予以确证,在层析图上可见 10 种以上的氨基酸。

1.原理　2,4-二硝基苯肼与尿中存在的 α-酮酸(由异常出现的单氨基单羧基中性氨基酸经代谢所致)作用生成一种白色沉淀物。

2.参考值　Hartnup 病的检查:阴性(2,4-二硝基苯肼法)。

3.临床意义　当发生先天性或获得性代谢缺陷时,尿中一种或数种氨基酸量比正常增多,称为氨基酸尿。

(1)肾性氨基酸尿:这是由于肾小管对某些氨基酸的重吸收发生障碍所致。非特异性 Fanconi 综合征(多发性肾近曲小管功能不全)、胱氨酸病、Wilson 病(进行性肝豆状核变性)、半乳糖血症。特异性胱氨酸尿、甘氨酸尿。

(2)溢出性氨基酸尿:由于氨基酸中间代谢的缺陷,导致血浆中某些氨基酸水平的升高,超过正常肾小管重吸收能力,使氨基酸溢入尿中。非特异性:肝病、早产儿和新生儿、巨幼细胞性贫血、铅中毒、肌肉营养不良、Wilson 病及白血病等。槭糖尿病、Hartnup 病(遗传性尼克酰氨缺乏)、苯丙酮尿。

(3)由氨基酸衍生物的异常排泄所致:黑酸尿、草酸盐沉积症、苯丙酮尿及吡哆醇缺乏。

九、尿酸碱度检查

尿液酸碱度即尿的 pH,可反映肾脏调节体液酸碱平衡的能力。尿液 pH 主要由肾小管泌 H^+,分泌可滴定酸、铵的形成、重碳酸盐的重吸收等因素决定,其中最重要是酸性磷酸盐及碱性磷酸盐的相对含量,如前者多于后者,尿呈酸性反应,反之呈中性或碱性反应。尿 pH 受饮食种类影响很大,如进食蛋白质较多,则由尿排出的磷酸盐及硫酸盐增多,尿 pH 较低;而进食蔬菜多时尿 pH 常大于 6。当每次进食后,由于胃黏膜要分泌多量盐酸以助消化,为保证有足够的 H^+ 和 Cl^- 进入消化液,则尿液泌 H^+ 减少和 Cl^- 的重吸收增加,而使尿 pH 呈一过性增高,称之为碱潮。其他如运动、饥饿、出汗等生理活动,夜间入睡后呼吸变慢,体内酸性代谢产物均可使尿 pH 降低。药物、不同疾病等多种因素也影响尿液 pH。

（一）原理

甲基红和溴麝香草酚蓝指示剂适当配合可反映 pH 4.5～9.0 的变异范围。

（二）参考值

尿的 pH:正常人在普通膳食条件下尿液 pH 为 4.6～8.0(平均 6.0)(试带法)。

（三）临床意义

1. 尿 pH 降低　酸中毒、慢性肾小球肾炎、痛风、糖尿病等排酸增加。呼吸性酸中毒,因 CO_2 潴留等,尿多呈酸性。

2. 尿 pH 升高　频繁呕吐丢失胃酸、服用重碳酸盐、尿路感染、换氧过度及丢失 CO_2 过多的呼吸性碱中毒,尿呈碱性。

3. 尿液 pH 一般与细胞外液 pH 变化平行　应注意:

(1)低钾血症性碱中毒时:由于肾小管分泌 H^+ 增加,尿酸性增强;反之,高钾性酸中毒时,排 K^+ 增加,肾小管分泌 H^+ 减少,可呈碱性尿。

(2)变形杆菌性尿路感染时:由于尿素分解成氨,呈碱性尿。

(3)肾小管性酸中毒时:因肾小管形成 H^+、排出 H^+ 及 H^+-Na^+ 交换能力下降,尽管体内为明显酸中毒,但尿 pH 呈相对偏碱性。

十、尿路感染的过筛检查

尿路感染的频度仅次于呼吸道感染,其中有 70％～80％因无症状而忽略不治,成为导致发展成肾病的一个原因。无症状性尿路感染的发生率很高,18％的妇女有潜在性尿路感染。

（一）氯化三苯四氮唑还原试验

此法是利蒙(Limon)在 1962 年提出的一种尿路感染诊断试验。当尿中细菌在 10^5 个/mL 时,本试验为阳性,肾盂肾炎的阳性为 68％～94％。

原理:无色的氯化三苯四氮唑,可被大肠埃希菌等代谢产物还原成三苯甲,呈桃红色至红色沉淀。

（二）尿内亚硝酸盐试验

本试验又称 Griess 试验。当尿路感染的细菌有还原硝酸盐为亚硝酸盐的能力时,本试验呈阳性反应。大肠埃希菌属、枸橼酸杆菌属、变形杆菌属、假单胞菌属等皆有还原能力,肾盂肾炎的阳性率可达 69％～80％。

原理:大肠埃希菌等革兰氏阴性杆菌,能还原尿液中的硝酸盐为亚硝酸盐,使试剂中的对氨基苯磺酸重氮化,成为对重氮苯磺酸。对氨基苯磺酸再与 α－萘胺结合成 N－α－萘胺偶氮苯磺酸,呈现红色。

十一、泌尿系结石检查

泌尿系结石是指在泌尿系统内因尿液浓缩沉淀形成颗粒或成块样聚集物,包括肾结石、输尿管结石、膀胱结石和尿路结石,为常见病,好发于青壮年,近年来发病率有上升趋势。尿结石病因较复杂,近年报道的原因:①原因不明、机制不清的尿结石称为原发性尿石。②微小细菌引起的尿石:近年由芬兰科学家证明形成肾结石的原因是由自身能够形成矿物外壳的微小细菌。③代谢性尿石：是由体内或肾内代谢紊乱而引起，如甲状腺功能亢进、特发性尿钙症引起尿钙增高、痛风的尿酸排泄增加、肾小管酸中毒时磷酸盐大量增加等。其形成结石多为尿酸盐、碳酸盐、胱氨酸、黄嘌呤结石。④继发性或感染性结石：主要为泌尿系统细菌感染，特别是能分解尿素的细菌如变形杆菌将尿素分解为游离氨使尿液碱化，促使磷酸盐、碳酸盐以菌团或脓块为核心而形成结石。此外结石的形成与种族（黑人发病少）、遗传（胱氨酸结石有遗传趋势）、性别、年龄、地理环境、饮食习惯、营养状况以及尿路本身疾患如尿路狭窄、前列腺增生等均有关系。

结石的成分主要有 6 种，按所占比例高低依次为草酸盐、磷酸盐、尿酸盐、碳酸盐、胱氨酸及黄嘌呤。多数结石混合两种或两种以上成分。因晶体占结石重量常超过 60%，因此临床常以晶体成分命名。

（王凌旭）

第六节　尿液沉渣检查

尿沉渣检查是用显微镜对尿沉淀物进行检查，识别尿液中细胞、管型、结晶、细菌、寄生虫等各种病理成分，对泌尿系统疾病做出辅助诊断、定位、鉴别诊断及预后判断的重要试验项目。

一、尿细胞成分检查

（一）红细胞

正常人尿沉渣镜检红细胞为 0~3 个/HP；若红细胞>3 个/HP 以上，尿液外观无血色者，称为镜下血尿，应考虑为异常。

新鲜尿中红细胞形态对鉴别肾小球源性和非肾小球源性血尿有重要价值，因此除注意红细胞数量外还要注意其形态，正常红细胞直径为 $7.5\mu m$；异常红细胞：小红细胞直径<$6\mu m$；大细胞直径>$9\mu m$；巨红细胞>$10\mu m$。用显微镜观察，可将尿中红细胞分成四种。

1. 均一形红细胞　红细胞外形及大小正常，以正常红细胞为主，在少数情况下也可见到丢失血红蛋白的影细胞或外形轻微改变的棘细胞，整个尿沉渣中不存在两种以上的类型。一般通称为 O 型细胞。

2. 多变形红细胞　红细胞大小不等，外形呈两种以上的多形性变化，常见以下形态：胞质从胞膜向外突出呈相对致密小泡，胞膜破裂，部分胞质丢失；胞质呈颗粒状，沿细胞膜内侧间断沉着；细胞的一侧向外展，类似葫芦状或发芽的酵母状；胞质内有散在的相对致密物，成细颗粒状；胞质向四周集中形似炸面包圈样以及破碎的红细胞等。称为Ⅰ型。

3. 变形红细胞　多为皱缩红细胞，主要为膜皱缩、血红蛋白浓缩，呈高色素性，体积变小，胞膜可见棘状突起，棘突之间看不到膜间隔，有时呈桑葚状、星状、多角形，是在皱缩基础上产生的，称为Ⅱ型。

4. 小形红细胞　直径约在 $6\mu m$ 以下，细胞膜完整，血红蛋白浓缩，呈高色素性。体积变小，细胞大小基本一致称为Ⅲ型。

肾小球源性血尿多为Ⅰ、Ⅱ、Ⅲ型红细胞形态，通过显微镜诊断，与肾活检的诊断符合率可达 96.7%。非肾小球疾病血尿，则多为均一性血尿，与肾活检诊断符合率达 92.6%。

肾小球性血尿红细胞形态学变化的机制目前认为可能是由于红细胞通过有病理改变的肾小球滤膜时,受到了挤压损伤,以后在通过各段肾小管的过程中又受到不同的 pH 和不断变化着的渗透压的影响,加上介质的张力,各种代谢产物(脂肪酸、溶血、卵磷脂、胆酸等)的作用,造成红细胞的大小、形态和血红蛋白含量等变化。而非肾小球性血尿主要是肾小球以下部位和泌尿通路上毛细血管破裂的出血,不存在通过肾小球滤膜所造成的挤压损伤,因而红细胞形态正常。来自肾小管的红细胞虽可受 pH 及渗透压变化的作用,但因时间短暂,变化轻微,多呈均一性血尿。

临床意义:正常人特别是青少年在剧烈运动、急行军、冷水浴、久站或重体力劳动后可出现暂时性镜下血尿,这种一过性血尿属生理性变化范围。女性患者应注意月经污染问题,需通过动态观察加以区别。引起血尿的疾病很多,可归纳为三类原因。

(1)泌尿系统自身疾病:泌尿系统各部位的炎症、肿瘤、结核、结石、创伤、肾移植排异、先天性畸形等均可引起不同程度的血尿,如急、慢性肾小球肾炎、肾盂肾炎、泌尿系统感染等都是引起血尿的常见原因。

(2)全身其他系统疾病:主要见于各种原因引起的出血性疾病,如特发性血小板减少性紫癜、血友病、DIC、再生障碍性贫血和白血病合并有血小板减少时;某些免疫性疾病如系统性红斑狼疮等也可发生血尿。

(3)泌尿系统附近器官的疾病:如前列腺炎、精囊炎、盆腔炎等患者尿中也偶尔见到红细胞。

(二)白细胞、脓细胞、闪光细胞和混合细胞群

正常人尿沉渣镜检白细胞<5 个/HP,若白细胞超过 5 个/HP 即为增多,称为镜下脓尿。白细胞系指无明显退变的完整细胞,尿中以中性粒细胞较多见,也可见到淋巴细胞及单核细胞。其细胞质清晰整齐,加 1% 醋酸处理后细胞核可见到。中性粒细胞常分散存在。脓细胞系指在炎症过程中破坏或死亡的中性粒细胞,外形不规则,浆内充满颗粒,细胞核不清,易聚集成团,细胞界限不明显,此种细胞称为脓细胞。急性肾小球肾炎时,尿内白细胞可轻度增多。若发现多量白细胞,表示泌尿系统感染如肾盂肾炎、膀胱炎、尿道炎及肾结核等。肾移植手术后 1 周内尿中可出现较多的中性粒细胞,随后可逐渐减少而恢复正常。成年女性生殖系统有炎症时,常有阴道分泌物混入尿内。除有成团脓细胞外,并伴有多量扁平上皮细胞及一些细长的大肠杆菌。闪光细胞是一种在炎症感染过程中,发生脂肪变性的多形核白细胞,其胞质中充满了活动的闪光颗粒,这种颗粒用 Sternheimer－Malbin 法染色时结晶紫不着色而闪闪发光。故称为闪光细胞,有时浆内可有空泡。

临床意义:

1.泌尿系统有炎症时均可见到尿中白细胞增多,尤其在细菌感染时多见,如急、慢性肾盂肾炎、膀胱炎、尿道炎、前列腺炎、肾结核等。

2.女性阴道炎或宫颈炎、附件炎时可因分泌物进入尿中,而见白细胞增多,常伴大量扁平上皮细胞。

3.肾移植后如发生排异反应,尿中可出现大量淋巴及单核细胞。

4.肾盂肾炎活动期或慢性肾盂肾炎的急性发作期可见闪光细胞,膀胱炎、前列腺炎、阴道炎时也偶尔可见到。

5.尿液白细胞中单核细胞增多,可见于药物性急性间质性肾炎及新月形肾小球肾炎,急

性肾小管坏死时单核细胞减少或消失。

6.尿中出现多量嗜酸性粒细胞时称为嗜酸性粒细胞尿,见于某些急性间质性肾炎患者,药物所致变态反应,在尿道炎等泌尿系其他部位的非特异性炎症时,也可出现嗜酸性粒细胞。

（三）混合细胞群

混合细胞群是一种泌尿系上尿路感染后多种细胞黏附聚集成团的细胞群体,在上尿路感染过程中特殊条件下多种细胞的组合,多为淋巴细胞、浆细胞、移行上皮细胞及单核细胞紧密黏附聚集在一起,经姬瑞染色各类细胞形态完整。荧光染色各类细胞出现较强的橘黄色荧光,机械振荡不易解离,我们命名为混合细胞群(MCG)。这种混合细胞群多出现在上尿路感染的尿液中,尤其在慢性肾盂肾炎患者的尿中,阳性正确检出率达99.8%。

（四）巨噬细胞

巨噬细胞比白细胞大,卵圆形、圆形或不规则形、有一个较大不明显的核,核常为卵圆形偏于一侧,胞质内有较多的颗粒和吞噬物,常有空泡。在泌尿道急性炎症时出现,如急性肾盂肾炎、膀胱炎、尿道炎等,并伴有脓细胞,其出现的多少,决定于炎症的程度。

（五）上皮细胞

由于新陈代谢或炎症等原因,泌尿生殖道的上皮细胞脱落后可混入尿中排出。从组织学上讲有来自肾小管的立方上皮,有来自肾、肾盂、输尿管、膀胱和部分尿道的移行上皮,也有来自尿道中段的假复层柱状上皮以及尿道口和阴道的复层鳞状上皮,其形态特点及组织来源:

1.小圆上皮细胞　来自肾小管立方上皮或移行上皮深层,在正常尿液中不出现,此类细胞形态特点为:较白,细胞略大,呈圆形或多边形,内含一个大而明显的核,核膜清楚,胞质中可见脂肪滴及小空泡。因来自肾小管,故亦称肾小管上皮细胞或肾细胞。肾小管上皮细胞,分曲管上皮与集合管上皮,二者在形态上有不同,曲管上皮为肾单位中代谢旺盛的细胞,肾小管损伤时,最早出现于尿液中,其特征为曲管上皮胞体(20～60μm),含大量线粒体,呈现多数粗颗粒,结构疏松如网状,核偏心易识别。集合管上皮胞体小,8～12μm,核致密呈团块,着色深,单个居中央,界膜清楚,浆内有细颗粒。这种细胞在尿液中出现,常表示肾小管有病变,急性肾小球肾炎时最多见。成堆出现,表示肾小管有坏死性病变。细胞内有时充满脂肪颗粒,此时称为脂肪颗粒细胞或称复粒细胞。当肾脏慢性充血、梗死或血红蛋白沉着时,肾小管细胞内含有棕色颗粒,即含铁血黄素颗粒也可称为复粒细胞,此种颗粒呈普鲁士蓝反应阳性。肾移植后1周内,尿中可发现较多的肾小管上皮细胞,随后可逐渐减少而恢复正常。当发生排异反应时,尿液中可再度出现成片的肾上皮细胞,并可见到上皮细胞管型。

2.变性肾上皮细胞　这类细胞常见在肾上皮细胞内充满粗颗粒或脂肪滴的圆形细胞,胞体较大,核清楚,称脂肪颗粒变性细胞。苏丹Ⅲ染色后胞质中充满橙红色脂肪晶体和脂肪滴,姬瑞染色后胞质中充满不着色似空泡样脂肪滴。这种细胞多出现于肾病综合征、肾炎型肾病综合征及某些慢性肾脏疾病。

3.尿液肾小管上皮计数

(1)参考值:

正常人尿液<0。

肾小管轻度损伤曲管上皮>10个/10HP。

肾小管中度损伤曲管上皮>50个/10HP。

肾小管严重损伤曲管上皮>100个/10HP。

肾小管急性坏死曲管上皮>200个/10HP。

(2)临床意义:正常人尿液一般见不到肾上皮,肾小管上皮的脱落,其数量与肾小管的损伤程度有关。在感染、炎症、肿瘤、肾移植或药物中毒累及肾实质时,都会导致肾小管上皮细胞的脱落。

4.移行上皮细胞　正常时少见,来自肾盂、输尿管、近膀胱段及尿道等处的移行上皮组织脱落而来。此类细胞由于部位的不同和脱落时器官的缩张状态的差异,其大小和形态有很大的差别。

(1)表层移行上皮细胞:在器官充盈时脱落,胞体大,为正常白细胞4～5倍,多呈不规则的圆形,核较小常居中央,有人称此为大圆形上皮细胞。如在器官收缩时脱落,形成细胞体积较小,为正常白细胞的2～3倍,多呈圆形,自膀胱上皮表层及阴道上皮外底层皆为此类形态的细胞。这类细胞可偶见于正常尿液中,膀胱炎时可呈片脱落。

(2)中层移行上皮细胞:体积大小不一,呈梨形、纺锤形,又称尾形上皮细胞,核稍大,呈圆形或椭圆形。多来自肾盂,也称肾盂上皮细胞,有时也可来自输尿管及膀胱颈部,此类细胞在正常尿液中不易见到,在肾盂、输尿管及膀胱颈部炎症时,可成片的脱落。

(3)底层移行上皮细胞体积较小,反光性强,因与肾小管上皮细胞相似,有人称此细胞也为小圆上皮细胞,为输尿管、膀胱、尿道上皮深层的细胞。此细胞核较小,但整个胞体又较肾上皮细胞为大,以此加以区别。

5.复层鳞状上皮　复层鳞状上皮又称扁平上皮细胞,来自尿道口和阴道上皮表层,细胞扁平而大,似鱼鳞样,不规则,细胞核较小呈圆形或卵圆形。成年女性尿液中易见,少量出现无临床意义,尿道炎时可大量出现,常见片状脱落且伴有较多的白细胞。

6.多核巨细胞及人巨细胞病毒包涵体　20～25μm,呈多角形、椭圆形,有数个椭圆形的核,可见嗜酸性包涵体。一般认为是由尿道而来的移形上皮细胞。多见于麻疹、水痘、腮腺炎、流行性出血热等病毒性感染者的尿中。巨细胞病毒是一种疱疹病毒,含双股DNA,可通过输血、器官移植等造成感染,婴儿可经胎盘、乳汁等感染,尿中可见含此病毒包涵体的上皮细胞。

二、尿管型检查

管型是蛋白质在肾小管、集合管中凝固而成的圆柱形蛋白聚体。原尿中少量的白蛋白和由肾小管分泌的Tamm－Horsfall黏蛋白(TH黏蛋白)是构成管型的基质。1962年Mcqueen用免疫方法证实透明管型是由TH黏蛋白和少量白蛋白为主的血浆蛋白沉淀而构成管型的基质。TH黏蛋白是在肾单位髓襻的上行支及远端的肾小管所分泌,仅见于尿中。正常人分泌很少(每日40mg)。在病理情况下,因肾小球病变,血浆蛋白滤出增多或肾小管回吸收蛋白质的功能减退等原因,使肾小管内的蛋白质增高,肾小管有使尿液浓缩(水分吸收)酸化(酸性物增加)能力,及软骨素硫酸酯的存在,使蛋白在肾小管腔内凝聚、沉淀,形成管型。

(一)透明管型

透明管型主要由T－H蛋白构成,也有白蛋白及氯化钠参与。健康人参考值为0～1/HP。为半透明、圆柱形、大小、长短很不一致,通常两端平行、钝圆,平直或略弯曲,甚至扭曲。在弱光下易见。正常人在剧烈运动后或老年人的尿液中可少量出现。发热、麻醉、心功能不全、肾受到刺激后尿中也可出现。一般无临床意义,如持续多量出现于尿液中,同时可见异常粗大的透明管型和红细胞及肾小管上皮细胞有剥落现象,说明肾有严重损害。见于急、慢性肾小球肾炎、肾病、肾盂肾炎、肾淤血、恶性高血压、肾动脉硬化等。此管型在碱性尿液中或稀释时,可溶解消失。

近年来有人将透明管型分单纯性和复合性两种,前者不含颗粒和细胞,后者可含少量颗粒和细胞(如红细胞、白细胞和肾上皮细胞)以及脂肪体等,但其量应低于管型总体的一半。复合性透明管型的临床意义较单纯性透明管型为大。透明红细胞管型是肾出血的主要标志,透明白细胞管型是肾炎症的重要标志,透明脂肪管型是肾病综合征的特有标志。

(二)颗粒管型

管型基质内含有颗粒,其量超过 1/3 面积时称为颗粒管型是因肾实质性病变之变性细胞的分解产物或由血浆蛋白及其他物质直接聚集于 T－H 糖蛋白管型基质中形成的。可分为粗颗粒管型和细颗粒管型两种。开始时多数颗粒大而粗,由于在肾停留时间较长,粗颗粒碎化为细颗粒。

1.粗颗粒管型 在管型基质中含有多数粗大而浓密的颗粒,外形较宽、易吸收色素呈淡黄褐色。近来也有人认为粗颗粒管型是由白细胞变性而成,因粗颗粒过氧化物酶染色一般为阳性;而细颗粒管型是由上皮细胞衍化而成,因粒细胞脂酶染色阳性而过氧化物酶染色一般为阴性。多见于慢性肾小球肾炎、肾病综合征,肾动脉硬化、药物中毒损伤、肾小管及肾移植术发生急性排异反应时。

2.细颗粒管型 在管型基质内含有较多细小而稀疏的颗粒,多见于慢性肾小球肾炎、急性肾小球肾炎后期,偶尔也出现于剧烈运动后,发热及脱水的正常人尿液中。如数量增多,提示肾实质损伤及肾单位内郁滞的可能。

(三)细胞管型

管型基质内含有多量细胞,其数量超过管型体积的 1/3 时,称细胞管型。这类管型的出现,常表示肾病变在急性期。

1.红细胞管型 管型基质内含有较多的红细胞,通常细胞多已残损,此种管型是由于肾小球或肾小管出血,或血液流入肾小管所致。常见于急性肾小球肾炎、慢性肾小球肾炎急性发作期、急性肾小管坏死、肾出血、肾移植后急性排异反应、肾梗死、肾静脉血栓形成等。

2.白细胞管型 管型基质内充满白细胞,由退化变性坏死的白细胞聚集而成,过氧化酶染色呈阳性,此种管型表示肾中有中性粒细胞的渗出和间质性炎症。常见于急性肾盂肾炎、间质性肾炎、多发性动脉炎、红斑狼疮肾炎、急性肾小球肾炎、肾病综合征等。

3.肾上皮细胞管型 管型基质内含有多数肾小管上皮细胞。此细胞大小不一,并呈瓦片状排列。此种管型出现,多为肾小管病变,表示肾小管上皮细胞有脱落性病变。脂酶染色呈阳性,过氧化物酶染色呈阴性。常见于急性肾小管坏死、急性肾小球肾炎、间质性肾炎、肾病综合征、子痫、重金属、化学物质、药物中毒、肾移植后排异反应及肾淀粉样变性等。

4.混合细胞管型 管型基质内含有白细胞、红细胞、肾上皮细胞和颗粒等,称为混合型管型。此管型出现表示肾小球肾炎反复发作,出血和缺血性肾坏死,常见于肾小球肾炎、肾病综合征进行期、结节性动脉周围炎、狼疮性肾炎及恶性高血压,在肾移植后急性排异反应时,可见到肾小管上皮细胞与淋巴细胞的混合管型。

5.血小板管型 管型基质内含有血小板,称为血小板管型。由于在高倍镜下难以鉴别,需用 4.4% 白蛋白液洗渣,以 4.0% 甲醛液固定涂片后瑞－姬姆萨染色液染色。此管型是当弥散性血管内凝血(DIC)发生时,大量血小板在促使管型形成的因素下,组成血小板管型,随尿液排出。对确诊 DIC 有重要临床意义,尤其在早期更有价值。

（四）变形管型

包括脂肪管型、蜡样管型及血红蛋白管型。

1.脂肪管型　管型基质内含有多量脂肪滴称脂肪管型。脂肪滴大小不等,圆形、折光性强,可用脂肪染色鉴别。此脂肪滴为肾上皮细胞脂肪变性的产物。见于类脂性肾病、肾病综合征、慢性肾炎急性发作型、中毒性肾病等。常为病情严重的指征。

2.蜡样管型　常呈浅灰色或淡黄色,折光性强、质地厚、外形宽大,易断裂,边缘常有缺口,有时呈扭曲状。常与肾小管炎症有关,其形成与肾单位慢性损害、阻塞、长期少尿、无尿,透明管型、颗粒管型或细胞管型长期滞留于肾小管中演变而来,是细胞崩解的最后产物。也可由发生淀粉样变性的上皮细胞溶解后形成。见于慢性肾小球肾炎晚期、肾功能不全及肾淀粉样变性时。亦可在肾小管炎症和变性、肾移植慢性排异反应时见到。

3.血红蛋白管型　管型基质中含有破裂的红细胞及血红蛋白,多为褐色,呈不整形,常见于急性出血性肾炎、血红蛋白尿、骨折及溶血反应引起的肝胆系统疾病等患者的尿液中,也可见于肾出血、肾移植术后产生排异反应时,罕见于血管内溶血患者。

（五）肾功能不全管型

肾功能不全管型又称宽幅管型或肾衰竭管型。其宽度可为一般管型 2～6 倍,也有较长者,形似腊样管型但较薄,是由损坏的肾小管上皮细胞碎屑在明显扩大的集合管内凝聚而成,或因尿液长期淤积使肾小管扩张,形成粗大管型,可见于肾功能不全患者尿中。急性肾功能不全者在多尿早期这类管型可大量出现,随着肾功能的改善而逐渐减少消失。在异型输血后由溶血反应导致急性肾功能衰竭时,尿中可见褐色宽大的血红蛋白管型。挤压伤或大面积烧伤后急性肾功能不全时,尿中可见带色素的肌红蛋白管型。在慢性肾功能不全,此管型出现时,提示预后不良。

（六）微生物管型

常见的包括细菌管型和真菌管型。

1.细菌管型　指管型的透明基质中含大量细菌。在普通光镜下呈颗粒管型状,此管型出现提示肾有感染,多见于肾脓毒性疾病。

2.真菌管型　指管型的透明基质中含大量真菌孢子及菌丝。需经染色后形态易辨认。此管型可见于累及肾的真菌感染,对早期诊断原发性及播散性真菌感染和抗真菌药物的药效监测有重要意义。

（七）结晶管型

指管型透明基质中含尿酸盐或草酸盐等结晶,1930 年 Fuller Albright 首先描述甲状旁腺功能亢进患者的尿中可有结晶管型。常见于代谢性疾病、中毒或药物所致的肾小管内结晶沉淀伴急性肾衰,还可见于隐匿性肾小球肾炎、肾病综合征等。

（八）难以分类管型（不规则管型）

外形似长方形透明管型样物体,边缘呈锯齿样凸起,凸起间隔距离规律似木梳,极少数还可见到未衍变完全的细胞及上皮,免疫荧光染色后,形态清晰。多见于尿路感染或肾受到刺激时,有时也可在肾小球肾炎患者的尿液沉渣中发现。

（九）易被认为管型的物质

1.黏液丝　形为长线条状，边缘不清，末端尖细卷曲。正常尿中可见，尤其妇女尿中可多量存在，如大量存在时表示尿道受刺激或有炎症反应。

2.类圆柱体　外形似透明管型，尾端尖细，有一条尖细螺旋状尾巴。可能是肾小管分泌的物体，其凝固性发生改变，而未能形成形态完整的管型。常和透明管型同时存在，多见于肾血循环障碍或肾受到刺激时，偶见于急性肾炎患者尿中。

3.假管型　黏液状纤维状物黏附于非晶体形尿酸盐或磷酸盐圆柱形物体上，形态似颗粒管型，但两端不圆、粗细不均、边缘不整齐，若加温或加酸可立即消失。

三、尿结晶检查

尿中出现结晶称晶体尿。尿液中是否析出结晶，取决于这些物质在尿液中的溶解度、浓度、pH、温度及胶体状况等因素。当种种促进与抑制结晶析出的因子和使尿液过饱和状态维持稳定动态平衡的因素失衡时，则可见结晶析出。尿结晶可分成代谢性的盐类结晶，多来自饮食，一般无临床意义。但要经常出现在尿液中伴有较多的新鲜红细胞应考虑有结石的可能。另一种为病理性的结晶如亮氨酸、酪氨酸、胱氨酸、胆红素和药物结晶等，具有一定的临床意义。

（一）酸性尿液中结晶

1.尿酸结晶　尿酸为机体核蛋白中嘌呤代谢的终末产物，常以尿酸、尿酸钙、尿酸铵、尿酸钠的盐类形式随尿排出体外。其形态光镜下可见呈黄色或暗棕红色的菱形、三棱形、长方形、斜方形、蔷薇花瓣形的结晶体，可溶于氢氧化钠溶液。正常情况下如多食含高嘌呤的动物内脏可使尿中尿酸增加。在急性痛风症、小儿急性发热、慢性间质性肾炎、白血病时，因细胞核大量分解，也可排出大量尿酸盐。如伴有红细胞出现时，提示有膀胱或肾结石的可能，或肾小管对尿酸的重吸收发生障碍等。

2.草酸钙结晶　草酸是植物性食物中的有害成分，正常情况下与钙结合，形成草酸钙经尿液排出体外。其形态为哑铃形、无色方形、闪烁发光的八面体，有两条对角线互相交叉等。可溶于盐酸但不溶于乙酸内，属正常代谢成分，如草酸盐排出增多，患者有尿路刺激症状或有肾绞痛合并血尿，应考虑尿路结石症的可能性。

3.硫酸钙结晶　形状为无色针状或晶体状结晶，呈放射状排列，无临床意义。

4.马尿酸结晶　形状为无色针状、斜方柱状或三棱状，在尿沉渣中常有色泽。为人类和草食动物尿液中的正常成分，是由苯甲酸与甘氨酸结合而成。一般无临床意义。

5.亮氨酸和酪氨酸结晶　尿中出现亮氨酸和酪氨酸结晶为蛋白分解产物，亮氨酸结晶为淡黄色小球形油滴状，折光性强，并有辐射及同心纹，溶于乙酸不溶于盐酸。酪氨酸结晶为略带黑色的细针状结晶，常成束成团，可溶于氢氧化铵而不溶于乙酸。正常尿液中很少出现这两种结晶。可见于急性磷、氯仿、四氯化碳中毒、急性肝坏死、肝硬化、糖尿病性昏迷、白血病或伤寒的尿液中。

6.胱氨酸结晶　胱氨酸结晶为无色六角形片状结晶，折光性很强，系蛋白质分解产物。可溶于盐酸不溶于乙酸，迅速溶解于氨水中。正常尿中少见，在先天性氨基酸代谢异常，如胱氨酸病时，可大量出现有形成结石的可能性。

7.胆红素结晶 形态为黄红色成束的小针状或小片状结晶,可溶于氢氧化钠溶液中,遇硝酸可显绿色,见于阻塞性黄疸、急性肝坏死、肝硬化、肝癌、急性磷中毒等。有时在白细胞及上皮细胞内可见到此种结晶。

8.胆固醇结晶 形状为无色缺角的方形薄片状结晶,大小不一,单个或叠层,浮于尿液表面,可溶于乙醚、氯仿及酒精。见于乳糜尿内、肾淀粉样变、肾盂肾炎、膀胱炎、脓尿等。

(二)碱性尿液中结晶

1.磷酸盐类结晶 磷酸盐类一部分来自食物一部分来自含磷的有机化合物(磷蛋白类、核蛋白类),在组织分解时生成,属正常代谢产物。包括无定形磷酸盐、磷酸镁铵、磷酸钙等。其形状为无色透明闪光,呈屋顶形或棱柱形,有时呈羊齿草叶形,可溶于乙酸。如长期在尿液中见到大量磷酸钙结晶,则应与临床资料结合考虑甲状旁腺功能亢进、肾小管性酸中毒、或因长期卧床骨质脱钙等。如患者长期出现磷酸盐结晶,应考虑有磷酸盐结石的可能。有些草酸钙与磷酸钙的混合结石,与碱性尿易析出磷酸盐结晶及尿中黏蛋白变化因素有关。感染引起结石,尿中常出现磷酸镁铵结晶。

2.碳酸钙结晶 形态为无色哑铃状或小针状结晶,也可呈无晶形颗粒状沉淀。正常尿内少见,可溶于乙酸并产生气泡。无临床意义。

3.尿酸铵结晶 形状为黄褐色不透明,常呈刺球形或树根形,是尿酸和游离铵结合的产物,又称重尿酸铵结晶。见于腐败分解的尿中,无临床意义。若在新鲜尿液中出现此种结晶,表示膀胱有细菌感染。

4.尿酸钙结晶 形状为球形,周围附有突起或呈菱形。可溶于乙酸及盐酸,多见于新生儿尿液或碱性尿液中,无临床意义。

(三)药物结晶

随着化学治疗的发展,尿中可见药物结晶日益增多。

1.放射造影剂 使用放射造影剂患者如合并静脉损伤时,可在尿中发现束状、球状、多形性结晶。可溶于氢氧化钠,不溶于乙醚、氯仿。尿的比密可明显升高(>1.050)。

2.磺胺类药物结晶 磺胺类药物的溶解度小,在体内乙酰化率较高,服用后可在泌尿道内以结晶形式排出。如在新鲜尿内出现大量结晶体伴有红细胞时,有发生泌尿道结石和导致尿闭的可能。应即时停药予以积极处理。在出现结晶体的同时除伴有红细胞外可见到管型,表示有肾损害,应立即停药,大量饮水,服用碱性药物使尿液碱化。现仅将 2000 年中国药典记载的卫生部允许使用的几种磺胺药物的结晶形态介绍如下。

(1)磺胺嘧啶(SD):其结晶形状为棕黄不对称的麦秆束状或球状,内部结构呈紧密的辐射状,可溶于丙酮。

(2)磺胺甲基异噁唑:结晶形状为无色透明、长方形的六面体结晶,似厚玻璃块,边缘有折光阴影,散在或集束成"+""X"形排列,可溶于丙酮。

(3)磺胺多辛:因在体内乙酰化率较低,不易在酸性尿中析出结晶。

3.解热镇痛药

退热药如阿司匹林、磺基水杨酸也可在尿中出现双折射性斜方形或放射状结晶。由于新药日益增多,也有一些可能在尿中出现结晶如氟哌酸等,应识别其性质及来源。

四、其他有机沉淀物

(一)寄生虫

尿液检查可发现丝虫微丝蚴、血吸虫卵、刚地弓形虫滋养体、溶组织阿米巴滋养体、并殖吸虫幼虫、蛔虫(成虫、幼虫)、棘颚口线虫、幼虫、蛲虫(成虫、幼虫)、肾膨结线虫(卵、成虫)、裂头蚴、棘头蚴、某蝇类幼虫及螨。常在妇女尿中见到阴道毛滴虫,有时男性尿中也可见到。

(二)细菌

在新鲜尿液中发现多量细菌,表示泌尿道有感染。在陈旧性尿液中出现细菌或真菌时应考虑容器不洁及尿排出时间过久又未加防腐剂,致细菌大量繁殖所致,无临床意义。

(三)脂肪细胞

尿液中混有脂肪小滴时称为脂肪尿,脂肪小滴在显微镜下可见大小不一圆形小油滴,用苏丹Ⅲ染成橙红色者为脂肪细胞。用瑞姬染色脂肪不着色呈空泡样。脂肪细胞出现常见于糖尿病高脂血症、类脂性肾病综合征、脂蛋白肾病、肾盂肾炎、腹内结核、肿瘤、包虫病、疟疾、长骨骨折骨髓脂肪栓塞及先天性淋巴管畸形等。

五、尿液沉渣计数

尿液沉渣计数是尿液中有机有形沉淀物计数,计算在一定时间内尿液各种有机有形成分的数量,借以了解肾损伤情况。正常人尿液也含有少数的透明管型、红细胞及白细胞等有形成分。在肾疾患时,其数量可有不同程度的增加,增加的幅度与肾损伤程度相关,因此,通过定量计数尿中的有机有形成分,为肾疾病的诊断提供依据。

(一)12h床沉渣计数(Addis计数)

是测定夜间12h浓缩尿液中的红细胞、白细胞及管型的数量。为防止沉淀物的变性需加入一定量防腐剂,患者在晚8时,排尿弃去,取以后12h内全部尿液,特别是至次晨8时,必须将尿液全部排空。

1.参考值　红细胞:<50万/12h,白细胞及肾上皮细胞:<100万/12h,透明管型:<5000/12h。

2.临床意义

(1)肾炎患者可轻度增加或显著增加。

(2)肾盂肾炎患者尿液中的白细胞显著增高,尿路感染和前列腺炎等尿中白细胞也明显增高。

(二)1h细胞排泄率检查

准确留取3h全部尿液,将沉渣中红细胞、白细胞分别计数,再换算成1h的排泄率。检查时患者可照常生活,不限制饮食,但不给利尿药及过量饮水。

1.参考值　男性:红细胞<3万/h;白细胞<7万/h。女性:红细胞<4万/h;白细胞<14万/h。

2.临床意义

(1)肾炎患者红细胞排泄率明显增高。

(2)肾盂肾炎患者白细胞排泄率增高,可达40万/h。

(杨洪亮)

第七节　尿液沉渣组化定位的进展

　　经常在泌尿系统疾病中见到的沉渣有各种管型、黏液丝、红细胞等,确定其来源,明确病变部位对诊断和治疗都有重要意义,目前临床常用的相差显微镜法和光镜染色法,人为因素影响较大,最终难于明确诊断,近年国内外多学者报道应用免疫细胞化学染色法判断尿沉渣成分,能较为科学的确定其是肾性还是非肾性沉渣。

一、尿红细胞免疫球蛋白细胞化学染色

　　正常尿液中检测不出免疫球蛋白,但在肾小球及肾小管发生病变时尿中可检出免疫球蛋白,已经证实尿中红细胞多在 Henle's 环升支瘀着,肾小球来源的尿红细胞表面将被免疫球蛋白覆盖,而非肾小球来源的尿红细胞表面则无免疫球蛋白覆盖,为此应用细胞化学染色法可检测尿红细胞表面免疫球蛋白,以鉴别肾性血尿和非肾性血尿。本实验室经数年研究,在鉴别肾性血尿方面其准确率可达 98.8%。目前已应用于临床,采用直接免疫荧光方法。

　　1.参考值　尿红细胞免疫球蛋白细胞化学定位:IgG:阴性;IgA:阴性;IgM:阴性;IgE:阴性。

　　2.临床意义

　　(1)鉴别肾性血尿和非肾性血尿。

　　(2)尿红细胞膜或红细胞表面显示任何一种荧光 Ig 或酶标记的免疫球蛋白阳性均为阳性。

二、尿红细胞(THP)蛋白免疫细胞化学染色

　　THP 是肾小管髓攀升支粗段和远曲小管近段上皮细胞分泌的一种大分子糖蛋白。已证明肾小球来源的尿红细胞表面被覆 THP,而非肾小球来源的红细胞则没有,应用 THP 细胞化学技术亦可鉴别肾性或非肾性血尿。

　　1.参考值　尿细胞 THP 细胞化学定位:阴性。

　　2.临床意义　鉴别肾性和非肾性血尿。

三、尿沉渣黏液线免疫球蛋白化学染色

　　黏液线是尿液中最常见的有形成分,正常人黏液线免疫球蛋白阴性,肾小球肾炎患者的尿液黏液线可检出免疫球蛋白,与经病损的肾小球漏出有关。

　　1.参考值　尿黏液线免疫球蛋白化学检查:阴性。

　　2.临床意义

　　(1)阳性出现对肾小球肾炎诊断有意义。

　　(2)阳性对慢性肾盂肾炎诊断也有价值。

四、尿中红细胞免疫球化学染色

　　尿中红细胞免疫球细胞的形态系指一群红细胞黏附聚集成团,常被丝状物缠绕,不易解离,加荧光标记的兔抗人免疫球蛋白抗体染色后出现明显的荧光球。IgA 肾病、过敏性紫癜

肾炎和由微生物、内毒素引起的急性肾小球肾炎早期未经治疗时尿中易见。本实验室经数年证实特异性为 99％。

五、血尿中炎性细胞与肾上皮细胞荧光染色检出和分辨

血尿是泌尿系统疾病常见的临床表现,尿液中出现异常数量的红细胞在布满视野的红细胞尿很难发现沉渣中的白细胞,更难发现肾上皮细胞,而且两者难于辨认。泌尿系统感染的疾病中有 1/6 肾盂肾炎患者的首发症状是血尿,膀胱炎、尿道炎、输尿管炎、尿结石合并感染等均出现肉眼血尿或异常增多的镜下血尿,往往由于红细胞的遮掩使炎性细胞很难观察,为此我们采用吖啶橙荧光渗入法使红细胞不着色而白细胞和肾上皮细胞显示清晰,易于分辨。

1. 原理　吖啶橙是一种具有异染性染料,吖啶橙以插入方式与双螺旋的 DNA 分子相结合,染料中的依地酸可将 RNA 分子分解成为单股,并借助静电吸附作用与单股的 RNA 分子相连接,逐渐形成堆积,由于 DNA 与 RNA 对吖啶橙的吸附方式不同,它所放射的荧光也不同,肾上皮细胞内核含有较多的 RNA,呈现橘黄色,感染性尿液样本中的炎性细胞因含有大量 DNA 出现亮绿色。红细胞不被着色,因血红蛋白有抑光性而不放射荧光。用建立的吖啶橙渗入法对感染性血尿阳性检出正确率达 99.8％。对肾上皮细胞与白细胞的分辨率达 99.99％。

2. 参考值　非感染性炎性荧光阳性细胞＜0～5HP。

3. 临床意义

(1)鉴定肉眼血尿与红细胞异常增多,红细胞形态正常的感染性尿红细胞沉渣中炎性细胞。

(2)鉴定肉眼血尿与红细胞异常增多,红细胞形态正常的急性肾炎,肾小管损伤尿红细胞沉渣中的肾小管上皮细胞。

(赵越)

第六章　粪便检验

第一节　概述

人体胃肠道的主要生理功能是消化食物、吸收营养和排泄未消化的食物残渣(如淀粉颗粒、肉类纤维、植物细胞和植物纤维等),消化道的分泌物(如胆色素、黏液等)、分解产物(如靛基质、粪臭素)、肠壁脱落上皮细胞,以及肠道细菌等废物也随粪便一并排出。食物的质和量,消化器官功能状态的改变或器质性的病变,均可影响粪便的性状与组成。

粪便的检查,能提供消化系统病变的基础资料:①可以了解消化道及通向肠道的肝、胆、胰腺等器官有无炎症、出血和寄生虫感染等情况。②根据粪便的性状、颜色,间接地判断胃肠胰腺、肝胆系统功能状态。③了解肠道菌群分布是否合理,检查粪便中有无致病菌,以防治肠道传染病。④用粪便隐血检查作为消化道恶性肿瘤的诊断筛选试验。粪便检查主要包括性状检查、化学检查和显微镜检查三方面。粪便检查对某些患有消化道疾病及寄生虫病感染患者,在临床诊断、治疗、防治方面有极其重要的意义,并可给临床提供可靠的诊断依据。粪便标本的采取直接影响检查结果的准确性,通常采用自然排出的粪便,标本采集时须注意以下方面。

1. 粪便检验应取新鲜标本,盛器要洁净,不得混有尿液,不可有消毒剂及污水,以免破坏有形成分,使病原菌死亡和污染腐生性原虫。

2. 采集标本时应用干净竹签选取含有黏液、脓血等病变成分的粪便;外观无异常的粪便须从表面、深处及粪端多处取材;至少应采集指头大小的粪便或稀便 2mL,以供复查用或防止粪便迅速干燥。

3. 标本采集后应于 1h 内检查完毕,否则可因 pH 及消化酶等影响导致有形成分破坏分解。

4. 查痢疾阿米巴滋养体时应于排便后立即检查,从脓血和稀软部分取材,寒冷季节标本传送及检查时均需保温。

5. 检查日本血吸虫卵时应取黏液、脓血部分,孵化毛蚴时至少留取 30g 粪便,且须尽快处理。

6. 检查蛲虫卵须用透明薄膜拭子于晚 12 时或清晨排便前自肛门周围皱襞处拭取并立即镜检。

7. 找寄生虫虫体及作虫卵计数时应采集 24h 粪便。前者应从全部粪便中仔细搜查或过筛,然后鉴别其种属,后者应混匀后检查。

8. 做化学法隐血试验时,应于前三日禁食肉类及含动物血食物,并禁服铁剂及维生素 C。

9. 做粪胆原定量时,应连续收集 3 天的粪便,每天将粪便混匀称重后取出约 20g 送检。

10. 做细菌学检查的粪便标本应采集于灭菌有盖的容器内立即送检。

11. 无粪便排出而又必须检查时,可经肛门指诊或采便管拭取标本。灌肠或服油类泻剂的粪便常因过稀且混有油滴等而不适于做检查标本。

12. 粪便检验后应将纸类或塑料标本盒投入焚化炉中烧毁。搪瓷容器应泡于消毒液中

（如过氧乙酸、煤酚皂液或新洁尔灭等）24h,弃消毒液后,流水冲洗干净备用。所用载玻片需用5%煤酚皂液浸泡消毒。

（沈聪）

第二节　粪便的一般性检查

粪便的性状检查主要是观察粪便的外观,包括观察粪便的颜色,观察粪便中有无异常成分,如黏液、脓液、血液、结石、寄生虫体、乳凝块、异物以及脱落的组织成分。粪便排出后最好能迅速进行检查,若长时间放置,颜色等将发生变化,高温能加速变化,引起发酵或出现腐败现象。

一、临床准备工作

1.因粪便标本的采集直接影响到检验结果的可靠程度,必须细致耐心地向患者交代清楚粪便标本采集、运送的各种注意事项,必要时进行多次复查。

2.粪便检查应注意患者的饮食和服药情况,以排除非疾病因素的影响。注意一些非病理因素可以影响粪便颜色的改变。

(1)时间:粪便标本未及时检查而久置则色泽加深。

(2)食物:肉食者粪便呈黑褐色,食绿叶者呈暗绿色,食巧克力、咖啡呈酱色,食西红柿、西瓜可呈红色,食黑芝麻则呈无光泽的黑色等等。

(3)药物:消化道X线钡餐造影、服用硅酸铝呈灰白色,服活性炭、铋剂、铁剂、中草药可呈无光泽灰黑色,服番泻叶、大黄等呈黄色等等。

(4)婴儿:婴儿的粪便呈金黄色,这是因为婴儿的胆色素代谢功能尚未完善所致。

3.通过粪便的性状检查,可初步诊断出消化道疾病。如粪便的颜色为灰白色,多见于各种原因引起的阻塞性黄疸,或钡餐造影所致;粪便鲜红色带有鲜血,可由结肠癌、痢疾、痔疮出血等所致;粪便为绿色糊状,常见于乳儿消化不良、成人服用中药或绿色蔬菜所致;米泔样便,呈白色淘米水样并带有黏液,见于霍乱;柏油样便,粪便呈暗褐色或黑色,富有光泽如柏油(沥青色),可见于上消化道出血;脓便或脓血便,常出现肠道下段炎症,见于痢疾、溃疡性结肠炎、结肠癌或直肠癌等,但有脓和血应加以鉴别。在阿米巴痢疾时出血为主,呈暗酱红色并带有腥臭味,脓和黏液并混有新鲜血液可见于细菌性痢疾;胨样便,常见于过敏性结肠炎。

4.临床上观察粪便外观,结合其他实验室检查,如显微镜检查、化学检查可对有关疾病做出初步诊断或鉴别。如黑便可做隐血试验,若结果为强阳性,是上消化道出血,结果为阴性,则可能是药物、食物等引起的颜色改变。

二、标本处置

1.标本采集后最好用有盖容器立即送检。

2.送检过程中需防止出现标本溢漏情况,不得污染手、容器外壁和周围其他物品。

3.粪便标本应及时检查,一般在采集后1h内检查完毕,如久置可因消化酶作用及pH变化等影响,改变标本性状。

4.粪便标本容器最好用内层涂蜡的有盖硬纸盒,检查后焚毁消毒。

5.检验用过的器材应浸入 0.5％过氧乙酸中过夜消毒,煮沸后方可再用;粪便标本应焚化。

6.混入尿液、水或其他成分的粪便标本或已经干燥的标本应拒收。

7.使用容器不当,吸水性材料容器可将粪便标本中的液体成分吸干,影响检查结果,应拒收。

8.采集 1h 后才送检的标本拒收。

三、临床意义

(一)量

正常成人大多每日排便一次,其量约为 100～300g,随食物种类、食量及消化器官的功能状态而异。摄取细粮及肉食为主者,粪便细腻而量少;进食粗粮,特别是多量蔬菜后,因纤维质多致粪便量增加。当胃、肠、胰腺有炎症或功能紊乱时,因炎性渗出、肠蠕动亢进及消化吸收不良,可使粪便量增加。

(二)外观

粪便的外观包括颜色与性状。正常成人的粪便排出时为黄褐色成形便,质软;婴儿粪便可呈黄色或金黄色糊状。久置后,粪便中的胆色素被氧化可致颜色加深。病理情况下可见如下改变。

1.黏液便 正常粪便中的少量黏液,因与粪便均匀混合不易察见,若有肉眼可见的黏液,说明其量增多。小肠炎时增多的黏液均匀地混于粪便之中;如为大肠病变,由于粪便已逐渐成形,黏液不易与粪便混匀;来自直肠的黏液则附着于粪便的表面。单纯黏液便的黏液无色透明、稍黏稠,脓性黏液则呈黄白色不透明,见于各类肠炎、细菌性痢疾、阿米巴痢疾、急性血吸虫病。

2.溏便 便呈粥状且内在粗糙,见于消化不良、慢性胃炎、胃窦潴留。

3.陈状便 肠易激综合征(IBS)患者常于腹部绞痛后排出粘陈状、膜状或纽带状物,某些慢性菌痢患者也可排出类似的粪便。

4.脓性及脓血便 说明肠道下段有病变,常见于痢疾、溃疡性结肠炎、局限性肠炎、结肠或直肠癌。脓或血的多少取决于炎症的类型及其程度,在阿米巴痢疾时,以血为主,血中带脓,呈暗红色稀果酱样,此时要注意与食入大量咖啡、巧克力后的酱色粪便相鉴别。细菌性痢疾则以黏液及脓为主,脓中带血。

5.鲜血便 直肠息肉、结肠癌、肛裂及痔疮等均都可见鲜红色血便。痔疮时常在排便之后有鲜血滴落粪便亦可呈红色,但很易与以上鲜血便鉴别。

6.柏油样黑便 上消化道出血时,红细胞被胃肠液消化破坏,释放血红蛋白并进一步降解为血红素、卟啉和铁等产物,在肠道细菌的作用下铁与肠内产生的硫化物结合成硫化铁,并刺激小肠分泌过多的黏液。上消化道出血 50～75mL 时,可出现柏油样便,粪便呈褐色或黑色,质软,富有光泽,宛如柏油。如见柏油样便,且持续 2～3 天,说明出血量至少为 500mL。当上消化道持续大出血时,排便次数可增多,而且稀薄,因出血量多,血红素铁不能完全与硫化物结合,加之血液在肠腔内推进快,粪便可由柏油样转为暗红色。服用活性炭、铋、铁剂等之后也可排黑色便,但无光泽且隐血试验阴性。

7.稀糊状或稀汁样便 常因肠蠕动亢进或分泌增多所致。见于各种感染性或非感染性腹泻,尤其是急性胃肠炎。小儿肠炎时肠蠕动加速,粪便很快通过肠道,以致胆绿素来不及转变为粪胆素而呈绿色稀糊样便。遇大量黄绿色稀汁样便(3000mL 或更多)并含有膜状物时应考虑到假膜性肠炎;艾滋病伴发肠道隐孢子虫感染时也可排出大量稀汁样便。副溶血性弧菌食物中毒可见洗肉水样便,出血性小肠炎可见红豆汤样便。

8.米泔样便 呈白色淘米水样,内含黏液片块,量大,见于重症霍乱、副霍乱患者。

9.白陶土样便 由于各种原因引起的胆管梗阻,进入肠内的胆汁减少或缺如,以致粪胆素生成相应减少甚至无粪胆素产生,使粪便呈灰白色,主要见于阻塞性黄疸。行钡餐造影术后可因排出硫酸钡而使粪便呈黄白色。

10.干结便 常由于习惯性便秘,粪便在结肠内停留过久,水分过度吸收而排出羊粪样的硬球或粪球积成的硬条状粪便,于老年排便无力时多见。

11.细条状便 排便形状改变,排出细条或扁片状粪便,说明直肠狭窄,常提示有直肠肿物存在。

12.乳凝块 婴儿粪便中见有黄白色乳凝块,亦可见蛋花样便,提示脂肪或酪蛋白消化不完全。常见于消化不良、婴儿腹泻。

(三)气味

正常粪便有臭味,主要因细菌作用的产物如吲哚、粪臭素、硫醇、硫化氢等引起。肉食者臭味重,素食者臭味轻。粪便恶臭且呈碱性反应时,是因未消化的蛋白质发生腐败所致。患慢性肠炎、胰腺疾病、消化道大出血、结肠或直肠癌溃烂时,粪便亦有腐败恶臭味。阿米巴性肠炎粪便呈鱼腥臭味。如脂肪及糖类消化或吸收不良时,由于脂肪酸分解及糖的发酵而使粪便呈酸臭味。

(四)酸碱反应

正常人的粪便为中性、弱酸性或弱碱性(pH 6.9~7.2)。食肉多者呈碱性,高度腐败时为强碱性。食糖类及脂肪多时呈酸性,异常发酵时为强酸性。细菌性痢疾、血吸虫病粪便常呈碱性;阿米巴痢疾粪便常呈酸性。

(五)寄生虫

蛔虫、蛲虫、带绦虫等较大虫体或其片段肉眼即可分辨,钩虫虫体须将粪便冲洗过筛方可看到。服驱虫剂后应查找有无虫体,驱带绦虫后应仔细寻找其头节。

(六)结石

粪便中可见到胆石、胰石、粪石等,最重要且最多见的是胆石,常见于应用排石药物或碎石术之后,较大者肉眼可见到,较小者需用铜筛淘洗粪便后仔细查找才能见到。

(沈聪)

第三节 粪便的化学检查

粪便的化学检查主要包括粪隐血试验、粪胆色素检查、消化吸收功能试验等,其中粪隐血试验临床常用。上消化道出血量较少时,粪便外观可无异常改变,肉眼不能辨认,特别是上消化道少量出血,红细胞被消化而破坏,在显微镜下亦不能证实是否出血。用肉眼及显微镜均不能证明的微量血液,而能用化学方法测定,称为隐血试验。消化道溃疡性病变的疾患,如溃疡、癌肿、结核、痢疾、伤寒等做隐血试验,在诊断、治疗上极为重要。

一、临床准备工作

1.因粪便标本的采集直接影响到检验结果的可靠程度,必须细致耐心的向患者交代清楚试验前饮食、粪便标本采集、运送的各种注意事项,必要时进行多次复查。

2.隐血试验方法很多,医生应该了解所用方法的敏感性。主要有两大类:一类是传统的化学触媒法,另一类是较新的免疫法。触媒法按不同的氧化显色剂分为邻联甲苯胺、愈创木酯、还原酚酞、无色孔雀绿等10余种。按检测灵敏度,还原酚酞法最高,无色孔雀绿最低,邻联甲苯胺中等。临床应用宜选中等度敏感的方法,敏感性太高或太低易造成假阳性或假阴性。现代隐血试验筛检用于化学试带法、一般多以邻联甲苯胺为显色基质,使用方便。各种触媒法原理类似,缺乏特异性。用免疫法特异性较好,也较敏感,是一种用抗人血红蛋白抗体检测,其与食物中动物血、非血红蛋白过氧化物复合物或药物均无反应,不需加以饮食控制,特异性优于触媒法。

3.影响触酶法隐血试验的因素很多,造成假阳性的物质如新鲜动物食品(鱼、牛乳、鸡蛋、贝类、动物肉等)、菜果类食品(如大量绿叶菜、萝卜、香蕉、葡萄等某些药物,如铁剂、铋剂、阿司匹林、消炎痛、糖皮质激素等,故受检者须在检查前至少3天内禁食肉类等。造成假阴性的情况有:触媒法试剂失效以及有大量维生素 C、铁、铜、铋、动物炭、碘化钾等触酶激活或抑制物存在,这些均须加以排除。

4.月经血或其他部位如鼻、痔疮出血混入粪便标本中,可引起假阳性。

5.血液在肠道停留过久或粪便标本久置,可使血红蛋白被肠道细菌分解,造成隐血试验假阴性。

6.隐血试验由于检验人员取材部位不同,标本反应时间不同,检验员对显色的判断不同,故同一方法实验中可产生误差,必要时多次复查。

7.隐血试验阳性可作为消化道溃疡性病变的诊疗指标,但隐血试验阴性并不能排除这些疾病的存在。胃、十二指肠溃疡病的出血常是大量的而不是持续性的,胃癌的出血则是微量的且为持续性。因而对于这些消化道的疾病,需要追踪做隐血试验。

8.患者必须清楚标本采集前严格饮食控制、标本采集和运送是保证实验结果准确的前提,应认真与医生合作。

9.免疫法实验前无需控制饮食,化学触酶法实验前3天严格禁食动物性食品,根据病情酌情禁食维生素 C 等还原性药物。

二、标本处置

1.标本采集后最好用有盖容器立即送检。

2.送检过程中需防止出现标本溢漏情况,不得污染手、容器外壁和周围其他物品。

3.粪便标本应及时检查,一般在采集后 1h 内检查完毕,如久置血红蛋白被肠道细菌分解,造成隐血试验假阴性。

4.试验中所用的试管、玻片及其他器具,必须清洗干净,且勿含有铜、铁等离子,防止试验出现假阳性。

5.粪便标本容器最好用内层涂蜡的有盖硬纸盒,检查后焚毁消毒。

6.检验用过的器材应浸入 0.5%过氧乙酸中过夜消毒,煮沸后方可再用;粪便标本应焚化。

7.混入尿液、水或其他成分的粪便标本或已经干燥的标本应拒收。

8.使用容器不当,吸水性材料容器可将粪便标本中的液体成分吸干,影响检查结果,应拒收。

9.采集后久置超过1h才送检的标本,血红蛋白被肠道细菌分解,影响检验结果,应拒收。

三、隐血试验

隐血是指消化道出血量很少,肉眼不见血色,而且少量红细胞又被消化分解以致显微镜下也无从发现的出血状况而言。

隐血试验(OBT)目前主要采用化学法。如邻联甲苯胺法、还原酚酞法、联苯胺法、匹拉米洞法、无色孔雀绿法、愈创木酯法等。其实验设计原理基本相同,都基于血红蛋白中的含铁血红素部分有催化过氧化物分解的作用,能催化试剂中的过氧化氢,分解释放新生态氧,氧化上述色原物质而呈色。呈色的深浅反映了血红蛋白的多少,亦即出血量的大小。以上试验方法虽原理相同,但在实际应用中却由于粪便的成分差别很大,各实验室具体操作细节如粪便取材多少、试剂配方、观察时间等不同,而使结果存在较大差异。多数文献应用不同稀释度的血红蛋白液对这些方法灵敏度的研究表明,邻联甲苯胺法、邻甲苯胺法、还原酚酞法最灵敏,可检测出 $0.2\sim1mg/L$ 的血红蛋白,只要消化道有 $1\sim5mL$ 的出血就可检出。还原酚酞法由于试剂极不稳定,放置可自发氧化变红而被摒弃。高度灵敏的邻联甲苯胺法常容易出现假阳性结果。中度灵敏的试验包括联苯胺法、匹拉米洞法、无色孔雀绿法,可检出 $1\sim5mg/L$ 的血红蛋白,消化道有 $5\sim10mL$ 出血即为阳性。联苯胺法由于有致癌作用而被淘汰,无色孔雀绿法在未加入异喹啉时灵敏度较差($20mg/L$ 血红蛋白),试剂的配制和来源均不如匹拉米酮方便。愈创本酯法灵敏度差,需 $6\sim10mg/L$ 血红蛋白才能检出,此时消化道出血可达 20mL,但假阳性很少。如此法为阳性,基本可确诊消化道出血。目前国内外生产应用四甲基联苯胺和愈创木酯为显色基质的隐血试带,使隐血试验更为方便,但未根本解决隐血试验方法学中的问题。

为解决隐血试验的特异性问题及鉴别消化道出血部位,当前发展最快的是免疫学方法,如免疫单扩法、对流免疫电泳、酶联免疫吸附试验、免疫斑点法、胶乳免疫化学凝聚法、放射免疫扩散法(SRID)、反向间接血凝法(RPHA)、胶体金标记夹心免疫检验法等。此类试验所用抗体分为两类,一种为抗人血红蛋白抗体,另一种为抗人红细胞基质抗体。免疫学方法具有很好的灵敏度,一般血红蛋白为 $0.2mg/L$ 或 $0.03mg/g$ 粪便就可得到阳性结果,且有很高的特异性。由于免疫学方法的高度敏感性,又由于有正常的生理性失血,如此高的灵敏度,在某些正常人特别是服用刺激胃肠道的药物后可造成假阳性。但免疫学方法具有快速、方便、特异的优点,目前被认为是对大肠癌普查最适用的试验。免疫法隐血试验主要检测下消化道出血,约有 $40\%\sim50\%$ 的上消化道出血不能检出。原因有以下几点。

1.血红蛋白或红细胞经过消化酶降解变性或消化殆尽已不具有原来的免疫原性。

2.过量大出血而致反应体系中抗原过剩出现前带现象。

3.患者血红蛋白的抗原与单克隆抗体不匹配。

因此,有时外观为柏油样便而免疫法检查却呈阴性或弱阳性,此时需将原已稀释的粪便再稀释 $50\sim100$ 倍重做或用化学法复检。近年来,某些实验室还采用卟啉荧光法血红蛋白定量试验(HQT),用热草酸试剂使血红素变为原卟啉进行荧光检测,这样除可测粪中未降解的血红蛋白外，还可测血红素衍化物卟啉（ICF），从而克服了化学法和免疫法受血红蛋白降解影响的缺点，可对上、下消化道出血同样敏感。但外源性血红素、卟啉类物质具有干扰性，且方法较复杂，故不易推广使用。此外，免疫学的方法也从检测血红蛋白与人红细胞基质扩展到测定粪便中其他随出血而出现的带有良好抗原性而又不易迅速降解的蛋白质，如白蛋白、转铁蛋白等，灵敏度达 2mg/L。

粪便隐血检查对消化道出血的诊断有重要价值。消化性溃疡、药物致胃黏膜损伤（如服用阿司匹林、消炎痛、糖皮质激素等）、肠结核、克罗恩（Crohn）病、溃疡性结肠炎、结肠息肉、钩虫病及胃癌、结肠癌等消化道肿瘤时，粪便隐血试验均常为阳性，故须结合临床其他资料进行鉴别诊断。在消化性溃疡时，阳性率为 40％～70％，呈间断性阳性。消化性溃疡治疗后当粪便外观正常时，隐血试验阳性仍可持续 5～7 天，此后如出血完全停止，隐血试验即可转阴。消化道癌症时，阳性率可达 95％，呈持续性阳性，故粪便隐血试验常作为消化道恶性肿瘤诊断的一个筛选指标，尤其对中老年人早期发现消化道恶性肿瘤有重要价值。此外在流行性出血热患者的粪便中隐血试验也有 84％的阳性率，可作为该病的重要佐证。

四、粪胆色素检查

正常粪便中无胆红素而有粪（尿）胆原及粪（尿）胆素。粪胆色素检查包括胆红素、粪胆原、粪胆素检验。

（一）粪胆红素检查

婴幼儿因正常肠道菌群尚未建立或成人因腹泻等肠蠕动加速，使胆红素来不及被肠道菌还原时，粪便可呈金黄色或深黄色，胆红素定性试验为阳性，如部分被氧化成胆绿素则粪便呈黄绿色。为快速检测粪便中的胆红系可用 Harrison 法，如呈绿蓝色为阳性。

（二）粪胆原定性或定量

粪便中的粪胆原在溶血性黄疸时，由于大量胆红素排入肠道被细菌还原而明显增加；梗阻性黄疸时由于排向肠道的胆汁减少而粪胆原明显减少；肝细胞性黄疸时粪胆原则可增加也可减少，视肝内梗阻情况而定。粪胆原定性或定量对于黄疸类型的鉴别具有一定价值。无论定性或定量均采用 Ehrlich 方法，反应后生成红色化合物，呈色深浅与粪胆原量成正比。正常人每 100g 粪便中粪胆原量为 75～350mg，低于或高于参考值可助诊断为梗阻性或溶血性黄疸。

（三）粪胆素检查

粪胆素是由粪胆原在肠道中停留被进一步氧化而成，粪便由于粪胆素的存在而呈棕黄色，当总胆管结石、肿瘤压迫而致完全阻塞时，粪便中因无胆色素而呈白陶土色。可用 Schmidt 氯化高汞试剂联合检测胆红素及粪胆素。如粪便悬液呈砖红色表示粪胆素阳性，如显绿色则表示有胆红素被氧化为胆绿素，如不变色，表示无胆汁入肠道。

五、消化吸收功能试验

消化吸收功能试验是一组用以检查消化道消化吸收功能状态的试验，近年来由于采用了各种放射性核素技术而取得了很大进展。这组试验包括脂肪消化吸收试验、蛋白质消化吸收试验和糖类消化吸收试验等，但操作技术复杂，不便常规使用。因此，更要强调在粪便一般镜检中观察脂肪小滴、肌肉纤维等，以此作为胰腺功能不全的一种筛选指标。

此外,还可做脂肪定量测定,即在普通膳食情况下,正常成人每24h粪便中的总脂质量约为2~5g(以测定的总脂肪酸计量),或为干粪便的7.3%~27.6%。粪便脂质主要来源是食物,小部分系来源于胃肠道分泌、细胞脱落和细菌的代谢产物。在病理情况下,由于脂肪的消化或吸收能力减退,粪便中的总脂量可以大为增加,若24h粪便中总脂量超过6g时,称为脂肪泻。慢性胰腺炎、胰腺癌、胰腺纤维囊性变等胰腺疾病,梗阻性黄疸,胆汁分泌不足的肝胆疾病,小肠病变如乳糜泻、Whipple病、蛋白丧失性肠病时均可引起脂肪泻。脂肪定量可协助诊断以上疾病,常用的方法有称量法和滴定法。称量法是将粪便标本经盐酸处理后,使结合脂肪酸变为游离脂肪酸,再用乙醚萃取中性脂肪及游离脂肪酸,经蒸发除去乙醚后在分析天平上精确称其重量。滴定法也称 Vande kamer 法,其原理是将粪便中脂肪与氢氧化钾乙醇溶液一起煮沸皂化,冷却后加入过量的盐酸使脂皂变为脂酸,再以石油醚提取脂酸,取二份提取液蒸干,其残渣以中性乙醇溶解,以氢氧化钠滴定,计算总脂肪酸含量。利用脂肪定量也可计算脂肪吸收率,以估计消化吸收功能。具体做法是在测定前2~3d给予脂肪含量为100g的标准膳食,自测定日起,仍继续给予标准膳食连续3d,每日收集24h粪便做总脂测定。

脂肪吸收率(%)=(膳食总脂量-粪便总脂量)膳食总脂量×100%

正常人每天摄入脂肪100g,其吸收率在95%以上,脂肪泻时明显减低。

(沈聪)

第四节 粪便的显微镜检查

正常粪便是由食物残渣、消化系统分泌物和消化道脱落细胞等组成,其中水分占3/4,固体成分占1/4。固体成分中,蛋白质、脂肪、无机盐共占40%,细菌占30%,食物残渣和细胞等占30%。粪便的显微镜检查主要是对有形成分如细胞、原虫、寄生虫卵等进行观察,以初步了解整个消化道及消化器官的功能状态或病理状态,是粪便常规检查中最重要的手段.有助于消化系统各种疾病的诊断。

一、临床准备工作

1. 因粪便标本的采集直接影响到检验结果的准确性,必须细致耐心地向患者交代清楚粪便标本采集、运送的各种注意事项,必要时进行多次复查。

2. 粪便显微镜检查,除了见到寄生虫卵、原虫等可明确诊断,其他检查内容阳性主要为临床提供辅助诊断。如镜检阴性,也不能排除肠道寄生虫或原虫感染。为提高虫卵阳性检出率,可进一步作集卵法(漂浮法、沉淀法)检查或寄生虫有关的免疫检查;疑有消化道肿瘤,则可作粪隐血试验;疑致病菌感染的,可做微生物学检查;如要明确脂肪痢,可对粪便标本做染色检查(可用苏丹Ⅲ、苏丹Ⅳ、油红O等);为了更有效地观察阿米巴原虫,现最常用"色"染色进行识别;可用亚甲蓝染色,对粪便中细胞进行分类。

3. 正常粪便中可有磷酸盐、草酸钙、碳酸钙等少量结晶,与膳食有关,一般无临床意义。但应注意特殊的结晶如夏秘-雷登结晶,常见于过敏性肠炎、肠道溃疡、寄生虫感染、阿米巴痢疾等。

4. 粪便中出现霉菌可见于两种情况,一是容器污染或粪便采集后在室温下久置后污染;二是大量使用抗生素、激素、免疫抑制剂和放疗、化疗之后引起的霉菌二重感染所致。如白色念珠菌有致病菌作用,常见于肠道菌群失调;普通酵母菌大量出现可致轻度腹泻;人体酵母菌主要见于腹泻患者,其临床意义未明。

5. 粪便中常见的寄生虫卵主要有蛔虫、鞭虫、钩虫、蛲虫、绦虫、华支睾吸虫、血吸虫、姜片虫卵等;致病性肠道原虫有痢疾阿米巴滋养体及包囊、兰氏贾第鞭毛虫、人毛滴虫以及近年特别强调的与艾滋病相关的隐孢子虫。查到寄生虫卵、原虫即可确诊疾病。隐孢子原虫已成为确认腹泻的主要病原并成为艾滋病的检测项目之一。

6. 检查痢疾阿米巴滋养体,在收集粪便前应要求患者不可用液体石蜡或广谱抗生素,以免影响检查。

二、标本采集要点

1. 通常采用自然排出的粪便,无粪便排出而又必须检查时,可经肛门指诊或采便管拭取标本,灌肠或服油类泻剂的粪便常因过稀且可能有油滴等而不适于做检验标本。

2. 粪便检验应取新鲜的标本,不得混有水、尿液和其他成分,因此,不能采集尿壶或便盆中的粪便,不得将月经血或其他部位如鼻、痔疮出血混入粪便标本中。

3. 要求采集足量的标本,至少应采集指头大小的粪便或稀便 2mL,以供复查用或防止粪便迅速干燥。

4. 采集时要求用干净的竹签选取含有黏液、脓血等异常病变成分的粪便,对外观无异常的粪便须从表面、深处及粪端多处取材。

5. 粪便标本容器最好用内层涂蜡的有盖硬纸盒,或其他干燥、清洁、无吸水性的有盖容器。

6. 标本采集时不得污染容器外壁。

7. 寄生虫虫体及虫卵计数,应收集 24h 粪便送检。

8. 检查蛲虫卵,需要用黏玻璃纸拭子,在清晨便前由肛门四周拭取标本,也可用棉拭子拭取标本,但均须立即镜检。为了提高检出率,应连续多次检查。

9. 检查日本血吸虫卵,应采取新鲜粪便黏液脓血部分送检。孵化日本血吸虫毛蚴,留取粪便至少 30g。如疑为血吸虫病,除收集粪便标本检查外,也可以检查肠黏膜活体组织,即以直肠镜采取直肠黏膜标本少许,夹于两玻片间,镜检其有无虫卵。

10. 检查痢疾阿米巴滋养体,粪便容器不可混有消毒药品,否则会影响滋养体的活动,以至死亡。

11. 细菌学检查的粪便标本,应收集于灭菌封口的容器内,切勿混入消毒剂及其他化学药品。标本收集后及时送检。无粪便而又急需检查时,可用棉拭子经生理盐水浸湿后,插入肛门内做环形转动拭取标本。

三、标本处置

1. 标本采集后最好用有盖容器立即送检。

2. 送检过程中需防止出现标本溢漏情况,不得污染手、容器外壁和周围其他物品。

3. 寄生虫虫体及虫卵计数,应收集 24h 粪便送检。若粪便在短时间内不能检查,可加入 10% 福尔马林保存标本。用此法保存的粪便标本,虽然放置 1 个月后,所含虫卵的形态仍可识别,但虫卵的比重增加,不适于用浮集法检查。

4.细菌学检查的粪便标本,为了转运标本,检查霍乱弧菌、沙门氏及志贺氏菌属等,可用棉拭子蘸取粪便标本后,接种于柯一勃(Cary—Blair)氏转运培养基中,在室温下保存或转运。若为检查其他肠道细菌,而不是霍乱弧菌时,可加入甘油保存液,以便保存或转运,只有在不得已的情况下,才用冷冻保存法保存或转运粪便标本。

5.检查痢疾阿米巴滋养体,应于排便后立即检查。在寒冷季节须特别注意送检过程和检查时的保温。粪便容器不可混有消毒药品,否则会影响滋养体的活动,以至死亡。若在室温下,粪便放置超过半小时,滋养体也可失去活动力。

6.涂片时应注意标本的选择。成形粪便应分别从粪便的深部和表面多部位取材,若粪便含有黏液、血液等病理成分时,则应取异常部分涂片检查。

7.涂片需厚度适宜,覆以盖玻片后,将全片有系统的镜检,通常先用低倍镜观察,必要时再以高倍镜详细检查。

8.痢疾阿米巴滋养体应于排便后立即检查,寒冷季节须特别注意检查时的保温。标本室温放置超过半小时,滋养体可失去活动力。

9.粪便标本容器最好用内层涂蜡的有盖硬纸会,检查后焚毁消毒。

10.检验用过的器材应浸入 0.5％过氧乙酸中过夜消毒,煮沸后方可再用,粪便标本应焚化。

四、临床意义

(一)细胞

1.白细胞　正常粪便中不见或偶见,多在带黏液的标本中见到,主要是中性分叶核粒细胞。肠炎时一般少于 15 个/LHPF,分散存在,具体数量多少与炎症轻重及部位有关。小肠炎症时白细胞数量不多,均匀混于粪便内,且因细胞部分被消化而不易辨认。

结肠炎症如细菌性痢疾时,可见大量白细胞或成堆出现的脓细胞,亦可见到吞有异物的小吞噬细胞。在肠易激综合征、肠道寄生虫病(尤其是钩虫病及阿米巴痢疾)时,粪便涂片染色还可见较多的嗜酸性粒细胞,可伴有夏科一莱登结晶。

2.红细胞　正常粪便中无红细胞。肠道下段炎症或出血时可出现,如痢疾、溃疡性结肠炎、结肠癌、直肠息肉、急性血吸虫病等。粪便中新鲜红细胞为草黄色,稍有折光性的圆盘状。细菌性痢疾时红细胞少于白细胞,多分散存在且形态正常;阿米巴痢疾者红细胞多于白细胞,多成堆存在并有残碎现象。

3.巨噬细胞　巨噬细胞为一种吞噬较大异物的单核细胞,在细菌性痢疾和直肠炎症时均可见到。其胞体较中性粒细胞为大,可为其 3 倍或更大,呈圆形、卵圆形或不规则形,胞核 1～2 个,大小不等,常偏于一侧。无伪足伸出者,内外质界限不清。常含有吞噬的颗粒及细胞碎屑,有时可见含有红细胞、白细胞、细菌等。此类细胞多有不同程度的退化变性现象。若其胞质有缓慢伸缩时,应特别注意与溶组织内阿米巴滋养体区别。

4.肠黏膜上皮细胞　整个小肠、大肠黏膜的上皮细胞均为柱状上皮,只有直肠齿状线处由复层立方上皮及未角化的复层鳞状上皮所被覆。生理情况下,少量脱落的柱状上皮多已破坏,故正常粪便中见不到。结肠炎症时上皮细胞增多,呈卵圆形或短柱状,两端钝圆,细胞较厚,结构模糊,夹杂于白细胞之间。假膜性肠炎的肠黏膜小块中可见到成片存在的上皮细胞,其粘胨状分泌物中亦可大量存在。

5.肿瘤细胞 取乙状结肠癌、直肠癌患者的血性粪便及时涂片染色,可能见到成堆的具有异形性的癌细胞。在进行细胞镜检时,至少要观察 10 个高倍镜视野,然后就所见对各类细胞的多少给予描述。

(二)食物残渣

正常粪便中的食物残渣均系已充分消化后的无定形细小颗粒,可偶见淀粉颗粒和脂肪小滴等未经充分消化的食物残渣,常见的有以下几种:

1.淀粉颗粒 一般为具有同心性线纹或不规则放射线纹的大小不等的圆形、椭圆形或棱角状颗粒,无色,具有一定折光性。滴加碘液后呈黑蓝色,若部分水解为红糊精者则呈棕红色。腹泻者的粪便中常易见到,在慢性胰腺炎,胰腺功能不全、碳水化合物消化不良时,可在粪便中大量出现,并常伴有较多的脂肪小滴和肌肉纤维。

2.脂肪 粪便中的脂肪有中性脂肪、游离脂肪酸和结合脂肪酸三种形式。中性脂肪亦即脂肪小滴,呈大小不一圆形折光性强的小球状,用苏丹Ⅲ染色后呈朱红色或橘红色。大量存在时,提示胰腺功能不全,因缺乏脂肪酶而使脂肪水解不全所致,可见于急、慢性胰腺炎,胰头癌,吸收不良综合征,小儿腹泻等。游离脂肪酸为片状、针束状结晶,加热熔化。片状者苏丹Ⅲ染为橘黄色,而针状者不染色。其增多表示脂肪吸收障碍,可见于阻塞性黄疸,肠道中缺乏胆汁时。结合脂肪酸是脂肪酸与钙、镁等结合形成的不溶性物质,呈黄色不规则块状或片状,加热不溶解,不被苏丹Ⅲ染色。正常人食物中的脂肪经胰脂肪酶消化分解后大多被吸收,粪便中很少见到。如镜检脂肪小滴>6 个/高倍视野,视为脂肪排泄增多,如大量出现称为脂肪泻,常见于腹泻患者。此外食物中脂肪过多,胆汁分泌失调,胰腺功能障碍也可见到。尤其在慢性胰腺炎时,常排出有特征性的粪便量多,呈泡沫状,灰白色有光泽,恶臭,镜检有较多的脂肪小滴。

3.肌纤维 日常食用的肉类主要是动物的横纹肌,经蛋白酶消化分解后多消失。大量肉食后可见到少量肌纤维,但在一张盖片范围内(18mm×18mm)不应超过 10 个,为淡黄色条状、片状,带纤细的横纹,如加入伊红可染成红色。在肠蠕动亢进、腹泻或蛋白质消化不良时可增多。当胰腺外分泌功能减退时,不但肌肉纤维增多,且其纵横纹均易见,甚至可见到细胞核,是胰腺功能严重不全的佐证。

4.胶原纤维和弹性纤维 胶原纤维和弹性纤维为无色或微黄色束状边缘不清晰的线条状物,正常粪便中很少见到。有胃部疾患而缺乏胃蛋白酶时可较多出现。加入 30%醋酸后,胶原纤维膨胀呈胶状而弹性纤维的丝状形态更为清晰。

5.植物细胞及植物纤维 正常粪便中仅可见少量,形态多样化。植物细胞可呈圆形、长圆形、多角形、花边形等,无色或淡黄色,双层细胞壁,细胞内有多数叶绿体,须注意与虫卵鉴别。植物纤维为螺旋形或网格状结构。植物毛为细长、有强折光、一端呈尖形的管状物,中心有贯通两端的管腔。肠蠕动亢进、腹泻时此类成分增多,严重者肉眼即可观察到粪便中的若干植物纤维成分。

(三)结晶

在正常粪便内,可见到少量磷酸盐、草酸钙、碳酸钙结晶,均无病理意义。夏科-莱登结晶为无色透明的菱形结晶,两端尖长,大小不等,折光性强,常在阿米巴痢疾、钩虫病及过敏性肠炎粪便中出现,同时可见到嗜酸性粒细胞。结晶为棕黄色斜方形结晶,见于胃肠道出血后的粪便内,不溶于氢氧化钾溶液,遇硝酸呈蓝色。

（四）细菌

1.正常菌群与菌群失调 粪便中细菌极多,占干重1/3,多属正常菌群。在健康婴幼儿粪便中主要有双歧杆菌、拟杆菌、肠杆菌、肠球菌、少量芽孢菌(如梭状菌属)、葡萄球菌等。成人粪便中以大肠埃希菌、厌氧菌和肠球菌为主要菌群,约占80%;产气杆菌、变形杆菌、铜绿假单胞菌等多为过路菌,不超过10%。此外尚可有少量芽孢菌和酵母菌。正常人粪便中菌量和菌谱处于相对稳定状态,保持着细菌与宿主间的生态平衡。若正常菌群突然消失或比例失调,临床上称为肠道菌群失调症。其确证方法需通过培养及有关细菌学鉴定。但亦可作粪便涂片,行革兰染色后油镜观察以初步判断。正常粪便中球菌(革兰氏阳性)和杆菌(革兰氏阴性)的比例大致为1:10。长期使用广谱抗生素,免疫抑制剂及慢性消耗性疾病的患者,粪便中球杆菌比值变大。若比值显著增大,革兰氏阴性杆菌严重减少,甚至消失,而葡萄球菌或真菌等明显增多,常提示有肠道菌群紊乱或发生二重感染,此种菌群失调症称假膜性肠炎。此时粪便多呈稀汁样,量很大,涂片革兰染色后常见菌群为革兰染色阳性葡萄球菌(培养证明为金黄色溶血性葡萄球菌),其次为假丝酵母菌。由厌氧性难辨芽孢梭菌引起的假膜性肠炎近年来日渐增多,应予以重视。

2.霍乱弧菌初筛 霍乱弧菌肠毒素具有极强的致病力,作用于小肠黏膜引起肠液大量分泌,导致严重水电解质平衡紊乱而死亡。用粪便悬滴检查和涂片染色有助于初筛此菌。取米泔样粪便生理盐水悬滴检查可见呈鱼群穿梭样运动活泼的弧菌,改用霍乱弧菌抗血清作悬滴检查,即做制动试验时呈阳性反应(弧菌不再运动)。粪便黏液部分涂片革兰染色及稀释苯酚复红染色后,油镜观察若见到革兰氏阴性红色鱼群样排列,呈逗点状或香蕉样形态的弧菌,则需及时报告和进行培养与鉴定。

（五）肠道真菌

1.普通酵母菌 普通酵母菌是一种环境中常见的真菌,可随环境污染而进入肠道,也可见于服用酵母片之后。胞体小,常呈椭圆形,两端略尖,微有折光性,不见其核,于繁殖期可见侧芽,常见于夏季已发酵的粪便中。其形态有时与微小内蜒阿米巴包囊或红细胞相混淆,但加入稀醋酸后不消失,而红细胞则被溶解。在菌群失调症患者,尚需与白色假丝酵母菌相区别,后者须见到假菌丝与厚膜孢子方可诊断,否则只能报告酵母样菌。

2.人体酵母菌 人体酵母菌为一种寄生于人体中的真菌,亦称人体酿母菌。呈圆形或卵圆形,直径$5\sim15\mu m$,大小不一。内含一个大而透明的圆形体,称为液泡。此菌幼稚期液泡很小,分散于胞质之中,成熟时液泡聚合成一个大球体,占细胞的大部分。在液泡周围有狭小的胞质带,内有数颗反光性强的小点。此菌有时易与原虫包囊,特别是人芽囊原虫和白细胞相混淆,可用蒸馏水代替生理盐水进行涂片,此时人体酵母菌迅速破坏消失而原虫包囊及白细胞则不被破坏。亦可用碘染色,液泡部分不着色,胞质内可见$1\sim2$个核,此菌一般无临床意义。大量出现时可致轻微腹泻。

3.假丝酵母菌 假丝酵母菌曾译作念珠菌。正常粪便中极少见,如见到首先应排除由容器污染或粪便在室温放置过久引起的污染。病理粪便中出现的假丝酵母菌以白色假丝酵母菌最为多见,常见于长期应用广谱抗生素、激素、免疫抑制剂和放、化疗之后。粪便中可见卵圆形$(2.5\sim4\mu m)$,薄壁、折光性强、可生芽的酵母样菌,革兰氏染色阳性。

（六）寄生虫

卵从粪便中检查寄生虫卵,是诊断肠道寄生虫感染的最常用的化验指标。粪便中常见的寄生虫卵有蛔虫卵、钩虫卵、鞭虫卵、蛲虫卵、华枝睾吸虫卵、血吸虫卵、姜片虫卵、带绦虫卵等。寄生虫卵的检验一般用生理盐水涂片法,除华支睾吸虫需用高倍镜辨认外,其他均可经低倍镜检出。在识别寄生虫卵时应注意虫卵大小、色泽、形状,卵壳的厚薄、内部结构等特点,认真观察予以鉴别,观察 10 个低倍视野,以低倍镜所见虫卵的最低数和最高数报告。为了提高寄生虫卵的检出阳性率,还可采用离心沉淀法,静置沉淀集卵法,通过去除粪渣、洗涤沉淀后涂片镜检,此种集卵法适用于检出各种虫卵。也可采用饱和盐水浮聚法,此法适用于检查钩虫卵、蛔虫卵及鞭虫卵。

(七)肠寄生原虫

1.肠道阿米巴 包括溶组织内阿米巴、脆弱双核阿米巴和结肠内阿米巴等。检查阿米巴时可直接用生理盐水涂片查滋养体,用碘染色法查包囊。溶组织内阿米巴可引起阿米巴痢疾,急性痢疾患者粪便中可见大滋养体;带虫者和慢性间歇型阿米巴痢疾粪便中常见小滋养体、包囊前期及包囊,应注意与结肠内阿米巴鉴别。脆弱双核阿米巴通常寄生在人体结肠黏膜腺窝里,只有滋养体,尚未发现包囊,具有一定的致病力,可引起腹泻,易与白细胞混淆,应注意鉴别。结肠内阿米巴寄生在大肠腔内,为无致病性共生阿米巴,对人感染较溶组织阿米巴普遍,无论滋养体或包囊均需与后者区分。

2.隐孢子虫 属肠道完全寄生性原虫。主要寄生于小肠上皮细胞的微绒毛中。目前至少存在着大型种和小型种两种不同形态的种别。在人体和多种动物体内寄生的均属小型种,即微小隐孢子虫,为 AIDS 患者及儿童腹泻的重要病原,已到为艾滋病重要检测项目之一。人体感染隐孢子虫后其临床表现因机体免疫状况而异,在免疫功能健全的人主要为胃肠炎症状、呕吐、腹痛、腹泻,病程 1~2 周可自愈;在免疫功能缺陷或 AIDS 患者则有发热、嗳气、呕吐、持续性腹泻,排稀汁样大便,每日多达 70 多次,排水量每日达 12~17L,导致严重脱水、电解质紊乱和营养不良而死亡。隐孢子虫病的诊断主要靠从粪便中查出该虫卵囊。由于卵囊直径仅为 4.5~5.5μm,且透明反光,不易识别。需用比重 1.20 蔗糖水浓集法加以集中后于 600 倍放大条件下始可看到,换用 1000~1500 倍放大,易于看到内部结构。吉姆萨染色卵囊呈淡蓝色,伴有红色颗粒状内含物。用相差显微镜观察时效果更佳。

3.鞭毛虫和纤毛虫 人体常见的鞭毛虫及纤毛虫有蓝氏贾第鞭毛虫、迈氏唇鞭毛虫、人肠毛滴虫、肠内滴虫、中华内滴虫和结肠小袋纤毛虫等。蓝氏贾第鞭毛虫寄生在小肠内,主要在十二指肠,可引起慢性腹泻。如寄生在胆囊,可致胆囊炎。结肠小袋纤毛虫寄生于结肠内,多呈无症状带虫状态,当滋养体侵入肠壁可引起阿米巴样痢疾。人肠毛滴虫一般认为无致病性,迈氏唇鞭毛虫及中华肠内滴虫较少见,一般不致病。除人肠毛滴虫仅见到滋养体外,其他鞭毛虫、纤毛虫都可见到滋养体与包囊。在粪便直接涂片观察时要注意它们的活动情况,并以鞭毛、波动膜、口隙、细胞核等作为鉴别的依据,必要时可在涂片尚未完全干燥时用瑞特染色或碘液、铁苏木精染色进行形态学鉴别。

4.人芽囊原虫 于 1912 年由 Brumpt 首先命名,其后分类位置一直很乱。目前认为人芽囊原虫是寄生在高等灵长类动物和人体消化道内的原虫。可引起腹泻,其形态多样,有空泡型、颗粒型、阿米巴型和复分裂型虫体。只有阿米巴型为致病性虫体。

(于琦)

第七章　生殖系统体液检验

第一节　阴道分泌物的检验

阴道分泌物(Vaginal discharge)为女性生殖系统分泌的液体,俗称"白带"。主要来自宫颈腺体、前庭大腺,此外还有子宫内膜、阴道黏膜的分泌物等。

一、标本采集

阴道标本采集前 24h,禁止性交、盆浴、阴道检查、阴道灌洗及局部上药等,以免影响检查结果。取材所用消毒的刮板,吸管或棉拭子必须清洁干燥,不粘有任何化学药品或润滑剂。阴道窥器插入前必要时可用少许生理盐水湿润。根据不同的检查目的可自不同部位取材。一般采用盐水浸湿的棉拭子自阴道深部或阴道后部、宫颈管口等处取材,制备成生理盐水涂片以观察阴道分泌物。用生理盐水悬滴可检查滴虫,涂制成薄片以 95%乙醇固定,经过巴氏染色,吉姆萨染色或革兰氏染色,进行肿瘤细胞筛查或病原微生物检查。

二、一般性状检查

(一)正常白带及临床意义

正常阴道分泌物为白色稀糊状,一般无气味,量多少不等,与雌激素水平高低及生殖器官充血情况有关。于近排卵期白带量多、清澈透明、稀薄似鸡蛋清,排卵期 2~3d 后白带浑浊黏稠、量少,行经前量又增加。妊娠期白带量较多。

(二)异常白带及临床意义

1.大量无色透明黏白带　常见于应用雌激素药物后及卵巢颗粒细胞瘤时。

2.脓性白带　黄色或黄绿色有臭味,多为滴虫或化脓性细菌感染引起;泡沫状脓性白带,常见于滴虫性阴道炎;其他脓性白带见于慢性宫颈炎、老年性阴道炎、子宫内膜炎、宫腔积脓、阴道异物等。

3.豆腐渣样白带　呈豆腐渣样或凝乳状小碎块,为念珠菌阴道炎所特有,常伴有外阴瘙痒。血性白带:内混有血液,血量多少不定,有特殊臭味。对这类白带应警惕恶性肿瘤的可能,如宫颈癌、宫体癌等。有时某些宫颈息肉、子宫黏膜下肌瘤、老年性阴道炎、重度慢性宫颈炎和宫内节育器引起的不良反应也可在白带中见到血液。

4.黄色水样白带　由于病变组织的变性、坏死所致。常发生于子宫黏膜下肌瘤、宫颈癌、子宫体癌、输卵管癌等。

三、清洁度检查

在生理状态下,女性生殖系统由于阴道的组织解剖学和生物化学特点足以防御外界病原微生物的侵袭。从新生儿到青春期,双侧大小阴唇合拢严紧,处女膜完整,阴道前后壁紧贴,使管腔闭合,到青春期后,由于雌激素的影响,阴道上皮由单层变为复层。上皮细胞除内底层外,均含有不同量的糖原,同时受卵巢功能的影响,有周期的变化及脱落。脱落后细胞破坏放出糖原,借阴道杆菌作用,将糖原转化为乳酸,使阴道 pH 保持在 4～4.5 之间,只有阴道杆菌能在此环境中生存。因此在正常健康妇女,阴道本身有自净作用,形成自然防御功能。

参考值:Ⅰ～Ⅱ级为正常。

临床意义:将阴道分泌物加生理盐水做涂片,用高倍镜检查,主要依靠白细胞、上皮细胞、阴道杆菌与球菌的多少划分清洁度卵巢功能不足、雌激素减低、阴道上皮增生较差时可见阴道杆菌减少,易感染杂菌。单纯清洁度不好而未发现病原微生物,为非特异性阴道炎。当清洁度为Ⅲ～Ⅳ度时常可同时发现病原微生物,提示存在感染引起的阴道炎。在此度期不宜做阴道手术,应先治疗炎症。

四、微生物检查

(一)阴道毛滴虫

将分泌物用生理盐水悬滴法置高倍镜下可见虫体呈顶宽尾尖倒置梨形,大小多为白细胞的 2～3 倍,虫体顶端有前鞭毛 4 根,后端有后鞭毛 1 根,体侧有波动膜,借以移动。阴道滴虫主要寄生于妇女阴道,引起滴虫性阴道炎,自阴道分泌物中检出滴虫是诊断的依据。患滴虫性阴道炎的患者,其临床表现为白带呈典型的稀薄、泡沫状,亦可呈脓性或绿黄色,有恶臭。分泌物刺激外阴部,可引起外阴瘙痒。当尿道及膀胱合并感染时,可有尿痛、尿频等症状,严重时可引起不孕。

(二)真菌(fungi)

多为白色假丝酵母菌,偶见阴道纤毛菌、放线菌等。采用悬滴法于低倍镜下可见到白色假丝酵母菌的卵圆形孢子和假菌丝。在阴道抵抗力减低时易发真菌性阴道炎。

(三)淋病奈瑟菌

用宫颈管内分泌物涂片,革兰氏染色后油镜检查,找革兰氏阴性双球菌,形似肾或咖啡豆状,凹面相对,除散在于白细胞之间外,还可见其被吞噬于中性粒细胞胞质之内。淋病奈瑟菌是性传播疾病的一种病原菌。人类是淋病奈瑟菌唯一的宿主,在性关系紊乱下造成在人群中的广泛传染及流行。淋病在世界上发病率较高,国内统计约占门诊性病患者的 40%。

(张洋)

第二节　人绒毛膜促性腺激素检测

成熟女性因受精的卵子移行到子宫腔内着床后,形成胚胎,在发育成长为胎儿过程中,胎盘合体滋养层细胞产生大量的人绒毛膜促性腺激素(HCG),可通过孕妇血液循环而排泄到尿中。当妊娠 1～2.5 周时,血清和尿中 HCG 水平即可迅速升高,第 8 孕周达到高峰,至孕期第4 个月始降至中等水平,并一直维持到妊娠末期。

HCG 是由两个非共价键相连的肽链(α 亚基及 β 亚基)组成的黏蛋白激素。其单个亚基不具有生物活性,当连接成完整化合物时始具活性,分子量约为 4.7 万。其主要功能就是刺激黄体,有利于雌激素和黄体酮持续分泌。以促进子宫蜕膜的形成,使胎盘生长成熟。HCGα亚单位的氨基酸排列与黄体生成激素(1H)α 亚单位相似,故用完整的抗 HCG 分子的抗体测定 HCG 时与 1H 间有免疫交叉反应。但它们的 β 亚单位各不相同。因此为避免交叉反应,目前均采用高效的抗 β－HCG 单克隆抗体进行特异的 HCG 检查,近年来还有人报道采用抗

β—HCG 羧基末端肽单克隆抗体以进一步提高检测的敏感性和特异性。

一、β—HCG 胶乳凝集抑制试验

β—HCG 是一种糖蛋白,作为抗原注入家兔体内,可使其产生相应抗体(抗 β—HCG 血清),当这种抗体与抗原相遇时,即可产生免疫反应,但这种反应不能为肉眼所见。用化学方法将 HCG 交联在聚苯乙烯胶乳颗粒上,成为 β—HCG 胶乳抗原,当此抗原与 β—HCG 抗体结合时,就能见到胶乳颗粒的凝集。

二、胶乳凝集试验(LA)

HCG 胶乳吸附抗体遇尿中 HCG 结合多个抗原抗体复合体而发生凝集为阳性反应;HCG 胶乳吸附抗体如尿中无一定量 HCG 则不发生凝集而均匀乳浊为阴性。

三、单克隆双抗体酶免疫法(ELISA)

2 个单克隆抗体中 1 个 β—HCG 抗体吸附于塑料小孔底部,将被测尿加入其中,另一个 α—HCG 抗体与酶连结亦加入小孔内,如尿中含 HCG 时,HCG 的两端分别与以上 2 个抗体结合再洗去多余的未结合的抗体酶,然后加上底物,结合于 HCG 上的抗体酶促使底物显色,证明尿中有 HCG 存在;如不显色证明尿中没有一定量的 HCG 存在,不能与单克隆抗体酶结合,而在洗净过程中抗体酶被洗脱。

四、单克隆抗体胶体金试验

1. 原理　免疫胶体金法是将羊抗人 HCG 抗血清(多抗)、羊抗鼠 IgG 分别固定在特制的纤维素试带上并呈两条线上下排列,羊抗鼠 IgG 线在试带条上方为阴性对照,羊抗人 HCG 多抗在下方为测定。试带条中含均匀分布的胶体金标记的鼠抗人 P—HCG 单克隆抗体和无关的金标记鼠 IgG。检测时将试带侵入被检尿液中(液面低于固定的两条抗体线)后迅速取出,尿液沿试带上行,尿中的 β—HCG 在上行过程中与胶体金标记单克隆抗体结合,待行至羊抗人 HCG 抗体线时,形成金标记的 β—HCG 单抗—尿 HCG—羊抗人。HCG 复合物而在试带上显紫红色区带,为 HCG 阳性反应,试带上无关的金标记鼠 IgG 随尿继续上行至羊抗鼠 IgG 处时与之形成紫红色的金标记抗原抗体复合物为阴性对照。阴性只显一条紫红色线。

2. 临床意义　HCG 的检查对早期妊娠诊断有重要意义,对与妊娠相关疾病、滋养细胞肿瘤等的诊断、鉴别和病程观察等有一定价值。

(1)诊断早期妊娠:敏感方法在受孕 2～6d 即可呈阳性。多胎妊娠者尿 HCG 常高于一胎妊娠。

(2)异常妊娠与胎盘功能的判断:异位妊娠:如宫外孕时,本试验只有 60% 的阳性率,在子宫出血 3d 后,HCG 仍可为阳性,故 HCG 检查可作为与其他急腹症的鉴别,HCG 常为 312～625U/L。

流产诊断与治疗:不完全流产如子宫内尚有胎盘组织残存,HCG 检查仍可呈阳性;完全流产或死胎时 HCG 由阳性转阴,因此可作为保胎或吸宫治疗的参考依据。

先兆流产:如尿中 HCG 仍维持高水平多不会发生流产,如 HCG 在 2500U/L 以下,并逐渐下降,则有流产或死胎的可能。当降至 600U/L 则难免流产。在保胎治疗中,如 HCG 仍继续下降说明保胎无效,如 HCG 不断上升,说明保胎成功。

在产后 4d 或人工流产术后 13d,血清 HCG 应低于 1000U/L,产后 9d 或人工流产术后 25d,血清 HCG 应恢复正常。如不符合这一情况,则应考虑有异常可能。

(3)滋养细胞肿瘤诊断与治疗监测:葡萄胎、恶性葡萄胎、绒毛膜上皮癌及睾丸畸胎瘤等患者尿中 HCG 显著升高,可达 10 万至数百万 U/L。男性尿中 HCG 升高,要考虑睾丸肿瘤如精原细胞癌、畸形及异位 HCG 瘤等。

滋养层细胞肿瘤患者术后 3 周尿 HCG 应 $<50\mu/L$,8～12 周呈阴性;如 HCG 不下降或不转阴,提示可能有残留病变,这类病例常易复发,故需定期检查。

(4)其他:更年期、排卵期及双侧卵巢切除术均可致黄体生成素(1H)升高,因 1H 与 HCG 的 α 肽链组成相同而使采用抗 HCG 抗体的妊娠试验阳性,此时可用 β－HCG 的单克隆二点酶免疫测定法鉴别。内分泌疾病中如脑垂体疾病、甲状腺功能亢进,妇科疾病如卵巢囊肿、子宫癌等 HCG 也可增高。近年来发现恶性肿瘤如畸胎瘤、胰腺癌、胃癌、肝癌、乳腺癌、肺癌等,血中 HCG 也可升高,因此将 HCG 看作是癌标志物之一。但必须结合临床情况及其他检查结果综合分析判断。

(于琦)

第三节　羊水检查

一、羊水生理和病理

胚胎发育期间羊膜腔中的液体称羊水。妊娠早期羊水主要是由母体血浆通过胎膜进入羊膜腔的漏出液,这种漏出液也通过脐带和胎盘表面的羊膜及华尔通胶产生。其成分与母体血浆相似,只是蛋白质含量与钠离子浓度稍低。母体、胎儿和羊水三者间通过不断进行液体交换,保持着羊水量动态平衡。随着妊娠的发展,胎儿在羊水交换中的作用越来越大。除上述途径外,胎儿消化道的吞咽、泌尿系的排尿、呼吸道的羊水出入及皮肤的吸收等,不仅使羊水量稳中有升,而且使羊水的成分发生了很多改变。

羊水的成分:羊水中 98%～99% 是水,1%～2% 是溶质。溶质一半是有机物,一半是无机盐。此外还有极少量的细胞。

1.有机成分

(1)葡萄糖:羊水中葡萄糖含量较母体血清中低,为 2.02～2.76mmol/L,妊娠 37 周后由于胎盘的透过能力下降,葡萄糖含量亦有轻度降低。

(2)脂肪:其中 50% 为脂肪酸,磷脂类为 30～45mg/L,妊娠后半期胆固醇为 0.52～2.48mmol/L,三酰甘油在妊娠 30 周时为 23μmol/L,足月时平均为 68μmol/L。

(3)蛋白质及蛋白质衍生物:羊水的有机物中,50% 是蛋白质及其衍生物。随着妊娠进展蛋白质逐渐减少,妊娠 22 周时为 10g/L,30 周时下降为 5g/L。

(4)胆红素:正常妊娠时,羊水中有少量胆红素,妊娠 28 周以前主要是未结合胆红素,以后随着胎儿肝逐渐发育成熟而使结合胆红素增加,未结合胆红素减少。

(5)代谢产物:羊水中的代谢产物主要有肌酐、尿酸、尿素,它们均随妊娠的进展而增加。反映了胎儿肾的逐渐成熟。

(6)甲胎蛋白：由胎儿肝细胞及卵黄囊合成，其浓度从妊娠开始后逐渐上升，胎龄16～20周达高峰，可达40mg/L，20～22周以后逐步下降，32周后降至25mg/L左右，并一直维持到足月。

(7)激素：羊水中的激素可来自胎盘及胎儿，包括皮质醇、孕酮、睾酮、催乳激素、绒毛膜促性腺激素、雌三醇及前列腺素等。

(8)酶：羊水含酶种类达数十种，主要来源于羊水所含细胞的破坏与解体，胎儿唾液腺分泌，泌尿道及肠道排泄，胎盘渗入，胎儿血清经羊膜渗入以及病理情况下由脑脊液漏出，腹腔脏器渗出或漏出。其中有诊断价值的常用羊水酶有γ—谷氨酰转移酶、肌酸激酶、胆碱酯酶、碱性磷酸酶、乳酸脱氢酶等。羊水的酶学指标对于产前诊断及有关遗传病检查有一定意义。

2.无机成分

(1)电解质：由于胎儿低渗尿进入羊水，羊水逐渐成为低渗，钠与氯轻度下降，钾略有上升。钙、镁、磷、锌、铁、硫、锰均无变化。

(2)气体：妊娠晚期，胎儿肾排泄的固定酸增加，使羊水中PCO_2上升，碳酸氢盐减少，酸性略增加。先兆子痫、过期妊娠及胎儿宫内生长迟缓者，羊水中PCO_2均较正常时为高，如有胎儿死亡，因胎儿窒息继发的糖酵解作用可使羊水pH降低。

3.羊水中的细胞　羊水中有两类细胞，一类主要来自胎儿表皮脱落，细胞核小而致密，胞核与胞质比为1∶8，伴有高百分比的无核细胞；一类来自于羊膜，胞质染色深，核大，胞核与胞质比为1∶3。妊娠12周前羊水中细胞很少，妊娠32周后来自羊膜的细胞减少，足月时来自胎儿的无核多角形细胞增多。用1.36mmol/L硫酸尼罗蓝染色，可将一部分来自皮脂腺的细胞染成橘黄色，这类细胞的增多，反映了胎儿的成熟。

二、羊水检查适应证

羊水检查属有创伤性检查，必须具有下列指征之一方可进行。

1.对高危妊娠有引产指征时，可了解胎儿成熟度，结合胎盘功能测定，决定引产时间，以降低围产期死亡率。

2.曾有过多次原因不明的流产，早产或死胎史，怀疑胎儿有遗传性疾病者；曾分娩过染色体异常婴儿者；夫妇一方或双方有染色体异常或亲代有代谢缺陷病者。

3.35～40岁以上高龄孕妇，除外胎儿染色体异常。

4.必要的胎儿性别诊断。

5.妊娠早期曾患过严重病毒感染，或接触过大剂量电离辐射。

6.母胎血型不合，判断胎儿的预后。

7.疑有胎膜早破不能确诊时，可做阴道流液的pH及涂片检查有无羊水有形成分(结晶和脂肪细胞)以确定是否为羊水。

三、标本采集

羊膜穿刺多由妇产科医师进行。根据不同的检查目的，选择不同的穿刺时间。为诊断遗传性疾病和胎儿性别，一般需于妊娠16～20周经腹羊膜腔穿刺抽取羊水20～30mL，为了解胎儿成熟度则在妊娠晚期穿刺。一般抽取羊水10～20mL，羊水抽取后必须立即送检。

四、一般性状

（一）量

1.参考值　早期妊娠:0.45～1.2L;足月妊娠:0.5～1.4L。

2.临床意义　羊水过多指羊水量＞2L,见于:

（1）胎儿先天性异常:如无脑儿、食管闭锁、肠闭锁等。无脑儿是由于脑发育不全而致抗利尿激素分泌减少之故。食管闭锁及肠闭锁是由于胎儿吞噬羊水功能障碍所致。

（2）还见于母体疾病:如糖尿病,可能由于高血糖导致了胎儿的高血糖,增加了胎儿的利尿,当母体血糖控制后羊水量可减少。羊水过少指羊水＜0.3L,见于胎儿先天性畸形、肾发育不全和肺发育不全及羊膜发育不良。过期妊娠,羊水一般在0.5L左右。

（二）颜色

1.参考值　无色透明或呈淡黄色,妊娠后半期呈微乳白色。

2.临床意义

（1）绿或绿色,表示羊水内混有胎粪,为胎儿窘迫的现象。

（2）棕红或褐色,多为胎儿已经死亡。

（3）金黄色,可能为母儿血型不合所引起的羊水胆红素过高。

（4）黏稠黄色,过期妊娠,胎盘功能减退等。

（5）浑浊脓性或带有臭味,表示宫腔内已有明显感染。

五、胎儿成熟度检查

胎儿成熟度的监测是决定高危妊娠选择合理的分娩时间和处理方针的重要依据,主要是通过羊水中某物质的消长来观察胎儿的器官功能否发育完善。

（一）胎儿肺成熟度

1.泡沫磷验

（1）原理:羊水中的一些物质可减低水的表面张力,经振荡后,在气液界面可形成稳定的泡沫。在抗泡沫剂乙醇的存在下,蛋白质、胆盐、游离脂肪酸和不饱和磷脂等形成的泡沫在几秒钟内即被迅速破坏消除。而羊水中的肺泡表面活性物质饱和磷脂是既亲水又亲脂的两性界面物质,它所形成的泡沫在室温下可保持数小时,故经振荡后可在气液界面出现环绕试管边缘的稳定泡沫层。

（2）参考值:第1管阴性时表示胎儿肺不成熟,第1管阳性第2管阴性表示胎儿肺成熟可疑,凡第1、2管均为阳性表示肺成熟。

（3）临床意义:此试验可作为判定新生儿特发性呼吸窘迫综合征,降低新生儿死亡率,特别是对妊娠高血压综合征及高血压合并妊娠患者可降低新生儿死亡率。

2.卵磷脂/鞘磷脂(L/S)

（1）原理:用有机溶剂氯仿抽提羊水中的磷脂,将标本与L/S标准品置由硅胶G或H铺成的薄层层析色谱(TLC)板上展开,可选择不同的染色剂如钼蓝、罗丹明B、硝酸氧铋、磷钼酸、氯化亚锡或饱和碘蒸气等,着色后依层析快慢标准品可显示磷脂酰甘油(PG)、磷脂酰丝氨酸(PS)、磷脂酰乙醇胺(PE)、磷脂酰肌醇(PI)、卵磷脂(L)和鞘磷脂(S)的位置,将样品与标准品对照,测量样品L和S色谱斑面积或用光密度计扫描求得L/S比值。

(2)参考值:L/S≥2。

(3)临床意义:L/S=1.5～1.99,为可疑值,≤1.49 为不成熟值。在高危妊娠需提前终止妊娠时,必须了解胎儿肺是否成熟。这对防治新生儿特发性呼吸窘迫综合征(IRDS),降低新生儿死亡率,有很大意义。以 L/S>2 作为判定胎儿肺成熟的阈值,预测 IRDS 的灵敏度为84%,非 IRDS 的特异性为 87%。除早产儿易患 IRDS 外,孕妇患糖尿病时某些新生儿 L/S比率>2,IRDS 的发病率却高于正常孕妇的新生儿,这点不应忽视。

3.羊水吸光度试验

(1)原理:羊水吸光度(A)试验是以羊水中磷脂类物质的含量与其浊度之间的关系为基础。

(2)参考值:A650≥0.075 为阳性。

(3)临床意义:当波长为 650nm 时,羊水中的磷脂类物质越多,A650 越大,胎儿的成熟度越好。A650≥0.075 为阳性,表示胎儿成熟。如 A650≤0.050 为阴性,表示胎儿不成熟。

(二)胎儿肾成熟度检查

1.肌酐

(1)参考值:早期妊娠:70.7～97.2μmol/L;足月妊娠:159.1～353.6μmol/L。

(2)临床意义:羊水中的肌酐来自胎儿尿,为胎儿代谢产物,其排泄量反映肾小球的成熟度。Cr 浓度大于 176.8μmol/L,表示胎儿成熟,132.6～175.9μmol/L 为可疑,≤131.7μmol/L 为不成熟。在 Rh 血型不合的情况下,羊水中 Cr 的浓度较低,一般在 151μmol/L 以下。

2.葡萄糖

(1)参考值:2.02～2.76mmol/L。

(2)临床意义:羊水葡萄糖主要来自母体,部分来自胎儿尿。妊娠 23 周前随羊膜面积扩大,羊水量增加,羊水葡萄糖逐渐增加,至 24 周达高峰 2.29mmol/L 左右,以后随胎儿肾成熟,肾小管对葡萄糖重吸收作用增强,胎尿排糖量减少,加上胎盘通透性随胎龄增加而降低,羊水葡萄糖便逐渐减低,临产时可降至 0.40mmol/L 以下。羊水葡萄糖<0.56mmol/L,提示胎儿肾发育成熟;>0.80mmol/L 为不成熟。

(三)胎儿肝成熟度检查

1.原理　根据胆红素在 450nm 有吸收峰的特点,取 5～10mL 羊水以滤纸过滤去除上皮细胞与胎脂,以蒸馏水调零,光径 1.0cm,波长 450nm 读取吸光度。

2.参考值　胆红素光密度值妊娠 37 周以前羊水胆红素 OD 多在 0.02 以上,妊娠 37 周以后,多在 0.02 以下。

胎儿肝成熟指标:胆红素 OD 变化小于 0.02。

胎儿肝未成熟指标:胆红素 OD 变化在 0.04 以上。

临界 OD 值:在 0.02～0.04,为可疑。

3.临床意义　如妊娠晚期仍可在羊水中查到胆红素应考虑有无 Rh 或 ABO 血型不合,此时应做胎儿和母亲的血型检查,若确诊母儿血型不合,可作为了解胎儿溶血程度的一种有效方法。

(四)胎儿皮脂腺成熟度检查

1.脂肪细胞

(1)原理:用硫酸尼罗蓝水溶液染色,置显微镜下观察,脂肪细胞无核,染成橘黄色,其他细胞染成蓝色。

(2)参考值:>20%。

(3)临床意义:羊水中的脂肪细胞为从胎儿皮脂腺及汗腺脱落的细胞。晚期妊娠时,羊水中脂肪细胞出现率随妊龄增加而增高。估计妊娠期限,如脂肪细胞在10%以上,说明妊娠已36周;20%以上说明妊娠已38周;足月可达50%。

大于20%表示胎儿的皮肤和皮脂腺已成熟,10%~20%为可疑,小于10%为未成熟。但≥50%,表示为过期妊娠。

(五)胎儿唾液腺成熟度检查

淀粉酶:

1.参考值 30~1500U(碘比色法)。

2.临床意义 羊水中淀粉酶来自胎儿胰腺及唾液腺。胰腺型同工酶自始至终变化不大,唾液腺型同工酶自妊娠28周左右开始增加较快,显示胎儿唾液腺有分泌功能,妊娠36周后其活性显著上升,胎龄>38周,若酶活性>120苏氏单位为成熟儿,否则为未成熟儿。

六、先天性遗传疾病产前诊断

先天性疾病包括遗传性疾病,即亲代的病态基因经生殖细胞配子结合形成合子时传给子代的疾病和非遗传因素,如一些在配子形成染色体联合时的基因突变,受精卵发育等过程中由于某些外在因素的影响而引起的疾病。这类疾病可表现为患儿智力、器官结构和功能的种种缺陷。

(一)染色体病核型分析

将新鲜的羊水20~30mL经离心得到羊水中的细胞,经RPMI1640培养液与25%小牛血清中培养8~10d,以秋水仙素处理,使细胞均停止在M期,以获得分裂相细胞,将细胞经低渗、固定、制片处理后,进行Giemsa染色或用显带染色,然后进行分析。

临床意义:核型分析主要用于检查染色体因数目或结构异常而造成的遗传性疾病。用于产前诊断。

(二)性染色质检查和性别基因诊断

性染色质检查:将羊水10mL注入离心管,以1000r/min离心10min,弃上清,管底沉淀物加甲醇:冰乙酸(3:1)液8mL固定30min,按前述条件离心弃上清,再加少许新鲜固定液制备成细胞悬液,取1~2滴于载玻片上,空气中干燥待染。

X染色质采用硫瑾或甲苯胺蓝染色,经油镜观察两类细胞核,一类可数细胞,另一类为X染色质(又称Barr小体)。

Y染色质采用阿的平荧光染色,在荧光显微镜下观察,细胞核的偏中心部或近核膜处有0.3μm大小的荧光弧状圆点。

1.参考值 X染色质≥6%者判为女胎,≤5%者判为男胎;Y染色质细胞≥5%诊断为男胎,<4%为女胎。

2.临床意义 羊水细胞性染色质检查有助于诊断性连锁遗传病如甲、乙型血友病,原发性低丙种球蛋白血症,自毁容貌综合征,肌营养不良,G-6-PD缺乏症,黏多糖沉积病Ⅱ型,糖原代谢病Ⅱ型等。如果父亲为X-连锁隐性基因携带者,母亲正常,则女性胎儿全为携带者(杂合子),而男性胎儿正常;若母亲为X-连锁隐性基因携带者,父亲正常,则男胎一半正常,一半为患者;女胎一半正常,一半为基因携带者,可根据检测结果决定是否继续妊娠。

性别基因诊断:目前随着基因诊断技术的发展,胎儿性别诊断有了更准确、更灵敏的方法,使对于性连锁疾病诊断的正确性、可靠性大为提高。

(1)Y特异DNA探针对人性别诊断:有关Y染色体DNA的探针有多种,如pHY3.4、pHY2.1等,目前最公认的是Y染色体特异的SRY基因,在男性性别决定中起关键作用。将羊水细胞用细胞裂解液裂解后,点于硝酸纤维素膜上32P标记SRY基因探针直接进行斑点杂交,或将羊水细胞DNA经0.7%琼脂糖凝胶电泳分离后进行southern印迹杂交,凡出现杂交斑点或带的为男性,不显示或显示极弱者为女性。

(2)PCR基因扩增法测定性别:以常规蛋白酶－SDS－酚法提取羊水细胞DNA0.1～1.0μm或直接羊水细胞裂解得到DNA为模板,进行PCR基因扩增测定胎儿性别。用于产前诊断胎儿性别的Y染色体基因有4种:DYZ1、DYS14,ZFY和SRY。目前认为SRY是睾丸决定因子(TDF)的最佳候选基因。以两对SRY基因HMGR0x保守序列的引物,进行DNA扩增,再经1.5%琼脂糖电泳,溴化乙啶染色,根据中φ174/HaeⅢ分子量标准,男性胎儿在分子量为217bp处可见SRY特异区带。

七、生化及免疫学检查

羊水上清液的生化及免疫学检查主要用于遗传性代谢病的检测。目前已知的遗传性代谢病有3000多种,有89种可进行产前诊断。这些先天性代谢病产前诊断方法大都比较复杂。目前临床实验室能够开展的一些简单方法主要用于黏多糖沉积病、开放性神经管缺陷和某些酶缺陷的检查。

(一)黏多糖沉积病的检查

黏多糖沉积病是由于细胞溶酶体酸性水解酶先天性缺陷所致。根据病因,目前本病可分为八大类型,我国已报道200余例,主要表现为严重的骨骼畸形、肝脾大、智力障碍以及其他畸形。黏多糖沉积病产前诊断以测定培养羊水细胞内特异的酶活力最为可靠,但实验要求高,一般实验室较难开展。常用以下两种较简单实用的方法。

1.甲苯胺蓝定性

(1)原理:在酸性条件下,酸性黏多糖与甲苯胺蓝作用,产生异染现象而出现紫色。

(2)参考值:阴性。

(3)临床意义:阳性:①提示胎儿患黏多糖沉积病、脂性软骨发育不良(Hurler综合征)。②结缔组织疾病如SLE、风湿热、类风湿关节炎、硬化病。③其他,如肾炎、心力衰竭、肝硬化、糖尿病、某些肿瘤、某些婴儿佝偻病、白血病。

2.糠醛酸

(1)原理:羊水中酸性黏多糖与四硼酸钠硫酸溶液反应生成糠醛酸,以每毫克肌酐中糠醛酸的量(mg/mgCr)反映酸性黏多糖的多少。

(2)参考值:妊娠4个月:(5.2±0.97)(3.3～7.0)mg/mgCr;妊娠5个月:(4.9±1.06)(2.8～6.8)mg/mgCr;妊娠6个月:(4.4±0.74)(3.3～7.0)mg/mgCr。

(3)临床意义:随着妊娠的进展,糠醛酸含量逐渐减少,增高应考虑有黏多糖沉积病。本法除Ⅳ型(Morguio综合征)外,对其他类型的黏多糖沉积病均有诊断意义,均可用于黏多糖病的产前诊断。

（二）神经管缺陷的检查

1. 甲胎蛋白

（1）参考值：妊娠 11～12 周：0.024g/L；妊娠 15～16 周：0.018g/L，妊娠 19～20 周：0.010g/L；妊娠 26～30 周：0.006g/L；妊娠 36～40 周：0.001g/L。

（2）临床意义：神经管缺陷在产前诊断中占有很大比例。羊水 AFP 是目前诊断神经管缺陷的常规方法。增高常见于无脑儿、脊柱裂，胎血内的 AFP 可从暴露的神经组织和脉络丛渗入羊水，使 AFP 高于正常 10 倍以上，先天性肾脏畸形、脑积水、食管闭锁、骶尾畸胎瘤等早期诊断。降低：妊娠毒血症。

2. 胆碱酯酶

（1）参考值：5～70U/L（免疫法）。

（2）临床意义：乙酰胆碱酯酶（AchE）明显升高见于无脑畸形和开放性脊柱裂筛诊阳性率可达 99.5％，神经层缺损畸胎为正常的 3～4 倍，胆碱酯酶同工酶电泳发现除慢行的非特异性胆碱酯酶（NschE）区带外约出现向阳极泳动较快的 AchE 带，此外还有一条较 NschE 更慢的 chE3 带，检出率为 100％。约 2/3 的脐疝和肤裂畸胎，其羊水 AchE 亦可达正常值的 4 倍。

（三）胰腺纤维囊性变的检查

1. γ-谷氨酰转肽酶

（1）参考值：正常妊娠羊水在孕 14～15 周 γ-GT 活性最高，为母体血浆的 10～100 倍，然后逐渐，至 30～40 周时仅为 15 周时的 1/40。

（2）临床意义：于 15 周左右测定 γ-GT 是产前早期诊断胰腺纤维囊性变的最佳指标，预测准确性达 77％～84％，γ-GT 下降的原因可能是富含 γ-G 丁的小肠微绒毛停止发育或有酶的抑制物释入羊水所致。

胎儿染色体病 18-三体综合征在孕 15～16 周为对照组的 1/3。

21 三体综合征在孕 15～16 周为对照组的 1/2 也明显下降。

2. 碱性磷酸酶（ALP）

（1）参考值：妊娠 19 周 ALP 活性最高，然后渐降，至 29 周后活性降至产前水平。

（2）临床意义：在妊娠 16～24 周羊水 ALP 中 3/4 为小肠型，1/4 为肝、骨、肾型。胎儿胰腺纤维囊性变时由于肠黏膜表面微绒毛异常而致小肠型 ALP 极度下降，以此可协助诊断。此外 21-三体或 18-三体综合征畸胎也可见 ALP 活性降低。

（四）死胎的检查

1. 肌酸激酶（CK）

（1）参考值：0～30U/L。

（2）临床意义：死胎羊水 CK 活性与死亡后时间长短呈正相关。死亡后 1～2d，CK 为 10～40U/L；死亡后 4～5d，CK 为 1000～5300U/L；死亡后 10d，CK 大于 8000U/L；死亡后 20～30d，CK 超过 10000U/L；主要为 CK-MM，故羊水 CK 测定对诊断死胎是易行而准确的方法。畸胎癌、肤裂或无脑畸脸的羊水 CK-BB 活性亦可升高。

2. 乳酸脱氢酶（LDH） 死胎羊水 LDH 活性明显升高，但由于宫内组织损伤、羊水受红细胞污染等均可引起羊水 LDH 增高，故特异性不强。

八、基因工程用于产前诊断

（一）DNA 分子杂交法

用已知的一段互补 DNA(cDNA)作为探针，经放射标记后与羊水细胞的 DNA 进行印迹杂交，并用放射自显影法得出结果，来诊断胎儿的遗传性疾病如用珠蛋白 a 基因片段两个探针检测 a 珠蛋白生成障碍性贫性。

（二）限制性内切酶多态性位点的连锁分析

DNA 限制性内切酶能识别特定的碱基顺序，因而能在识别位点特异地把 DNA 切割成各种一定大小的片段，通过琼脂糖凝胶电泳的分离，直接用溴化乙啶显色或用 Southern 印迹法把这些 DNA 片段转移到硝酸纤维素膜上，再与已用核素标记的特异基因探针进行 DNA 分子杂交，采用放射自显影技术，显示出相应的 DNA 片段，从而可鉴定出是否有基因缺失或异常，例如中国人 B 珠蛋白生成障碍性贫血的 RELP 连锁分析。

（三）利用 PCR 技术扩增 DNA，探测致病基因

利用 PCR 技术可将一个基因拷贝放大 10 万倍，所得大量均一的 DNA 再用寡核苷酸探针杂交，放射自显影和酶切位点分析探测致病基因。至今利用 PCR 可推测的遗传病约有 50 多种。

（任春娜）

第四节 精液检验

精液主要由精子和精浆组成。睾丸曲细精管内的生精细胞在垂体前叶促性腺激素的作用下，经精原细胞、初级精母细胞、次级精母细胞及精子细胞几个阶段的分化演变，最后发育为成熟的精子，此过程约需 70d。70% 的精子储存于附睾内，2% 于输精管内，其余储存于输精管的壶腹部，精囊内仅存少量。射精时，精子随精浆一起经输精管、射精管和尿道排出体外。精浆由精囊液（占 50%～65%）、前列腺液（占 30%～34%）以及睾丸、附睾、输精管、尿道旁腺、尿道球腺分泌的少量液体混合而成。

一、精液检查的适应证

1. 评价男性生育能力，为男性不育症的诊断、治疗观察提供依据。
2. 男性生殖系统疾病的辅助诊断。
3. 输精管结扎后的疗效观察。
4. 为计划生育的科研提供科学的依据。
5. 为人工授精和精子库筛选提供优质精子。
6. 为法医学鉴定提供有力的实验数据。

二、标本采集

（一）准备工作
1. 向受检者讲解精液检查的意义、标本采集方法和注意事项。
2. 标本采集室最好在实验室附近，室温应控制在 20～35℃。室内必须清洁、肃静，无人

干扰。

3.采集标本前禁欲3～7d。

4.采集精液前排净尿液。

(二)采集方法

1.最好让患者本人手淫采集,如有困难可用取精器(电按摩法)采集。将一次射出的全部精液直接排入于清洁、干燥容器内,如细菌培养必须无菌操作。

2.禁止用性交中断法采集精液,因为这种方法会失掉射精的前一部分,而开始射精的精液精子密度最高,终末部分精子浓度最低。此外,会有细胞和细菌污染。不能用乳胶避孕套采集,因避孕套内含有滑石粉可影响精子活力。

(三)标本运送

精液采集后应立即送检。其温度应保持在25～35℃,若低于20℃或高于40℃将影响精子活动,故冬季应注意保温,可将标本瓶装入内衣袋贴身运送。

(四)标本采集次数

因精子生成日间变动较大,不能仅凭一次检查结果作诊断。一般应间隔1～2周检查1次。连续检查2～3次。

三、一般性状检查

(一)量

1.参考值   2～6mL/次。

2.临床意义   一次射精量与射精频度呈负相关。若禁欲5～7d射精量仍少于2mL,视为精液减少;若不射精,称为无精液症。精浆是精子活动的介质,并可中和阴道的酸性分泌物,以免影响精子活力。精液量减少(精浆不足)不利于精子通过阴道进入子宫和输卵管,影响受精。常见于前列腺和精囊有病变时,尤其是结核性疾患时,先天发育不全或炎性引起的排泄管道梗阻,精液潴留于异常部位等。

若一次射精量超过8mL,精子被稀释,也不利于生育。此可因垂体前叶促性腺素的分泌功能亢进,使雄激素的水平升高所致;亦可见于禁欲时间过长者。

(二)颜色

1.参考值   灰白或乳白色。

2.临床意义

(1)浅黄色,见于久未射精者。

(2)鲜红、暗红为血精,见于前列腺和精囊的非特异性炎症、生殖系结核、肿瘤或结石所致。

(3)黄色或棕色脓性,见于前列腺炎和精囊炎。.

(三)黏稠度

1.参考值   胶胨状。

2.临床意义   若新排出的精液呈米汤样,可能为先天性无精囊或精囊液流出管道阻塞所致。精液稀薄,黏稠度下降,也可见于精子密度太低或无精子症时。

(四)气味

1.参考值   呈腥臭味。

2.临床意义　精液的气味是由前列腺分泌液产生。所以当精液缺乏这种腥臭味,可能是由于前列腺分泌功能受到损害或者是由于前列腺炎造成前列腺分泌液缺乏。

(五)液化时间

精液液化时间是指新排出的精液从胶胨状转变为自由流动状态所需的时间。有关精液凝固与液化的过程极其复杂,有相当多的物质参与,例如前列腺与精囊分泌物等都可能影响其时间长短,此外也受温度的影响。

1.参考值　排出后在室温下60min内液化。

2.临床意义　前列腺炎时,由于其功能受影响,导致液化时间延长,甚至不液化。不液化可抑制精子活动,而影响生育能力。

四、显微镜检查

镜检前应将精液标本充分调匀,避免抽样误差影响实验结果。将1滴精液滴在玻片上(直径为2~3mm),通常在低倍镜下粗略观察有无精子,是活动精子还是不活动精子。若标本无精子时,应将标本离心后重复确定1次。

(一)精子活动率

1.原理　取混匀精液1滴于玻片,在高倍镜下观察5~10个视野,计算100条精子中活动精子的数目。

2.参考值　射精后30~60min>70%。

3.临床意义　活动率下降见于前列腺、精囊的慢性感染,精索静脉曲张。某些内分泌疾病,如垂体功能低下、甲状腺功能低下等。阴囊局部高温或暴露于放射线后。严重全身性疾患,如结核病、尿毒症、肝硬化等。

(二)精子活动力

1.原理　是以活动精子中具有前向运动能力精子的百分率计数。WHO将其分为四级:A级:精子呈快速前向运动;B级:慢或呆滞的前向运动;C级:非前向运动;D级:不运动。

2.参考值　a级>25%/射精后60min内。(a+b)级>50%/射精后60min内。

3.临床意义　精子活动力与受精的关系十分密切。精子活动力低下,难以抵达输卵管或无力与卵子结合而不能完成受精过程。A级活动力的精子数量不足也会影响受精率。若连续检查,精子存活率不足40%,且以C级活动力精子为主,则可能成为男性不育的原因之一。精子活动力下降,见于:①精索静脉曲张,由于静脉血回流不畅,导致阴囊内温度升高及睾丸组织缺氧,使精子活动力下降。②生殖系非特异性感染以及使用某些抗代谢药、抗疟药、雌激素、氧化氮芥等时。

(三)精子密度

1.原理　常采用血细胞计数器按照红细胞计数方法进行检测。

2.参考值

$(50\sim100)\times10^9/L$。

$>20\times10^9/L(WHO)$。

$\geqslant40\times10^6/L$一次射精排精子总数。

3.临床意义　精子数量减低可见于:

(1)精索静脉曲张。

（2）有害金属和放射性损害。

（3）先天性和后天性睾丸疾病，如睾丸畸形、萎缩、结核、淋病、炎症等。

（4）输精管、精囊缺陷。

（5）老年人在 50 岁以上者精子生成减少。

（四）精子形态

1.原理　通常有两种方法，一种是制成新鲜湿片，用相差显微镜（600×）观察，另一种是将精子固定，染色后用亮视野光学显微镜观察。

2.参考值　正常精液中正常形态的精子应≥30%。

3.临床意义

（1）异常精子形态：头部异常有大头、小头、尖头、梨状头、双头、无定型头以及头部边缘不齐，染色不均匀，有嗜酸性空泡等。体部异常有分枝、双体、体部肿胀甚至消失等。尾部异常有缺尾、短尾、卷曲尾、双尾等。精子头部的形态最为重要，如畸形精子在 10% 以下时，对生育无影响，在 20% 以下，仍有生育的可能；若超过 30%，可考虑与不孕有关。

（2）畸形精子症与睾丸、附睾的功能异常密切相关。可见于生殖系感染、精索静脉曲张、雄性激素水平异常时；某些化学药物（如硝基呋喃妥英）、遗传因素也可影响睾丸生精功能，导致畸形精子增多。

（五）生精细胞

生精细胞包括精原细胞、初级精母细胞、次级精母细胞和发育不完全的精子细胞。这些细胞体较大，常有 1~2 个核，有时易与中性粒细胞相混淆，尤其是用未染色精液镜检时不易识别，需要时可用过氧化物酶染色鉴别，前者为阴性，后者为阳性。

1.参考值　<1%。

2.临床意义　若精液中找不到精子和生精细胞即为生精细胞存在异常，临床表现为无精子症或偶见精子的少精子症。这是由于睾丸曲细精管的基膜发生障碍，在精原细胞发育阶段就发生障碍，导致无精子症，属于原发性睾丸生精障碍，治疗上比较困难。若精液中生精细胞的形态发生异常，尤以胞膜、胞浆异常最为明显，即为生精细胞形态异常，提示睾丸曲细精管功能正常，但在减数分裂过程中，精母细胞阶段发生多种多样的形态上的变化。当曲细精管受到药物或其他因素的影响或损害时，精液中可见较多的病理型生精细胞。

（六）细胞

1.参考值　红细胞：极少。白细胞：≤5/HP。上皮细胞：偶见。

2.临床意义

（1）红细胞增多：可见于非特异性精囊炎、结核和前列腺癌患者。

（2）白细胞增多：当生殖系统有严重炎症时，在镜下有大量的白细胞或有成堆脓细胞存在，称为"脓精"，可有红细胞，精液量少如脓状，精子减少或缺如，常见于前列腺、精囊病变时的精液。

（3）其他细胞：在精液中，亦可见到巨噬细胞、卵磷脂小体、透明球、睾丸管型、淀粉样小体、脱落的上皮细胞和结晶体。常见的结晶体如 Eettxep 结晶体。此种结晶体在精液中出现是有前列腺液外溢的指征。当在精液中查到癌细胞对生殖系恶性肿瘤的诊断具有重要意义。

五、化学检查

（一）pH

1.参考值　7.2～8.0。

2.临床意义　如 pH<7 并伴少精症,可能是由于输精管、精囊或附睾发育不全。pH>8.0见于附属性腺或者附睾有急性感染性疾病。当 pH<7 或>8 时均影响精子活动力。

（二）果糖

精浆中的果糖是血糖通过酶促转化而产生,由精囊腺所分泌。它是精子活动的能源。精子轴丝收缩依赖 ATP 供能量,而 ATP 可由果糖分解代谢产生,故精浆果糖浓度减低将使精子活动力减弱,影响受精率。由于精囊腺对雄激素的刺激十分敏感,并且果糖的分泌受雄激素的控制,因此,许多学者将人类精浆果糖浓度作为间接衡量睾酮活性的指标。

1.原理　果糖在强酸条件下,与间苯二酚加热后产生红色化合物,与标准管比色即可得出其含量。

2.参考值　9.11～17.67mmol/L。

3.临床意义　精浆果糖降低见于雄激素分泌不足和精囊炎;无果糖可见于先天性精囊缺,如输精管或精囊发育不良所致的无精症及逆行射精;而单纯性输精管阻塞性无精症果糖含量正常。

（三）锌

锌在机体中的总量为 1.5g 左右,它主要集中于睾丸、附睾和前列腺,精浆内含量特别丰富,精浆比血浆中锌的浓度高 100 倍以上。能促进生殖器官发育,维持正常生精功能,提高精子浓度和活力。

1.原理　用 2-5-淡-2-吡啶偶氮-5-二乙基酚作显色剂,使待检精浆经显色处理后,在 555nm 波长下测定其光密度变化,据此可计算出精液锌的含量。

2.参考值　>2.4μmol/一次射精。

3.临床意义

（1）影响性腺的发育,主要是通过影响脑垂体间接影响到性腺。锌缺乏能明显抑制脑垂体促性腺激素的释放,使性腺发育不良或使性腺的生殖和内分泌功能发生障碍。

（2）锌直接参与精子生成、成熟、激活和获能过程,对精子活动、代谢及其稳定性都具有重要作用。精浆锌减低可致精子生成减少、死精症等。严重缺锌可致不育症。

（3）锌参与乳酸脱氢酶、醇脱氢酶及羧肽酶 A 的组成,是很多酶的辅助因子,因此,锌不足可影响到酶的活性,进而影响生殖、内分泌的功能。

（4）锌含量与前列腺液杀菌能力和抗菌机制有关,前列腺能合成具有抗菌作用的含锌多肽。

（四）肉毒碱

精浆中的肉毒碱主要由附睾分泌,其次是精囊。肝脏是肉毒碱合成的主要场所,精浆中肉毒碱分为游离肉毒碱和乙酰肉毒碱两种,精浆肉毒碱含量几乎高于血浆肉毒碱的 10 倍,这可能与精子在附睾内成熟时所需要的能量来源有关。当附睾和精囊功能发生障碍,精液肉毒碱会急剧下降。因此检测精浆中肉毒碱含量可作为了解附睾和精囊功能的指标之一。

1.原理　精浆中的肉毒碱和乙酰辅酶 A 反应,在肉毒碱酰基转移酶催化下生成乙酰肉毒碱和辅酶 A。辅酶 A 与 5,5′－二硫－2－硝基苯甲酸(DTNB)作用形成黄色产物,其颜色深浅与辅酶 A 含量成正比,即可算出精浆中肉毒碱的浓度。

2.参考值　(239.56±105.59)μmol/L。

3.临床意义　精液肉毒碱及果糖含量正常,表明附睾、精囊功能正常;当精液肉毒碱含量高于正常的 50%,而果糖含量降低,提示附睾功能正常,精囊功能障碍;当精液肉毒碱含量占正常的 50%左右而果糖含量正常,提示附睾功能障碍,精囊功能正常或输精管阻塞;当精液肉毒碱急剧下降,果糖含量降低,显示附睾和精囊功能均发生障碍。

(五)柠檬酸

精浆中的柠檬酸来自前列腺,以精浆含量最高,其作用是络和钙离子,通过与钙离子结合,而调节精浆钙离子的浓度,并影响射精后精液凝固与液化过程。具有前列腺酸性磷酸酶激活剂的作用从而影响精子的活力。

1.原理　精浆去蛋白后,精浆中的柠檬酸与醋酐、吡啶作用形成胭脂红色产物,其显色程度与柠檬酸含量成正比。

2.参考值　≥10mg/一次射精。

3.临床意义　测定精浆柠檬酸含量可作为判断前列腺功能状态的参数。前列腺炎时,精浆柠檬酸含量显著减少。还可间接反映体内雄激素分泌状态。

(六)酸性磷酸酶(ACP)

ACP 存在于全身各组织细胞中,以前列腺含量最为丰富。在正常男性血清中,ACP 有 2/3 来自前列腺。精浆中 ACP 几乎均来自前列腺。因此测定精浆中的 ACP 有助于了解前列腺功能和对前列腺疾病的诊断。

1.原理　ACP 在酸性条件分解磷酸苯二钠产生酚和磷酸,酚在碱性溶液中与 4－氨基安替比林作用,经铁氰化钾氧化成红色醌的衍生物,根据红色深浅即可算出酶的活性。

2.参考值　48.8～208.6U/mL。

3.临床意义

(1)前列腺炎时 ACP 活性减低。

(2)前列腺癌和前列腺肥大时,ACP 活性可增高。

(3)ACP 有促进精子活动的作用。精浆中 ACP 减低,精子活动力减弱,可使受精率下降。

(七)乳酸脱氢酶－X(LDH－X)

LDH－X 是精子细胞的一种特异酶,存在睾丸初级精母细胞、精子细胞、精子以及精浆中,以精子含量最高,它是精子糖代谢所必需的酶,为精子在生殖道运动提供充足能源。显然,LDH－X 与精子的生成、代谢、获能以至受精有密切关系。

1.原理　正常精液内含有 6 种乳酸脱氢酶同工酶,其中 LDH－X 为精子特异性酶。利用 LDH－X 的特异底物 2－酮基己酸,可测定出 LDH－X 活性,再用丙酮酸作为总 LDH 的底物,测定出总的 LDH 活性,即可求出 LDH－X 的相对比值和绝对比值。

2.参考值　LDH－X/LD>40%。

3.临床意义　LDH－X 活性和相对活性(LDHX/LDH)与精子浓度特别是活精子浓度呈良好的正相关,活性减低可致生育力下降。

睾丸萎缩、精子生成缺陷及少精或无精症患者,LDH－X 活性相对降低或消失。这说明 LDH－X 活性与睾丸生精功能有关,是评价睾丸生精功能的良好指标。

（八）精子顶体酶

顶体酶存在于精子顶体内膜及赤道部膜上，通常以无活性形式存在，当精子头部进入卵子透明带时，顶体酶原才被激活为顶体酶。此酶是受精过程中不可缺少的一种中性蛋白水解酶，其作用类似于胰蛋白酶，它能水解卵子透明带糖蛋白，使精子穿过卵丘再穿过透明带，使精子与卵子融合；它还能促使生殖道中激肽释放，从而增强精子的活力和促进精子的运动。

1. 原理　在 $25℃$ pH 8.7 条件下，采用 ADH/NAD^+ 反应测定苯甲酰精氨酸乙酯（BAEE）的水解产物乙醇，乙醇又在乙醇脱氢酶（ADH）的催化作用下，将辅酶Ⅰ（NAD）还原为还原性辅酶Ⅰ（NADH），根据 NADH 吸光度的变化值而得出顶体酶的水解活性。

2. 参考值　 (36.72 ± 21.43) U/L（BAEE－ADH 法）。

3. 临床意义　顶体酶对于精子的运动和受精过程都是不可缺少的，顶体酶活力不足可导致男性不育。因此精子顶体酶活性测定可作为精子受精能力和诊断男性不育症的参考指标。

（九）精浆 α－葡萄糖苷酶

精液中的 α－葡萄糖苷酶主要由附睾上皮细胞分泌，是附睾的特异性酶和标记酶，可催化蛋白质的糖类组成部分或低聚糖的分解，为精子成熟提供适宜的能量，该酶可作为附睾的功能性指标。

1. 原理　在一定的条件下，α－葡萄糖苷酶能催化对硝基苯酚－α－吡喃葡萄糖苷（PNPG）水解，使之释放出对硝基苯酚，其代谢产物的浓度与精浆 α－葡萄糖苷酶活性成正比。

2. 参考值　 (42.7 ± 20.9) 毫国际单位（mU）/mL。

3. 临床意义　当输精管结扎后，该酶活力显著降低。测该酶对鉴别输精管阻塞和睾丸生精障碍所致的无精症有一定意义。

六、免疫学检查

正常情况下由于男性生殖道存在牢固的血睾屏障，将精子抗原与抗体免疫系统隔离，因而不会发生抗精子自身免疫。当生殖系统炎症、阻塞、免疫系统遭到严重破坏等病理改变时，精浆中可能缺乏免疫抑制物，由此导致自身产生抗精子抗体，使精子活动受抑而导致不育。

（一）抗精子抗体（AsAb）

1. 精子凝集试验

（1）原理：血清、生殖道分泌物中存在的 AsAb，其抗原结合位点在一定条件下，能与精子膜固有抗原或来自精浆的精子包被抗原发生免疫反应，从而出现凝集现象。

（2）参考值：观察 10 个高倍视野有 6 个以上视野无凝集者为阴性。

2. 精子制动试验

（1）原理：抗体分子与精子表面抗原相互作用，激活补体系统，导致精子顶体破坏，中段细胞膜通透性及完整性均受损，进而使精子失去活力。

（2）参考值：精子制动值 <2 。

3. 酶联免疫吸附试验

（1）原理：将精子抗原吸附到聚苯乙烯固相载体表面，其固相抗原可与待检标本中 AsAb 结合，并与加入的抗人 IgG 酶结合物起反应，形成抗原－抗体－酶结合物免疫复合物。最终在酶底物作用下而显色。

（2）参考值：待测标本 A 值大于或等于生育夫妇血清 A 值的 X±2.5SD 为阳性。

4. 免疫珠试验（IBT）

（1）原理：是用兔抗人免疫球蛋白共价结合的聚丙烯酰胺微球，可同时检测 IgA、IgG、IgM 抗体。用洗涤后的精子悬液与免疫珠悬液混合后，免疫珠会黏附于表面有抗体的精子上。

（2）参考值：≥20%的活动精子同免疫珠黏附时为阳性，但至少有 50% 的活动精子被免疫珠包被才认为有临床意义。

（3）临床意义：目前已知 AsAb 有 IgG、IgA、IgM、IgE 四种类型。IgE－AsAb 只参与变态反应，与免疫不孕、流产无关。IgM－AsAb 是识别近期感染，原发或继发免疫反应性指标。在血清、精浆、宫颈黏液中，不同类型 AsAb 均可检出，血清中 AsAb 以 IgG、IgM 为主，精浆中以 IgA、IgG 为主。AsAb 按其对精子的作用分为凝集性、制动性与结合性三类。

AsAb 的作用机制：①由于精子制动抗体的作用或因精子被黏附在宫颈黏液上，影响精子通过子宫颈管。②抑制精子顶体酶的活性，使精子不易穿透包绕卵细胞的卵丘、放射冠和透明带。③抑制精子与卵细胞膜的融合。④导致胚胎死亡和流产。

（二）免疫抑制物质（SPIM）

人类精液含 30 多种抗原，但其进入女性生殖道后通常并不引起免疫应答，这是因为在精浆中含有免疫抑制物质。SPIM 的免疫抑制效应可能是多种物质综合作用的结果。其中的妊娠相关蛋白 A（PAPP－A）亦称男性抑制物质（MIM）能抑制机体对精子的免疫反应，保护受精卵免受排斥，以维持正常的生殖生理过程。

1. 原理　依据 MIM 具有抑制总补体（CH50）溶血活性的性质进行测定。

2. 参考值

（430±62）U/mL（SPIM 抗补体法）。

（3.0±0.3）g/L（MIM 单向免疫扩散法）。

3. 临床意义　MIM 活性减低与不育症、习惯性流产、配偶对丈夫精液过敏等疾病密切相关。一旦 MIM 减低，对自身和配偶的 AsAb 形成抑制作用减弱，则抗体生成率增高；另一方面对 AsAb 的抗精子反应亦缺乏抑制力，故可引起上述疾病。MIM 检测对上述疾病的诊断具有重要意义。

（三）免疫球蛋白

1. 参考值　双抗体夹心 ELISA 法。

IgA：（90.3±57.7）mg/L。

IgG：（28.6±16.7）mg/L。

IgM：（2.3±1.9）mg/L。

2. 临床意义　不育男性三者分别为 IgA（96.5±41.78）mg/L、IgG（30.8±19.2）mg/L 和 IgM（2.1±1.8）mg/L，M 精子抗体阳性者 IgM 增高。生殖系炎症者分泌 IgA 增高。

七、微生物学检查

任何与精液的生成或运输有关的器官和部位发生感染时，都会从精液中检出微生物。迄今已从精液中检出的微生物达 30 多种，包括细菌、支原体、衣原体、梅毒和病毒等。常见的病原微生物有金黄色葡萄球菌、链球菌、淋病奈瑟菌、类白喉杆菌和解脲支原体等。近年来，很多学者致力于生殖微生物学研究，发现生殖道感染所致的不育发病率比非感染性不育高出 4

倍,这表明细菌性感染是引起男性不育的一个原因。特别是近几年来,性传播疾病如由淋球菌、梅毒螺旋体、衣原体、疱疹病毒及艾滋病病毒引起的生殖道感染已较常见,由此而带来的对男性生育力的损伤更不可低估,因此,通过对精液进行涂片或培养检查,能及时发现上述致病菌,对男性不育的诊断、治疗都具有十分重要的意义。

（一）革兰氏细菌

临床意义：阳性见于生殖道感染所致的炎症,多发生在尿道、前列腺、精囊和附睾。不育男性精液总检菌率达 33%,由于细菌毒素的作用,严重影响精子的生成,致使精子数目减少、活率降低以及畸形精子增加。

（二）抗酸杆菌

临床意义：阳性常见于附睾结核等。

八、精子功能检查

精子与卵子结合除精子浓度和数量因素外,还必须具备良好的运动功能和对宫颈黏液、卵细胞放射冠、透明带及卵细胞膜的穿透力。精子穿透力是评价精子功能的主要指标之一。据报道,约 18% 精液常规检查正常的精子不能穿透宫颈黏液,所以检查精子功能对研究精子在体内运行、受精能力以及男性不育的原因有重要价值。

（一）体内穿透试验

1. 原理　夫妇在接近排卵期性交后,于一定时间内检测宫颈内口活动精子的存在情况,以确定是否因宫颈因素引起的不孕。该法又称为性交后试验。

2. 参考值　正常人可见>50 个/HP 有正常活动能力的精子。

3. 临床意义　当宫颈黏液异常或有抗精子抗体时,精子体内穿透能力减弱或丧失。还见于逆行射精、尿道下裂、阳痿、畸形精子增多与不液化症等。

（二）体外穿透试验

1. 玻片试验

（1）原理：利用精液与宫颈黏液间形成的交界面,观察精子的穿透能力,从而有助于了解宫颈黏液的性状及精子的运动功能。

（2）结果判断：优:16～25 个精子数/FL,11～25 个精子/F_2;良:6～15 个精子/FL,2～10 个精子/F_2;差:1～5 个精子/FL,1 个精子/F_2;FL 为紧邻界面的第 1 个高倍视野;F_2 为靠近 F 的第 2 个视野。

（3）临床意义：正常人玻片试验为良。宫颈黏液异常或含有抗精子抗体,则宫颈黏液将阻碍精子穿入,试验为差。

2. 精子—宫颈黏液接触（SCMC）试验

（1）原理：SCMC 是通过精子与宫颈黏液相互作用,判断精子状态的方法,通常影响精子活动的因素,多与宫颈黏液等生殖道分泌物中存在的 AsAh 有关。其抗体类型主要为 IgA,部分为 IgG。此类抗体的 $F(ab)^2$ 与精子表面抗原结合,而抗体的 Fc 段则黏附于宫颈黏液的蛋白分子团上,由此使精子不能自由运动,呈现震颤现象。

（2）参考值：<25% 为阴性;25%～50% 为可疑阳性;>50% 为阳性。

（3）临床意义：阳性表明有 AsAb 存在,但应排除假阳性反应。SCMC 阳性者应做交叉试验,从而判定 AsAb 是存在于宫颈黏液,还是精浆或是两者兼有。

3. 交叉试验

(1)原理:同 SCMC。

(2)参考值:同 SCMC。

(3)临床意义:丈夫精液与正常人宫颈黏液接触后呈阳性,而妻子宫颈黏液和正常人精液作用呈阴性,表明丈夫精液中存在 AsAb,反之则提示妻子宫颈黏液有 AsAb。如果交叉试验两者皆呈阳性,则说明夫妇双方生殖道分泌物中均含有 AsAb。

4. 无透明带仓鼠卵-精子穿透试验(ZFHESPT)

(1)原理:在一定 pH 和培养环境中,从精子与去透明带金黄地鼠卵细胞一起孵育,获能的精子有穿透无透明带金黄地鼠卵的能力,根据穿透的卵子与精子数,判断精子的授精能力。

(2)参考值:受精率≥10%。

(3)临床意义:ZFHESPT 可测定人精子的获能、顶体反应和对卵细胞的穿透性能,综合反映精子的受精能力,生育力正常的男性本试验结果正常者约占 82%,不育症患者仅 2%正常,因此对不育症的诊断有较高的应用价值。穿透力较高的精子可选作人工授精用,成功率较高。

5. 精子低渗肿胀试验(HOS) HOS 可作为体外精子膜功能及完整性指标,可预测精子潜在的授精能力。

(1)原理:精子在低渗溶液中,由于渗透压的变化,为维持精子内外液体间的平衡,其水分子可通过精子膜进入精子,使其体积增大而出现尾部不同程度的肿胀现象。

(2)参考值:g 型(尾全部肿胀)精子肿胀率>30%有生育能力,<30%生育能力下降。

(3)临床意义:精子尾部是精子的运动器官,它的功能状态,直接影响到精子活动率。表明精子膜功能在精子的各种功能中有举足轻重的作用,对精子的新陈代谢以及精子获能、顶体反应、精卵融合等至关重要。因此,精子受精的成败取决于精子的功能活动是否完整。可见精子膜功能的测定,对于了解精子受精能力有重要意义。g 型精子尾部肿胀在生育组占 37.5%±6.3%;不生育组占 21.8%±14.0%,两组有显著差异。

6. 精子运动速度 精子运动包括两个重要内容,即精子的运动活力和运动方式。精子运动力学认为,精子的运动活力主要反映在精子头(体)部,作为一个"刚体"物质的运动轨迹速度;精子运动方式主要表现在精子鞭毛的摆形式而产生的精子直线或非直线运动。

(1)原理:正常精子有较强的运动能力,将精子置于细胞计数器上,镜下观察活动精子通过固定线段所需的时间。根据测得数据,计算出精子运动的平均速度。

(2)参考值:正常精子运动速度>30μm/s;纤毛运动速度 1~7mm/min;鞭毛活动频率 14~16 次/s(32℃);在宫颈中的运动速度 0.2~3.1mm/min。

(3)临床意义:精子的活动力与年龄有关,男性 40 岁以后便明显降低。精子的活动力与受孕有密切关系,因为在精子与卵子结合时,精子要经过一段漫长的路程,没有充满生命力的精子便完不成任务。精液的环境是精子运动的条件,在精液不能液化,黏稠度太大或精子被凝集抗体所凝集等情况时,精子便不能正常运动,系不育的原因之一。

7. 精子爬高试验

(1)参考值:1h 后于直径 1.2mm 塑料管的 5cm 处,正常精子多于 10 个。

(2)临床意义:精子数目过少,形态异常及活动力不良等均可致精子爬高试验的降低,是不孕症众多因素之一。

(官方岩)

第五节 前列腺液检验

一、标本采集

令患者排尿后,用前列腺按摩法,取胸卧位,手指从前列腺两侧向正中方向按摩。再沿正中方向,向尿道外挤压。如此重复数次,再挤压会阴部尿道,即可见有白色黏稠性液体自尿道口流出。用小试管或玻璃片承接标本送检。当标本过少时要及时检验,防止标本干涸。严格地讲,用此种方法留取的标本应称为前列腺精囊液,它不能代表在射精时排到精液中的前列腺"刺激分泌液",这两种液体的生化成分很可能不同,因为在性兴奋过程中某些化合物加速分泌,且性高潮时由于前列腺收缩,会使分泌物全部排空,而用前列腺按摩法留取的标本只是其中的一部分。由于前列腺有许多小房,按摩时不一定把有炎症部分挤出,因此,可能首次检查正常的前列腺液,复查时又可见到成堆的白细胞,故前列腺检查常需重复。如患生殖系统结核,不适宜作前列腺按摩,防止引起结核扩散。

采集标本时应注意:前列腺急性感染时,原则上禁止按摩前列腺,以防止由于按摩后细菌进入血液而导致败血症。只有全身应用足够抗生素时,才可进行前列腺体按摩。嘱患者排尿后,检查者右手食指涂润滑剂后置于肛门外慢慢插入,直至食指尽量插入直肠内。摸准前列腺,用力适中、均匀,先从上向下按摩前列腺左右两叶各2~3次,然后由中线向肛门口按压2~3次,挤压会阴部尿道,白色前列腺液便从尿道口流出。取样时应弃掉第一滴腺液,再用玻璃片或玻璃管收集进行检查。检查前3d内应禁止性活动,因为性兴奋后前列腺液内白细胞常有增加。

二、显微镜检验

取得标本后,将载玻片上前列腺液涂成薄膜,在高倍镜下进行检查。

血细胞:正常前列腺液内有少数白细胞,但无红细胞,白细胞一般<10个/高倍视野。临床上白细胞数如>10个/高倍视野,或成堆出现,即可诊断为慢性前列腺炎。如前列腺内大量出现红细胞见于精囊炎、前列腺化脓性炎症、前列腺癌或按摩时用力过重引起的出血。

颗粒细胞:为体积较大的细胞,由于脂肪变性或吞噬作用,使胞浆内含有多量卵磷脂小体状的颗粒,有的是巨噬细胞,有的是吞噬细胞,此种细胞在炎症时常伴有大量脓细胞出现。老年人前列腺液中前列腺颗粒细胞较多。

卵磷脂小体:为一种均匀分布的大小不等的折光性颗粒,略小于红细胞,呈圆球形,当前列腺炎时,卵磷脂小体常减少。

淀粉颗粒:圆形或卵圆形,微黄色或褐色,为分层的细胞样体,其中央部分常含核样的小颗粒,系碳酸钙沉淀物质,如与胆固醇结合即形成前列腺结石。淀粉颗粒随年龄增加而增加,无临床意义。

精子:由于按摩时可压迫到精囊,故可在前列腺液中出现精子。

滴虫:可在前列腺液中加适量温盐水立即镜检。在滴虫性前列腺炎时,可以检出滴虫。

细菌:将前列腺液制成均匀涂片,待干后通过火焰固定,做革兰氏染色或抗酸染色,油镜镜检。前列腺炎患者,其前列腺液内可以找到细菌。以葡萄球菌为常见,链球菌次之,此外,在前列腺结核患者,可以查到结核杆菌,如已确诊生殖系统结核时,不宜做此项检查,以防引起扩散。

三、参考值及临床意义

正常人卵磷脂小体为多量或满视野,白细胞<5/HP。前列腺炎时,白细胞增多,可找到细菌,卵磷脂小体常减少。前列腺癌时,可有血性液体,镜检见多量红细胞、可见癌细胞。

(张洋)

第八章 微生物学检验技术

第一节 细菌检验基本技术

一、细菌形态检查

(一)不染色标本细菌检查

1.实验目的

(1)熟悉细菌不染色检查法。

(2)了解不染色标本细菌检查的临床意义。

2.实验器材

(1)菌种:变形杆菌、金黄色葡萄球菌 8~12 小时肉汤培养物。

(2)培养基:肉汤培养基。

(3)其他:酒精灯、火柴、接种针、接种环、记号笔、培养箱、载玻片、凹玻片、盖玻片、凡士林等。

3.实验方法

(1)原理:不染色标本一般用于观察细菌动力及运动情况,细菌未染色时无色透明,在显微镜下主要靠细菌的折射率与周围环境不同进行观察。有鞭毛的细菌在镜下呈活泼有方向的运动,无鞭毛的细菌则呈不规则布朗运动。

(2)步骤

1)悬滴法:取 1 张洁净凹玻片,在凹窝四周涂少许的凡士林;用接种环取 1 环葡萄球菌或变形杆菌肉汤培养物置于盖玻片中央;将凹玻片凹孔对准盖玻片中央并接触液滴;然后迅速翻转载玻片,用小镊子轻压盖玻片,封闭后显微镜观察,先用低倍镜找到悬滴,再换高倍镜。

2)压滴法:用接种环取 1 环菌悬液,置于洁净载玻片中央,用镊子夹住盖玻片覆盖于菌液上,先将盖玻片一端接触菌液缓缓放下,使玻片之间不产生气泡,防止菌液外溢。标本立即置显微镜下观察,先低倍镜找到标本,然后在高倍镜下观察。

4.实验结果观察 无论是悬滴法还是压滴法,有鞭毛的变形杆菌可见发生位移的运动现象,而无鞭毛的金黄色葡萄球菌不发生位置变化。

5.注意事项

(1)不能使用陈旧的细菌培养物,以对数生长期的培养物最佳。

(2)压滴法观察时玻片间不能产生气泡,以免影响观察。

(二)细菌涂片制作和革兰染色

1.实验目的

(1)掌握革兰染色技术,了解革兰染色法的临床意义。

(2)熟悉细菌涂片的制作。

2.实验器材

(1)菌种:金黄色葡萄球菌、大肠埃希菌。

(2)试剂:革兰染色液。

(3)其他:玻片、生理盐水、酒精灯、接种环、显微镜等。

3.实验方法

(1)原理

1)革兰染色法的原理尚不完全清楚,主要有以下3种学说。

①通透性学说:革兰阳性菌细胞壁结构较致密,肽聚糖层厚,脂质含量少,乙醇不易透入。革兰阴性菌细胞壁结构疏松,肽聚糖层薄,脂质含量多,乙醇易渗入。

②等电点学说:革兰阴性菌等电点(p14～5)较革兰阳性菌等电点(p12～3)高,一般染料酸碱度在 pH 7.0 左右,电离后革兰阳性菌所带的负电荷比革兰阴性菌多,与带正电荷的结晶紫染料结合较牢固不易脱色。

③化学学说:革兰阳性菌菌体含大量核糖核酸镁盐,可与结晶紫和碘牢固地结合呈大分子复合物,不易被乙醇脱色;革兰阴性菌菌体内含核糖核酸镁盐很少,吸附染料量少,形成的复合物分子也较小,故易被脱色。

(2)步骤

1)细菌涂片标本的制作

①涂片:取洁净玻片1张,用蜡笔在玻片上划2个直径1.5cm左右的圆圈,用接种环按无菌操作取1～2环生理盐水在玻片上,分别取细菌培养物少许与各自生理盐水磨匀,涂成直径约1cm×1cm大小的区域。

②干燥:涂片一般在室温下自然干燥,或将涂片膜面朝上,在火焰上方的热空气中加温干燥,切勿在火焰上烤干。

③固定:将干燥的载玻片在酒精灯火焰上迅速来回通过3次,注意温度不能太高,以玻片反面触及皮肤热而不烫为度。固定的目的在于杀死细菌,并使菌体与玻片黏附牢固,染色时不被染液和水冲掉,同时可凝固细胞质,改变细菌胞壁对染料的通透性。

2)革兰染色步骤

①初染:滴加结晶紫1～2滴于涂布细菌处,1分钟后用细水流轻轻冲洗。

②媒染:滴加卢戈碘液1～2滴,1分钟后用细水流轻轻冲洗。

③脱色:滴加95％酒精数滴,轻轻晃动玻片,约30秒后用细水流轻轻冲洗。

④复染:滴加稀释石炭酸品红1～2滴,30秒后用细水流轻轻冲洗。待标本自干或用吸水纸印干后,置油镜下观察。

4.实验结果观察　葡萄球菌是革兰阳性球菌,被染成紫色,呈葡萄串状排列;大肠埃希菌是革兰阴性杆菌,被染成红色,呈散在的排列。

5.注意事项

(1)涂片厚薄要适宜,菌膜应该薄而均匀。

(2)所有染液应防止染液蒸发而浓度改变。

(3)水洗时水流不宜过大,避免水流直接对准菌膜冲洗。

(4)菌种应选用对数期的菌种,菌龄过长影响细菌染色性。

(三)细菌特殊染色

1.实验目的

(1)掌握细菌鞭毛、芽胞、荚膜染色方法的基本原理和操作方法。

(2)熟悉细菌鞭毛、芽胞、荚膜观察的临床意义。

2.实验器材

(1)菌种:变形杆菌、枯草芽胞杆菌、肺炎链球菌。

(2)培养基:1.4%软琼脂平板、普通琼脂斜面。

(3)染色液:魏曦鞭毛染色液、芽胞染色液(石炭酸品红、95%乙醇、碱性美蓝液)、荚膜染色液。

(4)其他:载玻片、擦镜纸、吸水纸、记号笔、镊子、接种环、显微镜等。

3.实验方法

(1)原理

1)鞭毛染色法:一般细菌的鞭毛都非常纤细,直径为 $0.01\sim0.02\mu m$,只有用电子显微镜才能观察到。鞭毛染色法是借媒染剂和染色剂的沉淀作用,使染料堆积在鞭毛,使鞭毛直径加粗,同时使鞭毛着色,在普通光学显微镜下能够观察。常用的媒染剂由丹宁酸和氯化高铁或钾明矾等配制而成。

2)芽胞染色法:芽胞是利用细菌细胞不同部分与染料的亲和力不同,用不同染料进行着色,使芽胞和菌体呈不同的颜色而便于区别。芽胞壁厚、透性低,着色、脱色均较困难。因此,当先用石炭酸品红在加热条件下进行染色时,此染料不仅可以进入菌体,还可以进入芽胞,进入菌体的染料可经 95%乙醇脱色,而进入芽胞的染料则难以透出,若再用碱性美蓝液进行复染,此时菌体即被染成蓝色,而芽胞难着色,仍呈红色,进而更明显地衬托出芽胞,便于观察。

3)荚膜染色法:由于荚膜与染料的亲和力弱,不容易着色,且可溶于水,易在用水冲洗时被除去。通常采用负染色法,使菌体和背景着色而荚膜不着色,从而在菌体周围呈一透明圈。由于荚膜的含水量在90%以上,故染色时一般不加热固定,以免荚膜皱缩变形。

(2)步骤

1)鞭毛染色法

①载玻片的准备:将载玻片置于含适量洗衣粉水中煮沸 20 分钟,取出稍冷后用自来水冲洗、沥干,放入 95%乙醇中脱水,用时在火焰上去除乙醇。

②菌液的制备与制片:菌龄较老的细菌容易丢失鞭毛,为了增强细菌的动力,将细菌在新鲜配制的牛肉膏蛋白胨培养基斜面上连续培养 3～5 代。最后一代菌种培养 12～16 小时后,用接种环挑取斜面与冷凝水交接处的菌液数环,移至装有 1～2ml 无菌水的试管中,并放入35℃恒温箱中静置 10 分钟,让幼龄菌的鞭毛松展开。用记号笔在洁净的玻片上划分 3～4 个相等的区域,吸取少量菌液滴在载玻片第一个小区的一端,将载玻片稍倾斜,使菌液缓慢流向另一端,平放自然干燥。

③染色:加染色液于第一区,使染料覆盖涂片。隔数分钟后再将染料加入第二区,依此类推。

④水洗:用蒸馏水轻轻地冲去染料。

⑤干燥:自然干燥。

⑥镜检:先低倍观察,再高倍观察,最后再用油镜观察。

2)芽胞染色法(石炭酸品红染色法)

①制片:枯草芽胞杆菌斜面培养物涂片、自然干燥、固定。

②加染色液:滴加 3～5 滴石炭酸品红液于涂片上。

③加热：用木夹夹住载玻片在火焰上加热，使染液冒蒸汽但勿沸腾，切忌使染液蒸干，必要时可添加少许染液。加热时间从染液冒蒸汽时开始计算 4～5 分钟，冷后水洗。

④脱色：用 95％乙醇脱色 2 分钟，水洗。

⑤复染：碱性美蓝液复染 30 分钟，水洗，干后镜检。

3）荚膜染色法（Hiss 染色法）

①制片：涂片，自然干燥，无须加热固定。

②染色：滴加结晶紫染液 5～7 分钟。

③脱色：用 20％ $CuSO_2$ 溶液轻洗染液 2 次，勿水洗，直接用吸水纸吸干后镜检。

4. 实验结果观察　变形杆菌菌体和鞭毛均染成红色；枯草芽胞杆菌芽胞被染成红色，菌体为蓝色；肺炎链球菌菌体呈紫色，荚膜呈淡蓝色或无色。

5. 注意事项

(1)玻片干净无油污决定鞭毛染色是否成功。

(2)细菌鞭毛极细，容易脱落，所以操作中必须小心仔细，以防鞭毛脱落。

(3)芽胞染色用的菌种应控制菌龄。

(4)芽胞染色过程中勿使染色液干涸。

(5)荚膜为可溶性物质，薄、易变形及易脱落，染色时冲洗的动作要轻柔。

二、细菌分离培养和保存技术

(一)培养基制备

1. 实验目的

(1)掌握基础培养基的制备过程。

(2)熟悉常用培养基的种类及其用途。

2. 实验器材

(1)试剂：牛肉膏(或牛肉浸液)、蛋白胨、$K_2HPO_4 \cdot 3H_2O$、KH_2PO_3、葡萄糖、乳糖、NaCl、琼脂粉、胰酶、三氯甲烷、5％Na_2CO_3、1mol/L NaOH、1mol/L HCl、蒸馏水、精密 pH 试纸等。

(2)器材：量筒、试管、吸管、锥形瓶、烧杯、玻棒、硅胶塞、无菌平皿、牛角匙、天平、漏斗、高压蒸汽灭菌器、牛皮纸、脱脂棉、滤纸、棉线、纱布等。

3. 实验方法

(1)原理：培养基是供细菌生长用的，用人工方法将多种营养物质根据细菌的需要组合而成的混合营养基质。适宜的培养基应具备：细菌所需的营养物质，合适的酸碱度，澄清且无菌。根据微生物的种类和实验目的的不同，培养基的种类很多。

(2)步骤

1)培养基制备的基本过程包括调配成分、溶解、校正 pH，过滤澄清、分装、灭菌、质量检查和保存。

①调配成分：按培养基配方准确称取各种成分，倒入加有定量蒸馏水的锥形瓶中，充分混合。

②溶解：将调配好的混合物加热至完全溶解。

③pH 校正：因培养基高压灭菌后，pH 会发生 0.1～0.2 变动(若用 NaOH 校正，pH 下降 0.1～0.2)，一般培养基的 pH 调到 7.2～7.6。调节 pH 时逐滴加入 1mol/L NaOH 或 1mol/

L HCl 边滴边搅动。

④过滤澄清：自配的培养基一般都有一些沉渣或混浊，需过滤澄清后方可使用，液体或半固体培养基用滤纸过滤，同体培养基用清洁纱布加脱脂棉趁热过滤。

⑤分装：根据需要将培养基分装于不同容量的锥形瓶、试管中。分装的量不宜超过容器的 2/3，以免灭菌时外溢。基础培养基一般分装于容量为 500ml 的锥形瓶中，待灭菌后可倾注平板或配制营养培养基等；琼脂斜面分装量为试管容量的 1/4～1/3，灭菌后须趁热摆成斜面，斜面长约为试管长的 2/3；半固体培养基分装量为试管长的 1/4～1/3，灭菌后直立凝固待用；高层琼脂分装量约为试管的 2/3，灭菌后趁热直立，待冷后凝固待用；液体培养基分装于试管中，约是试管长度的 1/3。

⑥灭菌：由耐热物质配制的培养基（如普通营养琼脂等）常用高压蒸汽灭菌法，条件为 103.43kPa、15～20 分钟。含糖的培养基经 68.95kPa 灭菌 10～15 分钟为宜，以免糖类被破坏。其他含不耐热或蛋白质丰富的培养基，应按其要求所需条件灭菌。

⑦质量控制：培养基制成后需做无菌试验和效果试验。将灭菌后培养基置 35℃ 温箱内孵育 24 小时，无任何细菌生长为合格，同时将已知标准菌种接种于培养基上，检查细菌生长繁殖和生化反应是否与预期结果符合。

⑧保存：每批制备好的培养基要注明名称、日期等，琼脂平板应将底朝上，盖在下，装于保鲜袋内减少水分蒸发。液体培养基应直立放置。培养基应储存在 4℃ 冰箱内。放置时间不宜超过 1 周，倾注的平板培养基不宜超过 3 天。

(2)常用培养基的配制

①肉汤培养基：将除去结缔组织和脂肪的鲜牛肉 50g 切碎并搅碎，加蒸馏水 100ml，混合，4℃ 冰箱过夜。次日取出，煮沸 30 分钟，边加热边搅拌。加胰酶 0.5%，用 5% Na_2CO_3 调 pH 至 8.4，滴加少量三氯甲烷防腐，42℃ 水浴箱内过夜。次日，用纱布和脱脂棉过滤，补足水分至 100ml，加入 NaC 10.5g、蛋白胨 1g、K_2HPO_4 0.1g，加热使之完全溶化，补足蒸发的水分。再度加热煮沸 10 分钟，过滤后，测定酸碱度并用 NaOH 校正至 pH 7.6。分装于试管或烧瓶内，加塞，121.3℃ 20 分钟灭菌，4℃ 保存。

②普通琼脂培养基：肉汤 1000ml，加入 20g 琼脂，加热融化后调 pH 为 7.6，必要时过滤。趁热分装于试管或锥形瓶内，加棉塞。置高压蒸汽灭菌器内，经 121.3℃ 20 分钟高压蒸汽灭菌。取出趁热将试管倾斜一定角度，待琼脂凝固后即成普通琼脂斜面。锥形瓶中琼脂冷至 50℃～60℃ 时，以无菌操作注入无菌平皿内，凝固后即成普通琼脂平板。

③半固体培养基：肉汤 1000ml，加入 5g 琼脂，加热融化，调节 pH 为 7.6，分装于小试管中，每管约 2ml。121.3℃ 20 分钟高压蒸汽灭菌，取出直立，待凝固后即成半固体培养基。

④血液和巧克力琼脂培养基：将灭菌后的普通琼脂加热融化，待冷至 50℃ 左右时，以无菌操作加入 5%～10% 脱纤维羊血，轻轻摇匀（避免产生泡沫），分装于灭菌试管或平皿中，制成血液琼脂斜面或血液琼脂平板。若在琼脂温度 70℃～80℃ 时加入血液，80℃ 水浴摇匀 15～20 分钟，倾注平板后即成巧克力平板。

4.注意事项

(1)培养基调配溶解时，先在锥形瓶中加少量蒸馏水，再加入各种固体成分，以免加热时粘瓶底烧结；制备培养基不可用铁、铜等材质的器皿，防止铁、铜离子进入培养基中抑制细菌的生长或细菌毒素的产生。

（2）倾注平板时勿将平皿盖全部打开，避免空气中灰尘及细菌落入。倾注平板时注意温度，若温度过高，冷凝水过多，容易污染；若温度过低，则倾注的平板表面会高低不平。

（二）细菌接种与分离

1.实验目的

（1）掌握细菌的接种方法。

（2）掌握无菌操作技术。

2.实验器材

（1）菌种：大肠埃希菌、金黄色葡萄球菌。

（2）培养基：普通琼脂平板、琼脂斜面培养基、肉汤培养基、半固体培养基。

（3）其他：接种环、接种针、酒精灯、记号笔等。

3.实验方法

（1）原理：由于临床标本中往往有多种细菌存在，包括有正常菌群细菌，需要通过分离接种技术使混杂的细菌在平板上分散生长，获得单个纯培养菌落，进一步进行生化鉴定和抗菌药物敏感试验；同时观察单个菌落特性有助于细菌菌种鉴定。

（2）步骤：根据标本性质、培养目的和培养基性质的不同采用不同的接种方法。

1）平板划线分离法

①平板连续划线分离法：此法主要用于杂菌不多的标本。右手持接种环于酒精灯上烧灼灭菌，待冷却；左手持平皿，用拇指、食指及中指将平皿边缘稍微提高呈现30°～45°角，并靠近火焰左前方处；用接种环取标本少许，先在平板一端涂布，然后来回作曲线连续划线接种，线与线间有一定距离，划满平板为止（图8-1）。划线时以腕力在平板表面进行划线，注意勿使培养基划破。划线结束，烧灼接种环，盖好平皿，用记号笔在平皿底部注明日期和标本，倒置35℃温箱培养。

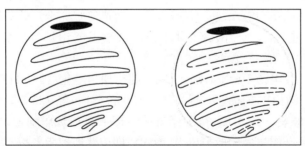

图8-1　连续划线分离法（左）及培养后菌落分布

②平板分区划线分离法：本法适用于杂菌量较多的标本。先将标本均匀涂布于平板表面并在第一区内做连续数次划线，约占平板1/5面积，再在二、三、四区依次连续划线（图8-2）。每划完一个区是否需要烧灼接种环视标本中含菌量而定。每一区的划线与上一区的接种线交叉2～3次，使菌量逐渐减少，以获得单个菌落。

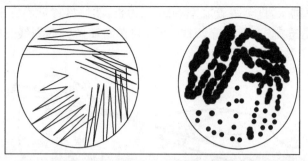

图8-2 平板分区划线分离法(左)及培养后菌落分布示意图(右)

2)斜面接种法:主要用于纯菌的移种,进一步鉴定和保存菌种。左手持菌种管,略倾斜,琼脂的斜面部向上。以右手掌与小指拨取并挟持盖塞,将管口迅速通过火焰灭菌;右手持接种环烧灼后,插入菌种管,待冷却后,挑去刮取菌苔少许;立即移入待接种管,自斜面底部向上先划一条直线,然后再由底部向上来回划线,直到斜面顶部(图8-3)。取出接种环灼烧,管口通过火焰灭菌,塞回盖塞。

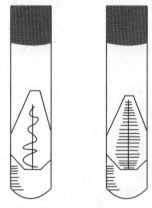

图8-3 斜面培养基接种法

3)液体培养基接种法:用于肉汤、蛋白胨水和糖发酵管等液体培养基的接种。左手持细菌斜面菌种和肉汤培养基两支试管,右手持接种环,按无菌操作取菌苔少许,在接近液面的试管壁上轻轻地研磨,并沾取少许液体培养基与之调和,使细菌均匀分布于液体培养基中。管口火焰灭菌,塞上试管塞(图8-4)。

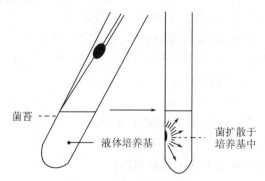

菌苔

液体培养基

菌扩散于培养基中

图8-4 液体培养基接种法

4)半固体穿刺接种法:用于半固体培养基和KIA培养基的接种,保存菌种或观察细菌的动力和生化反应。接种针经火焰烧灼灭菌冷却后,从斜面培养物上沾取少许细菌,从半固体培养基的正中央垂直刺入,直至距管底 0.5cm 处为止,然后接种针沿穿刺线退出(图 8−5);或从 KIA 培养基中心穿刺进入,沿穿刺线退出,并在斜面做蛇形划线。管口经火焰灭菌后,塞回盖塞,接种针经火焰灭菌后放回原处。

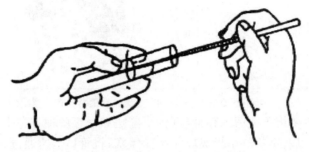

图 8−5　半固体培养基穿刺接种法

5)涂布接种法:用于标本中的细菌计数和纸片法药物敏感性测定。细菌计数时,取一定稀释度的菌液 0.1ml 滴于平板上,然后用灭菌的 L 型玻璃棒反复涂布,使被检物均匀分布在琼脂表面,35℃培养 18～24 小时后,计数菌落,再乘以稀释倍数,即为每毫升含活菌数。纸片法药敏试验时,用无菌棉签沾取已校正浓度菌液,在管壁上挤去多余液体,在 MH 平板上按三个方向均匀涂布,最后沿着平板边缘环涂一周。待干后,贴上药敏纸片,经 35℃培养 18～24 小时后观察结果。

4.注意事项

(1)严格无菌操作,防止杂菌污染。

(2)接种时,刚灼烧灭菌的接种环,温度高,不能直接挑取菌种,应在没有长菌的培养基部分接触一下,使快速冷却后,挑取细菌少许,以避免烫死细菌。

(3)分区划线时,所划直线应尽量直、密,但不重复,并注意不能划破平板。

(4)穿刺法接种时应注意不能穿至管底,沿原路退出。

(三)细菌培养

1.实验目的

(1)掌握细菌需氧和 CO_2 培养方法。

(2)熟悉常用的厌氧培养技术。

2.实验器材

(1)菌种:金黄色葡萄球菌、淋病奈瑟菌、产气荚膜梭菌。

(2)培养基:普通琼脂平板、巧克力琼脂平板、卵黄琼脂平板。

(3)器材:普通孵育箱、CO_2 培养箱、厌氧培养箱、厌氧罐、产气袋。

(4)其他:接种环、接种针、酒精灯、记号笔等。

3.实验方法

(1)原理:不同的细菌生长对气体要求不同,需要人工设置气体微环境以满足细菌生长要求。根据不同的标本及不同的培养目的,可选用不同的培养方法,一般把细菌的培养方法分为需氧培养、CO_2 培养、微需氧培养和厌氧培养四种。

(2)步骤

1)需氧培养:是指需氧菌或兼性厌氧菌等在普通大气条件下的培养方法,将已接种好细菌的平板置 35℃普通培养箱内孵育 18～24 小时,观察结果。

2)CO_2 培养:某些细菌如淋病奈瑟菌、布鲁菌属等在初分离时需在 5%～10%CO_2 环境中才能良好生长。CO_2 培养方法有 CO_2 培养箱、烛缸法和化学法。①CO_2 培养箱法:CO_2 孵箱能自动调节 CO_2 的含量、温度,使用方便。②烛缸培养法:取有盖磨口的玻璃干燥器,缸盖和缸口均涂上凡士林,将接种好的培养基放入缸内,点燃蜡烛后加盖密封。因缸内蜡烛燃烧消耗氧气,产生的 CO_2 浓度增加,数分钟后蜡烛自行熄灭,此时容器内 CO_2 含量占 5%～10%,将缸置于 35℃普通培养箱内孵育。③化学法:常用碳酸氢钠—盐酸法。按每升容积称取碳酸氢钠 0.4g 与 1mol/L 盐酸 0.35ml 比例,分别置容器内,放置于玻璃缸内,盖紧密封,倾斜后使盐酸与碳酸氢钠接触而生成 CO_2,于 35℃普通培养箱内孵育。

3)微需氧培养:微需氧菌(如空肠弯曲菌、幽门螺杆菌等)在大气中及绝对无氧环境中均不能生长,在含有 5%～6%O_2、5%～10%CO_2 和 85%N_2 左右的气体环境中才可生长,可用抽气换气法充 5%O_2、10%CO_2、85%N_2 的混合气体于放有培养物的厌氧罐中,35℃培养。

4)厌氧培养:①厌氧罐培养法:常用的方法有抽气换气法和气体发生袋法。厌氧罐内放入接种好的标本,放入催化剂钯粒和美蓝指示剂。抽气换气法即先用真空泵抽成负压 99.99kPa,然后充入 N_2,反复 3 次,最后充入 80%N_2、10%H_2 和 10%CO_2 的混合气体。气体发生袋法即铝泊制成可密封的口袋,装有硼氢化钾—氯化钴合剂和碳酸氢钠—枸橼酸合剂,使用时剪去指定部位,注入 10ml 水,发生化学反应产生 H_2 和 CO_2,紧闭厌氧罐盖子。如厌氧罐内达无氧状态,则指示剂美蓝变为无色,即可放入普通培养箱中培养。催化剂钯粒可通过 160℃干烤 2 小时反复使用。②厌氧箱培养法:为专门培养厌氧菌的培养箱,现多为全自动控制,当将培养物放入培养箱,关上封闭门后,其自动启动,通过多次抽掉空气,灌入 80%N_2、10%H_2 和 10%CO_2,形成厌氧环境。③庖肉培养基:将庖肉和肉汤装入大试管,液面封以凡士林,培养基中的肉渣可吸收氧气,凡士林可阻断空气中的氧气进入,造成无氧环境。

4.注意事项

(1)少数生长缓慢的细菌需要培养 3～7 天甚至 1 个月才能生长。为使孵育箱内保持一定的湿度,可在其内放置一杯水。对培养时间较长的培养基,接种后应将试管口塞好棉塞或硅胶塞后用石蜡—凡士林封固,以防培养基干裂。

(2)为了提高标本检验的正确率,同一标本常同时采用 2 种或 3 种不同的培养法。

(四)细菌生长现象观察

1.实验目的

(1)掌握观察菌落的方法。

(2)熟悉细菌在液体和半固体培养基的生长现象和意义。

2.实验器材

(1)菌种:金黄色葡萄球菌、大肠埃希菌、铜绿假单胞菌。

(2)培养基:普通琼脂平板和斜面、半固体培养基、肉汤培养基、血琼脂平板。

(3)其他:接种环、接种针、酒精灯、记号笔等。

3.实验方法

(1)原理:不同的细菌在固体培养基、半固体培养基和液体培养基中的生产现象各不相同,通过观察细菌的培养特征可以对细菌进行初步的分类和鉴定。

(2)步骤

1)固体培养基中的生长现象:观察菌落和菌苔特征。特征观察包括大小、形状、突起、边缘、颜色、表面、透明度、黏度、溶血现象、色素和气味等。描写菌落大小按直径以毫米(mm)计算;形状用点滴状、圆形、丝状、不规则、根状等,菌落表面用扁平、隆起、凸起、枕状、脐状等,颜色以白色、黄色、黑色、淡黄色等,透明度以不透明、半透明、透明等;黏度用奶油状、黏液状等描述。

2)液体培养基中的生长现象:液体培养基中细菌生长有 3 种现象,分别为均匀混浊、沉淀生长和表面生长(菌膜生长),同时可以观察色素产生情况。

3)半固体培养基中的生长现象:应注意观察穿刺线是否清晰,周围培养基是否混浊。如果在穿刺线的两侧均可见羽毛状或云雾状浑浊生长,表示细菌有动力,即有鞭毛。如果细菌沿穿刺线生长,培养基透明度无变化表示细菌无动力,即无鞭毛。

4. 注意事项　观察固体培养基时,除菌落形态特征外,还要注意是否有特殊气味。

(五)细菌菌种保存

1. 实验目的　熟悉常用菌种保藏的方法。

2. 实验器材

(1)菌种:大肠埃希菌、金黄色葡萄球菌。

(2)培养基:固体斜面培养基、半固体培养基。

(3)其他:酒精灯、火柴、接种针、接种环、记号笔、培养箱、普通冰箱、超低温冰箱、真空泵、液氮罐、灭菌脱脂牛奶、滤纸等。

3. 实验方法

(1)原理:菌种保藏是一项重要的微生物学基础工作,为了保持菌种的生命活力,并在保存期间和菌种传代过程中不衰退、不变异,永远保持原种所有的各种生物学特性。微生物具有容易变异的特性,因此,在保存的过程中,必须使微生物的代谢处于最不活跃或相对静止的状态,才能在一定的时间内不发生变异而又保持生活能力。低温、干燥和隔绝空气是使微生物代谢能力降低的重要因素。

(2)步骤:菌种保藏方法大致可分为传代培养保藏法、液体石蜡覆盖保藏法、载体保藏法、冷冻保藏法、真空冷冻干燥保藏法。

1)传代培养保藏法:将菌种接种于固体斜面培养基、半固体培养基、庖肉培养基培养等(后者作保存厌氧细菌用),35℃培养后于 4℃冰箱内保存,这是实验室最常用的保藏方法,营养要求不高的细菌一般每于 2~3 个月转种一次。

2)液体石蜡覆盖保藏法:是传代培养的变相方法,能够适当延长保藏时间,在斜面培养物和穿刺培养物上面覆盖一层 1cm 厚度的灭菌液体石蜡,4℃冰箱内保存。一方面可防止因培养基水分蒸发而引起菌种死亡,另一方面可阻止氧气进入,以减弱代谢作用。

3)载体保藏法(滤纸法):每个微量离心管装入 1~2 张 0.5cm×1.2cm 大小的滤纸,高压蒸汽灭菌。将细菌悬液吸附在已灭菌的滤纸上,真空泵抽气至干燥,盖好管盖,4℃或室温保存。

4)冷冻保藏法:将数环新鲜菌液加入小牛血清,再放入无菌玻璃珠,冷冻保存。可分低温冰箱(-20℃,-70℃)和液氮(-196℃)等保藏法。在液氮中,细菌等微生物的代谢处于停滞状态,可长期保持原种的生物学特性,因此液氮超低温保存法是目前保存菌种的最理想方法。

5)真空冷冻干燥保藏法:先使微生物在极低温度(-70℃左右)下快速冷冻,然后在减压下利用升华现象除去分(真空干燥)。

4.注意事项

（1）有些方法如滤纸保藏法、液氮保藏法和真空冷冻干燥保藏法等均需使用保护剂来制备细胞悬液，以防止因冷冻或水分不断升华对细胞的损害。保护剂有牛乳、血清、糖类、甘油、二甲亚砜等。

（2）对温度变化敏感的细菌，如淋病奈瑟菌和脑膜炎奈瑟菌，不可放于冰箱短期保存，可用真空冷冻干燥保藏法长期保存。

三、细菌鉴定

（一）生物化学鉴定

实验目的：①掌握常用生化试验的方法、结果判定及主要用途。②熟悉常用生化试验的原理、注意事项。③了解常用生化试验主要实验器材。

1.单糖发酵试验

（1）实验器材

1）菌种：大肠埃希菌、伤寒沙门菌 18～24 小时培养物。

2）培养基：葡萄糖、乳糖发酵管（内置小倒管）。

3）其他：酒精灯、火柴、接种针、接种环、记号笔、培养箱等。

（2）实验方法

1）原理：不同的细菌分解利用糖的能力有很大差别，有的能利用，有的不能利用。能利用者分解糖后，有的只产酸不产气，有的既产酸又产气。根据这些特征，在培养基内加入某种单糖和某种指示剂如溴甲酚紫（该指示剂在碱性环境中显紫色，在酸性环境中显黄色），可以判断细菌分解糖后的产酸性。另外，单糖发酵管内还倒置一小试管，以观察细菌分解糖时是否产气。一般使用的单糖有葡萄糖、乳糖、麦芽糖、甘露糖、蔗糖、木胶糖、鼠李糖、阿拉伯糖等。

2）步骤：无菌操作，用接种环将大肠埃希菌和伤寒沙门菌分别接种于葡萄糖、乳糖发酵管内，35℃培养 18～24 小时，观察液体培养基颜色的变化，倒置小管内有无气泡产生；若为半固体培养基则利用穿刺针接种，观察穿刺线、管壁、管底有无微小气泡或培养基断裂等现象。空白对照管不接种细菌。

（3）实验结果观察

观察结果时，先确定有无细菌生长，有细菌生长则液体培养基变混浊，再确定细菌对糖类分解的结果。

1.不分解糖　接种管与对照管颜色一致，指示剂不变色，表明该菌不利用该糖，记录用"－"表示。

2.分解糖产酸　培养基呈黄色，液体培养基的倒管内没有气泡；半固体培养基内未见气泡或琼脂断裂，记录用"＋"表示。

3.分解糖产酸产气　培养基呈黄色，液体培养基的倒管内出现气泡；半固体培养基内出现气泡或琼脂断裂，记录用"⊕"表示。

本试验大肠埃希菌分解葡萄糖和乳糖产酸产气"⊕"；伤寒沙门菌分解葡萄糖只产酸不产气"＋"，不分解乳糖"－"。

（4）注意事项：接种细菌前，检查糖发酵管小倒置管内应无气泡存在，否则不能使用。

2. 氧化－发酵试验(O/F 试验)

(1)实验器材

1)菌种:大肠埃希菌、铜绿假单胞菌、粪产碱杆菌 18～24 小时培养物。

2)培养基:Hugh－Leifson(HL)培养基(蛋白胨 0.2%,NaCl 0.5%,K_2HPO_4 0.03%,琼脂 0.4%,葡萄糖 1%,0.002%溴麝香草酚蓝,pH 7.2)。

3)其他:灭菌液体石蜡、酒精灯、火柴、接种针、接种环、记号笔、培养箱等。

(2)实验方法

1)原理:细菌对葡萄糖的分解过程,有 3 种不同类型。氧化型(O 型):细菌仅在有氧环境中分解葡萄糖。发酵型(F 型):有氧或无氧环境,细菌都能分解葡萄糖。产碱型(O－F 试验阴性):有氧或无氧环境中细菌都不能分解葡萄糖。因此,利用该试验可检测细菌对葡萄糖的代谢类型,进而对细菌进行鉴定。

2)步骤:纯化的每种细菌穿刺接种在两支 HL 培养基,其中一支滴加无菌液体石蜡隔绝氧气,高度约 1cm,称为闭管;另一只不加液体石蜡,暴露于空气中,称为开管。两支 HL 培养基置 35℃培养 24～48 小时后观察结果。

(3)实验结果观察:若两管均不变色,表明细菌不产酸,即为产碱型或不分解糖型;两管均变成黄色,表示细菌利用葡萄糖产酸,为 F 型;若仅开管产酸变黄,闭管不变色,则为 O 型。本试验大肠埃希菌为发酵型(F 型),铜绿假单胞菌为氧化型(O 型),粪产碱杆菌为产碱型(O/F 试验阴性)(表 8－1)。

表 8－1　葡萄糖氧化－发酵试验结果

菌种	HL 培养基(开管)	HL 培养基(闭管)	代谢类型
大肠埃希菌	黄色	黄色	F 型
铜绿假单胞菌	黄色	不变色	O 型
粪产碱杆菌	不变色	不变色	产碱型

(4)注意事项:个别菌株能分解乙醇产酸,因此指示剂溴甲酚紫溶液不能用酒精配制,应该为水溶液。

3. 克氏双糖铁(KIA)试验

(1)实验器材

1)菌种:大肠埃希菌、伤寒沙门菌、乙型副伤寒沙门菌 18～24 小时培养物。

2)培养基:克氏双糖铁斜面培养基。

3)其他:酒精灯、火柴、接种针、记号笔、恒温培养箱等。

(2)实验方法

1)原理:KIA 中乳糖与葡萄糖之比为 10:1,指示剂酚红在酸性时呈黄色,碱性时呈红色。若细菌分解乳糖和葡萄糖产酸产气,则斜面与底层均呈黄色,且有气泡产生;如只分解葡萄糖不分解乳糖,因培养基中葡萄糖含量较少,产酸量少,可因接触空气被氧化挥发,同时斜面氨基酸被细菌降解产氨,可中和斜面里少量的酸,因而斜面保持原来的红色。底层由于相对缺氧,细菌发酵葡萄糖所生成的酸类物质不易被氧化挥发且氨基酸的降解也不足以发挥中和作用,故呈黄色。如细菌分解蛋白质产生 H_2S,则与 Fe^{2+} 作用生成黑色的沉淀物 FeS,培养基底层变黑,呈 H_2S 试验阳性。

2)步骤:将待检菌分别接种于克氏双糖铁培养基(底层穿刺接种,斜面划线接种),35℃培养 18～24 小时,观察结果。

(3)实验结果观察:斜面上层和底层均呈黄色且有气泡或培养基因细菌产气而出现断裂现象,表明细菌既分解乳糖又分解葡萄糖,产酸产气。若斜面底层变黄,上层仍为红色,表明细菌只分解葡萄糖不分解乳糖。斜面底层若出现黑色,表明该菌能产生 H_2S。见表 8－2。

表 8－2　KIA 试验结果

菌名	斜面上层	斜面底层	产气	H_2S(黑色)
大肠埃希菌	A(黄色)	A(黄色)	＋(有气泡)	－(无)
伤寒沙门菌	K(红色)	A(黄色)	－(无气泡)	－/＋(无/有)
乙型副伤寒沙门菌	K(红色)	A(黄色)	＋(有气泡)	＋(有)

注:A 产酸,K 产碱

(4)注意事项:穿刺接种 KIA 斜面培养基时,应注意不要因穿刺带入气泡。

4.甲基红试验(methyl red test,MR)

(1)实验器材

1)菌种:大肠埃希菌、产气肠杆菌 18～24 小时培养物。

2)培养基:葡萄糖蛋白胨水培养管。

3)试剂:甲基红试剂。

4)其他:酒精灯、火柴、接种环、记号笔、培养箱等。

(2)实验方法

1)原理:某些细菌(如大肠埃希菌)分解葡萄糖产生丙酮酸,丙酮酸进一步分解为甲酸、乙酸、乳酸等酸性物质,使培养基 pH 下降至 4.5 以下。加入甲基红指示剂后培养基呈红色(阳性)。若细菌(如产气肠杆菌)产酸量少或将酸进一步分解为醇、酮等非酸性物质,则培养基的 pH 在 5.4 以上,加入甲基红试剂呈黄色(阴性)。本实验一般用于肠杆菌科各菌属的鉴别。

2)步骤:将纯化的菌株分别接种于葡萄糖蛋白胨水培养管 35℃培养 18～24 小时。加入甲基红指示剂 2～3 滴,混匀后立即观察。

(3)实验结果观察:呈红色者为阳性,黄色为阴性。本试验大肠埃希菌为阳性,产气肠杆菌为阴性。

(4)注意事项:加入指示剂后,培养物颜色应出现明显变化,方可判断试验阴阳性。

5.V－P 试验(Voges－Proskauer test)

(1)实验器材

1)菌种:大肠埃希菌、产气肠杆菌 18～24 小时培养物。

2)培养基:葡萄糖蛋白胨水培养管。

3)试剂:V－P 试剂,包括甲液(5% α－萘酚乙醇溶液)和乙液(40% KOH 溶液)。

4)其他:酒精灯、火柴、接种环、记号笔、培养箱等。

(2)实验方法

1)原理:某些细菌(如产气肠杆菌)能发生如下生理代谢:葡萄糖－丙酮酸－乙酰甲基甲醇－二乙酰。二乙酰与培养基内精氨酸所含胍基发生反应,生成红色化合物(阳性)。若培养基中胍基含量少,可加入少量含胍基的化合物如肌酸或肌酐等,以加速其反应。本实验一般用于肠杆菌科各菌属的鉴别。

2)步骤:将纯化菌株分别接种于葡萄糖蛋白胨水培养管中,37℃培养24~48小时。每毫升培养物中加入 V-P 甲液 0.5ml 和乙液 0.2ml,充分摇动试管,室温下静置10分钟后,观察结果。

(3)实验结果观察:出现红色反应者为阳性,无红色出现者为阴性。本试验大肠埃希菌为阴性、产气肠杆菌为阳性。

(4)注意事项:若无红色出现,可置 35℃ 孵育 4 小时。仍无红色出现者,最终判断为阴性。

6.枸橼酸盐利用试验

(1)实验器材

1)菌种:大肠埃希菌、产气肠杆菌 18~24 小时培养物。

2)培养基:枸橼酸盐琼脂斜面。

3)其他:酒精灯、火柴、接种环、接种针、记号笔、培养箱等。

(2)实验方法

1)原理:某些细菌(如产气肠杆菌)能利用铵盐和枸橼酸盐作为氮源和碳源,产生碳酸钠和氨,使培养基变为碱性,进而使指示剂(1%溴麝香草酚蓝)由绿色变为深蓝色(阳性)。若细菌不能利用枸橼酸盐作为碳源,则培养基仍为绿色(阴性)。

2)步骤:将纯化菌株分别接种于枸橼酸盐琼脂培养管中,35℃培养24~48小时,观察结果。

(3)实验结果观察:培养基呈深蓝色者为阳性,培养基不变色(绿色)为阴性。本试验大肠埃希菌为阴性,产气肠杆菌为阳性。

(4)注意事项:由于一些菌种的枸橼酸盐利用试验颜色变化不明显,因此观察结果时,可以用一支未接种管做阴性对照观察颜色变化。

7.硝酸盐还原试验

(1)实验器材

1)菌种:大肠埃希菌、鲍曼不动杆菌、铜绿假单胞菌 18~24 小时培养物。

2)培养基:硝酸盐培养基。

3)试剂:硝酸盐还原试剂(甲液:对氨基苯磺酸 0.8g、5mol/L 醋酸 100ml;乙液:α-萘胺 0.5g、5mol/L 醋酸 100ml)。

4)其他:1ml 吸管、酒精灯、火柴、接种环、记号笔、培养箱等。

(2)实验方法

1)原理:某些细菌能还原硝酸盐生成亚硝酸盐、氨和氮。亚硝酸盐与试剂中醋酸作用生成亚硝酸,亚硝酸进一步与对氨基苯磺酸作用生成偶氮苯磺酸,偶氮苯磺酸可与乙液中 α-萘胺结合形成红色的 N-α-萘胺偶氮苯磺酸。

2)步骤:将待检菌株分别接种硝酸盐培养基,培养 18~24 小时,吸取培养液 0.5~1ml 加入等量甲、乙液,混合均匀,观察结果。

(3)实验结果观察:加入硝酸盐还原试剂后 10 分钟内呈现红色为阳性,若加入试剂后无颜色反应,可能是:①硝酸盐没有被还原,试验为阴性;②硝酸盐被还原为氨和氮等其他产物致显色反应阴性,如果观察到倒管内有气体产生,则表明硝酸盐被还原并产生氮气。本实验大肠埃希菌为阳性,醋酸钙不动杆菌为阴性,铜绿假单胞菌可还原硝酸盐并产气。

(4)注意事项:加入硝酸盐试剂不出现红色,并不代表阴性,需进一步检查硝酸盐是否被还原成氨和氮,方法:①在硝酸盐培养基试管内加入小倒管,如观察到倒管内有气体产生,表明硝酸盐被还原并产生氮气,硝酸盐还原实验阳性;②可于原试管内再加入少许锌粉,如出现红色,表示硝酸盐仍然存在,硝酸盐还原实验阴性;若不出现红色,表示硝酸盐已被还原为氨和氮,硝酸盐还原实验阳性。

8.动力、吲哚及脲酶(MIU)试验

(1)实验器材

1)菌种:大肠埃希菌、宋内志贺菌、普通变形杆菌 18～24 小时培养物。

2)培养基:MIU 半固体培养基。

3)试剂:吲哚试剂。

4)其他:酒精灯、火柴、接种环/针、记号笔、培养箱等。

(2)实验方法

1)原理:MIU 培养基为含尿素、蛋白胨成分的半固体培养基,指示剂为酚红。细菌含有脲酶,能分解尿素产氨,培养基变碱。培养基变红为脲酶试验阳性。具有色氨酸酶的细菌能分解蛋白胨中的色氨酸产生吲哚,吲哚与对二甲基氨基苯甲醛作用,生成玫瑰吲哚而呈红色。有鞭毛的细菌在半固体培养基中可沿穿刺线扩散生长,培养基呈模糊云雾状。

2)步骤:纯化菌株穿刺接种 MIU 培养基,35℃孵育 18～24 小时,观察结果。

(3)实验结果观察:培养基变碱性使酚红指示剂显红色,为脲酶阳性。加入吲哚试剂后,培养基界面变深红,为吲哚试验阳性。培养基呈模糊云雾状为动力试验阳性。本试验大肠埃希菌动力阳性,吲哚阳性,脲酶阴性;宋内志贺菌动力阴性,吲哚阴性,脲酶阴性;普通变形杆菌动力阳性,吲哚阳性,脲酶阳性。见表 8-3。

表 8-3　MIU 试验结果

	动力	吲哚	脲酶
大肠埃希菌	+	+	−
宋内氏志贺菌	−	−	−
普通变形杆菌	+	+	+

4)注意事项:本试验应观察动力和脲酶结果后再滴加吲哚试剂,进行观察。

9.氨基酸脱羧酶试验

(1)实验器材

1)菌种:普通变形杆菌、乙型副伤寒沙门菌 18～24 小时培养物。

2)培养基:氨基酸脱羧酶培养基(含葡萄糖、鸟氨酸或赖氨酸)、对照管(只含葡萄糖,不含氨基酸)。

3)其他:无菌液体石蜡、酒精灯、火柴、接种环、记号笔、恒温培养箱等。

(2)实验方法

1)原理:某些细菌(如乙型副伤寒沙门菌)含氨基酸脱羧酶,分解氨基酸,生成胺和 CO_2,使培养基变为碱性。溴甲酚紫为指示剂时,培养物变为紫色。赖氨酸、鸟氨酸和精氨酸是肠杆菌科细菌鉴定中常用的 3 种氨基酸。

2)步骤:将待检菌分别接种于氨基酸脱羧酶培养基和对照培养基中,加入无菌液体石蜡隔绝氧气,高度约 1cm。35℃培养 1~4 天,逐日观察结果。

(3)实验结果观察:对照管应始终保持黄色,否则不能作出判断。实验管由黄变紫(溴甲酚紫为指示剂)为阳性,黄色为阴性。本试验乙型副伤寒沙门菌为阳性,普通变形杆菌为阴性。

(4)注意事项

1)若指示剂为溴麝香草酚蓝,培养基颜色变化为由绿变蓝。

2)由于蛋白胨中的其他氨基酸分解可造成假阳性出现,故必须设置对照管。

(二)数字编码鉴定及自动化鉴定

实验目的:①掌握数字编码鉴定技术的工作原理及方法。②熟悉数字编码鉴定技术的结果判断及解释。

1. 数字编码鉴定

(1)实验器材

1)菌种:大肠埃希菌 18~24 小时培养物。

2)培养基:肠杆菌科细菌微量培养板或微量培养管。

3)试剂:吲哚试剂、苯丙氨酸脱氨酶试剂、V-P 试剂、硝酸盐还原试剂、氧化酶试剂、生理盐水、无菌液体石蜡等。

4)其他:小试管、显微镜、革兰染液、酒精灯、火柴、接种环、接种针、记号笔、培养箱、麦氏比浊管、编码本或电脑分析系统等。

(2)实验方法

1)原理:待检细菌纯培养物接种于每个微量孔/管经培养后,根据指示剂变化得出生化反应结果,将这些结果按照一定规则进行数字化编码并比较数据库内已知细菌条目,计算出该编码相对应的细菌名称,作出鉴定。

2)步骤(以鉴定大肠埃希菌为例)

①待检菌的初步鉴定:将分离培养的纯菌落涂片、革兰染色、镜检。大肠埃希菌为革兰阴性杆菌,氧化酶试验阴性。选择适合革兰阴性杆菌,氧化酶阴性的微量鉴定系统。

②制备细菌悬液:挑取平板上的单个菌落混悬于 1ml 无菌生理盐水中,使菌液浓度达 0.5 麦氏浊度。

③接种和培养:将上述菌悬液接种于微量孔/管内(氨基酸脱羧酶试验需在细菌悬液上加无菌液体石蜡),于 35℃培养 18~24 小时,观察结果。

(3)实验结果观察:直接用肉眼观察颜色变化或培养液是否混浊(生长试验),有些试验需在紫外灯下观察荧光,部分试验需添加试剂后出现颜色变化再进行观察。观察后判断+或-,按 3 个一组分别赋值 4、2、1(表 8-4),即每组第一项试验阳性为 4 分,第二项试验阳性为 2 分,第三项试验阳性为 1 分,阴性为 0 分。根据该菌生化反应结果,得出一组五位数字的编码,查阅编码本上与之对应的细菌条目,得到鉴定结果。若使用的是电脑分析软件,可在软件上直接输入"+/-"后直接得到鉴定结果。

表8-4 大肠埃希菌微量生化反应编码鉴定系统

组别	生化反应试验	各项分值	待检菌反应	结果	各项实得分	鉴定值
一	V-P	4	-	0		23434
	硝酸盐还原	2	+	2	2	
	苯丙氨酸脱氨酶	1	-	0		
二	H$_2$S	4	-	0		
	吲哚	2	+	2	3	
	鸟氨酸	1	+	1		
三	赖氨酸	4	+	4		
	丙二酸盐	2	-	0	4	
	尿素	1	-	0		
四	七叶苷	4	-	0		
	ONPG	2	+	2	3	
	阿拉伯糖	1	+	1		
五	侧金盏花醇	4	+	4		
	肌醇	2	-	0	4	
	山梨醇	1	-	0		

注:ONPG,O-Nitrophenyl-β-D-galactopyranoside,为β-半乳糖苷酶试验简写。本试验所得的编码为23434,查编码手册得出相应细菌名称为大肠埃希菌

(4)注意事项

1)根据所使用的鉴定系统的要求调整菌液浓度。

2)有些试验需要加试剂后才可以观察到结果,操作时应注意阅读鉴定系统的操作说明。

3)出现无鉴定编码者可能由于细菌不纯或生化反应不典型所致。

2.微生物自动化鉴定

(1)实验目的

1)掌握微生物自动化鉴定技术的工作原理、方法、结果判断和解释。

2)了解微生物自动化鉴定中鉴定和药敏结果修订的原则。

(2)实验器材

1)菌种:大肠埃希菌18~24小时培养物。

2)鉴定板:革兰阴性菌鉴定板、革兰阴性菌药敏板。

3)仪器:自动微生物鉴定和药敏测试系统。

(3)实验方法

1)原理

①细菌鉴定:不同细菌生长时代谢产物不同,与鉴定反应板上底物发生化学变色或荧光酶学反应,采用光电比色法,通过计算机控制的读数器得到光电信号,得出细菌数码分类鉴定编码,经与已知编码数据库进行对比、分析获得最后鉴定结果。

②药敏试验:按CLSI推荐的微量肉汤稀释方法,在含有不同浓度药物的反应板中加入待测细菌的菌悬液,孵育后经光电比浊法测定其透光度。若细菌生长,反应板内浊度增加,透光度OD值下降,表示该孔抗生素不能抑制待检菌。反之,细菌被抑制,反应板内透光度不变。

以最低药物浓度仍能抑制细菌的反应孔浓度为该抗生素对此菌的 MIC,报告 MIC 值并按 CLSI 标准同时报告判断结果:敏感(S)、中介(I)、耐药(R)。

2)步骤(具体操作按仪器说明进行)

①制备菌悬液:按不同测试卡的要求配制不同浓度的纯菌悬液。

②接种菌悬液:按不同测试卡的要求加入菌悬液。

③孵育、读数:将测试卡置入孵育箱/读数器。

④输入受检者有关资料并打印报告。

3)实验结果观察:检验结果:大肠埃希菌。

(4)注意事项

1)根据不同细菌的革兰染色结果选择鉴定和药敏测试卡。

2)根据仪器的具体要求及操作程序进行试验。

3)待测菌应为新鲜培养物,菌悬液需新鲜配制,室温下放置时间不要超过 20 分钟。

4)药敏试验若以荧光测定法判读时,则应在培养基中加入酶基质。

(三)血清学鉴定(玻片凝集试验)

1.实验目的

(1)掌握细菌玻片凝集试验的方法和结果判定。

(2)熟悉细菌玻片凝集试验的基本原理及用途。

2.实验器材

(1)菌种:乙型副伤寒沙门菌 18～24 小时培养物。

(2)试剂:沙门菌诊断血清:①A～F 群多价 O 血清;②O 单价因子血清:B 群 O4、D 群 O9,③鞭毛因子 H 血清:Hb、Hd;生理盐水。

(3)其他:载玻片、生理盐水、接种环、记号笔、酒精灯、火柴等。

3.实验方法

(1)原理:取含已知抗体的诊断血清与待测菌液各 1 滴,玻片上混匀,若血清中抗体与菌体抗原结合,则形成凝集团块,表明该菌具有与已知抗体相对应的抗原,进而对细菌作出进一步鉴定。玻片凝集试验为定性试验,适用于菌种鉴定或分型。

(2)步骤:用接种环分别取诊断血清及生理盐水 2～3 环于载玻片两侧,取少许待检菌菌落,分别涂于诊断血清(试验侧)和生理盐水(对照侧)中,充分乳化使之均匀混合,旋转摇动玻片数次,1～3 分钟后观察结果。

按上述操作方法,依次分别做:①A～F 群多价 O 血清初步定群;②特异性 O 因子血清定群;③H 因子血清定种(型)。

4.实验结果观察

(1)阳性:对照侧均匀混浊,试验侧肉眼可见颗粒(或团块)状凝集。

(2)阴性:对照侧与试验侧均均匀混浊无凝集。

(3)自凝:对照侧出现凝集,则试验不能进行判断。

本试验乙型副伤寒沙门菌 A～F 群多价 O、O4、Hb 血清均为阳性。

5.注意事项

(1)对照侧必须无自凝现象,试验测的凝集才有阳性意义。

(2)某些沙门菌有 Vi 抗原,可出现 A～F 群多价 O 血清和因子血清 O 不凝集现象,可事先制成浓菌悬液,加热破坏 Vi 抗原后,再行凝集。

（四）分子生物学鉴定（DNA 体外扩增及测序试验）

1. 实验目的

(1)掌握 DNA 体外扩增试验和琼脂糖凝胶电泳操作及结果观察。

(2)掌握测序结果解释。

(3)了解扩增产物测序流程。

2. 实验器材

(1)菌种:大肠埃希菌 ATCC25922、大肠埃希菌临床分离株。

(2)试剂:蒸馏水、引物、PCR 试剂、1‰琼脂糖、凝胶上样缓冲液(40%蔗糖水溶液,0.125%溴酚蓝)、5×TBE、DNA Marker DL2000、0.5μg/ml GoldView。

(3)仪器:凝胶成像系统、电泳仪、PCR 仪等。

(4)其他:移液器、微量离心管、吸头、橡胶手套、口罩、引物设计软件。

3. 实验方法

(1)原理:原核生物 16S rRNA 基因(16S rDNA)具有种属特异性和保守性,已经被广泛用于原核生物的鉴定。提取原核生物 DNA,对原核生物 16S rRNA 基因进行体外 PCR 扩增,再进行琼脂糖电泳,判断 PCR 产物大小正确后进行测序,测序结果与相应数据库进行序列比对,得到待测菌株的生物种类。

(2)步骤

1)引物的设计:引物设计参照 NCBI 上发表的 16S rRNA 基因序列,引物序列为:引物 1:5′—AGAGTTTGATCCTGGCTCAG—3′;引物 2:5′—GGTTACCTTGTTACGACTT—3′。

2)待测菌 DNA 模板提取:培养大肠埃希菌标准菌株和临床分离株,35℃培养 18～24 小时,挑取 1～2 个菌落至 1ml 蒸馏水中,制备成菌悬液。95℃加热 10 分钟后,3000r/min 离心 10 分钟,取上清液为 DNA 模板备用。

3)PCR 反应:反应体系(50μl):PCR 反应 Mix(10×)试剂 5μl,灭菌超纯水 41.5μl,上下游引物(20pmol/ml)各 1μl,待测菌 DNA 模板 1μl,PCR Taq 酶 0.5μl。PCR 反应管瞬间离心混匀,进行 PCR。反应条件:94℃预变性 5 分钟,PCR 循环:94℃ 1 分钟,56℃ 1 分钟,72℃ 1 分钟,30 个循环后,72T℃延伸 10 分钟。设置阴性对照:PCR 反应体系中以灭菌超纯水 1μl 代替待测菌 DNA 模板 1μl,其余实验步骤同反应测试管。设置阳性对照:PCR 反应体系中以标准菌株 DNA 模板 1μl 代替待测菌 DNA 模板 1μl,其余实验步骤同反应测试管。

4)琼脂糖凝胶电泳:配制 1‰琼脂糖 100ml,融化后冷却至 50℃～60℃,其间不停旋转摇晃。加入 GoldView5μl,混匀后倒入倒胶槽内,厚度为 3～5mm,插入梳板。待琼脂糖凝胶冷却,轻轻拔出梳板,将倒胶槽置入电泳槽,加 0.5×TBE 电泳缓冲液,液面高出胶面。向各孔内分别加入与上样缓冲液混合好的标准菌株和临床分离株 PCR 产物、阴性对照、阳性对照、DNA Marker DL2000 各 2μl,100V 恒压电泳 30 分钟,电泳结束,将凝胶在凝胶成像系统下观察并拍照(图 8—6)。

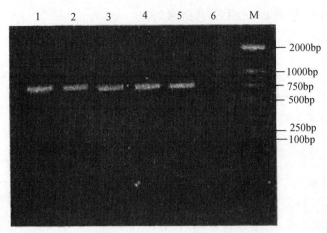

图 8-6 琼脂糖凝胶电泳结果

(5)DNA 测序:电泳阳性的菌株,对其 PCR 产物进行测序,可交由生物技术公司完成。

4.实验结果观察

(1)琼脂糖凝胶电泳:临床分离株(泳道 2~5)与阳性对照(泳道 1)PCR 产物一致,均在约 750bp 可见亮条带,阴性对照(泳道 6)无条带。M 为 DNA Marker DL 2000。

(2)测序结果:将测序结果在 NCBI GenBank 数据库中进行搜索分析,根据搜索结果中显示相似性最高的细菌鉴定细菌菌种。

5.注意事项

(1)模板:DNA 的纯度对 PCR 扩增反应有很大影响,使用 DNA 抽提试剂盒能得到更纯的模板,但模板的量不宜过大。

(2)PCR 操作各个环节中需严格无菌操作。

(五)质谱鉴定

质谱鉴定即基质辅助激光解吸电离飞行时间质谱(MALDI-TOF)鉴定试验。

1.实验目的　掌握质谱鉴定原理、方法、结果解释和应用。

2.实验器材

(1)菌种:大肠埃希菌 ATCC25922、大肠埃希菌临床分离株。

(2)试剂:MH 琼脂平板、质谱厂商提供基质液和靶板。

(3)仪器:基质辅助激光解吸电离飞行时间质谱仪。

(4)其他:移液器、吸头、质谱自带分析软件。

3.实验方法

(1)原理:每种微生物都有自身独特的蛋白质组成,因而拥有独特的蛋白质指纹图谱。质谱技术将细菌分解,赋予不同蛋白质电荷,形成不同荷质比的蛋白分子。这些蛋白分子通过真空管飞行进而分离,接收器对不同荷质比的蛋白进行记录,得到微生物的蛋白质指纹谱图,再通过软件对这些指纹谱图进行处理并和数据库中各种已知微生物的标准指纹图谱进行比对,从而完成对微生物的鉴定。

(2)步骤:分别挑取大肠埃希菌 ATCC25922、大肠埃希菌临床分离株 18~24 小时培养物,涂布厂商提供的靶板上,每株菌一孔。按照厂商说明书要求加入基质液,室温放置干燥后将靶板放入质谱仪中,点击开始,读取结果。

4.实验结果观察　根据质谱软件分析结果将细菌鉴定到种(图 8—7)。

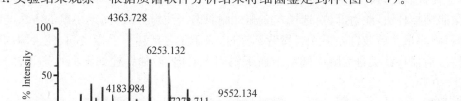

图 8—7　质谱仪鉴定细菌时显示的蛋白质质量分布

5.注意事项

(1)质谱鉴定试验中涂布靶板时应仔细防止交叉污染。

(2)涂布靶板时应涂布均匀,不均匀的菌膜会造成鉴定失败的结果。

四、感染性疾病动物模型与细菌毒素检测

(一)感染性疾病动物模型建立

1.实验目的

(1)掌握感染性疾病动物模型的建立。

(2)了解实验动物解剖的方法。

2.实验器材

(1)菌种:肺炎链球菌 16～18 小时液体培养物。

(2)实验动物:小鼠。

(3)试剂:2％碘酒、75％乙醇。

(4)其他:无菌注射器、剪刀、镊子、棉球、解剖台、大头针、小鼠笼等。

3.实验方法

(1)原理:感染性疾病动物模型是在感染性疾病研究中建立具有人类感染性疾病相似表现的动物实验对象。对该对象的病理生理过程进行观察和干预可为人类认识该疾病的发生发展规律提供依据。实验技术流程和手段为建立感染性疾病动物模型提供了基础。

(2)方法:常用的方法为动物接种法。

将动物固定,对接种部位去毛并消毒。使用无菌注射器以无菌操作吸取比使用量稍多的肺炎链球菌菌液,排除气泡(将注射器针头朝上,然后轻轻将气泡推出)。接种后应做好标记和记录,如实验动物的名称、编号、接种物及剂量、日期等。

1)小鼠腹腔接种法:注射部位:常选左下腹。注射方法:用右手抓住鼠尾将小鼠放于试验台上,向后轻拉鼠尾,当其向前挣扎时,左手食指和拇指捏住脑背部皮肤,使其头部不能动。翻转鼠体,把鼠尾和一侧的后腿夹在小指和无名指之间,使动物处于头低位,内脏移向上腹。右手持注射器在左下腹刺入皮下,沿皮下朝头部方向进针 0.5～1cm,再以 45°角刺入腹腔,此时有落空感,回抽针栓若无肠液、尿液或血液,即可缓缓注入。接种量为 0.5～1ml。

2)小鼠皮下接种法:注射部位:一般选择皮下组织疏松的部位,如腹部两侧。注射方法:固定小鼠的方法与腹腔接种法相同,注射时直接捏起小鼠局部皮肤使其绷紧,右手持注射器将针头斜向刺入,针头摆动无阻力,说明已进入皮下,慢慢注入,注射部位随即隆起,注射完

毕,用棉球压住针刺处,拔出针头,接种量一般为 0.2~0.5ml。

3)小鼠肌肉接种法:注射部位:选择左大腿外侧肌肉。注射方法:固定小鼠的方法与腹腔接种法相同,将小鼠左后肢自左手无名指背部横过,夹于无名指和小手指之间,使大腿内侧暴露。右手持注射器将针头自大腿内侧由上而下斜刺入肌肉,回抽针栓如无回血即可注射,接种量为 0.1~0.5ml。

4)小鼠尾静脉接种法:注射部位:两侧尾静脉。注射方法:将小鼠置于小鼠笼中,使尾巴露出笼外,将鼠尾置 40℃~50℃温水中浸泡 1~2 分钟,使尾部静脉扩张。在鼠尾末端 1/3 或 1/4 处用左手固定尾部,选择鼠尾两侧明显的静脉,右手持注射器,将针头平行缓慢刺入静脉。试注入少许注射液,如无阻力,皮肤不发白,表示针头已刺入静脉,再缓缓注入接种物。若失败,则再逐步向尾根部移位重新注射,注射完毕,用棉球压住针眼处,拔出针头。接种量为 0.5~1ml。

4. 实验结果观察　动物感染后的观察如下。

(1)常规观察:动物接种后,应隔离喂养,逐日观察,注意有无发病症状,如动物的精神状态、食欲及接种部位有无变化。动物的体温、呼吸、脉搏等生理体征有无变化。根据实验要求做好实验记录。

(2)解剖观察:实验动物经接种后死亡应立即进行解剖观察。尚未死亡的,如需解剖观察,也可人工处死,进行病原学和病理学检查。

1)人工处死小鼠:颈椎脱臼法,即一手持小鼠尾将小鼠放于试验台上,另一手用镊子按住小鼠颈部,沿身体纵轴向相反方向用力拉,拉断其颈椎,致其迅速死亡。

2)固定小鼠:将死亡的小鼠腹部朝上,身体伸展,四肢用大头针固定于在解剖板上。

3)剪开皮肤:用碘酒消毒整个胸腹部和四肢皮肤,提起生殖器前方的皮肤,用剪子剪一小口,沿腹中线至下颌处剪开皮肤,再向四肢剪开,剥离皮下组织。将皮肤向两边翻转固定,露出整个腹部,检查皮下组织、腹股沟及腋下淋巴结有无病变。

4)解剖腹部:用镊子将腹壁提起,自横膈沿中线向耻骨处剪开腹膜,在两侧做直角切口,再将腹膜向两侧翻转,检查腹腔有无渗出液,以及肝、脾、肾等脏器有无病变。

5)解剖胸腔:用剪刀将胸部两侧肋骨做"∧"形剪开,向上翻起胸骨,检查胸腔有无射出液,以及心、肺有无病变。

6)取腹腔渗出液做涂片或取脏器做压迹涂片,行革兰染色,显微镜镜检。

7)本试验中,显微镜镜检时可观察到肺炎链球菌菌体周围不着色的荚膜层。

8)解剖后的小鼠尸体要用厚纸包好,焚烧或高压灭菌后掩埋。

5. 注意事项

(1)在临床微生物实验中,用于动物接种的材料多具有传染性,在接种过程中应注意防止接种物污染工作人员和环境。

(2)动物接种和动物解剖时应注意无菌操作,以免受其他微生物污染,影响结果观察。

(二)实验动物采血技术

1. 实验目的　熟悉实验动物采血的常用方法。

2. 实验器材

(1)动物:家兔。

(2)试剂:2%碘酒、75%乙醇。

(3)其他:无菌注射器、无菌采血瓶、剪刀、解剖台、大头针等。

3.实验方法

(1)家兔耳静脉采血:将家兔固定,暴露耳缘静脉,剪去耳缘毛,用手指轻弹兔耳缘静脉或用浸二甲苯的棉球擦拭使其扩张。待静脉扩张后,用碘酒和酒精消毒,用 2ml 注射器在近耳根处做静脉穿刺抽血 1～2ml,以棉球压迫止血。此法可重复采血,通常用于免疫动物血清的抗体效价的测试。

(2)家兔心脏采血:采血前家兔应禁食 18～24 小时。将家兔仰卧固定,暴露胸部,用左手触摸选择心跳动最明显处(约在由下向上数第 3～4 肋间、胸骨左侧外 3cm 处)作为穿刺点。剪去心前区毛,消毒。右手持注射器,将针头垂直插入胸腔,当针头感到心脏搏动时,再将针头刺进心脏,如有血涌入注射器则表明已插入心脏,可缓慢抽出所需血量,否则应稍拔出(针尖至胸壁或皮下),改变角度再刺入。采血量<10ml 时,可再过 1 周重复采血,致死采血量 40～80ml。

4.注意事项

(1)采血所用器具应保证无菌,采血部位应严格消毒,避免血液污染。

(2)若需抗凝全血应在注射器或试管中预先加入抗凝剂。

(三)细菌内毒素的检测

1.实验目的

(1)掌握鲎试验测定内毒素的方法。

(2)了解细菌内毒素的致病作用。

2.实验器材

(1)菌种:经 100℃ 30 分钟加热处理的伤寒沙门菌菌液。

(2)试剂:鲎试剂、无热原质的蒸馏水。

(3)其他:无热原质的吸管。

3.实验方法

(1)原理:鲎是一种海洋节肢动物,其血液及淋巴液中有一种有核的变形细胞,胞浆内有大量的致密颗粒,内含凝固酶原及凝固蛋白原。鲎试剂为鲎变形细胞冻融后的溶解物。当内毒素与鲎试剂接触时,可激活凝固酶原,继而使可溶性的凝固蛋白原变成凝固蛋白,而使鲎试剂呈凝胶状态。

(2)步骤

1)打开 3 支鲎试剂安瓿,各加入 0.1ml 无热原蒸馏水使之溶解。

2)在 3 支安瓿中分别加入 0.1ml 标准内毒素(阳性对照)、待测样品(伤寒沙门菌菌液)、无热原蒸馏水(阴性对照)。

3)轻轻摇匀,垂直放入 35℃培养箱中孵育 1 小时。

4)观察安瓿中液体有无凝固。

4.实验结果观察　安瓿中液体凝固者为内毒素阳性,不凝固者为内毒素阴性。

记录如下:－,不形成凝胶;＋,形成凝胶但不牢固;＋＋,形成牢固凝胶。

5.注意事项　所有与样品或检测试剂接触的材料必须是无热原的。

(四)细菌外毒素的毒性检测

1.实验目的

(1)掌握破伤风外毒素毒性的检测方法。

（2）了解细菌外毒素的致病作用。

2.实验器材

（1）动物：小鼠。

（2）试剂：1∶100 稀释的破伤风外毒素、破伤风抗毒素、碘酒、乙醇。

（3）其他：无菌注射器、棉球。

3.实验方法

（1）原理：细菌外毒素对机体的毒性作用可被相应抗毒素中和。先给动物注射抗毒素，然后再注射外毒素，则动物不产生中毒症状。破伤风外毒素毒性剧烈，抑制脊髓前角运动神经细胞，阻止抑制性神经介质的释放，从而导致肌肉活动的兴奋与抑制失调，造成麻痹性痉挛。

（2）步骤

1）取小鼠 1 只，腹腔注射破伤风抗毒素 0.2ml（100 单位），30 分钟后于小鼠左后肢肌内注射 1∶100 稀释的破伤风外毒素 0.2ml。

2）另取小鼠 1 只，于左后肢肌内注射破伤风外毒素 0.2ml。

3）将上述 2 只小鼠分别标记后，逐日观察有无发病情况。

4.实验结果观察　只注射外毒素的小鼠发病，可见尾部强直，注射毒素侧的下肢体麻痹，强直性痉挛，继而逐渐蔓延到另一侧肢体或全身，最后全身肌肉痉挛，小鼠于 2～3 天内死亡，而先注射抗毒素的小鼠不出现上述症状。

5.注意事项　实验操作中切记自我保护，勿被动物抓伤。

五、细菌遗传与变异（大肠埃希菌转化实验）

（一）实验目的

1.掌握大肠埃希菌感受态细胞的制备方法。

2.掌握质粒 DNA 转化大肠埃希菌的原理和操作要点。

（二）实验器材

1.菌种　大肠埃希菌 DH5α。

2.质粒　有 Amp^r（氨苄青霉素抗性）标记的质粒，如 pBR322、pUC18/19 等。

3.培养基　LB 固体和液体培养基（营养培养基）和含 Amp（氨苄青霉素）的 LB 固体培养基（选择培养基）。

4.试剂　0.01mol/L CaCl$_2$ 溶液，高压灭菌后备用，100mg/ml Amp 溶液。

5.其他　振荡培养箱、离心机、分光光度计、水浴锅、微量移液器等。

（三）实验方法

1.原理　应用特殊方法（如电击或 CaCl$_2$ 处理）后，可使细菌细胞膜通透性增加，允许外源 DNA 分子进入，此时细菌细胞即为感受态细胞。细菌在感受态下菌体细胞膨胀成球形，局部失去细胞壁或细胞壁溶解，外来的 DNA 可黏附于细胞表面，经 42℃短暂热冲击处理，促使 DNA 复合物进入细胞，从而实现外源基因向细菌细胞内的转化。转化后细菌会获得外源 DNA 赋予的新性质，如获得性耐药。

2.步骤

（1）制备大肠埃希菌 DH5α 感受态细胞

①从 LB 平板上挑取新活化的大肠埃希菌 DH5α 单菌落，接种于 3～5ml LB 液体培养基

中,37℃ 180r/min 振荡培养,18~24 小时。

②取细菌悬液 1ml,以 1：100 的比例接种于 100ml LB 液体培养基中,37℃振荡培养 1~2 小时,分光光度计检测菌悬液通光值为 A_{600} ＝0.5 左右。

③加入 1/10 体积(10ml)0℃~4℃预冷的无菌 $CaCl_2$(0.01mol/L)溶液,轻轻悬浮细胞,冰上放置 10 分钟后,于 4℃离心机 5000r/min 离心 10 分钟,弃上清。

④加入 2ml 预冷的无菌 $CaCl_2$(0.01mol/L)重新悬浮细胞,分装成 100μl 备用。

(2)质粒 DNA 转化

①取 100μl 感受态细胞悬液,在冰浴中加入 10μl 提取好的质粒 DNA(DNA 含量不超过 50mg,体积不超过 10μl),轻轻混匀,冰上静置 30 分钟。质粒提取可使用成品试剂盒。

②转化产物在 42℃水浴中热激 90 秒(勿摇动、勿超时),之后迅速置于冰上冷却 2 分钟。

③向管中加入 1ml LB 液体培养基,37℃ 100~180r/min 振荡培养 45 分钟至菌液肉眼观察到轻微浑浊。

④取上述菌液 100μl 涂含 Amp 选择培养基,正面向上放置 30 分钟,待菌液完全被培养基吸收后,37℃倒置培养 12~16 小时,观察转化结果。

(四)注意事项

1. 细菌细胞生长宜采用处于对数期的细菌,以保证转化率。

2. 所用的 $CaCl_2$ 需纯度最高,如分析纯,并用超纯水配制。

3. 质粒 DNA 可使用商品化的质粒提取试剂盒从培养好的带质粒的细菌细胞中提取,提取的质粒质量即可满足本试验要求。

4. 整个操作过程均应在无菌条件下进行。

5. 整个操作过程均需在冰上进行以维持细菌的感受态状态,否则将会降低细胞的转化率。

六、细菌分布与消毒灭菌

(一)细菌的分布

1. 实验目的

(1)了解细菌在自然界及正常人体的分布。

(2)掌握物品中细菌检查的方法。

2. 实验器材

(1)水样本:自来水、污水。

(2)培养基:普通琼脂平板、高层琼脂培养基、血琼脂平板。

(3)其他:无菌生理盐水、培养箱、无菌刻度吸管、无菌空平皿、无菌空试管、无菌棉签等。

3. 实验方法

(1)空气中的细菌检查:打开普通琼脂平板培养皿盖,培养基在空气中暴露 10 分钟,盖上培养皿盖,将其放入培养箱中 35℃孵育 24 小时。计数培养基上生长的菌落数并观察菌落的特征。

(2)实验室操作台面的细菌检查:取一支无菌生理盐水润湿的无菌棉签,擦拭实验室操作台面,约 10cm×10cm,将棉签涂布接种于普通琼脂平板上,平板放入培养箱中 35℃孵育 24 小时。计数培养基上生长的菌落数并观察菌落的特征。

(3)水中的细菌检查(平板菌落计数-倾注法)

1)将污水用无菌生理盐水制成 10^{-1}、10^{-2}、10^{-3} 等不同稀释度的液体。

2)用无菌吸管分别吸取自来水、各稀释度污水各 1ml,分别放入编号的无菌空培养皿中(每个水样做 3 个重复的平皿)。

3)将高层琼脂培养基融化并冷却至 50℃左右,尽快取约 15ml 培养基分别倾入上述加有标本的培养皿中,立即将培养皿底贴于桌面轻轻转动,使培养基与样本充分混合,注意勿使培养基荡出平皿或溅到平皿盖上,将培养皿静置桌面,待琼脂凝固。

4)将琼脂平板置于培养箱中 35℃孵育 24 小时,记录培养基中生长的菌落数,计算水中的细菌数(CFU/ml)。

(4)手指皮肤的细菌检查:手指在普通琼脂平板上轻轻按压数秒,将琼脂平板置于培养箱中 35℃孵育 24 小时,记录琼脂平板上的菌落的数量和特征。

(5)飞沫中的细菌检查:取血琼脂平板 1 块,打开平皿盖,将培养基置于距受试者口腔前约 10cm 处,用力咳嗽,使唾液飞沫落在培养基上。将血琼脂平板置于培养箱中 35℃孵育 24 小时。记录血琼脂平板上生长的菌落数量和特征,注意菌落周围是否有溶血现象。

4. 实验结果观察

(1)计算各种水样本中细菌的含量(CFU/ml),比较不同水样本中细菌的数量。

(2)记录空气、实验室操作台面、人体手指皮肤和飞沫中的细菌分布情况。

(3)描述空气、实验室操作台面、人体手指皮肤和飞沫中所检查到的细菌菌落特征。

5. 注意事项

(1)平板菌落计数:可用肉眼观察,必要时可用放大镜检查,以防遗漏。

(2)培养基中生长菌落数的计数方法

1)记下各平板上的菌落数后,应求出同一稀释度的平均菌落数,供下一步计算时应用。

2)在求同一稀释度的平均菌落数时,若其中一个平板有较大片状菌落,则不宜采用,而应以无片状菌落生长的平板作为该稀释度的平均菌落数。若片状菌落不足平板一半,而其余一半中菌落数分布均匀,则计数后乘以 2 代表全平板的菌落数,然后再求该稀释度的平均菌落数。

3)计数时应选取菌落数在 30~300 个之间的平板。

4)不同稀释度平均菌落数的确认

①当只有一个稀释度的平均菌落数在 30~300 之间时,即以该平均菌落数乘以稀释倍数报告,如表 8-5 例 1。

②若两个稀释度的平均菌落数的比值<2 时,报告两个稀释度的平均菌落数,如表 8-5 例 2。若比值≥2 时,应报告两个稀释度中较多菌落数者,如表 8-5 例 3、例 4。

③当所有稀释度平均菌落数均>300 时,则应按稀释度最高的平均菌落数乘以稀释倍数报告,如表 8-5 例 5。

④当所有稀释度平均菌落数均<30 时,则应按稀释度最低的平均菌落数乘以稀释倍数报告,如表 8-5 例 6。

⑤若所有稀释度的菌落数均不在 30~300 之间,则以最接近 30 或 300 的平均菌落数乘以稀释倍数报告,如表 8-5 例 7。

⑥当所有稀释度的培养基中均未见菌落时,报告<10,而不报告 0。

(3)培养基中生长的菌落数的报告方式(表 8－5)

1)菌落数＜100 时按实数报告,未见菌落者报告为＜10。

2)菌落数＞100 时,采用两位有效数字,在两位有效数字后面的数值以四舍五入法计算,也可用 10 的指数表示。

3)在报告菌落数为"无法计数"时,应注明待检标本的稀释倍数。

表 8－5 稀释度选择及菌落数报告方式

例子	不同稀释度的平均菌落数			相邻稀释度菌落数在 30～300 之间的比值	菌落总数(CFU/ml)	报告方式(CFU/ml)
	10^{-1}	10^{-2}	10^{-3}			
1	1366	164	20	—	16400	1.6×10^4
2	2760	295	46	1.6	37750	3.8×10^4
3	2890	271	60	2.2	27100	2.7×10^4
4	150	30	8	2.0	1500	1.5×10^3
5	无法计数	4650	513	—	513000	5.1×10^3
6	27	11	5	—	270	2.7×10^2
7	无法计数	305	12	—	30500	3.1×10^4
8	0	0	0		＜10	＜10

(二)物理消毒灭菌法(紫外线杀菌试验)

1.实验目的 掌握紫外线对细菌的杀灭作用。

2.实验器材

(1)菌种:枯草芽胞杆菌、大肠埃希菌、表皮葡萄球菌 16～18 小时培养物。

(2)培养基:普通琼脂平板、肉汤培养基。

(3)其他:培养箱、高压蒸汽灭菌器、干热灭菌器、水浴箱、紫外灯、滤菌器、不同孔径的滤膜、无菌吸管等。

3.实验方法

(1)原理:用于消毒灭菌的物理方法主要有热力、紫外线和过滤等。波长为 265～266nm 的紫外线杀菌作用最强。紫外线照射可使同一条 DNA 链上相邻的胸腺嘧啶形成二聚体,干扰正常碱基配对,最终导致细菌死亡。但紫外线穿透能力弱,只能用于空气及物表消毒。

(2)步骤:取表皮葡萄球菌 18～24 小时肉汤培养物,涂布普通琼脂平板。将平板置于紫外灯照射的台面上,皿盖不完全遮盖平板,露出弯月形空隙,紫外线照射 30 分钟。盖好皿盖,35℃孵育 18～24 小时。

4.实验结果观察 平板上有皿盖遮盖的地方,形成菌苔,而经紫外线直接照射的部分,基本无细菌生长。

5.注意事项

(1)实验方案的设计中,应注意设置实验对照。紫外线对人体有一定的伤害,注意防护。

(2)紫外线的杀菌作用决定于紫外线的照射剂量,紫外线照射剂量＝紫外线强度($\mu W/cm^2$)×照射时间(秒)。当强度低于 $40\mu W/cm^2$ 时,即使延长时间达到了杀菌剂量亦不能杀死细菌。一般说来,紫外线杀灭细菌繁殖体的剂量为 $10000\mu W/cm^2$,小病毒、真菌为 $50000\sim 60000\mu W/cm^2$。目前我国使用的不同规格紫外线消毒灯辐射强度标准见表 8－6。

表 8—6　不同规格紫外线消毒灯辐射强度标准($\mu W/cm^2$)

灯具类型	30～40W	20～25W	15W
普通型紫外线灯	≥90	≥60	≥20
高强度紫外线灯	≥180		≥30

（三）消毒灭菌效果的评价（高压蒸汽灭菌试验）

1.实验目的　掌握压力蒸汽灭菌效果的评价方法与标准。

2.实验器材

（1）指示菌片:嗜热脂肪芽胞杆菌（ATCC7953）菌片。

（2）培养基:溴甲酚紫蛋白胨水。

（3）其他:无菌试管、通气储物盒、高压蒸汽灭菌器。

3.实验方法

（1）原理:通过嗜热脂肪芽胞杆菌是否全部被杀灭来判断灭菌物品内各种微生物是否能完全被杀灭。溴甲酚紫蛋白胨 K₃ 因细菌生长繁殖引起的 pH 改变而出现颜色变黄,颜色无变化说明无细菌生长。

（2）步骤

1）将 5 片嗜热脂肪芽胞杆菌菌片分别装在灭菌的试管中,管口用牛皮纸包封,置于通气储物盒内。

2）将通气储物盒平放于高压蒸汽灭菌器内部不同的位置。

3）103.43kPa 压力下灭菌 20～30 分钟后,无菌取出指示菌片,放入溴甲酚紫蛋白胨水中,置于培养箱中 56℃孵育 48 小时,观察培养基颜色的变化。

4.实验结果观察　如每片指示菌片接种的溴甲酚紫蛋白胨水不变色,判定灭菌合格。如有一片指示菌片接种的溴甲酚紫蛋白胨水培养基变黄,即判定灭菌不合格。

5.注意事项

（1）高压蒸汽灭菌时应注意安全,防止压力超标和蒸汽烫伤。

（2）市售的商品化的蒸汽压力灭菌指示条可供选择,将其粘贴在物体表面,经高压灭菌后,指示条变色为合格。

（李静）

第二节　真菌检验基本技术

一、真菌形态结构观察和染色技术

（一）实验目的

1.掌握常用真菌的乳酸酚棉蓝染色法和不染色标本直接检查技术。

2.熟悉常见真菌菌丝和孢子的形态及结构特点。

（二）实验器材

1.菌种　白念珠菌、阿萨希毛孢子菌、烟曲霉菌沙氏葡萄糖琼脂平板 72 小时培养物。

2.标本　甲真菌病患者的甲屑、皮屑、毛发等。

3.培养基 沙氏葡萄糖琼脂平板。

4.试剂 100～200g/L KOH 溶液、乳酸酚棉蓝染液、革兰染色液。

5.其他 透明黏胶带、剪刀、载玻片、盖玻片、金属镊子、酒精灯等。

(三)实验方法

1.不染色标本直接检查 用小镊子取甲屑或皮屑少许或病发 1 根,置于载玻片中央,滴加 100～200g/L KOH 溶液 1～2 滴,盖上盖玻片,静置 20 分钟。显微镜检查时用低倍镜查找标本中有无真菌菌丝和孢子,再换以高倍镜观察菌丝孢子的特征。

2.乳酸酚棉蓝染色(粘胶带法) 取一段透明粘胶带,以黏面粘取沙氏葡萄糖琼脂平板表面的曲霉菌,稍用力下按。将粘有菌丝和孢子的透明胶带贴于滴有 1～2 滴乳酸酚棉蓝染液的载玻片上,进行显微镜观察。

3.真菌革兰染色 取培养好的白念珠菌、阿萨希毛孢子菌革兰染色后,显微镜观察.

(四)实验结果观察

1.不染色标本直接检查 低倍镜下,菌丝折光性强,多呈分枝状排列,可见其深入表皮细胞或组织内部。高倍镜下可见分枝分隔的菌丝和不同的孢子形态。

2.乳酸酚棉蓝染色法 酸性染料棉蓝使真菌着色呈蓝色,易于观察。曲霉菌具有典型曲霉头结构和 45°角分枝。

3.真菌革兰染色 革兰染色后,镜下观察白念珠菌菌体形态和假菌丝以及阿萨希毛孢子菌的关节孢子。

(五)注意事项

1.不染色标本直接检查只能报告有无查找到菌丝和孢子,不宜用于鉴定,镜检时宜调暗显微镜视野。

2.为避免真菌孢子播散,应在生物安全柜内操作。

二、真菌分离培养和鉴定

(一)实验目的

1.掌握常见病原性真菌的接种、分离培养方法。

2.熟悉常见病原性真菌的实验室常规鉴定方法。

(二)实验器材

1.菌种 白念珠菌、新生隐球菌 72 小时培养物;红色毛癣菌、犬小孢子菌的沙氏葡萄糖琼脂平板 8～10 天培养物。

2.标本 病患毛发、甲屑、皮屑等。

3.培养基 沙氏葡萄糖琼脂平板、沙氏葡萄糖琼脂斜面、马铃薯葡萄糖琼脂平板、玉米粉 Tween－80 琼脂、念珠菌显色培养基、API20C 酵母菌鉴定条。

4.试剂 无菌生理盐水、70％乙醇、乳酸酚棉蓝染液。

5.其他 接种环、接种针、培养皿、无菌试管、盖玻片、载玻片、金属镊子和刀片等。

(三)实验方法

1.标本的接种与分离培养

(1)将白念珠菌、新生隐球菌接种于沙氏葡萄糖琼脂平板;将石膏样毛癣菌、红色毛癣菌接种于马铃薯葡萄糖琼脂,35℃需氧培养 3～10 天,每日观察生长情况和菌落特征。

（2）病患毛发、甲屑、皮屑等特殊标本应先经 70％乙醇浸泡 2～3 分钟杀死杂菌，并用无菌盐水洗净后，再用无菌镊子夹取标本点种于沙氏葡萄糖琼脂斜面上，置 29℃需氧培养 7 天～4周，每日观察生长情况和菌落特征。

2.真菌的鉴定

（1）菌落肉眼和镜下形态观察：重点观察菌落大小、形态、色素、质地、有无气生菌丝等，因酵母菌（白念珠菌、新生隐球菌）较丝状真菌（红色毛癣菌、犬小孢子菌）生长快，一般 2～3 天后可观察，丝状真菌培养至少 4 周才能确认为阴性。挑取酵母菌菌落进行革兰染色，对于丝状真菌常用透明胶带法观察其镜下形态。

（2）小培养：①取一无菌琼脂块，在其四个侧面用接种针接种待检菌。②取无菌盖玻片盖在琼脂块上。③将制作好的小培养置于垫有饱含水分的无菌滤纸的平皿中，29℃孵育，2～7天。④每日取小培养置显微镜下使用低倍和高倍镜观察，描述菌丝和孢子形态。⑤成熟后取下盖玻片，将此盖玻片置于新载玻片上，用无菌刀片取一小块约 $1cm^3$ 大小的方形灭菌的马铃薯葡萄糖琼脂，放在载玻片中央。⑥在琼脂块染色镜检。

（3）显色培养：取白念珠菌，划线接种念珠菌显色培养基，37℃需氧培养 24～48 小时，观察菌落显色情况。

（4）生化试验：采用 API20C 酵母菌鉴定条，鉴定方法参见产品使用说明书。

（四）实验结果观察

1.菌落肉眼和镜下形态观察　白念珠菌和新生隐球菌菌落为奶酪色，边缘整齐，类似细菌菌落，无气生菌丝。白念珠菌镜下形态为革兰阳性卵圆形，新生隐球菌镜下形态为正圆形（单细胞酵母菌）。红色毛癣菌和犬小孢子菌有气生菌丝，两者菌落中心呈羊毛状或颗粒状，但镜下不同，红色毛癣菌以梨状小分生孢子为特点，罕见大分生孢子，有卷曲菌丝和圭字样菌丝，犬小孢子菌以纺锤状大分生孢子为特点，大分生上有分隔和棘突。

2.小培养　观察真菌的孢子和分生孢子的特点，可动态展示真菌生长发育全过程。

3.显色培养　念珠菌显色培养基上白念珠菌为翠绿色。

4.生化试验　采用 API20C 酵母菌鉴定条，鉴定结果参见产品使用说明书。

（五）注意事项

1.在进行丝状真菌培养时，为避免孢子扩散，应用胶带将平板封闭。

2.红色毛癣菌和犬小孢子菌都具有亲脂性，实验时应特别注意生物防护。

（于龙魅）

第三节　常见病原性真菌的培养与鉴定

一、单细胞真菌的培养和鉴定

（一）念珠菌属

1.实验目的

（1）掌握白念珠菌的培养特性和鉴定试验。

（2）熟悉热带念珠菌、克柔念珠菌在念珠菌显色培养基上的鉴定特点。

2.实验器材

(1)菌种:白念珠菌、热带念珠菌、克柔念珠菌沙氏葡萄糖琼脂平板 24 小时培养物。

(2)培养基:沙氏葡萄糖琼脂平板、玉米粉 Tween－80 琼脂、毛发穿孔液体培养基、念珠菌显色培养基、API20C 酵母菌鉴定条。

(3)试剂:革兰染液、小牛血清。

(4)其他:盖玻片、载玻片、小试管、孵箱等。

3.实验方法

(1)形态观察:无菌操作挑取白念珠菌、热带念珠菌、克柔念珠菌培养物制片,革兰染色镜检。

(2)分离培养:无菌操作挑取上述 3 种菌,分区划线分别接种于沙氏葡萄糖琼脂平板,35℃培养 24～48 小时后观察菌落特征。

(3)鉴定试验

1)念珠菌显色培养基鉴定:无菌操作挑取上述 3 种菌,分别分区划线接种于念珠菌显色培养基平板上,35℃培养 24～48 小时后观察菌落颜色和质地。

2)芽管形成试验:取无菌小试管 3 只,加入 0.2ml 小牛血清。分别接种少量上述 3 种菌,充分振荡混匀数分钟后,置 37℃孵育。每隔 1 小时用接种环取出含菌血清置于载玻片上,加上盖玻片后镜检。

3)厚壁孢子形成试验:将制备好的玉米粉 Tween－80 琼脂加热溶化,取适量置于洁净的载玻片上,将上述待测菌水平方向穿刺接种。盖上盖玻片,置潮湿平皿内,25℃孵育 24～48 小时,显微镜下观察厚膜孢子和假菌丝。

4)生化试验:采用 API20C 酵母菌鉴定条,鉴定方法参见产品使用说明书。

4.实验结果观察

(1)菌落形态和菌体形态:3 种念珠菌的菌落均为酵母类,灰白色或奶酪色,表面湿润、奶油状,边缘整齐。镜下上述 3 种菌细胞均为革兰染色阳性卵圆形。白念珠菌可见假菌丝。

(2)念珠菌显色培养平板鉴定:白念珠菌为翠绿色菌落;热带念珠菌为蓝灰色菌落;克柔念珠菌为粉红色菌落,干燥且呈毛玻璃样。

(3)芽管形成试验:白念珠菌在 35℃ 2～3 小时可产生芽管。其他两种多不产生芽管。

(4)厚壁孢子形成试验:白念珠菌菌丝顶端或侧枝产生厚壁孢子。其他两种都不产生厚壁孢子。

(5)生化试验:采用 API20C 酵母菌鉴定条,鉴定结果参见产品使用说明书。

5.注意事项　大多数白念珠菌在念珠菌显色平板孵育 24 小时可得到准确鉴定,鉴定率约96％,而热带念珠菌、克柔念珠菌的鉴定率略低,因此显色结果无法判断时应延长孵育时间至 48 小时。

(二)隐球菌属

1.实验目的　掌握新生隐球菌的培养特征和鉴定要点。

2.实验器材

(1)菌种:新生隐球菌沙氏葡萄糖琼脂平板 72 小时培养物、隐球菌性脑膜炎患者脑脊液。

(2)培养基:沙氏葡萄糖琼脂平板、尿素斜面培养基、API20C 酵母菌鉴定条。

(3)试剂:革兰染液、印度墨汁。

（4）其他：载玻片、盖玻片、吸管、孵箱等。

3.实验方法

（1）形态观察

1）墨汁染色检查：将脑脊液离心后取沉淀，置于洁净载玻片上，取 1 滴印度墨汁与其混合，盖上盖玻片于显微镜下检查。

2）革兰染色检查无菌操作挑取新生隐球菌培养物，经革兰染色，镜下观察其菌体和芽生孢子特征。

（2）分离培养：将新生隐球菌接种于沙氏葡萄糖琼脂平板 35℃培养 48 小时，观察其菌落特征。

（3）鉴定试验

1）生化试验：新生隐球菌可使用 API20C 酵母菌鉴定条进行鉴定，方法参见产品使用说明书。

2）尿素分解试验：接种该菌于尿素琼脂，35℃培养 48～72 小时，观察结果。

4.实验结果观察

（1）菌落形态：新生隐球菌在沙氏葡萄糖琼脂平板上菌落为酵母型，24～48 小时培养菌落较湿润，48～72 小时为白色，奶油状菌落。

（2）菌体形态与染色特点：新生隐球菌为正圆形酵母细胞，可见芽生孢子，菌体细胞周围有一层宽厚的荚膜。墨汁不能使荚膜着色但能提供黑色背景使荚膜更透亮而易于观察。

（3）鉴定试验：采用 API20C 酵母菌鉴定条进行生化试验，鉴定结果参见产品使用说明书。新生隐球菌尿素分解试验结果为阳性。

5.注意事项　临床隐球菌性脑膜炎患者的脑脊液标本，墨汁染色后才可观察到新生隐球菌的宽厚荚膜，如用新生隐球菌人工培养物涂片检查一般无荚膜。

（三）毛孢子菌属

1.实验目的

（1）熟悉阿萨希毛孢子菌的培养特性和镜下特点。

（2）了解 API20C 酵母菌鉴定条的鉴定原理及操作流程。

2.实验器材

（1）菌种：阿萨希毛孢子菌沙氏葡萄糖琼脂平板 48 小时培养物。

（2）培养基：沙氏葡萄糖琼脂平板、马铃薯葡萄糖琼脂平板、尿素斜面培养基。

（3）试剂：革兰染液、API20C 酵母菌鉴定条。

（4）其他：载玻片、盖玻片、加样器及孵箱等。

3.实验方法

（1）形态观察：无菌操作挑取阿萨希毛孢子菌培养物，革兰染色或乳酸酚棉蓝染色镜检。

（2）分离培养：将该菌种接种于沙氏葡萄糖琼脂平板和马铃薯葡萄糖琼脂平板上（各接种 2 个平板），分别置 29℃和 35℃培养 48～72 小时，观察其菌落特征。

（3）生化试验：挑取在马铃薯葡萄糖琼脂平板上培养的菌落，参照 API20C 酵母菌鉴定条操作步骤进行接种，同时接种尿素斜面培养基，35℃培养 48～72 小时。

4.实验结果观察

（2）形态与染色特点：阿萨希毛孢子菌为革兰阳性，最大特点为关节孢子丰富，末端呈圆形,有芽生孢子,也可见菌丝断裂为关节孢子。

(2)菌落形态:阿萨希毛孢子菌菌落形态随培养基及温度变化不大,培养48～72小时后,菌落直径5～10mm,中心呈白色粉状,周边有皱褶。

(3)生化试验:根据API20C酵母菌鉴定条判读标准进行判读,脲酶试验阳性。

二、丝状真菌培养和鉴定

(一)常见浅部真菌的培养和鉴定

1.实验目的

(1)掌握毛癣菌属中红色毛癣菌、须癣毛癣菌的培养特性和鉴定要点。

(2)掌握小孢子菌属中犬小孢子菌的培养特性和鉴定要点。

2.实验器材

(1)菌种:红色毛癣菌、须癣毛癣菌、犬小孢子菌马铃薯葡萄糖培养平板5天培养物。

(2)培养基:沙氏葡萄糖琼脂平板、马铃薯葡萄糖培养基、尿素培养基、毛发穿孔试验液体培养基。

(3)试剂:乳酸酚棉蓝染液。

(4)其他:盖玻片、载玻片、透明胶带、擦镜纸等。

3.实验方法

(1)形态观察:取上述3种临床常见皮肤癣菌黏胶带法制片,乳酸酚棉蓝染色,镜下观察其菌丝和孢子的特点。

(2)鉴定试验

1)脲酶试验:将红色毛癣菌和须癣毛癣菌接种于尿素培养基,29℃培养3～7天后观察。

2)色素形成试验:将红色毛癣菌和须癣毛癣菌接种于马铃薯葡萄糖培养基29℃培养3～7天后观察。

4.实验结果观察

(1)形态与染色特点

1)毛癣菌属:红色毛癣菌菌丝有隔,可见较多侧生的棒状或梨状小分生孢子,无柄或短柄。大分生孢子罕见,呈棒状或腊肠样。须癣毛癣菌镜下可见大量棒状大分生孢子,小分生孢子散在或呈葡萄状排列,并有球拍状和螺旋样菌丝等。

2)小孢子菌属:犬小孢子菌的大分生孢子多呈纺锤形。有4～6个分隔,壁薄光滑或有棘突,菌丝两侧可有少数无柄或短柄的棍棒样小分生孢子。

(2)菌落形态:红色毛癣菌菌落呈白色绒毛状。须癣毛癣菌菌落呈淡黄色或白色粉状颗粒。犬小孢子菌菌落呈粉状,中心突起呈棕黄色。

(3)鉴定试验结果

1)脲酶试验:须癣毛癣菌在7天内,使尿素培养基由黄变红(阳性),红色毛癣菌不能使尿素培养基变红(阴性)。

2)色素形成试验:红色毛癣菌在马铃薯葡萄糖培养基上产生红色色素,仅见于菌落背面,须癣毛癣菌不产生色素。

5.注意事项

(1)红色毛癣菌产生的红色色素仅见于菌落背面,菌落表面仍呈白色绒毛状。

(2)红色毛癣菌和犬小孢子菌菌落常混淆,不易辨别,需观察孢子着生方式。

(二)曲霉菌属、毛霉菌属的培养和鉴定

1.实验目的

(1)掌握烟曲霉的培养特性和鉴定要点。

(2)熟悉总状毛霉的培养特性和鉴定要点。

2.实验器材

(1)菌种:烟曲霉、总状毛霉平板 72 小时培养物。

(2)培养基:沙氏葡萄糖琼脂平板,马铃薯葡萄糖培养基。

(3)试剂:乳酸酚棉蓝染液。

(4)其他:盖玻片、载玻片、透明胶带、滴管等。

3.实验方法

(1)形态观察:取烟曲霉和总状毛霉培养物用黏胶带法制片,乳酸酚棉蓝染色后镜检观察其分生孢子头及分生孢子的特征。

(2)分离培养:将烟曲霉和总状毛霉分别接种于沙氏葡萄糖琼脂平板上,35℃培养 2～3 天,观察菌落特点。

4.实验结果观察

(1)形态与染色特点

1)烟曲霉菌丝呈 45°角分枝,分生孢子头呈短柱状,近顶端膨大形成倒立的烧瓶样顶囊,密集排列的单层小梗覆盖顶囊表面。分生孢子柄光滑,小分生孢子呈球形。

2)毛霉菌丝不分隔,孢囊梗直接由菌丝生长出来,以单轴式长出不规则的分枝,分枝常呈 90°角。分枝顶端产生较大的球形孢子囊,内有孢子囊孢子,成熟后孢子囊壁消失,孢子囊孢子呈圆形表面光滑。

(2)菌落形态

1)烟曲霉在 35℃培养,菌落生长迅速。开始为白色,2～3 天后转为绿色,边缘仍为白色,延长培养变为深绿色。菌落质地起初为绒状或絮状,延长培养时间逐渐为粉末状。

2)总状毛霉在 35℃培养,菌落生长迅速,广泛蔓延,棉絮样菌落铺满整个平板。开始白色羊毛状,逐渐变为灰色、灰黄,背面淡黄色,成熟后菌丝顶端有黑点。

5.注意事项

(1)烟曲霉在 45℃培养生长也良好。

(2)由于烟曲霉和毛霉的孢子可经肺吸入致病,因此制片和操作必须在二级生物安全柜中进行并做好生物防护。

三、双相型真菌的培养与鉴定

(一)实验目的

1.掌握马尔尼菲青霉菌的培养特性和鉴定要点。

2.熟悉申克孢子丝菌的培养特性和鉴定要点。

(二)实验器材

1.菌种　马尔尼菲青霉菌、申克孢子丝菌沙氏葡萄糖琼脂平板 7 天霉菌相培养物和酵母相 3 天培养物。

2.培养基　沙氏葡萄糖琼脂平板、马铃薯葡萄糖琼脂、半胱氨酸葡萄糖血琼脂平板。

3.试剂　乳酸酚棉蓝染液。

4.其他　盖玻片、载玻片、透明胶带、滴管等。

(三)实验方法

1.形态观察　分别取马尔尼菲青霉菌和申克孢子丝菌的霉菌相培养物和酵母相培养物黏胶带法制片,用乳酸酚棉蓝染色后镜检观察菌体形态。

2.分离培养　将马尔尼菲青霉菌接种于沙氏葡萄糖琼脂平板和马铃薯葡萄糖琼脂(各接种 2 个平板),分别置于 29℃和 37℃培养 1～2 周后观察菌落及菌体特点。将申克孢子丝菌接种于沙氏葡萄糖琼脂平板和半胱氨酸葡萄糖血琼脂平板,分别置于 29℃和 37℃培养 5～7 天后观察菌落及菌体特点。

(四)实验结果观察

1.形态与染色特点

(1)马尔尼菲青霉菌有无色透明的分隔菌丝,分生孢子梗光滑,帚状枝分散。菌丝端可见单瓶梗,其顶端有分生孢子链,链长微弯。37℃酵母相可见直径 3～6μm、圆形或卵圆形、腊肠样菌体,可见关节孢子。

(2)申克孢子丝菌有纤细的直径为 2μm 的分隔分枝菌丝,分生孢子梗位于菌丝两侧呈直角关系,顶端有 3～5 个梨形分生孢子,呈梅花状排列。孢子可对称分布于菌丝两侧,呈"套袖样"结构,孢子无色或淡褐色。37℃酵母相可见圆形、长形或梭形孢子,有时出芽。

2.菌落形态

(1)马尔尼菲青霉菌在 29℃生长较快,2 天后开始生长,初为浅白色绒毛状,不久逐渐变成淡黄色或黄绿色,背面红色,7 天左右,整个培养基被染成葡萄酒红色。37℃培养为酵母相,生长缓慢,菌落酵母样湿润,膜状,有皱褶,浅灰褐色或奶酪色,不产生色素。

(2)申克孢子丝菌在 29℃生长较快,开始为白色光滑酵母样,表面湿润,不久产生皱褶,颜色逐渐变为深褐色。在 37℃培养 2～3 天,可形成白色或灰黄色柔软的酵母样菌落。

(五)注意事项

疑为马尔尼菲青霉菌感染者,取其骨髓涂片后直接镜检或血培养物进行革兰染色镜检,观察其特征性腊肠样孢子。

(秦智谦)

第四节　抗菌药物敏感性试验与耐药性检测

一、纸片扩散法药物敏感性试验和联合药敏试验

(一)细菌及念珠菌纸片扩散法药物敏感性试验

1.实验目的

(1)掌握纸片扩散法药物敏感试验(K－B法)的方法和结果判定。

(2)熟悉纸片扩散法的原理、注意事项。

(3)了解纸片扩散法的质量控制。

2.实验器材

(1)菌种:临床分离的金黄色葡萄球菌、大肠埃希菌、铜绿假单胞菌和白念珠菌;标准菌株金黄色葡萄球菌 ATCC25923、大肠埃希菌 ATCC25922、铜绿假单胞菌 ATCC27853 和白念珠菌 ATCC90028 18~24 小时培养物。

(2)培养基:MH 平板、MH+GMB 平板(真菌药敏试验琼脂)。

(3)药敏纸片:红霉素(15μg)、克林霉素(2μg)、头孢西丁(30μg)、青霉素(10U)、复方磺胺甲噁唑(1.25/23.75μg)、氨苄西林(10μg)、头孢唑啉(30μg)、庆大霉素(10μg)、阿米卡星(30μg)、阿莫西林/克拉维酸(20/10μg)、头孢他啶(30μg)、哌拉西林(100μg)、环丙沙星(5μg)和氟康唑(25μg)。

(4)其他:无菌生理盐水、无菌棉签、刻度尺、0.5 麦氏比浊管、镊子、酒精灯、火柴、记号笔、培养箱等。

3.实验方法

(1)原理:含有定量抗菌药物的纸片贴在已接种测试菌的 MH 琼脂平板上,纸片中所含的药物吸收琼脂中的水分溶解后不断地向纸片周围扩散,形成递减的浓度梯度。在纸片周围抑菌浓度范围内测定菌的生长被抑制,从而形成无菌生长的透明圈即抑菌圈。抑菌圈的大小反映待测菌对测定药物的敏感性,并与该药对测试菌的最低抑菌浓度(minimum inhibitory concentration,MIC)呈负相关。

(2)步骤

1)分别挑取血琼脂平板上临床菌株和标准菌株的 18~24 小时培养物 4~5 个菌落,加入生理盐水中配制成 0.5 麦氏单位的菌悬液。

2)配好菌悬液后 15 分钟内,用无菌棉签沾取悬液,在试管内壁挤压出多余液体后,细菌药敏试验涂布 MH 平板(白念珠菌药敏试验用 MH-GMB 平板),然后将平板旋转 60°后再次涂布,重复 2 次,最后沿平板边缘涂抹一周。

3)将药敏平板盖半开 3~5 分钟,15 分钟内等培养基表面多余水分被吸收后,用镊子将药敏纸片贴在平板上,保证两纸片中心距离≥24mm,纸片距平板边缘≥15mm,纸片贴好后不能移动位置。不同菌种药敏试验药物选择见表 8-7。

表 8-7 药敏试验选择药物

细菌	选择药物
金黄色葡萄球菌	红霉素、克林霉素、头孢西丁、青霉素、复发磺胺甲噁唑
大肠埃希菌	氨苄西林、头孢唑啉、庆大霉素、阿米卡星、阿莫西林/克拉维酸
铜绿假单胞菌	头孢他啶、庆大霉素、哌拉西林、阿米卡星、环丙沙星
白念珠菌	氟康唑

4)15 分钟后将平皿倒扣放置于培养箱内,35℃空气环境下孵育 16~18 小时后测量抑菌圈直径。

4.实验结果观察 在黑色背景下,用反射光检查药敏平板的抑菌圈应该是均匀的圆形,并有融合生长的菌苔,用刻度尺在平板的背面测量完全抑制区的直径至最接近的整毫米数。根据抑菌圈直径解释标准判断药物的敏感程度(表 8-8~表 8-11)。

表8-8 金黄色葡萄球菌的抑菌圈直径解释标准

抗菌药物	纸片含药量	抑菌圈直径解释标准(mm)		
		S	I	R
红霉素	15μg	≥23	14～22	≤13
克林霉素	2μg	≥21	15～20	≤14
头孢西丁	30μg	≥22	—	≤21
青霉素	10units	≥29	—	≤28
复方磺胺甲噁唑	1.25/23.75μg	≥16	11～15	≤10

表8-9 大肠埃希菌的抑菌圈直径解释标准

抗菌药物	纸片含药量	抑菌圈直径解释标准(mm)		
		S	T	R
氨苄西林	10μg	≥17	14～16	≤13
头孢唑啉	30μg	≥23	20～22	≤19
庆大霉素	10μg	≥15	13～14	≤12
阿米卡星	30μg	≥17	15～16	≤14
阿莫西林/克拉维酸	20/10μg	≥18	14～17	≤13

表8-10 铜绿假单胞菌的抑菌圈直径解释标准

抗菌药物	纸片含药量	抑菌圈直径解释标准(mm)		
		S	I	R
头孢他啶	30μg	≥18	15～17	≤14
庆大霉素	10μg	≥15	13～14	≤12
哌拉西林	100μg	≥21	15～20	≤14
阿米卡星	30μg	≥17	15～16	≤14
环丙沙星	5μg	≥21	16～20	≤15

表8-11 白念珠菌的抑菌圈直径解释标准

抗真菌药物	纸片含药量	抑菌圈直径解释标准(mm)		
		S	SDD	R
氟康唑	25μg	≥19	15～18	≤14

注:SDD为剂量依赖型敏感

药敏纸片的质量控制允许范围如表8-12所示,白念珠菌ATCC90028对25μg氟康唑的抑菌圈直径允许范围为28～39mm。

表 8－12　纸片扩散法药敏纸片质量控制允许范围

抗菌药物	纸片含药量	抑菌圈直径允许范围(mm)		
		金黄色葡萄球菌 ATCC25923	大肠埃希菌 ATCC25922	铜绿假单胞菌 ATCC27853
红霉素	15μg	22～30	—	—
克林霉素	2μg	24～30	—	—
头孢西丁	30μg	23～29	23～29	—
青霉素	10units	26～37	—	—
复方磺胺甲噁唑	1.25/23.75μg	24～32	23～29	—
氨苄西林	10μg	27～35	16～22	—
头孢唑啉	30μg	29～35	21～27	—
庆大霉素	10μg	19～27	19～26	17～23
阿米卡星	30μg	20～26	19～26	18～26
阿莫西林/克拉维酸	20/10μg	28～3	18～24	—
头孢他啶	30μg	16～20	25～32	22～29
庆大霉素	10μg	19～27	19～26	17～23
哌拉西林	100μg	—	24～30	25～33
阿米卡星	30μg	20～26	19～26	18～26
环丙沙星	5μg	22～30	30～40	25～33

5.注意事项

(1)药敏试验前1～2小时将药敏纸片从冰箱中取出后平衡至室温后才能打开包装,以防产生冷凝水影响其效价。贴药敏纸片的过程中要特别注意无菌操作,防止带入其他细菌造成污染。

(2)应保证在室温环境下实验中所需培养基的pH为7.2～7.4,pH过高或过低均会导致一些药物的抑菌环直径扩大或缩小。培养基厚度为4mm、直径90mm的平皿需MH琼脂25～30ml。

(3)菌悬液浓度要合适,浓度偏高会导致抑菌圈变小,浓度偏低会导致抑菌圈增大。

(二)联合药敏试验

1.实验目的

(1)掌握联合药敏试验的方法和结果判定。

(2)熟悉联合药敏试验方法的注意事项。

(3)了解联合药敏试验的意义。

2.实验器材

(1)菌种:临床分离的粪肠球菌、金黄色葡萄球菌18～24小时培养物。

(2)培养基:MH平板。

(3)药敏纸片:青霉素(10U)、庆大霉素(120μg)、红霉素(15μg)、克林霉素(2μg)。

(4)其他:无菌生理盐水、无菌棉签、0.5麦氏比浊管、镊子、温箱等。

3.实验方法

(1)原理:抗菌药物联合用药可出现协同作用(即两种药物联合作用显著大于单独作用的总和)或出现拮抗作用(即两种药物联合作用显著低于单独抗菌活性)。将两种含有定量抗菌药物的药敏纸片相隔一定间距贴在接种了测试菌的 MH 琼脂平板上后,纸片中的抗菌药物吸收了琼脂中的水分溶解后向纸片周围扩散形成递减的梯度浓度,由于药物之间的相互作用,可以形成加强或受抑制的抑菌圈。

(2)步骤

1)分别挑取粪肠球菌、金黄色葡萄球菌的 18～24 小时培养物 4 个菌落至生理盐水中,配成 0.5 麦氏单位菌悬液。

2)用无菌棉签沾取配好的菌悬液,同纸片扩散法涂布 MH 平板。

3)在涂布粪肠球菌的平皿上贴青霉素、庆大霉素纸片,两纸片间的距离为 3～4mm。涂布金黄色葡萄球菌的平皿上贴红霉素和克林霉素纸片,两纸片间的距离为 15～26mm。

4)15 分钟后将平皿置 35℃空气环境培养 16～18 小时后观察结果。

4.实验结果观察　观察同一药敏试验平皿上的两药敏纸片的抑菌圈形状。如出现图 8－8 形状,则表示两种药物有协同作用;出现图 8－9 形状,则表示两种药物有拮抗作用。

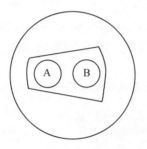

图 8－8　协同作用
A.青霉素;B.庆大霉素

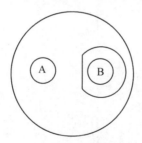

图 8－9　拮抗作用
A.红霉素;B.克林霉素

5.注意事项　贴药敏纸片时,两纸片间距要适当,如两纸片间距太远或太近都会影响其相互作用而不能显示正确结果。

二、稀释法药物敏感性试验和 E－试验

(一)细菌琼脂稀释法药物敏感性试验

1.实验目的

(1)掌握琼脂稀释法药物敏感性试验的方法和结果判读。

(2)熟悉琼脂稀释法药物敏感性试验的原理和注意事项。

(3)了解琼脂稀释法药物敏感性试验的主要实验器材。

2.实验器材

(1)菌种:临床分离的金黄色葡萄球菌、大肠埃希菌和铜绿假单胞菌;标准菌株金黄色葡萄球菌 ATCC29213、大肠埃希菌 ATCC25922 和铜绿假单胞菌 ATCC27853 18～24 小时培养物。

(2)培养基:MH 平板。

(3)试剂:环丙沙星标准品(100mg/支)。

(4)其他:无菌蒸馏水、无菌生理盐水、天平、0.5 麦氏比浊管、无菌试管、无菌吸头、微量移液器及配套 Tip 头、培养箱等。

3.实验方法

(1)原理:将不同浓度抗菌药物分别混匀于 MH 琼脂培养基中,配制出含各种浓度药物的平板,然后定量接种细菌,孵育后观察细菌在含不同浓度药物的平板上的生长情况,以抑制细菌生长的平板所含的药物浓度测得最低抑菌浓度。

(2)步骤

1)制备不同浓度的抗菌药物:称 51.2mg 的环丙沙星标准品至 10ml 无菌蒸馏水中,配成浓度为 5120μg/ml 的贮存液。按照表 8－13 方法,将储存液稀释成浓度为 1.25～640μg/ml 共 10 个浓度的应用液。

表 8－13　琼脂稀释法药敏试验抗菌药物的稀释方法

环丙沙星溶液				水(ml)	应用液浓度(μg/ml)	终浓度 1:10 琼脂稀释(μg/ml)
步骤	浓度	来源	取药体积(ml)			
1	5120	贮存液	1	7	640	64
2	640	步骤1	2	2	320	32
3	640	步骤1	1	3	160	16
4	640	步骤1	1	7	80	8
5	80	步骤4		2	40	4
6	80	步骤4	1	3	20	2
7	80	步骤4	1	7	10	1
8	10	步骤7		2	5	0.5
9	10	步骤7	1	3	2.5	0.25
10	10	步骤7	1	7	1.25	0.125

2)MH 琼脂稀释平板制备:将 2ml 不同浓度的环丙沙星溶液分别加入到融化并冷却至 50℃左右的 18ml MH 琼脂中,混匀后倾注到直径为 90mm 的平皿内,使环丙沙星终浓度为 0.125～64μg/ml。

3)待测菌悬液的稀释:挑取血平板上已培养 18～24 小时的 3～5 个待测菌落,用无菌生理盐水配制 0.5 麦氏浊度的菌悬液(10^8 CFU/ml),然后用生理盐水 1:10 稀释,使菌含量为 10^7 CFU/ml。

4)接种琼脂稀释平皿:用微量加样器取 2μl 菌液首先接种生长对照平皿,然后按含环丙沙星浓度由低到高的平板接种,最后接种第二个生长对照平皿,每个接种点最终接种菌量为 10^4 CFU。

5)孵育:待接种点干燥后,将平板置 35℃孵育 16～24 小时观察结果。

4. 实验结果观察 将孵育后平板置于深色不反光表面上观察,生长对照平板上的所有细菌均应生长,形成直径为 5~8mm 的菌斑。含环丙沙星平板上以完全抑制菌落生长的最低药物浓度为环丙沙星对待测菌的 MIC。

金黄色葡萄球菌、大肠埃希菌和铜绿假单胞菌对环丙沙星的 MIC 解释标准见表 8−14。

表 8−14　金黄色葡萄球菌、大肠埃希菌和铜绿假单胞菌的 MIC 结果解释标准

抗菌药物	MIC 解释标准		
	S	I	R
环丙沙星	≤1	2	≥4

标准菌株金黄色葡萄球菌 ATCC29213、大肠埃希菌 ATCC25922 和铜绿假单胞菌 ATCC27853 对环丙沙星的 MIC 分别为 $0.12~0.5\mu g/ml$、$0.004~0.015\mu g/ml$ 和 $0.25~1\mu g/ml$。

5. 注意事项

(1)在读取和报告待检菌的 MIC 前,应检查生长对照平板的细菌生长情况是否良好,质控菌株的 MIC 值是否处于质控范围。

(2)单一菌落或由接种造成的微弱的薄雾状生长为阴性。

(3)如果出现有 2 个以上菌落生长于含药浓度高于终点水平的平板上,或低浓度药物平板上不长而高浓度药物平板上生长现象,则应检查待测菌的纯度或重复试验。

(二)细菌及含珠菌肉汤稀释法药物敏感性试验

1. 常量肉汤稀释法

(1)实验目的

1)掌握常量肉汤稀释法药物敏感性试验的方法和结果判读。

2)熟悉常量肉汤稀释法药物敏感性试验的原理和注意事项。

3)了解常量肉汤稀释法的主要实验材料。

(2)实验器材

1)菌种:临床分离的金黄色葡萄球菌、大肠埃希菌、铜绿假单胞菌和白念珠菌;标准菌株金黄色葡萄球菌 ATCC29213、大肠埃希菌 ATCC25922、铜绿假单胞菌 ATCC27853 和白念珠菌 ATCC90028 18~24 小时培养物。

2)培养基:MH 肉汤(细菌)、RPMI1640(念珠菌)。

3)试剂:环丙沙星标准品(100mg/支)、氟康唑标准品(100mg/支)。

4)其他:无菌生理盐水、0.5 麦氏比浊管、无菌试管、无菌吸头、微量移液器及配套 Tip 头、天平、培养箱等。

(3)实验方法

1)原理:用 MH 肉汤(或 RPMI1640)将抗菌药物作不同浓度的稀释后再接种一定浓度的待测菌,定量测定抗菌药物抑制或杀灭待测细菌的最低抑菌浓度或最低杀菌浓度。

2)步骤

①制备不同浓度的抗菌药物:分别称取 51.2mg 的环丙沙星或氟康唑标准品至 10ml 无菌蒸馏水中,分别配成浓度为 $5120\mu g/ml$ 的贮存液。按照表 8−15 配制浓度梯度为 $0.125~64\mu g/ml$ 的 10 种不同浓度的环丙沙星药物和氟康唑溶液。

表 8-15 肉汤稀释法药敏试验抗菌药物的稀释方法

| | 环丙沙星或氟康唑溶液 | | | MH 肉汤或 RPMI 1640(ml) | 应用液浓度 ($\mu g/ml$) | 终浓度 1:10 稀释($\mu g/ml$) |
步骤	浓度	来源	体积(ml)			
1	5120	贮存液	1	7	640	64
2	640	步骤 1	2	2	320	32
3	640	步骤 1	1	3	160	16
4	640	步骤 1	1	7	80	8
5	80	步骤 4	2	2	40	4
6	80	步骤 4	1	3	20	2
7	80	步骤 4	1	7	10	1
B	10	步骤 7	2	2	5	0.5
9	10	步骤 7	1	3	2.5	0.25
10	10	步骤 7	1	7	1.25	0.125

注:MH 肉汤用于稀释环丙沙星,RPM11640 用于稀释氟康唑

②待测菌悬液的稀释:挑取血平板上已培养 18~24 小时的 3~5 个待测菌落,用无菌生理盐水配制 0.5 麦氏浊度的菌悬液(细菌为 10^8 CFU/ml,念珠菌为 10^6 CFU/ml),然后用 MH 肉汤 1:10 稀释。

③待测菌的接种:取无菌试管 10 支排成一排,共排 6 排,分别加入上述制备好的不同浓度的环丙沙星溶液 2ml,每排中另加 2 个试管,分别加 2ml 不含抗生素的 MH 肉汤,作为生长对照和无菌对照。用微量加样器取 0.1ml 菌液依次由低浓度到高浓度加样 6 种细菌,使每管的最终菌液浓度为细菌 5×10^5 CFU/ml,生长对照管中细菌接种方法相同,无菌对照管中不加细菌。

同样取无菌试管 10 支排成一排,排成 2 排,分别加入上述制备好的不同浓度的氟康唑溶液 2ml,另每排加 2 个试管,分别加 2ml 无抗菌药物的 RPMI1640,作为生长对照和无菌对照。用微量加样器取 0.1ml 白念珠菌菌液依次由低浓度到高浓度加样,使每管的最终菌液浓度为 5×10^3 CFU/ml,生长对照管中接种菌液方法相同,无菌对照管中不加菌。

④孵育:将接种好的稀释管塞好塞子,置 35℃空气环境孵育,细菌的 MIC 在 16~20 小时后观察结果,念珠菌的 MIC 在 24 小时后观察结果。

(4)实验结果观察:首先观察生长对照孔,必须出现明显的浑浊,然后观察试验管,以无细菌生长的清亮透明管的最低药物浓度为抗菌药物对待测菌的 MIC。金黄色葡萄球菌、大肠埃希菌和铜绿假单胞菌对环丙沙星的 MIC 解释标准见表 8-16。白念珠菌对氟康唑的 MIC 解释标准见表 8-16。

表 8-16 白念珠菌的 MIC 结果解释标准

| 抗真菌药物 | MIC 解释标准($\mu g/ml$) | | |
	S	SDD	R
氟康唑	≤ 2	4	≥ 8

注:SDD 为剂量依赖性敏感

标准菌株白念珠菌 ATCC90028 对氟康唑的 MIC 为 $0.25 \sim 1.0 \mu g/ml$。

(5)注意事项

1)在读取和报告所测试菌株的 MIC 前,应检查生长对照管的细菌生长情况是否良好,质

控菌株的 MIC 值是否处于质控范围。

2）如果出现跳管现象则应检查培养物纯度或重复试验。

2.微量肉汤稀释法

（1）实验目的

1）掌握微量肉汤稀释法药物敏感性试验的方法和结果判读。

2）熟悉微量肉汤稀释法药物敏感性试验的原理和注意事项。

3）了解微量肉汤稀释法的主要实验材料。

（2）实验器材

1）菌种：临床分离的金黄色葡萄球菌、大肠埃希菌、铜绿假单胞菌和白念珠菌；标准菌株金黄色葡萄球菌 ATCC29213、大肠埃希菌 ATCC25922、铜绿假单胞菌 ATCC27853 和白念珠菌 ATCC90028 18～24 小时培养物。

2）培养基：MH 肉汤（细菌）、RPMI1640（念珠菌）。

3）试剂：环丙沙星标准品（100mg/支）、氟康唑标准品（100mg/支）。

4）其他：无菌生理盐水、0.5 麦氏比浊管、无菌试管、无菌吸头、微量移液器及配套 Tip 头、无菌 96 孔聚乙烯 U 形微量板、天平、培养箱等。

（3）实验方法

1）原理：用 MH 肉汤（或 RPMI1640）将抗菌药物作不同浓度的稀释后再接种一定浓度的待测菌，定量测定抗菌药物抑制或杀灭待测细菌的最低抑菌浓度或最低杀菌浓度。

2）步骤

①制备不同浓度的抗菌药物：按照表 8－16 配制浓度梯度为 $1.25～640\mu g/ml$ 的 10 种不同浓度的环丙沙星药物和氟康唑溶液。

②待测菌的准备：从孵育过夜的平板挑取一定数量的单个待检菌落，用无菌生理盐水制备成 0.5 麦氏比浊标准（细菌为 $10^8 CFU/ml$，念珠菌为 $10^6 CFU/ml$）的菌液，然后细菌用 MH 肉汤，念珠菌用 RPMI1640 作 1：20 稀释。

③待测菌的接种：在聚乙烯微量板中加入不同浓度的抗菌药物各 $100\mu l$，然后向各浓度孔中加入 $10\mu l$ 已稀释待测菌液，则其最终浓度为细菌 $5\times10^5 CFU/ml$，念珠菌 $5\times10^3 CFU/ml$。同时做生长对照（无抗菌药物）和无菌试验（不含菌也不含抗菌药物）。

④孵育将微量板振荡混匀 1 分钟加盖胶纸密封，置 35℃孵育 16～24 小时。

（4）实验结果观察：首先观察生长对照孔，必须出现明显的浑浊或≥2mm 底部生长，然后观察试验孔，以在小孔内无可见生长的最低药物浓度为抗菌药物对待测菌的 MIC。

金黄色葡萄球菌、大肠埃希菌和铜绿假单胞菌对环丙沙星的 MIC 解释标准见表 8－14。白念珠菌对氟康唑的 MIC 解释标准见表 8－16。

（5）注意事项

1）微量板孵育前一定要加盖胶纸，以减少孵育过程中的水分蒸发。

2）为使结果清晰显示，可在每孔中加入 0.5％氯化三苯四氮唑（TTC）μl，35℃孵育 3 小时后有细菌生长则呈红色，有助于结果判断。

3）出现 1 个跳孔现象时，应记录最高的 MIC 值。如出现多于 1 个跳孔的现象则不能报告，需重复试验。

（三）E－试验

1. 实验目的

（1）掌握 E－试验的操作方法和结果判定。

（2）熟悉 E－试验的原理。

（3）了解 E－试验的实验材料。

2. 实验器材

（1）菌种：临床分离的金黄色葡萄球菌、大肠埃希菌和铜绿假单胞菌；标准菌株金黄色葡萄球菌 ATCC29213、大肠埃希菌 ATCC25922 和铜绿假单胞菌 ATCC2785318～24 小时培养物。

（2）培养基：MH 平板。

（3）试剂：青霉素（P）和亚胺培南（IP）E－试验试纸条。

（4）其他：无菌生理盐水、0.5 麦氏比浊管、无菌棉签、无菌试管、镊子、培养箱等。

3. 实验方法

（1）原理：E－试验结合了稀释法和扩散法的原理和特点用于定量测定微生物对抗菌药物的敏感度。试条是一种宽 5mm、长 50mm 的塑料试条，一面固定有干化、稳定的、浓度呈连续指数增长分布的抗菌药物，另一面有药物的浓度刻度读数。抗菌药物梯度范围一般为 20 个 MIC 对倍稀释浓度的宽度范围，其斜率和浓度范围对判别有临床意义的 MIC 范围和折点有较好的关联。

（2）步骤

1）待测菌悬液的制备：挑取血平板上已培养 18～24 小时的 3～5 个待测菌落，用无菌生理盐水配制 0.5 麦氏浊度的菌悬液。

2）待测菌的接种：接种方法同纸片扩散法。涂布后等待 10～15 分钟让琼脂表面菌液被充分吸收，以保证加试条前琼脂表面干燥。

3）贴放 E－试验试条：打开 E－试验试纸条包装，用灭菌后的镊子夹住试条的柄端（标有 E 的区域），将 E－试验试条轻放在接种过细菌的 MH 平板表面，确保试条的 MIC 刻度朝上，且浓度最大端要靠近平板边缘，试条应与琼脂表面紧密接触，必要时可用灭菌并冷却的镊子轻轻压试条以驱赶其下方的气泡，并且总是从浓度最小端向上驱赶气泡。一旦放置好试纸条后，切勿再移动，因为抗菌药物在短时间内已经吸收琼脂内的水分溶解后扩散进入琼脂。

金黄色葡萄球菌贴青霉素试纸条，大肠埃希菌和铜绿假单胞菌贴亚胺培南试纸条。

4）孵育：将贴好药敏试纸条的 MH 平板放在 35℃ 空气环境中孵育 16～24 小时。

4. 实验结果观察　观察孵育后 MH 平板上药敏试纸条周围形成的椭圆形的抑菌圈，抑菌圈和试条横向相交处所对应的刻度即为该药对待测菌的 MIC。当无抑菌圈时，MIC 应报告为大于读数刻度的最高值。当抑菌圈延伸至试条下方即与试条无交点时，MIC 应报告为小于读数刻度的最低值。

金黄色葡萄球菌 ATCC29213 对青霉素的 MIC 为 $0.25 \sim 2\mu g/ml$，大肠埃希菌 ATCC25922 对亚胺培南的 MIC 为 $0.06 \sim 0.25\mu g/ml$，铜绿假单胞菌 ATCC27853 对亚胺培南的 MIC 为 $1 \sim 4\mu g/ml$。

5. 注意事项

（1）抑菌圈与试条相交处介于上下刻度之间时，应读取较高的刻度值。

(2)出现双层抑菌圈时,应读取生长被完全抑制的所示刻度值。

(3)抑菌圈与试条相交处出现散在菌落,应读取生长被完全抑制的所示刻度值。

(4)抑菌圈与试条相交处呈凹陷延伸时,应读取凹陷起始部位所示刻度值。

三、特殊耐药菌及耐药酶的表型检测

(一)β-内酰胺酶的检测

1. 实验目的

(1)掌握头孢硝噻吩纸片法检测β-内酰胺酶的方法和结果判定。

(2)熟悉头孢硝噻吩纸片法检测β-内酰胺酶的原理。

(3)了解头孢硝噻吩纸片法检测β-内酰胺酶的临床意义。

2. 实验器材

(1)菌种:临床分离的金黄色葡萄球菌(MIC≤0.12μg/ml 或抑菌圈直径≥29mm)、流感嗜血杆菌;标准菌株:金黄色葡萄球菌 ATCC29213、粪肠球菌 ATCC29212 18~24 小时培养物。

(2)试剂:头孢硝噻吩纸片。

(3)其他:无菌生理盐水、一次性接种环、无菌滴管和平皿等。

3. 实验方法

(1)原理:β-内酰胺酶是多种不同类型以 β-内酰胺类抗菌药物为底物的降解酶,通过水解内酰胺环造成 β-内酰胺类药物失去活性,将待测菌与头孢硝噻吩作用一定时间后,如待测菌产生青霉素酶,则可水解头孢硝噻吩的 β-内酰胺环,颜色由黄色变为红色。

(2)步骤:将头孢硝噻吩纸片置于一无菌平皿中,用无菌生理盐水将头孢硝噻吩纸片湿润,用一次性接种环挑取血平板上 18~24 小时生长待测菌涂于纸片上,观察结果。

4. 实验结果观察　涂上菌落的头孢硝噻吩纸片由黄色变为红色为阳性。金黄色葡萄球菌如未显色须在室温或 37℃放置 1 小时后再行观察。

金黄色葡萄球菌 ATCC29213 为阳性,粪肠球菌 ATCC29212 为阴性。

5. 注意事项　挑取细菌时,菌量不要太多,尽量在纸片上涂布开。

(二)超广谱 β-内酰胺酶(ESBL)的检测

1. 实验目的

(1)掌握纸片法检测超广谱 β-内酰胺酶的方法。

(2)熟悉纸片法检测超广谱 β-内酰胺酶的原理。

(3)了解稀释法检测超广谱 β-内酰胺酶的方法。

2. 实验器材

(1)菌种:临床分离的大肠埃希菌、肺炎克雷伯菌,以及肺炎克雷伯菌 ATCC700603、大肠埃希菌 ATCC25922 18~24 小时培养物。

(2)培养基:MH 平板、MH 肉汤。

(3)药敏纸片:头孢泊肟(10μg)、头孢他啶(30μg)、氨曲南(30μg)、头孢噻肟(30μg)、头孢曲松(30μg)、头孢他啶/克拉维酸(30/10μg)、头孢噻将/克拉维酸(30/10μg)。药品:头孢泊肟、头孢他啶、氨曲南、头孢噻肟、头孢曲松、克拉维酸。

(4)其他:无菌生理盐水、试管、试管架、无菌棉签、小镊子、0.5 麦氏比浊管、无菌移液管、

无菌滴管、96孔板、刻度尺、培养箱等。

3.实验方法

(1)纸片扩散法

1)初筛试验:原理:ESBLs由质粒介导的能水解所有青霉素类、头孢菌素类和单环β—内酰胺类氨曲南,不能水解头霉素类和碳青霉烯类药物,能被克拉维酸、舒巴坦和他唑巴坦等β—内酰胺酶抑制剂所抑制。根据ESBLs可被克拉维酸抑制特性可检测ESBLs。步骤:将大肠埃希菌和肺炎克雷伯菌配成0.5麦氏浊度的菌悬液,涂布于MH平板上,贴上头孢泊肟(10μg)或头孢他啶(30μg)或氨曲南(30μg)或头孢噻肟(30μg)或头孢曲松(30μg)药敏纸片。将贴好纸片的MH平板培养基置于35℃空气环境下,孵育16～18小时后测量抑菌圈直径。

2)表型确证试验:按照药敏试验的纸片扩散法,在涂有待测菌的MH平板上贴头孢他啶(30μg)、头孢噻肟(30μg)、头孢他啶/克拉维酸(30/10μg)和头孢噻肟/克拉维酸(30/10μg)四种纸片,置于35℃空气环境下,孵育16～18小时后测量抑菌圈直径。

(2)微量肉汤稀释法

1)初筛试验:原理同ESBLs纸片扩散法。步骤:将大肠埃希菌和肺炎克雷伯菌配成相应浊度的菌悬液,加入含有以下浓度药物的微量反应板中,头孢泊肟4μg/ml、头孢他啶1μg/ml、氨曲南1μg/ml、头孢噻肟头孢曲松1μg/ml。然后将接种了待测菌的反应板置于35℃环境下,孵育16～18小时后观察细菌在不同药物中的生长现象。

2)表型确证试验:按照药敏试验的微量肉汤稀释法,将大肠埃希菌和肺炎克雷伯菌配成相应浊度的菌悬液,加入含有以下梯度浓度药物的微量反应板中,头孢他啶的浓度范围为0.25～128μg/ml,头孢他啶/克拉维酸为0.25/4～128/4μg/ml,头孢噻肟为0.25～64μg/ml,头孢噻肟/克拉维酸为0.25/4～64/4μg/ml。置于35℃环境下,孵育16～18小时后观察在不同浓度药物中的生长现象。

4.实验结果观察

(1)纸片扩散法

1)初筛试验:对于临床分离的大肠埃希菌和肺炎克雷伯菌抑菌圈直径在下列范围时提示菌株可能产生ESBL:头孢泊肟≤17mm、头孢他啶≤22mm、氨曲南≤27mm、头孢噻肟≤27mm、头孢曲松≤25mm。

大肠埃希菌ATCC25922为不产ESBL菌株,抑菌环直径均不在上述范围内;肺炎克雷伯菌ATCC700603为产ESBL菌株,抑菌环直径处于上述界值范围。

2)表型确证试验:头孢他啶/克拉维酸的抑菌圈直径比头孢他啶的抑菌圈直径增大多5mm,或头孢噻肟/克拉维酸的抑菌圈直径比头孢噻肟的抑菌圈直径增大时,待测菌为产ESBL菌株。

大肠埃希菌ATCC25922的抑菌圈直径增大值应≤2mm,肺炎克雷伯菌ATCC700603的头孢他啶/克拉维酸对单独头孢他啶抑菌圈直径增大值应≥5mm,头孢噻肟/克拉维酸对单独头孢噻肟抑菌环直径增大值应≥3mm。

(2)微量肉汤稀释法

1)初筛试验:大肠埃希菌和肺炎克雷伯菌头孢泊肟MIC≥8μg/ml,头孢他啶、氨曲南、头孢噻肟、头孢曲松怀疑为ESBL产生株。

大肠埃希菌ATCC25922的MIC值不在上述范围内。肺炎克雷伯菌ATCC700603的

MIC 值处于上述界值范围。

2)表型确证试验:头孢他啶/克拉维酸比头孢他啶,或头孢噻肟/克拉维酸比头孢噻肟的 MIC 减低 3 个或 3 个以上倍比稀释度的菌株为 ESBL 阳性菌株。

大肠埃希菌 ATCC25922 与克拉维酸联合的药物 MIC 相对单独药物 MIC 减低小于 3 个倍比稀释度,肺炎克雷伯菌 ATCC700603 的 MIC 值降低≥3 个倍比稀释度。

5.注意事项 目前 CLSI 推荐的 ESBL 检测方法只适用于大肠埃希菌、肺炎克雷伯菌、产酸克雷伯菌和奇异变形杆菌,不适用于其他菌。

(三)碳青霉烯酶的检测

1.实验目的

(1)掌握碳青霉烯酶初筛方法和改良 Hodge 试验的方法和结果判定。

(2)熟悉改良 Hodge 试验的原理和注意事项。

(3)了解改良 Hodge 试验的试验材料。

2.实验器材

(1)菌种:临床分离的大肠埃希菌、肺炎克雷伯菌,以及大肠埃希菌 ATCC25922、肺炎克雷伯菌 ATCCBAA-1705、肺炎克雷伯菌 ATCCBAA-1706 18～24 小时培养物。

(2)培养基:MH 平板。

(3)药敏纸片:美罗培南(10μg)、厄他培南(10μg)。药品:亚胺培南、美罗培南、厄他培南。

(4)其他:无菌生理盐水、试管、无菌棉签、接种环、小镊子、刻度尺、培养箱等。

3.实验方法

(1)初筛试验:原理:碳青霉烯酶为具有水解碳青霉烯类抗菌药物活性的 β-内酰胺酶。步骤:按药敏试验纸片扩散法,在涂布了 0.5 麦氏浊度的待测菌的 MH 平板上贴美罗培南(10μg)和厄他培南(10μg)药敏纸片。将培养基置于 35℃环境下,孵育 16～18 小时后测量抑菌圈直径。

(2)确证试验(改良 Hodge 试验):本试验是对疑为产碳青霉烯酶的肠杆菌科细菌的表型确证试验。步骤:取 16～18 小时的大肠埃希菌 ATCC25922 的菌落,配置成 0.5 麦氏浊度的菌悬液,再用盐水或肉汤中进行 1:10 稀释后涂布 MH 培养基,干燥 3～10 分钟,在平板的中间贴上美罗培南或厄他培南药敏纸片,用 10μl 的接种环取待检菌和质控菌,从纸片边缘向平板边缘划直线,划线应有 20～25mm 长。将 MH 平板置于 35℃空气环境下,孵育 16～20 小时,如果在待测菌株与大肠埃希菌 ATCC25922 抑菌圈交汇处大肠埃希菌增强生长,即碳青霉烯酶阳性。

4.实验结果观察

(1)初筛试验:纸片扩散法:当待测的大肠埃希菌和肺炎克雷伯菌的厄他培南抑菌圈直径在 19～21mm,美罗培南抑菌圈直径在 16～21mm 时,怀疑为产碳青霉烯酶菌株。

(2)确证试验(改良 Hodge 试验):抑菌圈与待测菌划线交叉处出现大肠埃希菌 ATCC25922 增强生长现象为碳青霉烯酶阳性,无增强生长现象为碳青霉烯酶阴性。

肺炎克雷伯菌 ATCCBAA-1705 为碳青霉烯酶阳性、肺炎克雷伯菌 ATCCBAA-1706 为碳青霉烯酶阴性。

5.注意事项

(1)亚胺培南药敏纸片用于筛选产碳青霉烯酶菌株是不可靠的。

(2)产碳青霉烯酶菌株的初筛方法,主要用于临床上处于敏感范围内的产酶菌的筛查。对于耐药菌株,临床没有必要检测是否产酶,但用于流行病学调查是有意义的。

(四)耐甲氧西林葡萄球菌(MRS)的检测

1.实验目的

(1)掌握头孢西丁纸片扩散法检测 MRS 的方法和结果判定。

(2)熟悉头孢西丁纸片扩散法检测 MRS 的注意事项。

2.实验器材

(1)菌种:临床分离的金黄色葡萄球菌、凝固酶阴性葡萄球菌、金黄色葡萄球菌 ATCC25923、金黄色葡萄球菌 ATCC43300、金黄色葡萄球菌 ATCC29213 18～24 小时培养物。

(2)培养基:MH 平板。

(3)试剂:头孢西丁纸片(30μg)、头孢西丁粉剂。

(4)其他:无菌生理盐水、试管、接种环、0.5 麦氏比浊管、小镊子、刻度尺、培养箱等。

3.实验方法

(1)头孢西丁纸片扩散法:原理同药敏试验纸片扩散法,步骤为将头孢西丁(30μg)药敏纸片贴在接种了待检菌的 MH 平板上,33℃～35℃空气环境下,孵育 16～20 小时后观察结果。

(2)肉汤稀释法:原理同微量肉汤稀释法。步骤为将待测菌配成 0.5 麦氏浓度的菌悬液,稀释后加入到含有 4μg/ml 头孢西丁的 MH 肉汤的反应板中,使最终菌液浓度为 5×10^{5}CFU/ml,33℃～35℃环境下,孵育 16～20 小时后观察结果。

4.实验结果观察

(1)头孢西丁纸片扩散法:金黄色葡萄球菌:头孢西丁≤21mm 报告为 MRSA(耐甲氧西林的金黄色葡萄球菌),≥22mm 报告为 MSSA(甲氧西林敏感的金黄色葡萄球菌)。凝固酶阴性葡萄球菌:头孢西丁≤24mm 报告为 MRSCN(耐甲氧西林的凝固酶阴性葡萄球菌),≥25mm 报告为 MSSCN(甲氧西林敏感的凝固酶阴性葡萄球菌)。

质控菌株金黄色葡萄球菌 ATCC25923 的抑菌环直径在 23～29mm 之间,为 MSSA;金黄色葡萄球菌 ATCC43300 抑菌环直径≤21mm,为 MRSA。

(2)肉汤稀释法:MIC>4μg/ml 为阳性,报告为 MRSA;MIC≤4μg/ml 为阴性,报告为 MSSA。质控菌株金黄色葡萄球菌 ATCC29213 的 MIC 为 1～4μg/ml,为阴性;金黄色葡萄球菌 ATCC43300 的 MIC>4μg/ml 为阳性。

5.注意事项

(1)检测 MRS 的试验中,培养基的孵育温度应在 33℃～35℃之间,不能高于 35℃,高于这个温度时有些 MRS 不能被检出。

(2)金黄色葡萄球菌孵育 16～18 小时即可观察结果,凝固酶阴性葡萄球菌须孵育 24 小时,但如果是耐药菌,可在 18 小时报告结果。

(五)葡萄球菌诱导性克林霉素耐药的检测(D-Test)

1.实验目的

(1)掌握纸片扩散法克林霉素诱导试验的方法和结果判定。

(2)熟悉纸片扩散法克林霉素诱导试验的原理。

(3)了解克林霉素诱导试验肉汤稀释法操作方法及结果判定。

2.实验器材

(1)菌种:金黄色葡萄球菌和凝固酶阴性葡萄球菌(红霉素耐药,克林霉素敏感或中介);金黄色葡萄球菌 ATCC29213、金黄色葡萄球菌 ATCC BAA－977 18～24 小时培养物。

(2)培养基:MH 平板、MH 肉汤。

(3)药敏纸片:红霉素(15μg)、克林霉素纸片(2μg)。

(4)其他:无菌生理盐水、试管、0.5 麦氏比浊管、无菌棉签、接种环、小镊子、微量移液器及配套 Tip 头、培养箱等。

3.实验方法

(1)纸片扩散法:原理见联合药敏试验。步骤为按纸片扩散法药敏试验方法,将红霉素(15μg)和克林霉素(2μg)纸片贴在涂布了待测菌的 MH 平板表面,两纸片间距离 15～26mm,置于 35℃环境下,孵育 16～18 小时后观察结果。

(2)微量肉汤稀释法:原理同微量肉汤稀释法。步骤为在同一管 MH 肉汤中加入 44μg/ml 的红霉素和 0.5μg/ml 的克林霉素,接种待测菌悬液,使最终菌液浓度为 5×10^5 CFU/ml,35℃环境下,孵育 18～24 小时,观察结果。

4.实验结果观察

(1)纸片扩散法:克林霉素的抑菌圈在红霉素一侧变截平,像字母 D 的形状为阳性,为诱导克林霉素试验阳性。

(2)微量肉汤稀释法:孔内有细菌生长则为阳性,应报告克林霉素耐药。质控菌株金黄色葡萄球菌 ATCC29213 没有生长,为阴性;金黄色葡萄球菌 ATCC BAA－977 有生长,为阳性,对克林霉素呈现诱导耐药。

5.注意事项

(1)注意两纸片间的距离应在 15～26mm 之间。

(2)对于试验阳性的结果,应报告"克林霉素耐药",此外应加入如下注解:此菌株检测为克林霉素诱导性耐药株。

(六)耐万古霉素肠球菌的检测

1.实验目的　掌握检测耐万古霉素肠球菌的方法。

2.实验器材

(1)菌种:临床分离的肠球菌、粪肠球菌 ATCC29212、粪肠球菌 ATCC51299 的 18～24 小时培养物。

(2)培养基:MH 平板、脑心浸液(BHI)琼脂平板。

(3)试剂:万古霉素纸片(30μg)、万古霉素干粉。

(4)其他:生理盐水、试管、无菌棉签、接种环、小镊子、微量移液器及配套 Tip 头、0.5 麦氏比浊管等。

3.实验方法

(1)纸片扩散法:原理同药敏试验纸片扩散方法。步骤为将万古霉素(30μg)纸片贴在接种了待检菌的 MH 平板表面,置于 35℃空气环境下,孵育 24 小时后观察结果。

(2)琼脂筛选法:原理同琼脂稀释法。步骤为制备含万古霉素浓度为的 BHI 平板,用接种环或无菌棉签取 1～10μl 0.5 麦氏浊度的待检菌悬液,在 BHI 平板上涂布成直径 10～15mm 大小的区域,35℃空气环境下,孵育 24 小时,观察结果。

4.实验结果观察

(1)纸片扩散法:使用透射光观察抑菌圈,在抑菌圈内出现云雾状或任何生长表示耐药,抑菌圈直径≤14mm 为耐药、15～16mm 为中介、≥17mm 为敏感

(2)琼脂筛选法:在透射光下仔细观察是否有生长的迹象,>1 个菌落生长或模糊生长,表示万古霉素耐药。质控菌株粪肠球菌 ATCC29212 万古霉素敏感,粪肠球菌 ATCC51299 万古霉素耐药。

5.注意事项

(1)使用透射光观察抑菌圈。

(2)对于纸片扩散法检测为中介的菌株应检测其 MIC。

(七)耐青霉素肺炎链球菌的检测

1.实验目的 掌握青霉素耐药肺炎链球菌的检测方法。

2.实验器材

(1)菌种:临床分离的肺炎链球菌 18～24 小时培养物。

(2)培养基:含有 5% 羊血的 MH 平板、含血清的肉汤。

(3)试剂:苯唑西林纸片(1μg)、青霉素干粉、青霉素 E－试验试条。

(4)其他:无菌生理盐水、试管、无菌棉签、接种环、小镊子、微量移液器及配套 Tip 头、0.5 麦氏比浊管、培养箱等。

3.实验方法

(1)纸片扩散法:原理同药敏试验纸片扩散法,步骤为将苯唑西林(1μg)纸片贴在涂布了待测菌的含 5% 羊血的 MH 平板表面,置于 35℃空气环境下,孵育 16～18 小时后观察结果。

(2)稀释法:原理和步骤同药敏试验稀释法或 E－试验法。

4.实验结果

(1)纸片扩散法:肺炎链球菌苯唑西林的抑菌圈直径≥20mm 对青霉素是敏感的。如果抑菌圈直径≤19mm,需要检测青霉素的最小抑菌浓度(MIC)。

(2)稀释法依据肺炎链球菌的来源和给药方式,青霉素的 MIC 解释标准不同(表 8－17)。

表 8－17 肺炎链球菌青霉素的 MIC 解释标准

抗菌药物	MIC 解释标准($μg/ml$)		
	S	I	R
青霉素(脑膜炎)	≤0.06		≥0.12
青霉素(非脑膜炎)	≤2	4	≥8
青霉素(口服青霉素 V)	≤0.06	0.12～1	≥2

5.注意事项 肺炎链球菌对于青霉素的敏感性是使用苯唑西林药敏纸片来检测的,如果苯唑西林的抑菌环直径≤19mm,需要检测青霉素的 MIC。

(于龙魅)

第五节　常见病毒检验技术

一、病毒培养技术

(一)鸡胚接种

1.实验目的

(1)掌握常用的鸡胚接种方法。

(2)熟悉鸡胚的解剖结构。

(3)了解鸡胚接种的主要实验器材。

2.实验器材

(1)病毒液:流行性感冒病毒液、乙型脑炎病毒液和2型单纯疱疹病毒液。

(2)培养物:新鲜鸡受精卵。

(3)器具:卵架、卵杯、检卵灯、超净工作台。

(4)其他:铅笔、打孔器(三棱针)、1ml注射器、75%酒精棉球、2.5%碘酊棉球、镊子、医用胶带、无菌液体石蜡、无菌毛细吸管、平皿等。

3.实验方法

(1)原理:鸡胚为活的动物机体,组织分化程度低,病毒易于增殖,根据多种病毒对鸡胚敏感性不同,可选择不同的日龄和接种途径进行接种,感染病毒的组织和液体中含有大量病毒。此方法可用以进行多种病毒的分离、培养,毒力的滴定,中和试验以及抗原和疫苗的制备等。

(2)步骤:鸡胚接种前准备:选择健康来亨鸡的受精卵,将受精卵置相对湿度40%～70%的38℃～39℃孵箱孵育3天,每天翻动鸡胚1次,防止蛋白粘连。第四日起,用检卵灯观察鸡胚发育情况,活受精卵可看到清晰的血管和鸡胚的明显自然运动,未受精卵只可见模糊的卵黄阴影,不见血管和鸡胚痕迹,若出现血管昏暗模糊,没有胚动,说明鸡胚生长不良,应随时清除。生长良好的鸡胚一直孵育到适当的胚龄。

1)尿囊腔接种法:①取9～11日龄的鸡胚在检卵灯下画出气室和胚胎位置,在胎与气室交界的边缘上约1mm处避开血管作一记号作为注射点。②将鸡胚竖放在卵杯上,钝端向上。先用2.5%碘酊棉球消毒气室的蛋壳,再用75%酒精棉球脱碘。用打孔器在注射点处打一长约2mm的小口,勿损伤壳膜。③再次消毒钻孔区,用无菌注射器吸取流行性感冒病毒液0.1～0.2ml,将针头垂直或斜行从小孔处刺入,经尿囊膜进入尿囊腔,注入病毒液。④消毒后随即用医用胶带封孔,蜡笔标记号码及日期等,放37℃孵育48～72小时。在此期间每天翻动1次,检视1次,于接种后24小时内死亡的鸡胚为非特异性死胚应弃去。⑤收获前先将鸡胚放4℃冰箱6小时或过夜,以避免收获时出血。次日取出鸡胚,消毒气室部分卵壳,用无菌小镊子去除该部位卵壳,撕去卵膜,以无菌毛细吸管吸取尿囊液,放无菌小瓶中,一般一个鸡胚可收集5～10ml尿囊液。若操作时损伤血管,则病毒会吸附在红细胞上,尿囊液中则无。经无菌试验后,将尿囊液保存于4℃或低温冰箱中备用,也可以直接作血凝试验和血凝抑制试验对病毒进行鉴定及分型。

2)羊膜腔接种法:①取10～12日龄的鸡胚于检卵灯下标记气室、胚胎位置。②消毒气室卵壳,在气室顶端开出约10mm×6mm方形天窗,揭去卵壳及外层卵膜,滴1滴无菌液体石蜡于下层壳膜上,使其透明,以便在检卵灯下可清晰观察鸡胚位置。③用无菌注射器刺向胚胎的腭下胸前,以针头波动下颚及腿,当进入羊膜腔内时,可看到鸡胚随针头的拨动而动,此时可注入0.1~0.2ml病毒液。④拔出针头,孔区消毒后用医用胶带将卵壳的窗口封住,于37℃孵育48~72小时,要保持鸡胚钝端朝上。⑤收获前先将鸡胚放4℃冰箱6小时或过夜,但不能放置时间过长,否则会引起散黄,收获时,钝端向上放置在卵杯上,先消毒气室部,剪去壳膜及绒毛膜尿囊膜,吸弃尿囊液,夹起羊膜,用毛细吸管吸取羊水,收集于无菌小瓶内冷藏备用。

3)卵黄囊接种法:①取6~8日龄鸡胚,垂直放于蛋杯,钝端朝上,在检卵灯下画出胎位和气室的位置,消毒气室端。②用开孔器在气室中央的卵壳上钻一小孔,以1ml注射器吸取乙型脑炎病毒悬液0.2~0.5ml自小孔沿胚的纵轴迅速刺入约3cm接种于卵黄囊内,医用胶带封口。③37℃孵育箱培养3~8天,时间长短应根据病毒或立克次体的种类而定,每天翻卵2次,弃掉24小时内死亡的鸡胚(但东方型和西方型马脑炎病毒可能在接种15~24小时内死亡)。④收获时,取出孵育24小时以上濒死鸡胚,先将鸡胚预冷,然后消毒气室端卵壳,无菌条件下剪掉卵壳,去除壳膜,用镊子将卵黄囊和绒毛尿囊膜分开,夹出卵黄囊放在灭菌平皿内,提起卵黄囊蒂,挤出卵黄囊液,用无菌生理盐水洗去卵黄囊上的卵黄囊液后,将卵黄囊置于另一无菌平皿内,低温保存,以进一步鉴定。

4)绒毛尿囊膜接种:①取10~13日龄的鸡胚,在检卵灯下画出鸡胚、气室,于鸡胚胎面略近气室端无大血管处画一个边长约1cm的等边三角形,用碘酒、酒精消毒。②用打孔器在卵壳上沿该等边三角形开一裂痕,并于气室中央开一小孔。③用针头挑去三角形之卵壳,勿伤及卵壳膜,滴加灭菌生理盐水1滴于壳膜上,用针尖循卵壳膜纤维方向划破一小隙口,勿伤及紧贴的绒毛尿囊膜。④用针尖刺破气室小孔处的壳膜,再用橡皮乳头紧按气室小孔向外吸气,可见盐水小滴自裂隙流至绒毛尿囊膜上,从而使绒毛尿囊膜下沉形成人工气室。⑤吸取0.1~0.2ml单纯疱疹病毒液滴于绒毛尿囊膜上,然后旋转鸡胚使接种物扩散到整个绒毛尿囊膜上,医用胶带封口,胚横卧于卵架上,不许翻动,保持卵窗向上,37℃孵育4~5天后收获。⑥剪开气窗,观察绒毛尿膜上病变,可在绒毛膜尿囊膜上见到明显的疹斑,用无菌剪刀沿人工气室边缘剪下此膜,置于加有无菌生理盐水的无菌平皿中,低温保存,以备进一步鉴定用。

4.实验结果观察

(1)流感病毒用尿囊液和羊水作血凝和血凝抑制试验,根据试验结果判断是否有病毒增殖。

(2)流行性乙型脑炎病毒可引起鸡胚死亡。

(3)疱疹病毒在绒毛尿囊膜上可形成特殊的痘疮。

5.注意事项

(1)防止污染:鸡胚是活的有机体,因此接种全过程要求无菌操作,同时动作要仔细,以免造成物理死亡。接种24小时内死亡不计入结果。

(2)温度要适宜:在室温较低的冬季要采取保温措施才能进行鸡胚接种以减少死亡,接种过的鸡胚要根据所接种的病原体生长增殖所需要的温度置温箱中孵育。

(二)动物接种

1.实验目的　了解病毒检验中常用的实验动物接种方法。

2.实验器材

(1)病毒液:乙型脑炎病毒液、流感病毒液。

(2)实验动物:小鼠。

(3)其他:1ml无菌注射器、4号针头、碘酒、75％乙醇消毒棉球、无菌毛细管、无菌生理盐水、小试管、乙醚麻醉剂、鼠笼等。

3.实验方法

(1)原理:动物接种是最原始的病毒接种方法,常用的实验动物有小鼠、大白鼠、豚鼠、家兔等,接种时要根据病毒对动物嗜性不同选择特定部位,如鼻腔、皮内、皮下、腹腔、脑内、静脉等。动物接种在病毒学研究中主要用于分离鉴定病毒,通过传代增殖或减弱病毒毒力和制备免疫血清。

(2)步骤

1)乳鼠脑内接种法:①取感染乙型脑炎病毒的小鼠脑组织先用无菌生理盐水洗去血液,再加100％脱脂奶水研磨成10ml悬液,离心沉淀30分钟,吸取上清液。②1ml注射器抽取乙型脑炎病毒液0.1ml,去除注射器内的气泡。③左手拇指及食指挟住小鼠颈部皮肤,在小鼠眼耳之间用碘酒、乙醇消毒。④右手持注射器,于小鼠头部右眼与左耳、左眼与右耳连线交点处刺入颅腔(其深度为针头的1/3),注入0.02～0.03ml乙型脑炎病毒液。⑤注射完毕,将用过之物一并煮沸消毒。

2)小鼠滴鼻感染法:①首先将1只小鼠投入带盖的、内放有浸蘸乙醚的棉球的鼠笼内进行全身麻醉。②用无菌毛细滴管吸取少许流感病毒液,连同毛细滴管插在无菌小试管内备用。③用左手拇指及食指抓住小鼠耳部使其头部朝前并呈仰卧位置,右手将事先吸有病毒液的滴管靠近动物鼻尖,使液滴随动物呼吸时进入鼻腔,一般滴入0.03～0.05ml。④动物慢慢苏醒,放回鼠笼中逐日观察。⑤滴注完毕,将用过之物一并煮沸消毒。

4.实验结果观察

(1)脑内接种后每天观察数次,一般在3～4天后开始发病,表现为食欲减退、活动迟钝、耸毛、震颤、卷曲、尾强直、逐渐导致麻痹瘫痪甚至死亡。取脑组织、制备匀浆上清,可进一步传代并进行病毒鉴定。

(2)滴鼻感染后逐日观察,通常在数日后开始发病,发病的症状常为耸毛、咳嗽、不食甚至死亡,解剖可观察到肺脏有肺炎或出血性病灶。

5.注意事项

(1)注射器刺入颅腔不可过深,注射器在小鼠眼和耳根连线的中点略偏耳朵的方向注入,进入颅腔,进针2～3mm。

(2)乳鼠有异常表现时可作旋转试验,手提小鼠尾部,先向一个方向旋转,再向另一方向旋转,然后放下,如小鼠已发病,则有旋转或抽搐现象,可即行解剖。

(3)小鼠全身麻醉的深度不宜过深或过浅,太深时易致麻痹死亡或非特异性吸入肺炎,太浅则易在滴鼻时打喷嚏,影响接种效果。

(4)小鼠滴鼻感染的病毒液量不宜过多,如被吸入肺内,容易引起动物肺水肿,往往于接种后1天内死亡。

(三)组织细胞培养

1.鸡胚单层细胞培养

(1)实验目的

1)掌握原代细胞培养技术。

2)熟悉病毒感染鸡胚单层细胞后的细胞病变效应(CPE)。

(2)实验器材

1)病毒种:水疱性口炎病毒(VSV)。

2)细胞及培养基:9～11日龄的鸡胚、细胞生长液(含5％～10％小牛血清及100U/ml双抗的RPMI1640液)、细胞维持液(不含血清的RPMI1640液)、细胞冻存液(含30％血清和10％DMSO的RPMI1640液)。

3)试剂:0.25％的胰酶、Hank's液、无菌蒸馏水。

4)仪器设备:培养瓶、培养皿、吸管、滴管、小试管等无菌器皿、100目不锈钢网、无菌手术器械、CO_2孵箱、水浴锅、倒置显微镜等。

(3)实验方法

1)原理:原代培养是将动物机体的各种组织从机体中取出,经各种酶(常用胰蛋白酶)、螯合剂(常用EDTA)或机械方法处理,分散成单细胞,置合适培养基培养,使细胞得以生存、生长和繁殖。

2)步骤

①取胚:取9～11日龄鸡胚用碘酒将卵壳消毒后,将鸡胚直立于卵架上。无菌操作取出鸡胚放于平皿内,去头、爪、内脏及骨骼,用Hank's液洗涤3次,除去残存血液。

②剪碎:将组织块移入链霉素小瓶内,用无菌剪刀将鸡胚剪碎成0.5～1.0mm³的小块,用含有双抗的Hank's液(约10ml)洗涤3次,静置1～2分钟,用毛细吸管吸去液体,用同样方法洗涤2次直至组织发白为止,然后将洗液上清吸弃。

③消化:按1：5的体积比例往装有组织小块的链霉素瓶里加入2.5g/L胰酶,置37℃水浴箱消化15～20分钟,每10分钟轻轻摇瓶一次,视其组织碎块变松散(聚合成一团、边缘毛样模糊)即可。轻轻吸出消化液,用双抗的Hank's液洗涤1～3次,除去剩余的胰酶。

④吹打:加入2ml生长液,用毛细管反复吹打使细胞分散,制成细胞悬液。静置1分钟,使未冲散的组织块沉淀,吸出细胞悬液经无菌不锈钢网过滤入另一三角瓶中。重复之前操作3次,收集细胞悬液,直至鸡胚发白为止。

⑤细胞计数:吸取0.1ml细胞悬液加0.8ml Hank's液及0.1ml(0.4％)台盼蓝染液,混匀后滴入血细胞计数器内,按白细胞计数法计细胞数:

细胞数/ml＝(4大方格细胞总数/4×10000)×稀释倍数(10)

⑥培养:用生长液将细胞稀释成30万～50万/ml,每培养瓶1.5ml,平放CO_2孵箱37℃3～4天可形成单层细胞。

⑦接种病毒:取已长成单层细胞瓶2瓶,弃去培养液用Hank's液洗一次,一瓶接种1ml病毒液,另一瓶只加维持液1.5ml作对照,将两瓶置37℃ CO_2孵箱中培养1小时取出,试验瓶弃去病毒液,补加1.5ml维持液,两瓶细胞均置37℃ 5％～10％ CO_2孵箱培养24小时。

⑧观察细胞病变(CPE):用低倍镜观察细胞。试验瓶中细胞变圆缩、堆聚及脱落。

(4)实验结果观察

病变程度用"＋"表示:

－:无细胞变化;

＋:1/4的细胞出现病变;

＋＋:1/4～1/2的细胞病变;

＋＋＋:1/2～3/4的细胞病变;

＋＋＋＋:3/4至全部的细胞病变。

（5）注意事项

1）自取材开始，保持所有组织细胞处于无菌条件。细胞计数可在有菌环境中进行。

2）在超净台中，组织细胞、培养液等不能暴露过久，以免溶液蒸发。

3）判定细胞病变程度时必须对整个细胞单层进行全面的观察，然后加以判定，不能只看几个视野。因有些病毒感染可引起特殊的细胞病变，所以根据病毒所引起的病变特点可进行初步推断，缩小鉴定范围。

2. HeLa 细胞传代培养法

（1）实验目的：掌握传代细胞的培养技术。

（2）实验器材

1）细胞：冻存的 HeLa 细胞。

2）培养液：Hank's 液、10g/L 胰蛋白酶（或 0.02%EDTA，胰酶－EDTA 消化液）、细胞生长液（Eagle's 液或 RPMI1640 液）、细胞冻存液（含 30%血清、10%DMSO 的 RMPI1640 液）。

3）其他：无菌培养瓶、无菌吸管、毛细滴管等。

（3）实验方法

1）复苏 HeLa 细胞

①从液氮中取出冻存管，迅速投入 32℃～37℃温水中，并不时摇动使细胞尽快融化。

②将细胞转种至含细胞生长液的细胞瓶中，于 37℃ 5% CO_2 的孵箱内孵育。

③次日换液以去除 DMSO，继续 37℃ 5% CO_2 的孵箱内孵育至细胞长成单层。

④形成单层培养后，可传代或供感染病毒等实验用。

2）细胞的传代

①选生长良好的 HeLa 细胞一瓶，轻轻摇动培养瓶数次，悬浮起浮在细胞表面的碎片，连同生长液一起倒掉，用 Hank's 液洗一次。

②从无细胞面侧加入 2.5g/L 胰蛋白酶 4～5ml，翻转培养瓶，使消化液浸没细胞 1 分钟左右，再翻转培养瓶使细胞层在上，放置 5～10 分钟，至肉眼观察细胞面出现布纹状网孔为止。

③倒出消化液，沿细胞层对面加入适量生长液，并用吸管吹打数次，稀释细胞悬液，分装培养瓶，每瓶 1ml 左右，置 37℃ 5%～10% CO_2 的孵箱内孵育，接种后 30 分钟左右贴壁。48 小时可换生长液，一般 3～4 天形成单层，形成单层后可换维持液供试验用。

3）冻存细胞：将生长成单层细胞培养物，同传代法将细胞脱下，收集后按每毫升 100 万细胞的浓度悬于 12%甘油或 10%二甲基亚砜的培养液中，分装于无菌冻存管内，每管 1ml 封口并注加标记，后冻于液氮罐中。

4）HeLa 细胞上的感染试验：同鸡胚细胞的感染试验。

（4）实验结果观察：组织培养在感染了不同的病毒后可以通过观察细胞病变、空斑试验、中和试验、免疫荧光、代谢抑制、红细胞吸附、干扰现象等判断是否有病毒存在。

（5）注意事项

1）用吸管吹打细胞时不可用力过大，以免破坏细胞。

2）消化细胞的时间需要根据每次培养的细胞不同状态灵活掌握，没有固定时间。消化时间长短是实验成败的关键，宁可短消化，不能过消化。否则细胞会死亡。在倒置显微镜下观察，当细胞质回缩，胞间间隙加大，为消化适宜。

3）冻存细胞时，冻存管先置 4℃冰箱 4 小时后移入－20℃低温冰箱过夜，次日将冻存管置纱布袋中,缓慢浸入液氮罐保存(从液氮罐口至浸入液中下降的时间约为3分钟)。

3. $TCID_{50}$(组织半数感染量)的测定

(1)实验目的:了解 $TCID_{50}$ 的测定方法。

(2)实验器材

1)病毒株:水疱性口炎病毒(VSV)。

2)细胞:消化分散好的鸡胚细胞悬液。

3)其他:CO_2 孵箱、维持液、生长液、倒置显微镜等。

(3)实验方法

1)原理:测定病毒能使50%的组织培养细胞发生感染的最小量。一般是将病毒悬液作10倍的系列稀释,分别接种细胞,经一定时间观察CPE、血细胞吸附等指标,以最高稀释度能感染50%细胞的量为终点。最后用统计学方法计算出50%组织细胞感染量($TCID_{50}$)。

2)步骤

①将消化分散好的鸡胚细胞悬液用生长液调整至细胞浓度为 $3 \times 10^5/ml$。

②预先将96孔培养板设计好,并作好标记,用微量移液器将细胞悬液加入微孔中,每孔0.1ml,将培养板置于37℃ 5% CO_2 孵箱中孵育18～24小时,使细胞长成单层细胞。

③稀释病毒液:取无菌小试管10支,各管分别加含3%小牛血清的维持液2.7ml,然后向第一管加VSV病毒液0.3ml,反复混合后,再换一新吸管,从第一管内吸液0.3ml加入第二管内,反复混合后,再换一新吸管,从第二管内吸液0.3ml加入第三管内,反复混合,以此类推将待测的VSV病毒液作连续10倍稀释,使病毒稀释度为 10^{-1}、10^{-2}、10^{-3}……10^{-10}。

④病毒接种:将长好单层细胞的培养板各孔培养液全部倾弃,用微量移液器把各稀释度的VSV病毒液从低浓度开始,依次加入各微孔中,每稀释度平行加4孔,每孔0.1ml细胞对照孔不加病毒液,只加维持液,置37℃ 5% CO_2 孵箱中孵育。

(4)实验结果观察:孵育18、24、36、96小时后,在倒置显微镜下观察细胞病变效应(CPE),病毒可引起细胞圆缩、堆聚及脱落现象。在观察整个"单层区",以发生CPE细胞比例表示其程度,并以下列符号记录结果:

－:无细胞变化;

＋:1/4的细胞出现病变;

＋＋:1/4～1/2的细胞病变;

＋＋＋:1/2～3/4的细胞病变;

＋＋＋＋:3/4至全部的细胞病变。

其中以＋＋以上者判为阳性填入表8-18。

表8-18　Reed－Muench 法计算 $TCID_{50}$

病毒稀释度	细胞培养		累积孔数		阳性率
	病变孔/接种孔	阳性	阴性	比例	累积(%)
10^{-3}	4/4	9	0	9/9	100
10^{-4}	3/4	5	1	5/6	83
10^{-5}	2/4	2	3	2/5	40
10^{-6}	0/4	0	7	0/7	0

计算 $TCID_{50}$:通常按 Reed－Muench 法计算 $TCID_{50}$,由上表可知该病毒的 $TCID_{50}$ 介于 10^{-5}～10^{-4} 两个稀释度之间,两稀释度之间的距离比例为:

距离比例＝（高于50％感染百分数－50％）/（高于50％感染百分数－低于50％感染百分数）

$$= (83-50)/(83-40)$$
$$= 33/43$$
$$= 0.767 \approx 0.8$$

$\lg TCID_{50}$＝距离比例×稀释度对数之间的差＋高于50％病变率的稀释度的对数

$$= 0.8 \times (-1) + (-4)$$
$$= -4.8$$

$TCID_{50} = 10^{-4.8}/0.1ml$

含义：将该病毒稀$10^{-4.8}$接种$100\mu l$可使50％的细胞发生病变。

（5）注意事项

1）实验过程注意无菌操作。

2）病毒稀释过程中一定将病毒液与维持液充分混匀。

二、病毒快速检测技术

（一）电镜负染观察病毒

1.实验目的 熟悉电镜负染观察病毒的方法。

2.实验器材

（1）标本：含有轮状病毒的粪便标本。

（2）试剂：20g/L磷钨酸钠、用双蒸馏水配制20g/L磷钨酸钠溶液，用1mol/L，NaOH校正pH为6.8。

（3）仪器：电子显微镜。

（4）其他：涂有炭及聚乙烯醇缩甲醛的铜网、平皿、滤纸、游丝镊子、微量毛细管。

3.实验方法

（1）原理：用重金属染液里的金属原子作为电子"染料"，把密度较低的生物标本（病毒）包绕而形成明显反差的方法。电子光束能够通过低电子密度的病毒颗粒，而不能通过金属背景，从而使病毒颗粒呈现出明亮清晰的结构，即负反差。在电镜照片黑背景中呈现出"白色"样品。

（2）步骤

1）标本制备：取粪便制成1‰悬液，3000r/min离心15～30分钟，弃沉淀。取上清15000r/min离心30～60分钟，留取沉淀。

2）PTA染色：处理后的标本用毛细吸管吸取滴在铜网上，根据悬液内病毒的浓度，立即或放置数分钟后，用滤纸从液珠边缘吸去多余液体，滴加磷钨酸钠染液，染色时间1～2分钟，滤纸吸去多余染料，干燥后电镜观察。

4.实验结果观察 电镜下观察到轮状病毒的形态见图8－10。

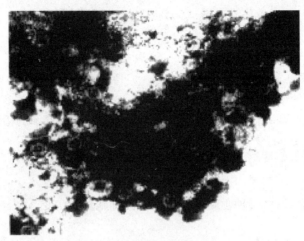

图 8—10 轮状病毒形态

5.注意事项

(1)超速离心后上清液必须充分吸干再用双蒸馏水制成悬液,否则残留的蛋白质会干扰病毒颗粒的观察

(2)操作时吸管不能离铜网太近,应让液滴离开吸管后自然滴下,否则液滴易将铜网吸起。

(3)磷钨酸钠不能杀灭病毒,故标本制备后应在火焰上或沸水中消毒,用过的镊子、铜网也应消毒。

(4)对未知病毒应将标本稀释不同倍数,选用清晰的悬液,应作必要的对照,以排除假阳性。

(二)病毒抗原检测

1.实验目的 熟悉 ELISA 检测人诺如病毒抗原检测方法。

2.实验器材

(1)标本:待检患者粪便。

(2)试剂:IDEIA™ norovirus 试剂盒。

(3)仪器:酶标检测仪、洗板机、离心机、漩涡振荡器等。

(4)其他:生纸、去离子水(无须高压)或蒸馏水、架子、枪头等。

3.实验方法

(1)原理:采用抗原与抗体的特异反应将待测物与酶连接,然后过酶与底物产生颜色反应,用于定量测定。

(2)步骤

1)待检粪便预处理:加入 1ml 样品稀释液至 1.5ml 小离心管中,然后加入 0.1g 固体粪便标本或 0.1ml 液体粪便标本,置于漩涡振荡器充分混匀,室温静置 10 分钟,室温下≥5000r/min 离心 5 分钟,取上清进行检测或置－20℃冰箱保存备用。

2)试剂盒预处理将试剂盒置于室温(15℃~30℃)30 分钟。

3)将需要数量的微孔板置于微孔板架上。

4)每孔加入 100μl 10%粪便悬液以及阴性对照,阳性对照。

5)每孔加入 2 滴(或 100μl)酶结合物(conjugate),用枪头轻柔混匀(上下 5 次左右),20℃

～30℃静置 60±5 分钟。

6)每孔加入 350μl 洗液(用手轻微摇动 1 分钟左右),弃去洗液,在卫生纸上拍干,共洗涤 5 次。

7)每孔加入 2 滴(或 100μl)底物液(substrate),20℃～30℃静置 30 分钟。待蓝色显现后迅速观察颜色。

8)每孔加入 2 滴(或 100μl)终止液(stop solution),充分混匀。

9)读取 OD450 值,打印输出或记录值。结果必须在加入终止液后 30 分钟内读取。

4.实验结果观察

(1)阴性对照:肉眼观察无色或 OD450 值<0.15。

(2)阳性对照:肉眼观察呈现独特的蓝色或 OD450 值>0.50。

(3)临界值(cut－off value):OD450 值＝阴性对照 OD450 值＋0.10。

(4)标本

1)肉眼观察蓝色比阴性对照颜色深判定为阳性,肉眼观察无色判定为阴性。

2)OD450 值大于临界值判定为阳性,小于临界值判定为阴性,OD450 值在临界值±0.01 范围内判定为可疑,应重复检测或重新取样。

5.注意事项

(1)粪便标本处理时应充分振荡,特别是成形便或稀便,以便于病毒从标本中释放出来。

(2)所有标本和阳性对照必须被当作具有潜在感染性的物质进行处理。

(3)终止液中含 0.46mol/L 硫酸,避免接触到皮肤和眼睛。如果终止液接触到这些部位应立即用水冲洗。

(三)PCR 法检测 HBV－DNA

1.实验目的 熟悉 PCR 法检测病毒的分子生物学方法。

2.实验器材

(1)标本:待检血清。

(2)试剂

1)细胞裂解液:0.4mol/L Tris－HCl pH 7.5、0.4mol/L NaOH。

2)10×PCR 缓冲液:500mmol/L KCl、15mmol/L MgCl$_2$、100mmol/L Tris－HCl、1g/L 明胶、1% TritonX－100。

3)4×dNTP 储备液:dATP、dCTP、dGTP、dTTP 各 2.5mmol/L。

4)TagDNA 聚合酶 3U/μl。

5)HBV:通用引物各 12.5pmol/L,含 20 个碱基,扩增 DNA 片段长度为 221bp,引物序列为:

Primer1:5′－CCTGCTGGTGGCTCGAGTTC－3′(58－77)

Primer2:5′－CAAACGGGCAACATACCTTG－3′(486－467)

6)HBV 阳性模板 10ng/ml。

(3)其他:PCR 扩增仪、紫外线透射仪、电泳仪、高速离心机、旋涡振荡器、微量加样器、PCR 反应管、水浴箱、塑料手套等。

3.实验方法

(1)原理:选择病毒保守区的特异性片段作为扩增的靶序列,用设计的特异性引物序列在聚合酶的作用下扩增病毒特异性序列,对标本中的病毒核酸进行检测。

(2)步骤

1)DNA模板的制备:碱裂解法:$50\mu l$ 待检血清加入 $50\mu l$ 0.4mol/L NaOH,80℃保温10分钟。15000r/min 离心30秒,取上清,加入 $25\mu l$ 0.4mol/L Tris－HCl pH7.5,4℃贮存备用。

2)PCR操作程序:使用无菌的 0.5ml PCR反应管按照下列程序(表8－19)扩增反应。

表8－19 PCR法检测 HBV－DNA 反应体系

加样程序	反应物	体积	终浓度
1	10×PCR缓冲液	$5\mu l$	1×PCR缓冲液
2	4×dNTP混合液	$4\mu l$	每种 $200\mu mol/L$
3	引物	$2\mu l$	每个反应 25pmol
4	HBV阳性模板	$1\mu l$	每个反应 10ng
5	TagDNA聚合酶	$0.6\mu l$	每个反应 2.5～3.0U
6	无菌去离子水	加至 $50\mu l$	

操作时注意,将反应管中的样品混匀,在台式离心机上瞬间离心混匀,使冷凝于管壁上的液滴沉下,即可开始循环。

循环参数:94℃变性反应54秒,50℃退火反应1分钟,72℃延伸反应1分钟。经过30个循环后,在进行最后一个循环时,72℃延伸反应增加5分钟。

3)电泳:取PCR反应产物 $10\mu l$ 加入含有 $0.5\mu l/ml$ GoldView(核酸染色剂)的1.5%琼脂糖凝胶中,电泳40分钟(电压40mV,电流30mA)。

4.实验结果观察 将凝胶在紫外线透射仪下观察,照相,如在阳性模板对照处出现清晰可辨的特异性粉红色荧光条带,待检血清样品有红色荧光条带者为 HBV 阳性,无条带者为阴性。

5.注意事项

(1)PCR产物的电泳检测时间一般为48小时以内,最好于当日电泳检测,大于48小时后带形不规则甚至消失。

(2)PCR操作过程注意避免污染。

(秦智谦)

第九章　临床常见标本的细菌学检验

第一节　血液及骨髓标本的细菌学检验

一、标本采集

(一)操作方法

1.将患者拟采血部位放平,扎以止血带,选好静脉穿刺点,以皮点为中心用2.5%～3%碘酊从内向外周擦拭,待干后再以同法用75%乙醇脱碘。消毒范围不得过小。

2.以无菌手续由静脉取血5mL,立即注入适当的液体增菌培养基内,迅速轻摇,使充分混合,以防止凝固。

(二)注意事项

1.血液标本应在患者发热1～2天内或发热高峰采集培养为宜,此时阳性率较高。

2.培养基与血液的比例为10∶1。

3.培养一般细菌用普通肉汤或酚红葡萄糖肉汤,培养对营养要求较高的细菌用肝浸液或胰胨肉汤等。

4.采血和接种时应严格注意无菌操作,避免污染杂菌。

5.磺胺和抗生素可影响细菌检出的结果。故在采集标本时应力争在抗菌药物治疗之前。如果患者曾服用磺胺类药物,应在每100mL培养基内加对氨苯甲酸5mg,以防止磺胺类药物对细菌的抑制作用。如果患者已用青霉素治疗,应在培养基中加入青霉素酶100U/50mL(青霉素酶不耐热,应在临用时加入)。若患者已用其他抗生素治疗时,可用硫酸镁肉汤增菌。

6.标本的采取应以提高阳性检出率为目的。

二、检验方法及报告方式

(一)一般细菌的检验

1.标本接种于肉汤培养基后,立即置35±1℃温箱内孵育,每天取出一次观察有无细菌生长,应特别注意观察肉汤内有无混浊、沉淀、菌膜、色素、血液变色、指示剂变色等现象,并记录之。如有细菌生长,肉汤可呈现各种不同的生长现象,若发生混浊,大多可疑为革兰阴性杆菌;若均匀混浊有绿色荧光,则可疑为绿脓杆菌;上面澄清,下面有沉淀,可疑为链球菌;若见自下而上的溶血现象,可疑为溶血性链球菌;若呈现肉冻样凝固现象,疑为葡萄球菌;若表面有灰白菌膜,疑为枯草杆菌或类白喉杆菌。

2.当疑有细菌生长时,应以无菌操作挑取培养物涂片进行革兰染色镜检。一旦见有细菌生长,并能排除污染,应及时转种于血平板或其他培养基进行药物敏感试验或分离培养。根据菌落特征及菌体染色镜检形态,可得出初步印象,并需继续培养,按各种属细菌加以鉴定。报告:"有XXX菌生长"。

3.如不见细菌生长,应继续培养至第7天,取出后接种于血平板,经培养仍无细菌生长时,可报告为:"经7天培养无细菌生长。"对于亚急性心内膜炎患者标本,应培养一个月,才能做出结论。

（二）布氏杆菌的检验

将可疑为布氏杆菌的血液标本接种于肝浸液2支,分别置于10％二氧化碳环境中及普通环境中35±1℃培养,每天观察一次,每隔5天移种一次血平板。培养1周后,若肝浸液有此菌生长时,出现肉眼可见的轻度混浊,久之可出现菌膜并有粘稠性沉淀物。此时应做涂片染色镜检,并立即移种于2份肝浸液平板或血平板,分别置于10％二氧化碳及普通环境下培养。如菌落及涂片染色镜检形态典型,再做布氏杆菌血清凝集试验,如为阳性,可报告为:"培养出布氏杆菌"。必要时,可将分离的菌株进一步鉴定及分型。若培养3~4周后仍无细菌生长者,则可报告:"经X周培养无细菌生长"。

（三）脑膜炎奈瑟菌培养

首先将胰胨肉汤或含2g/L葡萄糖的肝浸液(或肉浸液)预温至35℃,然后再将患者的血液标本注入培养基瓶中,摇匀后培养于10％二氧化碳环境中,每天观察一次。如疑有细菌生长,再移种于经35℃预温的巧克力色血平板或血平板进行划线分离,然后于35±1℃、5％~10％二氧化碳环境中培养18~48小时,如发现平板上有光滑、湿润、透明、粘性的菌落且中等大小,经革兰染色为阴性双球菌者,可做出初步报告:"有脑膜炎奈瑟菌生长"。同时挑取菌落接种于预温的巧克力色或血平板同上法行纯培养。经涂片染色镜检确定后,做糖发酵、氧化酶、自凝现象,血清玻片凝集等试验,以与其他奈瑟菌区别。如各项检查均符合此菌者,必要时再用分群血清做玻片凝集进行分群做出最后鉴定。

（四）伤寒沙门菌及其他沙门菌培养

行将患者的血液接种于葡萄糖胆汁肉汤或胆盐肉汤中,经增菌培养后,如疑有细菌生长,再移种到选择性平板(如SS琼脂平板,中国蓝平板等)上做划线分离,置35±1℃培养16~24小时后,挑取可疑菌落接种于双糖或三糖铁高层斜面培养基,观察其生化反应。根据生化反应,可初步区别细菌类属。再与多价诊断血清做凝集试验,即可做出初检报告。必要时,用纯培养物进一步做生化反应和选用适当的因子血清做凝集试验,加以鉴定,即可确诊。

若无细菌生长,培养至第7天即可报告:"培养1天无细菌生长"。

（五）厌氧菌培养

将血液标本接种于肝浸汤培养基中,然后置厌氧环境中培养。如有细菌生长,移种两个血平板或KVA血平板(或LKV、苯乙醇血平板)上,分别作厌氧培养和普通培养,经35±1℃48~72小时培养后,观察结果。如在普通环境中培养不生长,而在厌氧环境中生长,观察其生长情况,并做涂片进行革兰染色镜检。根据形态,得出初步印象,然后对分离出的厌氧菌进行最后鉴定。并做出报告:"厌氧培养有XX菌生长"。如仅在普通环境中生长或者两者均生长,则按一般细菌进行鉴定。如无细菌生长,应继续培养7天,仍无细菌生长时,即可报告:"厌氧培养7天无细菌生长"。

三、临床应用及常见病原菌

目前,血液培养仍然是菌血症和败血症的细菌学检验的基本方法,并且广泛地应用于伤寒、副伤寒及其他革兰阴性杆菌和各种化脓性细菌引起的败血症的诊断。菌血症系病原菌只一时性或间断地由局部进入血流,但并不在血中繁殖者,无血液受染的明显临床征象。常可发生在病灶感染或牙齿感染,尤以拔牙、扁桃体切除及脊髓炎手术后等多见。

　　败血症是指病原菌侵入血流,并在其中大量生长繁殖,造成身体的严重损害,引起显著的全身症状(如不规则高热与全身中毒等症状)。例如化脓链球菌和葡萄球菌所致的手术后败血症,常可造成某处组织器官的败血性栓塞而形成局部感染性病变。败血症有时也可见于继发于组织器官感染,当机体抵抗力减弱时,虽然微小甚至隐蔽的病灶亦能引起败血症。从理论意义看任何病原菌都可引起败血症。在临床实践中,首先与地区性流行病、原发病灶和细菌的侵入途径有关。例如疖、脓肿、痈和胃肠道黏膜炎及尿路感染等。其次当机体免疫功能低下、广谱抗生素和激素的应用及烧伤等都可有不同的菌类的感染。一般说,最常见者有葡萄球菌、肺炎链球菌、脑膜炎奈瑟菌、链球菌、伤寒和副伤寒沙门菌等。大肠杆菌、粪产碱杆菌、肺炎克雷伯菌及粘球菌属等其他革兰阴性杆菌,以及炭疽杆菌和厌氧杆菌亦可见到。另外,绿脓杆菌和真菌性败血症日益增加,这与抗生素广泛应用有关,其原发病变多见于皮肤感染(包括烧伤)、尿路感染、消化系感染、血液病及麻疹肺炎等。

　　目前L型菌感染败血症亦有报告,主要是由于使用抑制菌细胞壁合成的抗菌药物(青霉素G、氨基苄青霉素、苯唑青霉素、先锋霉素、万古霉素和环丝霉素等)治疗过程中,失去细胞壁的菌体继续繁殖感染所致。

　　血培养中常见病原菌见表9—1。

表9—1　血液标本中常见的病原菌

革兰阳性菌	革兰阴性菌
金黄色葡萄球菌	脑膜炎奈瑟菌
表皮葡萄球蘭	卡他布兰汉菌
A群、B群链球菌	伤寒及副伤寒沙门菌
草绿色链球菌	大肠埃希菌
肺炎链球菌	肺炎克雷伯菌
肠球菌	肠杆菌属菌种
厌氧链球菌	沙雷菌
产单核李斯特菌	铜绿假单胞菌
产气荚膜梭菌	假单胞菌属菌种
丙酸杆菌	不动杆菌
念珠菌	流感嗜血杆菌
	胎儿弯曲菌
	拟杆菌
	梭杆菌

(冯静波)

第二节　化脓及创伤感染标本的细菌学检验

　　脓液及创伤分泌物是传染过程中最常见的,对其标本的采集和送检,检验人员与临床医师应密切配合,以确保正确的采集和快速送检。从脓液及创伤分泌物中能够检出的细菌种类很多,最优先考虑的致病菌为金黄色葡萄球菌、化脓性链球菌,其次为假单胞菌、肠杆菌科细菌等。本章介绍葡萄球菌属、链球菌属、假单胞菌属的常规鉴定。

一、脓液及创伤感染标本中可能发现的细菌

在临床化脓及创伤感染标本的细菌学检验中可能发现的细菌：

1.革兰阳性球菌　葡萄球菌、链球菌、肺炎链球菌、四联球菌。

2.革兰阴性球菌　卡他布兰汉菌、淋病奈瑟菌、脑膜炎奈瑟菌、干燥球菌、黄色球菌。

3.革兰阳性杆菌　破伤风芽胞梭菌、炭疽芽胞杆菌、产气荚膜芽胞梭菌、白喉棒状杆菌、类白喉棒状杆菌、结核分枝杆菌。

4.革兰阴性杆菌　大肠埃希菌、铜绿假单胞菌、变形杆菌、产气肠杆菌、鼠疫耶尔森菌、土拉热弗朗西斯菌、肺炎克雷伯菌、厌氧杆菌。

5.其他　伊色列放线菌、星形奴卡菌、白色假丝酵母菌。

二、标本的采集

（一）操作

1.首先用无菌生理盐水拭净病灶表面的污染杂菌。

2.对已破溃脓肿一般以无菌棉拭子采取脓液及病灶深部的分泌物，而瘘管则以无菌方法采取组织碎片，放入无菌试管中送检。

3.对未破溃脓肿最好用2.5％～3％碘酊和75％酒精消毒患部皮肤后，以无菌注射器抽取脓汁及分泌物，也可于切开排脓时，以无菌棉拭采取。

4.有时也可将沾有脓汁的最内层敷料放入无菌平皿内送检。

5.对放线菌的标本，常用无菌棉拭挤压瘘管，选取流出脓汁中的"硫磺样颗粒"盛于试管内送检，也可将灭菌纱布塞入瘘管内，次日取出送检。

（二）注意事项

1.如果患者局部伤口已用抗生素磺胺类药物治疗，则应在培养基内加入相应的物质（如青霉素酶、对氨基苯甲酸等）以避免假阴性结果的出现。

2.当创伤出血时或敷有药物在2小时以内及烧伤在12小时内均不应采集标本，此时获得阳性结暴的机会甚少。

3.标本采取后应及时检查，如不能立即检验应置冰箱内保存，以防杂菌污染。

4.采集标本时注意观察脓汁及分泌物的性状，色泽及有无恶臭味等，为培养和鉴定提供参考依据。如脓汁带绿色时，可能有铜绿假单胞菌的感染，有恶臭味时可能有厌氧菌感染。

三、检验方法及报告方式

（一）直接涂片检查

1.一般细菌涂片检查　取一洁净玻片，用玻璃笔标明标本号、将待检标本置于玻片上涂成薄膜，经火焰固定后进行革兰染色镜检。根据镜下所见细菌的形态及染色特点，可做初步报告："找到革兰X性X菌，形似XX菌"。如发现具有芽胞或荚膜的细菌，报告时应注明其大小与位置及疑似XX菌。如镜检时未发现细菌时，可初步报告为："直接涂片，未找到细菌"。对疑有结核分枝杆菌感染的标本，还应做抗酸染色检查。

2.伊色列放线菌及星形奴卡菌涂片检查　用肉眼或放大镜检查脓汁、分泌物或敷料内有

无直径 1mm 以下的灰白色或硫磺样颗粒,用接种环挑取含有硫磺样颗粒的标本置于洁净的玻片内,覆以盖玻片,轻轻挤压。若颗粒结构不明显,可加 50g～100g/L 的氢氧化钾溶液 2～3 滴加以消化。用低倍镜及高倍镜仔细观察。如有伊色列放线菌的颗粒,可见中央为交织的菌丝,菌丝的末端稍膨大似棒状排列并呈放射状。有时可见嵌于类似明胶的鞘膜内。奴卡菌与伊色列放线菌形态基本上相同,但在分枝菌丝末端一般不膨大成棒状,革兰染色阳性,抗酸染色呈抗酸性;而伊色列放线菌革兰染色阳性,抗酸染色呈蓝色,为非抗酸性。如查见中间部分菌丝染成革兰阳性,向四周放射的末梢部分菌丝呈革兰阴性,抗酸染色为非抗酸性者,可报告:"找到伊色列放线菌";若革兰染色反应与伊色列放线菌相同,而抗酸染色为抗酸性者,可报告为:"找到奴卡菌"。如革兰染色为阴性,抗酸染色为非抗酸性者,可报告:"未找到伊色列放线菌及星形奴卡菌"

(二)培养检查

1.一般细菌培养 取脓汁棉拭子或将脓汁用接种环接种于血平板上划线分离,置孵箱培养 18～24h,观察结果,如有细菌生长,可按菌落特征挑取各种单独的菌落,分别涂片进行革兰染色镜检。通常根据菌落特点结合涂片结果,多可初步判断出细菌的类属,然后再按各类细菌的生物学性状进行鉴定。菌落小如针尖,周围伴有大而透明的溶血环可能为溶血性链球菌,结合镜检有助于鉴别,必要时进行血清肉汤培养,若出现沉淀生长且涂片染色为长链状排列,即可报告:"培养出乙型溶血性链球菌"。血平板上见中等大小有脂溶性金黄色色素或无特殊色素有透明溶血环,涂片染色为革兰阳性球菌呈葡萄状排列,可进一步做甘露醇发酵试验,血浆凝固酶试验等,如阳性时,可报告:"培养出金黄色葡萄球菌"。如见到菌落与上述近似但无溶血环,血浆凝固酶试验阴性,可初步报告:"培养出血浆凝固酶阴性葡萄球菌"。如见菌落小,周围有草绿色溶血环,染色镜检为革兰阳性球菌,呈短链排列多为甲型溶血性链球菌,呈双排列多为肺炎链球菌。确定诊断则需进一步做鉴定试验和鉴别试验。如有变形杆菌生长而影响其他细菌分离,可将标本接种于含有 4g/L 硼酸的血平板上,以抑制变形杆菌生长,再进行分离培养、鉴定。根据鉴定结果及菌落的多少,即可报告:"培养出 XX 菌"。如观察 48 小时后,无细菌生长,可报告:"培养 48 小时后,无细菌生长"。若遇到难以鉴定的细菌时,应详细描述革兰染色性质、菌体以及菌落的形态特点、生化反应、血清学试验结果等,必要时做 G＋C 摩尔百分比浓度测定、动物试验观察其致病力,以供临床医师参考。

2.炭疽芽胞杆菌培养 疑为炭疽芽胞杆菌感染时,可取患部脓液接种于血平板,对于污染严重的标本,可首先在肉汤培养基内增菌一夜后,经 80℃ 20min 加热,杀灭非芽胞细菌,然后再移种血平板做分离培养,经 37℃ 18～24h 培养后,如在血平板上见有大而扁平、毛茸状、灰白色、边缘不整齐,形似卷发状(以低倍镜下观察更为清楚)不溶血的菌落,则挑取菌落涂片染色镜检,如为革兰阳性竹节状大杆菌,排列呈链状,悬滴检查无动力,则可做出初步诊断,必要时再做动物接种以及串珠试验和噬菌体裂解等鉴别试验,并做出结论。

3.厌氧菌培养 疑为厌氧菌感染的标本,可将标本接种于牛心、牛脑浸出液或布氏菌肉汤培养基中,亦可直接接种 KVA 血平板(或 LKV 血平板),置厌氧环境中培养。分离厌氧芽胞杆菌如破伤风芽胞梭菌及产气荚膜芽胞梭菌时,应将已接种标本的液体培养基先置 80℃ 水浴中加热 20min 杀灭非芽胞细菌,然后经 37℃ 24～48h 培养后,根据生长情况及涂片染色镜检结果,按该厌氧菌的生物学性状(生化反应和动物试验)进行鉴定。经最后证实,即可报告:"培养出 XX 菌"。若经 3～5 天培养仍未见细菌生长者,即可报告:"厌氧培养 X 天未见细菌生长"。

4.伊色列放线菌及星形奴卡菌培养

(1)若疑有杂菌污染的瘘管引流液,应首先将标本倒入无菌平皿内,以无菌蒸馏水洗涤溶解血细胞后,再挑选典型或可疑的硫磺样颗粒,将其压碎,然后分别接种于两份葡萄糖肉汤琼脂平板上置 37℃进行需氧及厌氧培养,同时接种沙保弱葡萄糖琼脂斜面(或平板)上,置 22℃~28℃培养。如无硫磺样颗粒,也可取标本直接接种于上述培养基。

(2)对于未被细菌或真菌污染的标本,可直接采取硫磺样颗粒或脓液接种入硫乙醇酸钠肉汤或深层葡萄糖肉汤琼脂培养基,置 37℃进行厌氧培养,同时接种沙保弱葡萄糖琼脂斜面,置 22℃~28℃培养。

(3)经 4 天培养后,若在厌氧培养的葡萄糖肉汤琼脂平板上见有白色、粗糙或结节状的菌落生长,黏附于培养基上不易用接种环取下,且在盐水内不易乳化,而在需氧培养的平板上则无类似菌落生长时,可疑为伊色列放线菌。

(4)将疑为伊色列放线菌的菌落移种于硫乙醇酸钠肉汤管的底部:置 37℃培养 4~6 天后,可见有白色绒毛样菌团物长出,摇动后破碎,上部培养液仍保持澄清。移种于葡萄糖肉汤琼脂做深层培养,经 37℃培养 4~6 天后,可见在深层培养管表面下层出现分叶状的菌落。取菌落做涂片镜检,可见有交织成团或小碎片状菌丝,抗酸染色为非抗酸性菌丝,可报告:"有伊色列放线菌生长"。

(5)如有奴卡菌生长,则在需氧培养的沙保弱培养基上出现光滑、不规则折叠或颗粒状的菌落,具有黄色至橙黄色的颜色,取菌落做湿片镜检,如发现精细分枝状菌丝,呈革兰阳性,抗酸性染色呈红色的菌丝者,可报告:"有奴卡菌生长"。

(三)抗生素敏感试验提示

1.接到标本后,48 小时内应得出抗生素敏感试验结果。

2.由于链球菌、巴斯德菌和放线菌等几乎都对青霉素敏感,故不必对其测试抗生素敏感性。

3.耐苯唑西林的葡萄球菌对头孢菌素亦耐药,耐青霉素的葡萄球菌对氨苄西林亦耐药,不必重复测试。

四、葡萄球菌属微生物检验

(一)分类

伯杰鉴定细菌学手册第 9 版报告葡萄球菌有 32 个种、15 个亚种,引起人类疾病的重要菌种有金黄色葡萄球菌(S. aureus),表皮葡萄球菌(S. epidermidis),头状葡萄球菌(S. capitis),人葡萄球菌(S. hominis)和腐生葡萄球菌(S. saprophyticus),其余尚有一些能在人体中分离到的葡萄球菌有溶血葡萄球菌、沃氏葡萄球菌、模仿葡萄球菌、里昂葡萄球菌、施氏葡萄球菌、巴氏葡萄球菌、耳葡萄球菌、孔氏葡萄球菌、木糖葡萄球菌、解糖葡萄球菌、山羊葡萄球菌、普氏葡萄球菌、中间葡萄球菌等。临床上常以是否产生凝固酶将葡萄球菌分为凝固酶阳性和凝固酶阴性葡萄球菌(coagulasenegative staphylococcus,CONS)。根据噬菌体分型,可将金黄色葡萄球菌分成 4~5 组 26 型,尚有利用质粒大小分型、抗原结构血清学分型和抗生素分型,用来研究细菌的致病性、耐药性、流行病学特点和细菌鉴别的关系。

(二)临床应用

凝固酶阳性的金黄色葡萄球菌是人类重要致病菌,可引起社区和医院感染。感染常以急性、化脓性为特征,如果未经治疗,感染可扩散至周围组织或经菌血症转移至其他器官。常见的感染有疖、痈、外科切口、创伤等局部化脓性感染和骨髓炎、化脓性关节炎、肺炎、心内膜炎、脑膜炎等全身性感染。金黄色葡萄球菌的致病性主要与各种侵袭性酶类(如血浆凝固酶、透明质酸酶、磷脂酶、触酶、耐热核酸酶)和多种毒素(溶血毒素、杀白细胞素等)有关。某些菌株产生的肠毒素可引起食物中毒,表现为急性胃肠炎。噬菌体Ⅱ组金黄色葡萄球菌产生的剥脱毒素(或称表皮溶解素)可引起人类烫伤样皮肤综合征,多见于新生儿、幼儿和免疫功能低下的成人。患者皮肤呈弥漫型红斑和水疱形成,继以表皮上层大量脱落。由噬菌体Ⅱ型金黄色葡萄球菌产生的毒性休克综合征毒素-1(toxic chock syndrome toxin1,TSST-1),引起机体发热并增加对内毒素的敏感性,该毒素属超抗原家族,刺激 T 细胞诱发 TNF 和 LI-1,可致机体多个器官系统的功能紊乱或引起毒性休克综合征(TSS)。凝固酶阴性葡萄球菌是人体皮肤黏膜正常菌群之一,是医院感染的主要病原菌,其中表皮葡萄球菌引起人工瓣膜性心内膜炎、静脉导管感染、腹膜透析性腹膜炎、血管移植物感染和人工关节感染等;腐生葡萄球菌则是女性尿路感染的重要病原菌,其他凝固酶阴性葡萄球菌也已成为重要的条件致病菌和免疫受损患者的感染菌。感染的发生常和细菌产生夹膜多糖或糖萼有关,它增强细菌与外来物质(生物性瓣膜、导管等)表面的黏附或在其表面形成一层生物膜而保护细菌对抗杀菌物质的作用。葡萄球菌的耐药性已演变为医院感染和临床治疗的棘手问题。

(三)生物学特性

葡萄球菌是革兰阳性球菌,大小 $0.5 \sim 1.5 \mu m$,呈单、双、四联、短链状或无规则葡萄状排列。无动力、无芽胞。其代谢方式是呼吸兼发酵。触酶阳性。通常氧化酶阴性,还原硝酸盐,能被溶葡萄球菌素溶菌,但不被溶菌酶溶菌。能利用多种碳水化合物,产酸。产生胞外酶,如葡萄球菌血浆凝固酶。多数菌为兼性厌氧菌,有氧条件下生长好,最适生长温度 $35℃ \sim 40℃$,最适 pH $7.0 \sim 7.5$。金黄色葡萄球菌某些少见菌株,亦需要 CO_2 或血红素、维生素 K 等物质。葡萄球菌细胞壁缺陷型菌株适宜在高渗环境中生长。DNA 中 $G+C$ 含量:$30 \sim 39mol\%$。模式菌:金黄色葡萄球菌。

(四)微生物检验

1. 标本采集 由于该属细菌对干燥和温度抵抗力强,且易从感染部位获取标本,故按常规方法采取标本。然而该属细菌广泛分布在人体皮肤和黏膜,采取时避免病灶周围正常菌群污染。

2. 标本直接检查 无菌体液如脑脊液和关节穿刺液可使用涂片、革兰染色、直接显微镜检查,查见细菌具有重要临床价值,其他体液标本如同时伴有炎性细胞时,则直接显微镜检查结果也具有参考价值。涂片检查发现有革兰阳性球菌,则可向临床发生初步报告"查见类似葡萄球菌属革兰阳性球菌",并进一步用培养法和合适的鉴定技术予以证实。

3. 分离培养与鉴定 临床标本可接种于血琼脂平板,那些有污染的标本如粪便等应接种在选择平板上,如甘露醇高盐平板、哥伦比亚多粘菌素奈啶酸平板,血液标本则用肉汤增菌培养基。孵育过夜平板上可见直径约为 $2 \sim 3mm$,呈金黄色、白色或柠檬色的光滑、不透明、凸起圆形菌落,有时可见 β 溶血环。挑取菌落做鉴定试验,在鉴定结果报告以前,平板应继续室温放置 $2 \sim 3$ 天,观察菌落性状,有助于菌种鉴定。

细菌鉴定方法如下:

(1)菌落性状:血琼脂平板孵育 24h 后,菌落直径 $1 \sim 3mm$,培养物继续置室温生长,$2 \sim 3$

天后不同种葡萄球菌菌落性状如下所述：

a.金黄色葡萄球菌：较大，直径为 6～8mm，光滑、完整、稍隆起，半透明，金黄色色素或橙色。

b.表皮葡萄球菌：较小，直径为 5～6mm，某些产黏液菌株能黏附在琼脂平板表面，无色素或白色色素。

c.溶血葡萄球菌：5～9mm，光滑奶酪状，不透明，无色素或奶油色、黄色。

d.里昂葡萄球菌：4～7mm，边缘整齐稍扁，奶色、黄色色素和沃氏葡萄球菌相似。

e.腐生葡萄球菌：5～8mm，边缘整齐，光滑，不透明，凸起，白色或柠檬样色素。疑为葡萄球菌属细菌菌落，以革兰染色证实为阳性球菌，应与酵母菌区别。

(2)凝固酶试验：是广泛应用于鉴定引起急性感染的病原性葡萄球菌的一种试验。有玻片法和试管法两种。该试验所使用的血浆为 EDTA 抗凝兔血浆。

a.玻片凝固酶试验：金黄色葡萄球菌表面有结合的凝固酶（聚集因子），与血浆中的纤维蛋白原交联使菌体快速凝聚。试验时挑取少数菌落培养物（不能用生长于高盐琼脂上的菌落）加入一滴血浆，10 秒内观察细菌聚集和凝块形成。金黄色葡萄球菌、中间型葡萄球菌呈现阳性反应。

b.试管凝固酶试验：细菌分泌到菌体外的凝固酶被血浆中的协同因子（cofactor）激活形成复合物，再使纤维蛋白原转变成纤维蛋白。试验时，以孵育过夜的牛心脑浸液肉汤培养物和血浆在 37℃水浴中孵育 4h，观察凝块形成。如试验结果为阴性者再置室温 18～24h，因某些菌种（中间葡萄球菌、猪葡萄球菌）的凝集出现所需时间长于 4h。但必须注意：①某些菌株产生的葡激酶在延长孵育时间后可使凝块溶解使之产生假阴性；②若使用不是无菌血浆可产生假阳性或假阴性结果；③细菌不是纯培养物或污染可导致假阳性。

c.其他凝固酶试验：尚有商品化胶乳凝集试验和间接血凝试验检测凝固酶。胶乳凝集试验较一般的玻片法的特异性和敏感度高。

另外有一种新型的玻片试管法试验，先将冻干的兔血浆置入反应管中，用前复溶，混入数个菌落，1 分数时悬液凝聚者为阳性，仍为悬液者为阴性。再将阴性反应管再经 35℃温育 5小时，观察是否凝固以判断是否存在游离凝固酶。

(3)耐热核酸酶试验：大多数金黄色葡萄球菌、施氏葡萄球菌、中间葡萄球菌、猪葡萄球菌能产生耐热核酸酶。将待测菌的过夜肉汤培养物置沸水浴 15min 后，滴加于含甲苯胺蓝核酸琼脂上已打好的直径为 2～5mm 小孔内，置 35℃孵育，1h 后观察结果，环绕孔周围蓝色琼脂转变为粉红为阳性。此外表皮葡萄球菌、模仿葡萄球菌、肉葡萄球菌含微弱耐热核酸酶。

(4)磷酸酶试验：大多数的表皮葡萄球菌和金黄色葡萄球菌、施氏葡萄球菌、中间葡萄球菌和猪葡萄球菌，该试验阳性。将待测菌种点种在加有硝基酚磷酸盐的 pH5.6～6.8MH 琼脂上，孵育 18～24h，菌落周围出现黄色为阳性。

(5)吡咯烷酮芳基酰胺酶试验：溶血葡萄球菌、里昂葡萄球菌、施氏葡萄球菌和中间葡萄球菌为试验阳性。将孵育 24 小时斜面培养物接种在含吡咯烷酮-β萘基酰胺（PYR）肉汤中，使细菌浓度为 2 号麦氏管浊度，35℃孵育 2 小时，加入 PYR 试剂后 2min 内呈现深紫红色为阳性。

(6)其他鉴定试验：鸟氨酸脱羧酶试验、脲酶试验、β-半乳糖苷酶、3-羟基丁酮酸试验、新生霉素敏感试验、多粘菌素 B 耐药试验、糖产酸试验是常用的葡萄球菌属种间细菌的鉴定生化试验。商品化鉴定系统多应用糖发酵、传统的鉴定试验以及酶的产色底物试验,常用的有 API、Staph－ID 系统、APIstaph 系统,ID32staph 系统、uiten 革兰阳性鉴定卡、Microscan 系统、Miniten 系统等。

4. 药物敏感性试验 葡萄球菌属细菌药敏试验选择抗生素:A 组(常规首选药物)为苯唑西林、青霉素;B 组(临床使用主要药物)阿齐霉素、克林霉素、甲氨苄啶/磺胺甲口恶唑、万古霉素;C 组(对 A 组耐受、过敏或无反应者)选用环丙沙星、庆大霉素、氯霉素;U 组(尿道中分离的细菌)用诺氟沙星、呋喃妥因。

通过药敏试验可筛选出耐甲氧西林葡萄球菌(methecillin resistant staphylococcus,MRS),它是携带 mecA 基因、编码低亲和力青霉素结合蛋白导致耐甲氧西林、所有头孢菌素、碳青霉烯类、青霉素类＋青霉素酶抑制剂抗生素的葡萄球菌,该菌是医院内感染的重要病原菌,感染多发生于免疫缺陷患者、老弱患者及手术、烧伤后的患者、极易导致感染暴发流行,治疗困难、病死率高。

5. 其他 尚可用 ELISA 或对流免疫电泳方法检测金黄色葡萄球菌磷壁酸抗体,用脉冲凝胶电泳法对葡萄球菌的质粒和染色体进行限制性内切酶图谱分析等非培养方法的检测。

6. 检验结果分析与报告 葡萄球菌是临床上常见的细菌,经涂片染色镜检观察革兰阳性球菌和典型菌落形态,若触酶试验阳性者,应先用凝固酶试验检查,将其分成凝固酶阳性和凝固酶阴性细菌。前者大多为金黄色葡萄球菌,应及时快速鉴定和进行药敏试验,尽快报告临床。后者大多是从输液导管、人工植入组织中分离出的细菌,应视为病原菌,须鉴定到菌种。对凝固酶阴性葡萄球菌,可先用呋喃唑酮纸片(100μg/片),杆菌肽纸片 0.04u/片做药敏试验和氧化酶试验,以此与微球菌属细菌鉴别,微球菌对杆菌肽敏感而对呋喃唑酮耐药、氧化酶试验阳性,与葡萄球菌属正好相反。若药物敏感性试验是用氧西林耐药的菌株,则报告该菌株耐所有青霉素、头孢菌素、碳青霉烯类和 β－内酰胺药 β－内酰胺酶抑制剂类抗生素,同时对氨基糖苷类,大环内酯类和四环素类抗生素也耐药。

五、链球菌属微生物检验

链球菌属(streptococcus)细菌种类多,分布广,是人和某些动物的寄生菌。其中某些菌种为毒力强的致病菌,另一些则是作为正常菌群栖居于宿主的呼吸道、消化道、泌尿生殖道,还有一些是皮肤上的过路菌和黏膜上的定居菌。

(一)分类

目前通过种系分类法研究链球菌属的分类较以前的分类发生了较大的变化,原来归属为 D 群链球菌和 N 群链球菌已分别独立为肠球菌属(enterococcus)和乳球菌属(lactococcus)。尽管传统的以血平板上溶血现象和 Lancefield 抗原血清分型在临床实验室仍然使用,但是必须知道在遗传学上相关的同种不同菌株其抗原可出现异质性,而毫无相关的菌种可出现同一抗原。根据伯杰鉴定细菌手册第 9 版,链球菌目前分为 40 个种和亚种。

对临床分离株的第一步鉴定仍然采用传统的分类方法,将其分成下述几个大类:具有 A、C、G 抗原群 β 溶血性链球菌。包括①菌落直径大于 0.5mmA 群的化脓性链球菌(S. pyogenes)、C 群、G 群的马链球菌(S. equi)和似马链球菌(S. equismilis);②菌落直径小于 0.5mm 具 A、C、G 群抗原,统称米勒链球菌(S. milleri),主要包括 3 种:咽喉炎链球菌、中间型链球菌和星座链球菌。除此之外,米勒链球菌还有 α 溶血和不溶血的细菌。具有 B 抗原群 β 溶血链球菌又称无乳链球菌(S. agalactiae)。α溶血或草绿色溶血链球菌包括肺炎链球菌(S. pneumoniae)和草绿色链球菌群(viridansslreplococci)。不溶血 D 群抗原链球菌称牛链球菌(S. bovis)。

(二)临床应用

化脓性链球菌是致病力最强的一种链球菌,能产生多种毒素(链球菌溶血素 O 和 S)、M 蛋白、脂磷壁酸和酶(链激酶、链道酶、透明质酸酶等)致病因子,可引起急性咽炎、呼吸道感染、丹毒、脓疱病、软组织感染、心内膜炎和脑膜炎等,产毒株还可引起猩红热。该群细菌可致感染后的变态反应性疾病如急性肾小球肾炎、风湿热等。近年来报道化脓性链球菌引起的毒素休克综合征,其机制可能和葡萄球菌 TSST－1 相似,是一种超家族抗原所致的。无乳链球菌是新生儿菌血症和脑膜炎的常见菌,该菌定居于妇女生殖道,故导致新生儿感染。早发型新生儿感染多发病于出生后 24 小时,以肺炎为主。晚发型为产后 7 天至 3 月内,以脑膜炎和菌血症为主。B 群链球菌对成人侵袭力较弱,主要有肾盂肾炎、子宫内膜炎,糖尿病和泌尿生殖道功能失调,肿瘤和免疫功能低下者易受 B 群链球菌感染。

C、G 群 β 溶血性链球菌有与化脓性链球菌相似的毒力因子,引起上述相似的感染。米勒链球菌是人体口腔、上呼吸道、消化道、泌尿生殖道正常菌群,尽管在化脓性感染的病灶中可分离到该菌,大都是手术和创伤引起的内源性感染。

肺炎链球菌是大叶性肺炎、支气管炎的病原菌,还可引起中耳炎、乳突炎、鼻窦炎、脑膜炎和菌血症。肺炎链球菌的荚膜在细菌的侵袭力上起着重要作用,此外肺炎链球菌的溶血素、神经氨酸酶是其主要致病物质。草绿色链球菌是人体口腔、消化道、女性生殖道的正常菌群,当从血液中分离出该菌群细菌常被认为是污染的细菌。然而它可引起瓣膜异常患者的亚急性细菌性心内膜炎。血液链球菌(S. sanguis)、温和链球菌(S. mitis)、格氏链球菌(S. gordoni)、口腔链球菌(S. oralis)、中间型链球菌(S. intermadius)常分离自深部脓肿,尤引人注意的是肝和脑的脓肿。

(三)微生物特征

链球菌是直径小于 $2\mu m$ 的球形或卵圆形革兰阳性球菌,呈链状排列,链的长短和细菌的种类及生长环境有关。成双排列,无芽胞、无动力,但能形成荚膜和黏液层。肺炎链球菌呈矛尖状,宽端相对尖端向外。兼性厌氧菌,肺炎链球菌和草绿色链球菌某些菌种需要 CO_2 促进其生长。营养要求高,须在培养基中加入血液、血清。最适生长温度 35℃～37℃,pH 7.4～7.6,血平板上形成灰白色,透明或半透明,表面光滑的小菌落,环绕菌落形成 α、β、γ 三种特征性溶血现象,液体培养基中表现为絮状和颗粒沉淀。发酵葡萄糖和多种糖,不产气,乳酸为代谢终末产物,触酶阴性。链球菌基因 DNA 中 G＋Cmol‰ 为 31～34。抗原结构复杂,主要有多糖抗原和蛋白抗原,前者位于细胞壁以此可将链球菌分类为 A、B、C、D、F、G 等 13 群,后者主要有 M 蛋白、F 蛋白和 G 蛋白等。本菌属大多数细菌对干燥和消毒剂敏感,除肺炎链球菌外,本菌属细菌较少引起细菌耐药性。

(四)常规鉴定

1.属间鉴别 临床标本检到革兰阳性球菌、触酶阴性,除链球菌属外,尚有 6 个菌属:

肠球菌属　乳球菌属

无色藻菌属　平面球菌属

孪生球菌属　气球菌属

在鉴别上述菌属时,关键是:

(1)革兰染色。上述菌属的革兰染色特性相似,若从琼脂平板上涂片染色,无色藻菌属中某些菌种的形态呈球杆形、杆形,容易与乳杆菌属相混淆,后者触酶亦阴性。若取生长在硫乙醇酸盐肉汤培养物涂片,最容易出现不一致性;

(2)触酶试验,目的是与葡萄球菌属和口腔球菌属鉴别。

2.属内鉴别 链球菌属内鉴别,首先观察在血液琼脂平板上的溶血环,是β溶血型,或非β—溶血型,参照这二类溶血型菌种的鉴别。

(1)β—溶血链球菌的鉴定:β—溶血型链球菌的鉴定是以检测链球菌群多糖抗原来分群,可采用商业性试剂盒,当前,在血清学诊断方法尚未普及之前,传统的对β—溶血链球菌的鉴别仍是需要的。A、B、D、G 群细菌,一般可用杆菌肽、AMP、胆汁—七叶苷及 VP 等试验区别。

(2)非β—溶血链球菌鉴别:肺炎链球菌的鉴定:生长在血琼脂平板上的菌落细小,圆形,表面光滑、灰白色、边缘整齐,半透明,开始扁平以后中心塌陷,呈脐窝状。菌体呈矛头状成双排列。该菌对 Opiochin 敏感、胆汁溶菌试验阳性。草绿色链球菌的鉴定:革兰阳性球菌,触酶阴性,非比溶血、胆汁溶菌试验阴性,Optochin 阴性,不存在 B、D 群抗原,6.5% NaCl 肉汤不生长,PYR 阴性,$10℃$、$45℃$不生长,胆汁七叶苷阴性,万古霉素敏感。该类链球菌种较多,目前临床仅鉴定到群。

(五)试验方法

1.溶血性检查 溶血性是鉴定球菌最常用的项目,也是鉴定过程中重要的一步。1919 年 Brown 对溶血性进行了描述。

(1)α—溶血:或称甲型溶血,在血平板上,菌落周围部分红细胞被破坏,呈现一个草绿色环。

(2)β—溶血:或称乙型溶血,在血平板上,菌落周围红细胞完全溶解,呈现一个清楚透明溶血环。

(3)γ—溶血:或称丙型溶血,血平板上,菌落周围无红细胞溶解,因而无溶血环。溶血性的识别可在血平板表面菌落周围和穿刺处通过肉眼观察,也可用显微镜观察。除在分离血平板上观察菌落周围的溶血性外,还可用以下方法确认。

材料:羊血平板。

方法:将标本接种于羊血平板上,用接种针在已接种过的血平板上扎 $2\sim3$ 处,使细菌被接种到琼脂层深处,$35℃$孵育过夜。

观察结果:在接种针穿过处,羊红细胞完全溶解,形成无色透明区,为β溶血;羊红细胞部分溶解或不溶解呈草绿色的环,为α溶血;不溶解无溶血环为γ溶血。

2.Optochin 敏感试验

(1)材料:Optochin(eihylhydrocupreine HCL)纸片(直径 6mm),每片含 $5\mu g$,血平板。

(2)方法:挑取被检菌落,涂在血平板上,贴 Optochon 纸片于接种处,$35℃$,烛缸孵育 18 小时。

(3)观察结果:抑菌环直径$\geqslant 14mm$ 为敏感,推断肺炎链球菌。抑菌环直径$\leqslant 14mm$ 时参照胆汁溶菌等进行判断。

3.杆菌肽敏感试验

(1)材料:含 0.04U/片的杆菌肽纸片,血平板。

(2)方法:挑取被检菌落,密涂于血平板上,接种量应大,以免出假阳性。贴上杆菌肽纸片,35℃过夜。

(3)观察结果:形成抑菌环为敏感,则被检菌推断为 A 群链球菌。

4. cAMP 试验

(1)材料:血平板、金黄色葡萄球菌 ATCC25923。

(2)方法:在血平板上,用金黄色葡萄球菌划种一条直线,再将被检菌距金黄色葡萄球菌 3mm 处垂直接种一短线。用同样方法接种阴性和阳性对照菌。35℃孵育过夜。观察结果:在被检菌接种线与金葡菌接种线之间有一个矢形(半月形)加强溶血区时,此即 CAMP 试验阳性。阴性无加强溶血区。

5. 胆汁-七叶苷试验(平皿法或斜面法)

(1)培养基:牛肉膏 3g,七叶苷 1g,蛋白胨 5g,枸橼酸铁 0.5g,胆盐 40g,蒸馏水 1000mL,琼脂 1%。

牛肉膏、蛋白胨和琼脂溶于 400mL 蒸馏水中,胆盐溶于 400mL 蒸馏水中,枸橼酸铁溶于 100mL 蒸馏水中,三者混合,加热充分溶解后,高压灭菌 121℃ 15min。七叶苷溶于 100mL 蒸馏水,过滤除菌,以无菌手续加到培养基中,倾倒平皿或斜面。

(2)方法:接种被检菌 1~3 个菌落,涂划开,置 35℃下,孵育 24~48h。

(3)观察结果:培养基变黑色或棕褐色为阳性,不变色为阴性。

(4)注意事项:接种细菌量不能过大。本试验是测定细菌在胆盐中生长情况及同时分解七叶苷的能力,如接种菌量过大,细菌不需要生长而本身固有的酶足以造成七叶苷分解,出现假阳性结果。

6. 七叶苷试验

(1)培养基:蛋白胨 5g,七叶苷 3g,K_2HPO_4 1g,枸橼酸铁 0.5g,蒸馏水 1000mL。将上述成分加热溶解,分装试管,高压灭菌 121℃ 10min。

(2)方法:接种被检菌于培养基中,35℃过夜。

(3)观察结果:培养基变黑为阳性,不变为阴性。

7. 6.5%NaCl 生长试验

(1)培养基 6.5g,牛肉粉 0.3g,葡萄糖 0.1g,蛋白胨 1g,琼脂粉 1.8g,蒸馏水 100mL。溴甲酚紫指示剂适量,调整 pH 7.4,121℃ 15min 灭菌后制成平板或斜面。

(2)方法:接种被检菌,35℃孵育过夜。

(3)观察结果:培养基上生长出菌落并变黄为阳性,不变色为阴性。

(4)注意点:本试验是测定细菌在高盐中的生长能力,葡萄糖作为是否生长的指示剂。细菌接种量不能过大,否则细菌并不需要繁殖可使葡萄糖产酸,培养基变色,导致假阳性结果。

8. 色素试验 色素试验在鉴定 B 群链球菌的几个方法中,特异性最好。

(1)培养基:淀粉 10g,蛋白胨 23.0g,NaH_2PO_4 1.48g,Na_2HPO_4 5.75g,琼脂 10g,水 1000mL。

调 pH 7.4,121℃ 15min 灭菌后,加入 10mL 灭活马血清,倾制平板或高层琼脂。接种细菌,35℃过夜培养。

(2)观察结果:细菌菌落及周围的培养基呈黄色为阳性。

六、假单胞菌属微生物检验

（一）分类

1. rRNA 同源群Ⅰ

荧光假单胞菌 UNA 同源群

铜绿假单胞菌

荧光假单胞菌

恶臭假单胞菌

斯氏假单胞菌 DNA 同源群

斯氏假单胞菌

CDC 群 Vb3

曼多辛假单胞菌

产碱假单胞菌 DNA 同源群

产碱假单胞菌

假产碱假单胞菌

2. rRNA 同源群Ⅱ

萨拉那塞假单胞菌 DNA 同源群

假鼻疽假单胞菌

鼻疽假单胞菌

洋葱假单胞菌

唐菖蒲假单胞菌

皮氏假单胞菌

3. rRNA 同源群Ⅲ

食酸假单胞 DNA 同源群

食酸假单胞菌

睾丸酮假单胞菌

土生假单胞菌

4. rRNA 同源群Ⅳ

微小假单胞菌 DNA 同源群

微小假单胞菌

泡囊假单胞菌

5. rRNA 同源群Ⅴ

嗜麦芽假单胞－黄单胞菌 DNA 群

嗜麦芽黄单胞菌

（二）生物学特性

直或微弯杆菌，长 $1.5\sim5.0\mu m$，宽 $0.5\sim1.0\mu m$，革兰染色阴性。单端鞭毛 1 根或数根，可运动，无鞭毛者无动力。严格需氧代谢，以氧为电子受体。氧化酶阳性或阴性，触酶阳性。DNA 中 G＋C 含量：$50\sim70mol\%$。

模式菌种：铜绿假单胞菌。

（三）常规鉴定

从临床标本中分离到的非发酵菌,大约占所有革兰阴性杆菌中的15%,其中铜绿假单胞菌占70%,其次是不动杆菌属,嗜麦芽黄单胞菌占第三位,荧光假单胞菌、恶臭假单胞菌、洋葱假单胞菌、斯氏假单胞菌较少见。假鼻疽假单胞菌、鼻疽假单胞菌是罕见的。

1. 荧光假单胞菌DNA同源群的鉴定 该群有3个菌种,铜绿、荧光和恶臭假单胞菌,主要生物学特性是能产生水溶性色素,如青脓素或称荧光素,绿脓素不发荧光,可用氯仿从培养液抽提获得。此外,尚有少数菌株可产生红脓素、黑脓素,也有不产生色素的菌株。氧化酶阳性、精氨酸双水解酶阳性,一般能在麦康凯琼脂上生长,利用枸橼酸盐,对多粘菌素敏感。氧化葡萄糖,蔗糖无反应。据统计,临床标本中铜绿假单胞菌不产生绿脓素的菌株约占10%,既不产生绿脓素亦不产生青脓素的也占10%左右。对于不产生绿脓素的铜绿假单胞菌鉴定最低限度应具有以下特性:端极鞭毛,有动力,在O—F葡萄糖培养基需氧管中产酸,氧化酶阳性,精氨酸双水解酶阳性,42℃生长,其他如硝酸盐还原产生氮气,麦康凯琼脂上生长,对多粘菌素敏感皆有鉴定参考价值。

2. 原属rRNA同源群Ⅴ嗜麦芽假单胞—黄单胞菌群,现命名为嗜麦芽黄单胞菌在临床标本中较为多见。

该菌在血液琼脂或麦康凯琼脂培养基上生长迅速,SS琼脂受抑制,血液琼脂生长菌落呈淡黄或棕色,有氨气味,不溶血,但在菌落周围变成绿色。克氏双糖铁琼脂上不产酸、不产生硫化氢。通常氧化酶试验阴性(注意做该菌氧化酶试验应从M—H琼脂上刮取菌落),但有极少数菌株产生弱的阳性反应。在O—F基础培养基上氧化麦芽糖比葡萄糖迅速而明显。该属中惟有嗜麦芽和洋葱假单胞菌是产生赖氨酸脱羧酶的菌种。其他如明胶酶、DNA酶、β—半乳糖苷酶、水解七叶苷皆阳性。

3. 原未确定RNA同源群腐败假单胞菌现在命名为腐败谢瓦纳拉菌 该菌有3个生物变种。该菌为严格需氧性代谢:在克氏双糖铁琼脂高层斜面皆不产酸,而产生大量H_2S。这些黑色沉淀物掩盖培养基的显色(红色)反应,易与肠杆菌相混淆。在琼脂平板上菌落棕黄到粉红色,轻度黏性和黏液状,氧化葡萄糖,但产酸微弱或延迟多日才出现,鸟氨酸脱羧酶和DNA酶阳性,大多数菌株最适生长温度为30℃。

（四）试验方法

1. 氧化酶

阳性菌株:铜绿假单胞菌ATCC27853

阴性菌株:大肠埃希菌ATCC25922

2. Hugf—Leifson氧化发酵(O—F)培养基

氧化型菌株:铜绿假单胞菌ATCC27853

发酵型菌株:大肠埃希菌ATCC25922

阴性菌株:粪产碱杆菌

3. 鞭毛染色(改良Ryu法)。

4. 乙酰胺酶试验 结果判断:变红为阳性,不变为阴性或加奈氏试剂后出现黄色沉淀为阳性。

七、临床应用及常见病原菌

1. 所有的创伤均可污染有细菌,但不一定发生感染,细菌学检查对局部细菌的控制是有价值的,同时对伤口感染的病原学诊断具有重要意义。

2.在临床上,几乎所有手术性创伤均可在不同程度上污染有空气中的细菌或来自手术部位附近组织和脏器的细菌。主要有葡萄球菌、链球菌、大肠杆菌、变形杆菌、枯草杆菌和类白喉杆菌等。伤口的污染并不意味着一定会发生感染,感染现象的出现与创伤情况、染菌的数量和种类、处理过程、机体免疫力和术后抗生素的应用情况等多种因素有关。

3.针眼脓肿通常由于葡萄球菌感染所致,而瘘管则往往系混合感染而引起。

4.绝大多数外伤性创伤几乎都有污染细菌的可能,同时大多数会发生不同程度的感染,其中尤以葡萄球菌和链球菌多见。深部创伤和复杂性骨折,由于染有尘埃或其他异物极易发生破伤风和气性坏疽等厌氧菌的感染。这两种细菌产生的毒素可引起全身性中毒现象,预后不良。慢性化脓性创伤多系葡萄球菌和链球菌混合感染,此外大肠杆菌、变形杆菌、绿脓杆菌、类白喉杆菌、枯草杆菌等也不罕见。

5.通常烧伤后12小时以内创面几乎完全无菌,随后细菌很快侵入引起创面感染。由于造成烧伤的原因和烧伤后的处理情况不同,感染细菌的种类也有所不同。其中最常见的细菌为金黄色葡萄球菌、表皮葡萄球菌、大肠杆菌、绿脓杆菌、变形杆菌、肺炎克雷伯菌、产碱杆菌和产气杆菌。此外枯草杆菌、白色念珠菌和其他罕见的细菌也可查见。有时为单独感染,有时为混合感染。不过自抗生素被广泛应用以来,β溶血链球菌则较少发现。须指出,在一定时间内经常以绿脓杆菌占优势,局部出现绿色素,不少病例绿脓杆菌出现在烧伤的第2天,引起败血症较多见。值得提出的是由于长期大量应用抗生素的结果,细菌常发生变异型。如对糖反应不典型、产绿色素的能力减弱(只有4%有色素)以及形态变为点状等。因此,在细菌学鉴定上要予以足够的重视。此外,由于大量抗生素的应用,又遇到较潮湿的天气也常发生真菌的生长,甚至也可引起败血症。其中由曲霉菌引起的最多,其次为青霉菌、毛霉菌和假丝酵母菌。

6.新鲜创伤很难查到破伤风芽胞梭菌的菌体或芽胞,在破伤风发病后时创伤处也难查到破伤风芽胞梭菌。有时甚至出现细菌培养阳性,而未见发生破伤风,也有时在临床上呈现典型的破伤风症状而细菌培养却为阴性。因此对破伤风的诊断不能以细菌学检验作为诊断依据,而必须结合临床诊断情况做出判断。

7.气性坏疽常由一种或多种产气的厌氧杆菌所致,同时又常与化脓细菌感染并存。往往由产气荚膜芽胞梭菌(约占60%~90%);其次是水肿芽胞梭菌(约占20%~40%)和败毒芽胞梭菌(约占10%~20%);其他还有产芽胞梭菌、溶组织芽胞梭菌、双酶杆菌等。其中尤以产气荚膜芽胞梭菌最为多见,同时继发葡萄球菌、链球菌、大肠杆菌或其他需氧性细菌的感染。需指出的是,对于创伤性坏疽也可以是由于β溶血性链球菌或奋森螺旋体及梭状杆菌的急性感染所引起,而慢性坏疽的发生,尤其是在胸腔和腹腔手术后往往系进行性混合感染的结果。

对于新鲜创伤的细菌学检查具有临床价值,因为气性坏疽病原体对于坏疽病因的正确诊断特别有价值。直接涂片如发现有荚膜的粗大的革兰阳性杆菌,结合临床症状可做初步诊断。

8.小的和浅表的疖肿多由表皮葡萄球菌感染所致,而大的和严重的多由金黄色葡萄球菌感染引起,近年来在临床中也见有大肠埃希菌感染引起的病例。痈肿可由金黄色葡萄球菌或β溶血性链球菌感染所致,有的为单独感染,有的则为混合感染。细菌学检查有一定意义。对于那些反复发生疖和痈的患者需进行血糖测定以排除糖尿病。

9.由外伤性、血源性或邻近组织病灶直接蔓延所致的急性化脓性关节炎常受金黄色葡萄球菌、β溶血性链球菌、淋球菌、肺炎链球菌或伤寒杆菌的感染。用穿刺或手术取出脓汁进行细菌学检查对于病原学的诊断颇有价值。慢性化脓性关节炎可由同样的任何一种细菌引起,但主要为结核杆菌,但很少能在涂片上找到,通过培养和豚鼠接种结果较为理想。在实际中又常见由葡萄球菌、链球菌、大肠杆菌、绿脓杆菌引起继发感染。变形杆菌、类白喉杆菌及其他细菌常为不重要的污染菌。对于结核性关节炎或结核性骨髓炎所形成的瘘管,也经常发生上述细菌的继发感染。

10.骨髓炎系化脓菌引起的骨组织感染,由外伤性或血行性引起的急性骨髓炎。其中金黄色葡萄球菌感染约占$80\%\sim90\%$,β溶血性链球菌、肺炎链球菌、厌氧菌、大肠杆菌和伤寒杆菌的感染有报道。慢性,骨髓炎由急性转变而来,感染已趋局限性,不易自行痊愈,而呈顽固的慢性炎症。除上述细菌可引起慢性骨髓炎外,结核杆菌也较常见。从临床细菌学诊断价值上看,只有在手术时或发生自发性破溃后才具有诊断意义,否则无实际意义。脓汁及创伤分泌物中常见的病原菌见表9-2。

表9-2 脓汁及创伤分泌物中常见的病原菌

革兰阳性菌	革兰阴性菌
葡萄球菌肠	杆菌科细菌
链球菌	假单胞菌
消化链球菌	腐败谢瓦纳拉菌
炭疽芽孢杆菌	拟杆菌
破伤风芽胞梭菌	梭杆菌
产气荚膜梭菌	嗜血杆菌
溃疡棒状杆菌	产碱杆菌
结核分枝杆菌	无色杆菌
放线菌、奴卡菌	弧菌属细菌
念珠菌	气单胞菌

(周伟杰)

第三节 上呼吸道标本的细菌学检验

上呼吸道感染一般表现为咽炎、鼻咽炎、中耳炎、鼻窦炎、会厌炎。引起咽喉部感染的主要病原菌为化脓性链球菌和白喉杆菌,其次为白色念珠菌。由于上呼吸道正常菌群数量较多,应注意与致病菌区别。链球菌属鉴定已如前述,白喉杆菌形态比较典型,结合培养检查,鉴定不为困难。

一、上呼吸道标本中可能发现的细菌

1.革兰阳性球菌 葡萄球菌、链球菌、肺炎链球菌、四联球菌。

2.革兰阴性球菌 卡他布兰汉菌、脑膜炎奈瑟菌、黄色球菌。

3.革兰阳性杆菌 炭疽芽胞杆菌、白喉棒状杆菌、类白喉棒状杆菌、结核分枝杆菌。

4. 革兰阴性杆菌 大肠埃希菌、铜绿假单胞菌、变形杆菌、产气肠杆菌、鼠疫耶尔森菌、肺炎克雷伯菌、流感嗜血杆菌、百日咳鲍特菌。

5. 其他 伊色列放线菌、白色假丝酵母菌、奋森螺旋体、酵母菌。

二、标本的采集

1. 标本采取前数小时不得用消毒药物漱口或涂抹病灶局部。

2. 用棉拭子采集标本时应小心、认真、准确地在采集部位采取,避免触及舌、口腔黏膜和唾液,以防污染。

3. 疑为白喉时,应在咽部深层组织中采取标本,而表面渗出液多为类白喉棒状杆菌和葡萄球菌。

4. 采集扁桃体标本时,应以扁桃体窝部为宜。

5. 标本采集后,一般应立即送检,尤其是鼻咽拭子更应防止干燥。若不能立即接种,应将其置于灭菌肉汤管内,避免由于干燥而使某些细菌死亡。

三、检验方法及报告方式

(一)直接涂片检查

1. 一般细菌涂片检查 取洁净玻片一张,将分泌物涂在其上,经火焰固定后进行革兰染色镜检。根据其形态染色特点首先得出初步印象。

2. 奋森螺旋体和梭形杆菌的涂片检查 首先将擦拭咽喉部的棉拭子轻轻涂在洁净的玻片上,然后进行革兰染色(复染时间稍加延长)镜检。如找到淡红色细长的疏螺旋体及微弯弧形细长而两头尖的革兰阳性或阴性杆菌时(梭形杆菌革兰染色反应不定),即可报告:"咽拭子涂片找到形似奋森螺旋体及梭形杆菌"。

3. 结核分枝杆菌涂片检查 涂片方法同白喉棒状杆菌。涂片稍厚并应集中,按抗酸染色镜检、报告。

4. 麻风分枝杆菌涂片检查 将鼻黏膜棉拭子涂片待干后固定即行抗酸染色检查。若发现形态细长、笔直、两端略尖细的抗酸性杆菌,聚集于细胞内或平行排列而聚成束时,可报告:"找到形似麻风分枝杆菌"。对于麻风的诊断须慎重,必须细菌检查与临床症状及病史等结合起来,进行综合性分析,方可做出诊断。

5. 假丝酵母菌涂片检查 首先将棉拭子标本涂于洁净玻片上,加生理盐水一滴,并盖上盖玻片,以高倍镜检查。若发现有酵母样细胞及假菌丝,可报告:"找到酵母样菌,形似假丝酵母菌"。也可涂片做革兰染色镜检,若发现有革兰阳性,单独散在或丛生聚集的卵圆形、薄壁、芽生的酵母样菌,甚至菌体伸长形成假菌丝者,即可报告:"找到酵母样真菌,形似假丝酵母菌"。

(二)培养检查

1. 一般细菌培养 首先以无菌的方式涂抹接种于血平板的一角,然后再以白金耳划线分离,置37℃孵箱培养24～48h观察结果,挑选可疑菌落进行涂片染色、生化反应、血清学反应和动物试验等,根据鉴定结果可做出报告:"检出 XX 菌"或"XX 菌纯培养"。应当指出,有时在血平板上未检出特定的病原菌,而某种常居菌生长茂盛或呈纯培养时,应考虑这种菌也可能与疾病有关,此时可报告"XX 菌生长茂盛"或"培养出 XX 菌"供临床医师参考。若经培养全系正常咽喉部正常菌群,可报告:"未检出致病菌"。

2.乙型溶血性链球菌培养　首先以无菌方法将标本接种于血平板上,经37℃18～24h培养,取出观察有无乙型溶血现象。如溶血环不清楚,可放在低倍镜下观察。乙型溶血性链球菌的菌落小、透明,但有时也有扁平、较大不透明的菌落。溶血性嗜血杆菌及副流感嗜血杆菌的溶血环与乙型溶血性链球菌的溶血环甚相似,必须加以区别。可涂片做革兰染色加以区别或移种于葡萄糖肉汤培养过夜后,再做涂片染色镜检予以区别。如溶血现象不易确定时,可做倾注平板法或做试管溶血试验确定之。一般应根据溶血性链球菌的菌落与形态特性以及溶血现象等进行鉴定。

3.百日咳鲍特菌培养　首先以无菌方法将鼻咽拭子标本直接接种于鲍-金平板上,并进行划线分离,也可采用咳碟法(可不必划线)。由于百日咳鲍特菌生长较慢,而且常需较高的温度,因此,应将接种标本后的培养基放入有盖的玻璃缸内,缸底加些清水。为防止长霉也可投入硫酸铜一小块,使水呈淡蓝色。置37℃培养48小时后,观察结果。百日咳鲍特菌一般呈细小隆起的小菌落,隐约可见狭小的溶血环,3天后菌落表面光滑,边缘整齐,灰色不透明,似水银滴状。将可疑菌落涂片染色镜检,如有革兰阴性、单个或成双的卵圆形小杆菌时,结合菌落特征,即可做出初步诊断。然后再做血清凝集试验及生化反应,营养要求试验等进行鉴别。若培养6～7天仍无细菌生长时,方可做出阴性报告。

4.脑膜炎奈瑟菌培养　脑膜炎奈瑟菌培养系从鼻咽拭子标本分离脑膜炎奈瑟菌,主要用于带菌者检查。当收到标本后应及时以无菌操作的方法将其于预温37℃的血平板(或卵黄双抗琼脂平板)及巧克力色血平板划线分离,置5％～10％二氧化碳环境中37℃培养24～48h后,观察结果。如经涂片染色镜检无脑膜炎奈瑟菌者,可报告:"经培养未检出脑膜炎奈瑟菌"。

(三)抗生素敏感试验提示

咽喉部分离出的细菌一般不需进行常规抗生素敏感试验,细菌性咽炎的两个主要病原菌为化脓性链球菌和白喉杆菌,用青霉素或红霉素治疗即可。

四、棒状杆菌属常规鉴定

(一)生物学特性

棒状杆菌属是一群革兰阳性、菌体一端或两端膨大呈棒形的直的或微弯曲杆菌。有些菌种呈逗点状多形态性,染色不均匀,深浅相间的节或颗粒状。用美蓝、甲苯胺蓝或奈瑟染色,菌体一端、两端或中央可见明显深染颗粒,称为异染颗粒。抗酸染色阴性。菌细胞分裂呈棱角状或栅形排列,不产生芽胞,无荚膜。该属中白喉棒状杆菌除具有上述特性外,对营养要求较严格,在一般培养基上生长不良,需一种或多种维生素、氨基酸、嘌呤及嘧啶,含有血清或其他体液的培养基有助于生长。白喉棒状杆菌在液体培养基中生长,表面形成菌膜,同时有颗粒沉淀。触酶和硝酸盐还原阳性,不水解尿素,发酵葡萄糖和麦芽糖,产酸不产气,蕈糖和蔗糖阴性,但有发酵蔗糖而产毒素的菌株,如贝尔法梯亚种是轻型亚种的变异株,而且不还原硝酸盐。大多数中间亚种为嗜脂性,在常规培养基中无血清、血液或吐温-80培养基则生长受抑制。轻型亚种在血琼脂平板上呈轻度溶血。它们在吕氏血清斜面上生长良好,菌落呈灰白和奶油色,不液化凝固血清斜面。DNA中G+G含量:51～59mol％。模式菌种:白喉棒状杆菌。

(二)常规鉴定

1. 直接涂片染色镜检　将检材直接制成两张涂片,分别做革兰染色和异染颗粒染色,镜检如出现革兰阳性棒状杆菌,形态典型具有明显异染颗粒即可初步报告"直接涂片检出有异染颗粒革兰阳性杆菌"。

2. 分离培养　接种吕氏血清斜面、亚碲酸钾血平板及血琼脂平板,35℃48 小时孵育,挑取可疑菌落进行革兰染色和异染颗粒染色镜检。

3. 白喉棒状杆菌鉴定要点　革兰阳性,着色不均匀,菌体细长微弯曲,排列不规则,具有异染颗粒,触酶阳性,无动力,无芽胞,在吕氏血清斜面为灰白色小菌落。亚碲酸盐血平板为黑色菌落或灰黑色菌落。

4. 毒力试验　有条件的实验室可做,具体方法参考其他资料。

5. 其他棒状杆菌的鉴定　这类细菌多数是口腔或皮肤的寄生菌,但是当从机体无菌部位分离检到时,可能是机会致病菌,应予以鉴定。鉴定这些菌可用硝酸盐还原试验、尿素及碳水化合物分解试验等。

五、念珠菌属常规鉴定

(一)生物学特性

念珠菌细胞呈圆形或卵圆形,直径 $3\sim6\mu m$,芽生孢子形态不稳定,从圆、卵圆到伸长。大多数白色念珠菌需氧,25℃～30℃生长良好,也可在 37℃以上生长。菌落呈奶油色、馅饼状,光滑。在玉米吐温－80 琼脂平板上 25℃72 小时培养显微镜下形态:假菌丝中隔部伴有成簇的圆形分生孢子,顶端有厚壁的厚膜孢子,芽管试验阳性。与该菌形态相似的菌种为类星形念珠菌,两者区别在于后者不同化蔗糖,不发酵半乳糖。

(二)常规鉴定

念珠菌与酵母菌,二者菌落形态很相像,易造成混淆。生长在玉米吐温－80 培养基的念珠菌可产生假菌丝,镜下观察即可与酵母菌区分开。

在鉴定念珠菌属时,假菌丝中隔处连接芽生孢子,为其重要特征,亦是与球拟酵母菌、地丝菌属的鉴别点。各种念珠菌的鉴别一般可用 TTC 还原反应、厚膜孢子、是否表面生长以及糖发酵、糖同化试验相区别。在这些试验中,TTC 还原反应是念珠菌初步鉴定的最好方法。热带念珠菌反应最强,形成紫红色的菌落;白色念珠菌几乎无反应或反应很弱,形成白色菌落;其他念珠菌反应介于二者之间,呈现红色菌落。白色念珠菌厚膜孢子为阳性,热带念珠菌有时可见极少泪滴状厚膜孢子。液体培养基表面生长只有热带念珠菌、克柔念珠菌,二者间可用糖发酵鉴别。

(三)试验方法

1. 放线菌酮－氯霉素琼脂培养基。

2. 糖发酵试验　酵母样菌发酵碳水化合物,产生二氧化碳和酒精,全部试验管中应放入倒管,以捕捉气体。能见到气体产生,才确认是发酵,凡是发酵碳水化合物都是同化,但所有同化未必皆发酵。

3. 糖同化试验　方法:融化 20mL 上述含氮基础培养基(糖同化试验培养基),冷至 48℃,将培养 24～72h 被鉴定酵母菌株,混悬于 4mL 无菌盐水中,调整浊度相当于 McFarland4 号管,全部菌液加入培养基中,混匀倾注成平板,凝固后,将含各种碳水化合物纸片贴在平板表面,孵育于25℃~30℃10~24h,检查被检菌在纸片周围生长与否,如观察不清楚,可继续孵育24小时。

4. 芽管形成试验 芽管试验是一种价值大又简单的快速推断性鉴定白色念珠菌的方法。方法:

(1)玻片法:在载物玻片上加1滴血清。接种少量被检菌,盖上盖玻片,放于湿润平皿内。置35℃孵箱中,每隔1小时检查1次,共检查3~4次。

(2)试管法:用无菌试管,加血清0.2mL,接种被检菌,混匀后置37℃水浴箱中,每隔1小时,用白金耳取出含菌血清,置于载玻片上进行镜检。

(3)毛细吸管法:含有0.5mL小牛血清的毛细吸管,沾取鉴定菌落部分,乳化混匀,该毛细管置于试管中,35℃孵育2~4h,取出1滴,置显微镜下检测。

实验注意问题:有许多材料皆可用于芽管试验,如鸡蛋白、小牛血清、兔血清、羊血清及血库中血清,但在许多实验室始终认为小牛血清最好,它可以解除潜在的白色念珠菌的抗体、肝炎病毒和AIDS病毒问题。值得注意的是,芽管和芽生孢子出芽,两者区别在于白色念珠菌产生芽管和芽生孢子连接处,不出现收缩现象,称为箭状,而其他念珠菌在起始菌丝体和母体芽生孢子连接处呈紧缩现象。

上述试验必须用白色念珠菌、热带念珠菌、光滑球拟酵母菌做质量控制。试验孵育时间,不超过4小时,因为其他产生假菌丝的念珠菌在上述时间之后开始发芽,出现起始菌丝体。

六、隐球菌属常规鉴定

1. 生物学特性 菌细胞为圆形、卵圆形酵母样真菌,大小一般在3.5~8μm。单个发芽,母体与子体细胞连接间有狭窄项颈。偶尔可见各种各样出芽,但假菌丝极少见,细胞壁易破碎,常成月牙形或缺陷细胞,尤其是在组织内被染色后显现。在菌细胞周围存在粘多糖荚膜物,应用印度墨汁湿片法能证明荚膜的存在。带有荚膜的典型菌落呈黏液状,随着菌龄的增长变成干燥、灰暗,伴有奶油、棕黄、粉红或黄色菌落。所有菌种皆能产生脲酶和同化各种各样碳水化合物,但不发酵。区别各个菌种,根据同化各种碳水化合物和硝酸钾利用试验。新型隐球菌的生化反应和37℃生长,有别于其他菌种的鉴别,但白色隐球菌和罗伦隐球菌亦可在37℃生长。

2. 常规鉴定 隐球菌属是酵母样真菌,不形成假菌丝,用这个特点与念珠菌相互区别,隐球菌尿素酶阳性,而念珠菌只有溶脂念珠菌和克氏念珠菌中的部分菌株为阳性。与红色酵母菌的鉴别在于后者不同化肌醇和产生胡萝卜素。隐球菌可产生荚膜。从临床标本直接涂片可检到,但经培养后得到的菌细胞一般无荚膜,必须将菌种接种到动物体内,如小白鼠脑内注射,待动物发病后,取组织或组织液直接做涂片,才可见到荚膜。隐球菌属内各菌种的鉴别可利用37℃是否生长及糖同化试验。新型隐球菌是较重要的致病菌,该菌氧化酶阳性,很易与其他菌种区别。

（秦智谦）

第四节　下呼吸道分泌物标本的细菌学检验

一、标本的采集

1.痰液标本的采集以清晨为佳,因为此时患者痰量较多且含菌量也多。

2.咳痰时应尽量防止唾液及鼻咽部分泌物混入,以减少污染。

3.标本采集后要及时送检。做结核杆菌或真菌培养的痰液如不能立即送检,应放入冰箱贮存,以防杂菌生长。

二、检验方法及报告方式

(一)直接涂片检查

一般用无菌的顶端粗糙的小竹签挑取痰液(挑取脓性或带血部分)在洁净的玻片上涂成均匀薄膜,置室温自然待干。经火焰固定后,按检验目的之不同,染色镜检。一般用革兰染色,其次,根据需要再做抗酸染色或美蓝染色等。

1.一般细菌检查　痰液支气管分泌物标本内常混有口腔及鼻咽部固有的细菌。因此,要求在镜检时仔细观察,然后按各种细菌的形态特征,分别将所见的细菌报告。若查到排列成葡萄状的革兰阳性球菌,可报告为"找到革兰阳性球菌,形似葡萄球菌";若查到瓜籽仁形或矛头状的尖端相背,成双排列具有明显荚膜的革兰阴性球菌时,可报告为"找到革兰 X 性形态似XX 菌"。

2.结核杆菌涂片检查　首先将痰液标本在洁净无纹痕玻片上涂成厚度适宜的均匀薄膜,置室温或 37℃温箱内待干,火焰固定后,行抗酸染色镜检。

若查到形态及染色似结核杆菌时,可报告:"找到抗酸杆菌",但不能报告找到结核杆菌,必须通过培养或动物试验方法证实后,才能报告。如经过仔细镜检未发现形态可疑的杆菌时,则可报告:"未找到结核杆菌"。

3.假丝酵母菌及熏烟色曲霉菌涂片检查

(1)首先以无菌竹签挑取脓性或带血部分痰液,涂于玻片中央。

(2)然后滴加 100g/L 的氢氧化钾溶液一滴混合后,加盖玻片,在火焰上稍加温,并轻压盖片使标本变薄而易于观察。

(3)最后用显微镜观察未染色形态,观察后再除去盖玻片,待干,固定,做革兰染色检查。白色假丝酵母菌(白色念珠菌)在新鲜湿片中,低倍镜观察可见成群的卵圆形、生芽或不生芽、薄壁的酵母样细胞;有时也能见到由于细胞生芽延长后所形成的假菌丝。革兰染色阳性,可报告:"找到酵母样真菌,形似白色假丝酵母菌"。熏烟色曲霉菌在新鲜湿片中,可见到类似菌丝的碎片和许多小而圆形呈暗绿色的孢子,散布在整个视野中。可报告:"找到有隔的真菌菌丝及孢子"。

(二)细菌培养

1.一般细菌培养　直接挑取痰液标本或将经无菌盐水洗涤并充分研磨的痰标本接种于血平板上,经 35±1℃培养 18～24 小时后观察结果。再以接种环挑取各种可疑菌落,分别做涂片,革兰染色镜检。根据菌落及镜检形态,得出初步印象,然后按各类细菌的特征做进一步鉴定。

2.厌氧培养　取新鲜标本分别接种于两个血平板上,一个血平板按一般的培养方法进行需氧培养,另一个置厌氧罐(或厌氧袋)内进行厌氧培养,经35℃±1℃培养2～4天后,认真观察生长情况和菌落特征,并挑取菌落涂片革兰染色镜检,根据形态特征得出初步印象,再按各类厌氧菌的特征进行鉴定。若厌氧培养有菌生长,而需氧培养无同样细菌生长时,经过鉴定为某种菌后,可报告:"厌氧培养有 XX 菌生长",不能鉴定时,可报告:"厌氧培养有革兰 X 性 X 菌生长"。

若厌氧培养无细菌生长,而需氧培养有菌生长,或厌氧及需氧培养均无细菌生长,可报告:"厌氧培养无细菌生长"。厌氧培养和需氧培养均有同种细菌生长,则应报告:"无专性厌氧菌生长"。如能鉴定到种,则可报告:"有 XX 菌生长"。

3.真菌培养

(1)白色假丝酵母菌:首先将痰液标本以无菌生理盐水洗涤后做成悬浮液。然后取此悬浮液接种于两管沙保弱培养基上,并分别置于37℃及22℃或室温中培养2～7天。如有中等大小、湿润黄、白色乳酪样或浆糊状,具有显著酵母样气味的菌落时可得出初步诊断。再有厚膜孢子及假菌丝,糖发酵反应(葡萄糖＋、麦芽糖＋、蔗糖＋、乳糖－)符合时,即可报告:"真菌培养有白色假丝酵母菌生长"。

(2)熏烟曲霉菌:标本的处理与接种方法同上。熏烟曲霉菌一般生长迅速,最初在沙保弱斜面上形成白色细丝样生长,当产生孢子时迅速变成绿色至暗绿色菌落。将培养管放在低倍镜下观察时,可见典型的分生孢子柄(柄的末端扩展成顶囊,表面为多数带串孢子所遮盖),特别在菌落边缘更清楚易见。根据本菌的特点如符合鉴定依据中各项,即可报告:"真菌培养有熏烟曲霉菌生长"。

三、临床应用及常见病原菌

痰液及支气管分泌物的细菌学检验对于某些疾病的诊断、治疗具有非常重要的意义。对无法咳痰的患者,用咳嗽后的咽拭子做涂片或培养检查,仍是发现致病菌的主要依据。但在采取标本培养时,应注意正常口腔内可能存在的肺炎链球菌等。若能获得肺炎患者铁锈色痰液做检查,可明显提高肺炎链球菌的阳性检出率。对其他细菌的诊断,常根据涂片或培养中占最多数细菌为依据,因此实验室报告时应尽可能按此法报告,如看不到数量上占优势,又可能为致病菌者应重复检查。

鼠疫杆菌和炭疽杆菌亦可引起肺炎。此外结核杆菌及真菌病的诊断也主要依赖于细菌学检查。痰及下呼吸道分泌物中常见病原菌见表9－3。

表9－3　痰及下呼吸道分泌物中常见病原菌

革兰阳性菌	革兰阴性菌
肺炎链球菌	卡他布兰汉菌
A 群链球菌	脑膜炎奈瑟菌
金黄色葡萄球菌	流感嗜血杆菌
厌氧球菌	肺炎克雷伯菌
结核分枝杆菌	其他肠杆菌科细菌
白喉棒状杆菌	假单胞菌属细菌
放线菌、奴卡菌	嗜肺军团菌
念珠菌	

四、注意事项

痰液标本的收集过程常受到唾液或后鼻腔及咽部分泌液的非病原性细菌所污染,尤以慢性呼吸道感染多见,这直接干扰细菌学检查结果;患者接受某些药物的治疗,使有关菌受到抑制,这样也可影响阳性检出率。因此,在分析结果时,应密切结合临床。对于急性传染性疾病不易受上述两个原因影响而引起混淆,因病原菌大多以显著数目出现。而在慢性支气管炎、支气管扩张和肺脓肿时,痰液的检查应注意,最好直接自支气管抽取分泌物进行检查。一般均收集晨痰,但在咳前必须充分漱口,避免口腔和鼻腔分泌物的污染。做结核分枝杆菌检查,通常最好收集 24 小时的痰液,也可用晨痰。痰和支气管分泌物标本取得后,如不能及时接种,应放在冰箱中,以免杂菌增多。婴幼儿患肺结核病,由于不会将痰吐出,又常有不自觉的吞咽现象,因此,采取胃液标本进行检查,常可弥补不足。须指出,由于胃液中经常有抗酸性腐物寄生菌,且在显微镜下不好区别,故在未做培养和致病性鉴定时,不宜过早地做出报告。

(秦智谦)

第五节　鼻、咽、眼、耳拭子标本的细菌学检验

一、标本的采集

(一)操作方法

1.拟检查白喉杆菌采集标本时,应使患者对光而坐,头部上仰口张大,用压舌板轻轻压舌根,直接用棉拭子擦拭患者咽、鼻黏膜、伪膜边缘部分或组织深层的分泌物做直接涂片和分离培养。若无局部病变或做带菌者检查则应于咽部或扁桃体上擦拭。

2.拟检查百日咳杆菌或脑膜炎奈瑟菌时,应自鼻咽部采集标本。即用无菌的鼻咽拭子(一端弯曲的金属棉拭)由口腔进入伸向鼻咽部,到达咽后壁涂擦取标本,对患百日咳患儿做标本培养时可采用咳碟法。

3.眼、耳道疖肿或化脓性疾病通常以无菌棉拭子直接采取分泌物送检即可。

(二)注意事项

1.标本采取前数小时不得用消毒药物漱口或涂抹病灶局部。对刚治疗过或用药物冲洗过眼部的患者,最好在 12～24 小时后采集标本,以免药物影响。

2.用棉拭子采集标本财应小心、认真、准确地在采集部位采取,避免触及舌、口腔黏膜和唾液,以免污染。

3.疑为白喉时,应在咽喉部深层组织中采取标本,而表面渗出液多为类白喉杆菌和葡萄球菌。

4.采集扁桃体标本时应以小窝部为宜。

5.标本采集后,一般应立即送检,防止干燥。若不能立即接种,将其置于灭菌肉汤管内(含肉汤 0.5mL),避免由于干燥而使某些细菌死亡。

二、检验方法和报告方式

(一)直接涂片检查

1.一般细菌涂片检查　取洁净玻片 1 张,将分泌物涂在其上,经火焰固定后进行革兰染

— 273 —

色镜检。根据其形态染色特点首先得出初步印象。

2. 白喉杆菌涂片检查　取棉拭子标本制成两张涂片,一张行革兰染色,一张行美蓝或异染颗粒染色,若发现有革兰阳性棒状杆菌,排列不规则,有明显的异染颗粒时,即可做出初步报告。但需注意白喉杆菌与形态类似的其他棒状杆菌相鉴别。

3. 奋森螺旋体和梭形杆菌的涂片检查　首先将擦拭咽喉部的棉拭子轻轻涂在洁净的玻片上。然后行革兰染色(复染时间稍加延长)镜检。如找到淡红色细长的疏螺旋体及微弯弧形细长而两头尖的革兰阳性或阴性杆菌时(梭形杆菌革兰染色反应不定),即可报告:"咽拭子涂片找到形似奋森螺旋体及梭形杆菌"。

4. 结核杆菌涂片检查　涂片方法同白喉杆菌,但稍涂厚些并应集中,按抗酸染色镜检报告。

5. 麻风杆菌涂片检查　将鼻黏膜棉拭子涂片待干后固定即行抗酸染色检查。若发现形态细长、笔直、两端略尖细的抗酸性杆菌,聚集于细胞内或平行排列而聚成束时,可报告:"找到形似麻风杆菌"。对于麻风的诊断须慎重,必须细菌学检查与临床症状及病史等结合起来,进行综合分析,始可做出诊断。

6. 假丝酵母菌涂片检查　首先将棉拭子标本涂于洁净玻片上,加生理盐水一滴,并盖上盖玻片,以高倍镜检查。若发现有酵母样细胞及假菌丝,可报告:"找到酵母样菌,形似假丝酵母菌"。也可涂片做革兰染色镜检,若发现有革兰阳性、单独散在或丛生聚集的卵圆形、薄壁、芽生的酵母样,甚至菌体伸长形成假菌丝者,即可报告:"找到酵母样真菌,形似假丝酵母菌"。

7. 淋病奈瑟菌　取棉拭子标本涂于两张玻片上,一张以革兰染色,另一张以美蓝染色镜检,如查见有革兰阴性形态典型的双球菌,在细胞内(或细胞外)可初步报告:"找到革兰阴性双球菌,在细胞内(或细胞外),形似淋病奈瑟菌"。

8. 沙眼衣原体　标本采取后,涂片,自然干燥,甲醇固定1~5min,空气中风干后,加稀释的 Giemsa 染色液染色15~24 小时后,蒸馏水冲洗,镜检。包涵体呈蓝色,深蓝色或暗紫色。

(二)细菌培养

1. 一般细菌培养　首先以无菌的方式涂抹接种于血平板的一角,然后再以接种环划线分离,置35℃±1℃孵箱培养24~48 小时观察结果,挑选可疑菌落进行涂片染色、生化反应、血清学反应和动物试验等,根据鉴定结果可做出报告:"检出 XX 菌"或"XX 菌纯培养"。应当指出,有时在血平板上未检出特定的病原菌,而某种常居菌生长茂盛或呈纯培养时,应考虑这种菌也可能与疾病有关,此时可报告"XX 菌生长茂盛"或"培养出 XX 菌"供临床医师参考。若经培养全系正常咽喉部杂菌,可报告:"未检出致病菌"。

2. 溶血性链球菌培养　首先以无菌方法将标本接种于血平板上,经 35℃±1℃18~24 小时培养,取出观察有无 β 型溶血现象。如溶血环不清楚,可放在低倍镜下观察。如溶血环区内无完整的红细胞时,则为 β 型溶血。溶血性链球菌的菌落小、透明,但有时也有扁平、较大不透明的菌落。溶血性嗜血杆菌及溶血性副流感杆菌的溶血环与溶血性(β 型)链球菌的溶血环甚相似,必须加以区别。可涂片做革兰染色加以区别或移种于葡萄糖肉汤培养过夜后,再做涂片染色镜检予以区别。如溶血现象不易确定时,可做倾注平板法或做试管溶血试验确定之。一般应根据溶血性链球菌的菌落与形态特性以及溶血现象等进行鉴定。

3. 白喉杆菌培养　首先以无菌方法将标本接种于吕氏血清斜面或鸡蛋培养基上,经 35℃

±1℃12 小时增菌后,观察菌苔生长情况。在血清斜面上若呈现灰白色有光泽的菌苔,或呈现圆形灰白色或淡黄色的凸起菌落,即涂片染色镜检。其菌体形态及异染颗粒的染色特征均典型者,结合临床,可做出初步报告:"有白喉杆菌生长"。然后再取菌落划线接种于亚碲酸钾血琼脂平板,置 35℃±1℃经 48 小时培养后,白喉杆菌因能还原碲盐,菌体吸收金属碲,而呈黑色或灰黑色的菌落。且菌落呈光滑、较湿润、圆形、易乳化。用接种针挑取典型菌落中央部分,再移种于血清斜面做进一步纯培养,根据形态染色、生化反应和毒力试验证实后,做出鉴定。也可在亚碲酸钾血琼脂平板上选择典型菌落,接种于尿素蛋黄双糖培养基上,经 35℃±1℃18～24 小时培养后,即可得出初步鉴定。

4.百日咳杆菌培养 首先以无菌方法将鼻咽拭子标本直接接种于包－金(Bordet－Gengou)平板上,并进行划线分离。也可采用咳碟法(可不必划线),由于百日咳杆菌生长较慢,而且常需较高的湿度。因此应将接种标本后的培养基放入有盖的玻璃缸内,缸底加些清水。为防止长霉也可投入硫酸铜一小块,使水呈淡蓝色。置 35℃±1℃培养 48 小时后,观察结果。百日咳杆菌一般呈细小隆起的小菌落,隐约可见狭小的溶血环,3 天后菌落表面光滑、边缘整齐、灰色不透明、似水银滴状。将可疑菌落涂片染色后镜检,如有革兰阴性,单个或成双的卵圆形小杆菌时,结合菌落特征,即可做出初步诊断。然后再做血清凝集试验及生化反应、营养要求等做鉴别试验。若培养 6～7 天仍无细菌生长时,方可做出阴性报告。

5.奈瑟菌培养 奈瑟菌培养系从鼻咽拭子或眼分泌物标本分离的脑膜炎奈瑟菌或淋病奈瑟菌。主要用于带菌者检查或新生儿眼炎。当收到标本后应及时以无菌操作的方法将其接种于预温 35℃的血平板(或卵黄双抗琼脂平板)及巧克力色血平板划线分离,置 5%～10%二氧化碳环境中 35℃±1℃培养 24～48 小时后,观察结果。如经涂片染色镜检无奈瑟菌者,可报告:"经培养未检出 XXX 奈瑟菌"。

三、临床应用及常见病原菌

在正常人的咽喉部常见有葡萄球菌、链球菌、肺炎克雷伯菌、枯草杆菌、卡他球菌和类白喉杆菌等。这给临床细菌学检查增加了解释上的困难。鼻咽部细菌学检查对脑膜炎奈瑟菌带菌者的检出有重要意义,有助于传染源的检定。咳碟法的细菌学培养对早期百日咳患者的诊断很有价值。如果咳碟法不成功则可采用特殊棉拭从鼻咽部采取分泌物做划线培养。

在正常鼻黏膜上有多种细菌存在,研究表明,正常鼻部为非致病菌。有意义的致病菌,如肺炎链球菌、β型溶血性链球菌、流感杆菌、副流感杆菌、金黄色葡萄球菌及肺炎克雷伯菌等,数量特别多时,提示可能有感染存在,如无重要性细菌的生长则表明为非感染性。眼标本的细菌学检验对眼睑、泪囊、结膜、巩膜、角膜和前房等感染亦有诊断价值。由于眼部抵抗力很低,极易造成手术后感染,这也是关系到术后是否良好的大问题,故应引起足够的重视,必要时要及时做细菌学培养。耳及乳突标本的细菌学检验对于耳及乳突部病患的病原学诊断及临床治疗均有一定的意义,乳突炎患者标本的采集一般均在手术时进行,对中耳炎患者采用鼓膜穿刺法采集标本常能获纯培养,外耳正常可有细菌寄存,故采集标本时应切实防止污染,局部需进行必要的消毒。鼻、咽、眼、耳拭子培养常见病原菌见表 9－4。

表 9—4　鼻、咽、眼、耳拭子培养常见病原菌

革兰阳性菌	革兰阴性菌
金黄色葡萄球	脑膜炎奈瑟菌
肺炎链球菌	淋病奈瑟菌
β—溶血性链球菌	嗜血杆菌
白喉棒状杆菌	莫拉菌
念珠菌	卡他布兰汉菌
百日咳杆菌	
肠杆菌科	
假单胞菌属	

（秦智谦）

第六节　胆汁标本的细菌学检验

胆汁的细菌学检验,对于胆囊和胆道内细菌感染的诊断有重要意义。

一、标本采集

一般胆汁采取的方法有 3 种,即十二指肠引流法,胆囊穿刺法及手术直接采取法。

1.十二指肠引流法　在无菌操作下用导管做十二指肠引流采集,所采的胆汁分为 A、B、C 三部分。因采集时通过口腔,常易混入口腔正常菌群,所以一般认为 B 液做细菌培养意义较大。

2.胆囊穿刺法　在进行胆囊造影术时,可同时采取胆汁。本法所采胆汁不易污染,适宜做细菌培养。

3.手术采取法　在进行胆囊及胆管手术时可由总胆管,胆囊直接穿刺采取胆汁。本法所采集的胆汁也不易污染,适宜做细菌学检验。以上标本采集后立即送检,否则应保存于 4℃冰箱中。

二、检验方法

（一）涂片检查

经十二指肠引流采集的胆汁,一般不做直接涂片检查,如需要时可将胆汁离心后制成涂片做革兰染色或抗酸染色。可根据细菌形态及染色特征做出初步报告,并由此确定所采用的培养方法。

（二）细菌分离培养

一般化脓菌要将沉淀物接种于血琼脂平皿及麦康凯平皿,或接种于肉汤培养基中增菌,35℃ 18~24h 后观察有无细菌生长。并做进一步鉴定,48h 培养无菌生长方可报告。细菌生长后:按各类细菌的生物学特性进行鉴定细菌,将胆汁沉淀物接种于厌氧血平皿,按厌氧培养分离技术进行。

（三）细菌计数

定量接种环方法简便。用定量接种环取一满环胆汁接种于血平皿上,孵育后计数菌落。

平皿内菌落数乘以$\dfrac{1}{接种环量(mL)}$，则为每 mL 胆汁内的细菌数。

如接种环为含胆汁量 0.002mL，平皿内菌落数为 50，则每 mL 胆汁含菌数＝$50\times\dfrac{1}{0.002}$＝25000。

三、常见病原菌及临床应用

正常人的胆汁是无菌的。胆道感染患者的胆汁中，主要为革兰阴性杆菌，但混合感染较多见。经手术取得的胆汁，如有细菌生长，可认为是感染病原菌，经十二指肠引流采集的标本常混有唾液及胃液，如发现有奈瑟细菌，草绿色链球菌，则可能来自唾液的细菌，如为大肠埃希菌，肺炎克雷伯菌且细菌计数$>10^4$/mL 以上时，则常为病原菌（表9－5）。

表9－5 胆汁中常见病原菌

革兰氏阳性菌	革兰氏阴性菌
肠球菌、消化链球菌	大肠埃希菌、肺炎克雷伯菌
葡萄球菌	变形杆菌、产气肠杆菌、铜绿假单胞菌、伤寒及其他沙门菌
脆弱类杆菌	门菌、粪产碱杆菌

（于龙魅）

第七节 穿刺液标本的细菌学检验

穿刺液是无菌的，凡在穿刺液中查出细菌，都可视为该部位炎症的病原菌。

一、穿刺液标本中可能发现的细菌

穿刺液（胸水、腹水、心包液、关节液和鞘膜液）标本中可能发现的细菌：
1.革兰阳性球菌 葡萄球菌、乙型溶血性链球菌、厌氧链球菌、粪链球菌、肺炎链球菌。
2.革兰阴性球菌 淋病奈瑟菌。
3.革兰阳性杆菌 结核分枝杆菌，产气荚膜芽胞梭菌、类白喉棒状杆菌。
4.革兰阴性杆菌 流感嗜血杆菌、大肠埃希菌、产气肠杆菌、变形杆菌、伤寒沙门菌、其他沙门菌、梭杆菌、类杆菌、粪产碱杆菌、其他肠道杆菌、肺炎克雷伯菌、臭鼻克雷伯菌。

二、标本的采集

（一）操作
各种穿刺液标本，原则上应请临床医师以无菌穿刺术抽取，心包液和关节液等抽取量均为 1～5mL，胸水和腹水抽取量约为 5～10mL，标本抽取后，立刻以无菌操作法将其注入含有无菌抗凝剂的无菌试管或无菌三角烧瓶中，并充分混合后送检。
（二）注意事项
1.标本的采取一定要严格地履行无菌操作技术，注意防止污染。
2.标本与抗凝剂的比例一般为1∶10。
3.标本采集后要充分与抗凝剂混合并立即送检。

三、检验方法及报告方式

（一）涂片检查

一般细菌涂片检查将标本经 3000r/min 离心 30min，弃去上清液，取脓样或非脓样的沉渣涂成均匀的薄膜。若穿刺液呈红色，应加等量无菌蒸馏水破坏红细胞后，再离心沉淀，取沉渣涂片。然后行革兰染色镜检。可根据所检的细菌的形态学特点和染色情况，做出初步报告："找到革兰 X 性 X 菌，形似 XX 菌"。

（二）细菌的培养检查

1. 一般细菌培养　首先将被检标本经 3000r/min 离心 30min，弃去上清液，以无菌操作将脓样或非脓样的标本接种在血平板上，进行划线分离，经 37℃ 18～24h 培养后观察结果。有菌生长时，应仔细观察，挑选可疑菌落，并做涂片，行革兰染色镜检，得到初步印象，然后再根据其特点进一步鉴定，若符合某细菌的鉴定依据各点则可发出报告："有 XX 菌生长"；若两日后仍无菌生长时，即可报告："经两日培养后无细菌生长"。

2. 厌氧菌培养　首先将标本经 3000r/min 离心 30min 后，弃去上清液，取沉淀物接种于两份血平板上，并接种于庖肉培养基，分别做需氧和厌氧培养，厌氧可用厌氧培养箱（罐）或厌氧袋，置 37℃ 培养 2～4 天。

四、检测意义

（一）胸水

正常人的胸水是无菌的。最常见的污染菌有葡萄球菌、枯草芽胞杆菌、变形杆菌或类白喉棒状杆菌等。漏出液（胸积液和乳糜液）一般也是无菌的，故应注意防止污染。肺外伤或肺破裂引起的血胸，常常受到葡萄球菌、链球菌或肺炎链球菌污染，而这些细菌又都可以引起胸膜炎或胸膜炎伴有脓胸。原发性胸膜炎多由结核分枝杆菌引起。涂片检查的阳性率较低（约30%）。运用荧光显微镜检查会提高阳性率，如果可疑为结核性胸膜炎而镜检阴性者应采取培养和动物接种法检查。葡萄球菌、乙型溶血性链球菌、肺炎链球菌也可引起原发性胸膜炎。继发性胸膜炎常为肺炎、肺结核、肺脓肿或坏疽的合并症，由于肺部原发性炎症的性质不同，所以继发胸膜炎常由金黄色葡萄球菌、肺炎链球菌、链球菌（需氧或厌氧）、结核分枝杆菌、肺炎克雷伯菌或奋森螺旋体、铜绿假单胞菌或大肠埃希菌等混合感染所致。继发性胸膜炎也可因心包炎或纵隔炎时肺炎链球菌、葡萄球菌或链球菌向胸膜腔蔓延，也见于上述细菌引起的隔下脓肿向胸腔穿破。开放性脓胸常有铜绿假单胞菌及变形杆菌污染。常规和细菌学检查对临床诊断颇有价值。

（二）心包液

正常人的心包液量少而无菌，漏出液也无菌。而渗出液则系感染所致，心包积脓则相对少见。对于急性浆液纤维素性心包炎，最常继发于风湿热或继发于猩红热、败血症、牙龈的感染病灶、肺炎、脓胸、外伤，或结核性胸膜炎、纵隔淋巴结炎或隔下脓疡向心包穿破蔓延。常见的细菌性感染有乙型溶血性链球菌、葡萄球菌、肺炎克雷伯菌、流感嗜血杆菌、肺炎链球菌、铜绿假单胞菌，而大量大肠埃希菌和伤寒沙门菌则少见。慢性心包炎最常见者为结核，心包渗出液中偶可见结核分枝杆菌，必须培养和动物接种才能确诊。

（三）关节液

关节囊内发生炎症渗出现象可能与淋病奈瑟菌、葡萄球菌及链球菌感染所致。病原学诊断可由关节囊穿刺液培养获得证实。如为结核性则取渗出液涂片多不易查到结核杆菌，必须进行培养及豚鼠接种，而临床上则多根据病史及 X 线检查而确诊。其他部分的体液有无细菌存在，以及存在何种细菌，应视其发生原因而定，并须通过细菌学检查而确诊。穿刺液标本常见病原菌见表 9—6。

表 9—6　穿刺液标本常见病原菌

革兰阳性菌	革兰阴性菌
金黄色葡萄球菌	淋病奈瑟菌
A 群链球菌	流感嗜血杆菌
肺炎链球菌	大肠埃希菌
草绿色链球菌	产气肠杆菌
肠球菌	伤寒及其他沙门菌
厌氧链球菌	肺炎克雷伯菌
结核分枝杆菌	产碱杆菌
产气荚膜芽胞梭菌	铜绿假单胞菌
放线菌	不动杆菌
念珠菌	梭杆菌
拟杆菌	

（靳超）

第八节　脓汁标本、病灶分泌物的细菌检验

一、标本采集及注意事项

1.首先用无菌生理盐水清洗病灶表面的污染杂菌。采集后立即送检，否则应暂放冰箱内保存。

2.对已破溃脓肿一般以无菌棉拭子采取脓液及病灶深部的分泌物，而瘘管则以无菌方法采取组织碎片，置入无菌试管中送检。

3.对于未破溃的脓肿可严格消毒后，以无菌注射器抽取脓汁及分泌物，也可切开排脓用无菌棉拭子采取。

4.对放线菌的标本，常用无菌棉拭子挤压瘘管，选取脓汁中"硫磺样颗粒"，置于无菌管中送检，也可将无菌纱布塞入瘘管内，次日取出送检。

5.患者局部已用抗生素及磺胺类药物，应在培养基加入抗抗生素物质，避免假阴性结果出现。创伤出血，敷有药物在 2h 以内及烧伤 12h 内均不应采集标本。此时获得的阳性结果机会甚少。

6.采集标本时应注意观察脓汁及分泌物的性状、色泽，及有无恶臭等，为培养鉴定提供依据。脓汁呈绿色时可能有铜绿假单胞菌感染，有恶臭味时可能有厌氧菌感染。在培养检查时

要注意厌氧菌的培养。

二、培养检查

(一)直接涂片检查

对培养前所有标本均应进行涂片革兰染色,对疑有结核菌的标本,应做抗酸染色检查。涂片检查有助于:

1.估计标本中的细菌数量。每视野均见有细菌,一般菌数在 10s/mL 以上。

2.根据镜检观察到的细菌,可以补充某些试验。

3.用于直接药敏试验。涂片仅为一种细菌,即可用于直接药敏试验,达到快速鉴定的目的。

4.有助于某些患者的紧急治疗。如气性坏疽患者,在菌种鉴定、药物敏感试验结果尚未报出之前,根据涂片镜检情况,采取治疗措施。

(二)培养检查

根据镜检和可能检出的细菌,选择相应的培养基和培养方法。

1.需氧菌的分离培养　将标本用划线分离法接种于血琼脂平皿,经 35℃培养 18~24h 后根据菌落特征和涂片染色镜检后,做进一步生物学鉴定。流感嗜血杆菌的分离,应选择巧克力琼脂平皿。为抑制变形杆菌蔓延生长,可在细菌接种前在血平皿上加入 95％乙醇 2~3mL,铺满整个平皿表面,倾去剩余乙醇,置 35℃30min,乙醇蒸发立即使用,则不影响其他细菌的分离,或使用苯乙醇血液琼脂平皿,均可获得满意结果。

2.厌氧菌的分离培养　厌氧菌分离培养所使用的培养基,以当日新鲜配制的为好,放置过久的培养基表面能溶解空气中的氧,使氧化还原电势增高,影响厌氧菌的生长。可将标本接种于硫乙醇酸盐增菌肉汤或厌氧血平皿,在厌氧环境中进行培养。

3.其他细菌检验　有芽胞的梭菌培养可将标本接种在疱肉培养基内加热 80℃20min 杀死非芽胞菌,接种血平皿 35℃过夜培养,如拟为炭疽杆菌,或见有灰白扁平,毛糙边缘似卷发状无溶血的菌落,经涂片染色镜检,为革兰阳性竹节状大杆菌,链状排列,按炭疽杆菌进行鉴定。

(1)结核菌:将脓汁直接做结核杆菌培养,组织与脏器先进行乳化后再培养。如有杂菌应先预处理后再培养。

(2)放线菌:多发生于口腔、颜面部、颈部感染。因该菌生长迟缓,所以应防止被遗漏。

(3)奴卡菌:对人有致病性,主要是星型奴卡菌和巴西奴卡菌,多由呼吸道及皮肤进入人体,引起原发性化脓性肺部感染。类似肺结核可形成脓肿和瘘管,呈抗酸性杆菌状。压片镜检为革兰阳性呈丝状,该菌容易培养。在普通培养基或室温及 35℃均能生长。

(4)真菌:皮肤丝状菌一般可用沙氏培养基,由于皮肤丝状真菌需长时间观察,所以要防止培养基干燥。对常见的化脓性细菌培养,经涂片检查阴性及培养无细菌生长,可发出阴性报告。

三、脓汁及病灶分泌物中常见病原菌

在脓汁病灶分泌物中常见病原菌见表 9—7。

表9—7　脓汁及病灶分泌物常见病原菌

	革兰阳性	革兰阴性
球菌	念珠菌、表皮葡萄球菌、化脓性链球菌肺炎链球菌、肠球菌、消化链球菌,消化球菌	淋病奈瑟菌,卡他莫拉菌、脑膜炎奈瑟菌
杆菌	结核分枝杆菌、溃疡棒状杆菌、炭疽杆菌、破伤风杆菌、产气荚膜梭菌	肺炎克雷伯菌、变形杆菌、铜绿假单胞菌、肠杆菌科细菌、流感嗜血杆菌、类杆菌
其他奴卡菌、放线菌		

（秦智谦）

第十章　临床分子生物检验技术

第一节　细菌感染性疾病的分子生物学检验

在感染性疾病中,除了第十章介绍的病毒感染性疾病外,另一大类就是由细菌感染导致的细菌感染性疾病。细菌感染性疾病的分子生物学检验是指利用分子生物学方法对病原菌的特异性生物大分子(DNA、RNA及特异性蛋白质分子)进行检测,为疾病的诊断、治疗提供信息。与传统方法相比,细菌感染的分子生物学检验在以下各方面显示巨大的优势:①适用于检测不能或不易培养、生长缓慢的病原菌;②通过扩增细菌基因组的保守序列(如16S rRNA基因等),可以实现对感染细菌的广谱快速检测;③可以对细菌进行基因分型,有利于病原菌的鉴定及分子流行病学调查;④检测病原菌耐药基因,为细菌感染性疾病的临床诊治、疗效评价提供科学依据等。

病原菌的分子生物学检验技术主要包括PCR及其衍生技术(包括SDA、NASBA、TMA及bDNA等)、定量PCR、核酸分子杂交、DNA测序及基因芯片技术等。近年来,脉冲场凝胶电泳(PFGE)、随机引物扩增多态性DNA分析(RAPD)、基质辅助激光解吸电离飞行时间质谱(MALDI-TOF-MS)技术及变性高效液相色谱(DHPLC)等一系列新技术也已逐步应用于病原菌的分类鉴定及基因分型。目前已有18种有关细菌核酸及耐药基因检测试剂盒在国家食品药品监督管理总局(CFDA)注册而用于临床。

一、细菌感染的分子生物学检验策略

细菌感染的分子生物学检验以病原菌的核酸(DNA或RNA)或特异性蛋白质分子为检测对象,利用分子生物学技术检测病原菌的特异性核酸序列或蛋白质分子,不仅可以对病原菌的感染作出明确诊断,还可以对感染性病原体进行分型鉴定和耐药性检测。在细菌感染性疾病的分子生物学检验中,其诊断策略也可以分为以下两种:一般性检出策略,即只需要提供是否有某种病原菌的感染;完整检出策略,即不仅对病原菌感染作出诊断,还要进行病原菌的分型(包括亚型)和耐药性方面的检测。

(一)细菌感染的一般性检出策略

细菌感染性疾病的一般性检出策略就是指通过检验直接判断有无细菌感染和是何种细菌感染。检验的目标分子一般是病原菌的核酸,包括DNA和RNA(MALDI-TOF-MS技术检测的目标分子是细菌特异性蛋白质),利用分子生物学检验技术对病原菌核酸的特异性序列进行检测分析,确定病原菌的存在及种类。

(二)细菌感染的完整性检出策略

一般性检出策略所提供的病原菌的信息量较少,仅能够知道有无细菌感染及感染细菌种类,往往不能满足临床需要。例如,某些细菌由于存在不同的血清型,其致病能力有很大差别;另外,由于抗菌药物的滥用,目前有很多细菌对抗菌药物产生了耐药性,例如结核分枝杆菌耐药株的出现,严重影响抗结核治疗效果。一般性检出策略由于不能提供病原菌型别(包括变异株)、耐药性等方面的详细信息,将会影响细菌感染的临床诊疗过程。因此,对于病原

菌的分子生物学检验,应该尽可能多地了解病原菌的相关信息,即采取完整性检出策略。不仅要对病原菌的存在与及病原菌的种类作出明确判断,而且还要能够诊断出带菌者和潜在性感染,并能对病原菌进行分类分型和耐药性鉴定。

细菌感染的一般性检出策略往往只是快速诊断病原菌的感染,为了得到更多的关于病原菌的信息,建议采取完整性检出策略,利用多种分子生物学检验技术对病原菌进行全面分析。

二、细菌感染的广谱分子生物学检测

近年来,随着微生物基因组学、蛋白质组学等基础研究的深入,以及有关核酸和蛋白质等生物大分子的高灵敏度检测技术的建立,为病原菌的检测提供了新的方法。通过细菌基因组保守序列或特异性蛋白质分子的检测,可以快速、准确地检测病原菌,对于临床细菌感染的及时诊断及有效治疗具有重要意义。本节主要介绍目前应用较为成熟广泛地 16S rRNA 基因序列分析和基质辅助激光解吸电离飞行时间质谱(MALDI－TOF－MS)等技术在细菌感染的广谱分子生物学检测中的应用。

(一)16S rRNA 基因序列分析鉴定细菌

1. 细菌 16S rRNA 基因结构特征 16S rRNA 基因编码原核生物核糖体小亚基 rRNA(16S rRNA),长度约 1500bp,存在于所有细菌及衣原体、立克次体、支原体、螺旋体、放线菌等原核生物的染色体基因中,不存在于病毒、真菌等非原核生物体内。其序列包含 10 个可变区和 11 个保守区,保守区为所有细菌共有,细菌间无差别;可变区因细菌而异,变异程度与细菌的系统发育密切相关。

2. 16S rRNA 基因序列分析鉴定细菌原理 16S rRNA 基因被称为细菌的"分子化石"。目前,几乎所有病原菌的 16S rRNA 基因测序均已完成,常被选择为细菌分类鉴定的靶基因。16S rRNA 基因作为细菌分类鉴定的靶基因具有 3 个优点:①多拷贝:这使得针对该基因的分子生物学检测具有较高的灵敏度;②多信息:由可变区和保守区组成,可设计保守区的通用引物检测所有细菌,又能利用可变区序列检测特有细菌;③长度适中:长度约为 1500bp,既能反映不同菌属之间的差异,又能利用测序技术较易得到其序列。基于 16S rRNA 基因设计通用引物,通过 PCR 扩增即可判断细菌的存在与否。通过对扩增产物序列分析,包括测序及对可变区进行分子杂交,可鉴定病原菌种类。目前木方法已应用于新生儿败血症、新生儿化脓性脑膜炎及慢性前列腺炎等细菌感染性疾病的检测。

3. 细菌 16S－23S rRNA 基因序列分析鉴定细菌 在利用细菌 16S rRNA 基因进行分类鉴定时,由于某些细菌种间差异较小,即使表型不同的细菌也有着相同的 16S rRNA 基因序列(如大肠埃希菌与宋内志贺菌、炭疽芽胞杆菌与蜡样芽胞杆菌等),这就限制了 16S rRNA 基因序列分析在临床上的广泛应用。近年来,细菌 16S－23S rRNA 基因也被选为靶基因,16S－23S rRNA 基因是位于 16S rRNA 基因与 23S rRNA 基因之间的区间序列,具有高度变异及相对保守性。研究证实,16S－23S rRNA 基因区间的进化率要高于 16S rRNA 基因 10 倍。因此,16S－23S rRNA 基因区间具有更适合区分不同细菌的特点,它不但可以用于菌种间的鉴别,还可以用来分辨 16S rRNA 基因不能鉴别的非常接近的菌种和种内菌株。

4. 存在的主要问题 在利用细菌 16S rRNA 基因进行鉴定时,由于使用的是通用引物,这就要求在实验过程中要严格控制细菌污染,保证各环节的无菌操作,提高诊断的准确性和可靠性。此外,标本前处理是鉴定临床标本中病原微生物 16S rRNA 基因的最主要技术难点,如果标本前处理未能去除干扰因素提取到足量的核酸,将导致实验失败。国内外亦有对体液标本直接进行基因鉴定的报道,但大部分都仅限于脑脊髓液、玻璃体和关节液等干扰因素小的标本。

(二)基质辅助激光解吸电离飞行时间质谱技术鉴定细菌

随着基质辅助激光解吸电离飞行时间质谱(MALDI-TOF-MS)技术的不断发展与成熟、数据处理和图谱识别分析软性的开发应用以及大型微生物蛋白指纹质谱图数据库的建立与完善,MALDI-TOF-MS被广泛应用于各种微生物,特别是细菌和真菌的鉴定。

1. MALDI-TOF-MS技术鉴定细菌原理

(1)用于细菌鉴定的目标分析物:理论上,任何具有种属特异性的信息都可用于细菌鉴定。适用于MALDI-TOF-MS分析的标志物包括DNA/RNA、蛋白质、脂类、多糖等。目标分析物的选择要综合考虑其特异性,含量丰度,在不同生长环境、周期下的变异程度及结构稳定性等。由于蛋白质在细菌体内含量高,种类及结构和对稳定,且大多数蛋白质分子量处于非常适于MALDI-TOF-MS分析的范围,因此目前多采用蛋白质作为标志物。受管家基因调控且丰度较高的特异性保守蛋白-核糖体蛋白受外部环境压力影响较小,是基于MALDI-TOF-MS进行细菌鉴定的主要标志物。

(2)MALDI-TOF-MS蛋白质量指纹图谱:MALDI-TOF-MS鉴定细菌主要依据以下指标:①MALDI质谱图中一个质谱峰代表一种蛋白质;②不同种类微生物的蛋白质质谱峰谱(质荷比及丰度)在可检测质量范围内存在差异;③某些质谱峰具有可识别的属、种特异性,甚至存在亚种或血清型差异;④在相同的培养条性以及操作条性下,标志物具有良好的重现性。蛋白质质谱图存在种属特异性及可重现性是基于MALDI-TOF-MS的微生物鉴定的基础。一般而言,保守性核糖体蛋白谱差异在属水平较为明显,在种及以下水平这种差异越来越小,进行种内微生物鉴定时,可能导致错误结果。因此,鉴定微生物可应充分利用特异性蛋白质(标志物)和非特异性蛋白质信息,实际运用时多依据相对分子质量在2000~20000的全蛋白质质谱图,即蛋白质量指纹图谱(protein/peptide mass fingerprinting,PMF),将受检微生物PMF与数据库中已知微生物PMF进行比对,即可得到鉴定结果。

2. MALDI-TOF-MS技术鉴定细菌基本过程　进行质谱分析前,一般需对标本进行分离、培养以富集分析物。根据样品来源及分析成分不同,可采用不同方法分离、富集目标分析物,同时尽可能去除干扰物。菌落样品也可以不经任何处理,直接挑取菌落涂板用于质谱分析。

3. 存在的主要问题　虽然MALDI-TOF-MS在微生物鉴定领域显示了巨大优势,但该技术在许多方面仍有待完善与发展。第一,进行质谱分析前对细菌进行分离培养仍是必不可少的步骤,目前的数据分析系统仍难以准确识别微生物混合物;第二,虽然质谱分析本身具有很高的灵敏度,但相对于临床患者样本中的带菌量、样本成分的复杂性,其灵敏度还不足以对临床样本进行直接检测。因此,质谱分析前仍需进行微生物分离、培养以提高鉴定正确率及重现性;第三,由于种及种以下蛋白标志物差异越来越小,基于MALDI-TOF-MS的微生物鉴定系统的鉴别能力存在一定的局限性,主要表现在微生物鉴定系统对在进化过程中某些具有较近亲缘关系的微生物存在交叉或错误鉴定;对大多数菌株不能进行亚种、血清型鉴定;在微生物耐药性、细菌毒力及药物敏感性检测方面,还存在明显不足;第四,同一鉴定系统对不同种类微生物鉴定正确率变异较大,需不断完善数据库,提高鉴定重现性。

三、结核分枝杆菌

结核分枝杆菌(mycobacterium tuberculosis,TB),简称结核杆菌,于 1882 年由德国科学家 Koch 发现并证明是结核病的病原体。TB 是一种细长略带弯曲的革兰阳性菌,菌体呈细长略弯曲,常聚集成团,用抗酸性染色被染成红色,对培养条性要求特殊,一般要经 4～6 周才出现肉眼可见的菌落。随着抗结核药物的不断发展和医疗卫生状况的改善,结核病的发病率和病死率曾大幅度下降。但 20 世纪 80 年代后,由于艾滋病(AIDS)的流行、TB 耐药株的出现、免疫抑制剂的应用,以及吸毒、贫困及人口广泛流动等因素,全球范围内结核病的疫情死灰复燃。据世界卫生组织(WHO)统计,目前世界上有 1/3 的人感染了 TB,每年有 800 万新患者出现,约 300 万人死于结核病,同时 TB 耐药菌株不断出现和传播造成 TB 耐药率不断上升,给结核病的治疗和控制带来严峻的挑战。

目前 TB 的常规检验方法包括痰涂片检验、培养法、结核菌素(PPD)试验及血清抗体检测等。痰涂片法阳性率低,且易受其他抗酸分枝杆菌的污染;由于 TB 生长缓慢,培养法难以满足临床上及时诊断与治疗的需要;PPD 试验阳性也仅表示结核感染,并不一定代表患病。近年来发展起来的结核分枝杆菌感染 T 淋巴细胞斑点试验(T-SPOT TB)是检测分泌 γ-干扰素的结核特异性 T 淋巴细胞水平的实验方法,其在结核病诊断中的应用价值受到广泛关注。利用分子生物学技术检测 TB 具有快速、灵敏、特异的优点,尤其适用于 TB 感染的临床快速诊断及抗结核用药指导。

(一)结核分枝杆菌基因组结构特征

1998 年,英国 Sanger 中心和法国 Pasteur 研究所合作完成了对结核分枝杆菌 H37Rv 菌株全基因组测序工作。TB 基因组为环状双链 DNA,大小为 4.4Mb,G+C 含量高达 65.6%,预测含 4411 个开放阅读框(ORF),其中 3924 个 ORF 被认为编码蛋白质,50 个基因编码稳定的 RNA。TB 基因组表达产物中,40% 为有功能的蛋白质产物,另 44% 与基因组其他信息有关,这当中大多是"保守且功能假定的序列"(即它们在其他细菌中也存在但其功能未知),还有 16% 则完全未知且仅存在于结核分枝杆菌和其他分枝杆菌属中。2002 年,Camus 等人根据新的实验数据和序列比对信息,对结核分枝杆菌 H37Rv 菌株的基因组进行重新分析并加以注释。他们在原先基础上又发现 82 个能够编码多肽的新基因,基于和已有基因组序列的比较以及来自其他文献的实验数据,确定了 2058 个蛋白质的功能,预测出 376 个蛋白质与已知蛋白质不具同源性,是结核分枝杆菌所独有的。

(二)结核分枝杆菌的分子生物学检测方法

TB 的分子生物学检测包括结核杆菌特异基因检测和耐药基因检测。

1. TB 特异基因检测方法　目前国内最常用的 TB 分子生物学检测技术是基于对靶序列的扩增方法,主要包括常规 PCR、定量 PCR、SDA、核酸分子杂交、DNA 测序及基因芯片技术等方法。PCR 扩增所选靶序列主要有 65kD 抗原基因、MPB 蛋白基因、rRNA 基因、TB IS6110 插入序列、染色体 DNA 的重复序列等。扩增产物可用核酸杂交法进一步鉴定产物的特异性。目前已有多种针对 TB 的分子生物学检测试剂盒经 CFDA 批准用于临床。

(1)定量 PCR:常规 PCR 方法检测 TB 由于容易发生交叉污染及非特异性扩增,会导致检验结果假阳性。另一方面,如果样本前处理和 DNA 抽提方法不当等原因,又会导致假阴性的产生。定量 PCR 技术灵敏度高,同时结合荧光探针杂交,特异性好,方便快速,因此目前实时荧光定量 PCR 技术是最常用的 TB 分子检测方法。

（2）链替代扩增技术：链替代扩增技术（SDA）是种基于酶促反应的 DNA 体外等温扩增技术，采用 SDA 技术检测结核杆菌时，以 IS6110 和 16S rRNA 基因为扩增靶点，方法特异性较好。

（3）线性探针杂交法：线性探针杂交法（line probe assay，LPA）利用生物素标记的引物，特异性扩增 TB 的靶序列，将标记有生物素的扩增产物与固定在薄膜检测条上的特异性寡核苷酸探针反向杂交，加入标记有碱性磷酸酶的链霉亲和素，与杂交产物上的生物素结合，最后加入显色底物，检测结核杆菌。目前已有比利时和德国生产的两种该方法试剂盒供临床使用。

（4）焦磷酸测序：焦磷酸测序是一种新型的酶联级联测序技术，非常适合于已知短序列的序列分析，其重复性和准确性均较好，而且速度较双脱氧测序法大大提高。焦磷酸测序能对大量样本实现低成本、适时、快速、直观的单核苷酸多态性研究，广泛用于微生物的鉴定分型等。

（5）基因芯片：基因芯片技术检测 TB 主要是以结核分枝杆菌 16S rRNA 基因和耐药基因为检测对象，基因芯片由于具有高通量的优势，可以实现对 TB 分类鉴定及耐药基因的快速检测，但由于检测成本较高及仪器设备昂贵限制了其临床应用。

（6）Xpert 全自动结核杆菌检测技术：该技术由美国加州一家公司开发，其生产的 Xpert MTB/RIF 检测试剂盒是一种全自动核酸扩增与检测技术，该方法以半巢式荧光定量 PCR 技术为基础，能够直接从患者痰液中同时检测 TB 以及利福平耐药基因 rpoB，整个检测过程自动化，时间不超过 2 小可。2010 年，WHO 认可推荐了 Xpert MTB/RIF 检测技术在结核病防治规划中的应用，并于 2011 年发布了相关指导性文件。Xpert MTB/RIF 技术被认为是目前最先进的一种检测 TB 及其耐药性的方法。

（7）RT－PCR 检测 TB 活菌：由于上述分子生物学检测方法是基于对 TB DNA 的扩增，对 TB 活菌或死菌的检测结果都会是阳性，无法鉴定死菌和活菌。由于细菌 mRNA 半衰期很短，因此 TB mRNA 被认为是活菌检测的理想分子标志物。α 抗原 85B（Ag85B）是分枝杆菌 Ag85 抗原复合体的主要组成部分，是一种纤维素结合蛋白，在结核分枝杆菌中呈高水平表达。Hellyer 等人以编码结核杆菌 85B 蛋白的 mRNA 为靶序列，利用 RT－PCR 技术检测结核分枝杆菌 mRNA，用于结核分枝杆菌活菌检测。但因其对样本处理要求较高，目前仍难以在临床上推广应用。

2. TB 的耐药基因检测

（1）TB 耐药检测意义：近年来，由于 TB 耐药菌株的不断出现和传播造成耐药结核病的流行，特别是耐多药结核病（multidrug－resistant tuberculosis，MDR－TB）的增加，给结核病的防治带来严峻挑战。WHO 2008 年资料显示，全球结核病总耐药率为 20.0%，耐多药率为 5.3%，估计全球耐多药结核病为 50 万例，主要分布在亚洲、东欧、南美及南非。我国是被 WHO 认定的 27 个耐药高负担国家之一，有 1/4～1/5 耐多药结核病患者发生在中国，我国肺结核患者中耐多药率为 8.3%。由于实验室诊断能力有限，这 27 个耐药高负担国家中的耐药结核患者只有 1% 能够被诊断出来，大多数耐药结核患者得不到合理治疗，加重了耐药结核病的流行，大大增加了治疗时间与治疗成本。因此，准确检测诊断 TB 耐药性是控制耐药结核病流行、提高临床治疗效果的关键。

（2）TB 的耐药机制：TB 产生耐药性的分子机制主要是其染色体特定基因变异（包括插入、缺失、置换等）所导致。利福平、异烟肼、链霉素、吡嗪酰胺和乙胺丁醇等是防治结核病的一线药物，在结核病临床治疗中均可以产生耐药。TB 耐药相关基因主要是一些编码代谢酶、16S rRNA 等基因，这些基因的突变造成结核分枝杆菌产生耐药性。常见结核分枝杆菌耐药相关基因及功能见表 10—1。

表 10—1 常见结核分枝杆菌耐药相关基因

药物	耐药基因	功能
利福平	rpoB	细菌 RNA 聚合酶 β 亚基
异烟肼	KatG	过氧化氢酶—过氧化物酶
	InhA	烯酰基还原酶
	AhpC	烷基过氧化氢酶还原酶
	kasA	酰基运载蛋白合成酶
链霉素	RpsL	核糖体 S12 蛋白
	rrs	16S rRNA
吡嗪酰胺	ponA	吡嗪酰胺酶
乙胺丁醇	embB	糖基转移酶
氟喹诺酮	gyrA, gyrB	DNA 旋转酶
卷曲霉素	Rrs	16S rRNA
	TlyA	rRNA 甲基转移酶
阿米卡星	rrs	16S rRNA

（3）TB 耐药基因检测方法：上述检测 TB 的分子生物学检验技术都可以用于检测 TB 的耐药基因。只需要将检测的靶序列选择为利福平、异烟肼、链霉素、吡嗪酰胺和乙胺丁醇等药物的耐药基因，如 rpoB、inhA、KatG、ahpC、rpsL、rrs、pncA 及 embB 等，检测其突变位点。常用的方法包括定量 PCR、线性探针杂交法、焦磷酸测序、Xpert 技术以及基因芯片技术等。

（三）分子生物学检验的临床意义

虽然根据病史、痰涂片抗酸染色、免疫学检测 TB 抗原或抗体及胸片等可对大多数患者作出正确的临床诊断，但对部分患者仍可能造成误诊或漏诊。分子化物学检验技术为 TB 的临床诊断提供了一种快速、准确的诊断方法，具有重要临床意义：①TB 属于难培养的微生物，利用分子生物学检验克服了 TB 培养需时间长、痰涂片检查阳性率低的缺点，提高了临床检测的阳性率和准确性，能快速、早期诊断 TB 感染。②能将 TB 与其他分枝杆菌区分，痰或支气管灌洗液 TB DNA 检测可辅助诊断肺结核病。血标本 TB DNA 检测可辅助诊断播散性结核和各脏器的结核病。脑脊液 TB DNA 检测可辅助诊断中枢神经系统结核病。宫颈拭子或尿道拭子 TB DNA 检测可辅助诊断泌尿生殖道结核病。③对于快速筛查结核分枝杆菌耐药突变以及制订相应的治疗方案，从而降低耐药菌株在人群中的传播均有十分积极的意义。④在抗结核治疗中，采用分子生物学检验技术定期检测，可评价抗结核药物疗效。

四、淋病奈瑟菌

淋病奈瑟菌（neisseria gonorrhoeae，NG）简称淋球菌，是淋病的病原菌，属奈瑟菌属。淋球菌革兰染色阴性，是严格的人体寄生菌，寄居在尿道黏膜。淋病的发生主要是通过与淋病患者或淋球菌携带者的性接触而引起,也可以经污染的用具的接触而间接感染。男性可引起尿道炎、慢性前列腺炎、精囊炎、副睾丸炎等,女性可引起阴道炎、宫颈炎、子宫内膜炎等,胎儿经过淋病性阴道炎的产道可得淋病性结膜炎、幼女阴道炎等。NG 的慢性感染常是不育症的原因,侵入血液可致关节炎、心内膜炎和脑膜炎等,甚至危及生命。

由于淋病的临床表现缺乏特异性,其确诊主要依靠实验室检查。目前,实验室诊断 NG 感染的方法有:①传统的涂片染色法,该法敏感性低,在女性患者中检出率仅 50% 左右,也不能确诊;②分离培养法,该法对标本和培养基营养要求高,出结果慢,且阳性检出率受影响因素多,难以满足临床要求;③免疫学方法,无论是荧光法还是酶染法,由于分泌物标本中的非特异性反应严重以及方法的稳定性和条性限制,使推广应用受限。而分子生物学方法敏感、特异,可直接从临床标本中检出含量很低的病原菌,适于 NG 的快速检测。

(一)淋病奈瑟菌基因组结构特征

淋病奈瑟菌 FA1090 基因组为环状 DNA,长度为 2.15Mb,其中 G+C 含量为 52.68%,编码区占总长度的 78%。淋病奈瑟菌同本属其他细菌的同源性较低,但与脑膜炎球菌具有 80% 的同源序列。目前已明确功能的淋病奈瑟菌基因较少,对与药物抗性相关的一类基因了解较多,该基因族占整个基因组的 3%,主要是一类编码核糖体蛋白的基因,另外还包括一些编码外膜蛋白的基因。NG 中没有操纵子这种具有共同启动子的基因簇,每个基因有各自的启动序列,这和铜绿假单胞菌很相似。几乎所有 NG 都含有一至数个质粒,其中 2.6MDa 质粒未鉴定出任何功能,属于隐蔽性质粒。24.5MDa 质粒和大肠埃希菌的 F 因子类似,能在不同菌株间介导自身及耐药质粒的转移。此外,已从少数菌株中分离出多种耐药性质粒。96% 的淋球菌中都含有隐蔽性质粒,隐蔽性质粒序列长 4207bp,含有 10 个编码区,包括 cppA、cppB、cppC、和 ORF1-7。其中 cppB 基因除了存在于隐蔽性质粒中以外,在细菌染色体中也有一个拷贝存在。

(二)淋病奈瑟菌的分子生物学检测方法

NG 的分子生物学检测方法主要包括 PCR 法、LCR 法、定量 PCR 法、SDA 法及基因芯片等方法。

1. 淋病奈瑟菌的检测

(1)常规 PCR:CR 检测的靶序列包括隐蔽性质粒 cppB 区、染色体基因、胞嘧啶 DNA 甲基转移酶基因、透明蛋白(opa)基因、菌毛 DNA、16S rRNA 基因和 porA 假基因。

以胞嘧啶 DNA 不基转移酶基因为扩增靶序列,是早期应用于 PCR 的靶点之一,目前已有商业性检测淋病奈瑟菌试剂盒。随着该检测系统的广泛应用,发现以该基因为扩增靶目标的 PCR 敏感性较低,且存在与脑膜炎球菌、黄热病球菌等发生交叉反应而出现假阳性结果。由于 cppB 基因在某些淋病奈瑟菌株中拷贝数较低,可导致假阴性,目前认为 cppB 基因不宜作为 NG 基因扩增的靶位点。

porA 假基因存在于淋病奈瑟菌中,以 NG PorA 假基因为靶基因采用荧光定量 PCR 扩增该基因 132bp 序列,能在一定程度上克服 cppB 基因的不足,具有较高的敏感性和特异性。OmpⅢ和 opa 基因相对于其他靶基因位点发生重组的频率较低,opa 基因为多拷贝基因,有某些菌株可达 11 个该基因位点,以此作为靶基因设计引物可以有效提高 PCR 的敏感性。因此,采用多个靶基因进行 PCR 检测可提高敏感性。

以 16S rRNA 基因为扩增靶序列,由子该序列具有进化上的保守性,比较稳定,且在细胞内含量较高,特异性和敏感性都较高。现已有商业化的检测试剂盒,是美国食品药品监督管理局(FDA)规定用于检测男女尿液标本的方法,常作为淋病奈瑟菌检测的确诊试验。

（2）实时荧光定量 PCR:该技术是目前临床检测淋病奈瑟菌的主要分子生物学方法,实时荧光定量 PCR 检测淋球菌根据其所使用的荧光探针可分为 TaqMan 探针、MGB 探针、双杂交探针、分子信标和双链 DNA 交联荧光染料(SYBR Green I)等,灵敏度高,特异性强。

（3）LCR:LCR 法检测淋球菌的靶基因主要有 opa 基因和 pilin 基因等。灵敏度及特异性均较高,而且操作简便,适用于人规模的性病普查。

2.淋病奈瑟菌的耐药性检测　由于抗生素的不规范使用,NG 对抗生素的耐药率越来越高,其主要机制是由于细菌染色体和质粒的相关基因变异而引起的。与 NG 耐药相关的基因主要包括:gyrA、parC(耐氟喹洛酮类);penA、ponA(耐青霉素);erm(耐大环内酯类药物)等。

3.分子生物学检验的临床意义　淋病是发展中国家发病率最高的传染病之一,也是目前国内发病率最高的性病。感染 NG 初期,人体常无临床症状,但若得不到及时诊疗可能会导致严重的泌尿生殖道疾病,尤其是女性患者常导致盆腔炎或继发不孕不育。因此,及时准确诊断 NG 感染已成为治疗淋病的关键。培养法是诊断 NG 的"金标准",适合大多数标本的检测,但费时,易受各个操作环节的影响。由于分子生物学诊断方法操作简单、快速、灵敏度高、特异性强,分子生物学技术为 NG 感染的诊断、分型及耐药基因检测提供了强有力的工具,可广泛用于:①淋病的快速诊断;②对分离培养的菌株进行鉴定和进一步分析,提高临床标本检测的阳性率和准确性;③对淋球菌菌株进行分子流行病学分析和流行病学调查等。对于淋病的确诊具有十分重要的意义。

五、O157 型大肠埃希菌

肠出血性大肠埃希菌(enterohemorrhage E. coli,EHEC)O157:H7 是近年来新发现的危害严重的肠道致病菌。其已知的主要毒力基因有黏附因子(eaeA)、志贺毒素(Shiga toxin,Stx1,Stx2)及溶血素(EHEC-hly)基因等,可引起人类出血性肠炎(HE)和溶血性尿毒综合征(HUS),后者的病死率很高。自 1982 年美国首次发现因该病原菌引起的食物中毒以来,相继在英国、加拿大、日本等多个国家出现 O157:H7 型大肠埃希菌感染性腹泻疫情的暴发或流行。我国自 1997 年以来在部分地区也发生了 O157:H7 型大肠埃希菌感染性腹泻的流行,O157:H7 型大肠埃希菌引起的感染性腹泻已成为世界性的公共卫生问题。O157:H7 型人肠埃希菌占肠出血性人肠埃希菌的 80%,除个别特性外,与其他人肠埃希菌的菌体形态、生理和生化特征基本相同。

（一）O157 型大肠埃希菌基因组结构特征

肠出血性大肠埃希菌 O157:H7 Sakai 株基因组全长 5.5Mb,比非致病实验株 E. coli K-12 的基因组大 859kb,其中 4.1Mb 的保守骨架序列,剩下的 1.4Mb 为 Sakai 株的特异性序列。Sakai 株染色体中包含 5361 个 ORF,其中 1632 个 ORF 在 E. coli K-12 是不存在的,369 个 ORF 是 Sakai 株特有的。Sakai 菌株能产生两个志贺毒素 Stx1 和 Stx2,并带有两个质粒 pO157 和 pOSAK1。编码上贺毒素 Stx1 和 Stx2 的基因在 2 个 λ 样噬菌体的区域,编码肠溶血素的基因在 pO157 质粒上。Sakai 株基因组上共有 24 个前噬菌体和前噬菌体样序列,占株特异性序列的一半以上提示噬菌体在 O157:H7 的进化过程中起重要作用。在 Sakai 株的基因组中还鉴定出大量的活动遗传因。

（二）O157 型大肠埃希菌的分子生物学检测方法

目前用于 O157：H7 型大肠埃希菌的分子生物学检测方法主要是基于 PCR 的方法，包括常规 PCR、多重 PCR 及实时定量 PCR 等。用于 PCR 检测的靶基因主要有志贺毒素 Stx1 (Shiga toxin1) 和 Stx2 (Shiga toxin2) 基因、溶血素 (hlyAB) 基因、黏附因子 eae 基因、O157 抗原编码基因 (rfbE) 及 H 抗原编码基因 (fliC) 等。此外，也有报道采用基因芯片技术检测 O157：H7 型大肠埃希菌。

（三）分子生物学检验的临床意义

O157：H7 型大肠埃希菌常规的实验室诊断主要包括：细菌分离培养及生化鉴定、血清学鉴定、免疫学检测及 Vero 毒素检测等。由于 O157：H7 型大肠埃希菌培养的方法费时且结果易受环境因素影响，不适于疾病暴发时的大规模样品分析。分子生物学检验方法简便快速、灵敏度高、特异性好，可用于 O157：H7 型大肠埃希菌的早期诊断和流行病学调查，有利于尽快鉴定病原菌来源，及时防止细菌的扩散和维护公共卫生安全。

六、细菌耐药基因的检测

近年来，随着抗生素的大量使用，特别是第三代头孢菌素的不合理及广泛应用，细菌对抗生素的耐药问题已成为全球抗感染治疗领域面临的严峻问题。细菌耐药性的大量出现导致治疗失败、感染复发、增加昂贵抗生素及其他药物的使用等。而新抗生素的使用又使各种细菌对抗生素的耐药谱不断发生变化，经常以多重耐药为特点。应用分子生物学检验技术检测细菌耐药基因具有快速、特异、灵敏的优点，有助于指导临床用药和进行耐药菌的监控。

（一）细菌耐药性产生的机制

细菌对抗生素的耐药有两种情况，一种是天然耐药，即细菌种属所固有的耐药，它是细菌在长期进化过程中，为适应环境而获得了抵抗不利因素的能力。这种耐药是由细菌染色体基因决定，代代相传不会改变，对某一类或者两类相似的抗菌药物耐药。如大多数革兰阴性杆菌耐万古霉素和甲氧西林、肠球菌耐头孢菌素以及厌氧菌耐氨基糖苷类药物等。另一种是获得性耐药，获得性耐药是由于细菌与抗生素接触后，由质粒、染色体及转座子介导，通过改变细菌自身结构或对药物的代谢途径，使其不被抗生素杀灭，也是最多见、最主要的耐药形式。

细菌耐药性产生的分子机制十分复杂，主要包括：①产生灭活酶和钝化酶；②抗菌药物渗透障碍；③主动外排耐药机制；④药物作用靶位的改变；⑤细菌产蛋白保护药物作用靶位而耐药等。

（二）细菌耐药基因的分子生物学检测方法

细菌耐药性的检测可以分为常规表型检测（即药敏试验）和耐药基因检测。常规药敏试验首先需要通过培养的方法从临床标本中分离到菌株，而许多生长较慢和不易培养的细菌，是无法通过常规药敏试验检测其耐药性的。利用分子生物学检测方法检测耐药基因，具有快速、特异、准确等常规方法所无法比拟的优点。临床上常检测的耐药基因见表 10-2，常用检测方法如下。

表 10-2　常见抗菌药物耐药相关基因

药物	耐药基因
氨基糖苷类	aac、aad、aph 等
β—内酰胺	mecA、ampC、bla$_{SHV}$、bla$_{TEM}$、bla$_{PER}$、bla$_{OXA}$、bla$_{KPC}$、bla$_{IMP}$ 等
氯霉素	calA、flo、cat 等
糖苷类	vanA、vanB、vanC、vanD、vanE、vanG 等
大环内酯类等	ermA、ermB、ermC. ermG、ereA、ereB、mefA、mphA 等
喹诺酮类	gyrA、gyrB、parC、parE 等
磺胺	sulA、sull
甲氧苄啶	dhfrⅧ、dfrⅠ、dfr9、dfrA

1. PCR　目前应用最多的检测耐药基因的分子生物学方法是基于 PCR 的一系列方法,检测的靶序列应当是耐药基因的编码区域。具体方法包括 PCR-SSCP、PCR-RFLP、定量 PCR、免疫杂交 PCR 等。其中以定量 PCR 应用最为广泛,目前已有数种检测结核分枝杆菌的定量 PCR 试剂盒应用于临床。

2. 核酸分子杂交　核酸探针所选序列应位于耐药基因的开放阅读框内。核酸杂交特异性好,不需特殊仪器,但方法较烦琐。如用核酸杂交技术可检测出耐万古霉素肠球菌的 vanA、vanB、vanC 与流感嗜血杆菌耐三甲氧嘧啶的 folH 等耐药基因。

3. 基因芯片　很多细菌耐药机制复杂,常有多重耐药,如结核分枝杆菌、大肠埃希菌、肺炎克雷伯菌等,可采用基因芯片技术在同一载体上进行多个耐药基因检测。目前已有集检测氨基糖苷类、甲氧苄啶、磺胺类、四环类、β—内酰胺类以及新的广谱 β—内酰胺类耐药基因等 47 个耐药基因于一体的基因芯片技术。该技术不仅可有效地鉴定病原菌,而且由于其明确了被鉴定病原菌的耐药性状,可为临床及时合理选用抗菌药提供参考。基因芯片的高通量特点将使之成为非常好的耐药性检测手段。目前因其样品处理和实验操作比较烦琐、价格昂贵,尚未在临床广泛应用。

4. DNA 测序　DNA 测序对于基因突变引起的耐药特别适用,已广泛用于喹洛酮类药物和抗结核杆菌药物的耐药基因的检测中。如大肠埃希菌耐喹洛酮类基因 gyrA 的扩增和测序,结核分枝杆菌耐利福平基因 rpoB 的扩增和测序。DNA 测序是目前公认的检测耐药细菌基因型的"金标准",但该方法需要昂贵的仪器,并且操作费时、费用高,目前尚未在临床广泛使用。

(三)细菌耐药基因的分子生物学检测临床意义

分子生物学检验方法检测细菌耐药性具有其独特优势,目前细菌耐药基因的分子生物学检测其临床意义主要表现在:①指导临床治疗用药。如在耐甲氧西林的金黄色葡萄球菌(MRSA)中检测出 mecA 基因,临床上应首选万古霉素进行治疗。若在 MRSA 中检测出高水平的 β—内酰胺酶而无 mecA 基因,则指导临床可用半合成青霉素代替万古霉素;②精确控制医院或社区耐药菌株的流行。如检测出肠球菌 vanA 基因可有效预报多重耐药肠球菌的信息,而药物敏感试验不能区分该耐万古霉素肠球菌含有 vanA 或 vanB 耐药基因;③对生长缓慢或难以培养的微生物,直接测定耐药基因可比培养方法提前发药敏报告,在感染早期即可为临床提供细菌耐药的相关信息并指导用药,如检测出结核分枝杆菌 ropB 基因特定位点的突变即可指导临床不要使用利福平;katG 和 inhA 基因特定位点发生突变,则显示对异烟肼耐药;而 embB 基因第 306 位密码子突变则将导致对乙胺丁醇产生耐药等。

分子生物学检验方法检测细菌耐药性目前也存在一些不足。第一,当样品中菌量很少时,其敏感性会大大降低,需要发展更好的方法富集样品中的核酸量;第二,目前经国家食品药品监督管理总局(CFDA)批准使用的商品化的试剂盒仍然较少,而且仪器设备条件性要求严格,检测费用较高;第三,目前仍有许多耐药分子机制是未知的,尚无法进行分子检测;第四,对许多耐药基因的检测方法,还缺乏多中心的临床对照研究以评价其准确性、重复性及临床应用价值。

七、细菌分子分型

细菌分型是指通过一定的实验方法对属于同一种或亚种的细菌分离株进行遗传特征分析,并结合分离菌株的流行病学资料,阐明被分析菌株间的遗传关系。细菌分型可以有效地对细菌传染性疾病病因溯源,明确疾病的传播途径,揭示菌株之间的遗传关系,区分是复发还是新的菌株引发的再感染,从而为细菌感染性疾病的预防、控制及临床诊断和治疗提供有效的依据。

目前用于细菌分型的方法主要包括传统的表型分型方法和基于 DNA 序列的基因分型方法两大类。表型分型方法主要包括生化分型、血清学分型、抗生素敏感性分型、噬菌体分型等传统的分型方法。但这些方法其分型能力、重复性及分辨力有限。基因分型方法即分子分型方法,是用分子生物学技术分析菌株间基因组的相似程度,从而弥补表型分型在分型能力、重复性及分辨力上的欠缺。基因分型方法与流行病学的方法有效结合,可以进一步解释细菌感染性疾病流行的内在规律、鉴别传染源与追踪传播路径。

1996 年,由美国疾病预防控制中心发起建立了美国国家实验室分子分型监测网络—Pulse Net。Pulse Net 网络依托各州监测实验室,通过分离的病原菌 DNA“指纹图谱”分析以及网络化信息交流平台,发现传染病的跨地区和国际间传播,开展传染病暴发流行的调查、追踪、溯源。2004 年 9 月,由中国疾病预防控制中心(CDC)传染病预防控制所组织成立了我国细菌性传染病实验室分子分型监测网络(Pulse Net China),Pulse Net China 旨在建立我国细菌分子分担监测的网络体系。

目前,常用的基于 DNA 序列的细菌分子分型方法包括:PFGE、多位点测序分型技术(multilocus sequence typing,MLST)、多位点可变数量串联重复序列分析(MLVA)、RAPD 及重复序列聚合酶链式反应(Rep-PCR)等。在这些方法中,PFGE 以其重复性好、分辨力强、结果稳定、易于标准化的优点,而被称为细菌分子生物学分型技术的“金标准”。

(一)脉冲场凝胶电泳

1.脉冲场凝胶电泳技术原理 脉冲场凝胶电泳(pulsed-field gel electrophoresis,PFGE)技术是 1984 年由 Schwartz 和 Cantor 建立发展起来的,其基本原理是:采用多个电场交替地开启和关闭,使包埋在琼脂糖凝胶中的 DNA 分子的电泳方向随电场方向发生相应改变,一般较小的分子重新定向较快,在凝胶中移动快,大的 DNA 分子比小的 DNA 分子定向慢,在凝胶中移动比较慢,根据各 DNA 分子迁移距离的不同从而可以分离不同大小的 DNA 分子,通过比较核酸限制性内切酶图谱,进行细菌的分型。PFGE 相较于其他方法有分辨率高、重复性好、结果稳定、易标准化的优点。

2.PFGE 基本过程 主要包括:细菌培养与浓度测定;细菌的胶块包埋;细菌裂解与胶块

清洗;胶块内 DNA 的酶切,然后经 PFGE 电泳获取图像,最后进行电泳图像分析和结果聚类分析。目前,Pulse Net China 已公布了大肠埃希菌 O157、沙门菌、痢疾杆菌、副溶血弧菌、霍乱弧菌、空肠弯曲菌及脑膜炎奈瑟菌的脉冲场凝胶电泳实验标准操作程序。

3. PFGE 方法的局限与不足　　PFGE 已被广泛应用于菌株遗传关系比较、食源性疾病和自然疫源性疾病病因溯源、传染源追踪等各个方面。但是在实际的应用中仍然存在一些不足及需要改进的地方,主要表现在:①PFGE 得到的仅仅是条带图谱,相同条带的基因序列也不一定相同,不同条带也不能认为它们是无关的,所以仅从图像上很难得出确切的结论,需要结合流行病学资料及其他方面的资料进行综合分析;②PFGE 对实验条性及操作者的技术及熟练程度的要求比较高,实验室之间的结果比较难以开展;③PFGE 的分析应当在菌株分离之后尽快进行,以免造成重排;④与普通的电泳相比,耗时是它的一大弊端,现经过改进后其电泳时间已经大大缩短,整个实验时间已缩短为 4 天;⑤实验用的器材以及试剂均比较昂贵。

(二)多位点可变数量串联重复序列分析

1. 多位点可变数量串联重复序列分析技术原理　　多位点可变数量串联重复序列分析(multiple-locus variable number tandem repeat analysis,MLVA)是通过基因组中巧变数量串联重复序列(VNTR)的特征来实现对细菌的分型,具有简单、快速、通量高、分辨力强等特点。VNTR 是存在于生物染色体中由短片段 DNA 序列头尾串联重复组成的重复 DNA 片段,其重复的次数在不同个体间存在高度的可变性,对不同可变位点重复序列重复次数的准确测定可用于生物的个体识别。VNTR 位点由中间的核心区和外围的侧翼区组成,核心区含有两个或两个以上头尾串联重复的短片段 DNA 序列,每个重复片段长度 6~40bp,重复次数在几次至几百次不等,VNTR 的多态性主要来自串联重复序列重复次数不同。同一种属的细菌之间表现为侧翼区相似而串联重复片段的重复次数不等,通过多重 PCR 方法对细菌染色体上多个 VNTR 位点进行扩增,并结合毛细管电泳方法精确测定 VNTR 位点的重复次数,而后通过聚类软性(如 Bionumerics)对不同菌株 VNTR 位点重复次数进行聚类分析,以确定不同菌株间的亲缘进化关系。

2. MLVA 技术的特点　　MLVA 技术具有以下优点:①实验设计方便易行,由于相应序列分析软性的开发及数据库的不断完善,通过软性即可在较短时间内完成实验设计;②实验操作简便快速,MLVA 方法是通过 PCR 扩增 VNTR 位点,由毛细管电泳分析重复序列的拷贝数,整个过程可在数小时内完成,且可以实现高通量分析;③提供数字化的实验结果,便于实验室间比对。美国疾病预防控制中心已将 MLVA 方法列为 Pulse Net 中仅次于 PFGE 的细菌分子分型方法。为了保证结果的重现性以及实验室间分析数据的可比性,Pulse Net 针对几种目的细菌制定了一套完整的标准操作程序,包括试剂的供应商、试剂的配制、电泳仪的选用以及工作条性等,标准化程序涉及 MLVA 过程的各个方面,通过严格的程序和质量控制,来实现结果的高重现性。目前,Pulse Net 已公布针对 O157 产志贺毒素大肠埃希菌、鼠伤寒沙门菌和肠炎沙门菌 MLVA 分析的标准化程序。

3. MLVA 技术的不足　　MLVA 技术本身也存在一些不足:①难以设计高质量特异性引物。MLVA 引物设计首先需要全基因组序列信息。目前,同一种细菌已公布的参考菌株全基因组序列太少,而不同种属菌株的侧翼区多态性较高,从而较难设计出与侧翼区相匹配的特异性较好的引物,因此 PCR 反应过程中会存在一些交叉反应,有扩增干扰和重复数确定干扰等现象发生。②采用不同仪器和电泳方法得到的实验结果间还不具有可比性,提高结果可比性是未来工作的重点。③标准物质的应用。目前,美国 Pulse Net 中 MLVA 的标准化程序主要通过标准化实验流程和实验设备来实现,如未来可建立针对 MLVA 实验的标准菌株,可更大程度上简化实验的标准化控制,有利于 MLVA 技术在不同实验室中推广应用。

(李巧玲)

第二节　真菌及其他感染性疾病的分子生物学检验

感染性疾病(infectious diseases)是人类常见的一大类疾病,由病原生物感染机体所致,主要包括细菌、病毒、真菌、原虫等病原体感染,严重威胁着人类健康。针对病原体感染的检测,传统的培养法、血清学方法和组织学方法已被广泛应用,但通常耗时长、阳性率较低。随着分子生物学技术的发展和成熟,聚合酶链式反应(PCR)及一系列以 PCR 技术为基础的衍生新技术、核酸分子杂交及基因芯片等技术被广泛研究并应用于病原体检测的临床实践,弥补了传统方法的不足,实现了病原体的鉴定从病原体表型到基因型的转变,突显出广阔的应用前景。

一、真菌的分子生物学检验

真菌(fungus)是一类真核细胞型微生物,广泛存在于自然界,种类繁多,其中绝大多数对人类无害,与人类疾病有关的约 400 余种。就医学真菌而言,根据其入侵组织部位深浅的不同,临床上把病原性真菌分为浅部真菌和深部真菌,前者主要包括表面感染真菌、皮肤癣真菌和皮下组织感染真菌,多侵犯皮肤、毛发、指甲、皮下组织,对治疗有顽固性,但对机体的影响相对较小;后者主要有假丝酵母菌、隐球菌、曲霉菌等,可侵犯深部组织和内脏,严重的可致死亡。近年,随着高效广谱抗生素、激素、免疫抑制剂和抗肿瘤药物的广泛使用,致使机体免疫功能下降,条件致病菌感染机会不断上升,同时新的菌种不断涌现,真菌病的发病率有明显攀升趋势,因此快速而准确地诊断是否感染及感染菌种对指导临床治疗至关重要。针对不同真菌基因组特征的分子生物学检测方法应运而生。

(一)白假丝酵母菌的分子生物检验

白假丝酵母菌(candida albicans),俗称白色念珠菌,为人体正常菌群之一,通常存在于人的口腔、上呼吸道、肠道和阴道黏膜上,当机体发生正常菌群失调或抵抗力降低时,可引起各种念珠菌病,以鹅口疮和酵母菌性阴道炎最常见。白假丝酵母菌是一种重要的条件致病菌,其致病性是假丝酵母菌中最强的,长期进化压力,特别是广谱抗菌药的选择,使白假丝酵母菌出现了不同的型别,临床上白假丝酵母齿引起的感染呈明显上升趋势,耐药现象也日益突出。

1. 白假丝酵母菌的基因组结构特征　　白假丝酵母菌是二倍体真菌,其基因组长度约为 16Mb(单倍体),有八对同源染色体;核型可变,电泳核型分析大小在 0.5~2.8Mb 之间;基因组中有 6419 个开放阅读框架(open reading frame,ORF),其中 5918 个 ORF 编码蛋白质;基因组中存在高度重复序列,结构基因中内含子较少;含有 34 个 Sfi I 酶切位点;遗传密码不完全遵循通用性,大约 2/3 的 ORF 中 CUG 密码子编码丝氨酸,而不是通用的亮氨酸;功能基因不均匀地分布在八对染色体上,目前已克隆鉴定的功能基因大约有几百种,包括致病相关基因和耐药基因。

白假丝酵母菌基因组的一个重要特点是能够产生遗传多样性,包括染色体长度多态性和单核苷酸多态性,其中点突变频率大约是 1/273,远高于人类基因组和其他真核生物基因组。遗传多样性导致了表型变化或耐药。

2.白假丝酵母菌的分子生物学检验

(1)PCR 技术:用于早期诊断和基因分型鉴定。PCR 技术应用于假丝酵母菌诊断研究,主要采用真菌核糖体 RNA 基因(rDNA)片段作为靶基因,因为核糖体 DNA 基因序列为多拷贝基因,且高度保守,故是 PCR 扩增常用的靶位。一般来说,5.8S rDNA、18S rDNA 和 28S rDNA 保守区序列分析适合于属间水平的鉴定;而 rDNA 保守序列的内转录间隔区(internal transcription spacer,ITS)ITSⅠ/ITSⅡ可变性很大,具有一定间特异性和种内保守性而被作为种间鉴定的靶点。

1)FQ-PCR:FQ-PCR 技术通常应用真菌通用引物扩增 ITS 区域,结合分析 ITS 序列的溶解曲线,对临床标本中假丝酵母菌进行快速检测和鉴定。常用的引物序列为:上游引物 5′-GCTAAGGTGTTAGGGGTAT-3′;下游引物 5′TGACGCTGAGGGGTGAAA-3′;扩增产物长度为 257bp。

2)PCR-ASO:这是多重 PCR 技术与特异性寡核苷酸探针反向斑点杂交技术相联合的新型检测技术。先用通用引物检测范围内的真菌,再根据真菌保守区内的可变区序列设计种特异性寡核苷酸探针,将探针加尾后固定于膜上,然后将膜上的探针与标记的 PCR 产物杂交,因为反向杂交可将多种探针同时固定于同一张膜上,这样可以一次检测多种医学真菌。鉴定白假丝酵母菌可用探针序列:5′-TAGGTTTTACCAACTCGGTGTTGAT-3′。

(2)DNA 指纹分析技术:包括 RFLP、RAPD、AFLP、脉冲电泳核型分析(pulsed field gel electrophoresis,PFGE)和微卫星 DNA 多态性分析等,可用于比较不同菌株之间基因组多态性,进行基因分型鉴定和流行病学调查。

1)RFLP:该技术首先用 PCR 扩增 5.8S rDNA 和 ITS 区,限制性核酸内切酶 HaeⅡ消化扩增产物,然后酶切产物经琼脂糖凝胶电泳或聚丙烯酰胺凝胶电泳,进行片段长度多态性分析。酶切图谱具有菌种或菌株特异性,据此鉴定、分型。如采用上游引物 5′-TCCGTAGGT-GAACGTGCGG-3′和下游引物 5′-TCCTCCGCTTATTGATATGC-3′扩增白假丝酵母菌 DNA 的 ITS 区,扩增产物长度为 520bp,经 HaeⅢ酶切 PCR 产物,经琼脂糖凝胶电泳鉴定产生 90bp 和 430bp 的两个片段,而其他真菌无 HaeⅢ酶切位点(HaeⅢ识别序列及裂解位点为 5′…GG/CC…3′)。

2)RAPD:RAPD 分析技术是利用随机合成的寡核苷酸片段作为引物,通过 PCR 扩增目的基因组 DNA,经凝胶电泳分析扩增产物 DNA 片段的多态性,与参照株比对,即可鉴定不同真菌,若两个菌体 DNA 扩增产物的电泳图谱相同,则证明是同型,若电泳图谱不同,则为不同类型。该法不需要专门设计特异性引物,随机设计长度为 10 个碱基的核苷酸序列即可(如 5′-GCGATCCCCA-3′),且可以检测出 RFLP 标记不能检测的重复顺序区。

3)扩增片段长度多态性:AFLP 是 RFLP 与 PCR 相结合的产物,其首先对基因组 DNA 进行双酶切(如 EcoRⅠ/MseⅠ或 BamH1/PstⅠ),形成分子量大小不同的随机限制片段;使用特定的双链人工接头与酶切片段连接作为 PCR 扩增反应的模板;再用含有选择性碱基的引物进行 PCR 扩增,根据扩增片段长度多态性的比较分析,用于基因分型与鉴定。AFLP 结合了 RFLP 和 RAPD 两种技术的优点。

4)脉冲电泳核型分析:电泳核型分析是应用脉冲电泳方法发展起来的一种新的实验技

术,把完整的染色体包埋在低熔点的琼脂糖凝胶中,在脉冲电场下,依赖染色体的大小和立体结构而使完整的染色体通过在凝胶中迁移的速度不同,把基因组分离成染色体带,这就是所谓的电泳核型(electrophoretic karyotype)。该技术可用于真菌染色体数目及基因组的测定和染色体 DNA 长度多态性分析。

5)微卫星 DNA 多态性分析:微卫星 DNA 多态性是由重复单元拷贝数的变异而引起的 DNA 分子多态,每个重复单元长度在 1~6bp 之间。微卫星 DNA 广泛分布于真菌基因组中,基本单元重复次数在不同基因型中差别很大,呈现长度多态性。微卫星 DNA 多态性检测容易、重复性好、适用于自动化分析。

(3)DNA 序列分析:真菌小亚基 rRNA 的编码基因 rDNA 是常用于测序分析的靶基因,既可用于真菌通用引物的设计,也可用于真菌种间的鉴别。真菌的蛋白编码基因序列也是检测的靶位点之一,可用于分析由于基因突变引起的耐药性。

(4)基因芯片技术:基因芯片可被理解为一种反向杂交,能够同时平行分析数万个基因,进行高通量筛选和检测分析。随着对真菌基因组研究的不断深入,基因芯片探针的种类越来越丰富,不仅可以进行分类、鉴定,还可应用于筛选针对治疗药物产生耐药性的相关基因。

3.分子生物学检验的临床意义　传统的检测方法主要为血培养和组织活检,但血培养耗时长、阳性率较低,组织活检取材困难且常常缺乏典型改变,影响早期及正确诊断。目前应用于临床的血清学检测方法主要是检测血液循环中的抗原,包括 P－D－1,3 葡聚糖(BDG)和半乳甘露聚糖(GM)等。血清学方法方便快速,然而不能精确到真菌的种。

应用分子生物学技术检测白假丝酵母菌具有简便、快速、灵敏、特异的优点,适合于白假丝酵母菌感染的早期诊断。基于真菌 DNA 序列差异建立的基因分型方法已被证明是菌株分型鉴定的有效方法。基因分型弥补了表型分型的不足,更为敏感、稳定、准确。基因芯片技术和 DNA 测序技术的应用,许多耐药相关基因相继被发现,为指导临床用药提供了依据。

(二)新生隐球菌的分子生物学检验

新生隐球菌(cryptococcus neoformans)是隐球菌属的重要条件致病性深部真菌,属环境腐生菌,其经呼吸道、消化道等侵入人体,主要侵犯人中枢神经系统或肺脏,引起新生隐球菌性脑膜炎或肺炎。

根据新生隐球菌形态学和生化特征的差异,将新生隐球菌分成 3 个变种;据细胞外膜荚膜多糖的抗原性差异,分为 A、B、C、D 和 AD 型 5 个型。即新生变种(血清型 D)、格鲁比(C. grubii)变种(血清型 A)、格特变种(血清型 B、C),AD 则为格鲁比变种和新生变种的杂合体。A、D 和 AD 血清型的新生隐球菌在世界范围内广泛分布,主要感染免疫缺陷人群(尤其是艾滋病患者);新生隐球菌的格特变种则可引起健康个体感染,主要见于热带和亚热带地域。新生隐球菌病易发于细胞免疫功能受损的人群。近年来,该菌的感染率呈明显上升趋势,患者预后凶险,病死率高,是人类面临的一种严重真菌病。

1.新生隐球菌的基因组结构特征　新生隐球菌为单倍体,有 14 条染色体,基因组大小约为 20Mb,编码基因约 6574 个。目前,全球范围内的新生隐球菌分为 8 种主要的基因型,即 VNⅠ、VNⅡ、VNⅢ、VNⅣ、VGⅠ、VGⅡ、VGⅢ和 VGⅣ,基因型、变种与血清型的对应关系是 VNⅠ和 VNⅡ(格鲁比变种,血清型 A);VNⅢ(AD 杂合体,血清型 AD);VNⅣ(新生变种,血清型 D);VGⅠ、VGⅡ、VGⅢ和 VGⅣ(格特变种,血清型 B 和 C)。不同基因型菌株间存在较大的遗传变异,同一基因型菌株内遗传相似度很高。新生隐球菌主要基因型的地域分布和致病特点存在明显差异。

2.新生隐球菌的分子生物学检验

(1)PCR技术:PCR技术是新生隐球菌分子生物学检验常用的方法,其中 FQ-PCR、巢式 PCR 应用较多,常扩增的目的片段是 rDNA 的复合体。常用的引物序列为:上游引物 5′—ATCACCTTCCCACTAACACAT—3′;下游引物 5′—GAAGGGCATGCCTGTTTGAGAG—3′;扩增产物长度为 257bp。

(2)斑点杂交:应用标记后的特异性探针与待检标本中的 DNA 或 PCR 产物进行斑点杂交,检测新生隐球菌。探针序列:5′—TGGTCAAGCAAACGTTTAAGT—3′。

(3)PCR-RFLP:PCR 联合 RFLP 分析,可用于临床常规快速诊断,也适用于流行病学中群体调查分析。

3.分子生物学检验的临床意义 常规墨汁染色可发现隐球菌,但极易误诊;真菌培养仍然是确诊的"金标准",但培养的阳性率低;血清学检测隐球菌荚膜多糖特异性抗原,已作为临床常规的诊断方法,具有较高的检测特异性和敏感性。

分子生物学方法不仅可以特异性地检测出新生隐球菌,还可以区别变种,对于了解新生隐球菌临床株在变种水平的分布及其基因特征具有重要意义。

二、衣原体的分子生物学检验

衣原体是一类严格细胞内寄生的原核微生物,包括沙眼衣原体(chlamydia trachomatis)、肺炎衣原体(chlamydia pneumoniae),鼠衣原体(chlamydia muridarum),豚鼠衣原体(caviae)和鹦鹉热衣原体(chlamydia psittaci)。引起人类感染的主要是沙眼衣原体和肺炎衣原体。沙眼衣原体不仅可致眼部疾病,也是导致世界范围内的性传播疾病(sexually transmitted disease,STD)最为普遍的因素,能够引发尿道炎、宫颈炎、盆腔炎、异位妊娠、输卵管性不孕等各种综合征,世界卫生组织报道每年由沙眼衣原体引起的性传播新增病例高达 9000 万。肺炎衣原体是一种流传广泛的呼吸系统感染的病原体,慢性感染增加了动脉粥样硬化、脑血管以及慢性肺部疾病发生的危险性。

(一)沙眼衣原体的分子生物学检验

人类是沙眼衣原体(chlamydia trachomatis,CT)的 2 个生物变种(沙眼生物变种和性病淋巴肉芽肿生物变种)的自然宿主,与人类疾病密切相关,其主要寄生于机体黏膜上皮细胞。目前,根据 CT 主要外膜蛋白(major outer membrane protein,MOMP)的抗原部分的差异,将 CT 分为 18 个血清型:在沙眼生物变种中,血清型 A、B、Ba、C 型可引起沙眼,并可致盲,而 D、E、F、G、H、I、J、K 型则可致包涵体眼结膜炎、新生儿肺炎及非淋菌性尿道炎等;在性病淋巴肉芽肿生物变种中,血清型 L1、L2、L3 型可以引起性病淋巴肉芽肿。

1.沙眼衣原体的基因组结构特征 CT 原体和网状体内皆含有 DNA 和 RNA 两种核酸。CT 染色体为一闭合环状双链 DNA,约 1.4Mb。血清型 D 基因组大小为 1.04Mb,G+C 含量占 41.3%,另有一个 7493bp 的隐蔽性质粒,此质粒与其他生物间没有同源序列。整个基因组有 894 个编码蛋白的基因,存在强的 DNA 修复和重组系统。CT 主要外膜蛋白 MOMP,占外膜总蛋白的 60%,是目前研究最多的候选疫苗抗原。MOMP 基因 omp1 是编码 MOMP 蛋白的结构基因,包括 5 个稳定序列区和 4 个可变序列区,检测 omp1 可变区的差异,可对 CT 进行基因分型。

2.沙眼衣原体的分子生物学检验

(1)PCR技术:目前,可采用PCR、实时荧光定量PCR、巢式PCR和竞争性PCR等检测CTDNA。检测CT的PCR扩增靶基因序列主要有外膜蛋白基因、隐蔽性质粒DNA和16S rRNA基因序列。另外,一种新的DNA体外扩增技术-连接酶链式反应(ligase chain reaction,LCR)技术,虽然扩增效率与PCR相当,但其使用耐热连接酶,只需用两个温度循环,变性和复性并连接,循环30次左右,方法简单、快速,适合于高危人群普查时大批量标本的检测。PCR检测常用的引物序列见表10-3。

表10-3　PCR技术检测沙眼衣原体基因常用的引物

扩增位点	引物序列	扩增产物大小(bp)
MOMP基因	5′-GATAGCGAGCACAAAGACTAA-3′ 5′-CCATAGTAACCCATACGCATGCTG-3′	242
隐蔽性质粒DNA	5′-TGGCCAGCGAGTGAAGA-3′ 5′-AATCAATGCCCGGGATTGGT-3′	241
16S rRNA基因	5′-GAAGGCGGATAATACCCGCTG-3′ 5′-GATGGGGTTGAGCCATCC-3′	398

(2)PCR-RFLP技术:PCR联合RFLP分析omp1基因限制性片段长度多态性,可用于CT分型。该法比omp1基因可变区测序分型省时、快速,且费用低廉。

(3)RAPD技术:RAPD技术应用任意引物随机扩增CT基因组DNA,可用于区分不同衣原体种及区分沙眼生物变种和性病淋巴肉芽肿生物变种,但不适用于血清学分型。

(4)DMA序列分析:可用于耐药基因分析。首先经PCR分别扩增四环素耐药质粒tetM基因、大环内酯类耐药相关的23S rRNA基因、核糖体蛋白基因L4和氟喹诺酮耐药基因gyrA等,然后通过产物测序检测基因是否发生突变。

3.分子生物学检验的临床意义　CT的实验室检测方法主要有:①传统的分离培养或直接涂片镜检衣原体包涵体,敏感可靠,但易受标本取材、培养条件和操作者经验等影响;②血清学试验简便、快速,但该法特异性较低,易与金黄色葡萄球菌、链球菌、淋球菌等发生交叉反应;③分子生物学检测方法简便、快速、敏感和特异,尤其适用于CT的无症状携带者的筛查和早期诊断,还可应用于CT感染的流行病学调查、基因分型研究和耐药基因的检测。

(二)肺炎衣原体的分子生物学检验

肺炎衣原体(chlamydia pneumonia,Cpn)是一种重要的人兽共患的呼吸道病原体,目前已从人、马、猩猩、小鼠等宿主中分离到几十株Cpn。人类Cpn的感染极为普遍,血清学证实50%～90%的成年人Cpn抗体阳性。该衣原体主要引起人的非典型性肺炎,还可导致支气管炎、咽炎、鼻窦炎等疾病,也是艾滋病、白血病等继发感染的重要病原菌之一,慢性感染与心血管疾病相关。

1.肺炎衣原体的基因组结构特征　Cpn只有一个血清型,全世界范围内分离的不同株肺炎衣原体DNA的同源性高达94%以上,其限制性内切酶图谱基本一致。代表株为TWAR,其基因组DNA为双链环状结构,约含1.23Mb,G+C含量为40.6%,与CT和鹦鹉热衣原体的同源性小于10%,限制性内切酶图谱差别较大,不含质粒,蛋白质编码基因有1052个,结构RNA编码基因有33个。Cpn基因组中存在21个主要外膜蛋白基因的新家族,比CT多12个。Cpn的种特异性抗原为98kD的MOMP,该抗原与CT和鹦鹉热衣原体抗血清没有交叉反应。

2.肺炎衣原体的分子生物学检验　可采用 PCR、实时荧光定量 PCR 技术、巢式 PCR 和竞争性 PCR 检测 Cpn DNA。一般选择 Cpn 种特异性抗原 MOMP 基因为靶序列设计引物。PCR 检测常用的引物序列见表10-4。

表10-4　PCR 检测肺炎衣原体基因常用的引物

扩增位点	引物序列	扩增产物大小(bp)
MOMP 基因	5′-GTTGTTCATGAAGGCCTACT-3′ 5′-TGCATAACCTACGGTGTGTT-3′	437
MOMP 基因	5′-GTGTCATTCGCCAAGGTTAA-3′ 5′-TGCATAACCTACGGTGTGTT-3′	229

3.分子生物学检验的临床意义　Cpn 的实验室检测方法有病原体分离培养、血清学和分子生物学检查。Cpn 分离培养方法复杂、费时，而且敏感性不高，一般不用于临床诊断；血清学检测虽具有良好的特异性和灵敏度，但不适合早期诊断；而分子生物学方法具有简便、快速、敏感性高和特异性强等特点，适用于 Cpn 感染的早期诊断和无症状携带者的早期检查，以及流行病学调查及耐药性分析等。

三、支原体的分子生物学检验

目前所知，支原体(mycoplasma)是一类在无生命培养基中能独立生长繁殖的最小原核细胞微生物，缺乏细胞壁。支原体的大小一般在 0.2～0.3nm，内含一个环状双链 DNA，以二分裂方式进行繁殖，其分裂与 DNA 复制不同步，形态呈现多形性。支原体在自然界分布广泛，人体支原体至少有 15 种，大多是正常菌群，肺炎支原体、解脲脲原体、人型支原体和生殖器支原体已明确有致病作用。后三者均可引起泌尿生殖道感染，但以解脲脲原体感染率最高。

(一)肺炎支原体的分子生物学检验

肺炎支原体(mycoplasma pulmonis，MP)主要侵犯呼吸系统，是原发性非典型肺炎的病原体，其通过特殊的可变性末端结构黏附于宿主呼吸道上皮细胞，在老年人和青少年中引起非典型性肺炎(又称为支原体性肺炎)，约占个部肺炎的 15%～20%，占小儿非细菌性肺炎的 50%左右。

1.肺炎支原体的基因组结构特征　MP 基因组为单一双股环状 DNA 分子，全长 816394bp，G+C 含量为 40%，含 688 个 ORF，其中 42 个 RNA 编码基因、458 个编码功能蛋白基因，大约 8%的基因组具有重复序列。MP 携带较多的编码黏附因子及跨膜蛋白的基因，从而有利于侵入宿主并逃逸宿主的免疫攻击，其主要黏附因子为一类对胰酶敏感的表面蛋白，称 P1 蛋白。肺炎支原体基因组具有偏嗜性，最常使用的编码是 AUU、AAA、UUU、GAA 和 UUA，最少使用的编码是 UGC、CGA、AGG 和 UGU。

2.肺炎支原体的分子生物学检验

(1)PCR 技术：PCR 检测肺炎支原体的靶序列常选在 16S rRNA 基因组可变区、保守区和 P1 蛋白基因区。PCR 检测常用的引物序列见表10-5。

表 10-5 PCR 检测肺炎支原体基因常用的引物

扩增位点	引物序列	扩增产物大小(bp)
16S rRNA 基因保守区	5′—AAGGACCTGCAAGGGGTTCGT—3′ 5′—CTCTAGCCATTACCTGCTAA—3′	277
P1 蛋白基因区	5′—CAATGCCATCAACCCGCGGTTAACC—3′ 5′—CGTGGTTTGTTGACTGCCACTGCCG—3′	153

(2)核酸杂交:目前应用较多的是斑点杂交,即将待测标本加样于硝酸纤维素薄膜上,与标记的 MP DNA 寡核苷酸探针进行斑点杂交,进行定性或半定量分析。

(3)PCR－RFLP:采用 PCR－RFLP 方法可以对肺炎支原体进行分型;还可以采用 PCR 扩增耐药基因,产物经测序或用 RFLP 进行突变分析。

3.分子生物学检验的临床意义 实验室检测 MP 的传统方法主要是分离培养法和免疫学方法。MP 在临床标本中含量低,于体外培养生长缓慢且容易污染,阳性率很低;用免疫学方法检测时,因与其他支原体存在共同抗原,假阳性率较高;而 PCR 技术可检测到极微量的 DNA,快速、简便、特异性高,在支原体感染的早期诊断上具有极其重要的意义;另外,利用分子生物学方法还可以进行流行病学调查和耐药基因分析。

(二)解脲脲原体的分子生物检验

解脲支原体(ureaplasma urealyticum,UU)又称为解脲脲原体,因生长需要尿素而得名,是引起非淋菌性尿道炎的主要病原体之一(仅次于沙眼衣原体),它所导致的泌尿生殖道感染日益受到重视。目前,UU 有 14 个血清型,可被划分为两大生物群:生物群 1/A 群(包括 2、4、5、7、8、9、10、11、12 血清型);生物群 2/B 群(包括 1、3、6、14)。UU 的分群有助于探讨生物群或血清型与疾病或耐药之间的联系。另外,UU 除脂多糖抗原和蛋白质抗原外,还有脲酶抗原,后者是 UU 种特异性抗原,可与其他支原体相区别。

1.解脲脲原体的基因组结构特征 UU 亦为环状染色体,基因组大小为 751719bp,小于肺炎支原体基因组,G+C 含量仅为 25.5%。基因组中含 613 个蛋白质编码基因,39 个 RNA 编码基因,遗传密码不完全遵循通用性,终止密码子 UGA 在此编码色氨酸。

2.解脲脲原体的分子生物学检验

(1)PCR 技术:PCR 扩增靶序列常选择在 16S rRNA 基因区和脲酶基因区。PCR 检测常用的引物序列见表 10-6。

表 10-6 PCR 检测解脲脲原体基因常用的引物

扩增位点	引物序列	扩增产物大小(bp)
16S rRNA 基因	5′—GGTAGGGATACCTTGTTACGACT—3′ 5′—GAAGATGTAGAAAGTCGCGTTTGC—3′	1300
脲酶基因	5′—CCAGGAAAAGATCCAGGAGC—3′ 5′—CTCCTACTCTAACGCTATCACC—3′	460

(2)PCR－RBD:将 UU 不同生物群的特异探针固定在硝酸纤维素膜上,再与 PCR 扩增好的 DNA 进行杂交显色。如果使用不同血清型的特异性探针,不仅可以区分 UU 生物群的类型,还可以进一步鉴定不同血清型 UU。

(3)DNA 序列分析:基于 UU 14 个血清型的 23S rRNA 基因序列的差异,经 PCR 扩增后,对产物测序,可对 UU 进行基因分型。

(4)PCR－RFLP:采用 PCR 扩增耐药基因,产物经 RFLP 分析,判断耐药基因是否存在突变。

3.分子生物学检验的临床意义 虽然培养法是 UU 检测的"金标准",但 UU 的培养较为困难,且用时较长,敏感性和特异性远低于分子生物学方法。PCR 检测具有操作简便、快速、特异、敏感等优点,可为临床提供较为可靠的早期诊断依据。另外,分子生物学检测还可以对 UU 分群、分型,进行流行病学研究和耐药基因分析。

四、梅毒螺旋体的分子生物学检验

螺旋体(spirochete)是一类细长、柔软、弯曲呈螺旋状、运动活泼的原核细胞型微生物。梅毒螺旋体(treponema pallidum,TP)属于苍白密螺旋体的苍白亚种。它是梅毒的病原体,主要通过性接触、输血、胎盘或产道等途径感染人体,可侵犯皮肤黏膜、内脏器官,导致心血管及中枢神经系统损害;TP 可在胎儿内脏及组织中大量繁殖,引起胎儿死亡或流产。梅毒仍然是全球性的公共卫生问题。

(一)梅毒螺旋体的基因组结构特征

TP 为环状染色体,基因组大小为 1138016bp,G＋C 含量为 52.8%,共有 1041 个 ORF,占整个基因组的 92%,55%的 ORF 可能具有生物学功能。

人是梅毒的唯一传染源,TP 生物合成能力有限,不具备参与核苷酸从头合成、脂肪酸、三羧酸循环和氧化磷酸化的蛋白质编码基因,却编码 18 种转运蛋白,分别运输氨基酸、碳水化合物及阳离子,以从环境中获取营养。TP 毒力因子由 12 个潜在的膜蛋白家族和数个可能的溶血素组成。47kD 膜脂蛋白是青霉素结合蛋白,具有羧肽酶活性。

(二)梅毒螺旋体的分子生物学检验

1.PCR 技术 PCR 检测 TP 的靶序列常选择在高度保守的 47kD 膜脂蛋白基因(tpp47)、39kD 碱性膜抗原基因(bmp)、42kD 膜蛋白基因(tmpA)和 TPF1 蛋白基因(tpf1)区,以检测 TP 的特异性核酸。PCR 检测常用的引物序列见表 10－7。

表 10－7 PCR 检测梅毒螺旋体基因常用的引物

扩增位点	引物序列	扩增产物大小(bp)
tpp47 基因	5′－GACAATGCTCACTGAGGATAGT－3′ 5′－ACGCACAGAACCGAATTCCTTG－3′	658
Tpf1 基因	5′－CTCTTCAAGGAGCTCAT－3′ 5′－AGACAGTGGTTATGCTC－3′	300

2.核酸杂交 利用 TP 特异性探针与待测标本的 DNA、RNA 或 PCR 产物进行斑点杂交,对 TP 特异核酸进行定性或半定量分析。探针序列为 5′－GACCTGAGGACTCT-CAAATC－3′。

3.PCR－RFLP 用 PCR－RFLP 分析临床菌株 23S rRNA 基因是否存在基因突变,进行耐药性分析。

(三)分子生物学检验的临床意义

TP 不能在体外培养,诊断梅毒的传统方法是暗视野显微镜镜检和血清学方法。镜检法简便、特异性高,适合于皮肤黏膜损害的早期诊断,但影响因素多,重复性较差;血清学检查普遍用于梅毒的筛查、疗效观察和流行病学检查,似对早期梅毒诊断不敏感;分子生物学方法不仅可早期诊断梅毒感染,也是耐药基因分析和流行学研究的首选方法。

五、原虫的分子生物学检验

原虫是由单个细胞构成的原生动物,是一类真核单细胞生物,由胞膜、胞质和胞核3部分组成,胞核内有染色质和核仁,分别富含 DNA 和 RNA。原虫在自然界分布广泛,种类繁多,重要的致病原虫有弓形虫、疟原虫、阿米巴原虫、杜氏利什曼原虫。在此,以弓形虫和疟原虫为例,进行学习。

(一)弓形虫的分子生物学检验

刚地弓形虫(toxoplasma gondii,Tox)属球虫目,专性细胞内寄生,呈世界性分布,能够引起人畜共患的弓形虫病。弓形虫可通过先天性和获得性两种途径感染人体:先天性感染通过胎盘垂直传播,可造成胎儿神经系统发育障碍、畸形,甚至死亡;人体获得性感染通过进食弓形虫卵囊、滋养体(速殖子)或包囊污染的食物造成,多呈无明显症状的隐性感染,但在免疫功能低下时,可引起中枢神经系统损害和全身播散性感染。形虫感染成为艾滋病的主要并发症之一。

1.弓形虫的基因组结构特征 弓形虫 DNA 有3种形式:染色体 DNA、线粒体 DNA 和胞质 DNA。除受精的大配子外,染色体 DNA 均为单倍体,约70Mb,G+C 含量为55%,没有甲基化碱基;线粒体 DNA 为双链环状,长度为36kb,有10kb 的反向重复序列,主要编码与呼吸链有关的蛋白;胞质 DNA 呈环状,大小为35kb,可能编码 DNA 依赖的 RNA 聚合酶的 β 和 β 亚基以及核糖体小亚基 RNA。

主要基因有:P30(SAG1)基因,为单拷贝,编码的蛋白占速殖子全部蛋白的80%,是重要的虫体配体,与宿主细胞受体结合,感染宿主;P22 基因(SAG2),为单拷贝,P22 蛋白协助 P30 蛋白,使虫体入侵宿主;B1 基因,是串联的多拷贝重复序列基因,具有高度保守性;棒状体蛋白基因家族(ROPs),编码棒状体蛋白,在弓形虫入侵宿主细胞中起重要作用,是研制弓形虫病疫苗的候选分子。

2.弓形虫的分子生物学检验

(1)PCR 技术:目前,主要侧重于 B1 和 P30 靶基因的检测。常用的引物序列为:上游引物 5′－ ACTGATGTCGTTCTTGCGATGTGGC － 3′;下游引物 5′－ CGTCCACCAGC-TATCTTCTGCTTCA－3′扩增产物长度为282bp。

(2)斑点杂交:应用标记的特异性探针与待测标本的 DNA 或扩增后的 DNA 进行斑点杂交,对弓形虫特异核酸进行定性或半定量分析。探针序列:5′－ GGCGACCAATCT-GCGAATACACC－3′。

3.分子生物学检验的临床意义 传统诊断弓形虫感染主要依靠从患者组织中发现弓形虫速殖子或包囊,或用血清学方法检查特异性表膜抗原蛋白,血清学方法对免疫功能抑制的患者不适用。分子生物学检测在弓形虫感染的早期诊断中具有十分重要的意义,PCR 法只需取少量外周血白细胞,在几小时内就可以检测到弓形虫 DNA,且不受机体免疫力影响;羊水弓形虫 PCR 检测阳性表明宫内感染。

(二)疟原虫的分子生物学检验

疟疾是威胁人类生命最严重的传染病之一。疟原虫(plasmodium)是引起人体疟疾的病原体,通过蚊叮咬而感染人,寄生于人体的疟原虫有 4 种:即恶性疟原虫、间日疟原虫、三日疟原虫和卵形疟原虫,以恶性疟原虫的危害最为严重。

1. 疟原虫的基因组结构特征　在蚊体内的有性繁殖阶段,疟原虫的基因组为二倍体,而在人或动物体内的无性繁殖阶段,其基因组为单倍体。疟原虫的基因组由 3 部分组成:染色体 DNA(26Mb)、质体 DNA(35kb)和 6kb 线粒体 DNA(6kb)。基因组 DNA 的两个重要特点是:①富含 A/T 序列,A/T 的重复次数在不同虫株之间不同,在不同染色体上的位置也完全不同,可作为虫株及染色体分析的重要标志;②富含重复序列,存在于基因组的各个部分,包括编码区和非编码区,处于不同部位的重复序列的特点和功能各不相同。

2. 疟原虫的分子生物学检验

(1)PCR 技术:由于不同种株疟原虫编码 rRNA 基因序列之间具有相对稳定的保守区和相对固定的可变区,依此设计的特异性引物可同时检测不同种疟原虫。常用的引物序列为:上游引物 5′-GAGGGCAAGTCTGGTGCCAG-3′;下游引物 5′-CATCTGAATACGAAT-GTCCCCAAGC-3′;扩增产物长度为 400bp。

(2)核酸杂交:以核酸探针诊断疟原虫感染具有较高的敏感性和特异性,可对疟原虫特异核酸进行定性和定量分析。探针序列:5′-ATTGTTGCAGTTAAAACGCTCGTAGTTG-3′。

3. 分子生物学检测的临床意义　针对 4 种疟原虫的特异性引物,利用多重 PCR,可同时检测出 4 种疟原虫的混合感染,比镜检的特异性和敏感性均高;以 rDNA 为靶基因设计的竞争 PCR、荧光 PCR 可对血样中的疟原虫进行定量分析。

(张延芳)

第三节　染色体病的分子生物学检验技术

染色体(chromosome)是遗传物质和信息的载体,主要由 DNA 和蛋白质等组成,具有储存和传递遗传信息的作用。染色体是在细胞的有丝分裂期和减数分裂期,由分裂间期存在的染色质聚缩而成的,它们与分裂间期存在的染色质在组成上是完全相同的,染色质和染色体实质上是同一物质在不同细胞周期时不同的存在形式。染色体是细胞核遗传物质的载体和染色质螺旋化凝缩的最高级形式,分裂间期的染色质形式有利于遗传信息的复制和表达,而分裂期的染色体形式则有利于遗传物质的平均分配。

随着人类基因组计划(HGP)的成功完成以及结构基因组学、功能基因组学等学科的发展,结合诸如 PCR 技术、基因芯片技术、高通量 DNA 标记和检测技术等技术手段以及生物信息学技术的发展,人们对染色体异常与疾病关系的认识日益深入,可被检测的染色体疾病日益增多,而分子生物学检验技术以其进步快、发展潜力大的特点在染色体疾病的临床检验中应用日益广泛,已经逐步与传统细胞遗传学分析为主的染色体疾病检验技术融合,形成了两者相互结合、互为印证和发展的新趋势。

一、染色体异常与疾病

在同种生物中,染色体的数目和形态结构是恒定的。人类的二倍体细胞有 2 套基因组,每套基因组中的数万个基因在不同染色体上进行严格有序的线形排列,如果出现染色体数目增减或结构变化,可能使某个或多个基因增加或缺失,这些基因功能表达的改变可以导致机体的形态、结构和功能异常,从而在临床上表现出一组特定的疾病症状群。染色体异常的类型可分为染色体数目异常和染色体结构异常。

(一)染色体数目与结构

人类对染色体的研究已经有 100 多年的历史,早在 1888 年,德国解剖家 Waldeyer 就根据其在细胞有丝分裂和减数分裂时观察到的现象,提出了染色体这一概念。但是由于研究方法和实验技术的局限,为了确定人类染色体的具体数目,经历了漫长的等待,直到 1956 年,蒋有兴和 Leven 才证实人类体细胞中含有 46 条染色体,共 23 对,其中每对染色体互为同源染色体,44 条为常染色体(共 22 对),2 条为性染色体(女性为 XX,男性为 XY)。此后,染色体技术很快就被应用于临床检测。

在细胞周期中,染色体的形态最典型和清晰的阶段就是在有丝分裂中期,此时每条染色体均由两条形态结构完全相同的染色单体组成,互称为姐妹染色单体,两条姐妹染色单体仅在着丝粒即主缢痕处相连,着丝粒区是细胞分裂过程中纺锤丝连接之处。着丝粒将染色体分为短臂(p)和长臂(q)两部分,端粒是两臂末端均有的特化部分,起着维持染色体形态结构的稳定和完整的作用。

人类的染色体数目和形态是恒定的,将一个体细胞中的全部染色体按其大小、形态特征顺序排列,进行配对、编号和分组的分析过程,称为核型分析(karyotype analysis)。核型的描述包括两部分内容,首先是染色体总数,其次是性染色体组成,两者之间用“,”分隔,正常男性核型描述为:46,XY;正常女性核型描述为:46,XX,生殖细胞中成熟的卵细胞为 22+X,成熟的精子细胞为 22+Y 或 22+X。根据人体细胞染色体长度大小递减顺序和着丝粒位置依次编号为 1~22 号染色体,并分为 A、B、C、D、E、F、G 共 7 个组(图 10-1)。

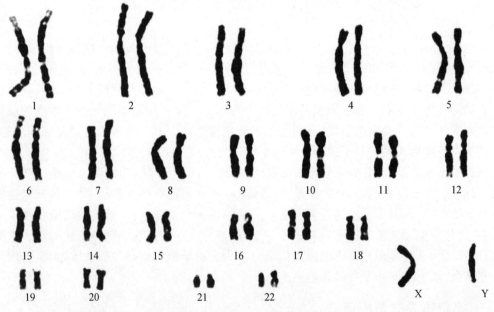

图 10-1　人类染色体非显带核型

(二)染色体的数目异常与疾病

人类正常生殖细胞精子和卵子各含有 23 条染色体,为一个染色体组。因此,含有一个染色体组的精子、卵子细胞为单倍体(haploid),以 n 表示,而精子与卵子受精结合后的受精卵发育分化的体细胞含有 46 条染色体,两个染色体组,为二倍体(diploid),以 2n 表示。以人二倍体数目为标准,若体细胞的染色体数目的增加或减少,称为染色体数目异常或畸变(numerical aberration)。染色体数目异常有染色体组以倍数增加或减少的整倍性(euploidy)数目异常和单个或数个染色体增减的非整倍性(aneuploidy)数目异常两大类。

1. 多倍体和整倍性 体细胞含有的染色体组倍数超过 2 倍(2n)的细胞为多倍体(polyploid)细胞,体细胞表现出多倍体的性状称为多倍性。

(1)三倍体:在 2n 的基础上,如果增加一个染色体组,由三个染色体组组成的体细胞即三倍体(triploid),含有 69 条染色体。人类的全身性三倍性是致死的,很难活到出生,多见于自发流产的胎儿,占比例为 18%。极少数存活到临产前或出生的三倍体胎儿多为 2n/3n 的嵌合体,其主要临床特征为智力低下、发育障碍、畸形,男性病例具有模糊的外生殖器。

(2)四倍体:四倍体(tetraploid)比三倍体更为罕见,往往是四倍体和二倍体的嵌合体(4n/2n),或在流产胚胎中发现,患者体细胞中含有 92 条染色体的四个染色体组,伴有严重的多发畸形。直至目前未见四倍体以上的多倍体报道。

2. 异倍性或非整倍性 因为在生殖细胞成熟过程或受精卵早期卵裂过程中,发生了染色体不分离或染色体丢失的情况,体细胞在二倍体的基础上增加或减少一条或数条染色体,此时体细胞的染色体数非 23 的整数倍,称为异倍体或非整倍体。如含有 44、45 条染色体的亚二倍体(hypodiploid),含有 47、48 条染色体的超二倍体(hyperdiploid),含有 67 条染色体的亚三倍体(hypotriploid)。

(1)三体型:三体型(trisomy)是指某对染色体数目多了一条,体细胞内染色体总数有 47 条,三体型染色体数目异常在临床上最为常见,在常染色体病中除了第 17 号染色体尚未有三体型的病例报道外,其他的染色体均有报道。性染色体三体型对机体的影响和危害程度要显著轻于常染色体三体型。最为常见的是第 21、13、18 号染色体三体型和性染色体三体型,前者如 Down 综合征,后者如 Klinefelter 综合征。

(2)单体型:单体型(monosomy)即某对染色体数目少了一条,体细胞内染色体总数只有 45 条。由于缺少了一整条染色体,基因剂量发生严重的不平衡,即使是最小的第 21、22 号染色体的单体型也难以存活。临床上往往只能见到 X 染色体单体型,多数流产,只有少数存活的个体,表现为 Turner 综合征。虽然 X 单体型体细胞缺乏的只是随机失活的 X 染色体,但其个体性腺发育仍然异常,因为 Lyon 化失活的 X 染色体上仍然有少数具有转录活性的对女性性腺和性征的发育很重要的基因。

(三)染色体的结构异常与疾病

在受到环境中物理、化学、生物、遗传和母亲年龄等因素的影响后,体细胞染色体的结构发生异常改变,被称为染色体结构异常或染色体畸变(chromosome aberration)。染色体结构异常往往导致基因的增减或位置的变化,从而使得遗传信息受到影响,继而造成器官和系统的发育、功能异常和损伤。染色体结构异常可以发生在体内不同的细胞、发育的不同阶段和细胞周期的不同时期,引起各种不同的后果。

1. 染色体结构异常的类型 临床上常见的染色体结构异常类型有缺失(deletion,del)、重复(duplication,dup)、倒位(inversion,inv)、易位(translocation,t)以及等臂染色体(isochro-

mosome,i)和环状染色体(ring chromosome,r)等。

(1)缺失:缺失是染色体片段的丢失而形成的染色体结构异常。按照染色体断点的位置可分为末端缺失和中间缺失两类。当染色体仅发生一处断裂时,不含着丝粒的末端部分丢失,形成末端缺失。而当染色体同一臂上发生两处断裂,两断裂点之间的片段丢失,断裂端重接后则形成中间缺失。染色体末端缺失如 46,XX,del(1)(q21),指 1 号染色体长臂的 2 区 1 带发生断裂,其远侧段丢失。染色体中间缺失如 46,XX,del(3)(q21q25),指 3 号染色体长臂上的 q21 和 q31 发生断裂和重接,这两断点中间的片段丢失。

(2)重复:重复是一条染色体上某一片段增加一份以上的现象。重复通常是由于一对同源染色体在不同部位出现断裂,彼此断片互换重接,结果导致不等交换的发生,使得其中一条同源染色体的某个片段重复,另一条同源染色体的该片段缺失。根据重复片段与原染色体的方向异同可分为正向重复和反向重复。

(3)倒位:倒位是一条染色体上同时发生两处断裂后,形成三个断片,两个断点中间的断片倒转180°后重接,造成染色体上基因顺序的重排。染色体的倒位可以发生在同一臂内,也可以发生在两臂之间,分别称为臂内倒位和臂间倒位。体细胞内染色体的倒位,一般只是造成基因排列顺序的改变,没有发生遗传物质的增减,往往不会出现表型效应,这样的个体称为倒位携带者,这种个体的细胞在减数分裂时通常会形成带有异常染色体的配子,最终会导致受精卵或胚胎致死,或者产生染色体异常的后代。在临床上,多见臂间倒位。

(4)易位:易位是指当两条非同源染色体同时发生断裂,两断片互换位置重新连接的现象。常见的易位方式有以下三种:

1)相互易位(reciprocal translocation):是两条非同源染色体同时发生断裂,其断片相互交换位置后重接,形成两条新的衍生染色体,如 46,XX(XY),t(2;5)(q21;q31)。第一次减数分裂中期的同源染色体配对使得易位染色体形成相互易位型的四射体(quadriradial),最终可以形成 18 种不同类型的配子,和正常配子受精后,能够形成 18 种不同类型的受精卵细胞,其中仅 1 种正常,1 种为表型正常的易位携带者,其余 16 种类型的胚胎均早期自发流产。

2)罗伯逊易位(Robertsonian translocation):又称着丝粒融合,专指近端着丝粒染色体在着丝粒处融合(centric fusion)的易位。当染色体断裂发生在着丝粒部位或其附近,两条染色体的长臂于着丝粒处结合在一起形成大的衍生染色体,而两个短臂也结合成小的衍生染色体,但因其所含遗传物质少或不含着丝粒,故往往会在第二次分裂时丢失,但一般不影响机体的表型效应。根据发生易位的两条染色体是否为同源染色体可分为同源罗伯逊易位和异源罗伯逊易位两种类型,同源罗伯逊易位如第 14 号与第 14 号染色体易位,核型 45,XX,−14,−14,+t(14;14)(p11q11);异源罗伯逊易位如第 14 号与第 21 号染色体易位,核型 45,XX,−14,−21,+t(14;21)(p11q11)。

3)插入易位(insertional translocation):是指两条非同源染色体同时发生断裂,其中一条染色体的断裂片段插入另一条染色体的非末端部位,最终结果是其中一条染色体发生中间缺失,而另一条染色体发生插入。只有发生了染色体的三次断裂时,才可能发生插入易位。

(5)等臂染色体:一条染色体的两个臂从形态到遗传结构都完全相同,如 46,X,i(Xq)和 46,X,i(Xp)。

(6)环状染色体:指一条染色体含有着丝粒节段的染色体长、短臂相互连接后形成,如 46,

XX,r(2)(p21q31)。

2.**染色体结构异常与疾病**　在人的各组染色体均发现存在不同的结构异常核型,视其严重程度会有流产、不同先天畸形、生长发育迟缓和智力低下等病症发生。有些染色体的结构异常属于携带者异常,本身的表型一般正常,但是他们在婚后常有较高的流产、死胎率和新生儿死亡率,并有可能生育各种先天畸形患儿。

Down综合征也称为21三体综合征,是发现最早、最常见,也是最重要的染色体病。1866年,英国医生Down最早描述,故命名为Down综合征(Down syndrome)。Down综合征在新生儿中发病率为1/800~1/600;随着母亲年龄愈大,本病的发病率也就愈高,其中60%的21三体胎儿早期即夭折流产。大约有5%的Down综合征为易位型,其最常见的核型为46,XX(XY),−14,＋t(14q21q),即细胞少了一条14号染色体,而多了一条由14号和21号染色体经罗伯逊易位形成的衍生染色体(图10−2)。

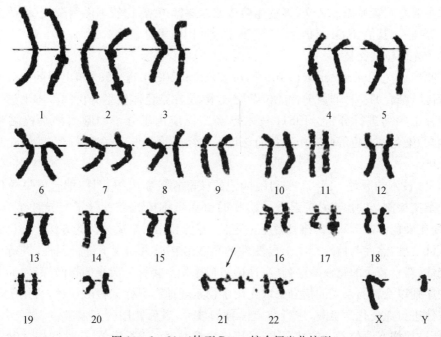

图10−2　21三体型Down综合征患儿核型

Turner综合征(45,X或45,XO综合征)98%的胚胎死于胎儿期。新生女婴中发病率1/5000~1/2500。大约20%的患者为X等臂染色体46,X,i(X)(q10)和46,X,i(X)(p10),13%为X染色体一个短臂缺失46,XXp−或一个长臂缺失46,XXq−。不同核型的Turner综合征患者的共同之处是他们的X染色体全部或部分片段缺失。因为X染色体缺失片段的不同而造成表现的症状有所不同。

5p−综合征,1963年首次报道,因为患儿具有特有的猫叫样哭声,故又称为猫叫综合征,发病率约1/50000。80%的猫叫综合征患者为5p15缺失纯合体46,XX(XY),5P−,10%的患者为不平衡易位,极少数患者为环状染色体嵌合体。

脆性X染色体综合征[核型46,fraX(q27)Y]占男性的1/1500~1/1000,患者智力低下,是仅次于先天愚型的另一种染色体病,是由于在Xq27.3处存在致病基因FMR−1(脆性X智力低下基因−1),该基因在5端非翻译区有一不稳定的(CGG)$_n$三核苷酸重复序列,导致患者染色体该区域呈细丝样结构,且所连接的长臂末端形似随体称为脆性 X 染色体(fragile X,fra X)。因为 fra X 部位易断裂、丢失,易形成染色体末端缺失,所以会导致智力低下等一系列病症。

第 1 号环状染色体综合征是两条 1 号染色体中的一条染色体形成环状染色体所致的先天性疾病。此病最早由 Gordon(1964 年)等发现报道,核型为 46,XX(XY),r(1)临床特征是显著的侏儒症和其他发育异常并有智力发育不全。

二、染色体病的分子生物学检验技术

传统的细胞遗传学分析主要进行显微镜观察,检验周期较长,费时费力,且对操作者的实践经验要求较高。与之相比,分子生物学检验技术利用最新发展的技术,直接针对遗传的核心物质 DNA 进行检测,具有快速和高通量的优势,近年来,在染色体病的检验中得到广泛应用。本章主要介绍荧光原位杂交、多重连接依赖性探针扩增、比较基因组杂交、微阵列比较基因组杂交等技术,其他如 QF-PCR、二代测序等通用技术见相关章节。

(一)荧光原位杂交技术

荧光原位杂交(fluorescence in situ hybridization,FISH)是 1986 年出现的由分子生物学和细胞遗传学结合的一种非放射性原位杂交技术,是在染色体核型分析的基础上进一步针对特定核酸分子序列进行分析。FISH 技术已经广泛应用于分子细胞遗传学检测和靶基因 DNA 序列的染色体定位等研究中。目前该技术已经开始逐步从医学科研实验室走进临床实验诊断领域。

1. FISH 技术的原理 FISH 是利用标记的核酸探针在组织切片、细胞或染色体切片上进行分子杂交检测,再用与荧光素分子耦联的单克隆抗体与探针分子特异性结合,来检测 DNA 序列在染色体或 DNA 纤维切片上的定性、定位和相对定量分析的方法。将已经标记好的核酸探针变性,然后与被检标本上已变性的靶核酸在退火温度下进行复性,进行分子杂交形成杂交体,对于较大的靶核酸序列(>1kb)可以采用直接标记荧光的核酸探针,而对于较小的靶核酸序列以及较弱杂交的信号采取先用生物素或地高辛标记核酸探针,再用荧光标记的单克隆抗体进行免疫化学检测,进行杂交信号的放大,最后使用荧光显微镜观察探针荧光信号,在保持被检样本原位不变的情况下,对待检靶核酸序列进行定位、定性和相对定量分析。

用于 FISH 的探针既可以是 DNA,也可以是 RNA。核酸探针的标记方法可用缺口翻译法、随机引物法、PCR 法和体外转录法等方法。

目前在染色体 FISH 分析中,应用直接、多色荧光标记的 DNA 探针越来越成为临床检验工作者的首选,因为其可省去间接法中免疫荧光抗体检测的诸多步骤和繁杂操作,并且同时使用多种不同荧光探针,可以在同一标本上同时检测多种不同的染色体异常。

2. FISH 技术的特点 采用非放射性的荧光标记系统则可克服上述不足,FISH 技术作为非放射性检测体系,有以下特点及优缺点。

(1)优点:①采用的荧光试剂和探针经济、安全;②探针性质稳定不降解,一次标记后可在两年内储存使用;③实验周期短,杂交特异性好、定位准确;④可准确定位长度在 1kb 的靶 DNA 序列,其灵敏度与放射性探针相当;⑤多种不同荧光探针在同一个核中显示不同的颜色,可同时检测多种靶序列;⑥对染色体数目异常检测准确率和成功率高,结果直观可靠。

(2)缺点:不能保证达到 100%杂交,特别是在应用较短的 cDNA 探针时杂交效率明显下降。对于可能存在染色体结构异常的样本,如果单纯只使用 FISH 进行检测可能会发生漏诊。疑有染色体结构异常的样本,在进行 FISH 检测时,必须同时进行细胞染色体核型分析。

3. FISH 技术的基本方法

(1)FISH 的标本:FISH 检测中采用的标本包括羊水细胞、脐带血和外周血、未经培养的胎儿细胞或培养的细胞等,标本一般在采样后 24 小时内完成检测,如果使用改良的检测流程在 6 小时内即可完成诊断。

(2)FISH 的探针:检测 13、18、21、X、Y 染色体非整倍体数目异常的探针,目前主要采用多色荧光法进行标记,可以同时检测被检标本 13、18、21、X、Y 染色体是否出现非整倍体异常。一种临床上针对上述染色体数目异常进行检测的 FISH 探针由两组探针组成,分别为CSP18/CSPX/CSPY 探针和 GLP13/GLP21 探针,前一组 3 个探针为着丝粒探针,包含 3 种DNA 探针,分别结合 18、X、Y 染色体的 p11.1～q11 区域,覆盖整个着丝粒,其荧光信号分别为天蓝色(DEAC)、绿色(FITC)和橘红色(Rhodamine);后一组 2 个探针为特异基因探针,包含 2 种 DNA 探针,GLP13 探针结合 13 号染色体长臂 13q14 区域,覆盖整个 DLEU2 基因,荧光信号为绿色(FITC);GLP21 探针结合 21 号染色体长臂 21q22 区域,覆盖整个 DSCR2 基因,荧光信号为橘红色(Rhodamine)。

(3)FISH 的检测过程及结果判断:FISH 检测的一般过程包括以下步骤:①标本玻片制备;②标本预处理;③探针和标本的变性;④原位杂交;⑤杂交后洗脱和复染;⑥荧光显微镜观察信号。

FISH 结果判定的标准以荧光显微镜下观察为准,每个杂交区随机计数至少 50 个信号质量好的杂交细胞,如 90%以上的杂交细胞正常提示为正常样本,如 60%的杂交细胞出现异常则提示为异常样本,如果无法判断则扩大计数到 100 个杂交细胞。在 FISH 检测结果的准确性方面,根据临床对比统计,发现一些研究证实 FISH 快速产前诊断技术的准确性高,特异性强,对 13、18、21、X 和 Y 染色体数目异常的检出率与金标准细胞遗传学检查没有差异。

4. FISH 技术的影响因素与注意事项 FISH 技术的影响因素与注意事项如下:①制备探针,染色体原位杂交所用的探针纯度要求更高,而且标记率也要求更高;②探针和待测DNA 变性必须完全,载玻片最好提前预热至所需温度;③如果使用一般的探针片段小于 1kb,较难得到令人满意的杂交信号。这种情况下采用整个质粒 DNA 作为探针进行标记或许能改善结果;④加入硫酸葡聚糖能使溶液中的 DNA 复性速率提高 10 倍,而且能够使两相(液—固相)核酸杂交速率提高 100 倍;⑤本底过高,优化杂交条件;⑥分裂间期的细胞进行 FISH 不需要体外培养,对非分裂细胞可直接进行快速检测;⑦采用不同的荧光染料标记,同时进行多重原位杂交。早在 1992 年,运用这种方法已能在中期染色体和间期细胞检测中同时使用 7个探针,现在的发展目标是同时实现 24 种不同颜色来观察所有的 22 条常染色体和 X、Y 染色体。

5. FISH 技术的应用 虽然传统细胞遗传学技术如核型分析等,可以准确检出胎儿染色体是否存在数量或结构异常,是产前诊断的金标准,但是此类方法需要穿刺后培养羊水或绒毛细胞,而且制片及核型分析流程较长,最终完成产前诊断的整个流程需要 2～4 周时间,并且要求操作人员具有丰富的实践经验,否则失败率较高。而 FISH 技术因其特点可以有效解决上述问题,国家卫生主管部门已经批准了包括孕妇和婴儿产前诊断在内的 5 个 FISH 检测项目。①FISH 在产前诊断中的临床应用主要是对常见非整倍体异常的检测;②能分析一些显带技术不易分辨的染色体异常;③人类基因在染色体上的定位;④原癌基因的定位和癌变机制的研究;⑤研究病毒基因组在染色体中的整合情况;⑥与细胞形态学结合,有助于进一步深入理解相关疾病的发病机制。

(二)多重连接依赖性探针扩增技术

多重连接依赖性探针扩增技术(multiplex ligation－dependent probe amplification,ML-PA)于 2002 年由荷兰的 Schouten 等人首先报道,利用多重 PCR 扩增反应检测探针杂交和连接反应的组合,可在一次反应中同时检测被检样本 45 个不同的核苷酸序列的拷贝数变化。MLPA 是近几年发展起来的可以进行定性和相对定量的分子生物学新技术,因其在基因检测和基因诊断方面具有较高特异性和可靠性,从而获得了快速发展。

1. MLPA 技术的原理　　MLPA 技术的基本原理包括探针和靶 DNA 序列进行杂交,然后通过连接、PCR 扩增,产物通过毛细管电泳分离和进行数据收集,分析软件对收集的数据进行分析最后得出结论。

针对样本中每个被检测位点的 MLPA 探针包括 2 条荧光标记的特异的寡核苷酸片段探针,1 条由化学合成(5端探针),另 1 条通常由 M13 噬菌体衍生法制备(3端探针);每条探针都包括一段引物序列和一段特异性序列,其中 5端探针包括探针 5端一段通用引物序列 X 和一段探针的 3端与靶序列识别杂交的特异性序列,而 3端探针包括始于探针 5端的一段与靶序列识别杂交特异性序列、中间的填充序列和探针 3端的通用引物序列 Y。

在 MLPA 反应过程中,首先 2 条探针的特异寡核苷酸片段都与靶序列进行杂交,之后使用连接酶连接两条探针,由于连接反应具有高度特异性,只有当 2 条探针都与靶序列完全杂交,即靶序列与探针特异性序列完全互补时,连接酶才能将 2 条探针连接成 1 条完整的 DNA 单链;反之,如果靶序列与探针特异性序列不完全互补,即使只有 1 个碱基的差别,都会导致杂交不完全,使连接反应无法进行。当连接反应完成后,用 1 对通用引物扩增连接好的探针,每对探针的扩增产物的长度都是唯一的,范围在 130～480bp。最后,通过快速高效的毛细管电泳分离扩增产物,由检测器输出 DNA 长度和扩增峰的丰度数据,再由专用软件分析,得出结论。只有当靶序列与探针特异性序列完全互补时连接反应顺利完成,才能进行随后的 PCR 扩增并收集到相应探针的扩增峰;如果检测的靶序列发生点突变或缺失、扩增突变,那么相应探针的扩增峰便会出现缺失、降低或增加,因此根据扩增峰发生的改变就可判断靶序列是否有拷贝数的异常、缺失、重排或点突变存在(图 10－3)。

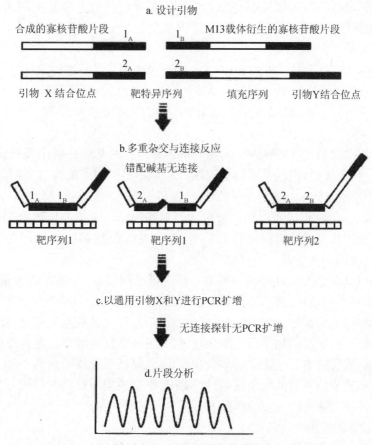

a. 设计引物

合成的寡核苷酸片段　　　　　M13载体衍生的寡核苷酸片段

引物 X 结合位点　　　靶特异序列　　　填充序列　　　引物Y结合位点

b. 多重杂交与连接反应

错配碱基无连接

靶序列1　　　　　靶序列1　　　　　靶序列2

c. 以通用引物X和Y进行PCR扩增

无连接探针无PCR扩增

d. 片段分析

图 10-3　MLPA 的基本原理

2. MLPA 技术的特点　　MLPA 技术结合了 DNA 探针杂交和 PCR 两种技术,具有以下优点:①高效,一次反应可以同时检测 45 个靶序列拷贝数的改变;②特异,可以直接检测点突变;③快速,一次检测可以在 24 小时内完成;④简便,不同公司的试剂盒操作方法基本相同,容易掌握。

MLPA 技术虽然具有以上优点,但也有其局限性:①需要精确定量检测样本 DNA 的浓度,而且样本容易被污染;②与 FISH 相比,不能用于单个细胞的检测;③MLPA 如果用于检测基因的缺失或重复,不能够检测未知的点突变类型;④MLPA 无法检测染色体的平衡易位。

总之,作为一种新的技术,随着医学检测与生物技术的发展,MLPA 将会日益完善,其应用领域也将会日益广泛。

3. 常用的 MLPA 方法

(1)MS-MLPA:甲基化特异的 MLPA(methylation-specific MLPA,MS-MLPA)是由 MLPA 技术衍生的技术,是将 MLPA 的基因拷贝数检测与对甲基化敏感的限制性核酸内切酶结合使用的新技术,目前主要在基因表观遗传学调控检测领域,应用 MS-MLPA 对甲基化谱进行半定量分析。

除了用于杂交的靶序列含有一个限制性核酸内切酶的识别序列(可被甲基化)外,MS-MLPA 的探针与标准的 MLPA 完全相同。在检测过程中,每个样品在标准的 MLPA 反应的第一步即杂交完成后,将反应液分成两部分,其中一部分进行标准的 MLPA 反应,用于检测靶序列的拷贝数;另外一部分加入限制性核酸内切酶,同时进行连接反应,未甲基化的杂交分子被限制性核酸内切酶降解而无连接产物,而甲基化的杂交分子则不被降解,其探针的连接产物可以被 PCR 扩增出来。

（2）RT－MLPA:首先对样本的 mRNA 以逆转录酶催化进行逆转录反应,合成 cDNA,然后以逆转录合成的 cDNA 为靶序列进行 MLPA,检测靶基因的拷贝数,此方法称逆转录酶 MLPA(reversetranscriptaseMLPA,RT－MLPA),可以对靶基因的表达水平进行相对定量分析。

（3）Array－MLPA:与 FISH、Western－blot 等传统的基因分析手段相比较,MLPA 技术具有明显的进步和优势,但该技术的检测能力相对不足。为了解决这一问题,可以将 MLPA 检测和芯片(array)技术结合形成 MLPA－微阵列技术(Array－MLPA),不但可以增加 MLPA 的检测能力,而且可以使检测过程更加简单和快捷。该技术与普通 MLPA 的主要不同在于,其是使用现代分子检测领域的微阵列和芯片替代普通 MLPA 中的毛细管电泳,从而检测 MLPA 扩增的 DNA 片段。

Array－MLPA 的芯片使用的是一种多孔渗透微阵列技术,它通过将大量用于检测的探针固定于氧化铝基片的微孔内壁,然后在检测过程中与 MLPA 反应探针的标签序列特异结合,可以定量检测样品的扩增产物,并且可以通过调节基片上下的空气压力,使样品在基片的微孔中来回渗透反应,从而增加了反应的接触面积,提高了反应效率。充分反应后,可以用洗液来回进行渗透,洗脱没有发生杂交的多余探针,从而降低了背景噪声的干扰。最后,激发荧光成像,并将之转换成信号的强度信息,通过与芯片配套的相应软件进行信号分析,获得不同靶位点 MLPA 检测的基因拷贝数的信息。

4. MLPA 技术的应用

（1）检测染色体的非整倍性改变:目前,检测染色体的非整倍性改变的方法主要是核型分析,但是它在进行羊水细胞、绒毛或是其他胎儿细胞检测时,需要进行体外细胞培养,当培养失败、细胞数量过少或染色体形态较差时,常常影响检测结果。应用 MLPA 检测上述标本时,不需要进行体外培养,直接取少量标本即可直接进行检测,针对常见的非整倍性改变的染色体(13、18、21、X、Y)上的几个热点基因的序列设计特异性探针,检测后根据特定基因拷贝数的改变情况,即可确定染色体数目是否发生异常。

（2）检测染色体亚端粒的基因重排:智力低下是遍及全世界的严重危害儿童身心健康的一类疾病,包括亚端粒在内的染色体基因重排是引起智力低下的重要原因。因为亚端粒的基因数量非常丰富,即使微小的改变也会累及数量众多的基因,从而导致相关疾病的发生,包括染色体亚端粒微小缺失造成的智力低下以及许多由染色体微小缺失造成的微小缺失综合征(microdeletion syndrome),如 DiGeorge 综合征以及 Sotos 综合征。目前,应用较多的检测染色体亚端粒的方法包括核型分析和 FISH 技术等,但是核型分析不能检出亚端粒微小的基因重排,而 FISH 费时、费力、又非常昂贵,不易推广。MLPA 法能够针对体细胞每一个染色体的亚端粒都设计有 1 对特异性探针,可以经济、高效、快速地用于检测亚端粒的基因重排。

（3）甲基化异常检测:甲基化异常检测见前述 MS－MLPA,可以对染色体微小缺失患者如 Prader－Willi 综合征(PWS)和 Angelman 综合征(AS)的 15q11－q13 甲基化异常进行检测,从而鉴别染色体发生单亲二体性的父本或母本的二体来源。另外,MS－MLPA 还可以应用于肿瘤细胞中抑癌基因的异常甲基化失活的检测,如对脑瘤细胞中 MGMT 基因启动子区

CpG 岛高甲基化异常进行检测。

(4)检测单核苷酸的多态性和点突变:根据 MLPA 的原理可知,只要当靶 DNA 序列出现 1 个碱基的突变,便可导致杂交不完全而无法进行连接,从而使其扩增产物缺失,因此 MLPA 可用于多种 SNP 和点突变的检测,如 Duchenne 型肌营养不良(DMD)和脊髓性肌肉萎缩症(SMA)。但是,MLPA 在 SNP 和点突变检测的应用效果并不比其他的 SNP 和点突变分析技术如 PCR－RFLP 更好。

(5)基因表达检测:见前述 RT－MLPA。

(三)比较基因组杂交技术

比较基因组杂交(comparative genomic hybridization,CGH)技术,是 1992 年 Kallioniemi 等人在荧光原位杂交(FISH)基础上建立发展起来的一种分子细胞遗传学技术。该技术不需染色体的培养,只需通过单一的一次杂交,即可对样本细胞整个基因组的全套染色体或 DNA 拷贝数量的异常进行全面的检测,同时可以对异常位点进行初步的染色体定位。因此,该技术一经报道,很快就广泛应用于各种基因不平衡性的检测。

1. CGH 技术的原理　CGH 的基本原理是同时采用两种不同颜色荧光染料标记物,通过缺口平移法,分别对待测全基因组 DNA 和正常对照全基因组 DNA 进行荧光标记作为探针使用,一般用绿色荧光素(FITC 等)标记待测 DNA;用红色荧光素(TRITC 等)标记正常对照DNA。将两种探针等量混合后,将之与正常人淋巴细胞的有丝分裂中期染色体进行原位抑制杂交,杂交时先使用过量的 Cot－1DNA 进行预杂交,用于抑制封闭分散重复序列(interspersed repetitive sequence,IRS),待检 DNA 探针和对照 DNA 探针竞争性地与染色体上的靶序列杂交,最后通过染色体上绿色/红色两种荧光信号的相对强度比率显示这种竞争性杂交的结果。通过对检测结果的分析,可以了解患者染色体 DNA 拷贝数的变化,并能同时在染色体上进行定位。

2. CGH 技术的特点　CGH 技术的优点:①检测所需的 DNA 样本量较少,不需预先知道变异发生的具体部位或设计特殊探针,只需做单一的一次杂交即可检查待检细胞整个基因组的染色体拷贝数量的变化;②不仅能够检测到相对详尽的染色体丢失或扩增信息,还能将检测到的异常 DNA 序列在染色体上进行初步定位;③材料来源不受限制,此方法不仅适用于外周血、培养细胞和新鲜组织样本的检测,还可用于对存档组织(冰冻组织或石蜡包埋组织)的检测,也可用于因 DNA 量过少而经过 PCR 扩增的样本的检测。

CGH 技术的局限性:CGH 技术所能检测到的最小的 DNA 扩增或丢失是在 3～5Mb 左右,所以对于低水平的 DNA 扩增和小片段的丢失会出现漏检。此外,CGH 只能检测待测细胞的基因组相对于正常细胞基因组平均拷贝数的变化,不能用于检测染色体的平衡易位、倒位、环状染色体、部分嵌合体和其他拷贝数没有变化的染色体畸变,包括基因重排和点突变。

3. CGH 技术的基本方法　CGH 的主要过程包括:正常细胞中期染色体玻片的制备、基因组 DNA 的分离和鉴定、基因组 DNA 的荧光标记、原位杂交、洗片和复染、荧光观察、图像分析和质量控制等。CGH 技术对缺失检测的灵敏度要高于对扩增检测的灵敏度,据研究报道,CGH 对缺失检测的分辨率在 2Mb 左右,而对扩增检测的分辨率在 10～20Mb 左右。

由于 CGH 技术能在一次检测中发现出所有染色体的不平衡变化,从而得到了迅速发展。为了提高 CGH 检测的分辨率和准确性,在传统 CGH 技术的蓝础上,通过以高分辨的染色体取代中期染色体,发展出了高分辨比较基因组杂交技术(high resolution comparative genomic hybridization，HR－CGH），HR－CGH 能使检测的分辨率大大提高，从而使得该技术成为了分子遗传学和细胞遗传学之间的"桥梁"。在分析评价标准上，动态标准参照阈值已经取代了传统 CGH 的固定阈值，从而使得 CGH 检测的敏感性和特异性日益提高。

4. CGH 技术的应用　CGH 技术最初主要应用于涉及多条染色体改变的肿瘤遗传学领域，用于监测肿瘤的发生、发展，并对肿瘤治疗的预后进行评估。随着这项技术的不断成熟和发展，现在已经被推广应用到染色体病的产前诊断、遗传病、血液病等临床多个领域的监测工作中。

(四)微阵列比较基因杂交技术

随着生命科学和自然科学的发展以及学科交叉的不断深入，各种技术方法之间的联合应用逐渐成为趋势。目前，一种将芯片技术和 CGH 相结合的新技术－微阵列－比较基因组杂交(microarray－CGH，Array－CGH)技术已经日趋成熟，并且因其具有独特的优势而备受瞩目。

1. Array－CGH 的原理与基本方法　Array－CGH 的基本原理与传统 CGH 基本相同，其特殊之处在于用 DNA 芯片取代传统 CGH 中玻片上杂交的染色体核型即中期分裂象，使荧光标记的待测 DNA 探针和对照 DNA 探针竞争性地与芯片上的短片段靶序列进行杂交。芯片上固定的可以是针对性的 cDNA，也可以是基因组的 DNA 克隆片段。Array－CGH 比传统 CGH 具有更高的精确度、灵敏度、高通量和自动化，从而具有明显的优势和更大的发展潜力。

(1)微阵列制备：DNA 探针微阵列又称基因芯片，微阵列可以为 DNA 克隆微阵列或 cD-NA 微阵列。根据待测组织基因组的大小和检测要求，微阵列上的核苷酸靶序列可来源于不同的基因组文库，如 BAC(300kb 左右)、PAC(130～150kb)或 YAC(0.2～2Mb)等文库载体中克隆的 DNA 片段。cDNA 微阵列是从细胞中提取纯化 mRNA，然后进行逆转录，将得到的 cDNA 进行 PCR 扩增，最后再固定于芯片上。用专门的设备将 DNA 克隆片段或 cDNA 逐个点样至特定材料(硅片或玻璃片)的芯片上，点样顺序按照各自在染色体上的分布或 cD-NA 的基因确定靶点的排列顺序。目前最新的、分辨率最高的是无需点样，直接在芯片上合成核酸靶序列的寡核苷酸－CGH 芯片。

(2)待检 DNA 和对照 DNA 探针制备：待检 DNA 样本可以来自细胞、冷冻或石蜡包埋的组织，对于微量组织样品提取的小量 DNA，可先用变性引物介导的 PCR(DOP－PCR)扩增和标记。对照 DNA 来源于正常人血中的白细胞或同一患者同一器官中的正常组织。

(3)杂交：将等量的不同荧光标记的待测和对照 DNA 探针混合，与足量的人 Cot－1 混合进行预杂交，封闭非特异重复序列，降低本底。然后，将待测和对照 DNA 探针加热变性，孵育后与微阵列杂交，杂交后洗涤微阵列。

(4)数据处理和图像分析：使用共聚焦扫描装置或带有 CCD 的光学设备获取微阵列荧光图像信号，并用配套的分析软件处理数据。通过对检测进行归一化处理并确定拷贝数变化的界限，最终确定待测 DNA 样本的特定基因组 DNA 片段或表达标签的扩增和缺失情况。

2. Array－CGH 的特点　与传统 CGH 相比，Array－CGH 技术在以下两方面具有明显的优势：①灵敏度和精确性：Array－CGH 避开了复杂的染色体结构，探针所杂交的靶序列仅为包含了少数基因的一段段短的 DNA 片段，因而能够鉴别出传统 CGH 检测不出的 DNA 序列拷贝数的差异，与此同能够将扩增或缺失的位置精确地定位在某个或某几个已知的基因或

EST 上。②自动化、程序化：Array—CGH 技术不需要进行染色体核型的制备分析，与使用普通的基因芯片检测基因表达谱的过程一样，其过程完全可以由机器和计算机自动操纵控制，综合分析后即可获得样品中高通量的基因拷贝数变化信息，既快速又直观。

三、染色体病的分子生物学检测

前面介绍了染色体病的常用分子生物学检验技术，但对于具体的染色体病如何去选择和应用这些分子生物学检验技术是这部分需要回答的问题。本节主要讨论染色体数目异常、染色体结构异常的分子生物学检测，并以 Down 综合征、儿童发育迟缓和智力低下为例来说明分子生物学检验技术在染色体病检测中的应用。

（一）染色体数目异常的分子生物学检测

染色体数目异常的发生，可以出现在减数分裂阶段、受精过程和有丝分裂阶段等时期。一般认为，染色体数目异常形成的主要机制包括双雄受精（diandry）、双雌受精（digyny）、核内复制（endoreduplication）和核内有丝分裂（endomitosis）、细胞分裂时的染色体不分离（non-disjunction）、染色体丢失（chromosome loss）等原因。下面以非整倍体异常特别是 Down 综合征为例介绍染色体数目异常的分子生物学检测。

1. 非整倍体异常的分子生物学检测

（1）FISH 检测非整倍体异常：FISH 技术在产前诊断中的应用，临床主要是进行常见非整倍体异常的检测。虽然利用细胞遗传学技术进行核型分析，可以准确检出胎儿染色体的结构和数量异常，是目前产前诊断的金标准。但是该方法需要进行羊水或绒毛细胞培养，而且制片与核型分析的流程较长，整个产前诊断的流程需要 2～4 周时间，并且要求操作人员具有丰富的实践经验，否则其失败率较高。应用 FISH 技术进行常见非整倍体异常的检测，可以避免以上问题。

（2）MLPA 检测非整倍体异常：作为一种高准确率、低成本和高通量的辅助技术，MLPA 在产前诊断中的应用具有非常广阔的前景。在进行染色体的非整倍体数目异常检测方面，除了 FISH 得到广泛应用，荧光定量 PCR（QF—PCR）依据染色体特异的 STR 位点进行扩增，也广泛地应用于染色体非整倍体数目异常检测中。但是与 QF—PCR 法相比，MLPA 能够消除因为不同引物扩增效率不同而引起的误差，从而极大地提高了结果的准确性。同时，应用已经成熟的商品化试剂盒保证了 MLPA 结果的稳定性和可靠性，也相应降低了应用的技术难度。

目前临床应用的 MLPA 染色体非整倍体检测专用试剂盒，能够针对常见的染色体数目非整倍体异常的各种类型。试剂盒共包含预先设计的 36 对检测探针，其中 4 对探针针对 Y 染色体，而针对 13、18、21 和 X 染色体分别各有 8 对 MLPA 反应探针。这些探针通过杂交、连接和扩增的一系列步骤最终生成 PCR 产物。将得到的 PCR 产物变性后置于毛细管电泳仪进行电泳分离，得到的检测数据经相应软件分析，最后得出包括检测的峰高、峰面积和 DNA 片段长度等一系列参数。这些得到的参数经过 MLPA 试剂盒配套的分析软件进行数据分析处理待测标本的 13、18、21、X 及 Y 染色体比值和标准差，然后计算待测样本与正常样本的对照数据的差异显著性，由此来判断待测样本的这些染色体是否存在非整倍性异常。

2. Down 综合征的分子生物学检测　Down 综合征（唐氏综合征）即 21 三体综合征的临床表现主要有：①患儿具明显的典型的特殊面容体征，如眼距较宽，鼻根低平，眼裂较小，眼外侧明显上斜,外耳较小,舌胖,并且常伸出口外和流涎多等;②患儿常呈现嗜睡和喂养困难等症状,并且其智能低下表现随年龄增长而逐渐明显,动作发育和性发育都存在延迟现象;③男性患儿长大后也不具有生育能力,而女性患儿长大后有月经,有可能具有生育能力;④患儿如能够存活长大,常在30岁后即出现老年痴呆等症状。

(1)FISH技术检测Down综合征:无论是采用外周血中的淋巴细胞或羊水细胞来进行Down综合征检查,都可以21号染色体的相应部位序列作探针,进行FISH杂交检查诊断。在FISH杂交的结果中,Down综合征患儿的细胞中呈现3个21号染色体的荧光信号,而正常的细胞只能呈现2个21号染色体的荧光信号。若选择Down综合征的基因关键区带(又称为Down综合征区,如21q22区)的特异序列作为探针,进行FISH杂交检测,则可精确地定位21号染色体的异常区域,进一步提高对21号染色体数目和结构异常检测的精确性。

(2)荧光定量PCR检测Down综合征:1993年,荧光定量PCR就开始被应用于Down综合征的诊断。常选用21号染色体上的几个微卫星重复序列STR作为检测目标,利用PCR扩增时降解针对目标的探针从而产生荧光,根据荧光强度的变化,可以确定是否存在染色体数目的异常。对包括Down综合征在内的普通染色体非整倍体疾病,该方法检测的灵敏度非常高,平均可以达到99.2%,因此现已在国内外多个诊断中心广泛应用,并将荧光定量PCR的阳性结果作为终止妊娠的指征。

(二)染色体结构异常的分子生物学检测

在人的各组染色体均发现不同的结构异常核型,视其程度会有流产、不同先天畸形、生长发育迟缓、智力低下发生。有些染色体的结构异常属于携带者异常,可以是新突变的、也可以是父母遗传的。下面以儿童发育迟缓与智力低下、部分先天性心脏病为例介绍染色体结构异常的分子生物学检测。

1.儿童发育迟缓和智力低下的Array-CGH检测　儿童发育迟缓(developmental delay,DD)和智力低下(mental retardation,MR)的发病率约为3%。尽管传统的细胞遗传学检测方法包括常规染色体G带分析、FISH和新近发展的MLPA等技术,能够提高MR/DD患儿的病因检出率,但仍有50%的患儿病因不明,难以检出。近年来,随着Array分辨率的不断提高,科研人员利用Array-CGH技术,对不明原因的MR/DD患儿进行了全基因组拷贝数变异(copy number variations,CNV)的筛查,发现不明原因的MR/DD患儿存在大量以前未发现的CNV和一些罕见的CNV,从而鉴别出一系列新的微缺失或重复综合征。

Array-CGH平台的重要特征是其极高的分辨率,而对分辨率和灵敏度最重要的影响因素则是杂交芯片上的靶DNA的长度和其在基因组中的彼此相互距离,因为相对短的靶DNA和彼此在基因组中距离的缩小,能够使寡核苷酸-CGH芯片的分辨率高于BAC衍生的CGH芯片。

目前在产前诊断中,作为分辨率和灵敏度更高的精细分析手段,Array-CGH技术在一些核型分析和FISH无法确诊的病例当中,以及在出生遗传缺陷的分析和验证中,正起到越来越重要的作用。

2.部分先天性心脏病的MLPA检测　染色体的22q11区域发生基因拷贝数异常(22q11微缺失),是大部分先天性心脏病(congenital heart disease. CHD)常见且已经明确的遗传学病因。此类CHD患者如不能早期诊断和进行适当干预,在手术治疗时,则可能发生难以预测的感染、心脏停搏和呼吸衰竭等,导致手术风险大为增加以及预后不良。所以,CHD患儿手术前或 CHD 胎儿产前进行 22q11 微缺失的诊断,有着极为重要的临床意义。

目前临床上针对染色体 22q11 区域微缺失或微重复的检测,主要是在此区域设计了进行 MLPA 反应的一组高密度的 48 个检测探针,其中针对 22q11.2 的 LCR 缺失的核心区域的探针有 25 个,其余的 23 个探针则作为对照。

MLPA 的检测反应主要步骤包括多重探针杂交、多重探针连接和多重 PCR 反应等。应用遗传分析仪或毛细管电泳仪,对 MLPA 反应产生的 PCR 扩增产物进行毛细管电泳和采集数据,以相应软件采集和处理数据,获得各探针检测位点的峰高和峰面积。所采集的数据经过 MLPA 配套软件进行分析,最终得出基因相对拷贝数的比值。再通过确定基因拷贝数正常、缺失和重复的相对拷贝数比值的阈值标准,最后分析和得出检测的结论。

利用 MLPA 技术检测人类基因组内发生的拷贝数变异,具有较高的稳定性和可靠性,所以对于检测因基因组内拷贝数变异所引发的疾病等,具有较高的应用潜力。

四、产前染色体异常的分子生物学检测

据统计,染色体异常占出生儿的 1/150～1/120。产前诊断中发现的最常见的染色体异常有:染色体数目异常、染色体结构异常和微结构异常等各种染色体疾病。据文献报道,我国每年出生染色体异常的新生儿约有 10 万人,在活婴儿中染色体异常者占 0.3%。因此,普及针对染色体疾病的产前筛查和产前诊断,对降低出生缺陷的发生有着非常重要的临床意义。

随着医学遗传学、分子生物学及影像医学的发展,出生缺陷染色体异常的筛查和诊断出现了很多快速、准确、有效、可行的先进方法。但是,在各种检测方法中,胎儿细胞染色体核型分析目前仍是染色体异常产前诊断的金标准,在用各种分子生物学方法检测后,往往还需要进一步进行核型分析。

(一)羊水,脐带血胎儿染色体异常的检测

胚胎发育期间羊膜腔中的液体称羊水(amniotic fluid),妊娠早期的羊水主要是由母亲血浆通过胎膜进入羊膜腔的漏出液组成,这种漏出液也可以通过脐带和胎盘表面的羊膜产生。因为胎儿生活在羊水中,所以其皮肤的上皮细胞,呼吸道、消化道或泌尿道的细胞可能会脱落在羊水中。羊水穿刺检查一般在妊娠 16～20 周期间进行,通过羊膜穿刺术,采取羊水中的胎儿脱落细胞进行检查。这些细胞经培养等特殊处理,可进行染色体核型分析和各种分子生物学检测,能准确获知胎儿细胞染色体的数目和结构是否正常,从而对染色体异常疾病进行诊断。

FISH 是将分子遗传学和免疫学相结合,采用特定核酸序列作为探针,荧光素直接标记后与靶 DNA 进行原位杂交,最后在荧光显微镜下对标本中待测核酸进行定性、定位分析。FISH 具有快速、准确的优点,可用于检测羊水胎儿细胞的染色体数目和结构异常。目前国产的已用于临床的染色体异常诊断的 FISH 探针有:①β-卫星 DMA 序列探针位于近端着丝粒染色体(即 21、18、13/21、13/18 号和 X、Y 等探针)的短臂;②具有特异性的一些染色体微小缺失探针,如染色体 22q11.2 微小缺失综合征、7q11.23 微小缺失综合征和 15q11～q13 微小缺失综合征等。

1993 年,Mansfield 等人首次报道可以利用短串联重复序列(STR)作为遗传标记,用 QF-PCR 对 Down 综合征患者进行基因诊断。STR 位点是 QF-PCR 技术中检测染色体数目异常最适合的遗传标记,其数量多、状态稳定,并且具有高度的多态性,可为检测提供较多的

信息量,而且在世代的传递过程中遵循孟德尔共显性遗传定律。Lee 等人用 QF－PCR 技术扩增 21 号染色体上的 4 个 STR 位点,结果显示,诊断结果的敏感性、特异性和有效率达到 95.4％～99.5％。

FISH 和 QF－PCR 是两种比较成熟的检测技术,对常见染色体数量异常的检测准确率相似,而且不论 FISH 方法还是 QF－PCR 方法,误诊的概率都相当小。目前两种技术已得到较广泛地使用,但仅用于快速非整倍体的检测,随后仍需进行常规染色体 G 显带检测,以便进一步确定染色体核型。

(二)孕妇外周血检测胎儿染色体异常的检测

进行产前诊断是降低出生缺陷、提高出生质量和发展优生优育的重要手段。目前,产前诊断的金标准仍然是对羊水或脐带血细胞进行染色体核型分析,已有一些分子生物学方法对羊水或脐带血细胞进行检测,但是因为取材方法具有创伤性,甚至可能出现宫内感染、出血、流产和死胎等并发症,因此许多孕妇不愿意接受产前诊断。通过孕妇外周血检测胎儿染色体异常,是近年来开展的通过检查母血中特殊的胎儿游离 DNA 片段,继而检查胎儿染色体异常的一种检查方法,与羊水穿刺等技术相比,因其无创性和准确率较高,且具有很高的敏感性和特异性,是对已行产前筛查和产前诊断技术的有效补充,已经得到较为广泛的认可和接受。

基于孕妇外周血进行胎儿染色体非整倍体基因检测,是通过采集孕妇外周血(5ml),提取其中的胎儿游离 DNA,然后采用新一代高通量测序技术,结合生物信息分析,检测胎儿患染色体非整倍性疾病的风险率。为不接受或错过有创产前诊断(绒毛、羊水或脐带血穿刺)的孕妇,提供一条新的检测途径。

孕妇外周血检测胎儿染色体异常的技术特点和优势:①无创:只需要抽取 5ml 母体的外周血,不需要进行穿刺;②安全:可以避免穿刺导致的胎儿宫内感染及流产;③早期:孕 12 周即可无创产前基因检测;④准确:采用新一代测序技术,其准确率高达 99％以上。

孕妇外周血检测胎儿染色体异常的适应人群:①所有希望通过检测排除胎儿染色体非整倍性疾病的孕妇;②孕早、中期 Down 综合征筛查高风险或临界风险的孕妇;③有穿刺禁忌证的孕妇(包括胎盘前置、流产征兆、感染乙肝、HIV 和 TP 等);④试管婴儿、习惯性流产及其他原因的"珍贵儿";⑤发现有胎儿超声波检查结果异常者(NT 增厚、鼻骨缺失等);⑥夫妇一方具有致畸物质接触史者。

(王凌旭)

第四节　线粒体病的分子生物学检验技术

线粒体(mitochondrion)是真核细胞内膜系统重要的细胞器,其名由希腊语"mitos(线)"和"chondrion(颗粒)"组合而成。线粒体以二分裂方式进行新陈代谢,通常一个细胞中有几百至几千甚至上万个线粒体,线粒体的平均寿命约为 10 天。人体很多重要的生物化学过程在线粒体中进行,包括三羧酸循环、脂肪酸 β 氧化、氨基酸分解代谢、血红素合成和部分尿素合成过程,因此线粒体被称为"细胞的能量工厂"。线粒体体积的增大与缩小、数量的增多与减少可以反映器官功能负荷的适应性变化,可以评价线粒体的功能。线粒体的功能失常可引起细胞及机体功能的异常或缺失,最终导致线粒体病的发生。

一、线粒体基因组与线粒体病

20 世纪 60 年代以来,陆续在线粒体内发现 DNA、RNA、DNA 聚合酶、RNA 聚合酶和氨基酸活化酶等,揭示线粒体具有自主的 DNA 复制、转录和蛋白质翻译系统。人体细胞中的线粒体 DNA(mitochondrial DNA,mtDNA)具有自主复制和转录功能,其遗传特点表现为非孟德尔遗传方式,故被称为第 25 号染色体,或称为核外遗传因子。

（一）线粒体基因组及表达系统

1. 线粒体基因组　人类线粒体基因组为双链闭合环状 DNA 分子,由 16569bp 组成,外环富含鸟嘌呤称为重链(H),内环富含胞嘧啶称为轻链(L),两条链均是编码链。mtDNA 的非编码区只占 mtDNA 的 6%,编码区共 37 个基因,包括 13 个参与呼吸链氧化磷酸化的蛋白多肽基因、22 个 tRNA 基因和 2 个 rRNA 基因(图 10－4)。目前已明确定位在线粒体内工作的蛋白质有 1100 多种,如果包括调控线粒体功能的相关蛋白质,则其数量在 1500 种以上。可见,参与线粒体诸多功能的蛋白质绝大多数是由细胞核基因组(nuclear DNA,nDNA)编码的。

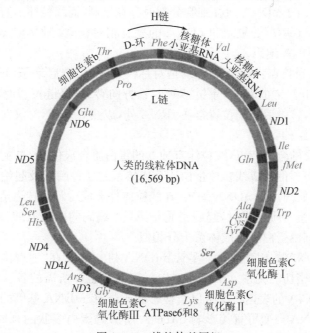

图 10－4　线粒体基因组

（1）结构基因:mtDNA 含 13 个结构基因,分别编码辅酶 Q－细胞色素 C 还原酶的一个亚基细胞色素 b(Cytb)、细胞色素 C 氧化酶的 3 个亚基(COXⅠ、COXⅡ、COXⅢ)、NADH 脱氢酶的 7 个亚基(ND1、ND2、ND3、ND4、ND4L、ND5、ND6)和 ATP 合酶的 2 个亚基(ATPase6、ATPase8),此 13 个结构基因的产物都是线粒体内膜氧化磷酸化系统的重要组分。

（2）tRNA 基因:mtDNA 编码的 22 个 tRNA 基因可转录 20 种 tRNA,以满足线粒体内蛋白质翻译的需要。除了 tRNA^Leu 和 tRNA^Ser 都有 2 个基因外,其余 18 种 tRNA 均只有 1 个基因。此外,tRNA^Glu、tRNA^Ala、tRNA^Asn、tRNA^Cys、tRNA^Tyr、tRNA^Ser(UCN)、tRNA^Gln 和 tRNA^Pro 等由 H 链编码,其余均由 L 链编码。

（3）rRNA 基因:mtDNA 编码 2 种 rRNA,即 12S rRNA 和 16S rRNA,rRNA 基因位于 H 链的 tRNA^Phe 和 tRNA^Leu(UCN) 基因之间,以 tRNA^Val 基因为间隔。rRNA 基因的二级结构很

保守,形成多个大小不一的茎环结构,12S rRNA 基因比 16S rRNA 基因更为保守。常见的碱基变异是 C—T 转换,主要发生在茎环结构的环上。

(4)非编码区:mtDNA 包括两段非编码区,一段为控制区(control region),又称 D 环区(displacement loop region,D—loop),另一段是 L 链复制起始区。D—loop 位于 tRNA^{Pro} 和 tRNA^{Phe} 基因之间,约 1120bp(16024～5755bp),是 mtDNA 中变异最多的区域,但其中重链 RNA 转录的起始位点区域十分保守。D—loop 参与并调控 mtDNA 的复制和转录。L 链复制起始区长约 30～50bp,位于 tRNA^{Asn} 和 tRNA^{Cys} 基因之间,该段可折叠成茎环结构。

2. 线粒体基因表达系统及特点

(1)密码子:线粒体基因密码子与核基因密码子存在一些差异,在哺乳动物和人类线粒体中:①AUA 是起始密码子,而不是 Ile 的密码子;②UGA 是 Trp 的密码子,而不是终止密码子;③AGA、AGG 是终止密码子,而不是 Arg 的密码子。

(2)mtDNA 的复制特点:mtDNA 存在 D 环复制、θ 型复制和滚环复制,其中 D 环复制为主要模式。在 D 环复制模式中,重链和轻链的复制并不同步,重链以逆时针方向复制,轻链则以顺时针方向复制。由于 nDNA 只在细胞分裂时存在复制,而线粒体一直处于分裂与融合的动态平衡状态,因此 mtDNA 的复制和 nDNA 的复制相对独立,但参与 mtDNA 复制的酶和复制调控因子均由 nDNA 编码。

(3)mtDNA 的转录特点:mtDNA 转录是对称性转录,重链启动子(HSP)和轻链启动子(LSP)分别启动重链和轻链的转录,重链按顺时针方向转录,轻链按逆时针方向转录。转录过程类似于原核细胞,转录后剪切位置常在 tRNA 处,成熟的 mRNA 仅在 3'末端加 polyA 尾巴,5'末端不修饰帽子结构。

(4)线粒体蛋白质的合成特点:线粒体有独立的蛋白质合成体系,自主合成其基因组编码的 13 个蛋白质(多肽)。但组成线粒体蛋白质合成体系的各种酶以及起始因子、延伸因子、释放因子和核糖体蛋白质等均由 nDNA 编码,在线粒体外合成后定向转运至线粒体。线粒体蛋白质合成体系在起始蛋白质合成时,起始密码子 AUA 编码的甲硫氨酸(Met)需要甲酰化成甲酰甲硫氨酸,这与细菌蛋白质合成体系十分相似。

3. mtDNA 与 nDNA 的相互关系　尽管 mtDNA 与 nDNA 在"地理位置"上是独立的,但两基因组之间存在着密切的关系。mtDNA 转录、复制和翻译所需的各种酶及蛋白因子均由 nDNA 编码,因此 nDNA 的表达状况可以直接影响或调控 mtDNA 基因的表达和线粒体蛋白质的生物合成。mtDNA 突变可直接影响 mtDNA 所编码蛋白多肽的合成,从而影响细胞的有氧呼吸、物质代谢和能量代谢,并进一步通过线粒体功能变化的反馈作用影响 nDNA 的复制与表达。因此两者在线粒体蛋白的生物发生和生物合成方面均需要相互协调。线粒体呼吸链的功能也正是通过其相互协调作用得以精细调节的。

mtDNA 与 nDNA 又是如何克服空间上的隔阂实现调控的呢? 原来 nDNA 与 mtDNA 之间有"交叉对话(cross—talk)"的机制,各种转录因子(transcriptional factor,TF)是其相互"通讯(communication)"的分子基础。核呼吸因子—1(nuclear respiratory factor—1,NRF—1)和(或)核呼吸因子—2(nuclear respiratory factor—2,NRF—2)及相关因子的发现,使细胞核调控线粒体呼吸功能途径的研究有了突破性进展。核呼吸因子同时作用于 nDNA 和 mtDNA,调节呼吸链亚基的合成从而影响细胞有氧呼吸功能。此外,细胞内外的各种信号,如激素、生长因子或外环境刺激可直接传入核和(或)线粒体,但途径还不完全清楚。线粒体对核的逆行调控目前研究还较少,但有许多研究已经证实线粒体功能缺陷时,nDNA 的表达会有相应的变化,其中线粒体功能异常所致的线粒体内钙离子水平、氧自由基以及线粒体的氧化还原状态[NAD(P)/NAD(P)H]变化均可能直接涉及该逆行调控机制(图10-5)。

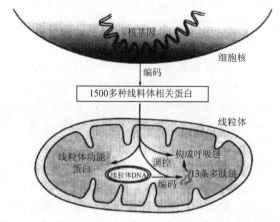

图10-5　线粒体基因组与核基因组之间的"对话"与调控机制

(二)线粒体病的概念

因线粒体功能受损或缺陷而导致的疾病,称为线粒体病(mitochondrial disorders)。线粒体病可累及人体多个组织器官,但主要累及大脑和肌肉组织。肌肉损害主要表现为骨骼肌极度不能耐受疲劳;脑受损主要表现为脑卒中、癫痫反复发作、肌阵挛、偏头痛、共济失调、智能障碍、眼外肌麻痹和视神经病变等;其他受损主要表现为心脏传导阻滞、心肌病、糖尿病、肾功能不全、假性肠梗阻和身材矮小等。根据线粒体病的临床特征,可分为线粒体肌病(mitochondrial myopathy)、线粒体脑肌病(mitochondrial encephalomyopathy)和线粒体脑病(mitochondrial encephalopathy)。随着进一步的研究,一些慢性退行性疾病如糖尿病、高血压和耳聋等也被发现存在线粒体功能的异常。此外,根据引起线粒体功能缺陷的原因,通常可将线粒体病分为狭义线粒体病和广义线粒体病。狭义线粒体病是一组少见的因 mtDNA 变异而导致线粒体结构和(或)功能异常、细胞呼吸链及能量代谢障碍所致的以脑和肌肉受累为主的多系统疾病。广义线粒体病还包括 nDNA 中与线粒体功能相关的基因发生变异而引起线粒体功能受损或缺失所导致的疾病。

(三)线粒体病的特征

1. 母系遗传与遗传早发　所谓母系遗传(maternal inheritance),是指在一个家系中,有缺陷的遗传性状通过母系成员从亲代连续稳定传递到子代的现象,即母亲可以将有缺陷的遗传性状传递给子代,男性子代个体不再继续传递,而女性子代个体可继续将此有缺陷的遗传性状往下一代传递(图10-6)。

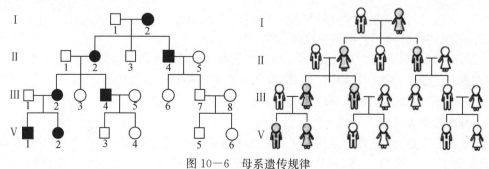

图10-6　母系遗传规律

所谓遗传早发(early onset),是指越是严重的线粒体功能异常,其个体发病的年龄也将越早。对应的另一个概念为迟发性线粒体病(late onset/adult onset)。例如亚急性坏死性脑病(leigh syndrome)通常在新生儿阶段即发病,该病的分子机制通常为严重的呼吸链复合体Ⅰ功能缺失。而相对轻微的复合体Ⅰ功能缺陷则可能引起多发于青少年或成年的线粒体脑肌病或线粒体肌病。

2.同质性、异质性突变与发病阈值效应　mtDNA变异分同质性和异质性两类。所谓同质性变异是指细胞内所有的mtDNA发生同样的突变,即野生型mtDNA均变成突变型mtDNA。而异质性变异则是指一个细胞内野生型mtDNA与突变型mtDNA同时存在的现象。产生遗传异质性的主要原因在于复制分离的不对称性。细胞分裂时,正常和突变的mtDNA往往不对称分离,随机分配到子细胞中,造成子细胞拥有不同比例的突变型mtDNA分子。当细胞中突变型mtDNA分子达到一定比例时可导致功能异常,从而引起发病。通常将可引发疾病的mtDNA异质性突变的比例称为阈值(threshold)。阈值实际上反映了发生异质性变异及其造成机体损伤的程度,与疾病的发病以及病情的严重程度相关(图10-7)。以mtDNA的8993位点为例,当T8993C的突变率(异质性)达到约70%时,可导致共济失调和视网膜色素沉着综合征(NARP),那么70%的异质性即为该病发病的突变阈值。而当T8993C的突变率(异质性)达到约90%时,可导致更为严重的Leigh病的发生,那么该突变致Leigh病发生的阈值为90%的突变异质率。

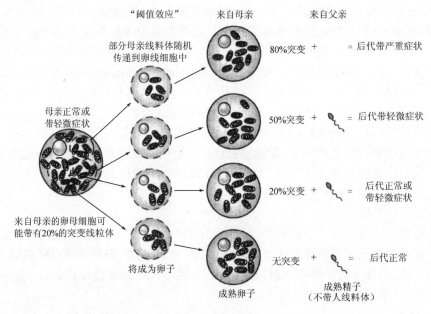

图10-7　同质性、异质性突变与发病阈值效应

(四)线粒体病的分子生物学检验标志物

尽管mtDNA一般很难发生改变,平均要过两万年mtDNA才会发生微小的改变,但由于mtDNA没有组蛋白结构,其"裸露"的DNA很容易积累损伤并发生变异。mtDNA变异与疾病的发生相关联,因此mtDNA的变异类型及程度可作为线粒体病的分子生物学标志物。

1.mtDNA碱基位点

(1)点突变位点:碱基突变是最常见的线粒体DNA突变,尤其是点突变。mtDNA结构基因的点突变,与nDNA一样,包括移码突变以及碱基置换之后导致的同义突变、错义突变和无义突变。错义突变的结果常常导致氨基酸的替换,并由此引起蛋白质结构和功能的改变,从而导致疾病的发生。如 ND1 基因中 G3460A、ND4 基因中 G11778A 等点突变均可导致 Leber 遗传性视神经病变(Leber's hereditary optic neuropathy,LHON)。而移码突变和无义突变可导致编码基因的相关蛋白的合成缺陷或不能合成,从而引起氧化磷酸化系统中相应复合体的组装失败,由此导致更为严重的疾病发生。如 mtDNA9537 位点插入 C 碱基后可导致因呼吸链复合体Ⅲ组装失败所致的致死性线粒体脑病的发生。另外,tRNA 基因的点突变,可以通过降低线粒体内蛋白质生物合成的能力,从而影响线粒体的氧化磷酸化等功能,导致疾病的发生。如 tRNA$^{Leu(UUR)}$ 中,A3243G 和 T3271C 等点突变,可导致线粒体脑肌病乳酸酸中毒及卒中样发作(mitochondrial encephalomyopathy lactic acidosis and stroke-like episodes,MELAS),俗称 MELAS 综合征。

(2)单核苷酸多态性位点:SNP 是指在 mtDNA 水平上由单个核苷酸变异引起的 mtDNA 序列多态性。SNP 在 mtDNA 中广泛存在,如有的 SNP 仅发生在某些疾病中,有的 SNP 与不同的人群相关。基于此,mtDNA SNP 在疾病风险预测评价中具有重要意义。

(3)线粒体单体群:线粒体单体群(haplogroup)又称为线粒体单倍群,是指在人群的迁移及进化过程中,母系遗传的 mtDNA 为适应变化的环境而经历的适应性选择所形成的 DNA 碱基位点多态性的集合体(如 SNPs),并被稳定遗传形成特定的关联 SNPs 的遗传背景。根据这些相关联的 SNPs 位点,则可将 mtDNA 分为不同的线粒体单体群(图 10-8)。鉴于线粒体单体群是适应特定环境的产物,在当前社会尤其是近几十年来由于环境以及饮食方式的剧烈改变,某些特定的单倍群已经成为一些疾病的高风险因子。较为经典的例子为,欧洲人群线粒体单倍群 H 和 J 在癌症、LHON 以及骨性关节炎发生中的保护和高风险作用。

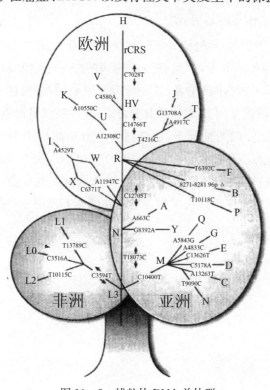

图 10-8 线粒体 DNA 单体群

2. mtDNA 缺失或插入片段　mtDNA 发生片段缺失或插入突变可以引起疾病。缺失突变主要引起绝大多数眼肌病,这类疾病多为散发而无家族史。mtDNA 缺失发生的原因往往是由于 mtDNA 的异常重组或在复制过程中异常滑动所致,常发生于神经性疾病及一些退化性疾病中,如 Kearnss－Sayre 综合征(Kearnss－Sayre syndrome,KSS)。插入突变在 mtD-NA 中较为少见。

3. mtDNA 拷贝数　真核生物中每个细胞有几百至几千个甚至上万个线粒体,细胞内线粒体的数量反映了细胞对能量的需求程度,每个线粒体内有 2～10 个 mtDNA 拷贝。所谓mtDNA 拷贝数(copy number)就是指线粒体内 mtDNA 拷贝的绝对数量。mtDNA 拷贝数与线粒体表达系统的效率相关,直接影响线粒体氧化磷酸化功能,因此 mtDNA 拷贝数可作为评价线粒体功能的一个指标,当 mtDNA 拷贝数减少时可导致细胞缺乏能量而功能下降,并由此引发疾病。近年来的研究表明,在胃癌、食管鳞状细胞癌等许多肿瘤细胞的线粒体内mtDNA 拷贝数减少,提示 mtDNA 拷贝数有望成为一种新的肿瘤分子标志物。

二、线粒体病分子生物学检验技术及质量控制

由于线粒体病是一种系统性疾病,主要累及线粒体含量较高的脑、肌肉等组织、器官,因此对其诊断首先应依据患者的临床表现。然而由于临床表现的非特异性,疾病的确诊常常需要借助综合检查检验。在临床检验中,首先应针对临床表现选择生化常规检验,如乳酸含量、血糖水平等,再根据需要作分子生物学检验,由于分子生物学检验具有高特异性和灵敏度,因此在线粒体病确诊中起关键作用。

(一)线粒体病分子生物学检验策略

与线粒体病相关的 DNA 变异包括 mtDNA 点突变、插入或缺失(包括大片段缺失)、拷贝数变化等,以及部分 nDNA 的突变,因此在线粒体病的分子生物学检验中还是以检测 DNA变异为主要对象。对疑似线粒体病患者,首先检验外周血,有癫痫样发作者,需筛查 mtDNA复制酶(DNA 聚合酶 γ)编码基因 PLOG 的突变位点;其他症状者筛查常见的 mtDNA 点突变或缺失。在均未检到突变位点的情况下,需要进一步分析肌肉组织内线粒体各复合物的活性,若存在缺陷则需考虑可能存在复合物缺陷的相关 mtDNA 突变或缺失。若仍未检测到突变,则进一步筛查 nDNA 中与线粒体功能相关的候选基因突变位点。在候选基因中仍无突变,可利用高通量全基因组测序手段去发现可能存在的新基因突变(图 10－9)。

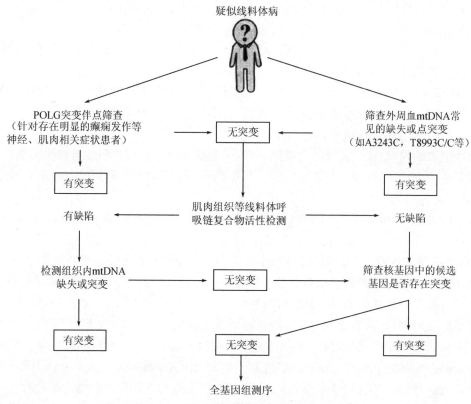

图 10-9 线粒体病的分子生物检验策略示意图

（二）线粒体极的分子生物学检验技术

线粒体病相关的突变以点突变为主，因此分子生物学检验的方法首选点突变检测的方法，如 PCR-RFLP、PCR-ASO 和 PCR-DHPLC 等。

1. PCR-RFLP 技术 1978 年，Kan 和 Dozy 创立的 RFLP 连锁分析技术是最早用于分析 DNA 分子中已知点突变的技术。为提高检测的灵敏度，可将 PCR 与 RFLP 结合，首先根据目的基因的序列查出基因在发生突变前后酶切位点发生的改变，设计一对特异的寡核苷酸引物将突变位点包括其中，进行 PCR 扩增后用相应的限制性内切酶进行酶切，所得产物用非变性聚丙烯酰胺凝胶电泳来分析长度变化，从而将正常的和突变的线粒体序列区分开。PCR-RFLP 的特点是具有较高的特异性，可以确定突变的部位以及性质。

PCR-RFLP 检测点突变和 SNP 的质量控制方案包括以下几个方面：

（1）模板 DNA 的制备和引物的设计：从不同来源的标本中制备模板 DNA，根据选择的目标基因设计合适的扩增引物。

（2）酶的选择：选择的酶在底物 DNA 上至少有一个相应的识别位点；酶的用量应视其在底物上的切割效率而定。待切割的 DNA 应先纯化去除酚、氯仿、乙醇、EDTA、去污剂或过多盐离子等干扰酶活性的物质；缓冲液对保证酶的活性也非常重要，有的酶切反应要求 $100\mu g/ml$ 的牛血清蛋白（bovine serum albumin，BSA）或 Triton-100 以实现酶的最佳活性；酶的体积不要超过总体积的 10%。

（3）PCR 反应扩增目的 DNA 及酶切反应的条件：PCR 体系的优化和循环条件的设置遵循前述原则。酶切反应体系一般包括扩增产物 DNA、酶切缓冲液、限制性内切酶和 ddH_2O，大部分酶的最适反应温度为37℃,从嗜热菌中分离出来的内切酶则要求更高的温度,一般为50～65℃不等。若不进行下一步酶切反应,可用终止液法来终止反应[反应终止液:50%甘油、1%SDS、0.05%溴酚蓝、50mM EDTA(pH8.0)];若要进行下一步酶切反应,可用热失活法终止反应(65℃或85℃,20分钟)。

(4)结果分析:可根据酶切片段选择不同浓度的琼脂糖凝胶或聚丙烯酰胺凝胶进行电泳分离,后者分辨率高于前者。染色后成像观察,根据样品之间条带的大小和所处的位置,就可以判断扩增的基因之间的变异情况。

阳性结果的判断:针对常见的突变位点,建议实验室构建相应的阳性质粒作为质控品,即含有该突变位点片段的质粒,与临床样本一同进行PCR－RFLP。突变位点的最终确定仍需通过DNA测序技术。

2.变性高效液相色谱法　DHPLC利用离子配对逆向层析的原理来分析核酸,由美国Stanford大学Peter J. Oefner博士于1995年建立。

DHPLC技术进行突变分析的原理为,双链DNA分子在适当的局部变性温度下经过分离柱时,DHPLC能灵敏地检测出带有单个碱基的错配、插入和缺失等突变的核酸片段。选取只有单一碱基变异而其他序列均相同的两种双链DNA样品,经过PCR扩增后,等比例混合,提高柱温度使两种DNA完全变性,4种单链DNA重新配对,产生两大类共4种双链DNA分子。其中包括两种序列完全配对的同源双链DNA(homoduplexes)和两种具有单一碱基错配的异源双链DNA(heteroduplexes)。如图10－10所示,这4种DNA分子在DHPLC柱中进行分析时,在达到该DNA分子的变性温度Tm前,完全配对的同质双股螺旋和具有单一碱基错配的异质双股螺旋无法被区分开,图谱上始终呈现一个吸收峰。若在恰当的变性温度中,4种DNA分子在增温管柱中进行分析时,谱图上显示为4个明显的吸收峰,在部分变性温度下,异源双链因错配更容易变性,加上单链DNA带负电荷减少,结合能力弱,因此异源双链比同源双链先被洗脱,具有单一碱基突变的异源双链DNA总在同源双链DNA之前被洗脱出来。DHPLC技术灵敏度高,特异性高,是分析异质性突变的首选检测方法。

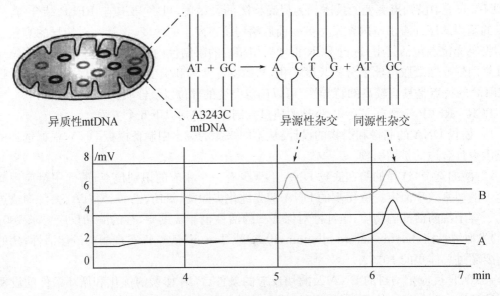

图10－10　DHPLC技术进行突变分析的原理

DHPLC 检测的质量控制包括以下几个方面：

（1）DHPLC 检测的样品要求

1）片段大小：适于 DHPLC 检测的 PCR 产物长度最好在 200～500bp。大于 500bp 的片段虽可检测，但敏感性将会下降，或者可能需要 2 个或更多的检测温度进行分析；小于 200bp 的片段检测结果也不满意，因为片段在非常狭窄的温度范围内即完全解链，将很难找到合适的检测温度，特别是那些位于极易解链区域的变异可能会被漏检。

2）样品质量：PCR 产物在 DHPLC 检测之前不需纯化，剩余的核苷酸及引物会在样品峰之前很早即被洗脱下来，而模板 DNA 和大分子污染物则在样品峰后被洗脱。引物二聚体、非特异扩增产物以及与样品碱基数类似的污染产物将会影响分析，需通过优化 PCR 去除之。并不推荐以琼脂糖凝胶电泳纯化 DHPLC 样品，因为纯化所用的试剂及残留的琼脂糖会损坏层析柱。

3）样品含量：PCR 产物的浓度必须足够大，要求 $2\mu l$ 产物经琼脂糖凝胶电泳可见清晰的条带，相当于浓度至少 20ng/μl。通常上样需 3～10μl（大约 50～200ng）。若样品浓度太低，因为信噪比下降，分析结果的可靠性也会随之下降。

（2）DHPLC 检测的条件优化

1）PCR 引物的设计：DHPLC 对于长度为 200～500bp 的片段检测最为灵敏。因此，设计 PCR 引物以得到只有一个溶解区域的片段显得非常重要。而且应该尽可能地将溶解区域的温度范围控制在 5℃ 以内。引物之间的 Tm 差异应该小于 1℃，且引物应该是高纯度的，没有错配序列。

2）PCR 反应条件的优化：应用热启动 PCR 或 Touchdown PCR，优化 Mg^{2+} 浓度，避免循环数过多等以减少非特异扩增。虽不必使用高保真的聚合酶，但必须严格遵从保证 Taq 酶高保真度的条件，包括提供足够的模板，使用含量平衡的 dNTP 以减少核苷酸错配。

3）杂化双链的形成：将每管 PCR 产物加热到 95℃，持续 3～5 分钟，然后以每分钟下降 0.5～1℃ 的速度缓慢降温到 65℃，以形成杂化双链。如不能及时检测，将处理后的样品低温或冷冻保存。

4）以 50℃ 非变性条件检测样品纯度和产量：待测的 PCR 产物进行变异检测之前，需以系统内置的 50℃ 非变性方法分析样品，确认 PCR 产物的质量符合 DHPLC 检测的要求。要求色谱图中的主峰必须呈现对称而锐利的单峰，若有其他更多的峰或出现尖峰，则必须重新优化 PCR 条件。一般上样 5μl 左右，主峰高度需在 2～3mV 以上。

5）以推荐的工作参数在部分变性条件下检测样品：将待分析片段的 PCR 序列输入 WAVE Maker 软件，观察其解链温度及双链 DMA 的最佳乙腈浓度。根据柱温、乙腈梯度等工作参数检测所有样品，每样品需时约 8～10 分钟。

6）结果判断：若存在异质性突变位点，在部分变性条件下则出现异源双链峰，反之则为同源的单峰。针对常见的突变位点，建议实验室构建相应的阳性/阴性质粒作为质控品，即含/不含该突变位点片段的质粒，检测时两者等比例混合，即制备成异质性突变位点的样本，在检测临床样本时，一同上样分析。

3. DNA 芯片技术　DNA 芯片技术是 20 世纪 90 年代初期发展起来的由分子生物学、微电子学、物理学、化学和计算机学等多学科交叉融合而成的技术。DNA 芯片是基于核酸互补杂交原理研制的 DNA 微列阵，即在固相载体上制备成千上万的呈网格状密集排列的基因探针，待分析的样品通过与芯片中已知碱基顺序的 DNA 片段互补杂交，从而确定样品中的核酸序列和性质，对基因表达量和特性进行分析。DNA 芯片有重大的学术价值，又有明显的产业化前景。它的出现为基因表达分析、新基因的发现、基因突变分析、基因组作图以及功能基因组研究等提供了有力的工具。

4. DNA 测序技术　DNA 测序技术是基因工程和分子生物学检验的最重要技术之一。1977 年，Sanger 等人在加减法的基础上发展建立起来一种新的 DNA 测序方法－Sanger 链终止法，目前对于已知突变的检测仍是"金标准"。

以上针对已知突变的检测技术中，PCR－RFLP 检测成本较低，技术要求不高，仪器设备简单，可作为初筛的方法；PCR－DHPLC 灵敏度较高，检测耗时短，但由于需要专用的 DHPLC 分析仪，限制了其在临床检验中的应用；DNA 测序技术则是确定 DNA 点突变的金标准。若为 DNA 的未知突变，通过 DNA 芯片技术、全基因组测序技术等平台可以完成突变位点的查找，这些技术通量高，结果精确可靠，但费用昂贵。此外，在一些线粒体病患者中存在 mtDNA 的大片段缺失，可通过长片段 PCR 进行检测，该方法简单易行，是较好的初筛方法，确认的手段亦需借助 DNA 测序技术。在少部分线粒体病的患者中可能存在 mtDNA 拷贝数的明显下降，mtDNA 拷贝数可通过实时荧光定量 PCR 完成绝对定量。

(三)线粒体病分子生物学检验的应用

1. MELAS 综合征

(1)与 MELAS 相关的 mtDNA 突变：MELAS 一直是困扰人类的神经系统疾病，其诊断是一个复杂的过程。在临床工作中遇到疑似患者，通常根据其临床表现、家族史，结合体格检查、影像学检查、电生理学和肌肉活检等辅助检查进行诊断。随着分子生物学技术的不断发展，分子生物学检验是确诊 MELAS 的最终手段。

mtDNA 突变在 MELAS 发病中占有重要地位，80％以上的 MELAS 患者存在 mtDNA A3243G 突变，其次是 T3271C 突变。目前发现与 MELAS 有关的 mtDNA 突变已超过 23 个，主要累及 tRNA$^{Leu(UUR)}$、tRNA^{Phe}、tRNA^{Val}、tRNA^{Trp}、tRNA^{Lys}、tRNA$^{Leu(CUN)}$、16S rRNA、ND1、ND5 和 ND6 等基因，多数突变表现为异质性(表 10－8)。mtDNA 的异质性突变超过其阈值时，细胞内的线粒体产生的能量难以满足其发挥正常的生理学功能，即可导致出现临床症状，最先累及如脑、骨骼肌、心肌以及胰腺等能量代谢旺盛的器官，并可致细胞稳态失调和慢性乳酸酸中毒，诱发脑卒中样发作。

表 10—8　MELAS 相关的 mtDNA 突变

突变位点	基因	同质性/异质性	首次报道
G583A	tRNA^{Phe}	异质性	Hanna, M. G. , et al. (1998)
G1642A	tRNA^{Val}	异质性	Taylor, R. W. , et al. (1996)
G1644A	tRNA^{Val}	异质性	Menotti, F. , et al. (2004)
C3093G	16S rRNA	异质性	Hsieh, R. H. , et al (2001)
A3243G*	tRNA$^{Leu(UUR)}$	异质性	Chen, R. S. , et al. (1993)
G3244A	tRNA$^{Leu(UUR)}$	异质性	Kirino, Y. , et al. (2005)
A3252G	tRNA$^{Leu(UUR)}$	异质性	Morten, K. J. , et al. (1993)
C3256T	tRNA$^{Leu(UUR)}$	异质性	Moraes, C. T. , et al. (1993)
T3258C	tRNA$^{Leu(UUR)}$	异质性	Sternberg, D. , et al. (2001)
T3271C*	tRNA$^{Leu(UUR)}$	异质性	Goto, Y. , et al. (1991)
T3291C	tRNA$^{Leu(UUR)}$	异质性	Goto, Y. , et al. (1994)
G3380A	ND1	异质性	Horvath, R. , et al. (2008)
G3481A	ND1	异质性	Malfatti, E. , et al. (2007)
G3946A	ND1	同质性/异质性	Kirby, D. M. , et al. (2004)
T3949C	ND1	异质性	Kirby, D. M. , et al. (2004)
G3959A	ND1	未确定	Lin, J. , et al. (2014)
A3995G	ND1	未确定	Lin, J. , et al. (2014)
C5541T	tRNA^{Trp}	异质性	Blakely, E. L. , et al. (2013)
T8316C	tRNA^{Lys}	异质性	Campos, Y. , et al. (2000)
A12299C	tRNA$^{Leu(CUN)}$	异质性	Abu—Amero, K. K. , et al. (2006)
A12770G	ND5	异质性	Liolitsa, D. , et al. (2003)
A13849C	ND5	同质性	Choi, B. O. , et al. (2008)
G14453A	ND6	异质性	Ravn, K. , et al. (2001)

* 表示该位点是最主要的与 MELAS 相关的突变位点

(2)MELAS 相关的线粒体 DNA 突变常用检测技术:目前可应用的检测 MELAS 相关点突变的分子生物学方法,包括 PCR—DHPLC、PCR—RFLP、DNA 测序、荧光定量 PCR 和基因芯片等。下面以 tRNA$^{Leu(UUR)}$ A3243G 为例,详述相关检测方法。

1)PCR—DHPLC 技术:提取外周血或肌肉组织 DNA 作为模板,进行 PCR 反应。引物序列为:正向(F):5′— TTCACAAAGCGCCTTCCCCC — 3′;反向(R):5′— GCGATGGT-GAGAGCTAAGGTC—3′;扩增线粒体靶 DNA 片段(3153~3551bp)。PCR 产物经琼脂糖凝胶电泳鉴定。PCR 产物经变性复性后进行 DHPLC 分析。一般情况下,色谱峰双峰为杂合子,单峰为纯合子。

2)PCR－RFLP 技术：PCR 产物为 400bp 左右，A3243G 突变可产生限制酶 ApaⅠ的酶切位点（GGGCC↓C），酶切产物为 90bp 和 310bp 的 2 条片段，由于该突变为异质性突变，故电泳时会出现 90bp、310bp 和 400bp 三条条带；而野生型没有 ApaⅠ的酶切位点，故电泳时只能看到 400bp 的条带。

3)DNA 测序技术：DNA 测序技术是目前鉴定突变的金标准。根据测序结果进行 DNA比对分析，可寻找 DNA 突变位点。图 10－11 是 A3243G 突变测序图。

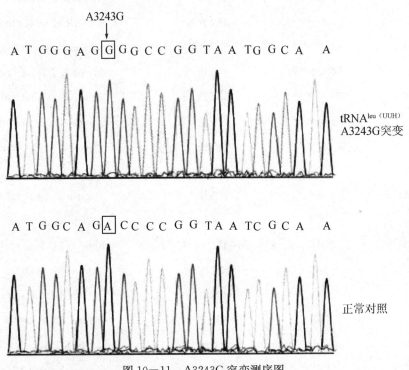

图 10－11　A3243G 突变测序图

2. Leber 遗传性视神经病变

(1)与 Leber 遗传性视神经病变相关的 mtDNA 突变：Leber 遗传性视神经病变（LHON）是一种主要累及视网膜、巩膜筛板前部视乳头黄斑束纤维，导致视神经变性的母系遗传性疾病。mtDNA 突变是 LHON 发病的分子基础。自 1988 年 Wallace 等发现 LHON 家族中mtDNA ND4 G11778A 突变以来，目前已发现 30 多个 mtDNA 突变位点与 LHON 发病密切相关。这些突变包括原发性和继发性两种，其中 ND1 G3460A、MD4 G11778A 和 ND6T14484C 这 3 个突变位点是最主要的原发突变，继发突变（如 tRNA^{Met} A4435G、tRNA^{Thr}A15951G 等）往往与原发突变协同作用而影响 LHON 的发病（表 10－9）。

表 10-9 LHON 相关的 mtDNA 突变

突变位点	基因	同质性/异质性	首次报道
G3316A	ND1	同质性	Saillard et al. (2000)
T3394C	ND1	同质性	Hofrnann et al. (1997)
G3460A*	ND1	同质性/异质性	Huoponen et al. (1991)
C3497T	ND1	同质性	Kong et al. (2003)
G3733A	ND1	同质性/异质性	Valentino et al. (2004)
C4171A	ND1	同质性/异质性	Kim et al. (2002)
T4216C	ND1	同质性	Torroni et al. (1994)
A4435G	tRNA^Met	同质性	Herrnstadt et al. (2002)
G7444A	COI	同质性	Huoponen et al. (1993)
T10663C	ND4L	同质性	Brown et al. (1995)
G11696A	ND4	同质性/异质性	Zhou et al. (2006)
G11778A*	ND4	同质性/异质性	Wallace et al. (1988)
T12338C	ND4	同质性	Wong et al. (2002)
G14459A	ND6	同质性/异质性	Jun et al. (1994)
C14482G/A	ND6	同质性/异质性	Howell et al. (1998)
T14484C*	ND6	同质性/异质性	Johns et al. (1992)
A14495G	ND6	异质性	Chinnery et al. (2001)
T14502C	ND6	同质性	Ozawa et al. (1991)
C14568T	ND6	同质性	Wissinger et al. (1997)
A14693G	tRNA^Glu	同质性/异质性	Tzen et al. (2003)
A15951G	tRNA^Thr	同质性	Li et al. (2006)

* 表示该位点是三个最主要的与 LHON 相关的突变位点

(2)LHON 相关的 mtDNA 突变常用检测技术

1)PCR-RFLP 技术:目前,国内实验室较多采用合适的限制性核酸内切酶如 BsaH I、MaeⅢ及 Mva I 等来检测 mtDNA ND1 G3460A、ND4 G11778A 和 ND6 T14484C 等突变。这三种限制性核酸内切酶对所扩增的亚单位片段分别有特定的切割识别序列(图 10-12),如突变未发生,则上述基因中原有限制性核酸内切酶所识别的序列存在,故 PCR 产物被限制性核酸内切酶消化成两个片段;如发生了突变,则原有限制性核酸内切酶所识别的序列不复存在,故 PCR 产物无法被上述限制性核酸内切酶所消化(表 10-10)。

表 10－10　扩增 LHON 相关的 mtDNA 原发突变位点的引物序列

突变位点	引物序列	扩增片段(bp)	产物长度(bp)
G3460A	5′—TACTTCACAAAGCGCCTTCC—3′ 5′—ATGAAGAATAGGGCGAAGGG—3′	3150～3980	831
G11778A	5′—TCACTCTCACTGCCCAAGAA—3′ 5′—GGAGAATGGGGGATAGGTGT—3′	11295～12095	801
T14484C	5′—GCATAATTAAACTTTACTTC—3′ 5′—AGAATATTGAGGCGCCATTG—3′	14081～15017	937

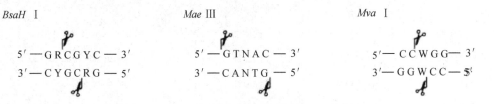

图 10－12　三种限制性核酸内切酶特异性的切割识别序列

2)DNA 测序技术：DNA 测序技术是目前鉴定突变的金标准,是寻找 mtDNA 各种致病突变和诊断线粒体疾病非常有用的手段。其实验流程为 PCR 扩增,PCR 产物纯化,测序,将测序结果与标准剑桥参考序列比对,最后筛查 LHON 患者线粒体突变位点(图 10－13)。

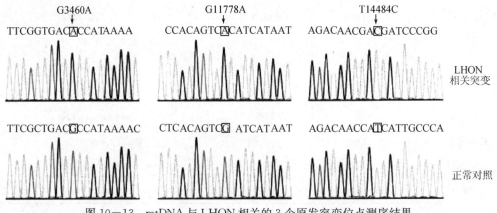

图 10－13　mtDNA 与 LHON 相关的 3 个原发突变位点测序结果

3.药物性耳聋

(1)与耳聋相关的 mtDNA 点突变：mtDNA 突变是导致耳聋的重要原因之一。其中,线粒体 12S rRNA 基因的 A1555G 和 C1494T 突变是导致氨基糖苷类抗生素耳毒性的主要分子致病基础；tRNA$^{Ser(UCN)}$ T7511C 等突变则与非综合征型耳聋相关；而 tRNA$^{Leu(UUR)}$ A3243G 等突变可导致综合征型耳聋。此外,继发突变(如 tRNA^{Thr} G15927A 等突变)则对原发突变(如 A1555G 等突变)起协同作用,影响耳聋表型的表达。目前 mitomap 报道较多的与耳聋相关的 mtDNA 突变见表 10－11。

表 10－11　与耳聋相关的 mtDNA 突变.

突变位点	基因	同质性	疾病	首次报道
T961delT＋C(n) ins,961insC	12S rRNA	同质性	药物性耳聋/非综合征型耳聋	Bacino et al. (1995) Tang et al. (2002)
T1095C	12S rRNA	同质性/异质性	药物性耳聋/非综合征型耳聋	Thyagarajan et al. (2000)
C1494T*	12S rRNA	同质性	药物性耳聋/非综合征型耳聋	Zhao et al. (2004)
A1555G*	12S rRNA	同质性/异质性	药物性耳聋/非综合征型耳聋	Prezant et al. (1993)
G1606A	tRNA^Val	异质性	综合征型耳聋	Tiranti et al. (1998)
A3243G*	tRNA^Leu(UUR)	异质性	综合征型耳聋	van den Ouweland, et al. (1992)
G7444A	CO1/tRNA^Ser(UCN)	同质性/异质性	药物性耳聋/非综合征型耳聋	Pandya et al. (1999)
A7445G*	CO1/tRNA^Ser(UCN)	同质性/异质性	非综合征型耳聋	Reid et al. (1994)
7472insC*	tRNA^Ser(UCN)	同质性/异质性	综合征型耳聋	Tiranti et al. (1995)
T7511C*	tRNA^Ser(UCN)	同质性/异质性	非综合征型耳聋	Sue et al. (1999)
T7512C	tRNA^Ser(UCN)	同质性/异质性	综合征型耳聋	Nakamura et al. (1995)
A8344G*	tRNA^Lys	异质性	综合征型耳聋	Shoffiier et al. (1990)
G8363A	tRNA^Lys	异质性	综合征型耳聋	Santorelli et aL(1996)
T14709C	tRNA^Glu	同质性	综合征型耳聋	Rigoli et al. (2001)
G15927A	tRNA^Thr	同质性	药物性耳聋/非综合征型耳聋	Wang et al. (2008)

* 表示目前公认的与耳聋相关的突变

（2）耳聋相关的 mtDNA 突变的检测：开展耳聋的基因诊断不仅可以了解患者发生耳聋的分子病因、预测患者的病情与预后，还可以预测患者的下一代出现耳聋的概率。基因诊断可作为听力筛查的有效辅助手段，帮助确诊或预测潜在的早期听力障碍。

耳聋相关的 mtDNA 突变主要是点突变，因此理论上点突变和单核苷酸多态性的分析方法均可用于耳聋的基因诊断。目前常用的方法是：

1）PCR－RFLP 技术：目前，国内实验室较多采用合适的限制性内切酶如 Alw26 I(BsmA I)、Apa I 和 Xba I 等来检测 mtDNA A1555G、A3243G 和 A7445G 等突变，根据 PCR 产物酶切后的电泳结果可直接判断受检者是否携带上述突变（表 10－12，图 10－14）。

表 10－12　扩增耳聋相关的 mtDNA 突变的引物序列

检测位点	引物序列	退火温度(℃)	产物长度(bp)
A1555G/C1494T	5′－CGATCAACCTCACCACCTCT－3′ 5′－TGGACAACCAGCTATCACCA－3′	58	802
A7445G	5′－ACGCCAAAATCCATTTCACT－3′ 5′－CGGGAATTGCATCTGTTTTT－3′	58	987

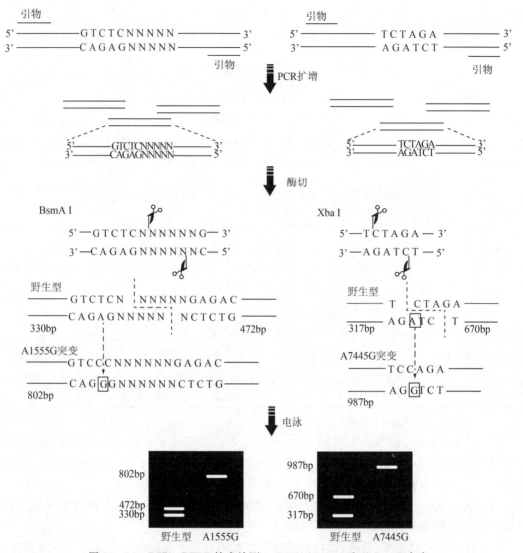

图 10-14　PCR-RFLP 技术检测 mtDNA A1555G 和 A7445G 突变

2）DHPLC 技术：应用 DHPLC 技术可实现对已知的 mtDNA 致病突变的高通量检测，并可结合 DNA 测序技术来确认特定的碱基改变。由于 DHPLC 技术的灵敏度高、特异性高，因此可将 DHPLC 技术作为分析异质性突变的首选检测方法，如对于 A3243G 异质性突变位点的检测方法参见"MELAS"部分。

3）DNA 测序技术：DNA 测序技术是目前鉴定突变的金标准，是寻找 mtDNA 各种致病突变和诊断线粒体疾病非常有用的手段，同时还可验证其他检测方法如 PCR-RFLP 和 DH-PLC 等的检测结果。设计覆盖相应突变位点的特异性引物，经 PCR 扩增后，将扩增产物直接进行测序。

4）基因芯片技术：目前，市面上已有商品化的可同时检测包括线粒体 12S rRNA A1555G 和 C1494T 突变在内的 9 个致聋突变热点的遗传性耳聋基因诊断芯片。随着 DNA 芯片技术的不断发展，有望将越来越多耳聋相关的 mtDNA 突变位点整合到基因芯片中，以实现高通量、大规模筛查的需求。

4.线粒体糖尿病

(1)线粒体 DNA 突变与糖尿病：1992 年，van den Ouweland 等人首次发现 1 个糖尿病家系带有线粒体 tRNA$^{Leu(UUR)}$ 基因突变，即 A3243G 点突变，提示线粒体基因突变可能是糖尿病发病因素之一。

1999 年，WHO 把糖尿病分为 4 种类型，将线粒体糖尿病列为特殊类型糖尿病中的一种，随后陆续有线粒体 tRNA^{Lys} 基因 A8296G；tRNA$^{Leu(UUR)}$ 基因 C3254A、T3264C、C3205T；ND1 基因 G3316A、T3394C、G3423T；12S rRNA 基因 A1438G、C1310T 等多个与糖尿病有关的位点突变的报道。尽管线粒体基因突变与糖尿病的关系在国内外已进行大量研究，发现了几十个突变位点，但 tRNA$^{Leu(UUR)}$ A3243G 仍是目前国际上唯一公认的线粒体糖尿病致病突变，也是国内外报道最多，发病率较高的单基因糖尿病突变位点。表 10－13 是与糖尿病相关的线粒体突变位点。

表 10－13　糖尿病相关的 mtDNA 突变

突变位点	累及基因	同质性/异质性	疾病	首次报道
C1310T	12S rRNA	同质性	糖尿病临床表型	Guan et al. (2010)
A1438G	12S rRNA	同质性	糖尿病临床表型	Vawter et al. (2009)
A3243G*	tRNA$^{Leu(UUR)}$	异质性	糖尿病合并耳聋	Vanden et al. (1992)
C3254A	tRNA$^{Leu(UUR)}$	异质性	妊娠糖尿病	Ng et al. (2000)
T3264C	tRNA$^{Leu(UUR)}$	异质性	糖尿病	Matsuoka et al. (1997)
T3271C	tRNA$^{Leu(UUR)}$	异质性	糖尿病	Jaksch et al. (1995)
G3316A	MT－ND1	同质性	非胰岛素依赖性糖尿病	Ogihara et al. (1995)
T3394C	MT－ND1	同质性	非胰岛素依赖性糖尿病	Wallace et al. (1995)
T3398C	MT－ND1	同质性	糖尿病合并耳聋	Jaksch et al. (1995)
A3399T	MT－ND1	同质性	妊娠糖尿病	Ng et al. (2000)
T4291C	tRNA^{Ile}	同质性	糖尿病临床表型	Lifton et al. (2004)
A4833G	MT－ND2	同质性	非胰岛素依赖性糖尿病	Onaya et al. (2000)
A7472C	tRNA$^{Ser(UCN)}$	同质性	糖尿病合并耳聋	Hanna et al. (2005)
A8296G	tRNA^{Lys}	同质性/异质性	糖尿病合并耳聋	Ohsawa et al. (1998)
A10398A	MT－ND3	同质性	2 型糖尿病	Kato et al. (2003)
A12026G	MT－ND4	同质性	糖尿病	Onaya et al. (1998)
C12258A	tRNA$^{Ser(AGY)}$	异质性	糖尿病合并耳聋	Turnbull et al. (1998)
T14709C*	tRNA^{Glu}	同质性/异质性	糖尿病合并耳聋	Moraes et al. (1995)
T16189C	MT－DLOOP	同质性	2 型糖尿病	Poulton et al. (1998)

*表示该位点是已明确的与糖尿病相关的突变位点

(2)线粒体糖尿病的分子检验：除了传统的临床症状、生化等方面的检测指标以外，还有很多分子生物学的方法检测线粒体糖尿病，如 PCR－DHPLC、PCR－RFLP、DNA 测序、实时荧光定量 PCR 和基因芯片等。目前公认的与糖尿病相关的线粒体突变位点是 tRNA$^{Leu(UUR)}$ A3243G，其检测方法可参见"MELAS"部分对于 A3243G 突变位点的检测。

（蒋晓钦）

第五节　肿瘤的分子生物学检验技术

　　肿瘤是危害人类健康的一大杀手。从世界范围看,非洲、亚洲和中南美洲的发展中国家癌症发病形势最为严峻。由于我国人口基数庞大,人口逐渐老龄化,以及吸烟、感染、环境污染等问题突出,更加剧了我国在恶性肿瘤预防、诊断及治疗面临的挑战。自 20 世纪 50 年代以来,随着分子生物学的发展,肿瘤分子生物学成为肿瘤学基础研究领域最活跃的学科,极大地促进了人们对肿瘤的发生发展及转归机制的认识和了解。肿瘤基础研究的深入也为肿瘤的早期诊断开辟了新的思路,极大地推动了肿瘤分子生物学检验的发展,使肿瘤的分子生物学检验受到人们的高度关注并被广泛应用于肿瘤的临床诊治工作中。

　　目前,肿瘤的分子生物学检验在临床上除了用于肿瘤的早期诊断,还在肿瘤易感性筛查、肿瘤分型、侵袭转移、预后判断和靶向治疗等方面有重要作用。本章就肿瘤的分子生物学相关概念和在肿瘤诊疗中的应用进行介绍,重点关注肿瘤的分子生物学检验方面的成果。

一、肿瘤的分子生物学检验策略

　　目前临床上多采用免疫的方法检测肿瘤标志物,由于分子生物学技术自身的优势及检测成本的逐渐降低,分子生物学检验势必取代目前临床常用的免疫学方法成为肿瘤标志物检测的常用方法。肿瘤分子生物学检验就是利用分子生物学原理和技术建立的肿瘤诊断方法,其核心为基于核酸和蛋白质的分子生物学检验技术,通过检测与肿瘤发生发展相关的生物大分子以及大分子体系的存在、结构或表达调控等改变,为肿瘤的预测、诊断、治疗、预后及转归提供分子水平上的诊断信息。由于肿瘤是一类多因素影响、多基因相关、多阶段发展而导致的疾病,肿瘤分子生物学检验的含义不同于感染性疾病及单基因遗传病的分子生物学检验,主要表现在虽然检测对象(肿瘤标志物)众多,但大多数标志物是肿瘤相关性指标,而非特异性指标。因此,在肿瘤的分子生物学检验中要根据不同的诊断目的、不同的肿瘤类型以及不同的检测对象采取不同的诊断策略与方法。

　　(一)肿瘤的分子生物学检验内容

　　1.检测肿瘤相关基因　肿瘤相关基因指与肿瘤的发生和发展密切相关的基因,主要包括癌基因、抑癌基因、肿瘤转移相关基因等,也包括 DNA 甲基化、端粒酶、miRNA 及循环 DNA等。选择检测靶点时,应注意选择与特定肿瘤相关性高的靶基因,靶基因应在拟诊癌症中具有较高的突变频率,且存在突变热点。

　　2.检测肿瘤相关病毒的基因　长期以来,病毒与恶性肿瘤发病的关系一直受到人们的高度关注。尽管病毒与人类恶性肿瘤的关系仍未完全阐明,但有证据表明病毒的感染确实能导致人类某些恶性肿瘤的形成,同时也发现病毒基因在哺乳动物基因组内的表达是启动细胞恶性转化的关键事件。与肿瘤有关的病毒分为致瘤性 DNA 病毒和致瘤性 RNA 病毒两类。目前确认与人类肿瘤发生有关的病毒有 6 个,它们分别是:①致瘤性 DNA 病毒:HPV、HBV、EBV 和 HHV-8;②致瘤性 RNA 病毒:人类 T 细胞白血病/淋巴瘤病毒 1(human T-cell leukemia/lymphoma virus 1,HTLV-1)和 HCV。这些肿瘤病毒感染 15%~20% 的人类肿瘤发生有关,现已成为继吸烟之后人类第二位高危致癌因素。检测这些肿瘤相关病毒的基因,可以为某些肿瘤的诊断提供重要线索。

3.检测肿瘤标志物基因或 mRNA　肿瘤标志物(tumor marker,TM)一般是指特征性存在于恶性肿瘤细胞,或由恶性肿瘤细胞异常产生,或是宿主对肿瘤反应而产生的物质。这些物质存在于肿瘤细胞和组织中,也可进入血液和其他体液,当肿瘤发生发展时,这些物质明显异常,其在细胞中表达水平的高低或在体液中的含量能反映恶性肿瘤的发生发展以及对治疗的反应。

(二)肿瘤的分子生物学检验技术

在肿瘤的分子生物学检验方法的选择方面,要注意以下两点:①标本来源选择:选择容易获得的临床样本,无创或微创方法获取样本,如可能含有微量癌细胞的机体排泄物、机体分泌物、器官外分泌液、血液、穿刺细胞或微量活检组织等。②分析方法选择:应选择敏感性高、特异性强,适合相应样品的检测方法。随着人类基因组计划完成,越来越多的基因组、蛋白组信息被用于临床诊断,承担这些信息分析的各种分子生物技术也不断涌现。目前,检测 DNA 和 RNA 的基本、主流技术仍然是分子杂交、PCR 和基因测序;分析测定蛋白质的主要手段也仍然是 Western blot、免疫分析和质谱法。

近来,新的分子生物学检验技术层出不穷:在原有技术基础上衍生、组合或联合而形成的新分析方法也大大提高了分子生物学检验的特异性、敏感性和准确性。有以下几个方面的进展尤其值得关注:①基因扩增反应在芯片上得以实现。SNPs 芯片、突变分析芯片、差异表达芯片、比较基因组杂交芯片等多种高密度微阵列芯片,正在被用来发现与肿瘤相关的生物标志物,并用于临床对肿瘤诊断和治疗指导。个体化用药将借助芯片技术实现由候选基因向全基因组研究的飞跃,集成各项功能的芯片实验室也即将步入产业化阶段。②测序技术在肿瘤基因诊断,尤其是在肿瘤分子分型、个体化治疗方案选择中发挥着日益重要的作用。随着测序技术的进步,在未来 2～3 年内,仅百万美元即可测定全基因组的目标将有希望实现,测序将可能成为临床实验室分析肿瘤基因组变化的常规技术。③分子病理学在肿瘤研究领域的重要作用日益突出。近年来在临床得以普遍应用的有:乳腺癌 HER2 基因的扩增检查;肺癌、结直肠癌 EGFR 和 K—ras 基因的突变检测;腹腔胃肠道间质瘤 C—kit 基因的检测等。随着肿瘤研究的拓展和深入,以基因诊断为主导的分子病理分型将成为指导临床个体化治疗的重要手段。④分子显像技术的应用为肿瘤诊断提供了新的方法。该技术结合放射核素标记及小分子多肽示踪,在细胞、基因和分子水平上实现了生物体内部无创、实时、动态的在体成像,利于对机体内肿瘤的早期发现和精确定位。⑤高通量表面增强激光解析电离飞行时间质谱技术是研究蛋白质组学功能变化的有效途径,其可通过分析一组与特定组织癌变相关的血清蛋白质获得"癌症指纹"信息,在多种肿瘤的早期诊断中显示出良好的应用前景。

二、肿瘤诊断的生物标志物

自从 1846 年 Henrey Bence—Jones 在多发性骨髓瘤患者中发现了最早的肿瘤标志物—本—周蛋白以来,160 多年的研究中,人们已经陆续发现了 100 多种肿瘤标志物。这些标志物各具有不同的生化性质或生理功能,分属于胚胎蛋白类和糖蛋白类、酶类、激素类、癌基因蛋白类等。由于上述主要为蛋白类标志物,且临床上所采用的检测手段主要为根据抗原—抗体设计的免疫分析方法,因而它们在临床免疫诊断学中得到了充分的讨论和研究。

近年来,随着分子生物学技术的不断进展,肿瘤生物标志物所囊括的种类也越来越多,除了癌基因、抑癌基因及其产物这一重要类别外,SNPs、基因组、转录组和蛋白质组等都被列入肿瘤生物标志物的范畴。这里着重介绍一些近年研究较为充分的与肿瘤发生、发展相关的可选生物标志物。

（一）肿瘤相关的染色体异常

染色体检查从概念上来讲应该属于细胞遗传学范畴，但近年发展的分子生物学检验技术，如荧光原位杂交技术、荧光定量 PCR 技术、多重连接探针扩增技术和微阵列比较基因组杂交技术等已经能很好地检测其异常。人体肿瘤除少数几种外，几乎都出现染色体的异常改变。癌症患者染色体异常的频率可达 80%～100%。而在内血病诊断中，染色体异常分析更是一项重要的诊断手段。

（二）肿瘤相关的基因异常

在恶性肿瘤演化进程中，常常积累了一系列的基因突变，包括原癌基因、肿瘤抑制基因、细胞周期调节基因（cell cycle regulator genes）、细胞凋亡基因（cell apoptosis genes）及维持细胞基因组稳定性基因等。这些基因都有可能被选作为肿瘤诊断的生物标志物。

1. 原癌基因　原癌基因（proto－oncogene）是指普遍存在于人类或其他动物细胞基因组中的一类基因，其在生物进化过程中高度稳定，对细胞无害，而且在控制细胞生长和分化中起重要作用。在环境致癌因素作用下，原癌基因发生点突变、DNA 重排、启动子外源性插入等，被激活成活性形式的癌基因（oncogene），才引起细胞癌变。癌基因的名称一般用 3 个斜体小写字母表不，如 myc、ras、src 等。

癌基因首先发现于逆转录病毒中。1968 年，Duesberg 于 Rous 肉瘤病毒基因组中发现并证明其在细胞转化中起关键作用。以后在其他逆转录病毒中也相继发现能使细胞发生转化的基因。因为这些基因来自病毒，故被命名为病毒癌基因（virus oncogene，v－onc）。1972年，Varmus 和 Bishop 证明逆转录病毒中病毒癌基因来源于高等脊椎动物细胞的原癌基因，其不编码病毒结构成分，对病毒无复制作用，能使靶基因发生恶性转化，受到外界条件激活时可诱导肿瘤的发生。继发现病毒癌基因后，在正常细胞 DNA 中也发现了与病毒癌基因几乎完全相同的 DNA 序列，遂称细胞癌基因。它们在正常情况下以非激活的形式存在，故称原癌基因。

原癌基因的特点可概括如下：①广泛存在于生物界，从酵母到人的细胞普遍存在，是细胞生长必不可少的，属于"管家基因（house keeping gene）"；②在进化过程中，基因序列呈高度保守性；③其通过表达产物蛋白质来实现功能，对正常细胞不仅无害，而且是细胞发育、组织再生、创伤愈合等所必需；④在某些因素作用下，一旦被激活，发生数量上或结构上的变化时，就会形成能够致瘤的癌基因。目前所知的原癌基因激活机制包括：①点突变；②易位激活；③原癌基因扩增；④癌基因甲基化程度的降低。目前所发现的原癌基因已超过 100 种。

2. 抑癌基因　抑癌基因（anti－oncogene）又称肿瘤抑制基因（tumor suppressor genes，TSG），为一类可编码对肿瘤形成起阻抑作用蛋白质的基因，正常情况下抑制细胞增殖、促进细胞分化。关于抑癌基因的致癌作用机制目前所知甚少，总体上来讲，不同于癌基因的显性作用方式，抑癌基因呈隐性作用方式，即需要两个等位基因的功能丢失，使细胞丧失生长控制和负性调控功能，引起细胞的恶性转化。抑癌基因失活的方式大致可分为两类：①由于 DNA点突变或缺失，导致一个等位基因失活，如 Rb、p53、WT1 等；②由于 DNA 甲基化和组蛋白去乙酰化等表观遗传学机制抑制一个等位基因的表达，最终导致肿瘤的发生。

3. 细胞周期调节基因　在肿瘤的发生发展过程中，一系列参与细胞周期调节的基因异常在肿瘤发生发展以及预后中的作用逐渐被我们所认识。细胞周期是指正常连续分裂的细胞从前一次有丝分裂结束到下一次有丝分裂完成所经历的连续动态过程，也是多阶段、多因子参与的精确而有序的调控过程。细胞周期的特点有：①单向性：即细胞只能沿 G1→S→G2→M 方向推进，而不能逆行；②阶段性：细胞可因某种原因在某时相停滞下来，待生长条件好转后，细胞可重新活跃起来过渡到下一时相；③检查点：增殖细胞在分裂过程中，为了保证 DNA 复制和染色体分配质量，细胞内各时相交叉处存在检查点（checkpoints），只有通过检查点的检查，细胞才能进入下一个时相。

细胞周期运行的动力主要来自细胞周期蛋白依赖性激酶（cyclin dependent kinase，CDKs），它的活性受细胞周期蛋白（cyclin）和细胞周期蛋白依赖性激酶抑制剂（CDK inhibitor，CDKI）调控。这些调控方式相互制约，形成一个复杂的细胞周期分子调控网络。在周期调节中，任何自身调节基因的变化或外来因素影响都会导致细胞周期失控，甚至出现细胞无限制增殖，发展为肿瘤。

（1）细胞周期蛋白依赖性激酶：CDKs 是细胞周期运行的引擎。CDKs 属于丝/苏氨酸激酶家族，有 13 个成员，分别被命名为 CDK1～13。CDKs 作为细胞重要的信号传导分子，可参与细胞周期的不同阶段，促使细胞有序生长、增殖、休眠或凋亡。几乎所有肿瘤细胞都发现有各种各样的 CDKs 异常，如胃癌、乳腺癌、淋巴瘤、儿童髓母细胞瘤和头颈癌组织中有 CDK4 基因的扩增、突变或高表达，CDK2 突变引起的自身过度活化也发现与肿瘤发生密切相关。

（2）细胞周期蛋白：细胞周期蛋白与 CDKs 结合是细胞周期的正调控机制。目前已经在哺乳动物细胞中分离出 9 类主要细胞周期蛋白，连同亚类共 16 种。其中研究最多的是 CC-ND1 基因，定位于染色体 11q13，编码产物为细胞周期蛋白 D1（cyclin D1），其在细胞周期 G_1～S 期转换中具有重要的调节作用。cyclin D1 的过度表达在乳腺癌、胃癌、食管癌、非小细胞肺癌及喉鳞癌等多种恶性肿瘤中均有报道，且与临床预后不良相关。

（3）细胞周期蛋白依赖性激酶抑制剂：CDKs 活性除了受细胞周期蛋白的正向调节外，还受 CDKI 的负向调节，目前已鉴定有 7 个成员。由于 CDKI 在细胞周期中的调节作用及在人类肿瘤中的突变失活，它们被认为是一组重要的肿瘤抑制基因。

首个被确定的抑癌基因是 p21，其产物是一细胞周期负性调节因子，可和 p53 共同构成细胞周期 G_1 检查点。DNA 损伤后若不经过修复则无法通过该检查点，从而减少受损 DNA 的复制和积累，发挥抑癌作用。部分恶性肿瘤中 p21 蛋白表达水平明显降低，提示其可能与恶性肿瘤的发生或病变进展有关。

另一组成员 p16 和 p15 位于染色体 9p21 上，在许多人类肿瘤细胞株中该区带均有杂合性丧失和同合性缺失。p16 曾被命名为多种肿瘤抑制基因，与膀胱癌、黑色素瘤、食管鳞癌、胰腺癌、胶质母细胞瘤及间变性星型细胞瘤等相关。在多型性胶质细胞瘤、非小细胞肺癌及膀胱癌中也发现有 p16 和 p15 的同合性缺失，提示两种基因同时失效可能对致癌有协同作用。与 p16 同源的 p18 基因位于染色体 1p32，该区带在多种肿瘤，包括乳腺癌、胰腺癌、平滑肌肉瘤及神经母细胞瘤等中也有改变。

（4）细胞周期检查点：细胞周期的完成，不仅仅是细胞数量上的一分为二，还意味着质量上的忠实复制。细胞的忠实复制依赖于细胞周期检查点机制。另细胞周期进程中出现异常事件，如 DNA 损伤或 DNA 制受阻时，这类调节机制就被激活，及时地中断细胞周期的运行。待细胞修复或排除故障后，细胞周期才能恢复运转。

细胞周期检查点激酶1(check point kinase 1,Chk1)搔因定位于染色体11q24上,高度保守,其产物为蛋白质激酶,在 S 期、G_2/M 检查点上调控着细胞周期的进程。Chk1 的多态性或缺陷可增加基因的不稳定性,有助于具有突变表型的肿瘤细胞的形成和发展。

4.细胞凋亡相关基因　凋亡是机体在生长、发育过程中或受到有害刺激时清除多余的、衰老的或异常的细胞,以保持机体内环境稳定和维持正常生理活动的一种具有明显形态学特征的细胞主动死亡形式。

细胞凋亡是在基因的调控下进行的,其相关基因很多,大致可分为三组:①促细胞凋亡基因;②抑制细胞凋亡基因;③细胞凋亡过程中表达的基因。在恶性肿瘤发生过程中,不仅是细胞增殖失控和分化异常的结果,而且与凋亡的抑制密切相关。在恶性肿瘤发生过程中,凋亡相关基因的突变或表达异常可阻断凋亡,促使肿瘤发生。

5.维持细胞基因组稳定相关基因　近年来,维持细胞基因组稳定的基因在肿瘤领域受到了高度关注,主要涉及一系列 DNA 修复基因以及基因组不稳定性检测。

(1)DNA 修复基因:DNA 损伤修复的过程非常复杂,是与细胞周期的调节、DNA 复制和转录等生命过程紧密相关的。参与这一过程的基因称为 DNA 修复基因。其编码的蛋白质能修正 DNA 复制时所产生的错误,避免因修复失败导致一系列基因突变的累积。此外,核苷酸剪切修复(nucleotide excision repair,NER)、碱基切除修复(base excision repair,BER)的相关基因与肿瘤放、化疗的敏感性密切相关,可以帮助预测肿瘤对放、化疗的敏感性。

(2)基因组不稳定性:基因组不稳定性是肿瘤发生的重要原因之一,结直肠癌患者经常表现出很强的基因组不稳定性。基因组不稳定性有不同的起因,其中染色体不稳定性与微卫星染色体不稳定性备受瞩目。目前后者与癌症的关系已经得到证实,但是染色体不稳定性与癌症的直接关系在不同情况下有不同表现。癌症患者中非整倍体染色体的高频率出现,可以看作是基因组不稳定的一种特殊情况。

6.促进和抑制肿瘤转移的相关基因　肿瘤细胞的侵袭转移是一个复杂的生物学过程,涉及癌细胞从原发灶脱落、侵袭和穿透基底膜,降解细胞外基质和向远处转移定植等步骤。近年来的研究发现,有些基因产物有促进肿瘤转移的作用,而有些基因产物则有抑制肿瘤转移的作用,因此分别称之为转移相关基因(metastases—association genes)和转移抑制基因(metastasis suppressors)。值得注意的是,所谓转移基因和转移抑制基因是相对而言的。

7.肿瘤血管生成相关基因　肿瘤生长依赖于血管生成,促血管生成因子和抑制因子共同决定血管形成的过程。促血管生成因子研究最多的是血管内皮生长因子(vascular endothelial growth factor,VEGF)和促血管生成素(angiopoietin,Ang)家族,近年来研究发现,Notch 信号通路在血管发生中也扮演着重要的角色。血管形成抑制因子包括血小板反应蛋白1(thrombospondin—1,TSP—1)。研究发现,当 p53、H—ras 及 VHL 等基因发生改变时,将上调 VEGF、碱性纤维细胞生长因子(base Fiber cell growth factor,bFGF)表达,下调 TSP—1 表达,以此来促进肿瘤转移。临床上对肿瘤血管生成相关基因的监测有助于预测肿瘤转移、复发、判断预后等。

(三)肿瘤相关的单核苷酸多态性

肿瘤的发生发展有着重要的遗传学基础,其中单核苷酸多态性(SNPs)日益受到重视。目前研究主要集中在:①肿瘤相关基因的 SNPs,包括癌基因和抑癌基因、DNA 修复基因、代谢酶基因和免疫相关基因;②肿瘤药物/非药物治疗相关基因 SNPs,包括与遗传相关的基因

（包括药物靶体、靶基因合成、药物运输蛋白、药物代谢酶、DNA 修复酶、谷胱甘肽合成酶/某些辅基合成酶）和与环境相关的基因（包括细胞色素 P450 等药物代谢主要酶系及抑制剂）。另外，SNPs 还与肿瘤药物的疗效、药物代谢以及放射损伤等密切相关。

目前，有关肿瘤与基因 SNPs 关系的研究正广泛开展，主要面对的问题有：①由于研究条件的差异、研究对象的人种、地域、生活习惯的不同等使研究结果存在分歧；②怎样从数百万的 SNPs 中找到确有临床意义的 SNPs。对疾病发生和药物治疗有重大影响的 SNPs，估计只占数以百万计的 SNPs 的很小一部分。目前人们正在构建与肿瘤相关的 SNPs 数据库，同时采用生物信息学技术有效地分析基因分型与肿瘤相关的数据。随着 cDNA 微阵列和高通量 SNPs 筛选技术的应用，对 SNPs 的分析将在肿瘤诊断和个体化治疗中发挥其应有的作用。

（四）肿瘤相关的表观遗传异常

表观遗传学是指在基因组序列不变的情况下，可以决定基因表达与否并可稳定遗传下去的调控密码。其主要包括 DNA 甲基化、染色质修饰和 microRNA 的调控。大量研究结果显示，肿瘤的形成是基因突变的结果，这其中也包括表观遗传学改变。癌变过程中的表观遗传学改变，同样可以引起原癌基因的激活和抑癌基因的失活，对肿瘤的发生、发展和转移起重要作用。

肿瘤细胞表观遗传学异常的分子机制主要有：①基因组印记丢失：哺乳动物某些组织和细胞中，控制某一表型的一对等位基因由于亲缘不同而呈差异性表达，即机体只表达来自亲本一方的等位基因，而与其自身性别无关，这种现象称为基因组印记（genomic imprinting）。这是哺乳动物在长期进化过程中形成的自我监护机制，基因组印记的丢失被认为与肿瘤的易感性有关。例如，正常情况下，胰岛素样生长因子－2（Insulin－like growth factor－2，IGF－2）基因只表达源自父亲的等位基因，母源等位基因被印记。研究发现，IGF－2 的印记丢失会增加患结直肠癌风险。②DNA 甲基化：肿瘤细胞 DNA 甲基化改变是肿瘤细胞遗传物质改变的另一种形式。其包括整体基因组的低甲基化和启动子的高甲基化。目前备受关注的是启动子区域 CpG 岛高甲基化所致的抑癌基因转录沉默，这很可能是肿瘤性增生的最初表现。③组蛋白修饰与染色质重塑：在细胞生命活动的选择性基因沉默或基因表达过程中，染色质中的基因组 DNA 序列一般不发生改变，但细胞核内的染色质解耦可以发生高度动态变化，使一些特定基因组区域的转录活性呈现相应的改变，这种染色质重塑可激活基因，也可以沉默基因。核小体中组蛋白以及组蛋白的修饰，对维持基因表达模式和染色体正常的结构功能有重要作用，外界任何微小变化都会对细胞表型和转录模式产生巨大影响。

（五）肿瘤相关的 miRNA

在肿瘤疾病中，正常组织和肿瘤组织中的 miRNA 可能具有不同的表达模式，这在肝癌、肺癌、肠癌、卵巢癌和白血病等多种恶性肿瘤中已得到了证实。这些特点使得 miRNA 有可能成为肿瘤诊断新的生物学标志和治疗药物作用的靶标。miRNA 突变或者异位表达可能起到癌基因的作用，也可起到肿瘤抑制基因的作用。

目前，研究者们正在致力于许多肿瘤 miRNA 表达谱特征库的构建，可以预料其将对肿瘤的诊断和治疗起重要作用。此外，借助 miRNA 的特征可以成功地对一些组织学上难以诊断的肿瘤进行分类，miRNA 表达谱可能为临床上确定个体化治疗方案提供强有力的工具。

三、肿瘤分子生物学检验的临床应用

肿瘤分子生物学检验在临床研究中已经显示出强大的生命力。凭借分子生物学检验的技术优势和巨大潜能,极大地推动了在更深层次上揭示肿瘤本质、指导临床诊断和治疗工作。这里介绍几个目前临床应用的热点领域。

（一）肺癌

1.肺癌的分子遗传特征　肺癌是目前全世界发病率最高的恶性肿瘤之一,在男性癌症患者中位居首位。随着全球大气的改变和吸烟人群扩增,肺癌的发生率也逐年上升,所以长时间以来科学家们将肺癌的发生归结为环境的变化和吸烟。但随着研究的深入,其遗传易感性也越来越受到人们重视。研究表明,吸烟者中只有 $10\%\sim15\%$ 发生肺癌,而 $10\%\sim15\%$ 的肺癌患者并不吸烟。目前对肺癌遗传易感性的研究主要集中在代谢酶的基因多态性、对诱变剂的敏感性和 DNA 修复能力及某些基因的突变或缺失等领域。

对于多数致癌物来说,无论是外源性还是内源性,在体内都需要生物转化激活或解毒。因此,在此过程中涉及的酶的遗传多态性在决定人群和(或)个体的肺癌易感性方面起到了决定性作用。目前关于遗传学改变与烟草致癌物易感性关系的研究主要集中在细胞色素 P450 家族、GST 家族和 NAT 家族这三类代谢酶基因。

（1）P450：具有广泛作用底物的一个酶类,在致癌化合物代谢方面起着重要的作用。绝大多数化学致癌物包括内源性和外源性都需经过 P450 的生物转化激活。细胞色素 P450（CYP）超家族有多个亚家族,在肺癌中研究最多的是 CYP1A1 这个多态位点,CYP1A1 与致癌物苯并吡的代谢有关,决定了其遗传多态性与个体对肺癌的易感性有着密切关系。早在 20世纪 70 年代就已经确定 CYP1A1 酶活性的高诱导与肺癌发病率具有相关性。目前报道的几个 CYP1A1 基因多态性中第一个得到确认的也是研究最为透彻的是其 DNA 序列上 3801 位的 T 转变为 C,即 MSPI 位点,但是 CYP1A1 MSPI 多态性在肺癌中的作用机制一直没有研究清楚。CYP1A1 另外一个多态位点是 CYP1A1 基因 7 号外显子 4889 位的 A 变为 G,从而使 CYP1A1 蛋白靠近血红蛋白结合域的第 462 位氨基酸残基从 Ile 变为 Val。同时大量研究表明,CYP1A1 多态性和其他易感基因多态性如谷胱甘肽、S—转移酶—1、GSTM1 的共同作用可以使肺癌患病率增加。

（2）谷胱甘肽转移酶同工酶：谷胱甘肽转移酶（GST）同工酶是一类具有多种生理功能的二聚体蛋白,属于 Ⅱ 相代谢酶类。GST 可以催化谷胱甘肽与多种致癌物的亲电子和疏水化合物间的反应,通过 GSTM 和 GSTP 苯并芘二醇氧化可以使致癌物失活。GSTM1 含有 3 个等位基因：GSTM1A、GSTM1B 和 GSTM1 缺陷型/空白型（GSTM1null）,其中空白型不表达 GSTM1,不具备解毒功能,因此空白型与肺癌发病风险密切相关。特别是在暴露于环境烟草烟尘中的不吸烟者中,携带 GSTM1 纯合缺陷基因型的个体与杂合或者纯合野生型 GSTM1基因的个体相比,其患肺癌的风险显著升高。对 GST 家族其他同工酶多态性的研究表明,携带 GST P1＊B/＊B 基因型的个体患肺癌的风险相对携带 GST P1＊A 等位基因的基因型个体增加了 2 倍,并且主要与小细胞肺癌相关。

（3）NAT2 基因：进入人体的致癌物需要通过酶灭活减轻致癌物的毒性,在芳香、杂环胺和肼类中,N—乙酰基转移酶 2（NAT2）基因编码的 Ⅱ 相外源性代谢酶通过 N—乙酰化和 O—乙酰化代谢对致癌物的灭活起着非常重要的作用。NAT2 基因多态性主要存在 7 个突变位

点,某些位点突变引起的 NAT2 乙酰化状态的改变可以降低其酶的活性,这将导致机体解毒效率的降低和患癌症风险的增加。到目前为止已确定的人类 36 个 NAT2 基因变异体中,NAT2 * 4 是最常见的等位基因,其与快速乙酰化相关。NAT2 等位基因的分布有较大种族和地域间差异,是否与肺癌相关目前尚有分歧。早期研究认为,NAT2 表型与肺癌的发生无关或影响很小,但表型研究只是对乙酰化活性进行检测,随着分子生物学技术在临床上的应用,人们发现具有 NAT2 快速乙酰化的吸烟者与肺癌的易感性有相关性。

(4)其他代谢酶类:髓过氧化物酶(MPO)是一种存在于巨噬细胞和中性粒细胞中的代谢酶,属于 I 类代谢酶,与羟基基团的形成和吸烟有关的许多前致癌物包括苯并芘的激活有关。微粒体环氧化物水解酶(mEH)也是一个代谢相关酶,与苯并(a)芘生物转化有关。国内研究报道表明,mEH * 2 多态性可能是与吸烟有关的中国肺癌的风险因子。

(5)甲基化与肺癌:大量研究表明,许多基因如抑癌基因失活或表达降低与其 NDA 启动子区 CpG 岛过度甲基化有关。现已确定在肺癌中有 9 个基因有异常的甲基化表现。

2.肺癌的分子生物学检验　一直以来,肺癌的诊断主要依靠影像学和组织病理学。虽然影像学和细胞学用于肺癌早期的检测具有一定灵敏性,但对降低肺癌患者死亡率的作用并不大。而发展特异性分子标志作为影像技术的补充可能会降低肺癌患者的病死率。分子生物学检验的优势不仅在于早期诊断,而且可以对肺癌患者的预后作出评估,也可以通过筛查特异性指标来指导靶向治疗,还可以较早的发现微小转移的癌灶。

(1)EGFR 基因检测:原癌基因表皮生长因子受体(epider—mal growth factor receptor,EGFR)在大多数 NSCLC 中过表达。EGFR 是表皮生长因子(epidermal growth factor,EGF)相关酪氨酸受体家族的成员,通过与配体的结合,受体同源和异源二聚体化,从而激活受体内源性的酪氨酸激酶,并引发下游信号级联反应,主要包括 Ras—Raf—MAP 激酶信号通路、PI3K—Akt 信号通路和 STAT 通路。这些信号通路对细胞的增殖、分化、迁移和血管生成有很强的刺激效应。目前已知大部分 NSCLC 均存在 EGFR 过表达,其中鳞癌表达率为 85%,腺癌和大细胞癌表达率为 65%,而小细胞癌的表达率较少。有研究表明,当检测出 EGFR 基因的 T790M 与 20—Ins 位点发生突变后,EGFR—TKIs 疗效不佳。还发现 MET 基因扩增与耐药有关。EGFR 蛋白过度表达在 NSCLC 患者中非常普遍(40%~80%),且与侵袭性和预后不良有关。EGFR 蛋白水平和 EGFR—TKIs 敏感性的关系是研究的热点,正相关和负相关都曾经有报道,矛盾结论的来源可能归咎于用于 EGFR 蛋白的定量方法学(IHC)不同,包括不同的实验室使用不同的抗体、打分标准及操作过程。EGFR 蛋白通常与 EGFR 基因的拷贝相关。所以 FISH 和 IHC 双阳性患者(约 23%)可能从 EGFR—TKIs 治疗中获益。

(2)K—ras 基因检测:ras 基因特别是 K—ras,与肺癌的发生及预后有关。有 20%~30% 的 NSCLC 患者存在 K—ras 基因突变。80%~90% 的突变是由第 12 密码子 G→T 引起的,导致 K—ras 蛋白组成性活化。K—ras 基因突变会导致肺癌患者对 EGFR—TKIs 产生耐药,对其突变的检测可辅助临床医生筛选受益于 EGFR—TKIs 的非小细胞肺癌患者。NCCN《非小细胞肺癌临床实践指南》(V2.2011)明确指出:当 K—ras 基因发生突变时,不建议使用 EGFR—TKIs 靶向治疗药物。

(3)甲状腺转录因子 1:甲状腺转录因子 1(TTF—1)是一种分子量为 38~40kD 的核蛋白,在胎儿肺组织和成人 II 型肺泡上皮中存在,而在 I 型肺泡上皮中不表达。TTF—1 的阳性表达是肺腺癌特异的免疫组化诊断标志物,有助于转移性腺癌和原发性肺腺癌的鉴别。此外，TTF-1表达阴性的患者罕见EGFR基因突变，这也意味着肺癌族中TTF-1高表达可能是预测肺癌EGFR基因突变的一个良好的免疫组化指标，可以推测TTF-1高表达则EGFR突变率高，可能是肺癌患者服用EGFR-TKI类药物的优势人群特征之一。TTF-1和NKX2-8基因共活化的肺癌细胞株显示对以顺铂为主的NSCLC标准治疗耐药。目前对TTF-1与肺癌预后之间的关系无明确结果。

(4)癌胚抗原：癌胚抗原(CEA)是表达于胎儿上皮细胞的一种糖蛋白，分子量为180kD。其在成人结肠正常黏膜上皮和其他组织中也有极低的表达，在胃肠道腺癌(包括胰腺癌)、肺腺癌和甲状腺髓样癌中高表达，其主要用于检测上皮性肿瘤，尤其是腺上皮来源的腺癌。CEA水平在肺腺癌中升高最为明显，表明CEA在鉴别肺部的良、恶性肿瘤及其组织学分型中具有重要的作用。CEA可作为肺癌患者胸腔积液检测的最佳肿瘤标志物。

(5)神经元特异性烯醇化酶：神经元特异性烯醇化酶(NSE)是烯醇化酶的一种同工酶，以多种二聚体的形式存在，特异地定位于神经元及神经内分泌细胞内。其在肺癌组织中含量较正常肺组织中高很多，当这些肿瘤细胞解体时，NSE即释放入血。小细胞肺癌属神经源性肿瘤，免疫组化和放免研究显示，小细胞肺癌患者NSE阳性率为60%～80%，非小细胞肺癌患者阳性率小于20%。NSE有助于小细胞肺癌的诊断以及其与非小细胞肺癌的鉴别诊断。NSE用作肺癌(尤其是小细胞肺癌)的监测、疗效判定等的指标，其价值还是值得认可的。

3.肺癌的远处转移的分子标志物　肺癌的远处转移也是一个影响患者预后的重要因素。据报道，小细胞肺癌(SCLC)在确诊时有50%～70%的患者已经出现远处转移，失去外科治疗的机会。虽然Ⅰ、Ⅱ期和部分Ⅲ期非小细胞肺癌(NSCLC)患者在确诊时有外科治疗指征，但术后5年生存率仅有50%～70%(Ⅰ、Ⅱ期)和20%～30%(Ⅲ期)。大部分患者在原发肿瘤切除后出现肿瘤复发，而肿瘤复发首先表现为癌细胞的转移。围绕肺癌的远处转移，科学家们也研究出多种不同的分子标记物。

(1)细胞角蛋白家族：细胞角蛋白(cytokeratin，CK)来源于上皮组织，是真核细胞的细胞骨架中间丝蛋白中最为复杂的一类。现在已知CK家族由20个成员组成，即CK1～CK20。CK一般在上皮组织中成对表达，特异性强。CK的阳性表达已经成为上皮细胞及其肿瘤细胞较为敏感和特异的标记。在单层上皮中所有分泌上皮(腺上皮)均表达CK8和CK18，多数细胞还表达CK19。因此在肺癌研究中常以CK8、CK18和CK19作为特异分子标记，其中CK19是近年来被应用较多的一种TM，被认为在NSCLC尤其是鳞癌中有高灵敏度和特异性，但对腺癌的诊断价值方面尚存在着争议。

(2)组织多肽抗原：组织多肽抗原(tissue polypeptide antigen，TPA)是一种不含糖脂的蛋白质，即单链多肽。TPA在细胞周期的S和M期合成，当细胞处于增殖分化时其浓度较高。Buccheri等人检测了104例NSCLC患者周围循环中的TPA，发现TPA的阳性表达与患者的淋巴结转移有一定相关性。多个小组的研究表明，TPA是肺癌患者疗效和预后的判断指标，连续检测TPA对监测肺癌的播散和肿瘤复发有较好的参考价值。

(3)上皮特异性抗原：上皮特异性抗原(epithelial specific antigen，EPA)是上皮组织特异表达的蛋白质，位于细胞膜或胞浆中。某些EPA可以作为肺癌微转移的分子标记，如Ber-EP4抗原。Ber-EP4是一种多肽糖，位于细胞表面。有报道称，在NSCLC患者原发肿瘤中，Ber-Ep4的表达率高达99%，常规HE染色发现在淋巴结转移的肺癌患者中，Ber-Ep4的检出率为15.2%。

（二）乳腺癌

1.乳腺癌的分子遗传特征　乳腺癌的发生可分为遗传性和散发性两大类。1990年,Hall等人首先发现家族性乳腺癌与17号染色体长臂上的一个位点相关。1994年、1995年先后发现与乳腺癌高度相关的乳腺癌易感基因BRCA1和BRCA2。目前发现与乳腺癌的发生发展紧密联系的基因有BRAC1、BRAC2、TP53、c—erbB2、c—Myc、P53、Bcl—2、BAX、iASPP、ATM、MDM—2以及PTEN等。此外,还有一些与乳腺癌相关的低频基因,如AR、HNPCC和雌二醇受体基因。目前有5%～10%的乳腺癌患者涉及至少一种以上遗传易感基因的改变。

（1）BRCA基因:BRCA基因属于肿瘤抑制基因,分为BRCA1和BRCA2两种。大部分遗传性乳腺癌和少量散发性乳腺癌的发生与BRCA基因的结构和功能异常密切相关。正常情况下,在细胞周期S期和G_2期中,BRCA1、BRCA2与Rad51（RNA聚合酶Ⅱ的组成部分）分布于细胞核周边组成复合体,共同参与受损DNA的修复。

1）BRCA1基因:是首个被证实和克隆的乳腺癌易感基因。BRCA1基因的突变使高危家族人群患乳腺癌的危险性比一般人高8～10倍。在遗传性乳腺癌家族中,BRCA1突变率达40%～50%;而在遗传性乳腺癌合并卵巢癌家族中,突变率几乎为100%。野生型BRCA1基因编码蛋白在细胞周期调控、DNA损伤修复以及诱导肿瘤细胞凋亡方面具有重要作用。近年尚发现对乳腺上皮细胞具有诱导分化作用。当BRCA/发生突变时,其抑癌作用丧失,且突变的BRCA1还可能通过阻断野生型BRCA1的正常生理功能而增加肿瘤的发生。

BRCA1基因突变以移码突变或无义突变最多,突变导致终止密码子的出现,从而出现截短蛋白。目前也发现较少的错义突变,多数位于C—末端或N—末端,引起BRCA重复序列或锌指功能域的破坏,这些结构的突变对于BRCA1基因的肿瘤抑制活性是重要的,而其他突变的意义尚不清楚,这可能代表了基因多态性改变。有研究表明,BRCA1基因的突变可发生在整个基因的任何位置,但以外显子11（48.5%）、2（18.6%）、20（9.2%）、5（8.2%）、18（31%）和21（3.1%）多见。

2）BRCA2基因:早期发生乳腺癌家族中BRCA2基因的突变率约为35%。此外,胰腺癌、输卵管癌、喉癌、子宫癌、男性乳腺癌及成人白血病等中也可见BRCA2基因突变的报道。由于突变与肿瘤的相关性不同于因此,目前认为携带突变者可能具有不同的遗传背景。BRCA2的确切功能尚未完全清楚,有人认为BRCA2能够与断裂的DNA结合,通过同源重组过程进行DNA双链断裂的修复。一旦BRCA2失去修复DNA损伤的功能,就会破坏染色体的稳定性,诱发肿瘤。

（2）c—erb B—2/HER2基因:c—erb B—2/HER2基因定位于人染色体17q21,编码蛋白为具有跨膜酪氨酸激酶活性的生长因子受体（HER2受体）,主要调控细胞增生、转化以及凋亡。当接受细胞外信号刺激后,其参与诱导细胞内瀑布式反应,激活下游靶基因,促进丝分裂。当其持续高表达时,细胞生长极易处于失控状态,诱发肿瘤。

（3）ATM基因:ATM是继BRCA1/2以后发现的与乳腺癌有较高相关性的基因,定位于人染色体11q22—q23。ATM基因的主要功能区为C—末端的磷脂酰肌醇3激酶（PI3K）,属于肿瘤抑制性基因,可参与细胞周期调控、DNA损伤的识别和修复。正常情况下,ATM仅在乳腺导管上皮细胞中表达,肌上皮细胞不表达。肿瘤细胞中ATM蛋白表达水平明显降低。

（4）c—myc基因:c—myc基因属于序列特异性转录因子家族。许多含共有识别序列的启动子都可被 c—myc 活化,比如 p53、ECA39、cdc25 等,活化的靶基因在细胞增殖和(或)凋亡中发挥着重要作用。有人认为 c—myc 基因扩增可以作为早期乳腺癌独立的预后指标,然而仅有 c—myc 过表达却不是肿瘤生成的充足条件。因此,c—myc 基因在乳腺癌诊断中的意义有待进一步深入研究。

(5)p53 基因:p53 基因是研究得比较充分的抑癌基因,编码蛋白为转录因子 p53 蛋白,与调控细胞生长周期、调节细胞转化、DNA 复制及诱导细胞凋亡有关。目前对的研究主要集中在其与其他基因共同作为乳腺癌诊断及预后的判断标志,其中主要包括 Bcl—2、c—erb B—2/HER2 以及 Ki67 等。事实上调节的基因多达几百个,通过各种新的研究手段,特别是基因芯片和生物信息学技术,对与其他基因之间相互作用的发现,将进一步加深对其在乳腺癌中作用的理解和临床应用。

2.乳腺癌的分子生物学检验 长期以来,乳腺癌的诊断一直依赖于组织形态、免疫组织化学染色或单一基因的不同表现。近年发现,组织病理学上类同的乳腺癌,其自然发展史、生物学行为、对治疗的反应性及预后情况等均可能有所不同。随着分子生物学技术与临床的结合日趋紧密,乳腺癌的研究已经从细胞水平进入了分子水平领域,尤其是乳腺癌中越来越多的分子缺陷被揭示,乳腺癌分子靶向治疗应用的不断广泛,依赖分子生物学、分子流行病学和分子病理学的诊断,已经逐步成为乳腺癌诊断、分子特征分析的重要内容。

(1)c—erb B—2/HER2 基因的检测:c—erb B—2/HER2 癌基因是乳腺细胞中较常见、易激活的原癌基因,其扩增或过度表达仅限于癌细胞,而不出现在正常乳腺上皮细胞。目前的研究表明,HER2 基因在乳腺癌的早期表达较高,因此其可作为乳腺癌早期诊断的参考依据。临床上 c—erb B—2/HER2 基因高表达的乳腺癌患者,往往生存率低、恶性程度高、进展迅速、易转移、化疗缓解期短、对三苯氧胺和细胞毒性化疗药耐药,对大剂量蒽环类、紫杉类药物疗效较好。

目前已经有靶向 HER2 的肿瘤药物问世,HER2 已经作为指导乳腺癌个体化治疗的重要分子生物学标志,在治疗方案制订及预测治疗效果等方面发挥着重要的诊断价值。近年更有结合 HER2 和 ER、PR 等生物学标志对乳腺癌进行分子分型(表型),为个体化治疗奠定了基础。

(2)雌激素受体和孕激素受体的检测:正常乳腺细胞存在雌激素受体(ER)和孕激素受体(PR)的表达,雌激素和孕激素可通过它们参与调控细胞功能。当细胞恶变时,肿瘤细胞可以部分或全部表达正常的受体系统,细胞的生长仍然依赖原有的激素环境调节,即为激素依赖性肿瘤,临床上称为 ER 阳性乳腺癌。对于这类乳腺癌患者,雌激素受体调节剂可以提高生存率,减低年复发率。反之,则为 ER 阴性乳腺癌,癌变过程中受体系统保留很少或完全丧失,生长将不受激素的调控。PR 的形成受 ER 的控制和调节,故 PR 阳性的乳腺癌,ER 也多为阳性。ER、PR 与乳腺癌患者内分泌治疗的选择、预后密切相关,阻断激素的作用可以达到治疗 ER 及 PR 阳性肿瘤的目的。因此,对 ER、PR 的检测具有重要的临床价值。其测定可采用多种技术进行,如细胞学、生物化学、免疫学与分子生物学技术,目前临床常采用的是免疫组织化学的方法。

(3)BRCA 基因的检测:直接 DNA 序列测定是对 BRCA 基因突变的检测最常用的方法。近年的技术发展还包括:变性高效液相色谱法、单链构象多态性分析、变性梯度凝胶电泳、异源双链分析、荧光标记的错配分析以及蛋白截短分析等。BRCA 基因发生突变的肿瘤细胞对聚腺苷二磷酸－核糖聚合酶抑制剂(poly－ADP－ribose polymerase inhibitors,PARPi)敏感性很高。这将对目前临床上以 ER、PR 以及 Her－2 阴性为特征的三阴乳腺癌的治疗带来很大的帮助。2013 年,已经有四种 PARPi 进入Ⅲ期临床试验。相信在不久的将来,PRAPi 将成为新一代重要的乳腺癌治疗药物。

(4)PS2 基因的检测:PS2 是一种雌激素诱导蛋白,其基因在雌激素的诱发和控制下才能转录。PS2 对判断乳腺癌的预后和指导内分泌治疗有一定的价值。PS2 阳性乳腺癌患者预后较好,复发率及死亡率均较低,且内分泌治疗有效。

(5)Ki67 基因的检测:Ki67 是一种细胞增殖标志物,可作为评价疾病进展的生物标志。对于 Ki67 是否能帮助预测治疗疗效问题上看法不一,1/3 的专家认为 Ki67 可以作为乳腺癌患者内分泌治疗,尤其是芳香化酶抑制剂(AI)的敏感指标;而有 2/3 的专家持不同意见。也有人认为,K167 可以作为化疗的敏感指标,即使是对内分泌治疗有高反应的患者。

(6)乳腺癌复发基因的检测:近年来对乳腺癌复发基因的检测,应用 DNA 微阵列技术和多基因 RT－PCR 定量技术来预测乳腺癌的复发转移风险及治疗反应,取得了一定的突破。根据筛查基因数目,陆续有 2－基因法、20－基因法、50－基因法、70－基因法、76－基因法、97－基因法等乳腺癌复发基因检测方法问世,其中有两个已经商品化。当然,目前的检测方法还存在可重复性、肿瘤标本取材、统计学分析以及检测结果核查标准化等问题。

1)70 基因检测方法:在荷兰癌症研究所 Buenode Mesquita 等人进行的一项前瞻性研究中,评价了 70 个基因对淋巴结转移阴性乳腺癌患者预后的预测作用及对辅助治疗决策的影响。目前对 70 基因判断是否优于临床病理预后指标尚有待进一步验证。

2)21 基因检测方法:对 250 个与乳腺癌复发相关的候选基因中筛选出的 21 个基因进行判断,其中包括影响肿瘤侵袭、生长及对雌激素敏感的 16 个基因,以及 5 个"管家基因"作为内参照。根据这些基因的表达,以 0～100 的评分计算复发危险:<18 分为复发低危;18～21 分为复发中危;>31 分为复发高危。研究发现,多数 HER2 阳性者具有高复发风险评分,而低风险患者可以避免采用辅助性化疗。OncotypeDx 的有效性及准确性已在各种临床研究中得到了证实,2008 年《美国国立综合癌症网络(NCCN)乳腺癌临床实践指南》推荐作为复发判断方案。

总之,乳腺癌分子生物学检测的意义在于:①筛选易感人群:乳腺癌 4%～5% 具有遗传性,年龄≤30 岁的乳腺癌患者,20%～30% 有 BRCA1、BRCA2 和 TP53 突变,预后很差。分子生物学检验有助于检测出这部分患者并给予相应的干预措施;②反映肿瘤的生物学行为;③预测乳腺癌复发、转移的风险;④筛选适合内分泌、化疗及靶向治疗的患者。诚然,目前基于分子分型的个体化治疗尚不够成熟,还有约 10% 的肿瘤不能分型。基因分型的重复性也有待提高,有关预测复发的基因芯片的诊断价值及可靠性尚需要更多的研究结果支持,且其费用毕竟昂贵,操作中影响因素较多,常规应用还有一定的困难。

(三)白血病

白血病的分子生物学检验已较早进入临床常规诊断,其在临床诊断、治疗方案选择、预后判断、发现微小残留病变以及探索发病原因等方面正发挥着越来越重要的作用,尤其是在白血病分型方面。20 世纪 90 年代,人们在细胞形态学基础上,辅以细胞化学、免疫表型以及染色体核型(MIC)分析,使分型准确性提高到 90% 以上;近年来,随着分子生物学检验技术的介入(MICM),使得白血病的分型诊断更能准确地反映白血病疾病本质、发病机制,并有效地指导了临床治疗方案的制订和预后判断。

1. 白血病的分子遗传特征 白血病的发生主要是由于造血细胞增殖过度、分化阻滞、凋亡障碍所致,在此过程中常伴有特异的染色体异常和基因改变。97%的 AML 和 90%的急性淋巴细胞白血病(ALL)均存在非随机性染色体畸变。这些与发生机制相关的基因突变、重排及各种融合基因形成,成为白血病可靠的分子标志。

(1)白血病相关基因突变

1)C−KIT 基因突变:C−KIT 是一个原癌基因,定位于染色体 4q11−12,编码蛋白 C−KIT 受体属Ⅲ型受体酪氨酸激酶家族成员,其配体为干细胞因子。C−KIT 突变在核心结合因子相关的 AML(CBF−AML)中出现的相当频繁,即多出现在伴 inv(16)的 AML M4 型,伴 t(8;21)的 M2 型患者中,与 M2b 业型密切相关。伴有突变的 AML 比野生的患者复发率高,生存期短。因此,C−KIT 突变是 CBF−AML 患者重要的预后指标。目前国内外对 C−KIT 的检测方法各有不同,但是 DNA 测序仍然是对其检测最直接和最准确的方法之一。

2)FLT3 基因突变:FLT3(fms−related tyrosine kinase 3)基因位于染色体 13q12。FLT3−ITD 和 D835 突变在 AML 中的阳性率超过 30%,是 AML 中最普遍发生突变的靶基因。FLT3 突变与临床预后密切相关,尤其对 60 岁以下的 AML 患者,FLT3 发生突变意味着此患者预后较差,而且此种突变可独立于核型之外。此外,FLT3 作为细胞信转导通路的一员,其发生突变也成为了白血病治疗的新靶点。目前对 FLT3 抑制剂的临床研究发现,FLT3 抑制剂对伴有 FLT3 突变的 AML 患者具有很好的疗效。

3)NPM 基因突变:核仁磷酸蛋白(nucleophosmin,NPM;也称为 B23、NO38 或 NPM1)是位于核仁颗粒区的主要蛋白之一。它可以穿梭于核仁、核质和胞质之间,参与核糖体前体运输和合成及中心体的复制,调控 P53−ARF 通路,进而调控细胞的周期进程和增殖发育。NPM 基因突变是白血病发生的主要分子事件之一,可累及 AML 的多种亚型(主要为 M4、M5),尤其是具有正常核型的 AML,易缓解但也易复发,因此可以作为无染色体易位的 AML 标志。

4)N−ras 基因突变:N−ras 属于 RAS 基因家族成员之一。定位于染色体 1p32.2,具有 GTP/GDP 结合和 GTPase 活性,参与调控正常细胞的生长。N−ras 突变存在于 11%~30% 的 AML 患者中,有这个突变的患者外周血白细胞计数降低。MDS 患者主要以 N−ras 突变为主,发生率 20%~30%,随着病情进展,N−ras 突变率逐渐增加,转为急性白血病后突变率可高达 50%~60%,说明 N−ras 在 MDSZ 病程恶化中起着重要作用。

5)NOTCH1 基因突变:NOTCH1 定位于染色体 9q34.3,其信号对 CLP(common lymphoid progenitors)向 T 细胞定向分化以及前 T 细胞受体复合物组装是必需的。目前发现约 50%的 T−ALL 患者存在此基因突变,因此它也称为 T−ALL 中最常见的活化癌基因。伴 NOTCH1 基因突变的成年 T−ALL 患者预后较差。

(2)白血病相关基因异常表达

1)WT1 基因异常表达:WT1(Wilms tumor 1)为一肿瘤抑制基因,可参与调节多种生长因子的基因调节。在多数人类白血病中均检测出有 WT1 的异常高度表达,其表达及表达水平已被认为是急性血病的独立预后因子。WT1 可作为不伴有特异分子异常的 AML 微小残留白血病(MRD)的理想监测指标。

2)HOX11 基因异常表达:两种类型的染色体易位可以导致 HOX11 基因异常表达,见于

7%的 T－ALL 患者中。部分 HOX11 基因高表达患者核型正常,不过该异常的患者对联合化疗效果较好,预后也较其他 T－ALL 患者为好,完全缓解率达 100%,平均无病生存期为 46 个月,3 年无病生存期达 75%。

(3)白血病融合基因:白血病融合基因与大多数实体瘤不同,超过 50%的白血病有明显的染色体改变,且变异基因史趋于稳定。基因易位后产生的融合蛋白可以作为白血病的特异性分子标志。融合前各蛋白均在血细胞的正常代谢或分化中起一定作用,异常融合后的蛋白多具有促进增殖、抑制分化的作用。融合蛋白从生物学功能来看主要有两类:一类是具有抑制造血转录调控作用的异位融合蛋白(即白血病特异性转录调节因子融合蛋白),如 PML－RARα、AML1/ETO(MTG8)、CBFβ/MYH11、TEL/AML1、E2A/PBX1、MLL－AF4、MLL/AF10、MLL/AF6 和 MLL/AF1q 等;另一类是具有酪氨酸酶作用的异位融合蛋白,如 BCR－ABL、TEL－PDGFR、NPM－ALK、FLT3、LYN 等。

1)BCR－ABL 融合基因:BCR－ABL 为 t(9;22)(q34;q11)染色体易位所产生的融合基因。根据 BCR 基因的断裂点不同,BCR－ABL 融合基因可分为 BCR－ABL p190、BCR－ABL p210、BCR－ABL p230。该融合基因可见于 95%的 CML、25%～40%的成人 ALL 和 4%～6%的儿童 ALL。著名的 Ph 染色体即为 t(9;22)(q34;q11)易位,其是 CML 的重要标志。在 ALL 中,Ph 阳性和随之出现的 BCR－ABL 融合基因提示预后较差。BCR－ABL 融合基因常用的检测方法为荧光原位杂交(FISH)和荧光定量 PCR。

2)PML－RARα 融合基因:人 PML 基因位于 15 号染色体长臂,RARα 基因位于 17 号染色体长臂。PML－RARα 融合基因是 t(15;17)(q22;q21)易位形成,根据 PML 基因断裂点不同,可分为 L 型、S 型、V 型三种异构体,L 型约占 55%,S 型约占 40%,V 型约占 5%,且每位患者只表达一种 PML－RARα 融合蛋白。PML－RARα 的形成造成了大量异常的早幼粒细胞的聚集,这些细胞内含有大量的促凝物质,破坏后即释放入量的促凝物质诱发弥散性血管内凝血,因此急性早幼粒细胞白血病(APL)一旦发病,常呈大块的瘀斑和血疱,并常因快速进展的临床严重出血而迅速死亡。PML－RARα 融合基因常用的检测方法为荧光原位杂交(FISH)、荧光定量 PCR 和 RT－PCR。FAB 形态学标准诊断的 95%以上的 APL 患者可以检测到 PML－RARα 融合基因,其余 5%的情况主要涉及 RARα 的变异重排。

3)Ig/TCR 基因重排:在干细胞向淋巴细胞分化的过程中,T 细胞受体(TCR)、Ig 可变区(V)和结合区(J)基因会发生重排,形成新的片段。每个淋巴细胞都有序列不同的 TCR 和 Ig 片段。在急性淋巴细胞白血病(ALL)中 A 血病细胞的增殖呈单克隆性,如果任意检查出一种基因重排片段就可以考虑白血病。在 B－ALL 中分别有 95%、54%、55%和 33%的患者有 IgH、TCRδ、TCRγ 和 TCRβ 的基因重排;在 T－ALL 中相应的基因重排率分别为 14%、68%、91%和 89%。

Ig 重链(H)、TCRγ 和 TCRβ 基因常作为检测 ALL 时的分子标志。由于基因重排具有多样性,重排的 Ig 和 TCR 基因连接区序列在各前体淋巴细胞中是不同的,故每位患者有其特异的 Ig/TCR 基因重排序列。这一特定的 Ig/TCR 基因重排序列可作为该患者白血病细胞恶性克隆的分子标志,有助于在分子水平上进行诊断分型。Ig/TCR 基因重排检测对决定白血病细胞来源及分化阶段有重大意义。此外,也可采用 PCR 检测缓解期患者有无初发时的 Ig/TCR 基因重排来监测 MRD,用于预后判断。

2.白血病的分子生物学检验

(1)白血病分子生物学检验的意义

1)辅助 MIC 分型:分子水平检测可精确反映急性白血病类型及白血病细胞的分化程度。急性白血病诊断存在一定的分型困难。如变异型急性早幼粒细胞白血病(M3v、M3b)与急性粒细胞白血病部分分化型(M2)、急性粒-单核细胞白血病(M4)、急性单核细胞白血病(M5)之间的鉴别。部分 M2 型尤其是 M2b 型,在形态学上与 M4EO 型较难区别,若采用分子生物学技术检测 AML1-ETO 或 CBFβ-MYH11 融合基因,则极易鉴别,另外免疫球蛋白重链(IgH)mRNA 检测也有助于识别更早期的 B-ALL。

2)发现新的亚型:目前约有 25% 的前 B 细胞 ALL 患者遗传学分型不明,即缺乏明显染色体异常或融合基因,这些患者治疗后更易于复发。分子生物学方法的应用将有助于研究其生物学特性,探索新的治疗方法。研究人员通过基因表达谱分析,发现在这些遗传学分型不明的 ALL 患者中有很多与 BCR-ABL1 阳性的 ALL 成族群分布,且其预后也与后者相似,因而将其称为"BCR-ABL1 样"ALL 亚型。另外,核型分析发现,这些 BCR-ABL1 样亚型患者没有共同的遗传学特性。但基因突变检测发现,它们的某些 B 细胞相关基因缺失率很高,如 IKZF1、TCF3、EBF1、PAX5 及 VRPEB1,与真正的 BCR-ABL1 阳性 ALL 患者类似。由于该亚型对左旋门冬酰胺酶高度耐药,考虑将其列入高危组。

3)监测白血病的微小残留病变:复发的根本原因在于许多临床完全缓解的患者体内仍然存在着常规方法无法检出的低水平的肿瘤细胞,称为微小残留白血病(minimal residual disease,MRD)。监测 MRD 对临床早期了解治疗后复发有着重大的意义。目前临床上可通过流式细胞仪分析免疫表型,PCR 技术检测融合基因转录本、异常表达的特异转录本,免疫球蛋白(Ig)和 T 细胞受体(TCR)基因重排的病变特异性连接区等方法监测 MRD。

4)指导靶向治疗药物的使用:随着利用分子生物学技术对白血病的研究的不断深入,越来越多的特异性分子标志物被发现。针对这些分子标志物的靶向治疗药物也不断地被研究出来,部分靶向治疗药物在临床应用中取得了很好的效果。其中具有代表性的有针对 BCR-ABL 融合基因与 PML-RARα 融合基因阳性的白血病的治疗。2012 版《美国国立综合癌症网络(NCCN)CML 临床实践指南》推荐对于 BCR-ABL 阳性的初诊 CP-CML,可选择伊马替尼、尼洛替尼和达沙替尼三种酪氨酸激酶抑制剂(TKI)。M3 患者中 90% 以上 t(15;17)和 PML-RARα 融合基因阳性,ATRA 可以明显减少这类患者的死亡率和复发率。

5)研究白血病的发病机制:目前,有关白血病的发病机制的研究主要集中在以下 5 个领域:①白血病发病的先天因素;②融合基因与白血病;③基因多态性与白血病;④遗传性疾病;⑤白血病发病的后天因素。运用分子生物学技术将有利于揭示白血病发生和发展的分子学本质。

(2)白血病的分子生物学检验策略:首先可以结合形态学检查采用分子生物学技术检测特定的染色体易位和易位形成的融合基因。目前融合基因筛查项目包括 41 种白血病融合基因筛查、8 种常见白血病融合基因筛查、13 种 AML 融合基因筛查以及 9 种 ALL 融合基因筛查。这不仅有助于确定诊断,也可进行日后的 MRD 检测。其次还可检测其他相关的标志物,如 NPM1、MLL-PTD 突变等。检测方法主要包括 PCR、RT-PCR、实时定量 PCR 和 FISH。

PCR 是检测融合基因、确定染色体易位的首选方法。在白血病诊断中,PCR 技术仅适用于检测染色体断裂点相对小的融合基因（≤2kb，如 T－ALL 中的 SIL－TAL1）；RT－PCR则可用于检测染色体断裂点跨越很大区域的融合基因；巢式 PCR 可显著提高反应的特异性及敏感度，能够检测出 10^6 个正常细胞中的一个癌细胞，增加扩增效率；荧光定量 PCR 可通过检测荧光信号强度进行融合基因转录本的定量，可进行基因分析及 SNP 鉴定。由于不同类型的白血病存在多种染色体易位，临床上常采用多重 PCR 技术同时检测。对于缺乏特异性融合基因的淋巴系肿瘤，可以检测 TCR 或 Ig 的基因重排。

常规的细胞遗传学方法是传统地在全基因组水平筛查全易位染色体，但是许多染色体的微小异常不能被标准的核型分析和显带技术检测。为了进一步提高诊断效率，染色体核型的波谱分析（spectral karyotyping，SKY）和比较基因组染色体全异常的新技术应运而生。其中，SKY 是用代表全部 24 条染色体和不同染料标记的探针同时杂交，用 Fourier 光谱仪分析光谱重叠，然后用特定的图像分析软件分析结果。运用 SKY 方法可确定许多以前难以明确的染色体易位和重排。

随着人类基因组计划的完成，借助 DNA 芯片技术，对不同类型白血病进行转录基因表达谱（gene expression profiling，GEP）的检测，已用于白血病的诊断。第一个根据 GEP 获得的信息作进一步分类的肿瘤是弥漫性大 B 细胞淋巴瘤（DLBCL），已经发现 DLBCL 存在两种对化疗反应不一的类型。淋巴芯片（lympho chip）就是在芯片上集中了对淋巴细胞存生物学意义的数千种基因的 cDNA 芯片。需要指出的是，肿瘤标本取样不同、芯片的差异和缺陷、芯片检测的系统误差以及数据分析方法差异等均可影响 GEP 分析的准确性，并且 GEP 分析容易漏掉肿瘤标本中低水平表达但与肿瘤更相关的一些基因，如果应用显微切割法辅以 RNA 的扩增，可以明显降低错误率。

测序技术是分子生物学中最常用的研究技术之一。现在已经发展到的第三代测序技术与以往的测序技术相比，其对标本的处理速度、精确度、敏感性方面都有质的飞跃，而且检测费用也大大降低，满足临床诊断所需的准确、稳定、快速、简单的要求，这大大推动了测序技术在临床诊断中的应用。

另外，蛋白质作为细胞功能活动的最终执行者，蛋白质技术早已被用于白血病的常规诊断和治疗中。随着蛋白质组学研究的进展，蛋白质芯片技术有望应用于白血病的临床诊断以及治疗后 MRD 的监测，也可帮助发现肿瘤组织中功能活跃的蛋白质，寻找生物治疗的新靶点。

总之，白血病的分子生物学检验已经进入了临床常规诊断。需要注意的是，在进行分子检测之前，应该清楚所针对的检测对象和临床意义、实验方法的优缺点，正确分析、解释检测结果。

（四）结直肠癌

结直肠癌（CRC）是世界上最常见的三大恶性肿瘤之一，并呈稳定增长趋势。其发生存在明显的地域差异，呈现与工业化进程和经济发达水平相一致的阶梯分布，即由发达国家一次发达国家一发展中国家逐级下降。我国近年来随着社会经济的稳定发展，其发生率也逐年增加。

1.结直肠癌的分子遗传特征　结直肠癌是至今遗传背景最强、研究最为深入的一类恶性肿瘤，仅约 5％ 的结直肠癌发生是典型的单基因病。绝大多数结直肠癌的发生、发展是一个多步骤、多阶段、多基因共同参与的过程，是外在环境和机体内在遗传因素相互作用的结果。机会性因素和环境因素至少可以解释 70％的散发性结直肠癌的发生。然而接触同样的环境致癌因子，并非所有个体都会发生癌症，个体特异的遗传易感性在结直肠癌发生中也有着重要的意义。

(1)遗传性结直肠癌相关基因：遗传性结直肠癌主要有两种：一种是家族性腺瘤性息肉(FAP)，在西方国家约占 CRC 的 1％，与之相关的 APC 基因最近已得到鉴定。另一种是遗传性非息肉性结直肠癌(HNPCC)，约占 CRC 的 4％～13％，HNPCC 与散发性癌在体征上很难区分。通常的判断标准是两代人中至少 3 人患 CRC，其中一人在 50 岁以前得到诊断，患者还常伴有结直肠以外其他器官的肿瘤。

1)结肠腺瘤性息肉病基因：结肠腺瘤性息肉病(adenomatous polyposis coli，APC)基因是一种抑癌基因，定位于染色体 5q21，所编码的 APC 蛋白在细胞周期进程、细胞生长调控及维持自身稳定中起着重要作用。继早期发现其与 FAP 发病的关联后，人们陆续发现在散发性大肠癌的发生中，APC 也起着重要作用，有报道称在无家族史的结肠癌中，35％～60％的患者存在该基因的丢失。

APC 基因在 85％的结肠癌中缺失或失活，被认为是大肠肿瘤发生的早期分子学事件，且稳定于肿瘤发生发展的全过程。APC 基因是唯一一个在结肠上皮增殖过程中起看门作用的基因，其失活是细胞增殖所必需的，主要包括点突变(无义突变、错义突变和拼接错误)和框架移码突变(缺失和插入)。

2)HNPCC 的相关基因：近来发现 DNA 错配修复(mismatch repair，MMR)基因在结直肠癌的发病中起重要作用，在 HNPCC 发病中尤其重要。突变后不能及时修复 DNA 错误复制，是细胞恶化的重要原因，有报道显示携带此异常基因的家族，患 CRC 的概率高达 80％。迄今已发现 6 个 MMR 基因(hMLH1、hMSH2、hPMS1、hPMS2、hPMS3 和 GTBP/hMSH6)与 HNPCC 的发生关系密切，其中 hMLH1 或 hMSH2 缺陷约占 HNPCC 的 70％～90％，hPMS1 或 hPMS2 缺陷约占 HNPCC 的 10％～20％。

3)微卫星异常：微卫星异常是基因组不稳定的重要分子标志，主要表现为：①微卫星不稳定性(microsatellite instability，MSI)和微卫星杂合性缺失(loss of heterozygosity，LOH)。在复制过程中，小的微卫星复制单位易产生滑移、插入、缺失、新生 DNA 小襻等复制错误。当错配修复功能缺陷时，在下一轮复制过程中将形成多个纯合性或杂合性大小不同的重复单位长度变化，又称复制错误(replication errors，RER)阳性表现。肿瘤中微卫星的 LOH 比 MSI 更常见。

MSI 是 HNPCC 的重要特点，多由 DNA 错配修复基因，如 hMLH1、hMSH2、hPMS1、hPMS2 突变所致。大约 90％以上的 HNPCC 和 15％的散发性大肠癌组织中发现有 MSI 存在。目前，MSI 表型的研究比较广泛，主要集中于是否可将其用于 HNPCC 家系错配修复基因突变携带者的预测指标。

(2)其他与结直肠癌相关的基因

1)结直肠癌突变基因：结直肠癌突变(mutated in colorectal cancer，MCC)基因是一抑癌基因，定位于染色体 5q21，与 APC 基因位点接近，相隔 150kb，两者在结构上有相似序列的片段，但 FAP 家族很少有 MCC 基因突变，约 15％的散发性结直肠癌中因体细胞突变而失活。由于 MCC 基因与腺瘤至腺癌的演变有一定的关联，故被认为是大肠癌基因变化的早期事件，临床上将其作为判断大肠癌的指标之一。

2)结直肠癌缺失基因:结直肠癌缺失(deleted in colorectal carcinoma,DCC)基因也是一抑癌基因,与结直肠癌的发生、发展、转移及预后关系密切。定位于染色体18q21.3,全长300～400bp,至少含有28个外显子,所编码蛋白是Ⅰ型跨膜糖蛋白,参与细胞生长、凋亡的调控。

3)p53基因:结直肠癌p53基因的缺失率为50%～70%,该基因的缺失与结直肠癌的发生紧密相关。有报道,大肠癌发生癌变过程晚期,即在晚期腺瘤向癌转变的最后阶段常常发生突变,提示突变可能是腺瘤向癌转化的最关键因素之一。然而分化良好的腺瘤,比如家族性多发性结肠息肉中p53的表达明显低于结直肠癌。p53的改变还与肿瘤侵袭性及生物学特征显著相关,包括肿瘤的病期、非整倍体、肿瘤低分化和血管浸润与转移。由于p53与大肠癌的预后存在较为显著的相关性,其可以作为一个独立的预后指标应用于临床。

4)ras基因家族:由K-ras、H-ras、N-ras 3个成员组成,属于细胞内信号传导蛋白类原癌基因。由于编码蛋白质的相对分子质量均为21Ku,故称为p21。ras基因除与结直肠癌相关外,与肺癌、胰腺癌的关系也非常密切。尤其是K-ras与一些肿瘤的发病机制和预后相关。在结肠癌中ras基因常常发生改变。在≥1cm的结直肠腺瘤中有50%的机会可检测到ras基因家族中至少1个发生点突变;<1cm的点突变率约10%。突变率与腺瘤的非典型增生程度直接相关,可作为腺瘤伴恶性的潜在性信号,故目前有人以突变检出率估计恶性程度及推测预后。

点突变是激活K-ras基因最常见的方式。K-Ras突变后,使RAS蛋白始终保持激活状态,从而持续激活信号通路,刺激细胞不断生长或分化,最终引起细胞恶变。在大肠肿瘤中除出现K-ras基因点突变外,还常常观察到ras基因的过度表达。

5)bcl-2基因:为原癌基因,参与调节凋亡的重要因子之一,其可通过抑制细胞凋亡来调节细胞的生长、增殖。结直肠癌早期可见有bcl-2在癌组织中的基因重排;染色体易位可引起18号染色体上的bcl-2基因与14号染色体免疫球蛋白重链结合区串联,形成bcl-2/JH融合基因,使bcl-2受免疫球蛋白重链基因启动子及增强子控制,导致基因过度表达,细胞凋亡受到抑制,此被认为是结直肠癌的重要易感因素之一。

2.结直肠癌的分子生物学检验　结直肠癌相关基因、基因突变体及其表达产物检测为结直肠癌的早期诊断开辟了新的途径。

(1)HNPCC基因的筛查:HNPCC的筛查对于HNPCC个体及家属,需要更为积极地进行结直肠癌和其他癌症的筛查,以避免或减少癌症造成的并发症及死亡。目前普遍认为,在高危家族中进行hMSH2、hMLH1为主的种系突变基因携带者筛查,可降低其患癌的风险。

目前HNPCC基因突变携带者数量较多,但缺乏明显的临床指征和有效监测手段,因此建立起检测HNPCC基因突变的分子生物学检验技术,可提高大肠癌的早期诊断率和治愈率。有关HNPCC检测现阶段有两种策略:第一种策略即针对所有小于50岁的结直肠癌患者,先进行微卫星不稳定性(MSI)检测,个案若为高度不稳定性(MSI-H)肿瘤,便进一步行MSH2及MLH1的基因检测。然而,一些专家认为这种以MSI为基础的策略筛查十分局限,因为只有10%～15%的结直肠癌具有高度MSI,并且其中只有10%是真正的HNPCC。另一种策略是,只针对符合1990年"国际HNPCC合作组织"于阿姆斯特丹制定的标准(ACI)或修改标准(ACII)的家族行基因检测,此策略需要依赖完善的族谱分析,以减少大规模筛查的成本浪费,这种以族谱分析为基础的策略会导致部分HNPCC个案的遗漏。因此在选择检测策略时,需作多方面考虑,比如在典型的阿姆斯特丹家系中直接进行突变基因检测,而对于有遗传倾向的家族则实行 MSI 两步法。此外还应考虑到 MSI 阴性的错配修复基因突变问题。

由于 hMSH2 和 hMLH1 等基因突变分散于较多的外显子中,给检测带来一定困难。所幸它们的突变方式主要是大片段缺失,故采用 cDNA 扩增后的电泳分离检测可达到目的。有关 HNPCC 突变基因携带者检测方法较多采用的有:PCR－单链构象多态性法、蛋白截短实验(PTT)、异源双链分析(HA)、变性凝胶梯度电泳(DGGT)、单体型分析、短荧光片段多项 PCR 法、酶突变法(EMD)、hMSH2、hMLH1 免疫蛋白染色和 DNA 直接测序等。上述检测方法各有优缺点,因此多种方法联合使用可提高检出率。

(2)微卫星异常检测肿瘤组织:随着 PCR 技术的完善和分子生物学技术的不断发展,微卫星检测方法也在不断更新,其中毛细管电泳(capillary electrophoresis,CE)已经成为一项较成熟的技术,具有操作简便,分辨率和自动化程度高的特点,使大规模、高通量的全基因组扫描得以实现,在基因组研究中已成为一种趋势。荧光标记多重 PCR 法是采用 3 种不同颜色的荧光染料(FAM、TET 和 AEX)标记微卫星引物,采用多重 PCR 方法,将多种引物混合,放入同一试管中进行 PCR 扩增,PCR 产物变性后在同一加样孔中电泳,然后进行测序、软件分析,该法敏感、省时、高效。DHPLC 也被用于 MSI 的检测,其自动化程度高,可重复性好。

(3)APC 基因突变检测:APC 基因突变检测对 FAP 及散发性结直肠癌的诊断均有重要意义。目前检测 APC 突变基因的方法主要有以下 3 类:①直接序列分析和 PCR－SSCP 法;②异源脱氧核糖核酸分析法(Hdxd)和错配化学清除羟胺锇酸酐(CCM/HOT)法等;③针对基因突变发生截短蛋白进行设计的蛋白分析方法。

(4)DCC 基因突变检测:目前用来检测 DCC 基因突变的方法主要有:①通过 PCR 扩增－聚丙烯酰胺凝胶电泳分离或者通过荧光定量 PCR 技术检测肿瘤组织的微卫星不稳定性;②应用 PCR－SSCP、PCR 结合 DHPLC 和 DNA 测序等方法检测 DCC 基因的突变;③应用甲基化特异性 PCR 检测 DCC 基因的甲基化状态。这些方法各有其优缺点,其中微卫星不稳定性可以间接反映 DCC 基因是否失活,较为简单、可靠,但该方法不能真实地反映出微卫星位点在全部 DNA 序列上的变异;SSCP、DHPLC 可以检测 DCC 基因突变的情况,但每次反应只能检出个别外显子,且不能确定变异的位置和变异类型;甲基化检测可以反映 DCC 基因的甲基化状态,但它也只反映了其表观遗传学改变的部分机制。因此,在对 DCC 基因突变进行研究时,需根据目的要求选择合适的方法。

(5)DNA 甲基化检测:在结直肠癌中,已证实发生特异性甲基化改变的分子有 Septin9、ALX4、EYA2、ALX4、vimentin、BMP3、MUTYH 等,但对这些分子检测的敏感性和特异性尚须进一步考证。

(6)结直肠癌个体化治疗的相关检测:耐药基因、药效基因谱的发现及肿瘤信号通路研究的深入,为结直肠癌治疗方案的选择及个体化治疗提供了重要的线索和新的空间。BRAF 基因编码 MAPK 信号通路中的丝氨酸苏氨酸蛋白激酶,BRAF 突变发生在近 8% 人类肿瘤中,主要发生于结直肠癌、黑色素瘤和甲状腺乳头状癌中。在结直肠癌患者中,BRAF 基因突变率为 15%,美国国家癌症综合治疗联盟《结直肠癌临床实践指南》建议,在使用 EGFR 抑制剂治疗时,须检测肿瘤组织 K－ras 基因状态,如果 K－ras 无突变,应考虑检测 BRAF 基因状态。患者存在 BRAF 基因 V600E 突变时,一线治疗进展后使用抗 EGFR 单抗治疗是无效的。目前与个体化治疗相关的检测内容正在不断得到丰富。

(7)结直肠癌患者预后判断检测:目前作为预后判断的主要依据仍然是肿瘤的临床病理

分期—TNM分期。近年来,随着分子生物学的发展,一些生物标志物(如K—ras、MSI等)的检测参与了对结直肠癌预后的预测。近来,Eschrih等人采用基因芯片技术,分析了3.2万个基因在78例结直肠癌组织中的表达,并以筛选出的43个与预后相关的关键基因为基础,建立了分子分期的方法。结果显示该方法能正确区分预后较好(>36个月)和预后较差(<36个月)的两组患者,准确率达90%(敏感性93%、特异性87%)。

总之,结直肠癌是众多肿瘤中遗传因素最突出的一种肿瘤,通过分子生物学方法可以预测患癌者亲属的发病可能,从而对这些家系进行必要的医学监护,有助于早期发现及通过一定的干预措施预防结直肠癌的发生。随着研究的逐渐深入,在对结直肠癌患者治疗反应性的预测、个体化治疗方案的选择、预后的评估中,分子生物学检验也日益受到重视。

(五)前列腺癌

1.前列腺癌的分子遗传特征　流行病学统计结果表明,前列腺癌有一定的家族遗传倾向,约9%的前列腺癌和遗传密切相关。50岁以下的前列腺患者中则达到了43%的比例与遗传因素有关。在同卵双生患者中,一人患前列腺癌,另一人患前列腺癌的几率比异卵双生者患前列腺癌的几率高40%。研究表明,至少有不同染色体上的7个位点与前列腺癌的易感性有关,包括1q24—25(HPC1/RNSEL)、1p35—36(CAPB),1q42—43(PCAP)、16q23、17q11(HPC2/ELAC2)、20q13(HPC20)和Xq27—28(HPCX)。另外一些位点,如4q24—25、8p22—23(MSR1)和19q13,也被认为携带前列腺癌的遗传基因。

(1)RNASEL基因:首个报道的由连锁分析得到的前列腺癌易感位点是HPC1(hereditary prostate cancer gene 1)候选基因。家族遗传性前列腺癌与1q24—25上的前列腺癌易感基因RNASE有密切关系。RNASEL可以编码一种广泛表达的具有潜在活性的核糖核酸内切酶。这种内切酶有诱导干扰素、抗病毒的作用,它可以介导干扰素调节的寡腺苷酸依赖的RNA降解通路,对细胞的分化和凋亡产生调节作用。曾有报道在一个家庭中患前列腺癌的4个兄弟中都有RNASEL突变,而在另外一个家庭中,6个前列腺患者中有4人存在RNASEL基因碱基替换,继而影响了起始密码子甲硫氨酸的形成。

(2)AR基因:雄激素受体基因与前列腺癌的发生也有着密切关系。AR基因位于Xq11.2—q12,编码雄激素受体。AR基因的外显子含有可变数目的CAG串联重复序列。此串联重复序列具有多态性(即微卫星不稳定性),这类序列具有高度的变异性而且不稳定,这种串联重复序列的缩短可增强雄激素受体转录活性。美国黑人易患前列腺癌,主要的遗传基础就是AR基因的串联重复序列较短;而亚洲人则由于AR基因的串联重复序列较长,因此患前列腺癌的危险性相比大大降低。串联重复序列CAG的长度还跟前列腺癌的分级、分期和转移有关,这种影响也许是由于雄激素依赖性基因的活性增加而实现的。

AR基因在前列腺癌的发生中起主要作用。阻断AR可以延缓前列腺癌的进展,通常用于播散到前列腺以外的治疗,但是并不适于前列腺根治术的前列腺癌的治疗。在前列腺癌早期,多数前列腺癌对雄激素撤退疗法敏感,但多数肿瘤很快会进展为雄激素非依赖,增生细胞的生长不再需要雄激素,因而对内分泌治疗也不再敏感。不过非依赖性前列腺癌仍可表达功能性的雄激素受体。即使全雄激素阻断,雄激素受体对于前列腺癌细胞的生长仍很关键。

(3)环氧合酶—2:环氧合酶—2(cyclooxygenase—2,COX—2)是花生四烯酸转变成促炎症前列腺素过程中的一个关键限速酶,在前列腺癌患者体内过度表达。COX—2的表达水平与肿瘤小血管产生的数量有密切的联系,同时它可以抑制细胞凋亡、刺激血管生成和促进肿瘤细胞代谢和转移过程。COX－2启动子区域3个SNPs属于假定转录因子结合区域,它可以消除CCAAT增强子结合蛋白A区域(C/EBPA)和NF－κB结合区域,多项研究显示COX－2启动子区域变异可以影响前列腺的发病和引起前列腺癌的发生。

(4)MSR1基因:巨噬细胞清道夫受体1基因(macrophage－scavenger receptor 1,MSR1)位于8p22,是另外一个前列腺癌易感基因的候选基因。生殖细胞中MSR1的突变和一些家族的遗传性前列腺癌相关联。不过一项对163个家族性前列腺癌家系的调查显示,没有确切的证据证实MSR1基因与家族性前列腺癌相关。亦有研究认为MSR1的突变和非家族性遗传前列腺癌有关。一个突变的MSR1等位基因存在于约3%非遗传性前列腺癌中,但在健康人群中,其出现的频率仅为0.4%。由于MSR1还和机体的免疫反应密切相关,其突变还会导致机体降解病毒和细菌RNA的能力降低,使炎症趋于慢性,也可增加前列腺癌的危险性。

(5)CDKN1B基因:CDKN1B基因位于染色体12p12,编码的p27蛋白是一种细胞周期蛋白依赖性激酶抑制物。主要阻断细胞周期中G_0/G_1的转换,对细胞周期进行负性调控,进而阻止细胞增殖和肿瘤形成。p27蛋白在前列腺癌中表达减少,特别是预后差的前列腺癌中更是如此。含有CDKN1B基因的12p12－13位置DNA序列缺失可见于23%的局限于前列腺的前列腺癌,30%有淋巴结转移的前列腺癌以及47%有远处转移的前列腺癌。

2.前列腺癌的分子生物学检验 灵敏的诊断方法和特异性肿瘤标志物的运用对前列腺癌的早期发现和分型至关重要。由于活检组织较小,所以漏诊、误诊的发生率较高,虽随活检组织块的增大可降低漏诊、误诊率,但当活检标本中有萎缩后增生的小腺体时,仍然极易误诊。近年来,前列腺癌特异性肿瘤标志物的广泛运用,大大提高了前列腺癌诊断的准确率。

(1)前列腺特异性抗原:前列腺特异性抗原(PSA)也称为人组织激肽释放酶3(hK3),在1979年首先在精浆和前列腺中被提纯。PSA可以编码一个240个氨基酸的33kD单链糖蛋白,它由前列腺上皮细胞分泌,能够使精浆液化。据认为,PSA能够促进前列腺癌的生长,PSA可以消化胰岛素样生长因子结合蛋白2(IGFBP－2),从而释放胰岛素样生长因子1(IGF－1),刺激前列腺癌的生长。PSA已被广泛地用作前列腺癌筛查、诊断和监测复发的肿瘤标志物。患前列腺癌时,血清PSA明显增高,但需注意的是有部分患者是隐匿性前列腺癌或肿瘤局限时,血清PSA在临界范围内或正常。此外,一些前列腺良性增生的患者PSA也轻度升高,测定血清游离PSA与总PSA比值可帮助鉴别前列腺增生和前列腺癌。

(2)前列腺酸性磷酸酶:人前列腺酸性磷酸酶(PAP)是两个50kD的相同亚基组成一个100kD的蛋在雄激素调控下合成并分泌到精浆。对于前列腺癌的检测,血浆PAP的敏感性和特异性大致为31%～61%和78%～79%。但是许多研究报告证实,在57%～73%的局限性前列腺癌患者血浆中PAP值正常。正是由于在早期诊断前列腺癌中缺乏敏感性,故临床上应与PSA联合测定。

(3)P504S:P504S即A－甲基酰基辅酶A消旋酶,它是通过对比cDNA库与组织芯片筛选出的,是可以区分前列腺良性与恶性细胞的特异性标志物之一。P504S单克隆抗体在前列腺癌细胞中呈强阳性。因此在前列腺穿刺活检组织较少的情况下,特别是活检组织中有一些很小的异型腺体,常规HE染色难以确定前列腺癌时,运用P504S抗体进行免疫组化标记,可以取得事半功倍的效果。P504S在高级别的前列腺上皮内瘤变(PIN)中也可表达。而且,P504S标记明显阳性的PIN较阴性或弱阳性的PIN与癌的关系更加密切。此外,两种或三种抗体联合使用,可大大提高前列腺癌诊断的敏感性和特异性,减少假阳性的风险。例如,因为萎缩性前列腺癌常不表达 P504S,故单独对 P504S 进行检测将出现假阴性结果,若同时联合检测 P504S、34BE12 和 p63,则可大大提高萎缩性前列腺癌的检出率。34BE12 和(或)p63 是基底细胞标志物,而 P504S 为前列腺癌细胞的标志物。在鉴别非典型性小腺泡增生和高分化前列腺癌时,联合多种抗体检测具有更重要的意义。总之,P504S 现已成为病理诊断前列腺癌的一个特异性肿瘤标志物。

(4)hepsin:hepsin 是一个新的、有潜力发展成为前列腺癌标志物的蛋白质。hepsin 基因编码的跨膜丝氨酸蛋白酶,位于细胞膜表面。癌细胞的 hepsin 表达明显高于良性上皮的 hepsin。此外,PIN 的 hepsin 表达也很高,说明 hepsin 过度表达与肿瘤细胞的恶性转化有失。hepsin 的胰蛋白酶样催化区位于细胞外,治疗药物很容易到达并与之发生反应,而且前列腺癌对于 hepsin 抑制剂是敏感的,这一特点使它成为理想的前列腺癌治疗的靶点。

(六)其他

迄今为止,肿瘤诊断的金标准还是病理组织形态学检查。毕竟形态学可以直观地观察区分正常和异常组织,但是对于一些早期形态学不能观察到的病变组织和一些镜下难以区分的组织,分子生物学检验就显得尤为重要。自 1964 年发现甲胎蛋白可以用于肝癌细胞的检测到今天人们已经开发出数以千万计的肿瘤分子检测指标。相信随着科学技术的发展,越来越多的肿瘤标志物会被发现,而检测技术的日趋成熟和成本降低则为其临床应用创造了条件。

(蒋晓钦)

医学检验技术与临床应用

（下）

周革利等◎主编

吉林科学技术出版社

第十一章　临床生物化学检验

第十一章 临床生物化学检验

第一节 蛋白质和含氮化合物的生物化学检验

蛋白质(protein)是人体生命活动中最重要的物质,许多疾病情况下均有蛋白质代谢紊乱,导致血浆蛋白质的种类与含量发生变化,因而可对其进行分析并用于诊断疾病和监测病情等。氨基酸代谢紊乱则以遗传性为主,其发病率虽然很低,但种类多,对其诊断主要依赖于血、尿等体液的氨基酸分析。嘌呤核苷酸代谢紊乱可引起高尿酸血症和痛风,其发病率近年来逐渐上升。

一、血浆蛋白质的生物化学检验

随着检测技术的发展,许多微量血浆蛋白质的分析已变得比较容易,因而血浆蛋白质在临床诊断和病情监测等方面的应用日益广泛。

(一)血浆蛋白质概述

1. 前清蛋白　前清蛋白(prealbumin,PA)是由肝细胞合成的一种糖蛋白,在电泳中迁移在清蛋白之前而得名。在血浆中半衰期很短,约 2 天,因此在营养不良或早期肝炎时,血浆 PA 浓度降低,往往早于其他血清蛋白质成分的改变,从而具有较高的敏感性。可作为营养不良的早期指标,亦作为肝功能不全的评价指标,是一种负性急性时相反应蛋白。

2. 清蛋白　清蛋白(albumin,Alb)又称白蛋白,由肝实质细胞合成,在血浆中半衰期约 15～19 天,是血浆中含量最多且唯一不含糖的蛋白质,占血浆总蛋白的 57%～68%。其合成率主要由血浆中 Alb 水平调节,并受食物中蛋白质含量的影响。

3. α_1-抗胰蛋白酶　α_1-抗胰蛋白酶(α_1-antitrypsin,α_1-AT 或 AAT)是具有蛋白酶抑制作用的一种急性时相反应蛋白,占血浆中抑制蛋白酶活力的 90% 左右。在醋酸纤维素薄膜电泳中,是位于 % 区带的主要组分(约 90%),血浆中的 AAT 主要由肝细胞合成,单核细胞、肺泡巨噬细胞和上皮细胞也少量合成,肝外合成的 AAT 在局部组织损伤调节中起重要作用。

AAT 具有多种遗传表型,迄今已分离鉴定的有 33 种等位基因,其中最多见的是 Pi^{MM} 型,占人群的 95% 以上;另外还有两种蛋白称为 Z 型和 S 型,可表现为以下遗传分型:Pi^{ZZ}、Pi^{SS}、Pi^{SZ}、Pi^{MZ}、Pi^{MS},S 型蛋白与 M 型蛋白之间的氨基酸残基仅有一个差异。对蛋白酶的抑制作用主要与血循环中 M 型蛋白的浓度有关,以 MM 型的蛋白酶抑制能力作为 100%,ZZ 型的相对活力仅为 15%、SS 为 60%、MZ 为 57%、MS 为 80%,其他则无活性。

4. α_1-酸性糖蛋白　α_1-酸性糖蛋白(α_1-acid glycoprotein,AAG),主要在肝合成,某些肿瘤组织及脓毒血症时的粒细胞和单核细胞亦可合成。AAG 是血浆中含糖量最高、酸性最强的糖蛋白,含糖量达 45%,包括等分子的己糖、己糖胺和唾液酸 AAG 的肽链结构与 Ig 轻链可变区及部分重链区、结合珠蛋白 α 链结构类似,说明 AAG 从 Ig 家系演变而来。AAG 分解代谢首先是其唾液酸分子降解,接着蛋白质部分在肝中很快降解。AAG 是一种典型的急性时相反应蛋白,在急性炎症时增高,与免疫防御功能有关。

5.结合珠蛋白　结合珠蛋白(haptoglobin,Hp),又称触珠蛋白,也是一种急性时相反应蛋白和转运蛋白。在醋酸纤维膜电泳及琼脂糖凝胶电泳中位于 α_2 区带。Hp 分子是由 α 与 β 链形成 $\alpha_2\beta_2$ 四聚体,α 链有 α_1 及 α_2 两种,而 α_1 又有 α^{IF} 及 α^{IS} 两种遗传变异体;F 表示电泳迁移率相对为 fast,S 表示 slow,两种变异体的多肽链中只有一个氨基酸残基不同。由于 α^{IF}、α^{IS} 三种等位基因编码形成 $\alpha\beta$ 聚合体,因此个体之间可有多种遗传表型,参见表 11-1。

表 11-1　结合珠蛋白的遗传表型

表型	亚单位的结构	组成
Hp1-1	$(\alpha^{IF})_2\beta_2$, $\alpha^{IF}\alpha^{IS}\beta_2(\alpha^{IS})_2\beta_2$	相对分子质量约为 80000,α 链含氨基酸残基 83 个,β 链含氨基酸残基 245 个
Hp2-1	$(\alpha^{IS}\alpha^2\beta_2)n$ $(\alpha^{IF}\alpha^2\beta_2)n$	相对分子质量为 120000~200000 的聚合体,由于 n 不同,可以在电泳中出现多条区带
Hp2-2	$(\alpha^2\beta)n$ N=3~8	相对分子质量为 160000~400000,由于 n 不同,可在电泳中出现多条区带

6.α_2-巨球蛋白　α_2-巨球蛋白(α_2-macroglobulin,α_2,MG 或 AMG)是由肝细胞与单核吞噬细胞系统合成,是血浆中相对分子质量最大的蛋白质,半衰期约 5 天,但与蛋白水解酶结合为复合物后清除率加速。α_2MG 的主要特性是能与多种离子和分子结合,特别是能与蛋白水解酶如纤维蛋白溶酶、胃蛋白酶、糜蛋白酶、胰蛋白酶及组织蛋白酶 D 结合而影响这些酶的活性,是血浆中主要的蛋白酶抑制剂。

7.铜蓝蛋白　铜蓝蛋白(ceruloplasmin,CER)是由肝实质细胞合成的一种含铜的 α_2 球蛋白,由于含铜而呈蓝色,故称为铜蓝蛋白。95%的血清铜存在于 CP 中,其余 5%呈可扩散状态。在血循环中 CP 可视为铜的无毒性代谢库。具有抗氧化作用,能调节铁的吸收和运输。

8.转铁蛋白　转铁蛋白(transferrin,TRF)主要是由肝细胞合成的一种单链糖蛋白,能可逆地结合多价阳离子,包括铁、铜、锌、钴等,但只有与铁、铜的结合才有临床意义。每一分子 TRF 可结合两个 Fe^{3+}。血浆中 TRF 浓度受食物铁供应的影响,机体在缺铁状态时,血浆 TRF 浓度上升,经铁剂有效治疗后可恢复到正常水平。

9.C-反应蛋白　C-反应蛋白(C-reactive protein,CRP)由肝细胞合成,是第一个被认识的急性时相反应蛋白。电泳分布在慢 γ 区带,有时可以延伸到 β 区带,其电泳迁移率易受如钙离子及缓冲液成分的影响。因在急性炎症病人血清中出现的可以结合肺炎球菌细胞壁 C-多糖的蛋白质而命名。血浆 CRP 指标极为灵敏,在急性心肌梗死、创伤、感染、炎症、外科手术、癌肿浸润时迅速显著地增高,一般在心肌梗死发生后 6~12h 升高,可达正常水平的 2000 倍。但 CRP 是一项非特异性指标。

(二)血浆蛋白质测定与评价

1.血清总蛋白质测定

(1)方法学概述:血清蛋白质测定方法很多,常用的有化学法、物理法和染料结合法。化学法包括凯氏定氮法、双缩脲法和酚试剂法。①化学法:凯氏定氮法是 1883 年 Kjeldahl 基于蛋白含氮量平均为 16%,根据所测定的氮来换算成蛋白质的量,该法是蛋白质测定公认的参考方法。凯氏定氮法操作麻烦,程序复杂,且标本用量大,不适宜临床大批量的常规检测,目前仅用于蛋白质校正品的定值双缩脲法是早在 1914 年就被用来测定血清总蛋白,目前仍是简单而准确的方法之一,是临床测定血清总蛋白首选的常规方法。缺点是测定的灵敏度较低且反应速度慢。Lowry 法是 1922 年 Folin-Wu 提出福林酚试剂法,利用蛋白质中酪氨酸侧链的酚基可使磷钼酸还原而显蓝色定出酪氨酸的量,再根据酪氨酸在蛋白质中的含量,从而计算得到蛋白质的含量:1951 年 Lowry 将该方法进行了改进,提高了方法的灵敏度,达到双缩脲法的 100 倍左右,可用于脑脊液和尿液中微量蛋白质的测定由于标本中各种蛋白质所含酪氨酸的比例不一致,所以该法测定的准确性不够可靠,现已很少应用。②物理法:应用较多的是紫外吸收法,该法是采用 280nm 和 215/225nm 紫外吸收值,计算蛋白质的含量。该法易受其他对紫外光具有吸收能力的物质干扰,准确性不如双缩脲法,因而不能作为常规方法广泛应用。但在测定蛋白质时无需加任何试剂,亦无需任何处理,可保留制剂的生物活性,且可回收全部蛋白质,多用于蛋白质的提取纯化其他方法现已很少使用。③染料结合法:蛋白质与染料结合的方法是测定蛋白质较灵敏而特异的一类方法,常用的染料有氨基黑、丽春红、考马斯亮蓝、邻苯三酚红钼。其中氨基黑、丽春红常作为血清蛋白醋酸纤维素薄膜电泳或琼脂糖凝胶电泳的染料。考马斯亮蓝常用于需更高呈色灵敏度的蛋白电泳中,也可用于测定尿液、脑脊液等的蛋白质,优点是简便、快速、灵敏,缺点是不同蛋白质与染料的结合力不一致,且试剂对比色杯有吸附作用邻苯三酚红钼可用于测定尿液、脑脊液等的蛋白质,该法克服了考马斯亮蓝法易吸附于比色杯的缺点,具有简便、稳定等优点,可用于自动化分析仪。其最大吸收峰由染料的 467mn 转移到染料蛋白质复合物的 594nm;该法与球蛋白结合力仅为清蛋白的 70%,试剂中加入 SDS 可使其与两类蛋白质结合力的差别明显缩小;用于自动生化分析仪测定尿液蛋白质的邻苯三酚红钼法商品试剂盒已得到较广泛应用。

(2)测定原理:双缩脲法测定血清中蛋白质的两个相邻肽键(-CO-NH-)在碱性溶液中能与二价铜离子作用产生稳定的紫色络合物。此反应和双缩脲在碱性溶液中与铜离子作用形成紫红色的反应相似,因此将蛋白质与碱性铜的反应称为双缩脲反应。生成的紫色络合物颜色的深浅与血清蛋白质含量成正比,故可用来测定蛋白质含量。

(3)方法学评价:双缩脲法的检测限为蛋白质含量是 0.2~1.7mg/ml,该法对各种蛋白质的反应性相近,显色稳定性好,干扰物质少,试剂单一,方法简便,而灵敏度较低,反应时间长,但已能满足常规血清蛋白质测定需要。双缩脲反应对肽键具有较高的专一性,所受的干扰因素小,最主要的干扰物质是右旋糖酐,血清中的右旋糖酐能与反应混合液中的铜和酒石酸结合形成沉淀,影响测定结果的准确度。其他的干扰物质包括胆红素、血红蛋白、脂浊、某些抗生素和铵盐等。在生化分析仪上采用双试剂两点定时法测定,可以有效消除上述的干扰。

2. 血清蛋白测定

(1)方法学概述:清蛋白是血清内含量最多的一种蛋白质,最早分离清蛋白和球蛋白的方法是盐析法,将球蛋白沉淀,清蛋白留在溶液中后分别检测总蛋白的方法测定。染料结合法是目前临床检测清蛋白最常用的方法,常用的染料有溴甲酚绿(bromcresol green,BCG)和溴甲酚紫(bromcresol puple,BCP),其中 BCG 法是目前我国临床上测定清蛋白最常用的方法。血清清蛋白测定还可运用电泳法和免疫化学法。

(2)测定原理:溴甲酚绿法测定是清蛋白具有与阴离子染料 BCG 结合的特性,而球蛋白与其染料结合较晚,故可在控制时间下直接测定血清蛋白。血清蛋白在 pH4.2 的缓冲液中带正电荷,在有非离子型表面活性剂存在时,可与带负电荷的染料 BCG 结合形成蓝绿色复合物,其颜色深浅与清蛋白浓度成正比。与同样处理的清蛋白标准比较,可求得血清中清蛋白含量。

(3)方法学评价:BCG 也能与血清中多种蛋白质成分呈色,但呈色程度远弱于清蛋白,由于在 30s 内呈色对清蛋白特异,故 BCG 与血清混合后,在 30s 内读取吸光度,可明显减少非特异性反应。非离子型表面活性剂可增强 BCG－清蛋白复合物的溶解度,消除 BCG 同清蛋白反应时可能产生的沉淀,但其浓度变化可导致敏感度降低和直线性丧失,对测定结果有较大影响。

BCG 法灵敏度高、操作简便、重复性好,既可用作手工操作也可自动化分析,但要注意试剂标准化、标准品的选用、反应时间等,如不严格掌握,将会对测定结果造成严重影响。该法随着显色时间的延长,溶液色泽会加深,因为血清中除清蛋白以外还有与 BCG 迟缓作用的蛋白质,Corcoran 将 BCG 反应时间定为 10s(自动化法),就是为了防止非特异反应的干扰。BCG 是一种变色阈较窄的酸碱指示剂,受酸、碱影响较大,故所用的器材必须无酸、碱污染。胆红素和一般脂血对测定无明显干扰,血红蛋白浓度在 1000mg/L 以下无明显的干扰。药物中氨苄西林和安络血也产生明显的干扰反应。BCP 法测定的精密度较好,回收率高,而且不易受溶血、黄疸和脂血等临床常见因素的干扰,但线性范围较窄,与牛、猪等动物血清蛋白的反应性比与人的反应性低,而质控血清往往是动物血清,故其应用受限。

3. 特定蛋白质的测定　血清中的蛋白质因为都是由氨基酸组成,性质相似,故除清蛋白等少数蛋白质有某种特性可利用,因而能使用染料结合法等方法测定外,其他都需制备特异的抗血清,可采用免疫比浊法、免疫扩散法、化学发光免疫法、放射免疫法等方法测定。

目前临床上特定蛋白质多采用免疫比浊法测定,包括散射比浊法和透射比浊法,透射比浊法可在自动生化分析仪中测定,散射比浊法则通常需利用特定蛋白分析仪目前免疫比浊法可以测定多种血清蛋白质,即 Alb、PA、AAT、AAG、Hp、AMG、CER、TRF、CRP,以及免疫球蛋白 IgG、IgM、IgA 和补体 C_3、C_4,这 14 种蛋白质,目前已有国际公认的标准参考物质。此外,免疫球蛋白轻链 κ 和 λ、甲胎蛋白(AFP)、$β_2$ 微球蛋白等血液和尿液蛋白质也可用上述方法测定。AAT 测定一般利用 M 蛋白抗血清制成免疫浊度法,因而如果血清浓度<500mg/L 提示可能存在非 M 型蛋白的变异表型,可进一步通过等电聚焦或淀粉胶电泳证实;测定 AAT 还可利用其对胰蛋白酶的抑制能力而设计。

4. 蛋白质电泳测定

(1)方法学概述:1948 年 Wieland 等建立了区带电泳后,相继出现了滤纸、醋酸纤维素薄膜、淀粉凝胶、琼脂糖凝胶、聚丙烯酰胺凝胶等各种类型的电泳方法,并在临床生物化学检验中得到了广泛应用。1957 年 Kohn 开始将醋酸纤维素薄膜用于血清蛋白电泳分析。现在,醋酸纤维素薄膜或琼脂糖凝胶电泳检测血清蛋白已成为临床常规检测项目,常用染色剂有丽春红 S、氨基黑 10B 等,通过光密度扫描仪对染色的区带进行扫描可进行半定量分析,确定样品中不同蛋白质区带的百分含量。

(2)测定原理:血清蛋白电泳(serum protein electrophoresis,SPE)就是根据血清中各组分蛋白质分子量的不同,将各组分蛋白质分离开,分子大的泳动慢,分子小的泳动快,依次分为清蛋白、$α_1$－球蛋白、$α_2$－球蛋白、β－球蛋白(有时可出现前 β－球蛋白区带属正常)和 γ－球蛋白 5 个区带或 6 个区带。血清蛋白质电泳图谱是了解血清蛋白质全貌的有价值的方法,在某些疾病时可作为较好的辅助诊断指标。

(3)方法学评价:醋酸纤维素薄膜电泳具有电泳时间短、染料吸附少等优点,但电泳时水分容易蒸发,醋纤膜不透光,光密度扫描前需先进行透明处理。低浓度的琼脂糖凝胶电泳相当于自由界面电泳,蛋白质在电场中可自由穿透,阻力小,不被凝胶吸附,使蛋白电泳图谱无拖尾现象,分辨清晰,透明度高,故电泳结束后无须进行透明处理。血清蛋白在醋酸纤维素薄膜电泳、琼脂糖凝胶电泳中能分离出 5 条～6 条区带,已能满足临床的一般要求。

(三)血浆蛋白质测定临床应用

1.血清总蛋白

(1)血清总蛋白浓度降低:①蛋白质合成障碍:当肝功能严重受损时,蛋白质合成减少,以清蛋白降低最为显著。②蛋白质丢失增加:严重烧伤,大量血浆渗出;大出血;肾病综合征尿中长期丢失蛋白质;溃疡性结肠炎可从粪便中丢失蛋白质。③营养不良或消耗增加:营养失调、低蛋白饮食、维生素缺乏症或慢性肠道疾病所引起的吸收不良使体内缺乏合成蛋白质的原料;长期患消耗性疾病,如严重结核病、恶性肿瘤和甲状腺功能亢进等,均可导致血清总蛋白浓度降低。④血浆稀释:如静脉注射过多低渗溶液或各种原因引起的水钠潴留。

(2)血清总蛋白浓度增高:①蛋白质合成增加:大多见于多发性骨髓瘤患者,此时主要是异常球蛋白增加,使血清总蛋白增加。②血浆浓缩:如急性脱水(如腹泻、呕吐、高烧等),外伤性休克(毛细血管通透性增大),慢性肾上腺皮质功能减退(尿排钠增多引起继发性失水)。

2.血清蛋白

(1)低 Alb 血症:可见于下述许多疾病情况:①合成不足:如急性或慢性肝疾病及蛋白质营养不良或吸收不良等。②丢失过多:如各种原因使 Alb 从肾、肠道及皮肤丢失。③分解增加:由组织损伤或炎症等引起。④分布异常:肝硬化导致门脉高压时,由于 Alb 在肝合成减少和大量漏入腹腔的双重原因,使血浆 Alb 显著下降。⑤无 Alb 血症:是一种罕见的遗传性疾病,属先天性 Alb 合成缺陷,血浆 Alb 含量常低于 $1g/L$。

(2)血浆中 Alb 增高:比较少见,当机体严重脱水时,可表现为相对增高,对监测血液浓缩有诊断意义。

至今已发现有 20 多种清蛋白的遗传变异类型,这些个体可以不表现病症,在血浆蛋白质电泳分析时清蛋白区带出现 2 条或 1 条宽带,有人称之为双清蛋白血症。当某些药物大剂量应用(如青霉素或水杨酸)而与清蛋白结合时,可导致这部分清蛋白电泳迁移率的加快而出现区带形状的改变。

血清蛋白浓度降低,临床上比较重要和常见,通常与总蛋白降低的原因大致相同。急性降低主要见于大出血和严重烧伤;慢性降低见于肾病蛋白尿、肝功能受损、肠道肿瘤及结核病伴慢性出血、营养不良和恶性肿瘤等。血清蛋白低于 $20g/L$,临床出现水肿。某些患者可同时出现清蛋白减少和球蛋白升高的现象,严重者 A/G 比值<1.0,这种情况称为 A/G 比值倒置。文献报道还有极少见的因清蛋白合成障碍,血清中几乎没有清蛋白的先天性清蛋白缺乏症。

3.特定蛋白质 临床对特定蛋白质的测定越来越受到了重视。

(1)急性时相反应蛋白:在急性炎症性疾病如感染、手术、创伤、心肌梗死和肿瘤等情况下,AAT、AAG、CP、CRP、Hp 以及 α_1-抗糜蛋白酶、血红素结合蛋白、C_3、C_4、纤维蛋白原等血浆蛋白浓度会显著升高;而血浆 PA、Alb 与 TRF 则出现相应的降低。这些血浆蛋白质统称为急性时相反应蛋白(acute phase reaction proteins,APP),这种现象称为急性时相反应(acute phase reaction,APR)。下降的血浆蛋白质被称为负性急性时相反应蛋白。

(2)急性时相反应蛋白的评价:急性时相反应是对炎症的一般反应,没有疾病的特异性,常伴有体温和白细胞升高。在复杂的炎症防御过程,尤其是在补体和酶活性的调控中,APP

起一定的作用,这是机体防御机制的一个部分,其详尽机制尚未十分清楚。在损伤和炎症时细胞释放某些生物活性介质,即一些小分子蛋白质,如细胞因子,包括白介素、α及β肿瘤坏死因子,干扰素以及血小板活化因子等,可导致肝细胞中APP的合成增加,以及PA、Alb和TRF在肝细胞中的合成减少。APP中的不同蛋白升高的速度不同,例如单纯的手术创伤,C-反应蛋白及α_1抗糜蛋白酶在$6\sim8h$内即上升。继之在12h内α_1AG上升。在严重病例继之可见到AAT、Hp、C_4及纤维蛋白原的增加,最后C_3及Cp增加,$2\sim5$天内达到高峰,同时伴有PA、Alb及TRF的相应下降。如无并发感染,则免疫球蛋白可以没有特殊变化,α_2MG亦可无变化。因此结合后几项可以作为监测患者有否伴随失水及血容量变化的指标。检测APP有助于对炎症进程的监测和治疗效果的判断,尤其是检测那些升高最早和最多的蛋白质。常用的急性时相反应蛋白测定的临床意义见表11-2。

表11-2 常用的急性时相反应蛋白测定的临床意义

项目	临床意义
AAT	①AAT:ZZ型、SS型甚至MS表型常伴有早年($20\sim30$岁)出现的肺气肿低血浆AAT还可发现于新生儿呼吸窘迫综合征。②AAT:ZZ型蛋白聚集在肝细胞,可导致肝硬化。③AAT在炎症、感染、肿瘤、肝病时浓度均显著增加,且与炎症程度相关。
AAG	在风湿病、恶性肿瘤及心肌梗死等炎症或组织坏死时,一般增加$3\sim4$倍,$3\sim5$天时出现浓度高峰。AAG增高亦是活动性溃疡性结肠炎最可靠的指标之一。糖皮质激素增加,可引起AAG升高。而雌激素可减少AAG的合成。在营养不良、严重肝损害、肾病综合征以及胃肠道疾病致蛋白严重丢失等情况下,AAG降低
Hp	①Hp浓度升高可见于烧伤和肾病综合征引起大量清蛋白丢失的情况下,机体代偿性合成Hp增加,血浆Hp浓度明显增高。②Hp浓度下降可见于溶血性疾病;严重肝病患者Hp合成降低;雌激素使Hp减少。
α_2MG	低清蛋白血症,尤其是肾病综合征时,α_2MG含量可显著增高。α_2MG降低见于严重的急性胰腺炎和进展型前列腺癌治疗前。α_2MG不属于急性时相反应蛋白。
Cp	在肝豆状核变性(Wilson病)、营养性铜缺乏和遗传性铜缺乏(Menkes综合征)Cp浓度减少。Cp属于一种急性时相反应蛋白,血浆Cp在感染、创伤和肿瘤时增加。但在营养不良,严重肝病及肾病综合征时往往下降。
TRF	在缺铁性贫血时,血浆铁含量减少,TRF代偿性合成增加,铁饱和度减低。而铁利用障碍性贫血时,血浆铁含量正常或增高,TRF正常或减低,铁饱和度增高。在炎症、恶性肿瘤等急性时相反应时,常随着清蛋白、前清蛋白同时下降。在营养不良及慢性肝脏疾病时下降。
CRP	①结合病史监测疾病:如评估炎症性疾病的活动度。②监测系统性红斑狼疮、白血病和外科手术后并发的感染。③监测肾移植后的排斥反应等。

4.血清蛋白质电泳

(1)血清蛋白质电泳的正常图谱:血清蛋白在醋酸纤维素薄膜蛋白电泳后,由正极到负极可依次分为清蛋白、α_1-球蛋白、α_2-球蛋白、β-球蛋白、γ-球蛋白五条区带参见(图11-1A);有时β-球蛋白区带中可分出β_1和β_2区带,β_1中主要是TRF,β_2中主要是C_3;各个区带中多个蛋白质组分可有重叠、覆盖,如CP常被α_2-MG及Hp所掩盖;两条区带之间也有少量蛋白质,如IgA位于β和γ带之间;某些蛋白质组分染色很浅,如脂蛋白和AAG,其中的脂质或糖类不能被蛋白染料着色。

血清蛋白电泳各组分的含量通常采用各区带的浓度百分比(%)表示,也可将各区带百分浓度与血清总蛋白浓度相乘后,以绝对浓度(g/L)表示。

(2)血清蛋白质电泳的异常图谱

1)血清蛋白质电泳的异常图谱分型:根据血清蛋白在电泳图谱上的异常特征,不少学者将其进行分型,使其有助于临床疾病的判断,参见表11-3。

表11-3　异常血清蛋白质电泳图谱的分型及其特征

图谱类型	TP	Alb	α1	α2	β	γ
低蛋白血症型	↓↓	↓↓	N↑	N	↓	N↑
肾病型	↓↓	↓↓	N↑	↑↑	↑	↓N↑
肝硬化型	N↓↑	↓↓	N↓	N↓	β—γT(融合)	
弥漫性肝损害型	N↓	↓↓	↑↓			↑
慢性炎症型		↓	↑	↑		↑
急性时相反应型	N	↓N	↑	↑		N
M蛋白血症型			在α—γ区带中出现M蛋白区带			
高α2(β)—球蛋白血症型		↓		↑↑	↑	
妊娠型	↓N	↓	↑	↑		N
蛋白质缺陷型			个别区带出现特征性缺乏			

在某些蛋白质异常增多的情况下,电泳图谱可出现异常区带。如高浓度的甲胎蛋白可表现为清蛋白与α1区带间呈现一条清晰的新带;C—反应蛋白异常增高可出现特殊界限的γ区带;单核细胞白血病可出现由于溶菌酶异常增多的γ后区带等。

2)血清蛋白质电泳典型异常图谱:在以下异常电泳图谱中,肾病综合征、肝硬化较多见,且最具有特征性,在临床上诊断意义较大,见图11-1。

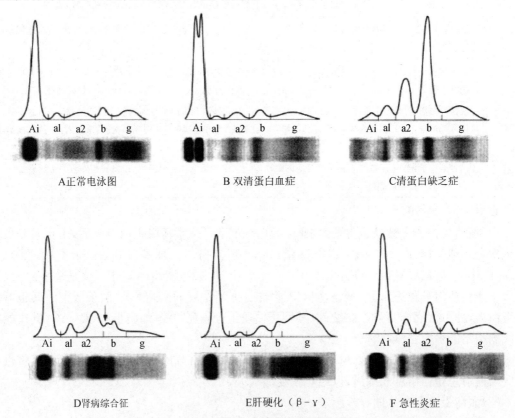

A正常电泳图　　　　B双清蛋白血症　　　　C清蛋白缺乏症

D肾病综合征　　　　E肝硬化（β-γ）　　　　F急性炎症

图11-1　几种典型血清蛋白质电泳图谱及其扫描曲线

3)浆细胞病与 M 蛋白:血清蛋白电泳正常图谱上显示的宽 γ 区带的主要成分是免疫球蛋白,而免疫球蛋白由浆细胞产生。当发生浆细胞病(plasma cell dyscrasia)时,异常浆细胞增殖,产生大量单克隆免疫球蛋白或其轻链或重链片段,在患者的血清或尿液中可出现结构单一的 M 蛋白(monoclonal protein),蛋白电泳时即呈现一色泽深染的窄区带,此区带较多出现在 γ 或 β 区,偶见于 α 区。M 蛋白有三种类型:①免疫球蛋白型。②轻链型。③重链型。

(3)各电泳区带的主要蛋白质:血浆蛋白质的性质、功能及其与电泳区带的关系,参见表 11—4。

表 11—4 血浆蛋白质的性质与电泳区带的关系

电泳区带	蛋白质种类	半寿期(d)	分子量($\times 10^3$)	等电点	含糖量(%)	成人参考区间(g/L)
前清蛋白	前清蛋白	0.5	54	—	—	0.2~0.4
清蛋白	清蛋白	15—19	66.3	4.7	0	35~55
α_1—球蛋白	α_1—抗胰蛋白酶	4	51	4.8	10~12	0.9~2.0
	α_1—酸性糖蛋白	5	40	2.7~3.5	45	0.5~1.5
	甲胎蛋白		69			3×10^{-5}
	高密度脂蛋白		200			1.7~3.25
α_2—球蛋白	结合珠蛋白	2	85~400	4.1	12	0.3~2.0
	α_2—巨球蛋白	5	725	5.4	8	1.3~3.0
	铜蓝蛋白	4.5	132	4.4	8~9.5	0.1~0.4
β—球蛋白	转铁蛋白	7	79.5	5.5~5.9	6	2.0~3.6
	低密度脂蛋白		300			0.6~1.55
	C_4		206		7	
	β_2—微球蛋白		11.8			0.001~0.002
	纤维蛋白原	2.5	340	5.5	3	2.0~4.0
	C_3		185		2	0.9~1.8
γ—球蛋白	IgA	6	160~170		8	0.7~4.0
	IgG	24	160	6~7.3	3	7.0~1.6
	IgM	5	900		12	0.4~2.3
	C—反应蛋白	0.8	115~140	6.2	0	0.008

二、氨基酸的生物化学检验

(一)氨基酸代谢紊乱概述

氨基酸代谢紊乱一般分为两类,一是由于参与氨基酸代谢的酶或其他蛋白因子缺乏而引起的遗传性疾病,这是原发性氨基酸代谢紊乱;二是与氨基酸代谢有关的器官如肝、肾出现严重病变导致的继发性氨基酸代谢紊乱。遗传性氨基酸代谢紊乱种类很多,为相关基因突变所致,至今已发现 70 余种,多数是缺乏某种酶引起,也有因缺乏某种载体蛋白而致肾脏或肠道吸收氨基酸障碍。当酶缺陷出现在代谢途径的起点时,其催化的氨基酸将在血循环中增加,成为氨基酸血症(Aminoacidemia)。这种氨基酸会从尿中排出,称为氨基酸尿症(Aminoaciduria)。当酶的缺陷出现在代谢途径的中间时,则此酶催化反应前的中间代谢产物便在体内堆积,使其血浓度增加,也会从尿中排出。由于正常降解途径受阻,氨基酸可通过另外的途径代谢,此时血和尿中可能出现这一途径中的产物。表11-5列举了一些氨基酸遗传病的名称和体液的检测结果。

表11-5　氨基酸遗传病的名称和体液的检测结果

疾病名称	缺乏的酶	血浆中增高的成分	尿液中增高的成分
苯丙酮酸尿症	苯丙氨酸羟化酶	苯丙氨酸、苯丙酮酸	苯丙氨酸、苯丙酮酸
Ⅰ型酪氨酸血症	延胡索酸乙酰乙酸水解酶	酪氨酸、甲硫氨酸	酪氨酸、对羟苯丙酮酸等
尿黑酸尿症	尿黑酸氧化酶	尿黑酸(轻度)	尿黑酸
同型胱氨酸尿症	胱硫醚合成酶	甲硫氨酸、同型胱氨酸	同型胱氨酸
组氨酸血症	组氨酸酶	组氨酸、丙氨酸、苏氨酸、丝氨酸等	
甘氨酸血症	甘氨酸氧化酶	甘氨酸	甘氨酸
槭糖尿症(支链酮酸尿症)	支链酮酸氧化酶	缬氨酸、亮氨酸、异亮氨酸、相应的酮酸	
胱硫醚尿症	胱硫醚酶	胱硫醚	胱硫醚
Ⅰ型高脯氨酸血症	脯氨酸氧化酶	脯氨酸	脯氨酸、羟脯氨酸
精氨酸琥珀酸尿症	精氨酸琥珀酸酶	谷氨酰胺、脯氨酸、甘氨酸等	精氨酸琥珀酸
精氨酸血症	精氨酸酶	精氨酸	精氨酸、胱氨酸
胱氨酸尿症	(肾小管碱性氨基酸载体)		胱氨酸、精氨酸、赖氨酸、鸟氨酸
二羧基氨基酸尿症	(肾小管酸性氨基酸载体)		谷氨酸、门冬氨酸
亚氨基甘氨酸尿症	(肾小管亚氨基酸载体)		脯氨酸、羟脯氨酸、甘氨酸

（二）氨基酸的测定与评价

氨基酸种类繁多,理化性质相似,并同时存在于各种生物样品中,因此检测各个氨基酸时必须先将他们分离再分别检测。20世纪40年代出现了离子交换树脂层析分离法;50年代末又出现了自动装置,随着技术的进步,分析一个样品的时间从1周减少到1小时左右,同时样品用量也从mmol减少到nmol,使灵敏度提高千、万倍,从而使全自动氨基酸分析仪在临床医学中发挥作用。各种生理体液,如血浆、血清、尿液、脑脊液、羊水、房水、精液,乃至细胞内液(如红细胞、白细胞和肌肉)用量只需数十至数百微升,注入全自动分析仪内,在2~4h内,即可得出各种氨基酸含量。此外,酶法测定氨基酸的进展很快,由于方法特异性强,灵敏度高,深受临床欢迎。非专用的高效液相色谱仪也可用于氨基酸测定。

1.氨基酸自动化分析　氨基酸全自动分析仪主要由五个部分组成,即色谱系统、检测系统、加样系统、控制系统和数据处理系统。检测系统包括反应器、比色计或荧光计、记录器。70年代以前设计的分析仪都是利用氨基酸与茚三酮加热产生紫色化合物的原理,该产物在570mn处具特征吸收峰,亚氨基酸(脯氨酸和羟脯氨酸)与茚三酮反应生成黄色化合物,在440nm处具特征吸收峰,所以多数全自动分析仪带有两种波长的比色计,即570mn和440mn。从色谱柱上被逐步洗脱的氨基酸,随即与茚三酮试剂反应并在反应器中加热。茚三酮法只能检出nmol水平的氨基酸。70年代以后检测系统中的比色法有的被荧光法所取代。所用的荧光试剂是邻苯二醛,它可检出pmol水平的氨基酸,但亚氨基酸不发生反应,必须加入某些氧化剂(如次氯酸钠)后才发生荧光反应,使仪器结构复杂化。

2.氨基酸的纸层析和薄层层析 由于氨基酸全自动分析仪价格昂贵,只能在一些测试中心应用。纸层析的优点是不需特殊设备、经济和操作简单,而且采集在滤纸上的标本可以邮寄,其缺点是灵敏度低、分辨率差和费时。因此,近几年已逐渐由速度快、分离效率高的薄层层析代替。纸层析和薄层层析又分为单向和双向两种;单向层析一般适用于某一个或一组氨基酸增高时的筛选检测,如异常结果可进一步用双向层析分离,定量方法可用薄层扫描仪扫描计算(方法原理同电泳扫描仪)。

3.氨基酸的化学法测定

(1)色氨酸测定:色氨酸与甲醛缩合,并被三氯化铁氧化,形成具有荧光的去甲哈尔曼(noreharman),用荧光分光光度计测定其荧光可做色氨酸定量。

(2)羟脯氨酸测定:羟脯氨酸主要以多肽形式存在,是体内胶原蛋白的降解产物。先用盐酸加热使结合型的羟脯氨酸水解成为游离的羟脯氨酸,再用氯胺 T 氧化使成为吡咯类化合物。后者与对二甲氨基苯甲醛作用生成红色化合物。

4.氨基酸的酶法分析

(1)苯丙氨酸测定:有两类酶法分析,一是用 L—苯内氨酸氧化酶氧化 L—苯丙氨酸,产生的 H_2O_2 与 4—氨基安替比林和 N,N′—二甲苯胺生成醌亚胺,550nm 测定吸光度。二是利用 L—苯丙氨酸脱氢酶催化 L—苯丙氨酸,同时 NAD^+ 被还原成 NADH,检测 340nm 吸光度的增加速率可反映苯丙氨酸含量;利用同一个反应的逆反应,检测 340nm 吸光度的下降速率,则能测定苯丙酮酸含量。

(2)谷氨酰胺测定:在谷氨酰胺酶作用下分解为谷氨酸,后者被谷氨酸脱氢酶催化,有NADH 的生成,因而可检测 340nm 的吸光度。

(3)支链氨基酸测定:包括亮氨酸、异亮氨酸和缬氨酸均可被亮氨酸脱氢酶催化氧化脱氨生成相应酮酸,同时 NAD^+ 被还原成 NADH,可检测 340nm 的吸光度。

(4)酪氨酸测定:酪氨酸在酪氨酸酶的作用下氧化生成多巴醌,用氧电极测定氧的消耗来对酪氨酸进行定量。

(三)氨基酸测定的临床应用

1.原发性氨基酸代谢紊乱

(1)苯丙酮酸尿症:苯丙酮酸尿症(phenylketonuria,PKU)是一种常见的氨基酸代谢病,是由于苯丙氨酸代谢途径中的苯丙氨酸羟化酶缺陷,使得苯丙氨酸不能转变成为酪氨酸,导致苯丙氨酸及其酮酸蓄积并从尿中大量排出。临床主要表现为智能低下,惊厥发作和色素减少。本病属常染色体隐性遗传病。其发病率各国不同,美国约为 1/14000,日本 1/60000,我国 1/16500。苯丙氨酸转变为酪氨酸的过程参见图 11—2。

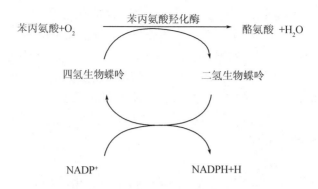

图 11-2 苯丙氨酸转变为酪氨酸的过程

(2)酪氨酸血症:酪氨酸血症可分为Ⅰ型和Ⅱ型,其中Ⅰ型酪氨酸血症(tyrosinemiaⅠ)是由于酪氨酸分解途径中的延胡索酰乙酰乙酸水解酶(fumarylacetoacetate hydrolase)缺乏引起酪氨酸代谢异常所致,另外,对一羟苯丙酮酸氧化酶(p-hydroxyphenylpyruvate oxidase)活性也有下降酪氨酸在血和尿中水平增加,血中甲硫氨酸浓度也增加;甲硫氨酸增加是由于琥珀酰丙酮抑制甲硫氨酸腺苷转移酶的活性所致。马来酰乙酰乙酸或延胡索酰乙酰乙酸可还原生成琥珀酰乙酰乙酸,后者如再脱羧则成为琥珀酰丙酮,而琥珀酰丙酮可损害肝、肾功能。故Ⅰ型酪氨酸血症又名肝肾型酪氨酸血症。

(3)同型胱氨酸尿症:含硫氨基酸代谢紊乱最多见的是同型胱氨酸尿症(homocystin-uria),它是一组以体内同型半胱氨酸增高为特征的代谢紊乱,与胱硫醚-β-合成酶和甲硫氨酸合成酶的缺失密切相关。该症先是同型半胱氨酸增加,随之引起同型胱氨酸增加,因此同型半胱氨酸代谢紊乱与同型胱氨酸尿症密切相关。本病是常染色体隐性遗传病,根据生化缺陷的部分,主要由以下几种原因引起。①胱硫醚-β-合成酶缺乏。②甲硫氨酸合成酶缺乏。③食物营养缺乏。

同型胱氨酸尿症的诊断:新生儿筛选只适用于胱硫醚-β-合成酶缺乏型,可用 Guthrie 试验检测血浆甲硫氨酸是否升高。但阳性结果的解释应慎重,因为有可能是暂时的,或由于肝损害,酪氨酸代谢病或肝 S-腺苷甲硫氨酸合成酶的缺失所致。暂时性同型胱氨酸尿症目前由于婴儿服用低蛋白奶制品,发生率已下降。如果未进行新生儿筛选,同型胱氨酸尿症需待症状出现或尿液检测才能被发现。

2.继发性氨基酸代谢紊乱　继发性高氨基酸血症或氨基酸尿症主要发生在肝和肾疾患、蛋白质-能量营养紊乱以及烧伤等,其氨基酸异常是该类患者机体物质代谢普遍异常的一部分,体液氨基酸测定对诊治有参考意义。

三、高尿酸血症的生物化学检验

(一)嘌呤核苷酸代谢紊乱概述

嘌呤核苷酸合成和分解中最多见的代谢紊乱是高尿酸血症,并由此导致痛风(gout)。嘧啶核苷酸从头合成途径中的乳清酸磷酸核糖转移酶和乳清酸核苷酸脱羧酶缺陷可引起乳清酸尿症(orotic aciduria),但临床应用很少,故不在本章介绍,本章主要介绍嘌呤核苷酸代谢紊乱。

1.嘌呤核苷酸的代谢　体内嘌呤核苷酸合成有两条途径,第一是利用 5-磷酸核糖、氨基酸、一碳单位和 CO_2 等为主要原料,经过一系列酶促反应合成嘌呤核苷酸,称为从头合成途径;第二是利用体内游离的嘌呤碱或嘌呤核苷,经过简单的反应过程,合成嘌呤核苷酸,称为补救合成途径,该途径是依赖相关组织细胞直接提供嘌呤碱或嘌呤核苷,重复利用以合成嘌呤核苷酸。两条途径在不同组织中重要性各不相同,从头合成途径是主要合成途径,肝组织进行从头合成途径,脑、骨髓等则只能进行补救途径合成。尿酸(uric acid)是嘌呤核苷酸分解代谢的终产物,见图 11-3。

A.从头合成途径

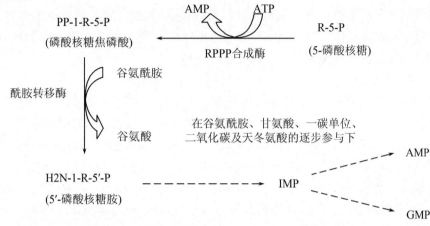

B.补救合成途径

腺嘌呤 +PRPP　$\xrightarrow{\text{APRT*}}$　AMP+PPi

次黄嘌呤 +PRPP　$\xrightarrow{\text{HGPRT**}}$　IMP+PPi

鸟嘌呤 +PRPP　$\xrightarrow{\text{HGPRT}}$　GMP+PPi

APRT*腺嘌呤磷酸核糖转移酶

HGPRT**次黄嘌呤-鸟嘌呤磷酸核糖转移酶

C.分解代谢途径

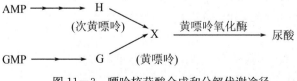

图 11-3　嘌呤核苷酸合成和分解代谢途径

2.高尿酸血症　高尿酸血症(hyperuricemia)是指 37℃ 时,血清中尿酸含量男性超过

$420\mu mol/L$,女性超过 $350\mu mol/L$,是由尿酸排泄障碍或嘌呤代谢紊乱引起。

(1)尿酸排泄障碍:高尿酸血症的形成主要是由肾的清除减退所致。肾对尿酸的排泄是一个复杂的过程,可分为四个步骤:①血浆中的尿酸全部经肾小球滤过。②在近端肾小管的起始部,尿酸的98%被主动重吸收。③在近端肾小管,尿酸的主动重吸收逐渐减少,而分泌到肾小管的尿酸量却逐渐增多,最后又达到滤过量的50%左右。④在髓袢降支出现尿酸被动重吸收,重吸收量达滤过量的40%~44%。经上述四个步骤,最终随尿排出的尿酸只占滤过量的6%~10%,每天的总量约为2.4~3.0mmol。当肾小球滤过率下降,或近端肾小管对尿酸的重吸收增加或(和)分泌功能减退时,便导致高尿酸血症。肾尿酸排泄障碍性疾病中,一部分是机制不明的多基因性遗传缺陷引起的原发性高尿酸血症,另一部分由导致肾小球滤过率下降和肾小管排泌尿酸减少的慢性肾疾患等引起。

(2)尿酸生成过多

1)嘌呤合成代谢紊乱:体内80%尿酸来源于嘌呤的生物合成,嘌呤合成代谢紊乱可致高尿酸血症。其中大多数属多基因遗传缺陷,机制不明,占原发性高尿酸血症的10%~20%。由特异酶缺陷引起者仅占原发性高尿酸血症的1%,酶缺乏包括:①次黄嘌呤-鸟嘌呤磷酸核糖转移酶(hypoxanthine-guanine phosphoribosyl transferase,HGPRT)缺乏,可分完全缺乏和部分缺乏。②磷酸核糖焦磷酸(phosphoribosyl pyrophosphate,PRPP)合成酶亢进。③葡萄糖-6-磷酸酶缺乏。④腺嘌呤磷酸核糖转移酶(adenine phosphoribosyl transferase,APRT)缺乏。

2)嘌呤摄入过多:尿酸含量与食物内嘌呤含量成正比。体内20%尿酸来源于食物中的嘌呤,摄入的食物内RNA的50%,DNA的25%都要在尿中以尿酸的形式排泄,正常人严格限制嘌呤摄入量可使血清尿酸含量降至 $60\mu mol/L$,尿内尿酸排泄可降至1.2mmol/天。

3)嘌呤分解增加:内源性嘌呤代谢紊乱较外源性因素更为重要。在骨髓增殖性疾病如白血病、多发性骨髓瘤、红细胞增多症等,有旺盛的细胞合成和分解,从而出现核酸分解亢进,嘌呤和尿酸生成增多。

3.痛风

(1)痛风的概念:痛风(gout)是长期嘌呤代谢障碍及(或)尿酸排泄减少,血尿酸增高引起组织损伤的一组临床综合征。以高尿酸血症为特点,以及由此引起的痛风性急性关节炎反复发作、痛风石沉积、痛风石性慢性关节炎和关节畸形,常累及肾引起慢性间质性肾炎和尿酸性肾结石。

(2)尿酸结晶与痛风:血浆中尿酸盐以单钠尿酸盐形式存在,其溶解度很低,当血液pH为7.4时,尿酸钠的溶解度约为 $420\mu mol/L$,超过此浓度时血浆尿酸已成过饱和状态。当浓度 $>480\mu mol/L$ 持久不降,如遇有下列情况即可使尿酸钠呈微小结晶析出:①血浆清蛋白及 a_1、a_2 球蛋白减少。②局部pH降低。③局部温度降低。尿酸钠晶体被白细胞吞噬后可促使细胞膜破裂,释放各种炎症介质,引起痛风。

(二)尿酸的测定与评价

目前临床上血清尿酸多用尿酸酶-过氧化物酶耦联法测定。

(三)尿酸测定的临床应用

多种原因可引起高尿酸血症并导致痛风症

1.原发性高尿酸血症　原发性肾脏排泄尿酸减少,占原发性中80％～90％,为多基因性常染色体显性遗传所致。尿酸产生过多,以从头合成嘌呤过多占主要,占原发性10％～20％,也是多基因性常染色体显性遗传;而特异性酶缺陷,如黄嘌呤－鸟嘌呤磷酸核糖转移酶(HG-PRT)部分缺乏或完全缺乏等,导致鸟嘌呤和次黄嘌呤不能经补救途径合成嘌呤核苷酸,而使尿酸产生过多者,仅占原发性1％。

2.继发性高尿酸血症　继发性高尿酸血症可由尿酸产生过多或尿酸排泄减少引起。尿酸产生过多见于骨髓增殖性疾病如各类白血病、多发性骨髓瘤、红细胞增多症、慢性溶血性贫血、全身扩散的癌症、恶性肿瘤化疗或放疗后和严重的剥脱性牛皮癣等。尿酸排泄减少常由引起肾小球滤过减少和(或)肾小管排泌尿酸减少的肾脏疾病所致。

(刘恩才)

第二节　糖代谢紊乱的生物化学检验

糖代谢紊乱是指血糖(blood glucose)浓度过高或过低,其中以糖尿病最为常见,本节重点讨论糖代谢紊乱引起的高血糖症、糖尿病及其相关的实验室检测,简要地阐述低血糖症和部分先天性糖代谢异常。

一、糖代谢紊乱与糖尿病

(一)血糖浓度的调节机制

正常人空腹血糖浓度在3.89～6.11mmol/L范围内。血糖浓度变动受多种因素影响,在神经、激素和肝脏等因素的调节下保持在恒定范围内,对维持机体正常的生理功能有重要的意义。血糖的来源与去路见图11－4。

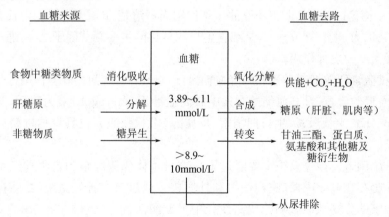

图11－4　血糖的来源与去路

1.激素调节

(1)降低血糖的激素

1)胰岛素:胰岛素(insulin,Ins)是由胰岛β细胞合成和分泌。首先合成的是102个氨基酸残基的前胰岛素原(preproinsulin)。在内质网中切去前面16个氨基酸的信号肽序列,生成86个氨基酸的胰岛素原(proinsulin,PI),输送并贮存在高尔基体的分泌小泡内,PI是胰岛素的前体和主要的储存形式,生物活性只有胰岛素的 10%,PI 是 21 肽的 A 链和 30 肽的 B 链由两个二硫键相连,A 链的氨基末端和 B 链的羧基末端与 35 个氨基酸组成的多肽相连,胰岛素分泌时,在蛋白水解酶的作用下,将其切下,生成胰岛素和无生物活性的 31 个氨基酸的连接肽(connecting peptide,CP),即 C 肽,CP 与 Ins 等摩尔数分泌入血,其结构见图 11-5。

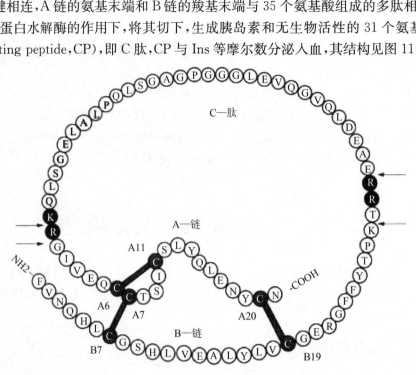

图 11-5　胰岛素结构

胰岛素的生理作用是促进细胞摄取葡萄糖,促进葡萄糖氧化利用、促进糖原合成,抑制糖异生,使血糖降低;促进脂肪和蛋白合成,抑制脂肪和蛋白分解。

2)胰岛素样生长因子:胰岛素样生长因子(insulin-like growth factors,IGF)与胰岛素结构相似,主要为 IGF Ⅰ 和 IGF Ⅱ,IGF Ⅱ 的生理作用尚不清楚,IGF Ⅰ 主要在生长激素的调控下由肝脏产生,又称为、生长调节素 C,是细胞生长和分化的主要调节因子之一,通过特异的 IGF 受体或胰岛素受体而发挥作用。

此外,生长激素释放抑制激素和肠降血糖素(incretin)也有间接降糖作用。

(2)升高血糖的激素:升高血糖的激素中胰高血糖素(glucagon)最为重要,其次是肾上腺素(epinephrine,E),生长激素、生长抑制素、皮质醇、甲状腺激素也具有拮抗胰岛素升高血糖的作用。

2.神经系统调节　神经系统主要通过下丘脑-垂体-靶腺轴和自主神经系统调控激素分泌。在下丘脑存在食欲中枢(腹内侧核和外侧核),通过自主神经系统(交感神经和副交感神经),控制激素的分泌从而影响糖代谢途径中关键酶活性,达到调控血糖水平的目的,见图11-6。

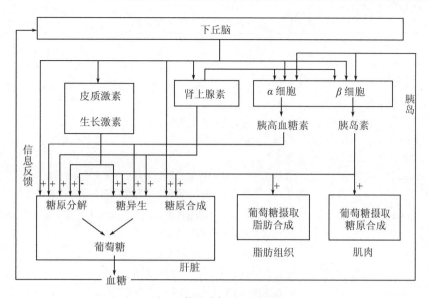

注：＋激活或促进；－抑制

图 11－6　血糖调节的主要机制

（二）糖尿病与分型

1.高血糖症　血糖浓度高于空腹水平上限 6.11mmol/L 时称为高血糖症（hyperglycemia）若血糖浓度高于肾糖阈值（＞8.88mmol/L），则出现尿糖（urine glucose）。高血糖分为生理性和病理性两类，临床上常见的病理性高血糖有空腹血糖受损（Impaired fasting glucose，IFG）、糖耐量减低（impaired glucose tolerance，IGT）和糖尿病（diabetes mellitus，DM），IFG 和 IGT 两者均代表了葡萄糖稳态和糖尿病高血糖之间的中间代谢状态。目前认为 IFG、IGT 均有发生糖尿病的倾向，是发生心血管病变的危险因素。

2.糖尿病

（1）糖尿病定义：糖尿病是一组由胰岛素分泌不足和（或）作用缺陷所引起的以慢性血糖水平增高为特征的代谢性疾病。典型 DM 常表现的症状是"三多一少"，即多尿、多饮、多食和体重减轻。DM 是常见病、多发病，其发病率呈逐年上升趋势，已成为发达国家中继心血管病和肿瘤之后的第三大非传染性疾病。DM 的病因和发病机制尚未完全阐明。

（2）糖尿病分型：目前一直沿用 1999 年 WHO 糖尿病专家委员会提出的病因学分型标准，共分为四大类型即：1 型糖尿病（type 1 diabetes mellitus，T1DM）、2 型糖尿病（type 2 diabetes mellitus，T2DM）、其他特殊类型糖尿病（other specific types of diabetes mellitus）和妊娠期糖尿病（gestational diabetes mellitus，GDM），在 DM 患者中，T2DM 占 90％～95％，TIDM 约为 5％～10％，其他类型占比例很少。各种类型糖尿病的主要特点见表 11－6。

表 11-6　各型糖尿病的主要特点

类型	特点
1 型糖尿病(5%～10%)	
免疫介导性 1 型糖尿病 (为身免疫机制引起的胰岛 β 细胞破坏,导致胰岛素绝对缺乏,具有酮症酸中毒倾向,其主要原因与遗传因素,环境因素和自身免疫机制有关)	①胰岛 β 细胞的自身免疫性损伤是重要的发病机制,大多数患者体内存在自身抗体为特征 ②血清胰岛素或 C 肽水平低 ③胰岛 β 细胞的破坏引起胰岛素绝对不足,且具有酮症酸中毒倾向,治疗依赖胰岛素 ④遗传因素起重要作用,特别与 HLA 某些基因型有很强关联 ⑤任何年龄均可发病,但常见于儿童和青少年,起病较急
特发性 1 型糖尿病(多见于非洲及亚洲人)	具有很强的遗传性,明显的胰岛素缺乏,容易发生酮症酸中毒,但缺乏自身免疫机制参与以及与 HLA 关联的特点
2 型糖尿病(90%～95%) (由多个基因及环境因素综合引起的复杂病有更强的遗传易感性,并有显著的异质性环境因素主要有人口老龄化、生活方式改变、营养过剩、体力活动过少、应激、化学物质等)	①常见肥胖的中老年成人,偶见于幼儿 ②起病较慢,在疾病早期阶段可无明显症状,常以并发症出现为首诊 ③血清胰岛素水平可正常或稍高,在糖刺激后呈延迟释放 ④自身抗体呈阴性 ⑤早期单用口服降糖药一般可以控制血糖 ⑥自发性酮症酸中毒较少 ⑦有遗传倾向,但与 HLA 基因型无关
其他特殊类型糖尿病(很少)	
胰 β 细胞遗传性缺陷性糖尿病	成年发病性糖尿病、线粒体基因突变糖尿病
胰岛素作用遗传性缺陷性糖尿病	A 型胰岛素抵抗、脂肪萎缩型糖尿病等
胰腺外分泌性疾病所致糖尿病	胰腺炎、创伤或胰岛切除、肿瘤、纤维钙化性胰腺病等
内分泌疾病所致糖尿病	肢端肥大症、库欣综合征、嗜铬细胞瘤等
药物或化学品诱导所致糖尿病	吡甲硝苯脲、糖皮质激素、苯妥英钠、烟酸等
感染所致糖尿病	风疹、巨细胞病毒等
不常见的免疫介导性糖尿病	胰岛素自身免疫综合征、抗胰岛素受体抗体等
其他遗传综合征伴糖尿病	Dowm 综合征、Wolfram 综合征、强直性肌营养不良症等
妊娠期糖尿病(很少) (妊娠前已确诊为 DM 者不属 GDM,后者称为"糖尿病合并妊娠")	妊娠期首次发生或发现的糖尿病,大部分 GDM 妇女在分娩后血糖将回复到正常水平,但在若干年后有发生 2 型 DM 的高度危险性

（三）糖尿病的主要代谢异常

DM 患者由于胰岛素的绝对和相对不足,导致机体出现糖、脂肪、蛋白质、水及电解质等多种物质的代谢紊乱。高血糖引起高渗性利尿是多尿的根本原因,而多尿所致的脱水又导致多饮,糖利用障碍所致饥饿感使患者多食,同时大量蛋白质和脂肪分解使患者体重下降。长期高血糖又可引起一系列微血管、神经病变和一些急性并发症,进一步加重体内代谢紊乱。

1.糖代谢异常　葡萄糖在肝、肌肉和脂肪组织的利用减少,肝糖原分解和糖异生加速,糖原合成减少,引起血糖增高。血糖过高如超过肾糖阈可产生渗透性利尿,严重高血糖可使细胞外液的渗透压急剧升高,引起脑细胞脱水,出现高渗性高血糖昏迷。

2.脂类代谢异常　由于胰岛素不足,脂肪合成减少,脂肪分解增加,血中游离脂肪酸和三酰甘油浓度增加。在胰岛素严重不足时,因为脂肪大量分解,生成酮体过多,当超过机体对酮体的利用能力时,造成酮血症,严重时引起酮症酸中毒。

3.蛋白质代谢异常　由于胰岛素不足,蛋白质合成减少,分解加速,导致机体出现负氮平衡、体重减轻、生长发育迟缓等现象。

4.糖化蛋白异常　葡萄糖可以和体内多种蛋白质中的氨基以共价键的形式不可逆结合,形成糖化蛋白,此过程不需酶的参与,反应速度主要是取决于葡萄糖的浓度。糖基化过程进行缓慢,所以糖化蛋白主要是用于评估血糖的控制效果,并且对血糖和尿糖波动较大的患者来说,采用糖化蛋白来诊断或追踪病情的发展有其独特的临床意义,临床上测定的糖化蛋白主要是糖化血红蛋白(glycohemoglubin,GHb)和糖化血清蛋白(glycated serum protein,GSP),见图11－7。

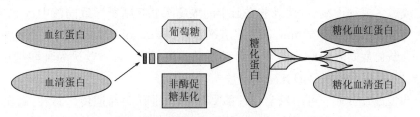

图11－7　血液糖化蛋白生成的示意图

(1)糖化血红蛋白:血液 GHb 是葡萄糖或其他糖与血红蛋白的氨基发生非酶催化反应的产物。见图11－8。

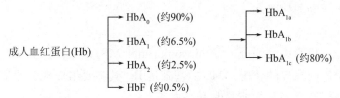

注:HbA₁称为糖化血红蛋白,约占总 Hb 的 4.5%。

图11－8　Hb 的组成

HbA_{1c}血浓度与红细胞寿命和该时期内血糖的平均浓度有关,红细胞平均寿命约为90～120天,因此 GHb 的浓度反映测定日前 2～3 个月内受试者血糖的平均水平,不受每天葡萄糖波动的影响,也不受运动或食物的影响。因此,GHb 在监控糖尿病治疗效果上较为可靠,临床已作为糖尿病患者近 8～10 周内平均血糖水平的定量指标。

(2)糖化血清蛋白:GSP 的生成量也与血糖的平均浓度有关,由于清蛋白是血清蛋白最主要的成分,半寿期约为 19 天,所以 GSP 能反映近 2～3 周的平均血糖水平,在反映血糖控制效果上比 GHb 敏感,对 GDM 或治疗方法改变者更为适用,被认为是糖尿病短期监测的最有用方法。

(四)糖尿病常见并发症的生物化学变化

1.糖尿病急性并发症

(1)糖尿病酮症酸中毒昏迷:是 DM 最为常见的急性并发症,T1DM 有自然发生糖尿病酮症酸中毒(diabetic ketoacidosis,DKA)的倾向,T2DM 在一定诱因下也可发生 DKA。DM 患者机体不能很好地利用血糖,各组织细胞处于血糖饥饿状态,于是脂肪分解加速,游离脂肪酸增加,导致酮体生成增加超过利用,血浆中酮体超过 2.0mmol/L 时称为酮血症,此时血酮从尿中排除,成为酮尿症。酮体进一步积聚,消耗体内的储备碱,血 pH<7.35。此时机体可发生一系列代谢紊乱,表现为严重失水、代谢性酸中毒、电解质紊乱等,血糖多数为 16.7～33.3mmol/L、有时更高。病情进一步发展,出现昏迷,称为糖尿病酮症酸中毒昏迷,严重可导致死亡。

(2)糖尿病高渗性非酮症昏迷:糖尿病高渗性非酮症昏迷(hyperosmolar nonketotic diabetic coma),简称高渗性昏迷,本病的特征是血糖常高达 33.3mmol/L 以上,一般为 33.3～66.6mmol/L,高血浆渗透压、脱水,无明显酮症酸中毒,患者常常出现不同程度的意识障碍或昏迷。

(3)糖尿病乳酸酸中毒昏迷:糖尿病乳酸酸中毒昏迷(lactic acidosis diabetic coma)患者由于乳酸生成过多或利用减少,使乳酸在血中的浓度明显升高所导致的酸中毒称为乳酸酸中毒。正常血乳酸为 0.56～1.67mmol/L,当乳酸浓度>2mmol/L 时,肝脏对其清除就会达到饱和而发生乳酸血症。乳酸酸中毒没有可接受的浓度标准,但一般认为乳酸超过 5mmol/L 以及 pH<7.25 时提示有明显的乳酸酸中毒。

2.糖尿病慢性并发症　可遍及全身各重要器官,目前认为与遗传易感性、高血糖、氧化应激、炎症因子、非酶糖基化等因素有关。各种病症可单独出现或以不同组合同时或先后出现,有时并发症在 DM 诊断之前已经存在,有的患者常常是以一些并发症为线索而发现 DM,由于大血管、微血管和神经损害,患者常常出现眼、肾、神经、心脏和血管病变,患者可死于心、脑血管动脉粥样硬化或糖尿病肾病。

(五)其他糖代谢异常

1.代谢综合征　代谢综合征(metabolic syndrome,MS)是与代谢异常相关的心血管病及多种危险因素在个体内聚集的状态。MS 的基础是 IR,其主要组成成分是肥胖症尤其是中心性肥胖、T2DM 或糖调节受损、血脂异常和高血压。

2.低血糖症　低血糖症(hypoglycemia)是指血糖浓度低于参考区间下限,临床出现以交感神经兴奋和脑细胞缺糖为主要特点的综合征,一般以血浆葡萄糖浓度低于 2.8mmol/L 时作为低血糖症的标准。低血糖时临床表现的严重程度与低血糖的程度、血糖下降的速度和持续时间、机体对低血糖的反应和年龄等因素有关。低血糖症分为:空腹低血糖症、刺激性低血糖症和药源性低血糖。

3.先天性糖代谢异常　糖代谢的先天性异常是因为糖代谢途径中的某些酶发生先天性异常或缺陷,导致某些单糖不能转为葡萄糖而在体内贮积,并从尿中排出。多为常染色体隐性遗传,患者症状轻重不等,可伴有血浆葡萄糖降低。常见类型见表 11-7。

表11-7　先天性糖代谢异常类型

类型	特征
半乳糖代谢异常	
半乳糖激酶缺乏	新生儿期无症状,因晶状体半乳糖沉积而发生白内障后才被确诊。测定半乳糖激酶有助诊断
1-磷酸半乳糖尿苷转移酶缺乏	病儿喂奶类食品数天后,可出现呕吐、腹泻、黄疸、溶血、肝肿大、智力障碍和生长停滞等表现。检测该酶缺乏帮助诊断
果糖代谢异常	
实质性果糖尿	果糖激酶缺乏。一次服用50g果糖,患者2h后血中果糖仍在较高浓度,并出现果糖尿。但患者无低血糖表现,主要是因为葡萄糖代谢正常
果糖不耐受症	多数患者在断奶后给予蔗糖饮食时才发病,患者有低血糖和肝衰竭,重症可致死。由于1-磷酸果糖醛缩酶缺陷所引起
1,6-二磷酸果糖酶缺乏症	多在婴儿期发病。病儿表现为肌无力、呕吐、嗜睡、生长停滞和肝肿大等,感染可诱发急性发作。若不治疗在婴儿期就可死亡。生化检验可见空腹低血糖、酮血症、乳酸血症
葡萄糖分解代谢异常	
磷酸果糖激酶缺陷	患者常出现高热症状
丙酮酸激酶缺乏症	成熟红细胞缺乏ATP,进而发生溶血
丙酮酸脱氢酶复合体缺乏症	脑组织不能有效地利用葡萄糖供能,进而影响大脑的发育和功能,严重者可导致死亡
糖原累积病	因糖原代谢酶的缺陷导致糖原分解或合成障碍,糖原过多累积,包括至少10种类型。患儿表现肝大,可伴有低血糖、高血脂、血清乳酸增高、心脏扩大、运动系统障碍、智力低下,多在婴儿期发病儿童期死亡

二、糖代谢紊乱指标的测定与评价

(一)体液葡萄糖的测定与评价

1. 空腹血糖测定　空腹血糖的测定方法很多,主要分为氧化还原法、芳香胺缩合法及酶法三大类,IFCC推荐的参考方法是己糖激酶(hexokinase,HK)法。我国推荐的常规方法是葡萄糖氧化酶(glucose oxidase,GOD)法。尿糖试纸法定性检测尿糖,快速、廉价和无创伤性,已广泛用于DM的初步筛查,适用于大规模样本的筛选。床旁即时检测(point of care testing,POCT)主要采用便携式血糖仪和尿糖试纸法检测,主要用于住院患者的床旁即时检测和在家患者的自我检测。

(1)葡萄糖氧化酶法

1)测定原理:GOD催化葡萄糖氧化成葡萄糖酸内酯,并释放出过氧化氢,后者在过氧化物酶(POD)的催化下,与色原性氧受体4-氨基安替比林偶联酚缩合为红色醌亚类化合物,后一步反应即Trinder反应。此化合物的生成量与葡萄糖含量成正比。其反应式如下:

$$葡萄糖 + O_2 + H_2O \xrightarrow{COD} 葡萄糖酸内酯 + H_2O_2$$

$$2H_2O_2 + 4 氨基安替比林 + 酚 \xrightarrow{POD} 红色醌类化合物$$

2)方法评价:GOD只能高特异性催化 $\beta-D-$ 葡萄糖,而 α 和 β 构型葡萄糖各占36%和64%。要使葡萄糖完全反应,必须使 $\alpha-$ 葡萄糖变旋为 $\beta-$ 构型。某些商品试剂中含有变旋酶,可加速变旋过程,也可延长孵育时间,通过自发性变旋来转化,因此新配制的葡萄糖参考物需放置 2h 后才能应用。该法测定存在两方面问题:一方面 GOD 催化第一步反应生成的 H_2O_2 是一种强氧化物,如标本中存在尿酸、维生素 C、胆红素、四环素和谷胱甘肽等还原性物质,会消耗 H_2O_2,使测定结果偏低。另一方面,POD 是一种非特异性酶,在催化 H_2O_2 同时也催化其他过氧化物,可使测定结果偏高。解决方法是采用双试剂法测定,试剂 2 只含 GOD,试剂 1 中除含 POD、4-氨基安替匹林和酚外,还加入尿酸、维生素 C、胆红素等相应的氧化酶,当标本加入试剂 1 浮育 5min 后既可消除还原性物质竞争过氧化氢,又可将其他过氧化物先反应掉,以提高测定的特异性。GOD 法线性范围可达 22.24mmol/L,回收率 94%～105%,批内 CV 为 0.7%～2.0%,批间 CV 为 2% 左右,日间 CV 为 2%～3%。该方法准确度和精密度均达到临床要求,操作简便,被推荐为血糖测定的常规检验。

GOD 法也适于测定脑脊液葡萄糖浓度,不能直接用于尿标本葡萄糖测定,因为尿中含较高浓度还原性物质如尿酸的干扰,使测定值出现负偏差。

(2)己糖激酶法

1)测定原理:葡萄糖在 HK 和 Mg^{2+} 存在下,与 ATP 反应生成葡萄糖-6-磷酸和 ADP,生成的葡萄糖-6-磷酸在葡萄糖-6-磷酸脱氢酶(G-6-PD)催化下使 $NADP^+$ 还原成为 NADPH。在 340nm 处测定 NADPH 的生成量,NADPH 的生成量与标本中葡萄糖含量成正比。反应式如下:

$$葡萄糖-6-磷酸 + ATP \xrightarrow{HK} 葡萄糖-6-磷酸 + ADP$$

$$葡萄糖-6-磷酸 + NADP^+ \xrightarrow{G-6-PD} 葡萄糖-6-磷酸内酯 + NADPH + H^+$$

2)方法评价:HK 特异性虽没有 GOD 高,但其偶联的 G-6-PD 特异性非常高,只作用于 G-6-P,因此该法测定的准确度和精密度都很高,是葡萄糖测定的参考方法。该法的线性范围最高可达 40.8mmol/L,回收率为 99.4%～101.6%,日内 CV 为 0.6%～1.0%,日间 CV 为 1.3% 左右。轻度溶血、脂血、黄疸、氟化钠、肝素、EDTA 和草酸盐等无干扰。严重溶血致使红细胞内有机磷酸酯及一些酶类释放,干扰本法测定。HK 法也用于尿糖定量。

2. 口服葡萄糖耐量试验　口服葡萄糖耐量试验(oral glucose tolerance test,OGTT),是口服一定量葡萄糖后,做系列血浆葡萄糖浓度测定,以评价机体对血糖调节能力的标准方法。OGTT 诊断 IGT、DM 较 FPG 灵敏,但重复性稍差。

(1)实验方法:WHO 推荐的方法是:葡萄糖负荷量为 75g,对于小孩,按 1.75g/kg 体重计算,总量不超过 75g。清晨空腹坐位取血后,用葡萄糖溶于 250ml～300ml 水在 5min 内饮完,之后每隔 30min 取血 1 次,共 4 次,历时 2h。试验前 3 天每日食物中糖含量应不低于 150g,维持正常活动,影响试验的药物应在 3 天前停用,试验前应禁食 8h～14h。整个试验期间不可吸烟、喝咖啡、喝茶或进食。临床上常用的方法是:清晨空腹抽血后,开始饮葡萄糖水后 30min、60min、120min 和 180min 分别测定静脉血浆葡萄糖。

(2)葡萄糖耐量曲线:将空腹和服糖后 30min、60min、120min 和 180min 静脉血浆葡萄糖,绘制成糖耐量曲线图,见图 11-9。

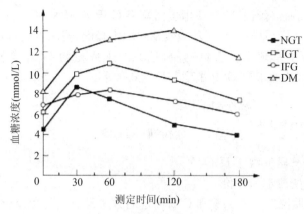

图 11-9 口服葡萄糖耐量曲线

对不能承受大剂量口服葡萄糖、胃切除后及其他可致口服葡萄糖吸收不良的患者,为排除影响葡萄糖吸收的因素,应进行静脉葡萄糖耐量试验(intravenous glucose tolerance test, IGTT)。IGTT 的适应证与 OGTT 相同。当受试者血糖>14mmol/L 时,口服 75g 葡萄糖所致的高糖毒性不仅造成胰岛细胞的损伤,同时有诱发酮症的风险。临床上为避免这种情况发生,常改用馒头餐试验,即在 15min 内进食 100g(相当于 75g 葡萄糖)面粉制作的馒头取代葡萄糖粉。

(二)糖化蛋白测定与评价

1. 糖化血红蛋白

(1)方法概述:测定 HbA$_{1c}$;常用方法有比色法、电泳法、离子交换层析法、亲和层析法和免疫化学法。离子交换层析和亲和层析法都可采用高效液相层析技术(HPLC),目前均已有专用仪器,分析速度快,有恒温控制,结果准确,是目前最理想的测定方法。

(2)糖化血红蛋白测定

1)亲和层析法:原理是硼酸与 HbA$_1$ 分子上葡萄糖的顺位二醇基反应,形成可逆的五环化合物,使样本中的 HbA$_1$ 选择性地结合于间氨基苯硼酸的琼脂糖珠柱上,而非 HbA$_1$ 则被洗脱。然后用山梨醇解离五环化合物以洗脱 HbA$_1$,洗脱液在 410nm 处测定吸光度,计算 HbA$_1$ 的百分比。

2)高效液相离子交换层析法:采用弱酸性阳离子交换树酯,在一定离子强度及 pH 条件的洗脱液下,由于 Hb 中各组分蛋白所带电荷不同而分离,按流出时间快慢分别为 HbA$_{1a1}$、HbA$_{1a2}$、HbA$_{1b}$、HbA$_{1c}$,和 HbA。HbA$_1$ 几乎不带正电荷,依次先被洗脱;HbA 带正电荷,最后被洗脱。得到相应的 Hb 层析谱,其横坐标是时间,纵坐标是百分比,HbA$_{1c}$ 值以百分率来表示。

3)免疫化学法:通常采用免疫比浊法,原理是:鼠抗人 HbA$_{1c}$ 单克隆抗体与结合了 HbA$_{1c}$ 的颗粒结合,羊抗鼠 IgG 多克隆抗体再与鼠抗人 HbA$_{1c}$ 单克隆抗体发生结合反应而产生的浊度,在一定波长处检测吸光度大小,与 HbA$_{1c}$ 结合的颗粒,样品中的 HbA$_{1c}$ 百分含量成正比。该类方法通常无须额外检测总血红蛋白,适合自动生化分析仪测定;但其精密度和特异性还有待于进一步证明。

2. 糖化血清蛋白

(1)方法概述:硝基四氮唑盐(NBT)还原法(又称果糖胺法)和酶法是目前适用于自动化分析的常规方法,但由于 NBT 法易受 pH、反应温度和还原性物质的影响,目前已少用。酶法特异性较高、干扰少、线性宽,是理想的 GSP 测定方法。

(2)酶法测定糖化血清蛋白:首先使用蛋白酶将 GSP 水解为 GSP 片段,然后利用特异的酮胺氧化酶(KAO)作用于葡萄糖与氨基酸残基间的酮胺键,使两者裂解,并有 H_2O_2 生成,最后通过过氧化物酶指示系统生成有色物质,色原的生成量与 GSP 含量呈正比,通过测量 550nm 左右吸光度值,从而求出 GSP 浓度。反应式如下:

$$糖化血清蛋白 \xrightarrow{蛋白酶 K} 糖化蛋白片段$$

$$糖化蛋白片段 \xrightarrow{酮胺氧化酶} 氨基酸 + 葡萄糖 + H_2O_2$$

$$色原 + H_2O_2 \xrightarrow{POD} 显色物 + H_2O$$

(三)血糖调节物的测定与评价

1.胰岛素和 C—肽测定　胰岛素和 C 肽测定的方法常有放射免疫分析法(radioimmunoassay,RIA)、酶联免疫吸附法(enzyme—linked immunosorbent assay,ELISA)、化学发光免疫分析法(chemiluminescence immunoassay,CLIA)和电化学发光免疫分析法(electro—chemiluminescence immunoassay,ECLIA)等免疫化学方法。

2.其他激素测定　胰岛素原的测定方法有 RIA、EUSA 等免疫化学方法。胰高血糖素的测定也多用免疫化学方法。

(四)糖尿病并发症相关指标的测定与评价

1.酮体测定　常用酶法测定血清中 β—羟丁酸,原理是在有 NAD^+ 存在时,β—羟丁酸在 β—羟丁酸脱氢酶(β—HBDH)的催化下,生成乙酰乙酸和 NADH,在波长 340nm 处,测定 NADH 的吸光度,NADH 与血 β—羟丁酸含量成正比。

$$β-羟丁酸 + NAD^+ \xrightarrow{β-羟丁酸脱氢酶} 乙酰乙酸 + NADH + H^+$$

健康入血 β—羟丁酸约为 0.03~0.30mmol/L。此法灵敏度高,速度快,标本不需处理可直接测定,适用于各型生化分析仪。

酮体检查片法(Acetest)和尿酮体试纸法(Ketostix)都适于对尿酮体的测定。在 DKA 时,检测血中酮体的半定量比检测尿酮体更为准确,尽管血酮体浓度与尿酮体浓度不成比例,但尿酮体检测方便,临床常用于 DM 病情监测。

2.乳酸和内酮酸测定

(1)乳酸测定:常用乳酸脱氢酶法测定,原理是碱性条件下乳酸在乳酸脱氢酶(LD)催化下脱氢生成丙酮酸,NAD^+ 转变成 NADH。于 340mn 波长测定 NADH 的吸光度,NADH 与血乳酸含量成正比。

$$乳酸 + NDA^+ \underset{}{\overset{LD}{\rightleftharpoons}} 丙酮酸 + NADH + H^+$$

本法操作简单,特异性高。采血时,患者应空腹和静息 2h 以上,避免干扰,使血中乳酸处于稳态。采血后应立即将全血加入到偏磷酸沉淀蛋白液中,使标本中乳酸稳定。本法线性范围为 5.6mmol/L,回收率 101%~104%,CV<5%。

(2)丙酮酸测定:利用乳酸测定的逆反应,原理是在 pH7.5 的溶液中,丙酮酸在 LD 和 NADH 作用下,生成乳酸和 NAD^+,从 NADH 吸光度的变化值来定量样品中的丙酮酸。

血中丙酮酸极不稳定,血液抽出后 1min 就见减低。采血后应立即加入到偏磷酸沉淀蛋白液中。丙酮酸标准应用液必须每日新鲜配制,因其中丙酮酸会发生聚合,其聚合体的酶促反应速率与非聚合体不同。本法特异性较高,回收率为 97%~104%,适用于各种自动分析仪;除 α—酮丁酸产生正干扰外,大多类似物质均无干扰。

（五）胰岛自身抗体的测定与评价

胰岛自身抗体包括血清胰岛细胞抗体（islet cell cytoplasmic antibodies，ICA）、胰岛素自身抗体（insulin autoantibodies，IAA）、谷氨酸脱羧酶自身抗体（glutamate decarboxylase autoantibodies，GAD－Ab）等。大多用免疫化学方法检测，目前常用的方法有：

1.葡萄糖胰岛素钳夹技术　葡萄糖胰岛素钳夹技术（glucose insulin clamp technique，CLAMP）是目前国际公认的评价 IR 的金标准。该方法复杂、价格昂贵、费时，设备特殊，限制了在临床上的推广和使用。

2.胰岛素敏感指数　胰岛素敏感指数（insulin sensitivity index，ISI）计算法 ISI＝1/（空腹血糖×空腹胰岛素），ISI 低说明存在 IR。

3.胰岛素抵抗指数　胰岛素抵抗指数（immune reactive insulin，IRI）采用稳态模型（homeostasis assessment model，HOMA Model）公式计算。Homa－IRI＝（空腹血糖×空腹胰岛素）/22.5，IRI 高说明存在 IR。

三、糖代谢紊乱指标测定的临床应用

糖代谢紊乱指标有很多，围绕糖代谢全过程中任何一个环节发生改变，或任何一种物质发生变化，都会导致糖代谢紊乱。临床常用的糖代谢紊乱指标主要有血糖、糖基化蛋白类、激素类、代谢产物类、自身抗体类等。新型指标仍在不断出现，基因诊断日新月异，HLA 基因、胰岛素基因、受体基因等测定也逐渐应用于临床。

（一）糖尿病诊断标准

1.糖尿病诊断标准　目前国际上通用 1999 年 WHO 糖尿病专家委员会提出的诊断标准见表 11－8，目前我国采用此标准。

表 11－8　成人和儿童糖尿病的诊断标准

项目	诊断标准
随机血浆葡萄糖	≥11.1mmol/L（200mg/dl）＋糖尿病症状（如多食、多饮、多尿、体重减轻）
空腹血浆葡萄糖	FPC≥7.0mmol/L（126mg/dl）
口服葡萄糖耐量试验	2h 血浆葡萄糖≥11.1mmol/L（200mg/dl）

注：其中任何一种出现阳性结果，需用上述方法中的任意一种进行复查，予以证实，诊断才能成立 mmol/L 转换 mg/dl 为乘以换算系数 18。

美国糖尿病协会（ADA），在 2014 年糖尿病诊疗标准执行纲要中提出满足表 11－9 中任意一条即可诊断为糖尿病。

表 11－9　糖尿病的诊断标准

项目	诊断标准	说明
HbA₁C	≥6.5％	试验应该用美国糖化血红蛋白标准化计划组织（NGSP）认证的方法进行，并与糖尿病控制和并发症研究（DCCT）的检测进行标化
FPG	≥7.0mmol/L	空腹的定义是至少 8h 无热量摄入
OGTT	2h≥11.1mmol/L	试验应按世界卫生组织（WHO）的标准进行，用相当于 75g 无水葡萄糖溶于水作为糖负荷
随机血糖	≥11.1mmol/L，并有高血糖典型症状或高血糖危象	无明确的高血糖，结果应重复检测确认

2.妊娠期糖尿病诊断标准　在 ADA2014 年糖尿病诊疗标准执行纲要中，妊娠期糖尿病

的筛查和诊断标准：①在有危险因素的个体，首次产前就诊时用标准的诊断方法筛查未诊断的 2 型糖尿病。②在无糖尿病史的孕妇，妊娠 24～28 周筛查 GDM。③妊娠糖尿病的妇女在产后 6～12 周用 OGTT 及非妊娠糖尿病诊断标准筛查永久性糖尿病。④有 GDM 病史的妇女应至少每 3 年筛查是否发展为糖尿病或糖尿病前期。⑤有 GDM 病史的糖尿病前期妇女，应接受生活方式干预或二甲双胍治疗以预防糖尿病。

中华医学会妇产科学分会产科学组与中华医学会围产医学分会妊娠合并糖尿病协作组对《妊娠合并糖尿病诊治指南（草案）》进行了修改，制订了《妊娠合并糖尿病诊治指南（2014）》：GDM 指妊娠期发生的糖代谢异常，妊娠期首次发现且血糖升高已经达到糖尿病标准，应将其诊断为 PGDM 而非 GDM。

GDM 诊断方法和标准如下：①推荐医疗机构对所有尚未被诊断为 PGDM 或 GDM 的孕妇，在妊娠 24～28 周以及 28 周后首次就诊时行 OGTT。②孕妇具有 CDM 高危因素或者医疗资源缺乏地区，建议妊娠 24～28 周首先检查 FPG。FPG≥5.1mmol/L，可以直接诊断 GDM，不必行 OGTT；FPG＜4.4mmol/L（80mg/dl），发生 GDM 可能性极小，可以暂时不行 OGTT。FPG≥4.4～5.1mmol/L 时，应尽早行 OGTT。③孕妇具有 GDM 高危因素，首次 OGTT 结果正常，必要时可在妊娠晚期重复 OGTT。④妊娠早、中期随孕周增加 FPG 水平逐渐下降，尤以妊娠早期下降明显，因而妊娠早期 FPG 水平不能作为 GDM 的诊断依据。⑤未定期检查者，如果首次就诊时间在妊娠 28 周以后，建议首次就诊时或就诊后尽早行 OGTT 或 FPG 检查。

3. 空腹血糖受损和糖耐量减低诊断标准　IFG 和 IGT 的诊断标准见表 11-10。

表 11-10　空腹血糖受损和糖耐量减低诊断标准

项目	IFG	IGT
空腹血糖（FPG）	5.6～6.9（110mg/dl～126mg/dl）	＜7.0（126mg/dl）
服糖后 2h 血糖（2hPG）	＜7.8（140mg/dl）	7.8（140mg/dl）～11.0（199mg/dl）

（二）常用糖代谢紊乱指标的临床应用

1. 空腹血糖　空腹血糖（fasting plasma glucose，FPG）是指 8～10h 内无任何热量摄入时测定的静脉血浆葡萄糖浓度。为糖尿病最常用的检测项目。如 FPG 浓度不止一次高于 7.0mmol/L 可诊断为糖尿病。但是 T2DM，高血糖出现的较晚，仅用 FPG 这个诊断标准将延误诊断，并对 DM 人群的流行情况估计过低。因此对于下述人群建议进行 OGTT 或者 FPG 筛查：所有已年满 45 周岁的正常人，每 3 年重复一次；对较年轻的人群，如有以下情况，应进行筛查：①肥胖个体，体重≥120％标准体重或者 BMI≥27kg/m² （亚太地区 BMI≥25kg/m² 定为肥胖）[BMI 为体重指数＝体重（kg）/身高（m²）]。②2 型糖尿病一级亲属。③DM 发病的高危种族（如非裔、亚裔、土著美国人、西班牙裔和太平洋岛屿居民）。④已确诊过 GDM 或有巨大胎儿（体重＞4.5kg）生育史。⑤高血压病患者。⑥HDL 胆固醇≤0.90mmol/L 或 TG ≥2.82mmol/L。⑦曾经有 IGT 及（或）IFG 的个体。

2. 口服葡萄糖耐量试验　OGTT 主要用于下列情况：①诊断 GDM。②诊断 IGT。③人群筛查，以获取流行病学数据。④有无法解释的肾病、神经病变或视网膜病变，其随机血糖＜ 7.8mmol/L，可用 OGTT 评价，即使 OGTT 结果异常，并不代表有肯定因果关系，还应该排除其他疾病。

3. 糖化蛋白

(1)糖化血红蛋白

1)由于 GHb 的形成与消失均需要数周时间,所以 GHb 的水平不能反映近期的血糖水平,不能提供近期的治疗效果,但可作为糖尿病长期监控的良好指标,控制的理想目标是<6.5%。2002 年起 ADA 将 GHb 作为 DM 患者血糖控制的金标准,提出所有 DM 者每年均应至少常规测定 GHb 两次,无论用什么方法来反映血糖的变化,最后都要以 GHb 的变化作为最终评价一种药物或一种治疗方案,在血糖控制上是否有效的一个指标。HbA_1c、用于糖尿病诊断和糖尿病慢性并发症的发生和发展的指标见表 11—11。

表 11—11　HbA_1c 用于糖尿病诊断和糖尿病慢性并发症的发生和发展的指标

	诊断		糖尿病慢性并发症明显增高	
	糖尿病	亚糖尿病状态	视网膜病变	糖尿病肾病
HbA_1c	≥6.5%	≥6.0%,<6.5%	>6.2%或 7.0%	>8%

2)在有溶血性疾病或其他原因引起红细胞寿命缩短时,GHb 明显减少;同样,如果近期有大量失血,新生红细胞大量产生,会使 GHb 结果偏低。但 GHb 仍可用于监测上述患者,其测定值必须与自身以前测定值作比较而不是与参考值进行比较。

3)用胰岛素治疗的 DM 患者,应将 GHb 作常规检测指标,至少每 3 个月一次。在某些临床状态下如 GDM 或调整治疗时,每 4 周测定一次,可及时提供有价值的信息。

2014 年 ADA 修订了糖尿病诊断相关的临床建议,提倡用糖化血红蛋白(HbA_1c)这一快捷简便的检查指标来诊断糖尿病,这样有可能减少未确诊患者数量并且更好地分辨糖尿病前期的患者。糖化血清蛋白是观察了解血糖控制水平有价值的指标,但其临床应用仍需得到更多的大规模临床应用证实。

(2)糖化血清蛋白:GSP 的生成量也与血糖的平均浓度有关,由于清蛋白是血清蛋白最主要的成分,半衰期约为 19 天,所以 GSP 能反映近 2~3 周的平均血糖水平,在反映血糖控制效果上比 GHb 敏感,对 GDM 或治疗方法改变者更为适用,被认为是糖尿病短期监测的最有用方法。

(3)GSP 应与 GHb 联合应用:当患者有 Hb 变异时,会使红细胞寿命下降,此时 GHb 的测定意义不大,而 GSP 则很有价值。当清蛋白浓度和半衰期发生明显变化时,会对 GSP 产生很大影响,故对于肝硬化、肾病综合征、异常蛋白血症或急性时相反应之后的患者,GSP 结果不可靠。

4. 酮体监测　酮体是由乙酰乙酸、β—羟丁酸和丙酮组成。其中小部分乙酰乙酸自发性脱羧生成丙酮,而大部分则转变为β—羟丁酸。在健康人,β—羟丁酸与乙酰乙酸比值约 2:1,二者基本构成血清中所有酮体,丙酮是次要成分。在严重 DM,由于机体有大量 NADH 存在,促进了β—羟丁酸的生成,β—羟丁酸/乙酰乙酸的比率可增加,因而此时最好测定血液β—羟丁酸浓度。酮体形成过多会导致其在血中浓度增加,形成酮血症,尿中的排泄量也会增加,形成酮尿,见于饥饿或频繁呕吐等糖来源减少,或 DM 等糖利用率不良的疾病。

5. 乳酸和丙酮酸监测　正常人乳酸和丙酮酸比值为 10:1,处于平衡状态。乳酸/丙酮酸比例增高及乳酸增加,标志着有氧氧化减少,提示细胞内缺氧。乳酸/丙酮酸比率<25 还提示糖异生缺陷。

6. 尿清蛋白排泄试验　尿清蛋白排泄率(urinary albumin excretion rate,UAER)可提示

清蛋白经毛细血管漏出的程度,UAER增高是微血管病变的标志,可监测肾脏损害的程度。对DM患者,UAER是DM肾病早期诊断及临床分期的重要指标,UAER持续提示糖尿病患者已存在早期糖尿病肾病;UAER持续≥200μg/min,提示已进入临床糖尿病肾病;T2DM被诊断时,常有UAER的增加,提示DM已经存在一段时间。一旦糖尿病性肾病发生,此时临床治疗可延缓疾病进程,但不能终止和逆转肾损害。UAER增加可同时提示眼底等器官的微血管存在损害。UAER参考范围见表11-12。

表11-12 尿清蛋白排泄率参考范围

	μg/min	mg/d	校正值(mg/g 尿肌酐)
正常	<20	<30	<30
UAE 增加(微量清蛋白尿)	20～200	30～300	30～300
临床清蛋白尿	>200	>300	>300

7.血清胰岛素和C肽

(1)胰岛素:健康人在葡萄糖的刺激下,胰岛素呈二时相脉冲式分泌:静脉注射葡萄糖后的1～2min内是第一时相,10min内结束。这一时相呈尖而高的分泌峰,代表贮存胰岛素的快速释放第二时相紧接第一时相,持续60～120min,直到血糖水平恢复正常,代表了胰岛素的合成和持续释放能力。DM患者随着β细胞功能进行性损害,胰岛素对葡萄糖反应的第一时相将消失,而其他的刺激物如氨基酸或胰高血糖素仍能刺激其产生,所以在大多数T2DM患者仍保留第二时相的反应,而T1DM患者几乎没有任何反应,葡萄糖刺激胰岛素分泌的反应状态见图11-10。

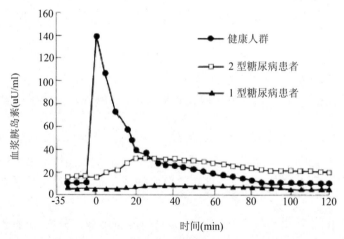

图11-10 葡萄糖刺激胰岛素分泌曲线

血清胰岛素测定的主要目的:①空腹低血糖评估。②DM分型。③β细胞功能评估,确认患者是否需要胰岛素治疗。④预测DM易感人群,预测DM患者病情发展。⑤IR机制研究。

胰岛素释放试验(insulin release test,IRT)的方法与OGTT方法相同:空腹和服糖后30min,60min,120min和180min分别采血测定胰岛素,了解胰岛β细胞的储备功能。健康人服糖后30～60min上升为空腹胰岛素5～10倍,3h后恢复至空腹水平;IGT或DM患者早期空腹胰岛素水平可略高或正常,晚期则往往减低,服糖后胰岛素分泌高峰多延迟在2～3h出现。1型糖尿病无明显反应。

(2)C肽:胰岛素和C肽以等摩尔数分泌进入血循环,但由于C肽的半衰期比胰岛素长,大约 35min，在禁食后 C 肽浓度比胰岛素高 5～10 倍；C 肽主要在肾脏降解，部分以原形从尿中排泄；C 肽不受外源性胰岛素干扰，不与胰岛素抗体反应。所以与血清胰岛素浓度相比，C 肽水平可更好地反映 β 细胞功能。

血清 C 肽测定的主要目的：①评估空腹低血糖。②评估 β 细胞功能。③DM 分型。④监测胰腺手术效果。当需要连续评估细胞功能或不能频繁采血时，可测定尿中 C 肽。24h 尿中 C 肽（非肾衰者，因肾衰可使 C 肽浓度上升）与空腹血清 C 肽浓度相关性很好，并与葡萄糖负荷后，连续取血标本的 C 肽浓度相关性也很好。由于尿 C 肽个体差异大，限制了作为评价 β 细胞分泌能力的价值。

C 肽释放试验（C－peptide release test，CRT）方法与 OGTT 相同：空腹和服糖后 30min、60min、120min 和 180min 分别采血测 C 肽。服糖后 30～60min 为峰值，为空腹的 5～7 倍；试验意义与胰岛素释放试验相同。

8.血清胰岛素原　PI 半衰期比胰岛素长 2～3 倍，主要在肝脏降解，在禁食后血清的 PI 水平增高，可达血清胰岛素水平的 10%～15%。

PI 测定主要应用于：①评估 IR 和胰岛 β 细胞功能。②评估胰岛 β 细胞肿瘤。③家族性高 PI 血症，极少见，原因不明，与 PI 转化为胰岛素的功能障碍有关。④慢性肾功能不全、肝硬化和甲状腺功能亢进等患者可见 PI 增加。

9.血清胰岛自身抗体　胰岛自身抗体对 T1DM 的鉴别诊断有重要价值，在 T1DM 发生数年前就可检出：胰岛细胞胞浆抗体（ICA）、胰岛素自身抗体（IAA）、谷氨酸脱羧酶自身抗体（GADA）和酪氨酸磷酸酶抗体/胰岛抗原 2 抗体（1A－2A）检出率分别约为 30%～60%、70%～90%、50% 和 50%。使用异源性胰岛素治疗的 DM 患者绝大部分产生胰岛素自身抗体，但由于滴度低，通常不会产生胰岛素抵抗作用。但也有少数的 DM 患者，多见于 T2DM，抗体滴度较高，抗体与胰岛素结合，降低胰岛素的生物学作用，导致 IR。测定胰岛素抗体可提供胰岛素治疗的指导。

测定胰岛自身抗体可提供胰岛素治疗的指导。对成人 1 型糖尿病应动态监测 IAA、ICA 和 GAD－Ab，特别是后者，对诊断和治疗有非常重要的意义，应强调定期检测。对高危儿童随访监测：如 ICA 和 GAD－AB 阳性，提示发生 1 型糖尿病的可能性是 67%；而两者均为阴性时，则不可能发生 1 型糖尿病，据称可靠性达 99.89%。以上自身抗体的监测重点应放在 1 型糖尿病一级亲属和糖尿病患者人群，并应根据具体情况，如家族史、发病年龄、治疗情况以及其他检查结果等，联合监测、综合分析。

10.胰高血糖素　血液中胰高血糖素升高多见于胰岛 α 细胞瘤患者，常伴有体重减轻、高血糖等症状。胰高血糖素浓度降低见于慢性胰腺炎和长期使用磺脲类药物的患者。

（陈鹏）

第三节　脂蛋白代谢紊乱的生物化学检验

脂蛋白代谢紊乱是冠心病和缺血性脑卒中公认的独立危险因素。目前临床血脂分析主要用于动脉粥样硬化（atherosclerosis，AS）和冠心病的防治，也广泛用于高血压、糖尿病、脑血管病、肾脏疾病等的研究。

一、血浆脂蛋白代谢紊乱与异常脂蛋白血症

脂蛋白代谢是血中脂质、脂蛋白及其受体和关键酶相互作用的代谢过程。在脂蛋白代谢过程中若有一个或多个环节障碍,则可能导致脂蛋白代谢紊乱和异常脂蛋白血症。

(一)脂蛋白与载脂蛋白的分类和组成特征

血脂是血液中脂类物质的总称,包括中性脂肪即三酰甘油(triglyceride,TG),胆固醇(cholesterol,CH)、磷脂(phospholipid,PL)、糖脂、类固醇和非酯化或称游离脂肪酸(nonesterified fatty acid,NEFA/free fatty acid,FFA)等。胆固醇包括游离胆固醇(free cholesterol,FC)和胆固醇酯(cholesterol ester,CE),两者合称总胆固醇(totel cholesterol,TC)。由于血浆中 TG 和 CH 都是疏水性物质,必须与血液中的特殊蛋白质和 PL 等一起组成一个亲水性的球形大分子,才能在血液中被运输,并进入组织细胞。这种球形大分子复合物称作脂蛋白。脂蛋白中的蛋白质成分称为载脂蛋白(apolipoprotein,Apo)。

1.脂蛋白的分类和组成特征　脂蛋白的分类经典的方法是超速离心法,将其分为乳糜微粒(chylomicron,CM)、极低密度脂蛋白(very lowd ensity lipoprotein,VLDL)、中间密度脂蛋白(intermediate density lipoprotein,IDL)、低密度脂蛋白(low densily lipoprotein,LDL)和高密度脂蛋白(ligh density lipoprotein,HDL)5 大类。此外,在 LDL 和 HDL 区带之间有一特殊的脂蛋白—脂蛋白(a)[lipoprotein(a),Lp(a)],密度为 1.050～1.100kg/L。临床上常用琼脂糖凝胶电泳分类,将其分为 CM(加样原点处)、β—脂蛋白、前 β—脂蛋白和 α—脂蛋白 4 大类。两种分类方法的相应关系见图 11—11。

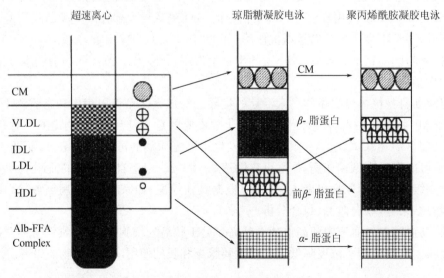

图 11—11　超速离心法与电泳法分离血浆脂蛋白的对应关系

人血浆主要脂蛋白的分类与组成见表 11—13。CM 主要来源于食物脂肪,颗粒最大,主要功能是转运外源性 TG。血中 CM 的半衰期仅为 10～15min,进食后 12h 正常人血中几乎没有 CM,TG 恢复至原有水平。VLDL 主要功能是转运内源性 TG。由于 CM 和 VLDL 及其残粒都是以 TG 为主,所以这两种脂蛋白及其残粒统称为富含 TG 的脂蛋白(triglyceride—rich lipoprotein,TRL),也称残粒样脂蛋白(remnant—like particles,RLP)。IDL 是 VLDL 向 LDL 转化过程中的中间产物,正常情况下,血浆中 IDL 含量很低。LDL 的主要功能是将肝合

成的内源性 CH 转运至肝外组织。用超速离心法又可将 LDL 可分为数目不等的亚组分(2~11 种),如小而密 LDL(small dense LDL,sLDL)或称为 B 型 LDL,大而轻 LDL 或称为 A 型 LDL。LDL 还可被氧化生成氧化 LDL(oxidized LDL,ox−LDL)。HDL 是含有 ApoAⅠ、AⅡ、PL 和 CH 的小型脂蛋白颗粒,主要功能是参与胆固醇的逆转运(reverse cholesterol transport,RCT)。HDL 也可进一步分为两个亚类:HDL$_2$(1.063~1.125kg/L)和 HDL$_3$(1.125~1.210kg/L),两者的差别主要在于 HDL$_2$ 中 CE 含量较多,而 Apo 含量则相对较少,后者也常被称为小而密 HDL(small dense HDL,sHDL)。

表 11−13　主要脂蛋白的分类与组成

脂蛋白	密度(kg/L)	颗粒直径(nm)	漂浮率(Sf *)	脂质(%)		主要载脂蛋白	迁移率(琼脂糖电泳)
				TG	胆固醇		
CM	<0.95	80~1200	>400	90	10	ApoB48	原点
VLDL	0.95−1.006	30~80	60~400	60	20	ApoB100、CⅡ、E	前β
IDL	1.006~1.019	23~35	20~60	35	35	ApoB100、E	宽β
LDL	1.019~1.063	18~25	0~20	10	50	ApoB100	β
HDL	1.063~1.21	5~12	0~9	<5	20	ApoAⅠ、AⅡ	α

* Sf 值指血浆脂蛋白在温度为 26℃,密度为 1.063kg/L 的 NaCl 溶液中,达因(dyne)/克(g)力作用下,上浮 10^{-13} cm/s,即为 ISf 单位[ISf=10^{-13}(cm·g)/(s·dyne)]。

2. 载脂蛋白分类和组成特征　迄今已发现 20 余种 Apo,如 ApoAⅠ、AⅡ、AⅣ、AⅤ、B48,B100、CⅠ、CⅡ、CⅢ、D、E、H、J 和 Apo(a)等。人 Apo 的氨基酸序列、基因结构特点大多已被阐明清楚。各种 Apo 的特征、分布及生理功能见表 11−14。

表 11−14　各种载脂蛋白的特征、分布及生理功能

载脂蛋白	分子量(KD)	主要合成场所	脂蛋白中分布	染色体定位	生理功能
ApoAⅠ	28	肝脏、小肠	HDL、	11	LCAT 辅因子;识别 HDL 受体
ApoAⅡ	17	肝脏、小肠	HDL、CM	1	HL 激活剂;识别 HDL 受体
ApoAⅣ	26	肝脏、小肠	HDL、CM	11	参与 RCT;激活 LCAT
ApoAⅤ	39	肝脏	VLDL、CM、LDL、HDL	11	参与 TG 代谢调节
ApoB100	550	肝脏	VLDL、IDL、LDL	2	参与 VLDL 合成与分解;识别 LDL 受体
ApoB48	275	小肠	CM	2	参与 CM 合成分解;运外源 TG
ApoCⅠ	7	肝脏	CM、VLDL、HDL	19	LCAT 激活剂
ApoCⅡ	9	肝脏	CM、VLDL、HDL	19	LPL 激活剂
ApoCⅢ	9	肝脏	CM、VLDL、HDL	11	LPL、HL 抑制剂;介导 TRL 通过 LRP 摄取
ApoD	33	肝脾、小肠、脑	HDL	3	逆转运 CE
ApoE	34	肝脏、巨噬细胞、脑	CM、VLDL、IDL、HDL	19	LDL 受体、LRP 配体;参与 RCT;免疫调节等
Apo(a)	280~800	肝脏	LDL、HDL	6	Lp(a)结构蛋白;抑制纤溶酶原

(二)脂蛋白受体与脂酶和脂质转运蛋白

脂蛋白代谢不仅涉及到脂蛋白分子本身,同时也涉及到许多脂蛋白分子以外的因素,如脂蛋白受体、一些关键酶及脂质转运蛋白。

1.脂蛋白受体

(1)LDL 受体:LDL 受体(LDL receptor,LDL－R)亦称为 ApoB/E 受体,由五个不同的区域构成,从细胞膜内到细胞膜外依次为:①配体结合结构域。②上皮细胞生长因子前体结构域。③糖基结构域。④跨膜结构域。⑤胞液结构域。

LDL 或其他含有 ApoB100 的脂蛋白与 LDL－R 结合后,内吞入细胞,经溶酶体酶作用,CE 水解成 FC,后者进入胞质的代谢库,供细胞膜等膜结构利用。这一代谢过程称为 LDL 受体途径(图 11－12)。LDL 受体途径具有反馈性地调节细胞内 CH 的作用。血浆 CH 主要存在于 LDL 中,而 65%～70% 的 LDL 是依赖肝细胞的 LDL－R 清除的。LDL－R 主要功能是通过摄取 CH 进入细胞内,用于细胞增殖和固醇类激素及胆汁酸盐的合成等。

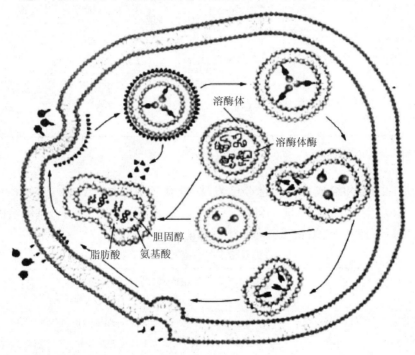

图 11－12　LDL 受体途径

(2)清道夫受体:清道夫受体(scavenger receptor,SR)分为 A 类清道夫受体(SR－A)和 B 类清道夫受体(SR－B),其配体类同。SR－A 包括 SP－A Ⅰ、SR－A Ⅱ、SK－A Ⅲ和胶原样结构的巨噬细胞受体等型受体,SR－A Ⅱ与 SR－A Ⅰ相比具有高亲和力结合和介导内移修饰 LDL 作用;SR－B 包括 SR－B Ⅰ、SR－B Ⅱ和 CD36 等。清道夫受体的配体谱广泛,对 ox－LDL、LDL、HDL 以及 VLDL 都有较强的亲和性,并参与脂类代谢。研究表明,一方面巨噬细胞的清道夫受体在粥样斑块形成机制中起重要作用,另一方面,巨噬细胞通过清道夫受体清除细胞外液中的修饰 LDL,尤其是 ox－LDL,可能是机体的一种防御功能。

(3)LDL 受体相关蛋白:LDL 受体相关蛋白(LDL receptor related protein,LRP)是一种内吞性的多功能受体,能识别多种配体(蛋白酶—蛋白酶抑制剂、毒素的受体、某些病毒、乳铁蛋白等)并在体内清除之。以肝实质细胞中含量最丰富。在脂蛋白代谢过程中,LRP 是含 ApoE 的 CM 残粒、VLDL 残粒的受体。由于 LRP 上有多个配体结合位点,能同时与多分子 ApoE 结合,使受体与配体结合的亲合性大大提高,从而保证富含 ApoE 的 CM 残粒、VLDL

残粒能从血浆中快速清除。

(4)VLDL 受体:VLDL 受体(VLDL receptor,VLDL－R)的结构与 LDL－R 类似,对含有 ApoE 的脂蛋白 VLDL 和 VLDL 残粒有高亲和性,对 LDL 则呈现低亲和性,VLDL－R 在肝内几乎未发现,而是广泛分布在代谢活跃的心肌、骨骼肌、脂肪组织等细胞。与 LDL－R 不同,VLDL－R 不受细胞内 CH 负反馈抑制。在早期 AS 的斑块形成中对由单核细胞而来的巨噬细胞的泡沫化有重要意义。此外,VLDL－R 在脂肪细胞中多见,可能与肥胖成因有关。

2.脂酶与脂质转运蛋白

(1)脂蛋白脂肪酶:脂蛋白脂肪酶(lipoprotein lipase,LPL)是脂肪细胞、心肌细胞、骨骼肌细胞、乳腺细胞以及巨噬细胞等实质细胞合成和分泌的一种糖蛋白,分子量为 60kD,ApoC Ⅱ是 LPL 的激活剂,而 ApoC Ⅲ则是 LPL 的抑制剂。LPL 可催化 CM 和 VLDL 中的 TG 水解,使这些大颗粒脂蛋白逐渐变为分子量较小的残粒,并促使脂蛋白之间转移 CH、PL 及 Apo。活性 LPL 以同源二聚体形式存在,通过静电引力与毛细血管内皮细胞表面的多聚糖结合,肝素可以使此结合形式的 LPL 释放入血,并提高其活性。

(2)肝脂酶:肝脂酶(hepatic lipase,HL)不需要 ApoC Ⅱ作为激活剂,但 SDS 可抑制 HL活性,而不受高盐及鱼精蛋白的抑制。HL 主要作用于小颗粒脂蛋白如 VLDL 残粒、CM 残粒及 HDL,水解其中的 TG 和 PL,在脂蛋白残粒中清除、LPL 的形成和 RCT 中起重要作用。

(3)卵磷脂胆固醇脂酰转移酶:卵磷脂胆固醇脂酰转移酶(lecithin－cholesterol acyl transferase,LCAT)由肝脏合成释放入血液,其作用是将 HDL 中的卵磷脂的 C2 位不饱和脂肪酸转移给 FC,生成溶血卵磷脂和 CE,使 HDL 变成成熟的球状 HDL 颗粒。LCAT 常与HDL 结合在一起,在 HDL 表面的活性很高并有催化效应,对 VLDL 和 LDL 几乎不起作用。

(4)β－羟－β－甲基戊二酰辅酶 A 还原酶:β－羟－β－甲基戊二酰辅酶 A(HMGCoA)是CH 合成的限速酶。Goldstein 和 Brown 阐明其抑制机制认为,细胞内 CH 可作为 HMGCoA还原酶的抑制剂,降低其活性,肝细胞膜上的 LDL－R 增加,从血中摄取 CH 也增加,从而使血中 CH 水平降低。目前临床常用的他汀类降脂药是使 HMGCoA 还原酶活性降低,从而使血中 CH 水平下降。

(5)胆固醇酯转运蛋白:胆固醇酯转运蛋白(cholesterol ester transfer protein,CETP)属于脂质转运蛋白(lipid transfer protein,LTP),是由肝、小肠、肾上腺、脾、脂肪组织及巨噬细胞合成的一种疏水性糖蛋白。CETP 是 RCT 系统中的关键蛋白质。周围组织细胞膜的 FC 与 HDL 结合后,被LCAT 酯化成 CE,移入 HDL 核心,并可通过 CETP 转移给 VLDL 和 LDL,再被肝脏 LDL 及 VLDL受体摄入肝细胞,这样就使周围组织细胞的 CE 进入肝脏被清除。

目前认为,血浆 CE 的 90%以上来自 HDL,主要通过 LCAT 和 CETP 的共同作用而生成,其中约 70%在 CETP 作用下由 HDL 转移至 VLDL 及 LDL 后被清除。当血浆中 CETP缺乏时,HDL 中 CE 蓄积 TG 降低,无法转运给 VLDL 及 LDL,出现高 HDL 血症,从而使VLDL、LDL 中的 CE 减少及 TG 增加。

此外,另有一些 LTP 与脂蛋白代谢有关。如磷脂转运蛋白(phospholipid transfer protein,PTP)可促进 PL 由 CM、VLDL 转移至 HDL。微粒体三酰甘油转运蛋白(microsomal triglyceride transfer protein,MTP)在富含 TG 的 VLDL 和 CM 组装和分泌中起主要作用。

(三)血浆脂蛋白代谢

人体内血浆脂蛋白代谢可分为外源性代谢途径和内源性代谢途径。前者是指饮食摄入的胆固醇和 TG 在小肠中合成 CM 及其代谢过程;而后者则是指由肝脏合成 VLDL、VLDL 转变为 IDL 和 LDL,LDL 被肝脏或其他器官代谢的过程,以及 HDL 的代谢过程见图 11—13。

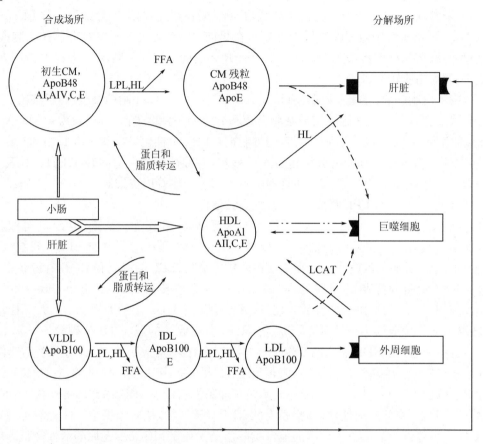

图 11—13　脂蛋白代谢示意图

人体 CH 除来自于食物以外,还可在体内合成,提供内源性 CH 的 90%。TG 水平与种族、年龄、性别以及生活习惯(如饮食、运动等)有关,个体内与个体间变异大,人群调查数据比较分散,呈明显的正偏态分布。

(四)脂代谢紊乱与动脉粥样硬化

AS 斑块的发生、发展至成熟是一个渐进的缓慢过程。阐述 AS 发病机制的主要学说中以脂源性学说为国内外所公认。

1. 动脉粥样硬化的发生机制　当血浆中 CH 等脂质水平较高或/和动脉内皮异常,血浆脂质进入动脉内膜沉积在内膜下间隙时,血流中的单核细胞易与内皮细胞发生粘附,并通过内皮细胞间隙跨过内皮进入内皮下,其功能也发生了变化,能摄取内皮下沉积的脂质而转化成巨噬细胞,后者又通过其细胞膜上的清道夫受体摄入大量脂质而形成泡沫细胞。此时 AS 斑块已开始形成,表现为初起的脂质条纹,内含大量泡沫细胞,但还是可逆此阶段也可见到胶样隆起,是脂质条纹的进一步发展,也可见到附壁微血栓。进一步的发展是血管平滑肌细胞(smooth muscle cell,SMC)受到沉积脂质的影响,以及斑块局部产生的细胞因子和生长因子的影响开始增殖,并向内膜方向迁移,同时 SMC 本身也能摄入脂质而转化成泡沫细胞。SMC

的增殖使动脉壁变厚并可发生纤维化,AS 斑块便趋于成熟。成熟的斑块含有大量脂质、泡沫细胞、淋巴细胞、增殖的平滑肌细胞,以及基质成分(matrix)包括胶原、弹力蛋白、糖蛋白及蛋白聚糖等。一般的斑块上有内皮覆盖,斑块较大时表面可出现裂隙或溃疡,继发血栓形成,而造成该血管支配部位的缺血、梗死。若血栓发生在冠状动脉或脑动脉管腔则可导致心肌梗死、冠心病或缺血性脑卒中的发生。

AS 的危险因素(risk factor)有近 200 种,主要有高脂血症、高血压、吸烟等因素。AS 病因绝非一种因素所致,可能为多种因素联合作用引起,对脂蛋白而言,凡能增加动脉壁 CH 内流和沉积的脂蛋白如 LDL、ox－LDL 等,是致 AS 的因素;凡能促进 CH 从血管壁外运的脂蛋白如 HDL,则具有抗 AS 作用,称之为抗 AS 因素。

2.致动脉粥样硬化的脂蛋白　近年来,提出致动脉粥样硬化脂蛋白谱(ALP),从整体上研究脂蛋白与 AS 的关系。ALP 包括高 TG、sLDL 增高和 HDL 水平低下,因此也称脂质三联征(lipid triad)。脂蛋白代谢异常所致脂蛋白量和质的改变在 AS 斑块形成中起有极其重要的作用。

(1)残粒脂蛋白:富含 TG 的 RLP 具有致 AS 作用,其组成和颗粒大小决定其致 AS 的性能如Ⅲ型高脂血症以异常残粒脂蛋白 β－VLDL 积蓄为特征,因为肝脏的残粒受体(ApoB/E 受体)结合率降低,ApoE2/2 和 ApoE 缺失等使残粒清除减少或 β－VLDL 残粒形成增加,经清道夫受体介导摄取进入巨噬细胞引起 AS 的增强作用。

(2)sLDL:sLDL 是 AS 斑块发展及心肌梗死的危险因素。sLDL 的形成除了可能与遗传有关外,还依赖于以血浆 TG 起主导作用的脂蛋白交换。sLDL 与 LDL 受体亲和力较低,在血浆中停留时间较长,所以有更多机会进入动脉内膜下,在内膜下 LDL 必须先被氧化才能被巨噬细胞的清道夫受体清除,而 sLDL 比大而轻的 LDL 更易被氧化,更易促进泡沫细胞形成。

(3)ox－LDL:ox－LDL 可通过清道夫受体途径,使巨噬细胞内 CH 大量堆积形成泡沫细胞。ox－LDL 能刺激有丝分裂原激活的蛋白激酶的活性,刺激平滑肌生长,还能介导成纤维生长因子－1 的释放,促进纤维沉积。ox－LDL 对巨噬细胞有毒性,能放大炎性反应并形成进展性斑块的坏死核心,大量细胞外基质的生成和细胞外脂质在坏死中心蓄积,成为 AS 进一步发展的条件此外 ox－LDL 对循环中的单核细胞有趋化作用,对组织中的巨噬细胞的趋化性有抑制作用。对血小板及凝血系统的作用是促使凝血酶形成,引起血小板聚集,促使血栓形成。

(4)Lp(a):Lp(a)特殊的抗原成分 Apo(a)具有高度多态性,分子量 250～800KD。多态性的来源可能与糖化的程度及其分子多肽键中所含 Kringle4－2(K4－2)拷贝数 3～40 个不等数目有关,后者是主要的原因。人群中 Lp(a)呈偏态分布,一般以 300mg/L 以上作为病理性增高。对同一个体而言,Lp(a)值极其恒定,新生儿血清 Lp(a)约为成人的 1/10,出生后 6 个月已达成人水平,血清 Lp(a)浓度主要由基因控制,不受性别、年龄、体重、适度体育锻炼和降 CH 药物的影响。APo(a)分子大小与血浆中 Lp(a)的浓度通常成反比,后者主要决定于 Apo(a)的生成率,高分子量表型的血清 Lp(a)水平低,反之则高。由于 Apo(a)和 PLG 具有同源性,因而许多学者认为 Lp(a)在 AS 和血栓形成两者之间起一个桥梁作用。此外,Lp(a)还可通过氧化修饰成氧化 Lp(a),与 ox－LDI,一样被清道夫受体识别结合,诱导刺激单核细胞分化为巨噬细胞并进一步形成泡沫细胞,参与 AS 形成与发展。

3. 抗动脉粥样硬化的脂蛋白 研究发现,血浆 HDL－C 每下降 0.03mmol/L,冠心病事件的相对危险性增加 2%～3%。HDL 可将 CH 从周围组织(包括 AS 斑块)转运到肝脏进行再循环或以胆酸的形式排泄即 RCT。通过 RCT,可以减少脂质在血管壁的沉积,起到抗 AS 作用 RCT 过程至少涉及胆固醇外流、胆固醇酯化和胆固醇清除等三个环节。

此外,HDL 具有多种非脂代谢功能,起到抗 AS 作用例如,HDL 含有对氧磷酶(Paraoxonase,PON),亦称屏氧酶,具有抗氧化作用,能有效地防止由高价金属离子和细胞诱导的 LDL 氧化修饰,抑制内膜下 ox－LDL 生成。HDL 还能抑制内皮细胞黏附因素,防止单核细胞黏附,还能诱导内皮细胞一氧化氮(nitric oxide,NO)的合成,减轻 AS 早期不正常的血管收缩,促进内皮细胞前列环素的合成,抑制 ox－LDL 引起的单核细胞迁移等。

二、血脂和脂蛋白的测定与评价

临床对血脂、脂蛋白和其他脂类物质测定时,要特别重视试剂的合理选择和应用,并且应使测定结果符合一定要求,达到所规定的技术目标。此外,还要注意基质效应(matrix effect)对测定结果的影响。

(一)脂质的测定与评价

1. 总胆固醇

(1)方法概述:血清 TC 测定一般可分为化学法和酶法两大类。化学法一般包括抽提、皂化、毛地黄皂苷沉淀纯化和显色比色 4 个阶段。其中省去毛地黄皂苷沉淀纯化步骤的化学抽提法－ALBK 法为目前国际上通用的参考方法。国内由卫生部北京老年医学研究所生化室建立的高效液相层析法也推荐作为我国 TC 测定的参考方法。化学法曾在很长一段时间在临床常规使用,但由于操作复杂,干扰因素多,现多已不用,而由酶法代替。

目前建议酶法如胆固醇氧化酶－过氧化物酶－4－氨基安替比林和酚法(CHOD－PAP法)作为临床实验室测定血清 TC 的常规方法。此法快速准确,标本用量小,适合在自动生化分析仪上做批量测定。

(2)测定原理(CHOD－PAP 法)

$$CE + H_2O \xrightarrow{CHER} FC + FFA$$

$$FC + O_2 \xrightarrow{CHOD} \Delta^4 - 胆甾烯酮 + H_2O_2$$

$$H_2O_2 + 4 - AAP + 酚 \xrightarrow{POD} 醌亚胺 + H_2O$$

上述反应式中 CHER,CHOD 和 POD 分别为胆固醇酯酶(cholesterol esterase,CHER)、胆固醇氧化酶(cholesterol oxidase,CHOD)和过氧化物酶(peroxidase,POD)。

(3)方法学评价:对于 TC 测定,建议不精密度≤3%,不准确度≤±3%,总误差≤9%。酶法测定血清 TC 时血红蛋白(hemoglobin,Hb)高于 2g/L 会引起正干扰,胆红素＞100μmol/L 时有明显负干扰。血中抗坏血酸与甲基多巴浓度高于治疗水平时也使结果偏低。

2. 三酰甘油

(1)方法概述:血清中的 TG 含量测定,从方法学上大致可分为化学法和酶法两类。目前尚无公认的 TG 测定的参考方法,三氯甲烷－硅酸－变色酸法(Van Handel－Caslson 法)是美国疾病预防与控制中心(CDC)测定 TG 采用的参考方法。方法是用三氧甲烷抽提 TG,同时以硅酸处理去除 PL、游离甘油、甘油一酯和部分甘油二酯,然后经过皂化、氧化、变色酸显色等步骤测定。此法测定值与游离甘油之和可能与决定性方法的总甘油相近。酶法测定血清 TG 的主要优点是操作简便,适合自动分析,线性范围较宽,并且灵敏、精密、相对特异性亦较好,因而目前几乎所有临床实验室均采用此法作为 TG 测定的常规方法。

目前建议甘油磷酸氧化酶－过氧化物酶－4－氨基安替比林和酚法(GPO－PAP 法)作为临床实验室测定血清 TG 的常规方法。

(2)测定原理(GPO－PAP 法)

$$TG + H_2O \xrightarrow{LPL} 甘油 + 脂肪酸$$

$$甘油 + ATP \xrightarrow{GK + Mg^{2+}} 3-磷酸甘油 + ADP$$

$$3-磷酸甘油 + H_2O + O_2 \xrightarrow{GPO} 磷酸二羟丙酮 + H_2O_2$$

$$H_2O_2 + 4-AAP + 酚 \xrightarrow{POD} 醌亚胺(红色)$$

最后一步反应是 Trinder 反应,生成的红色化合物在 500nm 波长处有吸收峰,由于吸收峰较平坦,波长在 480～520nm 范围均可测定。

式中 GK、GPO 分别为甘油激酶(glycerol kinase,GK)和甘油磷酸氧化酶(glycerol phosphate oxidase,GPO)缩写。

(3)方法学评价:本法为一步 GPO－PAP 法,缺点是结果中包括游离甘油(FG)。为去除 FG 的干扰,可用外空白法(同时用不含 LPL 的酶试剂测定 FG 作空白)和内空白法(双试剂法－将 LPL 和 4－AAP 组成试剂 2,其余部分为试剂 1)。一般临床实验室可采用一步 GPO－PAP 法,有条件的实验室应考虑开展游离甘油的测定或采用两步酶法。

对于 TG 测定,建议不精密度≤5%,不准确度≤±5%,总误差≤15%。酶法测定血清 TG 线性至少应达 11.3mmol/L;LPL 除能水解 TG 外,还能水解甘油一酯和甘油二酯(血清中后两者约占 TG 的 3%),亦被计算在 TG 中,实际上测定的是总甘油酯;干扰因素与 TC 测定类同,胆红素>100μmol/L 或抗坏血酸>170μmol/L 时出现负干扰。血红蛋白的干扰是复杂的,它本身的红色会引起正干扰。溶血后,红细胞中的磷酸酶可水解磷酸甘油产生负干扰。当 Hb<1g/L 时反映为负干扰;>1g/L 时反映出正干扰,但 Hb≤2g/L 时干扰不显著,明显溶血标本不宜作为 TG 测定。血中抗坏血酸与甲基多巴浓度高于治疗水平时也使结果偏低。

3.磷脂 PL 并非单一的化合物,而是含有磷酸基和多种脂质的一类物质的总称。血清中磷脂包括:①卵磷脂(60%)和溶血卵磷脂(2%～10%)。②磷脂酰乙醇胺等(2%)。③鞘磷脂(20%)。PL 是脂肪代谢的中间产物,在血液中并非独立存在,而是与其他脂质一起参与脂蛋白的形成和代谢。另外,PL 也是构成和维持细胞膜成分和功能的重要物质。

(1)方法概述:血清 PL 定量方法包括测定无机磷化学法和酶法两大类。化学测定法包括①抽提分离。②灰化。③显色后比色三个阶段。酶法可分别利用磷脂酶 A、B、C、D 等 4 种酶作用[多用磷脂酶 D(PLD)],加水分解,测定其产物,对 PL 进行定量。目前建议酶法如胆碱氧化酶(COD)－过氧化物酶－4－氨基安替比林和酚法(COD－PAP 法)作为临床实验室测定血清 PL 的常规方法。此法快速准确,标本用量小,适合在自动生化分析仪上做批量测定。

(2)测定原理(COD－PAP 法):PLD 因特异性不高,可作用于含有卵磷脂、溶血卵磷脂和鞘磷脂以及胆碱的磷脂(这三种磷脂约占血清总磷脂的 95%),释放出胆碱和磷脂酸,胆碱在 COD 作用下生成甜菜碱和 H_2O_2,在 POD 作用下,H_2O_2、4－AAP、酚发生反应生成红色醌亚胺化合物,其颜色深浅与血清中 PL 的含量成正比。

(3)方法学评价:推荐采用液体双试剂,高特异性酶促反应,反应能迅速达终点,使用简便,可直接用于自动生化分析仪。以早晨空腹 12h 采血为宜,在 4℃分离血清(浆)尽快测定。如不能及时进行测定可放置 4℃3 天,−20℃半年。技术要求:具有较好准确度和精密度,批内 CV<5%、批间 CV<10%;线性范围应达 12.8mmol/L;稳定性好,基本不受高胆红素、抗坏血酸、Hb、葡萄糖、尿酸及各类抗凝剂的干扰。

4. 游离脂肪酸 临床上将 C10 以上的脂肪酸称为 FFA 或 NEFA。正常血清中含有油酸(C18:1)占 54%,软脂酸(C16:1)占 34%,硬脂酸(C18:1)占 6%,是其主要的 FFA。另外还有月桂酸(C12:0)、肉豆蔻酸(C14:0)和花生四烯酸(C20:1)等含量很少的脂肪酸。与其他脂质比较,FFA 在血中浓度很低,其含量极易受脂代谢、糖代谢和内分泌功能等因素影响,血中 FFA 半衰期为 1~2min,极短。血清中的 FFA 是与清蛋白结合进行运输,属于一种极简单的脂蛋白。

(1)方法概述:测定血清 FFA 法有滴定法、比色法、原子吸收分光光度法、高效液相层析法和酶法等。前四种方法为非酶法测定,其中前三种方法准确性差,高效液相层析法仪器太昂贵,不便于批量操作;现一般多以液体双试剂酶法测定(主要用脂肪酶测定),可分别测定产物乙酰 CoA、AMP 或辅酶 A(CoA),酶法测定简便快速,结果准确可靠,可直接用于自动生化分析仪,易于批量检测。

(2)测定原理(酶法)

$$FFA + ATP + CoA \xrightarrow{\text{乙酰} CoA \text{ 合成酶}} \text{乙酰} CoA + AMP + PPi$$

$$\text{乙酰} CoA + O_2 \xrightarrow{\text{乙酰} CoA \text{ 氧化酶}} 2,3 - \text{过} - \text{烯醇酰} CoA + H_2O_2$$

$$H_2O_2 + 4 - AAP + TOOS \xrightarrow{POD} \text{显色}$$

注:TOOS 为 N−乙酰−N−(2−羟−3−硫代丙酰)−3−甲苯胺的缩写。

(3)方法学评价:FFA 测定必须注意各种影响因素,以早晨空腹安静状态下采血为宜,在 4℃分离血清尽快测定。贮存的标本仅限于 24h 内,若保存 3 天,其值约升高 30%,使结果不准确。此时标本应冷冻保存肝素可使 FFA 升高,故不可在肝素治疗时(后)采血,也不可用肝素抗凝血做 FFA 测定。技术要求:批内 CV<5%、批间 CV<10%;线性范围至少应达 3.0mmol/L;稳定性好,基本不受高胆红素、Hb、TG 等干扰物质影响。

(二)脂蛋白的测定与评价

1. 高密度脂蛋白胆固醇

(1)方法概述:超速离心结合 ALBK 法为 HDL−C 测定的参考方法。硫酸葡聚糖−镁沉淀法(dextran sulfate method,DS 法)结合 ALBK 法被美国胆固醇参考方法实验室网络(The Chdesterol Reference Method Laboratory Network,CRMLN)作为指定的比较方法(designated comparison method,DCM 法)。1995 年中华医学会检验分会曾在国内推荐磷钨酸镁沉淀法(PTA−Mg^{2+}法),但此法的主要缺点是标本需预先离心处理,结果易受温度、pH 和高 TG 影响。

目前建议用双试剂的直接匀相测定法(homogeneous method)作为临床实验室测定血清 HDL−C 的常规方法。可供选择的方法主要有:清除法(clearance method)包括反应促进剂−过氧化物酶清除法(SPD 法)和过氧化氢酶清除法(CAT 法),PEG 修饰酶法(PEGME 法),

选择性抑制法(PPD法)。免疫分离法(IS法)包括 PEG/抗体包裹法(IRC法)和抗体免疫分离法(AB法)。

(2)测定原理(SPD法):利用脂蛋白与表面活性剂的亲和性差异进行 HDL−C 测定。加入试剂 I,在反应促进剂(合成的多聚物/表面活性剂)的作用下,血清中 CM、VLDL 及 LDL 形成可溶性复合物,它们表层的 FC 在 CHOD 的催化下发生反应生成 H_2O_2,在 POD 的作用下,H_2O_2 被清除。加入试剂 II,在一种特殊的选择性表面活性剂作用下,只有 HDL 颗粒成为可溶,所释放的 CH 与 CHER 和 CHOD 反应,生成 H_2O_2,并作用于 4−AAP 色原体产生颜色反应。反应式如下:

1)CM、VLDL、LDL+反应促进剂→CM、VLDL、LDL 的可溶性复合物

此可溶性复合物表层 $FC \xrightarrow{CHOD} H_2O_2$;$H_2O_2 \xrightarrow{POD} H_2O + O_2$

2) $HDL +$ 选择性表面活性剂 $\xrightarrow{CHER + CHOD} \Delta^4 -$ 胆甾烯酮 $+ H_2O_2$

3)$H_2O_2 + 4 - AAP + DSBmT \xrightarrow{POD}$ 显色

注:DSBmT 为 N,N−双(4−磺丁基)−间甲苯胺二钠盐的缩写

(3)方法学评价:对于 HDL−C 测定,建议不精密度≤4%,不准确度≤±5%,总误差≤13%。最小检测水平至少为 0.01mmol/L,线性至少应达 2.59mmol/L,回收率应为 90%～110%,基本不受其他脂蛋白和干扰物质的干扰。

2. 低密度脂蛋白胆固醇

(1)方法概述:超速离心结合 ALBK 法为 LDL−C 测定的参考方法。国外 LDL−C 测定常采用 Frieclewald 公式计算,即 LDL−C=TC−HDL−C−TG/2.2(以 mmol/L 计)。当血清中存在 CM;血清 TG 水平>4.52mmol/L 时;血清中存在异常 β 脂蛋白时不应采用公式计算。1995 年中华医学会检验学会曾在国内推荐聚乙烯硫酸沉淀法(PVS法)作为 LDL−C 测定的常规方法,但此法的主要缺点是标本需预先离心处理,结果易受高 TG 影响。

目前建议用匀相测定法作为临床实验室测定血清 LDL−C 的常规方法。可供选择的方法主要有:表面活性剂清除法(SUR法)、过氧化氢酶清除法(CAT法)、可溶性反应法(SOL法)、保护性试剂法(PRO法)和环芳烃法(CAL法)。

(2)测定原理(SUR法):试剂 1 中的表面活性剂 1 能改变 LDL 以外的脂蛋白(HDL、CM 和 VLDL 等)结构并解离,所释放出来的微粒化胆固醇分子与胆固醇酶试剂反应,产生的 H_2O_2 在缺乏偶联剂时被消耗而不显色,此时 LDL 颗粒仍是完整的。加试剂 2(含表面活性剂 2 和偶联剂 DSBmT),它可使 LDL 颗粒解离释放胆固醇,参与 Trinder 反应而显色,因其他脂蛋白的胆固醇分子已除去,色泽深浅与 LDL−C 量呈比例。反应式如下:

1) $HDL,VLDL,CM +$ 表面活性剂 1 → 微粒化胆固醇 $\xrightarrow{CHER + CHOD} H_2O_2$

2) $H_2O_2 + 4 - AAP + POD →$ 不显色

3) $LDL +$ 表面活性剂 2 → 微粒化胆固醇 $\xrightarrow{CHER + CHOD} H_2O_2$

4) $H_2O_2 + 4 - AAP + DSBmT \xrightarrow{POD}$ 显色

(3)方法学评价:对于 LDL−C 测定,建议不精密度≤4%,不准确度≤±4%,总误差≤12%。最小检测水平至少为 0.01mmol/L,线性至少应达 7.77mmol/L,基本不受其他脂蛋白和干扰物质的干扰。

(三)载脂蛋白的测定与评价

1. 载脂蛋白 A I 与载脂蛋白 B

(1)方法概述:尚无公认的血清 ApoA I 和 ApoB 测定的参考方法。临床实验室早期多采用火箭电泳法测定血清中 ApoA I /ApoB 的含量,以后相继出现酶联免疫吸附试验(enzyme－linked immunoadsorbent assay,ELISA)及免疫浊度法包括免疫透射比浊法(immunoturbidimetry,ITA)和免疫散射比浊法(immunonephelometry,INA)。目前建议免疫浊度法作为临床实验室测定血清 ApoA I、ApoB 的常规方法,首选 ITA 法,其次为 INA 法。

(2)测定原理(ITA 法):血清 ApoA I /ApoB 与试剂中的特异性抗人 ApoA I /ApoB 抗体相结合,形成不溶性免疫复合物,使反应液产生混浊,在波长 340nm 测出吸光度,代表混浊程度,以浊度的高低代表血清标本中 ApoA I /ApoB 的含量。采用符合国际标准(WHO－IFCC)的校准血清多点定标(5～7 点),用 log－logit 多元回归方程所作的剂量－响应曲线计算血清样本中 ApoA I /ApoB 含量。

(3)方法学评价:对于 ApoA I、ApoB 测定,建议不精密度应≤3%,不准确度应≤±5%。检测下限至少为 0.5g/L,上限不低于 2.0g/L,基本不受其他脂蛋白和干扰物质的干扰。与 Lp(a)相似,可根据自动分析仪反应进程曲线确定读取终点时间,一般以 8～10min 为宜。

2. 脂蛋白(a)

(1)方法概述:Lp(a)测定比较复杂,主要原因是 Apo(a)分子有很大的不均一性。Apo(a)分子的 Kringle4 结构域 T2 结构的拷贝数在 3～40 之间变化,导致 Apo(a)分子量不等。目前尚无公认的血清 Lp(a)测定的参考方法。早期检测血浆 Lp(a)多采用电泳法,由于方法灵敏度差,主要用于定性检测。Lp(a)定量方法很多,临床实验室主要用 EUSA 法和免疫浊度法。目前建议免疫浊度法作为临床实验室测定血清 Lp(a)的常规方法。试剂所用抗体应为多克隆抗体或混合数株识别 Apo(a)上不同抗原位点的单克隆抗体。首选 ITA 法,其次为 INA 法。

(2)测定原理(ITA 法):血清(血浆)中的 Lp(a)与鼠抗人 Lp(a)[Apo(a)]单克隆抗体引起抗原抗体反应,产生浊度。根据其浊度求出 Lp(a)的浓度。采用多点定标(5～7 点),用 log－logit 多元回归方程所作的剂量－响应曲线计算血清样本中 Lp(a)含量。

(3)方法学评价:ITA 法灵敏度高,便于自动化批量检测。此外,测定血浆 LP(a)中 CH[Lp(a)－C]的方法,可避免或减少因为 Apo(a)多态性不同所造成的 Lp(a)定量的不准确性。测定方法有超速离心法、麦胚血凝素法和琼脂糖凝胶电泳法,后两种方法在临床应用较广。虽然 WHO－IFCC 以 nmol/L 作为血清 LP(a)的质量单位,但目前商品试剂盒仍以 Lp(a) mg/L 表示。

对于 Lp(a)测定,建议不精密度应≤4%,不准确度应≤±10%。检测下限至少为 5mg/L,上限至少应达 800mg/L,基本不受其他脂蛋白和干扰物质的干扰。根据自动分析仪反应进程曲线确定读取终点时间,一般以 8～10min 为宜。

(四)其他脂类物质的测定与评价

1. 脂蛋白相关磷脂酶 A2

(1)方法概述:脂蛋白相关磷脂酶 A2(lipoprotein－associated phospholipase,Lp－PLA2)是一种在血液和动脉粥样斑块中发现的非钙依赖丝氨酸脂酶,是水解磷脂类的酶家族(超家族)中的重要一员。LP－PLA2 进入血管壁后通过水解氧化卵磷脂参与 LDL 的氧化修饰,产生溶血卵磷脂和氧化 FFA 而触发炎性反应,促进动脉粥样硬化斑块的形成。可通过测定血清(浆)Lp－PLA2 活性及质量两种方式反映 LP－PLA2 水平,临床上推荐测定血清 LP－PLA2 质量,目前已有可供临床检测使用的商品化试剂盒。主要采用有发光免疫测定和 ELISA,分别以上转发光免疫分析和 PLAC 法为代表。

(2)测定原理(PLAC 法):采用双抗体夹心 ELISA 法测定血清 Lp－PLA2 水平,包被抗体为鼠抗人 LP－PLA2(2C10)抗体,酶标抗体为结合有 HRP 的抗人 LP－PLA2(4B4)抗体。

(3)方法学评价:LP－PLA2 受生理变异很小,基本不受体位改变和日常活动的影响,故标本采集时无需固定体位和时间,但测定前 2h 应避免剧烈运动。LP－PLA2 检测样本可采用 EDTA－K2、肝素抗凝血浆、枸橼酸钠抗凝血浆及血清均可。抽血后尽快分离出血浆(清)并及时进行测定,标本 $2\sim8℃$ 可保存 1 周,$-20℃$ 可贮存 3 个月。技术指标为:具有较好准确度,批内 CV$<5\%$、批间 CV$<10\%$;分析灵敏度达 $1.3\mu g/L$;检测范围为 $90\sim897\mu g/L$;基本不受高胆红素、Hb、TG 等干扰物质影响。

2.残粒样脂蛋白胆固醇

(1)方法概述:残粒样脂蛋白胆固醇(ramnant lipoprotein cholesterol,RLP－C)亦称残粒样颗粒胆固醇(remnant－like particles cholesterol,RLP－C),以往常用超速离心法、琼脂糖凝胶电泳或 3% 聚丙烯酰胺凝胶电泳(polyacrylamide gelelectrophoresis,PAGE)或 $2\%\sim16\%$ 梯度 PAGE 分离 TRL/RLP 进行分析。目前临床上多用免疫分离法即按 Apo 免疫特性分离和测定 RLP－C,可以快速简便地用于评价脂蛋白残粒的水平。目前已有可供临床检测使用的商品化试剂盒。

(2)测定原理(免疫分离法):将 ApoB100 单抗(JI－H 抗体,不与 ApoB48 反应)(识别除富含 ApoE 颗粒外所有含 ApoB100 的脂蛋白)和 ApoAⅠ单抗(可以识别所有的 HDL 和新合成的含 ApoAⅠ的 CM)结合到琼脂糖珠上,当与血浆混合时,所有 LDL、HDL、新生的 CM 和大部分 VLDL 结合到琼脂糖珠上,上清液中仅为富含 ApoE 的 VLDL(VLDL－R)和 CM－R,用高灵敏度的胆固醇或 TG 测定方法可分别测得 RLP－C 与 RLP－TG 含量。已有在此基础上用高灵敏度的酶循环法测定 RLP－C 含量方法报道,并且反应过程可在自动生化分析仪上完成,方法快速简便,适用于临床实验室常规测定。

(3)方法学评价:最好用空腹 12h 静脉血分离血清或血浆(EDTA－K_2 抗凝),6h 内完成测定。如不能及时测定可放置 4℃3 天,$-20℃$ 半年,避免反复冻融。技术指标主要为:具有较好准确度,批内 CV$<5\%$、批间 CV$<10\%$;检测线性达 2.44mmol/L,分析灵敏度达 0.05mmol/L,与超速离心法具有良好的相关性;基本不受其他脂蛋白和干扰物质影响。

(五)血脂测定的标准化

血脂测定标准化并非要求各实验室统一测定方法,而是要求对同一批标本的血脂测定值取得基本一致,要求测定值在可允许的不精密度(用变异系数 CV 表示)及不准确度(用偏差表示)范围内,以达到血脂测定的标准化要求。

1.影响血脂准确测定的因素

(1)生物学因素,如个体间、性别、年龄和种族等。

(2)行为因素,如饮食、肥胖、吸烟、紧张、饮酒、饮咖啡和锻炼等。

(3)临床因素,如:①疾病继发(内分泌或代谢性疾病、肾脏疾病、肝胆疾病及其他)。②药物诱导(抗高血压药、免疫抑制剂及雌激素等)。

(4)标本收集与处理,如禁食状态、血液浓缩、抗凝剂与防腐剂、毛细血管与静脉血、标本贮存等。

需要注意的是,虽然有人认为 TC 测定可不用禁食,但应注意饱餐后 TC 会有所下降;对于 TG 和其他脂蛋白检测则需至少禁食 12h 采血,推荐采用血清标本且应及时测定,如 24h 内不能完成测定,可密封置于 4℃保存 1 周,-20℃可保存数月,-70℃至少可保存半年;应避免标本反复冻融。此外,抽血前最好停用影响血脂的药物数天或数周,否则应记录用药情况。妊娠后期各项血脂都会增高,应在产后或终止哺乳后 3 个月查血才能反映其基本血脂水平。急性冠状事件发生后,应在 24h 内抽血检查,否则因脂蛋白的结构或浓度改变而影响结果的准确性。

2.血脂测定的标准化 血脂测定的标准化的核心是量值溯源。即在建立一个可靠的参考系统作为准确性基础的情况下,通过标准化计划将准确性转移到常规测定中去,使常规测定结果可溯源到参考系统所提供的准确性基础上来。

(1)血脂测定的参考系统:目前美国已建立较完整的 TC、TG 测定的参考系统,HDL-C、LDL-C 目前暂没有决定性方法和一级参考物质,只有参考方法和二级参考物质。ApoAⅠ、ApoB 和 LP(a)测定的标准化问题非常复杂,目前尚无公认的决定性方法与参考方法,仅 CDC 建立了一个 ApoAⅠ测定的 HPLC-MS 候选决定性方法,及 SP1-01(冻干血清)、SP3-07(冰冻血清)及 PRM-SRM2B 三个二级参考物质。

(2)血脂测定的标准化计划:主要有应用参考物质和应用参考方法两种方式,各有其优缺点。前一方式相对简便,是目前最常用的方式,如 CDC-国家心肺血液研究所(NHLBI)血脂标准化计划和室间质评(EQA)计划等。但受参考物质的影响大,如基质效应、参考物质性质(如浓度、成分)等。应用参考方法,即用参考方法和常规方法同时分析有代表性的、足够数量的、分别取自不同个体的新鲜样品,是最有效的标准化方式,如 CRMLN 血脂标准化计划。但此方式比较复杂,受有无参考方法的限制。ApoAⅠ、ApoB 的标准化计划与 Lp(a)标准化计划类似,所进行的工作主要是一系列的分析系统校准程序(分为 3 个阶段),主要面向试剂或分析系统生产厂家和血脂参考实验室。

三、血脂和脂蛋白测定的临床应用

血脂、脂蛋白和载脂蛋白测定是临床生物化学检验的常规测定项目,其临床意义主要在于早期发现与诊断高脂血症,进行 AS 疾患(如冠心病等)的危险评估等。特别需要注意的是,血脂异常指标可用于冠心病的危险评估及防治,但不是冠心病的诊断指标。

(一)异常脂蛋白血症与血脂和脂蛋白测定的关系

高脂血症(hyperlipidemia)是指血浆中 CH 和/或 TG 水平升高。由于血脂在血中以脂蛋白形式运输,实际上高脂血症也可认为是高脂蛋白血症(hyperlipoproteinemia,HLP)。近年来,已逐渐认识到血浆中 HDL-C 降低也是一种血脂代谢紊乱。因而,有人认为采用异常脂蛋白血症(dyslipoproteinemia)能全面准确反映血脂代谢紊乱状态。由于高脂血症使用时间长且简明通俗,所以仍然广泛沿用。

1.高脂蛋白血症 高脂蛋白血症是一类较常见疾病,临床表现主要是脂质在真皮内沉积所引起的黄色瘤,以及脂质在血管内皮沉积所引起的 AS 等。目前有关高脂蛋白血症的分型方法有多种,临床常用的有下述 4 种。

(1)基于是否继发于全身系统性疾病分型:可分为继发性高脂血症和原发性高脂血症两种。前者是指由于全身系统性疾病所引起的血脂异常,主要有糖尿病、肾病综合征、甲状腺功能减退症,其他疾病有肾功能衰竭、肝脏疾病、系统性红斑狼疮等。此外,某些药物如利尿剂、β—受体阻滞剂、糖皮质激素等也可能引起继发性血脂升高。在排除了继发性高脂血症后,即可诊断为原发性高脂血症。已知部分原发性高脂血症是由于先天性基因缺陷所致,例如 LDL 受体基因缺陷引起家族性高胆固醇血症等。

(2)WHO 分型:1967 年 Fredrickson 等用改进的纸电泳法分离血浆脂蛋白,将高脂血症分为 5 型,即Ⅰ、Ⅱ、Ⅲ、Ⅳ和Ⅴ型。1970 年世界卫生组织(WHO)以临床表型为基础分为 6 型,将原来的Ⅱ型又分为Ⅱa 和Ⅱb 两型,如表 11-15 所示。血浆静置实验也有助于分型判断,即将血浆在试管内放置 4℃冰箱 16~24h 后,观察血清混浊程度等情况,再确定分型。若出现奶油上层,即 CM 增加;若下层为混浊,即 VLDL 增加;如果 LDL 增加,血浆仍呈透明状态。

表 11-15　高脂蛋白血症的 WHO 分型及特征

型别 *	增加的脂蛋白	血浆脂质	血浆载脂蛋白	血浆外观	电泳	原因
Ⅰ 型	CM	TC 正常或↑ TG↑↑↑	B48↑A↑C↓↑	奶油上层 下层透明	原点深染	LPL 活性降低 ApoCⅡ缺乏
Ⅱa 型	LDL	TC↑ TG 正常	B100↑	透明或轻度混浊	深β带	LDL 受体缺陷或活性降低; LDL 异化障碍
Ⅱb 型	LDL,VLDL	TC↑↑ TG↑	B↑CⅡ↑CⅢ↑	少有混浊	深β带 深前β带	VLDL 合成旺盛 VLDL→LDL 转换亢进
Ⅲ 型	IDL	TC↑↑ TG↑↑	CⅡ↑CⅢ ↑E↑↑	奶油上层 下层混浊	宽β带	LDL 异化速度降低
Ⅳ 型	VLDL	TC 正常或↑ TG↑↑	CⅡ↑CⅢ↑	混浊	深前β带	VLDL 合成亢进 VLDL 处理速率变慢
Ⅴ 型	CM VLDL	TC↑ TG↑↑	CⅡ↑↑CⅢ ↑↑E↑↑	奶油上层 下层混浊	原点及前β 带深染	LPL 活性低下 VLDL,CM 处理速率低下

*注:除Ⅰ和Ⅴ型易发胰腺炎外,其余各型均易发冠心病

(3)简易临床分型:WHO 的分型方法对指导临床上诊断和治疗高脂血症有很大的帮助,但也存在不足之处,其最明显的缺点是所需检测的项目较多、过于繁杂。从实用角度出发,血脂异常可简易分为高胆固醇血症、高三酰甘油血症、混合型高脂血症(TC、TG 均升高)及低高密度脂蛋白血症四型。

(4)基因分型法:随着分子生物学的发展,人们对高脂血症的认识已逐步深入到基因水平。已发现有相当一部分高脂血症患者存在单一或多个遗传基因的缺陷,如参与脂蛋白代谢的关键酶如 LPL、LCAT 和 CETP,Apo 如 ApoAⅠ、B、CⅡ、E 以及脂蛋白受体如 LDL 受体等基因缺陷。由于基因缺陷所致的高脂血症多具有家族聚积性,有明显的遗传倾向,故临床上通常称为家族性高脂血症。

2.低脂蛋白血症　血清 TC 在 3.3mmol/L 以下,或 TG 在 0.45mmol/L 以下,或 LDL—C 在 2.1mmol/L 以下者,属于低脂蛋白血症。脂质如 TC 和 TG 同时降低者多见,脂蛋白中多见 HDL、LDL 和 VLDL 降低。低脂蛋白血症分原发性和继发性两种,前者如 ApoAⅠ缺乏

或变异、LCAT 缺乏症、无脂蛋白血症(Tangier 病)、无 β—脂蛋白血症、低 β—脂蛋白血症等。后者多见于内分泌疾患(甲状腺功能亢进、Addison 病等)、重症肝病、各种低营养、吸收障碍、恶性肿瘤等疾患。

(二)血脂检查的重点对象

1.已有冠心病、脑血管病或周围 AS 病者。

2.有高血压、糖尿病、肥胖、吸烟者。

3.有冠心病或 AS 病家族史者,尤其是直系亲属中有早发冠心病或其他 AS 性疾病者。

4.有皮肤黄色瘤者。

5.有家族性高脂血症者。此外,40 岁以上男性和绝经期后女性也建议每年进行血脂检查。

(三)血脂水平的划分

近 20 年以来国内外主张以显著增高冠心病危险的水平作为血脂水平异常划分标准,同时也根据危险水平进行干预及制定治疗目标。2007 年原卫生部心血管病防治研究中心组织专家共同起草《中国成人血脂异常防治指南》(注:2014 年已启动修订工作),建议采用其中的血脂分层切点(表 11—16)。

表 11—16 血脂水平分层标准

分层	血脂项目 mmol/L(mg/dl)			
	TC	LDL—C	HDL—C	TG
合适范围	<5.18(200)	<3.37(130)		<1.70(150)
边缘升高	5.18~6.19(200~239)	3.37~4.12(130~159)		1.70~2.25(150~199)
升高	≥6.22(240)	≥4.14(160)	≥1.55(60)	≥2.26(200)
降低			<1.04(40)	

由于国内临床实验室生化检验项目繁多,且习惯将许多项目的检验结果集中于同一张检验报告单上,将上表的划分标准全部列入不太实际。建议有条件的单位,最好能将血脂测定结果单独列出,采用上述标准进行报告。目前已有单位进行检验报告单的改革,利用实验室信息系统将血脂指标如 LDL—C 水平分层报告。如果暂时有困难,则可采用表 11—17 的建议,在报告单中列出合适范围。

表 11—17 对检验报告单上血脂"参考区间"的建议*

项目	法定单位	原用单位	单位换算(原用单位→法定单位)
TC	3.11~5.18(或 6.22)mmol/L	120~200(或 240)mg/dl	mg/dl×0.0259→mmol/L
TG	0.56~1.70mmol/L	50~150mg/dl	mg/dl×0.0113→mmol/L
HDL—C	1.04~1.55mmol/L	40~60mg/dl	mg/dl×0.0259→mmol/L
LDL—C	2.07~3.37mmol/L	80~130mg/dl	mg/dl×0.0259→mmol/L
ApoA I	1.2~1.6g/L	120~160mg/dl	mg/dl×0.01→g/L
ApoB	0.8~1.2g/L	80~120mg/dl	mg/dl×0.01→g/L
Lp(a)	0~300mg/L	0~30mg/dl	mg/dl×10→mg/L

*注:不用"参考值",可用"期望值""临界范围"。

(四)血脂测定项目的合理选择与应用

目前,国内外均要求临床常规血脂测定中应至少测定 TC、TG、HDL—C 及 LDL—C 这四项,有条件的实验室可测定 ApoA I、ApoB 及 LP(a)。近年来,随着可供临床使用的商品化 PL、FFA、Lp－PLA2、RLP－C 测定试剂盒的使用,临床可供选择的血脂项目也越来越多。值得一提的是,血浆静置实验、脂蛋白电泳是粗略判定血中脂蛋白是否异常增加的简易方法,可作为高脂血症的一种初筛实验。

1. 高胆固醇血症和 AS 的发生有密切关系,是 AS 的重要危险因素之一。TC 升高可见于各种高脂蛋白血症、梗阻性黄疸、肾病综合征、甲状腺功能低下、慢性肾功能衰竭、糖尿病等。TC 降低可见于各种脂蛋白缺陷状态、肝硬化、恶性肿瘤、营养不良、巨细胞性贫血等。前瞻性研究分析显示高 TG 也是冠心病的独立危险因素。虽然继发性或遗传性因素可升高 TG 水平,但临床中大部分血清 TG 升高见于代谢综合征。TG 降低可见于慢性阻塞性肺疾患、脑梗死、甲状腺功能亢进、甲状旁腺功能亢进、营养不良、吸收不良综合征、先天性 $\alpha-\beta$ 脂蛋白血症等。还可见于过度饥饿、运动等。

2. HDL－C 水平和 AS、冠心病的发生发展成负相关。HDL－C 降低还可见于急性感染、糖尿病、慢性肾功能衰竭、肾病综合征等。HDL－C 水平过高(如超过 2.6mmol/L),也属于病理状态,常被定义为高 HDL 血症。LDL－C 是 AS,冠心病的主要危险因素之一。LDL－C 升高还可见于家族性高胆固醇血症、家族性 ApoB 缺陷症、混合性高脂血症、糖尿病、甲状腺功能低下、肾病综合征等。LDL－C 降低可见于家族性无 β 或低 β－脂蛋白血症、营养不良、甲状腺功能亢进、消化吸收不良、肝硬化、慢性消耗性疾病、恶性肿瘤等。

3. ApoA I 降低主要见于 I、II a 型高脂血症、冠心病、脑血管病、感染、慢性肾炎、吸烟、糖尿病、胆汁淤积、慢性肝炎等。一般情况下,血清 ApoA I 可以代表 HDL 水平,与 HDL－C 呈明显正相关。但 HDL 是一系列颗粒大小与组成不均一的脂蛋白,病理状态下 HDL 亚类与组成往往发生变化,则 ApoA I 的含量不一定与 HDL－C 成比例,同时测定 ApoA I 与 HDL－C 对病理发生状态的分析更有帮助。如家族性高 TG 血症患者 HDL－C 往往偏低,但 ApoA I 不一定低。此外,ApoA I 缺乏症(如 Tangier 病)、家族性低 α 脂蛋白血症、鱼眼病等血清中 ApoA I 与 HDL－C 极低。ApoA I 升高主要见于妊娠、雌激素疗法、锻炼、饮酒。

4. ApoB 升高主要见于冠心病、II a、II b 型高脂血症、脑血管病、糖尿病、妊娠、胆汁淤积、脂肪肝、吸烟、肾病综合征、慢性肾炎等。一般情况下,血清 ApoB 主要代表 LDL 水平,它与 LDL－C 呈显著正相关。但当高 TG 血症时(VLDL 极高),sLDL 增高,与大而轻 LDL 相比,则 ApoB 含量较多而 CH 较少,故可出现 LDL－C 虽然不高,但血清 ApoB 增高的所谓"高 ApoB 脂蛋白血症",它反映 sLDL 增多。所以 ApoB 与 LDL－C 同时测定有利于临床判断。ApoB 降低主要见于 I 型高脂血症、雌激素疗法、肝病、锻炼及感染等。

5. Lp(a)是 AS 的独立危险因素。LP(a)升高见于急性时相反应如急性心肌梗死、外科手术、急性风湿性关节炎、妊娠等。在排除各种应激性升高的情况下,Lp(a)被认为是 AS 性心脑血管病及周围动脉硬化的一项独立的危险因素。高 Lp(a)伴 LDL－C 增加的冠心病患者心肌梗死发生危险性显著高于 LDL－C 正常者。冠状动脉搭桥手术或冠脉介入治疗后,高 Lp(a)易引起血管再狭窄。此外,Lp(a)增高还可见于终末期肾病、肾病综合征、1 型糖尿病、糖尿病肾病、妊娠和服用生长激素等,此外接受血透析、腹腔透析、肾移植等时 Lp(a)都有可能升高。

6. 正常人 CH/PL 比值平均为 0.94,高胆固醇血症时也常有高磷脂血症,但 PL 的增高可能落后于 CH;TG 增高时 PL 也会增高。血清 PL 增高常见于胆汁淤积(可能与 Lp－X 增高有关）、高脂血症、LCAT 缺乏症、甲状腺功能减退、脂肪肝、肾病综合征等。急性感染、甲状腺功能亢进、营养障碍等时血清 PL 会下降。另外，PL 及其主要成分的检测，对未成熟儿（胎儿）继发性呼吸窘迫症出现的诊断有重要意义。正常人血清 FFA 含量低，易受各种因素（如饥饿、运动及情绪激动等）的影响而变动。FFA 增高主要见于：糖尿病（未治疗）、甲状腺功能亢进、肢端肥大症、库欣病、肥胖、重症肝疾患、褐色细胞瘤、急性胰腺炎等。FFA 降低主要见于：甲状腺功能减低、垂体功能减低、胰岛瘤、艾迪生病等。

7. Lp－PLA2 是冠心病发生的独立危险因素且具有预测作用，在 AS 高危人群中，Lp－PLA2 对鉴别 LDL－C 低于 3.37mmol/L（130mg/dl）的冠心病患者具有显著作用。Lp－PLA2 水平的升高预示着有斑块形成和破裂、罹患冠心病的危险性增加。Lp－PLA2 和 hs－CRP 互为补充，联合使用可提高预测罹患冠状动脉疾病的能力。同时，血浆 Lp－PLA2 可用于卒中的筛查与诊断及预测，与传统的危险因素无相关性，同时高 hs－CRP 水平和高 Lp－PLA2 水平提示缺血性卒中的危险性更高。

8. 研究显示，RLP 与早期 AS 有关，是 AS 性心血管事件的独立危险因素。美国 FDA 最初批准 RLP－C 仅用于Ⅲ型高脂血症的临床诊断，即 1molRLP－C 与总 TG 之比＞0.23（用 mg/dl 表示时为＞0.1）可以进行诊断。现已批准用于冠心病危险性的评估。RLP－C 水平升高见于家族性高脂血症、冠状动脉疾病、糖尿病、晚期肾病、脂肪肝、颈动脉狭窄、心肌梗死等。近来 Framingham 研究表明，RLP－C 是女性冠心病的独立危险因素，其意义甚至比 TG 更大。RLP－C 也是衡量脂蛋白残粒代谢的指标，特别适合那些代谢异常的患者如肥胖、代谢综合征、2 型糖尿病和晚期肾病等的治疗监测。

9. 非高密度脂蛋白胆固醇（Non－high density lipoprotein－cholesterol，非 HDL－C）也日益受到临床重视，其指除 HDL 以外其他脂蛋白中含有 CH 的总和（非 HDL－C＝TC－HDL－C）。通常情况下，由于血浆中 IDL、Lp(a)等脂蛋白中 CH 含量较少，故非 HDL－C 主要包括 LDL－C 和 VLDL－C（即非 HDL－C＝LDL－C＋VLDL－C），其中 LDL－C 占70％以上。非 HDL－C 可作为冠心病及其高危人群调脂治疗的次要靶标，适用于 TG 水平轻中度升高，特别是 VLDL－C 增高、HDL－C 偏低而 LDL－C 不高或已达治疗目标的个体。

10. 一些特殊检查项目，如其他 Apo（AⅡ、CⅠ、CⅡ、CⅢ和 E）、CETP、LPL、LCAT 测定等，多用于科研或临床特殊病例研究。近年来，sLDL、ox－LDL 等测定已引起国内外学者的广泛关注，但因缺乏可供常规使用的商品化试剂盒而限制了其临床应用。各种 Apo［如 ApoE、ApoB、Apo(a)］、脂蛋白受体（如 LDL 受体、VLDL 受体）和 LTP 和酶（如 CETP、LPL）基因多态性在冠心病中的应用也是目前国内外的研究热点之一，主要关注与冠心病易感性、临床表型和预后及治疗效果等 3 个方面的联系，为临床冠心病的个体化治疗提供依据。

2011 年欧洲心脏病学会（ESC）/欧洲动脉粥样硬化学会（EAS）血脂异常管理指南也同样强调 LDL－C 作为最主要治疗靶点的地位，同时也推荐了非－HDL－C 与 ApoB 可作为次要治疗靶点。推荐非－HDL－C 与 ApoB 对于极高危者治疗靶目标值分别＜2.59mmol/L（100mg/dl）、＜0.80g/L（80mg/d]）。此外，血脂异常的治疗过程中要按要求定期复查血脂水平，药物治疗开始后还要定期监测心肌酶及肝酶（AST、ALT 和 CK），以便观察疗效及调整治疗方案。TLC 和降脂药物治疗必须长期坚持，才能获得临床益处对心血管病的高危患者，应采取更积极的降脂治疗策略。

（朱娜）

第四节　肝胆疾病的生物化学检验

一、肝胆疾病的生物化学指标测定与评价

肝脏受到体内外各种物理、化学和生物疾病因素侵袭时,可引起肝细胞的功能性或器质性改变。不同的致病因素对肝细胞结构和功能的影响不尽相同,产生的代谢变化也不一致。目前,尚无一种理想的肝功能检查方法能够完整和特异地反映肝功能全貌。临床常做的有蛋白质、酶学、胆红素、胆汁酸和甘胆酸等指标的测定。

（一）酶学指标测定方法概述

肝脏是体内最大的酶学器官,体内几乎所有的酶都多少不等的存在于肝细胞中,其中有些酶则仅分布或绝大部分分布于肝内。肝胆疾病时多种血清酶水平会发生明显变化,临床上应用最广的是 AST、ALT、LD、ALP、GGT 等。随着近年研究的深入,谷氨酸脱氢酶(glutamate dehydrogenase,GDH)、α－L－岩藻糖苷酶(α－L－fucosidase,AFU)、5'－核苷酸酶(5'－nucleotidase,5'－NT)、单胺氧化酶(monoamine oxidase,MAO)、腺苷酸脱氨酶(adenosine deaminase,ADA)、胆碱酯酶(cholinesterase,ChE)、亮氨酸氨基肽酶(leucine aminopeplidase,LAP)、谷胱甘肽 S 转移酶(glutathione S transferases,GSTs)、山梨醇脱氢酶(sorbitol de-hydro－genase,SDH)等也在临床应用中日渐普遍。

血清酶活性的检测通常用连续监测法测定,连续监测法具有特异性好、精密度高、操作简便、有 1FCC 推荐方法等优点。另外,多种与肝胆疾病有关的酶均存在同工酶,如 AST、ALP、GGT、LD 等。同工酶的测定可帮助判断肝胆损伤的起因、损伤的程度、诊断有无潜在的疾病或进行肝脏疾病的鉴别诊断(肝细胞损伤的定位),其测定可采用同工酶电泳法、免疫抑制法、热失活、酶蛋白定量等方法。

临床工作中还应注意巨酶的存在,它可导致患者甚至是健康人的血清酶活性持续和令人难以置信地增高而不能合理解释。其检测可采用电泳法、热失活试验,亦可采用免疫沉淀法、与 A 蛋白结合、检测活化能等方法,但唯一可能确切鉴定巨酶的方法是检测分子量。

（二）胆红素的测定与评价

1.方法学概述　血清胆红素测定不仅能反映肝脏损害的程度,对黄疸的鉴别尤其具有重要价值。根据化学反应中胆红素是否直接与重氮试剂反应,可分为直接胆红素(direct bilirubin,DBIL)和间接胆红素(indirect bilirubin,IDBIL)。直接胆红素为葡萄糖醛酸结合胆红素,间接胆红素为未结合胆红素。由于习惯因素,目前临床上将胆红素分为总胆红素(Total bilirubin,TBIL)、直接和间接胆红素。一般情况下只测定总胆红素和直接胆红素,二者之差即为间接胆红素。血清中胆红素除未结合胆红素、结合胆红素外还有共价结合于清蛋白的胆红素(δ－胆红素),但正常人血清δ－胆红素含量低微,使用 HPLC 法也检测不出,可以使用染料亲和色谱法进行测定。

目前,我国推荐的临床实验室测定血清胆红素的主要方法是改良 J－G 法和胆红素氧化酶法,下面重点阐述这两种方法。

2.测定原理

（1）重氮试剂法:即改良 J－G 法,也称为对氨基苯磺酸法,是 WHO 和卫生计生委临检中

心推荐的方法。血清中的结合胆红素可以直接与重氮试剂反应,产生偶氮胆红素;在同样条件下,游离胆红素在加速剂(咖啡因和苯甲酸钠)作用下破坏氢键后与重氮试剂反应生成偶氮胆红素,醋酸钠维持 pH 的同时兼有加速作用。抗坏血酸(或叠氮钠)破坏剩余的重氮试剂,终止结合胆红素的偶氮反应,防止游离胆红素的缓慢反应;加入碱性酒石酸钠使最大吸光度由 530nm 转移到 598nm,使灵敏度和特异性增加,最后形成的绿色是由蓝色的碱性偶氮胆红素和咖啡因与对氨基苯磺酸之间形成的黄色色素混合而成反应式如下:

结合胆红素(直接)＋重氮试剂→偶氮胆红素

总胆红素(间接)＋加速剂＋重氮试剂→偶氮胆红素

未胆红素(含 δ－胆红素)＝总胆红素－结合胆红素

(2)胆红素氧化酶法:胆红素氧化酶(bilirubin oxidase,BO)能催化样品中胆红素氧化生成胆绿素,并进一步催化胆绿素氧化成一种结构未知的淡紫色化合物;在 460nm 波长处,其吸光度的下降值与血清中胆红素浓度成正比。由于 BO 在碱性环境中可氧化所有胆红素成分,这一特性可用于总胆红素测定;而在酸性条件下,单葡萄糖醛酸结合胆红素 mBc(mono-glucur－onate－bilirubin),双葡萄糖醛酸结合胆红素 dBc(diglucuronate－bilirubin)和大部分 Bδ(δ－bilirubin)均被氧化,只有 Bu(unconjugated bilirubin)不被氧化,这一特性可用于 Bc(conju－galed bilirubin)(结合胆红素或直接胆红素)的测定;故可根据不同胆红素反应的最适 pH 差别,可分别定量测定总/直接胆红素。

3.方法学评价　改良 J－G 法灵敏度高,精密度和准确度好,能同时检测结合胆红素和未结合胆红素,误差因素少,溶血干扰小,适用于自动化分析。轻度溶血对该法无影响,但严重溶血可使结果偏低。叠氮钠能破坏重氮试剂,凡用其作防腐剂的质控血清可引起反应不完全,甚至不呈色。脂血及脂溶血素对测定有干扰,应尽量取空腹血本法测定血清总胆红素,在 10～37℃条件下不受温度变化影响,呈色反应在 2h 内非常稳定。胆红素氧化法样品和试剂用量小,特异性好、灵敏度高、重复性好,手工操作简便快速,精密度较重氮反应法高;抗干扰能力优于重氮法,溶血干扰小,适合于自动化仪器分析,有可能发展为参考方法。结合胆红素的酶法测定,解决了重氮反应法因试剂种类和浓度不同、复合物反应 pH 和持续时间不同所造成的结合胆红素测定值变异大的问题,提高了结合胆红素分析的特异性和准确度;可根据不同胆红素反应的最适 pH 差别,分别测定 TBIL、Bu 和 Bc。但该方法在黄疸血清或肝素抗凝血浆测定反应中常出现混浊而影响结果,故应避免使用肝素抗凝;酶法测定中肌红素氧化酶容易受到血清蛋白,尤其是清蛋白的影响,可推测与血清蛋白结合的 δ 胆红素在保持清蛋白 α 螺旋链的 pH 范围内对胆红素氧化酶的作用有抵抗性;商品试剂价格较为昂贵另外,还有化学氧化法,主要有钒酸盐胆红素氧化法、亚硝酸盐氧化法和综合氧化剂法钒酸盐胆红素氧化法:它具有氧化酶法的抗溶血、抗脂血等许多优点,能够测定总胆红素和直接胆红素;亚硝酸盐氨化法与改良 J－G 法、改良 2,5 二氯苯重氮四氟硼酸盐法(2,5DCB－4FB)、钒酸盐氧化法相关较好,但溶血样品对直胆测定有较明显干扰;综合氧化剂法反应速度快、线性范围宽,抗溶血能力比钒酸盐氧化法试剂低、直接胆红素反应特异性尚待提高。

(三)胆汁酸的测定与评价

1.方法学概述　血清总胆汁酸检测方法主要有酶法、色谱法和免疫分析法等。①酶法,主要有酶比色法和酶循环法,酶循环法最常用,是目前临床推荐的分析方法,主要用试剂盒检测。循环酶法将微量胆汁酸放大,提高了试剂检测的灵敏度和准确度。②层析法,包括气相层析法和 HPLC 法,气相层析法检测血清总胆汁酸须对标本进行预处理,灵敏度可变,而且耗时,可作为血清个别胆汁酸的定性分析,但不宜作常规分析高效液相色谱法可对胆酸类化合物进行分离和定量检测。③免疫分析法,其选择性取决于抗体亲合力,灵敏度取决于标记的特殊活性物质,可以检测个别胆汁酸,目前已有商品试剂盒供应,标记物多用同位素,存在着环境污染与操作人员自我防护等缺陷,因此不适合临床的广泛使用。

2. 测定原理

(1)酶循环法:血清总胆汁酸在 3α 羟基类固醇脱氢酶(3α−HSD)的催化下生成 3−酮类固醇,同时将硫代氧化型辅酶Ⅰ(Thio−NAD$^+$)特异性地氧化形成硫代还原型辅酶Ⅰ(Thio−NADH)。3−酮类固醇在 3α−HSD 和还原型辅酶Ⅰ(NADH)作用下,形成胆汁酸和氧化型辅酶Ⅰ(NAD$^+$)。样本中的胆汁酸在多次酶循环的过程中被放大,同时使生成的 Thio−NADH 扩增。测定 Thio−NADH 在 405mn 处吸光度的变化,求得总胆汁酸的含量。反应式如下:

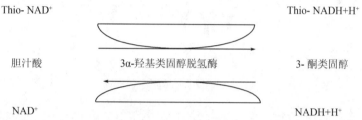

(2)层析法:在 Hypersil C18 层析柱上,利用新型荧光试剂 1,2−苯并−3,4−二氢咔唑−9−乙基对甲苯磺酸酯(BDETS)作柱前衍生化试剂,采用梯度洗脱能对 10 种胆汁酸荧光衍生物进行优化分离。95℃下在二甲基亚砜溶剂中以柠檬酸钾作催化剂,衍生反应 30min 后获得稳定的荧光产物,衍生反应完全。激发和发射波长分别为 λex＝333nm,λem＝390nm。采用大气压化学电离源(APCI)正离子模式,实现了血清中胆汁酸的定性和定量测定。

(3)放射免疫分析法:利用放射性核素标记抗原或抗体,然后与被测的抗体或抗原结合,形成抗原抗体复合物,检测放射性核素来进行分析。

3. 方法学评价 酶循环法简便、快捷,可以手工操作,也能进行自动化分析,是目前临床推荐的分析方法。血清 TBA 测定的循环法是一种通过脱氢酶−辅酶体系来循环底物的方法。本法灵敏度高,线性范围宽,特异性强,干扰小是一个具有前途的方法。HPLC 检测胆汁酸具有高效、简便、快速、定量准确的优点,近来发展速度快,其线性回归系数均在 0.9996 以上,线性范围宽,检测限为 12.94～21.94fmol。但是,高效液相色谱法仍然具有检测的灵敏度受到检测器的影响,且设备昂贵的缺点。放射免疫分析法具有取材容易,操作简单,灵敏度高,特异性强,能够分别检测各种胆汁酸的优点,但该类方法测定技术复杂且需昂贵的仪器设备,放射免疫检测法还需要使用同位素,因此不适合临床的广泛使用。

(四)甘胆酸的测定与评价

在结合胆汁酸中,由胆酸和甘氨酸结合而成的甘胆酸为临床常规检测项目。在正常情况下,外周血中甘胆酸含量甚微,正常人无论空腹或餐后,其甘胆酸浓度都稳定在低水平。当人体肝细胞受损或胆汁淤积时,会引起甘胆酸代谢和循环紊乱,使肝细胞摄取甘胆酸的能力下降,导致血液中甘胆酸含量升高,甘胆酸值高低还与肝细胞损害及胆汁酸代谢障碍的严重程度相关。

1.方法学概述　目前,应用于体外定量测定甘胆酸含量的方法主要有酶联免疫法(ELISA)、放射免疫分析法(RIA)、化学发光免疫分析法(CLIA)、胶乳增强免疫比浊法等。下面仅以酶联免疫法为例阐述。

2.测定原理　整个反应发生在一个液相均相体系中,样本中游离的甘胆酸与葡萄糖 6 磷酸脱氢酶－甘胆酸偶联物竞争性结合抗甘胆酸特异性抗体位点。样本中游离的甘胆酸越多,竞争结合的抗体位点越多,抗体释放出的酶标偶联物就越多。游离出来的甘胆酸酶标偶联物催化 β－烟酰胺腺嘌呤二核苷酸氧化型(NAD$^+$)转化为 β－烟酰胺腺嘌呤二核苷酸还原型(NADH),样本中的甘氨酸浓度与 NADH 的生成量成正比,通过 340nm 吸光值的变化即可计算出甘胆酸的含量(图 11－14)。

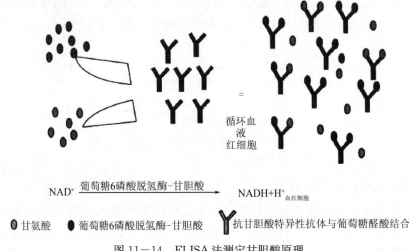

图 11－14　ELISA 法测定甘胆酸原理

3.方法学评价　ELISA 法可以对甘胆酸进行定性和半定量的检测,并且能够去除本底误差,分析灵敏度高,线性范围宽,准确性、精密度高,稳定性强,是目前估测甘胆酸最佳选择。与其他方法相比(如放射免疫分析法和胶乳免疫比浊法),具有相当高的反应灵敏度,同时克服了同位素的放射性污染和胶乳颗粒污染比色杯的弊端,适合作为生化分析检测甘胆酸的手段。

二、肝胆疾病生物化学指标测定的临床应用

肝脏的生理、生化功能极为复杂,为检查肝脏完整性、有无疾病和损伤,从不同角度设计了许多检查肝脏(包括胆道)的实验项目,其灵敏度、特异性与准确度各不相同。任何单项实验室检查仅能反映肝脏功能的某个侧面,并不能概括肝脏功能的全貌,因此常常需要根据诊疗的目的合理地筛选和运用实验室指标。

肝脏病实验室检查的特点可概括为:急性肝炎转氨酶明显升高;肝硬化患者转氨酶正常或轻微升高,常伴总蛋白和清蛋白降低,血氨浓度升高;酒精性肝病的主要变化是血清转氨酶升高,AST/ALT>2 对其诊断有一定的意义;非酒精性脂肪肝病肝功能正常或血清 ALT 和(或)轻度持续升高,以 ALT 为主,且 ALT/AST>1;肝后胆管阻塞者胆红素和 ALP 升高。

(一)肝胆疾病血清酶的临床应用

肝功能检测的酶类在肝细胞内常有其特殊定位,位于细胞质内的有 LD、AST、ALT;线粒

体酶有 AST 线粒体同工酶（ASTm）；小管酶有 ALP、GGT 及 5'—NT 等。相对于细胞质内的酶，小管酶在肝细胞内的活性明显较低，局部的肝细胞损伤很少导致小管酶水平的明显升高。

1. 氨基转移酶　人体中 ALT 主要分布于肝、肾、心肌等细胞中，以肝脏最高。在肝细胞中，ALT 主要分布于细胞质中，半衰期为 47h。AST 以心脏中含量最高，其次为肝脏。在血中的半衰期为 17h。在肝细胞中，AST 在细胞质内仅占 20%，其余 80% 存在于线粒体中。

(1)肝细胞损伤：肝细胞内 ALT 与 AST 活性最高，前者大约为血浆活性的 3000 倍，而 AST 约为血浆活性的 7000 倍。维生素 B_6 缺乏时，肝脏合成 ALT 减少，肝纤维化和肝硬化时也发生类似的现象。肝损伤时血清酶活性的变化与细胞内酶活性的高低和酶的半衰期相一致：ALT 是反映肝损伤的灵敏指标。

(2)肝炎患者：转氨酶显著升高，可常达 500～1000IU/L。丙型肝炎者可能 ALT 轻度升高，且较 AST 升高更明显。因肝细胞损伤使 LD 轻度升高，多在 300～500IU/L 之间。

(3)肝硬化患者：ALT 通常较 AST 为高；随着纤维化的进一步发展，ALT 活性明显下降，AST/ALT 逐渐上升，至肝硬化时，AST 常常高于 ALT。但在硬化晚期，两者的活性均下降，可能正常或低于正常。

(4)酒精性肝病患者：血清转氨酶升高，AST/ALT>2 对酒精性肝病的诊断有一定的意义。此外，ASTm 与 ALT 相比升高不成比例，前者升高更明显。

(5)急慢性肝损伤：急性肝炎 ALT 灵敏度和特异性均大于 AST，AST 也显著升高，但升高程度不及 ALT。慢性肝损伤（主要是肝硬化）患者中，AST 通常较 ALT 高。

综上所述，临床表现肝功能正常或血清 ALT 和（或）轻度持续升高，以 ALT 为主，且 ALT/AST>1。但 ALT 升高程度与肝组织学改变无相关性，ALT 正常者不能排除脂肪性肝炎及脂肪性肝纤维化可能。AST/ALT 对于急慢性肝炎的诊断、鉴别诊断及转归具有特别价值。急性肝炎时比值≤1，肝硬化时≥2，肝癌时比值≥3。药物性肝病，丙型肝炎病毒感染时也出现升高。ALT 活性检测对非酒精性、无症状患者更为特异。AST 用于具有潜在肝脏毒性药物的治疗监测，超过正常参考上限的 3 倍即应停止用药。

2. 乳酸脱氢酶　LD 是由 M 和 H 两种亚基组成的四聚体，H 亚基对乳酸亲和力高，而 M 亚基对丙酮酸亲和力高。LD_4 和 LD_5 主要存在于肝和骨骼肌，肝细胞内的 LD_4 和 LD_5 约为血浆的 500 倍，半衰期约 4～6h，所以肝炎时 LD 的上升通常是一过性的，当出现临床症状时 LD 往往已恢复至正常，

3. 碱性磷酸酶　ALP 不同类型的同工酶主要来自肝脏，其次来自骨骼、肾脏、肠道以及胎盘等。肝脏 ALP 半衰期约为 3d，位于肝毛细胆管的表面，是胆道功能障碍的实验室指标。生理情况下：ALP 活性增高主要与骨生长、妊娠、成长、成熟和脂肪餐后分泌有关。临床上测定 ALP 主要用于胆汁淤积性黄疸、原发性肝癌、继发性肝癌、胆汁淤积性肝炎等的诊断和鉴别诊断，尤其是黄疸的鉴别诊断。

(1)胆小管细胞的炎症或凋亡坏死：可导致 ALP 升高至 200～350IU/L。

(2)急性药物性肝病：以过敏反应为主时血清转氨酶、胆红素和 ALP 均中度升高；以肝细胞坏死为主时 ALP 明显升高。

(3)胆道梗阻性疾病：ALP 升高大致与血清胆红素的升高相平行，通常达参考上限的 2 倍或更高。部分阻塞时，ALP 通常与完全阻塞升高的水平相当，与结合胆红素的升高不成比例

（游离性黄疸）。

4. γ—谷氨酰氨基转移酶　γ—谷氨酰氨基转移酶是肝胆疾病检出阳性率最高的酶。其活性在肝炎、肝硬化、酒精性肝病、非酒精性肝病、药物性肝病以及胆道梗阻性疾病中均有不同程度的升高。多数情况下 GGT 与 ALP 的变化一致，其主要用途在于鉴别升高 ALP 的来源。例如，ALP 升高且 GGT 相应升高，则升高的 ALP 最可能来自于胆道；显著的升高，通常超过参考上限的 10 倍，可能源自原发性胆汁性肝硬化或硬化性胆管炎。阻塞性疾病和肝脏占位性损伤患者比肝细胞损伤者 GGT 高。

5. 单胺氧化酶　MAO 能够促进结缔组织成熟，在胶原形成过程中参与最后阶段的所谓"架桥"。在急性肝病时由于肝细胞坏死少，纤维化现象不明显，MAO 活性正常或轻度上升，但在伴有急性重型肝炎时，由于肝细胞中线粒体被破坏，其中 MAO 进入血清，血清中 MAO 活性明显升高。在肝硬化时有大量胶原纤维产生，该酶可在血清中反映出来，且与肝脏纤维化的程度相平行，因此血清中该酶活性测定主要用来检测肝脏的纤维化程度，可以作为早期诊断肝硬化的指标。

6. 5'—核苷酸酶　5'—NT 测定主要用于肝胆系统疾病的诊断和骨骼疾病的鉴别诊断。

（1）肝胆系统疾病：在肝胆系统疾病（如阻塞性黄疸、肝癌、肝炎等）中，血清 5'—NT 的活性升高，且与病情的严重程度呈正相关。

（2）肝肿瘤及消化道肿瘤：5'—NT 是诊断肝肿瘤及消化道肿瘤的非常灵敏的酶学指标，在病变早期，当肝功能及有关肝脏检查阴性时本酶的活性已经明显增高，能提高肝癌的检出率。

（3）骨骼系统疾病：在骨骼系统疾病（如肿瘤转移、畸形性骨炎、佝偻病、甲状旁腺功能亢进等）中，通常 ALP 活性升高，而 5'—NT 正常。因此 ALP 和 5'—NT 同时测定有助于肝胆和骨骼系统疾病的鉴别诊断。

7. 亮氨酸氨基肽酶　LAP 是一种在肝内含量很丰富的蛋白酶。与其他指示肝功能的酶不同，LAP 还可以在尿液中检出，尿液中 LAP 的增高常与肾脏损伤相关。

（1）肝病：LAP 在肝硬化、传染性肝炎中可中度增高，常为参考上限的 2～4 倍。

（2）阻塞性黄疸：LAP 明显增高，常达参考值 5 倍以上，并出现在胆红素或 ALP 升高之前。

（3）肝内外胆淤：LAP 活力显著增高，尤其在恶性胆淤时，其活力随病情进展而持续增高。

8. 谷氨酸脱氢酶　GLDH 是一种线粒体酶。在急性病毒性肝炎、慢性肝炎、肝硬化血清中 GLDH 均升高，肝细胞线粒体损伤时其酶活性显著升高，是肝实质损害的敏感指标在酒精中毒伴肝坏死时，血清中 GLDH 升高较其他酶敏感，而肝癌、阻塞性黄疸时血清中 GLDH 变化不大。

（二）血清胆红素和胆汁酸测定的临床应用

1. 黄疸的实验室鉴别诊断

（1）胆红素代谢实验：比较血、尿、粪中胆红素及其代谢产物异常改变，可对溶血性、肝细胞性和梗阻性黄疸三种类型进行鉴别诊断（表 11—18）。

表 11-18 三种黄疸的实验室鉴别诊断

类型	血液			尿液		粪便颜色
	UCB	CB	CB/TBil	胆红素	胆素原	
正常	有	无或极微	—	阴性	阳性	棕黄色
溶血性黄疸	高度增加	正常或微增	20%	阴性	显著增加	加深
肝细胞性黄疸	增加	增加	35%	阳性	不定	不定
梗阻性黄疸	不变或微增	高度增加	50%	强阳性	减少或消失	变浅或陶土色

注:UCB 未结合胆红素;CB 结合胆红素;TBil(Total bilirubin)总胆红素

(2)血清酶学检查:黄疸的酶学实验包括:①ALT,胆道梗阻患者 ALT 增高程度明显低于肝细胞损害。临床上根据 ALT 升高的程度、持续时间及其与 ALP 的关系,有助于鉴别肝细胞性黄疸与胆汁淤积性黄疸。在肝细胞性黄疸时 ALP 常温和升高,症状好转时,血清 ALP 活性下降速度小于胆红素下降速度。②ALP 与 GGT:ALP 是判断胆汁淤积较为敏感的指标,骨骼疾病时 ALP 也增高,ALP 同工酶检测有助于提高诊断的特异性,GGT 与 ALP 相比,除骨骼疾病不升高外,多数情况下两者变化一致。③凝血酶原时间:凝血酶原时间在胆汁淤积性黄疸和肝细胞性黄疸时均延长,但前者给予维生素 K 可以纠正。

(3)血脂指标:在肝细胞性黄疸时,总胆固醇和胆固醇酯降低脂蛋白-X(lipoprotein-X,Lp-X)增加对于诊断胆汁淤积性黄疸有很高的灵敏度和特异性。

(4)血液学指标:主要用于协助溶血性黄疸的诊断。红细胞破坏过多导致血红蛋白和红细胞减少;红细胞代偿性增生引起网织红细胞增多,外周血中出现有核红细胞,且骨髓幼红细胞增生;血管内溶血导致血浆游离血红蛋白增加,有血红蛋白尿出现等。

黄疸相关的主要实验室指标见表 11-19。

表 11-19 肝细胞性黄疸和梗阻性黄疸的实验室鉴别诊断

项目	肝细胞性黄疸	梗阻性黄疸
血清蛋白电泳图谱	清蛋白减少,γ-球蛋白↑	球蛋白明显↑
Lp-X	多为阴性	明显↑
ALT	肝炎急性期↑	正常或增高
ALP	正常或轻度增高	明显升高
LAP	可增高	明显升高
GGT	可增高	明显升高
凝血酶原时间	延长,VitK 不能纠正	延长,VtiK 可以纠正
胆固醇	降低,尤其胆固醇脂明显降低	增高
胆酸/鹅脱氧胆酸	<1	>1

注:LAP(leucine aminopeptidase)亮氨酸氨基肽酶

2.胆红素测定临床应用

(1)血清总胆红素:含量能准确地反映黄疸的程度,结合胆红素含量对鉴别黄疸类型有较大意义。①在溶血性黄疸,总胆红素轻至中度增高,一般小于 $85.5\mu mol/L$,以未结合胆红素为主,结合胆红素与未结合胆红素比值<20%。②在肝细胞性及阻塞性黄疸,前者结合胆红素与未结合胆红素比值为 40%~60%,后者>60%,但两者之间有重叠。③病毒性肝炎前期血清 TBIL 往往不高,但 DBIL 均已经升高。

(2)δ—胆红素:是由一种或多种胆红素成分组成,与重氮试剂呈现直接反应,可作为判断严重肝病预后的指标。①急性肝炎恢复良好的指标:在恢复期,TBIL 显著下降(尤以 BC 下降明显),而 Bδ 由于半衰期长,下降缓慢,故 Bδ 相对百分比显著升高,最后达 TBil 的 80%～90%。②是判断预后指标:在严重肝衰竭(最终死亡的)患者中,血清 Bδ/TBil 常<35%,死亡前甚至降到 20%以下,而病情好转者则上升到 40%～70%,严重肝病患者 Bδ/TBil 持续或逐渐降低,提示患者预后不佳。③排异的早期诊断指标:有报道称肝移植后动态监测 Bδ 有助于排异的早期诊断。

3.血清胆汁酸测定临床应用　血清胆汁酸测定可用于辅助诊断各种引起胆汁酸代谢异常的疾病;但在进食后血清 TBA 可出现一过性生理性增高。临床引起血清胆汁酸升高的主要情况如下。

(1)肝细胞损伤:TBA 测定不仅是肝细胞损伤的敏感指标,还有助于估计预后和提示病情复发。急性肝炎、慢性活动性肝炎、乙醇性肝病、中毒性肝病、肝硬化和肝癌时 TBA 显著增高。急性肝炎时血清 TBA 显著增高,可达正常人水平的 10～100 倍,甚至更高;若持续不降或反而上升者则有发展为慢性的可能。肝硬化时,肝脏对胆汁酸的代谢能力减低,血清 TBA 在肝硬化的不同阶段均增高,增高幅度一般高于慢性活动性肝炎。当肝病活动降至最低时,胆红素、转氨酶及碱性磷酸酶等指标转为正常,血清 TBA 仍维持在较高水平。乙醇性肝病血清 TBA 可增高,当乙醇性肝病(包括肝硬化)发生严重的肝损伤时,血清 TBA 明显增高,而轻、中度损伤增高不明显。另外,血清 TBA 测定对乙醇性肝病肝细胞损伤诊断的可信度和灵敏度远优于各种酶学检查和半乳糖耐量试验等指标。

(2)胆道梗阻:胆石症、胆道内肿瘤、胆管性肝硬化、新生儿胆汁淤积、妊娠性胆汁淤积等疾病引起肝内、肝外胆管阻塞时胆汁酸排泄受阻,使血清 TBA 升高。在胆管阻塞的初期,胆汁分泌减少,使血清中的 TBA 显著增高;肝外阻塞经引流缓解后,血清 TBA 水平迅速下降,而其他指标则缓慢恢复。同时也多用三羟基胆汁酸/二羟基胆汁酸的比值(主要为 CA/CD-CA 比值)可作为肝胆阻塞性疾病与肝实质细胞性疾病的实验室鉴别指标。当胆道阻塞时,CA/CDCA>1,而肝实质细胞损伤时,CA/CDCA<1。

(3)门脉分流:各种原因引起的门脉分流时,肠道中次级胆汁酸经分流的门脉系统直接进入体循环,使血清 TBA 升高。肝硬化时,BA 不再局限于肠肝循环,导致 BA 分布异常,血清 BA 升高并从尿中大量排出。TBA 对肝硬化的诊断具有特殊价值,当 TBA>30μmol/L 时肝硬化可能性很大。

(4)血清胆汁酸异常的程度与肝胆疾病种类的关系:如表 11-20 所示:

表 11-20　血清胆汁酸异常的程度与肝胆疾病种类的关系

血清胆汁酸轻度增加(10～20μmol/L)	血清胆汁酸中度增加(20～40μmol/L)	血清胆汁酸重度增加(40μmol/L 以上)
急性肝炎(恢复期)	急性肝炎(急性期)	急性肝炎(急性期)
慢性肝炎(非活动期,活动期)	慢性肝炎(活动期)	
肝硬化(代偿期)	肝硬化(代偿期)	肝硬化(代偿期、失代偿期)
肝癌	肝癌	肝癌
体质性黄疸(Gilbert 病 Dubin-Johnson 综合征)		胆汁淤滞性黄疸(肝内、肝外性)重症肝炎

4.血甘胆酸测定临床应用　甘胆酸检测在诊断肝胆疾病中具有灵敏度高和特异性强等显著优点,可反映肝细胞的受损程度及肝损伤的动态过程,并对肝脏疾病的预后分析提供指导。此外,甘胆酸含量还是反映多种胆道系统疾病、孕妇妊娠期肝内胆汁淤积症、酒精性肝损伤等的重要指标。

(三)其他指标测定的临床应用

除以上主要的检测指标外,肝脏疾病诊断时还有一些其他指标。例如原发性胆汁性肝硬化(primary biliaiy cirrhosis,PBC)时,患者血清中存在针对肝、肾、胃或甲状腺组织的自身抗体抗线粒体 M_2 抗体是一种直接针对线粒体内膜抗原(M_2)的循环抗体,对 PBC 的特异性为100%;原发性硬化性胆管炎(primary sclerosing cholangitis,PSC)时可检测到抗中性粒细胞胞浆抗体(antineutrophil cytoplasmic antibodies,ANCA)及循环核周抗中性粒细胞胞浆抗体(perinuclear antineutrophil cytoplasmic antibodies,p-ANCAs)。

多种病毒均可导致肝脏损伤,80%~90%的急、慢性肝炎均由病毒导致,大多数的肝炎均由 A、B、C、D、E 五种肝炎病毒引起。另一些病毒如 EBV、CMV、VZV、HSV、HH6、HIV、腺病毒、埃可病毒等也可导致肝损伤,可通过检测血清学标志物帮助诊断。

(四)肝功能检查指标的选择

1.肝脏功能检查的目的与应用　肝脏功能检查的目的主要是了解肝脏损伤程度、判断肝脏功能状态、寻找肝病的病因和病原、观察病情、监测疗效和评估预后以及健康检查。其主要应用见表11-21。

表 11-21　肝功能实验的应用

应用类型	内容
疾病诊断	识别肝病存在与否
	鉴别诊断肝肿大、黄疸、腹水、胃肠道出血
	检测药物或工业物质对肝脏的毒性
病情监测与评估	识别非肝脏疾病
	病情监测(肝炎、肝硬化)
	手术耐受性评估

2.肝功能检查指标的选择与组合原则　理想的肝脏功能的实验室指标要求:敏感性高,特异性强,对不同疾病的选择鉴别较好。任何单项检查项目都很难同时满足上述要求,因此需要合理地进行选择。

选择时应遵循以下原则:

(1)根据检查指标本身的应用价值应尽可能选用相对灵敏和特异的实验项目。

(2)根据肝脏疾病检查的目的选择合理的项目,包括是否存在肝病、肝病的类型、严重程度、治疗监测、预后判断等。

(3)常规检查应选用几项诊断价值高、操作简便、结果可靠、易于标化和检查结果在不同医院互认费用低廉的指标进行组合以反映不同方面的功能(表11-22)。

表 11-22　肝功能实验基础

类型	内容
反映肝脏合成功能	前清蛋白、清蛋白、胆碱酯酶、凝血因子
反映肝细胞损伤状况	AST、ALT、ALP、GGT、MAO、GLDH、LAP、5'-NT 等
反映肝脏排泄能力	内源性：如胆汁酸、胆红素、氨等；外源性：如吲哚绿、半乳糖、BSP 等
反映肝脏代谢状况	药物、异源性物质、胆固醇、三酰甘油等

（刘恩才）

第五节　肾脏疾病的生物化学检验

一、肾脏疾病生物化学指标的测定与评价

（一）肾脏疾病常用生物化学指标的测定与评价

肾脏疾病的临床实验室检查项目包括：尿液检查、肾功能检查、肾脏免疫学检查等。其中生物化学检测项目包括检测血或（和）尿中的蛋白质及其非蛋白质含氮化合物、酶、水、电解质和酸碱平衡等。本章节主要介绍尿素、肌酐、尿酸及尿液蛋白质的检测方法。

1. 尿素测定

（1）方法概述：血中尿素检测方法通常分为两大类：直接化学法和尿素酶法，直接法包括二乙酰一肟法、邻苯二甲醛比色法及二苯吡喃醇比浊法。酶法包括酶偶联法、酚-次氯酸盐显色法和纳氏试剂显色法。

（2）测定原理

1）尿素酶偶联速率法：尿素经脲酶催化生成氨和二氧化碳，在谷氨酸脱氢酶（glutamate dehydrogenase，GDH）的催化下，氨与 α-酮戊二酸及还原性辅酶 I（NADH）反应生成谷氨酸及 NAD^+。在 340nm 处 NADH 吸光度的下降率与待测样品中尿素的含量成正比。反应式如下：

$$尿素 + H_2O \xrightarrow{脲酶} 2NH_4^+ + CO_2$$

$$NH_4^+ + α-酮戊二酸 + NADPH + H^+ \xrightarrow{GLDH} 谷氨酸 + NAD^+ + H_2O$$

2）二乙酰一肟法：血清尿素在强酸加热的条件下，生成粉红色的二嗪类化合物（Fearon 反应），在 540mn 比色，其颜色深浅与血尿中的尿素含量成正比。反应式如下：

$$二乙酸一肟 + H_2O \xrightarrow{H^+} 二乙酰 + 羟胺$$

$$二乙酰 + 尿素 \xrightarrow{H^+,加热} 二嗪化合物（粉红色）$$

（3）方法学评价

1）尿素酶偶联速率法：准确性高，线性范围宽，且自动化程度高。①试剂空白吸光度应大于 1.0，试剂浑浊或试剂空白吸光度低于 1.0 时不宜使用。②各种器材和去离子水应无氨污染。③氟化钠抗凝血浆可导致检测结果偏低。④采用两点速率能较好地消除内源性氨的干扰，采用液体型双试剂有利于试剂的稳定性。⑤血红蛋白对检测有一定影响，应避免标本溶血。

2)二乙酰一肟法:试剂单一、方法简单、灵敏度高,但试剂具有毒性和腐蚀性,且不宜自动化、线性范围较窄、特异度不高。

2.肌酐测定

(1)方法概述:最常用的检测方法有酶法及化学法,除此之外还包括高效液相色谱法、拉曼散射法、质谱法等。化学法最常用的是碱性苦味酸法,酶法主要包括肌氨酸氧化酶、肌酐偶联肌氨酸氧化酶法和肌酐亚胺水解酶法。要求采样前3天禁食肉类食物,避免剧烈运动。

(2)测定原理

1)碱性苦味酸法:即Jaffc反应法,肌酐有酮式及烯醇式两种,在碱性条件下以烯醇式肌酐形式存在,与碱性苦味酸反应生成红色复合物,在$500\sim520nm$处有吸收。反应式如下:

$$肌酐+苦味酸\xrightarrow{碱性条件}肌酐-苦味酸加成物(红色)$$

2)亚胺水解酶法:肌酐亚胺水解酶(CDI)水解肌酐产生甲内酰脲和氨。在谷氨酸脱氢酶(GLDH)和还原型辅酶Ⅱ(NADPH)的催化下,α酮戊二酸与氨反应生成谷氨酸,NADPH被还原成$NADP^+$,在340mn处检测NADPH的下降速率,从而计算出肌酐浓度。

$$肌酐\xrightarrow{CDI}甲内酰脲+氨$$

$$氨+\alpha-酮戊二酸+NADPH\xrightarrow{GLDH}谷氨酸+NADP^+$$

(3)方法学评价

1)碱性苦味酸法:①血清中常存在假肌酐影响检测结果,如蛋白质、葡萄糖、抗坏血酸、α—丙酮酸及丙酮酸等,这些干扰物检测结果的影响程度取决于准确的反应条件的选择,通常采用初始速率法。②在氢氧化钠的作用下胆红素转化为620nm有较强吸收峰的胆绿素,从而使检测结果偏低甚至出现负值。③红细胞中存在大量的假肌酐,为避免检测误差应避免溶血。④质量差的苦味酸空白试剂吸光度偏高,影响测定的准确度。氢氧化钠的用量及浓度对显色反应有影响,显色时氢氧化钠浓度高假肌酐显色增加,结果偏高。氢氧化钠浓度低,与肌酐显色减少,结果偏低。因此试剂严格保持恒温及拧紧试剂瓶盖,防止氢氧化钠在空气中被酸化。

2)肌酐亚胺水解酶法:该方法自动化程度高,但是存在内源性干扰物如氨、葡萄糖、氨基酸等。同时该方法试剂盒中CDI存在特异性,能非特异性水解胞嘧啶使结果偏高。

3.尿酸测定

(1)方法概述:测定方法包括磷钨酸还原法和尿酸酶法,由于磷钨酸还原法步骤繁杂,影响因素多而不再适应,临床检测以尿酸酶法为主。另外,较为先进的方法有高压液相层析法和质谱法。

(2)测定原理:尿酸在尿酸酶催化下,氧化生成尿囊素、二氧化碳和过氧化氢,过氧化氢与3,5-二氯-2-羟苯磺酸(DHBS)和4-氨基安替比林(4-AAP)在过氧化物酶催化下,生成醌亚胺化合物,波长520nm处进行比色,吸光度值与尿酸浓度成正比,反应式如下:

$$尿酸+O_2+H_2O\xrightarrow{尿酸酶}尿囊素+H_2O_2$$

$$2H_2O_2+4-AAP+DHBS\xrightarrow{过氧化物酶}醌亚胺化合物+H_2O$$

注:4-AAP=4-氨基安替吡啉;DHBS=3,5-二氯-2-羟基苯磺酸钠

(3)方法学评价:由于血清中尿酸浓度较低,一些还原性物质如抗坏血酸和胆红素可对尿

酸测定产生比较明显的负干扰,可在样本中加入抗坏血酸氧化酶消除抗坏血酸的干扰;对于高胆红素标本,可采用加入亚铁氰化钾对胆红素进行氧化处理消除这种负干扰。

4.中性粒细胞明胶酶相关载脂蛋白测定

(1)方法概述:中性粒细胞明胶酶相关载脂蛋白(NGAL)常用的检测方法为酶联免疫法(ELISA),目前中国无公认的参考区间。

(2)测定原理:预先包被人 NGAL 抗体,样品和生物素标记人 NGAL 抗体先后加入酶标板孔反应,经 PBS 洗涤,随后加入过氧化物酶标记的亲和素反应,经过 PBS 彻底洗涤后用底物 TMB 显色。TMB 在过氧化物酶的催化下转化成蓝色,并在酸的作用下转化成最终的黄色,颜色的深浅和样品中的 NGAL 呈正相关。

(3)方法学评价:该方法的检测范围达 1000pg/ml,敏感性:<3pg/ml,特异性:其他因子无交叉反应。

5.尿中蛋白质的测定　健康成人尿中可含有少量蛋白质,一般不超过 1500mg/24h,青少年可略高,其上限为 300mg/24h。常规尿蛋白定性实验呈阴性,若尿蛋白持续>100mg/L 或>15mg/24h,尿蛋白定性呈阳性称蛋白尿。主要的尿蛋白包括清蛋白、转铁蛋白(transferrin,TRF)、IgG、IgM、IgA、C_3 和 α_2-巨球蛋白。

(1)尿总蛋白的定性和定量检查

1)方法概述:传统的尿蛋白检测方法有免疫扩散、免疫电泳、免疫比浊、放射免疫、ELISA等。一些高效检测技术(如高效相层析、毛细管电泳、质谱等)由于仪器昂贵、检测复杂而难以在临床得到推广。近年来,生物传感器技术得到迅速发展,一些新型生物芯片,如生物电子芯片、毛细管电泳或层析芯片、PCR 芯片等应运而生。这些生物传感器具有高特异性、高灵敏度、高效率、小型简便等特点,已经成为生物医学领域的新工具,临床尿蛋白定性用试带法,定量检测主要采用邻苯三酚红比色法。

2)测定原理:①指示剂蛋白误差法:模块中含溴酚蓝(pH2.8~4.6)、柠檬酸缓冲系统和表面活性剂。在一定的条件下(pH3.2)溴酚蓝产生阴离子,与阳离子的蛋白质结合发生颜色变化,其深浅程度与蛋白质含量成正比。②邻苯三酚红比色:邻苯三酚红在酸性条件下与蛋白质相结合,生成蓝紫色络合物,在 600mn 处有最大吸收峰,其颜色与尿蛋白浓度成正比

3)方法学评价:①指示剂蛋白误差法:尿标本必须新鲜,变质尿、过酸过碱尿都会影响结果。本法仅对白蛋白敏感,对球蛋白的敏感性仅为白蛋白的 1/50~1/100。多种药物可致假阳性、假阴性,应予注意。②邻苯三酚红比色:该法简便、快速,是肾脏疾病诊断的初筛实验。24h 尿蛋白定量更能准确地反应每天排泄的尿蛋白量,通过尿蛋白定量分为:轻度蛋白尿(<1g/d),中度蛋白尿(1~3.5g/d)和重度蛋白尿(>3.5g/d)。若收集 24h 尿存在困难,可用随机尿样的尿蛋白/肌酐比值方法替代 24h 尿蛋白定量检测,两者有较好的相关性,且方便易行。

(2)尿蛋白电泳

1)方法概述:常采用琼脂糖凝胶、多次点样、使用高灵敏度蛋白染色剂考马斯亮蓝等进行,只能按电荷密度分离蛋白质,至少能分离出 Alb、α_1、α_2、β_1、β_2 和 γ-球蛋白六个以上区带,能初步判断蛋白尿类型。

2)测定原理:各种蛋白质都有其特有的等电点,在高于其等电点 pH 的缓冲液中,将形成带负电荷的质点,在电场中向正极泳动,在同一条件下,不同蛋白质带电荷有差异,分子量大

小也不同,所以泳动速度不同。

3)方法学评价:十二烷基磺酸钠聚丙烯酰胺凝胶电泳(SDS－PAGE)或 SDS－琼脂糖凝胶电泳(SDS－AGE)能将尿蛋白按相对分子质量大小进行分离,更好地确定肾小球性蛋白尿及其选择性和非选择性、肾小管性蛋白尿、混合性蛋白尿、溢出性蛋白尿等。

(3)尿微量清蛋白及免疫球蛋白测定

1)方法概述:早期多采用免疫电泳及免疫扩散法,但由于操作繁琐,灵敏度低,精密度差,现已被淘汰。目前主要采用放射免疫法、时间分辨荧光法和免疫比浊法或胶乳增强免疫比浊法。

2)测定原理:当清蛋白与抗清蛋白抗体在特殊稀释系统中反应,形成的免疫复合物在促聚剂(聚乙二醇等)的作用下,自液相析出,使反应液出现浊度当抗体浓度固定时,形成的免疫复合物的量与样品中清蛋白量成正比。

3)方法学评价:操作简便、灵敏度高、精确度高、稳定性好、测定时间快,可应用于仪器自动分析。

(4)α_1－微球蛋白

1)方法概述:早期通过观察沉淀物形成,凝集及溶血现象发生来分析,如免疫扩散、免疫电泳、血凝试验、补体结合等,但反应时间长,灵敏度低。目前常用的检测方法是胶乳增强免疫比浊法。

2)测定原理:样本中的 α_1－mG 与表面包被有 α_1－mG 抗体的乳胶颗粒结合后,使相邻的乳胶颗粒彼此交联,发生凝集反应产生浊度。该浊度与样本中的 α_1－mG 浓度成正比。

3)方法学评价:抗原或抗体量大过剩,可出现可溶性复合物,造成误差。易受到脂血的影响。

(5)β_2－微球蛋白

1)方法概述:测定方法很多,包括放射免疫分析法(RIA)、酶联免疫吸附分析法、时间分辨荧光免疫分析法、免疫透射比浊法、免疫散射比浊法、胶乳增强免疫比浊法等,目前常用的是胶乳增强免疫比浊法。

2)测定原理:样本中的 α_1－mG 与表面包被有 α_1－mG 抗体的乳胶颗粒结合后,使相邻的乳胶颗粒彼此交联,发生凝集反应产生浊度。该浊度与样本中的 α_1－mG 浓度成正比。

3)方法学评价:易受到脂血的影响。尿液中 β_2－mG 的稳定性受 pH 的影响,酸性尿特别是 pH5.2 以下极易分解,因而取得随机尿标本后,需用 1mol/L NaOH 调至 pH7.0～7.5,测定前要离心沉淀,以避免受沉淀物干扰。

(6)视黄醇结合蛋白

1)方法概述:有放射免疫扩散、胶乳增强免疫比浊法、免疫电泳、酶联免疫吸附和放射免疫分析,但其中灵敏度高、实用性强的是胶乳增强免疫比浊法和 ELISA 法。

2)测定原理:采用羊抗人 RBP 特异性抗体,与血清中 RBP 结合成抗原抗体免疫复合物,使反应液产生一定浊度,该浊度的高低在一定量抗体存在时与 RBP 的含量呈正比。

3)方法学评价:方法简便快速、灵敏可靠,适用于自动生化分析仪,但溶血和乳糜血会影响测定。

6. 尿 NAG 酶的测定

(1)方法概述:尿 NAG 的测定底物很多,主要有 4－甲基伞形酮基乙酰氨基葡萄糖苷

（4MU－NAG）、对硝基苯基－NAG(PNP－NAG)、间甲氧基硝基乙烯基－NAG(MNP－NAG)和间甲酚紫－NAG(MCP－NAG)等。

（2）测定原理：NAG 水解 2－甲氧基－4(2'－硝基)－苯基 2－乙酰氨－2－去氧－β－D－氨基葡萄糖(MINP－GlcNAc)为 2－甲氧基－4(2'－硝基)－苯酚。在碱性溶液中 505nm 波长处比色测定，其变化程度与样本中的 NAG 活性成正比。

（3）方法学评价：4－甲基伞形酮基乙酰氨基葡萄糖苷(4MU－NAG)，为荧光法，该法灵敏度高，合成工艺成熟，是多用的参考方法，但需荧光分光光度计，不能普遍应用。对硝基苯基－NAG(PNP－NAG)，应用最久，目前许多厂家生产的试剂盒多属此种，缺点是酶水解产生的色团 PNP 呈色域($\lambda_{max}=400nm$)易受尿中色素的干扰，需每份样品都作空白而且必须碱化呈色，使操作复杂化，工效低，成本高，还只能做终点法。间甲氧基硝基乙烯基－NAG(MNP－NAG)，该法底物难溶于水，且色团 MNP 在碱性液中极易褪色。间甲酚紫－NAG(MCP－NAG)，该法底物为钠盐可溶于水，但该底物极易自动水解，可使试剂空白超过 0.2ABS，稳定性差，不方便使用，而且也只能做终点法。

（二）肾小球滤过功能试验与评价

1. 肾小球滤过功能试验　肾清除是指当血液流经肾时，血浆中的物质通过肾小球滤过和（或）肾小管转运而排出体外的过程。检测肾清除物质能力的方法称肾清除功能试验(renal clearance test)，以肾清除率(clearance,C)表示。

（1）肾清除率：肾清除率是指肾在单位时间内(min)将某物质(X)从血浆中全部清除并由尿排出时被处理的血浆量(ml)，包括流经肾小球和(或)肾小管的血浆量。因为某物质单位时间从血浆中被清除的总量＝某物质单位时间从尿中排出的总量，即 Cx×Px＝Ux×V，推导出肾清除率的公式为：

Cx＝(Ux×V)/Px

其中 Cx 为某物质清除率(ml/min)、V 为每分钟尿量(ml/min)、Ux 为尿中某物质的浓度(mmol/L)、Px 为血浆中某物质的浓度(mmol/L)。

肾清除率受个体的高矮、胖瘦等影响，无法用同一个参考区间来判断某个体的检测结果是否异常，可将个体检测结果以标准体表面积 $1.73m^2$ 进行标准化。

标准化的肾清除率：Cx＝[(Ux×V)/Px]×(1.73/A)

个体体表面积(A)：IgA(m^2)＝0.4251g[体重(kg)]＋0.7251g[身高(cm)]－2.144

（2）肾清除试验种类：肾清除率试验是反应肾功能最直接、最敏感的试验，可分别反映肾小球滤过率、肾小管的重吸收或分泌功能、肾血流量等(表11－23)。

表11－23　肾清除试验种类及其作用

物质	肾脏对物质清除方式			清除值临床意义
	滤过	重吸收	排泄	
肌酐	全部	无	极少	反成肾小球滤过功能(金标准)
蛋白质	部分	无或部分	无	计算过筛系数或选择指数，反应肾小球屏障功能
尿素	全部	部分	无	清除率变异较大，尿量影响重吸收，不是理想肾功能试验
各种电解质	全部	大部分	无	清除值低，C<10ml/min 时，滤过钠排泄分数反应肾小管重吸收功能
葡萄糖/氨基酸	全部	全部	无	清除值为0，接近阈值时反应肾小球功能
对氨基马尿酸	部分	无	部分	反应肾血流量，接近阈值时反应肾小管排泄功能

(3)内生肌酐清除率:内生肌酐清除率(endogenous creatinine clearance,Ccr)指肾在单位时间内(min)将肌酐从血浆中全部清除而由尿排出时被处理的血浆量(ml)。因为肌酐由肾小球滤过,肾小管基本上不分泌,因此 Ccr 可反映肾小球滤过功能若肾小球滤过功能下降,则对肌酐清除能力下降,Ccr 下降通常收集 24h 尿液并计算每分钟尿量,同时测定血清和尿液肌酐浓度,按肾清除值公式计算 Ccr:

$$Ccr(ml/min)=\frac{Ucr\times V}{Pcr}\times\frac{1.73}{A}$$

(4)估算肾小球滤过率:Ccr 是评估 GFR 的较好指标,但收集 24h 尿液比较麻烦,且有时难以控制尿量的准确性。采用血清肌酐浓度,结合患者年龄、性别、身高、体重、种族等因素,可计算出估算肾小球滤过率(estimated glomerular filtration rate,eGFR),该值评估肾小球滤过功能的敏感性优于 Cr,准确性接近 Ccr。常用计算公式有:

1)MDRD 简化方程:GFR[ml/(min·1.73m²)]=186×血肌酐(μmol/L)−1.154×年龄(岁)−0.203×0.742(女性)×1.233(中国)。

2)Cockcroft−Gault 公式(或 CG 公式):Ccr[ml/(min·1.73m²)]=[140−年龄(岁)]×体重(kg)×72−1×血肌酐(μmol/L)−1×0.85(女性)。

以上公式用于估算成人 GFR,MDRD 公式不需要患者体重和身高资料,计算简便,在 GFR<60ml/(min·1.73m²)时比 Cockcroft−Gault 公式更准确。但此方程不适用于老年人、儿童、肥胖、水肿、肌肉减少及怀孕患者。MDRD 公式近两三年前还在国际和国内应用较多,但近年来认为其 eGFR 并不十分准确,临床常规中仍以 Ccr 为好。用肌酐计算公式计算出的清除值不适用急性肾损伤患者,因为急性肾损伤时血清肌酐浓度迅速下降,同时计算公式可能不太适用于对于肌肉量及 BMI 异常者,将来结合血浆胱抑素 C 评估 GFR 可能更适合。

(5)血胱抑素 C

1)方法概述:血浆中胱抑素 C 含量很低,对检测方法的灵敏度及特异度有较高的要求,测定方法主要有放射免疫测定法、荧光免疫测定法、时间分辨荧光免疫测定法、酶联免疫法及乳胶颗粒增强免疫比浊法等。

2)测定原理:样本中的胱抑素 C 与表面包被有胱抑素 C 抗体的乳胶颗粒结合后,使相邻的乳胶颗粒彼此交联,发生凝集反应产生浊度。该浊度与样本中的胱抑素 C 浓度成正比。MDRD 计算公式如下:

CFR=84.69×Cystatin C−1.680(女性:0.948)

3)方法学评价:该方法总 CV<2.0%,线性范围可达 0.6~2.5mg/L,对溶血、黄疸、脂血对测定结果影响小。需要注意的是试剂开瓶后的均一性。

(三)肾小管功能试验与评价

肾小管的功能试验包括重吸收功能试验和排泄功能试验。评估近端肾小管功能的方法有很多,包括肾小管葡萄糖最高重吸收量测定、肾小管酚红排泄试验、对氨基马尿酸最大排泄率试验等,因均需外源性物质注射、操作繁琐等,临床较少采用。尿钠排泄量和滤过钠排泄分数也可反映近端肾小管重吸收功能,该指标较易检测。评估远曲小管和集合管功能常采用尿液浓缩稀释试验。

1.肾小管重吸收功能检查 包括尿中某物质(β_2−MG、脲酶、葡萄糖、氨基酸、钠等)排出量的测定、重吸收率测定、排泄分数测定和最大重吸收量测定等四类。重吸收率(TRS)指某物质的重吸收量占肾小球滤过总量的比率。

(1)尿钠排出量和滤过钠排泄分数：尿钠排出量多少取决于其滤过量和肾小管重吸收量的变化，滤过钠排泄分数(filtration sodium excretion fraction,FeNa)指尿钠排出部分占肾小球滤过钠总量的比率，尿 Na^+ 和 FeNa 均能反映肾小管重吸收功能，其计算公式如下：

FeNa(%)＝尿钠排出量/滤过钠总量＝[(尿钠/血钠)/(尿肌酐/血肌酐)]×100

正常人尿钠浓度为 40～200mmol/L，FeNa 为 1～2。以尿钠浓度表示肾小管功能状况只有参考价值，FeNa 则有更好的鉴别诊断价值：FeNa 可作为估计肾小管坏死程度的指标，肾前性急肾衰竭因肾小管对钠的重吸收相对增高，使尿钠排出减少，故尿钠浓度＜20mmol/L，FeNa＜1；若尿钠为 20～40mol/L，则表明患者正在由肾前性氮质血症向急性肾衰发展；急性肾衰时，肾小管功能受损，不能很好地重吸收钠，故尿钠浓度＞40mmol/L，FeNa＞1；急性肾小管坏死时肾小管不能重吸收 Na^+，尿 Na^+ 排出明显增多，故尿钠浓度＞40mmol/L，FeNa＞2。

(2)肾小管葡萄糖最高重吸收率：肾小管葡萄糖最高重吸收率(tubular maximal glucose reabsorption capacity,TmG)在正常人尿糖为阴性，当静脉输注葡萄糖直至重吸收极限时，尿糖阳性。用单位时间内自肾小球滤除的葡萄糖量减去同一单位时间内尿中出现的葡萄糖量即可得出 TmG 值。计算公式如下：

TmG＝肾小球滤液中葡萄糖总量－尿液中葡萄糖总量＝$P_G Cin - U_G V$

2.尿液浓缩稀释试验　尿渗量(urine osmolality,Uosm)指溶解在尿液中具有渗透作用的全部溶质微粒总数量(含分子和离子)。尿相对密度易受溶质微粒大小和性质的影响，如蛋白质、葡萄糖等大分子微粒均可使尿比重显著增高，尿比重只作初筛试验。Uosm 则更能反映肾浓缩和稀释能力。尿渗量/血浆渗量比值(Uosm/Posm)可以直接反映尿中溶质浓缩的倍数，肾小管重吸收水的能力越强，Uosm/Posm 越大，Uosm 下降和 Uosm/Posm 变小，反映肾小管浓缩功能减退。

渗量溶质清除率(osmotic clearance,Cosm)表示单位时间内肾能将多少血浆中的渗透性溶质清除出去。Cosm 降低，说明远端肾小管清除渗透性溶质能力降低。Cosm 比尿渗量更能准确地反映肾浓缩功能。

自由水清除率(free water clearance,C_{H_2O})是指单位时间从血浆中清除到尿中不含溶质的水量。C_{H_2O} 是判断远端肾小管浓缩与稀释功能的灵敏指标，常用于急性肾衰竭的早期诊断和病情观察。C_{H_2O} 持续等于或接近于 0 则表示肾不能浓缩和稀释尿液，排等渗尿，是肾功能严重损害的表现

3.肾小管酸中毒的评估　远端肾小管酸中毒常由肾小管上皮细胞泌 H^+ 入管腔障碍引起，少见的原因是醛固酮分泌减少(部分患者可能与肾实质病变致肾素合成障碍有关)或远端肾小管对醛固酮反应减弱，导致肾小管 Na^+ 重吸收及 H^+、K^+ 排泌受损。近端肾小管酸中毒主要表现为 HCO_3^- 重吸收障碍。肾小管酸中毒的评估可以选用 HCO_3^- 重吸收(负荷)试验和氯化铵负荷(酸负荷)试验。

二、肾脏疾病生物化学指标的临床应用

肾脏疾病是临床常见病、多发病，种类较多，病因、发病机制也各有不同，因此，只有充分了解肾脏疾病和肾功能检查指标的特性，才能合理应用各种临床实验室检测指标，发挥其在

肾脏疾病诊断、疗效评估等方面的作用。

临床实验室肾功能检查项目较多,应根据所评估肾功能区域进行项目的选择,肾小球功能包括滤过功能和屏障功能,滤过功能主要是对肾脏清除率进行检测,而屏障功能是对尿蛋白进行检测。肾小管功能的评估包括近端、远端的评估。近端小管主要是重吸收及排泄功能,远端小管则是选择电解质平衡指标如尿比重及尿渗量等和酸碱平衡指标如尿 pH 测定等。

肾功能检测指标的临床评估包括三个方面:尿液常规及沉渣检查;肾小球功能及损伤检查;肾小管功能及损伤检查。根据前述内容,选择相应组合对疾病进行准确的评估和诊断很有必要。

(一)血清尿素的临床应用

血清尿素浓度受多种因素的影响,分生理性和病理性因素两个方面。①生理性因素:高蛋白饮食引起血清尿素浓度和尿液中排出量显著升高。血清尿素浓度男性比女性平均高 $0.3\sim0.5$ mmol/L。随着年龄的增加有增高的倾向。成人日间生理变动平均为 0.63 mmol/L。妊娠妇女由于血容量增加,尿素浓度比非孕妇低。②病理性因素:有肾性因素和非肾性因素。血液尿素增加的原因可分为肾前性、肾性和肾后性三个方面。

1.肾前性因素　最重要的原因是失水,如严重脱水、大量腹水、心脏循环功能衰竭等导致有效血容量减少,使肾血流量减少,尿量减少,肾小球滤过率减低,血液中尿素升高,称为肾前性氮质血症。

2.肾性因素　急性肾小球肾炎、肾病晚期、肾衰竭、慢性肾盂肾炎及中毒性肾炎都可出现血液中尿素含量增高。血清尿素不能作为早期肾功能的指标,但对慢性肾功能衰竭,尤其是尿毒症患者,血尿尿素的增高程度通常与疾病严重程度一致。肾功能不全代偿期尿素轻度增加(>7.0 mmol/L),肾功能不全代失偿期尿素中度增加($17.9\sim21.4$ mmol/L),尿毒症时>21.4 mmol/L,为尿毒症的诊断指标之一。

3.肾后性因素　前列腺肿大、尿路结石、尿道狭窄、膀胱肿瘤致使尿道受压等能使尿路阻塞的疾病,均引起血液中尿素含量增加。

血尿素减少较少见,在严重肝病如肝炎合并广泛肝坏死时可出现尿素减少。

(二)血清肌酐的临床应用

血清肌酐增高可见于:甲状腺功能亢进、巨人症或肢端肥大症等及引起肾小球滤过率减低的疾病。在严格控制外源性肌酐时,血清肌酐浓度主要取决于 GFR,更能反映肾实质性小球功能损害,虽然灵敏度较低(肾小球滤过率下降 50%时,血浆中肌酐浓度才升高),但是检测简便,是临床上常用的肾功能检测指标。

在肾功能不全代偿期,肌酐可不增高或轻度增高,失代偿期时肌酐中度增高可达到 442.0μmol/L。肾小球滤过率下降超过 25%时血清肌酐会急剧增高,可达 1.8mmol/L 以上,此时一般为尿毒症期,可作为诊断尿毒症指标之一。肾功能完全丧失(例如急性肾衰竭)时血清肌酐每日增加 $88.4\sim265.2\mu$mol/L,如小于此范围,说明尚有残余功能性肾单位,反之说明骨骼肌溶解。

血浆肌酐浓度下降常见于消瘦、肌肉萎缩、白血病、肝功能异常和妊娠等。

(三)血清尿酸的临床应用

临床检测 UA 浓度主要用于痛风诊断,关节炎鉴别及肾功能评价。

高尿酸血症常见的原因有:①原发性:核酸代谢增强性疾病或嘌呤排泄减少。②继发性:包括各种类型的急慢性肾脏疾病;利尿剂或酒精中毒等;糖尿病、肥胖等引起的酮症酸中毒或乳酸性中毒;肿瘤增殖或化疗等。尿酸水溶解度较低,如果长期的高尿酸血症或 $UA \geqslant 65\mu mol/L$ 时。各种原因所致的肾小管重吸收尿酸障碍及肝功能严重损害时血浆尿酸减低。

(四)尿蛋白的临床应用

尿蛋白阳性或增高可见于病理性蛋白尿,如肾小球性蛋白尿、肾小管性蛋白尿、溢出性蛋白尿、组织性蛋白尿、混合型蛋白尿,可以见于生理性蛋白尿,如体位性蛋白尿、运动性蛋白尿、组织性蛋白尿、发热、情绪波动、气候改变等。通过定量分析可对疾病的严重程度进行初步评估:轻度蛋白尿($<1g/d$)、中度蛋白尿($1\sim3.5g/d$)、重度蛋白尿$>3.5g/d$。尿蛋白电泳可了解分子量及蛋白尿种类,可估计尿蛋白的选择性和鉴别肾脏病变部位。中分子以上的蛋白尿,多见于肾小球病变;中分子以下的蛋白尿,常见于肾小管病变;而混合性蛋白尿则多见于肾小球与肾小管同时有病变。

正常情况下,肾小球滤过膜对血浆蛋白能否通过具有一定的选择性。当肾脏疾病较轻时,尿中仅有少量的小分子蛋白质,以清蛋白为主,称为选择性蛋白尿。当肾脏疾病较重时,除清蛋白以外,尿中还有大量大分子蛋白质排出,称为非选择性蛋白尿。目前临床上多采用尿 IgG 和尿 TRF 的清除率比值作为尿蛋白选择性指数(selective proteinuria index,SPI),SPI=(尿 IgG/血 IgG)/(尿 Tf/血 Tf)。SPI$\leqslant$0.1 为高度选择性蛋白尿,肾小球损害较轻,如肾病综合征、肾小球肾炎早期等。SPI$>$0.2 为非选择性蛋白尿,表明肾小球损害较重,如急性肾炎、糖尿病肾病等。IgG 和 Tf 均为内源性蛋白,肾小球滤过增加时肾小管的重吸收和分解亦明显增加,且两种蛋白在血液中所带的电荷量不同,因而该法判断肾小球选择性的准确性欠佳,临床较少应用。

持续性大量蛋白尿本身可导致肾小球高滤过、加重肾小管间质损伤、促进肾小球硬化,是影响肾小球疾病预后的重要因素。

(五)胱抑素 C 的临床应用

CysC 可自由透过肾小球滤过膜,在近曲小管全部重吸收并迅速代谢分解,因而能反映 GFR。血浆 CysC 浓度不受炎症、感染、肿瘤及肝功能等影响,与性别、饮食、体表面积、肌肉量无关,所以是反映 GFR 变化较为理想的内源性标志物,且敏感性高于血浆 Cr,与 GFR 呈良好的线性关系,可用于评估早期肾小球滤过功能下降。

血浆 CysC 浓度在评估糖尿病肾脏滤过功能早期损伤、高血压肾功能损害早期损害、肾移植患者肾功能回复情况、血透患者肾功能变化情况、老年人肾功能改变、儿科肾病的诊断等有重要意义。

(六)β_2-微球蛋白的临床应用

β_2-微球蛋白主要由淋巴细胞和肿瘤细胞产生的一种相对分子质量 11.8kD 的小分子球蛋白,其合成率及从细胞膜上的释放量相当恒定,半衰期约 107min,可从肾小球自由滤过,约 99.9% 被近端肾小管上皮细胞重吸收并分解,正常情况下尿排出量极低,仅$<$0.1mg/L。

血液中的 β_2-mG 能较好地反应肾小球滤过功能,肾血流量和 GFR 降低时,血清 β_2-mG 升高与 GFR 呈负相关,并且较肌酐浓度增高得更早、更显著,还可作为肾移植排斥反应的指标。肾移植成功后血清 β_2-mG 很快下降,甚至比肌酐下降早。出现肾移植排斥反应时,由于肾功能下降及排斥反应引起的淋巴细胞增多,β_2-mG 合成也增加,导致血清 β_2-mG

升高,且较血肌酐升高更早更明显。同时在系统性红斑狼疮活动期、造血系统恶性肿瘤(慢性淋巴细胞性白血病)时生成增多,血尿中的 β_2-mG 均会升高。

尿液中的 β_2-mG 是近端肾小管受损非常灵敏和特异的指标,β_2-mG 排泄率能鉴别轻度肾小管损伤,与 Alb 联合测定后能鉴别肾小管和肾小球的损伤。肾小管损伤时 $C\beta_2-mG/CAlb$ 明显上升,肾小球损伤时 $C\beta_2-mG/CAlb$ 明显减低,严重肾衰时上述鉴别作用减弱。

(七)α_1-微球蛋白的临床应用

α_1-微球蛋白是肝细胞和淋巴细胞产生的一种糖蛋白,其生成量较恒定。相对分子质量 $26\sim33kD$,有游离型和免疫球蛋白、清蛋白结合型。游离型可自由透过肾小球,绝大部分被肾小管重吸收降解。血 α_1-mG、β_2-mG 与肌酐呈明显正相关。尿 α_1-mG 增高与肾小球通透性及肾小管重吸收改变有关,肾小管对 α_1-mG 吸收障碍先于 β_2-mG,因此尿 α_1-mG 比 β_2-mG 更能反应肾脏的早期病变,所以 α_1-mG 升高常见于各种原因所致的肾小管功能损伤。α_1-mG 升高还见于肾小球滤过率下降疾病如肾小球肾炎、间质性肾炎等。

α_1-mG 降低常见于肝脏实质性疾病如肝炎、肝硬化等。

(八)视黄醇结合蛋白的临床应用

视黄醇结合蛋白由肝合成和分泌,相对分子质量 21kD,携带视黄醇,并与甲状腺素转运蛋白(即前清蛋白)以 1:1 分子比例结合。转运视黄醇从肝脏至靶细胞后,被摄入细胞,RBP 游离并迅速被肾小球滤过,几乎全部被近曲小管细胞重吸收和降解,正常人尿 RBP 仅 0.1mg/L。RBP 与肾小管间质损害明显相关,可作为监测病程、治疗指导和判断预后的一项指标。

(九)内生肌酐清除率的临床应用

Ccr 能较灵敏地反映肾小球滤过功能并估计损伤程度,如 Ccr<80ml/min,表示肾功能吸收损伤,$50\sim80ml/min$ 为肾功能不全代偿期,<50ml/min 为肾功能不全失代偿期;<25ml/min 为肾衰竭期(尿毒症期),≤10ml/min 为尿毒症终末期。肾衰竭时,由于血浆 Cr 显著增高,肾小管可少量分泌肌酐,此时测定 Ccr 将高于实际 GFR。临床上常根据制定治疗方案、调整治疗手段。

(十)中性粒细胞明胶酶相关载脂蛋白的临床应用

明胶酶相关载脂蛋白也称为载脂蛋白-2(neutrophil gelatinase-associated lipocalin, NGAL),是脂质运载蛋白家族中的一员,因最早在中性粒细胞内发现而命名,常见于各种组织细胞,包括肾小管上皮细胞。NGAL 蛋白由一条多肽链构成,分子量为 25kD,此肽链包括 178 个氨基酸残基的成熟肽段和 19 个氨基酸的前导序列在中性粒细胞的一些特殊颗粒中 NGAL 蛋白与明胶酶 MMP9 共价结合,形成 1351kD 的异二聚体。

NGAL 蛋白是近期发现的反映近端肾小管上皮细胞急性缺血性损伤的一个敏感标记物,比其他指标如 α_1-MG、肾脏损伤分子-1(KIM-1)、CysC 等相比出现得更早,肌酐升高前 $24\sim48h$ 即可表现出明显变化,当肾脏发生缺血再灌注损伤或毒性损害 2h 后就能检测到。被用作肾移植及儿童心脏病手术后急性肾损伤的监测,同时还可作为反映药物的肾毒性的安全性指标。

(十一)尿 NAG 的临床应用

NAG 是一种溶酶体酶,分子量 $13\sim14kD$,广泛分布于各组织中,不能经肾小球滤过。肾组织特别是肾小管上皮细胞含有丰富的 NAG,其浓度远高于输尿管及下尿道。当肾脏病变时,其溢出至尿中,导致尿中 NAG 活性增高。尿 NAG 的活性反映肾实质病变,对急性损伤和活动期特别灵敏,可用于早期肾损伤的监测和病程观察。同时尿 NAG 检测观察肾移植排斥反应比测定尿蛋白、肌酐及肌酐清除率等指标灵敏,因而尿 NAG 检测还可早期发现肾移植排斥反应。

(朱娜)

第六节　心血管疾病的生物化学检验

一、心血管疾病生化标志物的测定与评价

（一）心肌损伤标志物的测定与评价

1.心肌肌钙蛋白的测定与评价

（1）方法概述:心肌肌钙蛋白都是应用免疫学方法进行检测。根据心肌与骨骼肌 TnT、TnI 分子结构上的差异,分别制备抗 cTnT 和抗 cTnI 特异性多克隆抗体或单克隆抗体,基于抗原抗体反应建立相应的免疫学检测方法,包括放射免疫分析（RIA）、固相酶联免疫分析（ELISA）、荧光免疫分析（FIA）、化学发光免疫分析（CUA）和免疫比浊分析等,定量检测血浆（血清）中的 cTnT 或 cTnI。目前还有基于胶体金免疫层析等原理的 POCT 试纸条和检测设备供临床选用。

（2）测定原理:在 CLIA 检测 cTnI 或 cTnT 的过程中,通常采用双抗体夹心一步免疫分析法,以 cTnI 或 cTnT 特异性抗体包被的磁性微颗粒为固相载体,用 ALP 标记的另一 cTnI 或 cTnT 特异性抗体为检测抗体,反应时,包被抗体－标本中的 cTnI－检测抗体形成复合物,化学发光底物 AMPPD 在 ALP 作用下去磷酸化而发光,发光强度与标本中 cTnI 或 cTnT 浓度成正比。或者使用电化学发光剂吖啶酯标记检测抗体,后者可以在碱性条件下,受系统中的 H_2O_2 氧化而在非酶促条件下发光,发光强度和标本中的 cTnI 或 cTnT 浓度成正比。

（3）方法学评价:对于 cTnT 测定,以化学发光免疫分析法应用最为普遍。其测定结果首先会受到抗体质量的影响,目前应用的抗体和骨骼肌来源的 TnT 存在不同程度的交叉反应,因此在分析检测结果时要结合临床注意区分,避免临床诊断中的假阳性。对于 cTnI 测定,Stratus 检测法中,应用两种 cTnI 特异性单克隆抗体,建立双位点荧光酶免疫分析技术,在 10min 内完成检测,灵敏度为 $0.35\mu g/L$;RxL－HM 检测法中,应用两种 cTnI 特异性单克隆抗体,采用双抗体夹心微粒子一步酶免疫法,检测时间为 17min,灵敏度为 $0.1\mu g/L$。两种方法的不精密度（CV）均能控制在 10% 以内,完全胜任临床要求。在 cTnI 检测中需要注意以下问题。

1）测定试剂的影响:cTnI 在血液中既有游离形式,又有与不同亚基组成的复合物形式。某种形式 cTnI 的特异性抗体可能不会识别另一形式 cTnI,这就使得采用不同抗体的各种试剂检测同一标本时,可能出现不同的结果。不同试剂盒中包含的 cTnI 校准品的来源、结构形式或含量各不相同,导致测定结果出现差异。影响抗体识别能力的原因主要有以下几种:①蛋白水解酶的影响:AMI 发生后若心脏血供未重新建立,心肌细胞会在 30～60min 内坏死,坏死细胞内的溶酶体可释放多种蛋白水解酶。cTnI 的氨基端和羧基端均易受蛋白水解酶作用,而 cTnI 的中心区域（第 28 位和第 110 位氨基酸残基之间）稳定性较高。因此,欲提高检

测的准确性,抗体的识别表位最好选择在 cTnI 的中心区域。②蛋白激酶 A 的影响:cTnI 的第 22 位丝氨酸和第 23 位丝氨酸残基易受蛋白激酶 A 作用发生磷酸化,使 cTnI 存在未磷酸化、22 位丝氨酸单磷酸化、23 位丝氨酸单磷酸化和双磷酸化四种分子形式,丝氨酸的磷酸化可能改变 cTnI 的抗原性,从而影响某些抗体的识别和结合。③氧化反应或还原反应的影响:cTnI 的第 79 位和第 96 位氨基酸是半胱氨酸,容易发生氧化反应或还原反应,改变 cTnI 分子的抗原性,从而影响某些抗体的识别和结合。

2)标本抗凝剂的影响:目前许多检测方法都采用血浆或全血,以避免分离血清所需的等待时间,这就涉及抗凝剂的选择问题。EDTA 是 Ca^{2+} 螯合剂,可促进 cTnI—cTnC 复合物的解离,使游离型 cTnI 增加,从而影响测定结果;肝素带有负电荷,cTnI 带有较多正电荷(其 PI 为 9.87),二者易于形成复合物,该复合物可能影响抗原抗体反应,导致 cTnI 测定值下降。

近年来由于抗体质量的改进和相关检测技术的进步,心肌肌钙蛋白检测的灵敏度大幅提高,同时满足在参考对照人群第 99 百分位值时变异系数≤10%的分析精密度要求,此为超敏心肌肌钙蛋白(high sensitivity cTn,hs—cTn),包括超敏心肌肌钙蛋白 1(high sensitivity cT-nI,hs—cTnI)和超敏心肌肌钙蛋白 T(high sensitivity cTnT,hs—cTnT)。在 hs—cTnT 检测过程中,基于全自动化学发光免疫分析,20min 内完成检测,较传统检测方法的检测低限低 10~100 倍,能在健康人群中检出 cTnT,线性范围为 0.003~100.1μg/L,变异系数在 10%以内,大大提高了 cTnT 检测的临床应用价值。

2.肌酸激酶及其同工酶测定与评价

(1)方法概述:推荐采用酶偶联法测定血清总 CK 活性,血清 CK—MB 测定则有活性测定和质量测定之分,前者采用酶活性抑制法,后者采用免疫学方法。

(2)测定原理:测定 CK—MB 活性浓度时,在反应体系中加入 M 亚基特异性抗体,抑制 CK—MM 和 CK—MB 中 M 亚基活性,再通过酶偶联法测定残留 CK 活性,即为 CK—BB 和 CK—MB 中 B 亚基活性。由于血清中 CK—BB 水平通常<5U/L,可忽略不计。因此,残留 CK 活性的 2 倍即近似地代表 CK—MB 的活性。测定 CK—MB 质量时,以 CK—MB 特异性单克隆抗体为试剂,通过微粒子化学发光免疫分析(CLIA)进行。

(3)方法学评价:酶活性抑制法测定 CK—MB 活性时,除受试剂中 M 亚基特异性抗体质量影响外,脂血、黄疸和溶血等都会影响检测结果,因此采血后要尽快分离血清或血浆,避免溶血的影响;由于其他疾病在血液中出现的 CK—Mt、巨 CK,以及中枢神经疾病所致的 CK—BB 升高,均可出现假性 CK—MB 活性测定结果升高,若检测结果显示 CK—MB 占总 CK 百分比超过 25%,必须注意排除上述因素的影响。用 CK—MB 特异性抗体测定 CK—MB 质量时,由于使用的是 CK—MB 特异性抗体,因此理想情况下这些抗体不会识别和结合 CK—MM、CK—BB、CK—Mt,有效避免了这些形式的酶的干扰,提高了检测的特异性。同时,该法的灵敏度较高,最低检出限为 1μg/L,线性范围宽,能准确测定对应酶活性 100~10000U/L 范围内的 CK—MB。目前美国临床化学学会 CK—MB 标准化委员会已成功开发了用于 CK—MB 测定的参考物质,以统一各测定试剂生产商之间的参考标准。

3.肌红蛋白测定与评价

(1)方法概述:血清(浆)Mb 测定多采用 Mb 特异性单克隆抗体,通过免疫学方法进行,包括 ELISA、FIA、CLIA、免疫比浊法和胶体金免疫层析等。

(2)测定原理:目前常用的胶乳增强免疫透射比浊法定量分析 Mb 浓度,具体反应原理详见相关章节。

（3）方法学评价：标本中 Mb 的准确测定依赖试剂中高质量抗体，不同的抗体导致检测结果的差异，需要进行相关评价目前常用的胶乳增强免疫透射比浊法，能在自动生化分析仪上进行，最低检出限为 $0.037\mu g/L$，平均回收率为 99%，变异系数在 5% 以内，完全满足临床要求。

4. 心脏型脂肪酸结合蛋白的测定与评价

（1）方法概述：血清（浆）H-FABP 的检测多采用其特异性抗体，通过免疫学方法进行，包括胶乳增强免疫比浊法、ELISA、免疫传感器法和胶体金免疫层析法等。

（2）测定原理：目前常用的胶乳增强免疫透射比浊法定量分析 H-FABP 的浓度，具体反应原理详见相关章节。

（3）方法学评价：标本中 H-FABP 的准确测定依赖试剂中高质量抗体。由于目前已经发现 9 种不同的 FABP，临床检测中应用的 H-FABP 特异性抗体可能与其他类型的 FABP 发生交叉结合反应，导致检测结果的非特异性升高，需要进行相关评估。胶乳增强免疫透射比浊法定量分析 H-FABP 时，线性范围为 $2.5 \sim 160\mu g/ml$，批内和批间变异分别控制在 2% 和 3% 以内。

5. 糖原磷酸化酶同工酶 BB 的测定与评价

（1）方法概述：早期曾用抗体抑制法测定 GP-BB 活性，但其灵敏度较低，影响因素多而逐渐被淘汰。后来采用 GP-BB 特异性抗体建立免疫学方法检测 GP-BB 的质量，主要是 ELISA 和 POCT 的方法。

（2）测定原理：目前多用一步法双抗体夹心 ELISA 和基于蛋白质芯片技术的 POCT 方法检测标本中 GP-BB 质量浓度，具体反应原理详见相关章节。

（3）方法学评价：应用 ELISA 法检测 GP-BB 时，所用抗体特异性高，试剂与 GP-LL、GP-MM 两种同工酶的交叉免疫反应均低于 1%，其特异性得到了很好的保证，测定范围为 $1 \sim 200\mu g/L$，组内变异和组间变异分别在 5% 和 10% 以内，但是检测结果会受血红蛋白、胆红素和胆固醇的影响。应用 POCT 检测时，可应用全血、血清和血浆样本进行分析，检测只需 15min，检测下限可达 $10\mu g/L$，是今后的重要发展方向。

6. 缺血修饰性清蛋白的测定与评价

（1）方法概述：目前公认清蛋白-Co^{2+} 结合试验为 IMA 测定的最佳方法。

（2）测定原理：根据 IMA 结合过渡金属元素 Co^{2+} 的能力下降的特点，采用清蛋白-Co^{2+} 结合试验可以对血清 IMA 进行测定。在含有血清标本的反应体系中，加入一定量的 Co^{2+}，部分 $Co2^+$ 与体系中的清蛋白结合，然后用二硫苏糖醇与游离的 Co^{2+} 结合发生颜色反应，在 500mn 处有吸收峰，经过和同样处理的标准品进行比较，测定血清标本中清蛋白结合 Co^{2+} 的能力，计算 IMA 的浓度水平。

（3）方法学评价：清蛋白-Co^{2+} 结合试验目前已经实现自动化分析，测定单位体积血清失去结合 Co^{2+} 的能力，结果以 U/ml 表示，单位定义为 1ml 血清的清蛋白失去结合 $6.892\mu g$ CO^{2+} 的能力。该方法已经通过美国药品与食品监督管理局（FDA）认证。

（二）心力衰竭生化标志物的测定与评价

1. B 型利钠肽相关蛋白的测定与评价

（1）方法概述：BNP 和 NT-proBNP 都是应用各自特异性的单克隆抗体通过免疫学方法

检测,包括酶联免疫法、免疫化学发光及上转发光免疫测定、放射免疫测定等。目前市场上还有成熟的 POCT 试纸条(卡)和设备用于这些指标的定性和定量检测。

(2)测定原理:目前主要以双抗体夹心微粒子 CLIA 和基于胶体金免疫层析技术的 POCT 方法测定 BNP 和 NT－proBNP,具体原理详见相关章节。

(3)方法学评价:BNP 和 NT－proBNP 的准确测定依赖高质量的特异性抗体。早期采用双抗体夹心法检测 BNP 和 NT－proBNP,灵敏度高,特异性好,线性范围较宽,但操作比较繁琐,不易自动化。后来发展的免疫化学发光法,能够进行自动化分析,在数分钟完成测定,检测的准确度和精密度进一步提高,线性范围达到 5～1300ng/L,成为目前 BNP 和 NT－proB-NP 测定的主流方法。检测 BNP 时使用 EDTA 抗凝全血或血浆,检测 NT－proBNP 时则选择血清或肝素抗凝血浆作为标本。检测 BNP 用塑料管收集血液,检测 NT－proBNP 用玻璃或塑料管均可。血样最好使用冰浴管收集并迅速处理,以避免体外降解。由于检测 BNP/NT－proBNP 浓度时所应用的抗体针对抗原分子中不同表位,体内与体外 BNP 的降解都会影响抗体对 BNP/NT－proBNP 的识别,这是不同商业化 BNP/NT－proBNP 检测试剂检测结果差异的主要原因。

2.A 型利钠肽原 N 端肽的测定与评价

(1)方法概述:NT－proANP 多用其特异性抗体通过免疫学方法检测,包括酶联免疫法、免疫化学发光及电化学发光免疫测定、放射免疫测定等。

(2)测定原理:目前最为成熟的是双抗体夹心 CLIA 测定 NT－ProANP。其中的捕获抗体识别 NT－proANP 的 73～97 号氨基酸,指示抗体识别 NT－proANP 的 53～72 号氨基酸,校准品为人工合成的 NT－proANP 的 53～90 号氨基酸多肽。由于两种抗体都是识别位点位于 proANP 的中间区域,故其检测的是中间区 proANP(middle region of proANP,MR－proANP)

(3)方法学评价:人们对 ANP 的认识早于对 BNP 的认识,但由于 ANP 本身稳定性和检测方法学方面的原因,ANP 检测的临床应用远不及 BNP。基于 MR－proANP 检测方法的建立,NT－proANP 的临床应用才逐渐推广,应用于心力衰竭的辅助诊断中。MR－proANP 测定最突出的特点是灵敏度高和稳定性好,检测灵敏度为 20pmol/L,室温下 24h 内基本不降解,7 天内降解在 20% 以内。

3.血浆可溶性 ST2 的测定与评价

(1)方法概述:目前多用 ST2 特异性的单克隆抗体通过免疫学方法检测血浆(血清)sST2 浓度,包括酶联免疫分析和化学发光免疫分析,以双抗体夹心 ELISA 法最为成熟。

(2)测定原理:双抗体夹心 ELISA 的具体反应原理详见相关章节。

(3)方法学评价:双抗体夹心 ELISA 测定 sST2 的精密度好,批内变异系数小于 2.5%,批间变异系数小于 4.0%,检测线性范围为 0.2～200μg/L。

二、心血管疾病生化标志物的临床应用

(一)生化标志物在心肌梗死诊断中的应用

1.心肌损伤标志物的临床应用　用于心肌损伤评价的生物化学标志物很多。理想的心肌损伤标志物应具备以下特点:①特异性高:仅在心肌损伤时才会有明显的变化。②敏感性好:轻微的心肌损伤或心肌损伤早期就有明显的变化。③反映病情:即标志物的变化幅度和

心肌损伤的严重程度明确相关。④判断疗效:明确反映溶栓治疗的效果。⑤易于检测:具有可靠的测定方法和参考体系,检测结果为临床所接受。按此标准,早期用过的 LD、AST 和 CK 等组织特异性差,分子量较大,已经较少应用,目前普遍采用 cTnT、cTnI、CK—MB 和 Mb 等作为心肌损伤标志物,用于心肌梗死的诊断,各常用心肌损伤标志物的基本特性和变化情况分别见表 11—24 和图 11—15。

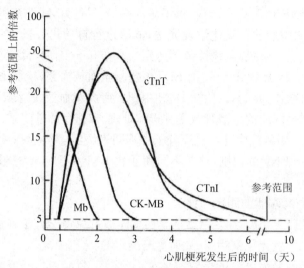

图 11—15　AMI 后血中主要心肌损伤标志物的动态变化示意图

表 11—24　常用心肌损伤标志物

标志物	分子量(kD)	判断值	出现时间(AMI 后,h)	达峰时间(h)	升高倍数	恢复时间
总 LD	135	>2000U/L	8～18	24～72	3～5	6～10 天
LD1	135	>40%总 LD LD1/LD2>1	8～18	24～72	5～10	6～10 天
总 CK	86	200U/L	3～8	10～36	5～25	72～96h
CK—MB	86	>25U/L,3μg/L	3～8	9～30	5～20	48～72h
Mb	17.8	100μg/L	0.5～2	5～12	5～20	18～30h
cTnI	22.5	3.1μg/L	3～6	14～20	20～50	7～14 天
cTnT	39.7	0.5μg/L	3～6	10～24	30～200	5～10 天

(1)心肌肌钙蛋白的临床应用:心肌肌钙蛋白包括 cTnT 和 cTnI 在正常人血液中水平极低,AMI 后显著升高;由于二者分子量较小,AMI 后从心肌细胞释放入血的速度很快,血中 cTnT 和 cTnI 升高的时间甚至还早于 CK—MB;AMI 后血液中 cTnT 的升高倍数大于 CK—MB 的升高倍数;心肌损伤后 cTnT 和 cTnI 在血液中会以较高的浓度水平持续较长的时间,因而比其他标志物具有更长的检测窗口期;cTnT 和 cTnI 相比其他肌肉来源的 TnI 和 TnT 存在独特的抗原性,故其心肌组织特异性较其他标志物强,较少受其他肌肉病的影响。

1)心肌肌钙蛋白的应用:基于上述特点,cTnT 和 cTnI 是目前公认最好的 AMI 确诊标志物,具体应用于以下方面:①判断急性心肌梗死,血中肌钙蛋白升高即高度怀疑患者已有心肌损伤,无需等待进一步的检查,应立即进行相应的处理;相反,如果 cTnT 和 cTnI 浓度没有升高,则基本可以排除心肌梗死。②判断微小心肌损伤,cTnT 和 cTnI 在不稳定型心绞痛患者中的阳性率分别为 39％和 30％,这可能是这些患者此时唯一发生变化的心肌损伤标志物。③判断心肌损伤的严重程度,心肌梗死后血液中 cTnT 浓度升高幅度可达正常的 20～300 倍,其升高幅度与心肌梗死的面积、持续时间等因素相关。④评估溶栓治疗后血液再灌注效果优于 CK－MB 和 Mb,因为再灌注成功后 cTnT 和 cTnI 会再次小幅度升高,呈"双峰"现象。其不足在于:①对于发生 6h 内的心肌梗死诊断效率很低。②不适用于判断短时间内的心肌再梗死。

2)超敏心肌肌钙蛋白的应用:近年来逐渐应用的 hs－cTn 较传统 cTn 的敏感性高,可以更早地发现心肌梗死;可对 ACS 患者进行危险分层,对患者的治疗及预后更具指导意义;在急诊室可早期排除 AMI。现有研究证实,一次检测对心肌梗死的阴性预测值达到 95％以上,发病后 3h 以内两次检测对诊断心肌梗死的敏感性可达到 100％。相关专家共识指出:①对于临床症状和(或)心电图特征高度符合 ACS 的患者,就诊时首次 hs－cTn 检测值明显高于参考区间上限,可确诊为 AMI。②就诊时首次检测虽有升高,但临床表现不典型,应在 3h 内复查,若两次检测值差距≥20％(或 30％),可确诊为 AMI。

(2)肌酸激酶同工酶的临床应用:CK－MB 相对 CK 总活性有更强的组织特异性,能更加特异地反映心肌损伤,一度被用作 AMI 实验室诊断的金指标。但还是有部分非心肌疾病会导致血清 CK－MB 的升高。应用免疫抑制法测得的 CK－MB 活性经常有与临床不符的情况,目前推荐应用 CK－MB 特异性抗体通过免疫学方法测定 CK－MB 质量,以提高其临床诊断性能。同时测定 CK－MB 和总 CK 的活性或质量,计算 CK－MB 百分相对指数(CK－MB 质量/CK 总活性的比值)和百分 CK－MB(CK－MB 活性/CK 总活性的比值),也有助于心肌损伤的诊断和鉴别诊断。

目前认为 CK－MB 是临床上 AMI 快速、经济、有效的标志物,能够用于心肌梗死范围的大致判断,用于溶栓再灌注效果、再梗死的判断。但是 CK－MB 对于微小心肌损伤不敏感,对 6h 以内、36h 以前的心肌梗死敏感度较低。临床上应用 CK－MB 诊断心肌梗死时,还应注意以下因素的干扰。

1)骨骼肌疾病和中枢神经系统疾病的影响:部分骨骼肌疾病和中枢神经系统疾病均可致血清 CK 活性不同程度的升高,这时可根据 CK 同工酶电泳谱及 CK－MB 百分比进行心肌损伤的鉴别诊断。但是,某些骨骼肌病尤其是肾衰时的尿毒症性肌病患者,会出现心肌损伤样血清 CK 和 CK－MB 改变。产妇分娩时挤压胎盘,胎儿血液回流至母体,以及其他肌肉损伤,都可能出现与心肌损伤类似的 CK 及 CK－MB 改变,需要结合临床具体分析。

2)甲状腺功能紊乱的影响:一方面甲状腺功能减退导致胆固醇升高,患者易患冠状动脉疾病以及 AMI。另一方面甲状腺功能减低症(简称甲减)患者常有抽筋、肌痛等骨骼肌损伤现象。因此,甲减患者血清 CK 和 CK－MB 都会不同程度地增高。甲状腺功能亢进症(简称甲亢)时血清 CK 显著降低,即使同时发生心肌损伤,也不会有明显升高。因此,用 CK 和 CK－MB 诊断 AMI 时,甲减者易出现假阳性,甲亢者易出现假阴性。

3)药物干扰:两性霉素 B、琥珀酰胆碱、拉贝洛尔、利多卡因、奎尼丁、贝特药物等可致血清 CK－MB 活性升高。

(3)肌红蛋白的临床应用:肌红蛋白是目前应用最为广泛的 AMI 早期标志物,有以下应用:①在 AMI 发作后 2～3h,就能在血中检测到肌红蛋白的升高,因此在诊断发作 12h 内的心肌梗死,有很高的敏感性,如果联合心电图检查,可以将诊断效率从 72％提升到 82％。②肌红蛋白能有效排除 AMI,患者胸痛发作后 6h 内肌红蛋白的阴性预测值为 100%,有助于迅速鉴别非 AMI 的胸痛患者。③是判断再灌注是否成功和是否发生心肌再梗死的良好指标。

Mb 的临床应用方面的主要缺点在于特异性不高,骨骼肌疾病等其他疾病也可导致 Mb 的升高,Mb 水平用于诊断 AMI 的临床特异性仅为 60%～95%。有学者提出联合应用碳酸酐酶Ⅲ(carbonic anhydraseⅢ,CAⅢ)以提高诊断 AMI 的特异性,因为骨骼肌损伤时 Mb 和 CAM 都会升高,心肌损伤时仅 Mb 会升高。

(4)心脏型脂肪酸结合蛋白的临床应用:心肌梗死后 H－FABP 先于 Mb 发生变化,是敏感的早期心肌损伤标志物,敏感性略优于 Mb。为提高 H－FABP 诊断特异性,还可同时测定 Mb 和 H－FABP,计算 Mb/H－FABP 比值。由于心肌中 FABP 比骨骼肌丰富,FABP 若来源于心肌,该比值趋近于 4.5(<10),FABP 若来源于骨骼肌,则比值远远高于 10,甚至达到 47。

(5)缺血修饰清蛋白的临床应用:IMA 是评价心肌缺血的良好指标。不论是否发生心肌细胞坏死,IMA 均能在心肌缺血发生后 6h 内升高,且升高程度与心肌缺血程度成正比。用于急性冠状动脉综合征诊断时,IMA 的临床灵敏度略高于 cTnI/cTnT、CK－MB 和 Mb 等指标。由于 IMA 用于心肌缺血诊断的临床灵敏度和阴性预测值都较高,2003 年 FDA 批准 IMA 用于急性冠状动脉综合征的排除诊断。

2.心肌缺血-再灌注干预治疗效果的判断　急性心肌梗死后,临床上会采取一系列措施进行治疗,目的在于使堵塞的冠状动脉复通,血液再灌注。判断再灌注的可靠依据是冠状动脉造影,而心肌损伤标志物作为相对无创的指标也广泛应用于再灌注效果的评估。

判断再灌注效果的方法是:在治疗开始时、治疗开始后 90min 和 120min 分别抽血,动态观察血中 cTnT/cTnI、Mb 和 CK－MB 等指标的变化。如果观察到心肌损伤标志物出现迅速上升后下降的"冲洗小峰",此为堵塞血管复通后,再灌注的血液冲洗游离的心肌损伤标志物入血,提示治疗有效;如果观察到心肌损伤标志物出现显著而持续的新升高,提示心肌损伤加重、再灌注损伤或者再梗死(图 11－16)。上述指标中,以 cTnT 或 cTnI 评价心肌缺血－再灌注干预效果最好。

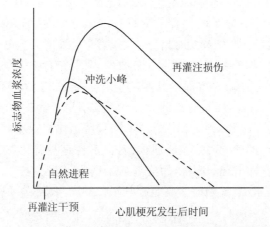

图 11－16　应用心肌损伤标志物判断心肌缺血再灌注干预效果示意图

3.心肌损伤标志物的应用原则　目前已就心肌损伤标志物的临床应用原则达成以下共识:

（1）放弃以前的心肌酶谱分析，即不再将 LD、AST、α-羟丁酸脱氢酶、CK、LD 同工酶和 CK-MB 活性测定用于 ACS 的诊断，条件有限时可考虑 CK-MB 质量测定用于 ACS 的诊断。

（2）用 cTnT 或者 cTnI 取代 CK-MB 作为心肌损伤诊断的首选指标。

（3）临床检测中只需要测定 cTnT 和 cTnI 中的一种指标即可，无需同时测定。

（4）把 Mb 作为心肌损伤的早期标志物，用于 AMI 的早期排除。

（5）如患者已有典型的心电图方面的变化，应立即进行针对 AMI 的治疗，而不能等待心肌损伤标志物的检测结果。

（6）对于发病超过 6h 的患者，则不需要测定 Mb 等早期标志物，直接分析 cTnT 或 cTnI 等确诊标志物。

（二）生化标志物在心力衰竭诊断中的应用

临床实验室诊断心力衰竭相关症状的目标在于：①分析导致相关临床症状的原因。②评价心力衰竭的严重程度。③评估病程的发展状况及风险。④辅助诊断临床症状不明显的患者。心力衰竭相关生物化学标志物在诊断轻度心力衰竭时尤为重要，因为普通的临床检查不容易发现轻度的心力衰竭。常用的标志物包括 BNP、NT-proBNP 和 NT-proANP 三种，以 BNP 和 NT-proBNP 应用尤为广泛。

1. BNP/NT-proBNP 的临床应用　BNP/NT-proBNP 在心力衰竭诊断中的应用包括以下方面：①BNP 和 NT-proBNP 的临床意义基本一致，都可用于急性状况下对那些心力衰竭体征和症状不典型的患者或非急性状况下对那些有疑似心力衰竭体征和症状的患者关于心力衰竭的排除或者确认。患者出现心力衰竭时，血中 BNP/NT-proBNP 浓度升高；当心力衰竭得到控制时，血中 BNP/NT-proBNP 浓度下降，但其血中 BNP/NT-proBNP 水平仍高于心脏功能正常的人。②BNP/NT-proBNP 对于心力衰竭的阴性预测价值很高，如其正常可排除心力衰竭的存在。③BNP/NT-proBNP 浓度水平可用于鉴别有呼吸困难的慢性心力衰竭和肺部疾患。呼吸困难患者心力衰竭时血中 BNP 检测的临界值为 100pg/ml，NT-proBNP 检测的临界值为 125pg/ml（75 岁以下）或 450pg/ml（75 岁以上）。④BNP 浓度水平还可用于判断心力衰竭严重程度。通常，BNP 浓度在 100～300pg/ml 提示患者发生心力衰竭；BNP 浓度超过 300pg/ml 提示轻度心力衰竭；超过 600pg/ml 提示中度心力衰竭；超过 900pg/ml 提示重度心力衰竭。

应用 BNP/NT-proBNP 判断心力衰竭时需要注意以下事项：①在已经有明确心力衰竭临床诊断的情况下，不推荐再进行 BNP/NT-proBNP 检测。②在诊断心力衰竭患者时，BNP/NT-proBNP 检测不能代替常规的左心室结构异常或功能失常的临床检查或评价，诸如侵入性血流动力学检查和超声心动图等。③BNP/NT-proBNP 不能作为心力衰竭的唯一诊断指标，因为 BNP/NT-proBNP 是容量依赖性激素，除心力衰竭外，其他可导致血容量增多、水钠潴留的疾病，如原发性醛固酮增多症、库欣综合征、肾功能衰竭和肝硬化等，也可导致血浆 BNP/NT-proBNP 水平升高。④在肺气肿、肺慢性阻塞性疾病、血液透析、服用利尿剂或强心苷等药物的情况下，血浆 BNP/NT-proBNP 浓度也会发生变化，这些都会影响 BNP/NT-proBNP 检测诊断心力衰竭的准确性。

2. MR-proANP 的临床应用　MR-proANP 在判断心力衰竭方面的诊断性能和 BNP/NT-proBNP 相近，通常应用于：①鉴别呼吸困难的病因，如果 MR-proANP 浓度在

169pmol/L 以上,提示心衰导致的呼吸困难。②MR－proANP 用于判断慢性心衰左心室收缩障碍程度时,性能与 BNP 相近,但优于 NT－proBNP。③MRproANP 用于预测慢性心衰死亡率方面优于 BNP 和 NT－proBNP,有文献报道,MR－proANP、BNP 和 NT－proBNP 浓度升高 1 倍时,对应的死亡风险分别增加 54％、27％和 23％。

3. sST2 的临床应用　目前血清 sST2 测定还没有广泛应用于临床。有研究表明,急性心力衰竭后,BNP、MR－proANP,sST2 等标记物均有明显升高,在急性心力衰竭的诊断中有积极意义,但 sST2 在其中并无明显优势;急性心力衰竭患者血浆中 sST2 的浓度在发病起始阶段的增加提示远期死亡率的增加;血浆 sST2 的浓度与急性心力衰竭患者 1 年死亡率有着很强的关联性,血浆 sST2 的浓度＞700ng/L 可以独立预测 1 年内患者死亡率(包括所有死因)。因此,目前认为尽管不推荐 sST2 单独用作心力衰竭的诊断指标,但其在预测心力衰竭患者的住院率和死亡率方面有独到的价值,也能增加 BNP/NT－proBNP 的预测效果。

(陈鹏)

第七节　内分泌疾病的生物化学检验

一、内分泌功能生物化学指标的测定与评价

临床常采用放射免疫分析(radioimmunoassay,RIA)或酶联免疫吸附分析(enzyme－linked immunosorbent assay,ELISA)技术检测人体血液中含量甚微的激素。近年来,时间分辨荧光免疫分析(time－resolved fluoroimmunoassay,TRFIA)、化学发光免疫分析(chemiluminescence immunoassay,CLIA)、电化学发光免疫分析(electro－chemiluminesence immunoassay,ECLIA)技术逐渐普及,这些方法灵敏、快速、安全,能较好地结合全自动分析技术用于临床批量测定。

(一)下丘脑－垂体内分泌功能生物化学指标测定

1. 生长激素　早期常采用 RIA 法检测血清生长激素(growth hormone,GH),但由于同位素标记周期短、有放射性污染等因素逐渐被 CLIA 法替代。正常情况下,血清 GH 值很低,单次检测意义有限,多同时进行动态功能试验如 GH 运动兴奋试验。

GH 分泌具有昼夜节律性,呈脉冲式分泌,半衰期 $20\sim30$min,采血应在午夜 12 时。剧烈运动及可能的低血糖可刺激垂体释放 GH。GH 运动兴奋试验时,首先空腹取血,之后让患者剧烈运动 $20\sim30$min,结束后休息 $20\sim30$min 再采血。检测两次血标本中的 GH 含量并作对比,如血浆 GH 值较对照组明显升高可排除 GH 缺乏。

2. 催乳素　临床常用 CLIA 法、TRFIA 法、RIA 法检测血清催乳素(prolactin,PRL)。检测 PRL 的 TRFIA 法为固相双位点荧光免疫分析法。

PRL 分泌的调节主要受下丘脑 PIH 的控制,是唯一在生理条件处于抑制状态的腺垂体激素,其分泌有昼夜节律性,晚 11 时至次晨 5 时达最高峰。某些生理情况如应激、妊娠、哺乳,以及服用雌激素、奋乃近、利血平等药物时可使 PRL 升高,采集标本时应注意。

(二)甲状腺功能生物化学指标测定

1. 总 T_3、T_4 和游离 T_3、T_4 及 rT_3　通常采用 CLIA 法或 RIA 法测定血清总 T_3(total T_3,TT_3)、总 T_4(total T_4,TT_4)、游离 FT_3(free T_3,FT_3)、游离 FT_4(free T_4,FT_4)及 rT_3,其

中 CLIA 法已成为临床实验室首选方法。

实用含碘食物、服用糖皮质激素等药物会影响血清 TT_3、TT_4 水平,怀孕等生理、病理情况,以及服用影响 TBG 水平的药物会使血清 TBG 水平发生变化,均会影响 TT_3、TT_4 的测定结果。FF_4、FT_3 的临床意义与 TT_4 和 TT_3 相同,但因其不受血清 TBG 含量的影响,而具有更重要的临床价值。

2. 促甲状腺激素 TSH 的检测是诊断甲状腺功能的重要指标,临床常采用非竞争 RIA 法(IRMA 法)、TRFIA 法及 ELICA 法。其中 ELICA 法为临床首选。

TSH 分泌有昼夜节律性,清晨为其分泌峰值,下午为分泌谷值,临床取标本时应予以注意。血清 TSH 水平在不同的年龄及生理状况有所不同。服用硫脲类药物、注射 TRH 以及低碘饮食可使 TSH 升高,新生儿、孕妇 TSH 也较高;服用类固醇激素则引起 TSH 下降。使用 ELICA 法检测时,样本应避免产生气泡,标本与质控品严禁用叠氮钠防腐。

3. 抗甲状腺自身抗体 抗甲状腺自身抗体包括血清抗甲状腺球蛋白抗体(thyroglohulin antibody,TG—Ab)、抗甲状腺微粒体抗体(thyroid mitochondria antibody,TM—Ab)、抗过氧化物酶抗体(thyroperoxidase antibodies,TPO—Ab)和 TSH 受体抗体(thyrotropin—receptor antibodies,TR—Ab)。TR—Ab 为一组抗甲状腺细胞膜上 TSH 受体的自身抗体,包括长效甲状腺刺激素(long—acting thyroid stimulator,LATS)、甲状腺刺激免疫球蛋白(thyroid—stimulating immunoglobulin,TSI)等。抗甲状腺自身抗体的检测,传统多采用 RIA 法,随着全自动 CLIA 技术的发展,CLIA 法目前已基本取代 RIA 法成为临床首选。

检测抗甲状腺自身抗体时,标本采集后应立即分离血清,4℃保存,如需长时间保存则应保存于−20℃,未经分离的血标本在常温下其抗体效价急速下降,影响实验准确性。

4. 甲状腺素结合球蛋白 临床通常采用 RIA 法与 CLIA 法测定血清 TBG,其中 CLIA 法最常用。临床检测时应注意疾病等对 TBG 水平的影响。在非甲状腺疾病,如妊娠、应用雌激素或避孕药、急性肝炎、6 周内的新生儿中,血清 TBG 明显增高;在应用雄激素、糖皮质激素、水杨酸、苯妥英钠等药物治疗,以及重症营养不良、严重感染、重症糖尿病、恶性肿瘤、急性肾功能衰竭、呼吸衰竭、肢端肥大症,还有肝硬化、肾病综合征等低蛋白血症时,血清 TBG 浓度降低。

5. 甲状腺球蛋白 血清 Tg 测定经历了血凝法、RIA 法、IRMA 法,目前临床首选的 CLIA 法已可区分 Tg 的正常值和甲状腺切除后的低值。血清 Tg 无季节、昼夜节律性,在生理状态下,其水平主要由甲状腺大小决定。激素如 TSH、hCG 会影响血清 Tg 水平。另外,TG—Ab 的存在会严重干扰 Tg 的检测结果。

6. 甲状腺激素抑制试验 为甲状腺功能动态试验方法之一。受试对象口服一定剂量的甲状腺激素后,先测一次^{125}I—T_3 摄取率,之后在连续给药 1 周后再次检测。口服甲状腺激素应连续不中断。口服甲状腺激素可引起药物性甲亢,或加重甲亢患者病情。本试验应对某些疾病如高血压、房颤、心衰的患者禁用。

7. TRH 兴奋试验 为甲状腺功能动态试验方法之一。受试者空腹取血后静脉注射促甲状腺激素释放激素(thyrotropin releasing hormone,TRH),在注射后 15、30、60、120min 时分另取血,测定 5 次血清 TSH 浓度,观察血中 TSH 浓度的变化。对于怀疑为继发性甲状腺功能减退的患者,应严格采用上述 5 次取血法,两次取血法不能反映其峰值延迟表现。

（三）肾上腺功能生物化学指标测定

1.肾上腺素与去甲肾上腺素　高效液相色谱电化学检测法（high－performance liquid chromatography with electrochemical detection,HPLC－ECD）在临床上检测肾上腺素、去甲肾上腺素应用日趋广泛。HPLC－ECD法是HPLC技术与电化学检测技术结合,在儿茶酚胺的测定中表现出线性范围宽、灵敏度、准确度好、特异性高、极少受干扰的优点,逐渐取代分光光度法和传统层析法而应用于临床。

一些食物与药物会影响血中儿茶酚胺的水平,采血前需禁食中药、香蕉、茶叶、巧克力等3天以上。另外有很多其他影响因素,如采血技术、患者情绪、标本的抗凝、保存等均会影响检测结果。

2.尿VMA

（1）方法概述:经典的尿液VMA测定方法可分为分光光度法和层析法。之后发展起来的HPLC法,可根据差别分配原理从化合物中分离VMA后测定VMA峰值,具有较高的特异性。定量分析尿液VMA之前需要采取提取步骤纯化分析物排除苯酚类、酸性酚和芳香环化合物的代谢物干扰,再进行测定。

（2）测定原理:氮化对硝基苯胺显色法需先后使用醋酸乙酯和碳酸钾溶液从尿液中提取VMA,并与重氮化对硝基苯胺反应,再用氯仿抽提重氮化的VMA,然后用氢氧化钠溶液提取红色重氮化合物进行比色测定。

（3）方法学评价:受试者在检测前后数日应停止食用香蕉、咖啡、茶等含香草的食品,可部分避免假阳性。采用比色法时,氢氧化钠溶液层色泽稳定,线性良好,但该法操作步骤复杂、特异性不高、重复性较差,适用于筛查试验,一般实验室均能开展,但应限制饮食和药物使用。HPLC法因操作复杂不适于作为筛查试验。

3.皮质醇　临床通常采用RIA法、竞争性CLIA法、ECLIA法、竞争性蛋白结合分析法（CPBA）测定血清或尿液中的皮质醇,其中CLIA法应用广泛。使用CLIA法检测24h尿游离皮质醇时,精密度和特异性均优于CPBA法。

血清皮质醇测定需注意明显的昼夜节律变化。24h尿皮质醇测定不受昼夜节律影响,能可靠地反映皮质醇的浓度,是皮质醇增多症诊断的金标准,但取样本时要准确记录尿量。如需鉴别肾上腺皮质功能的异常是原发性还是继发性时,常采用ACTH兴奋试验,即肌内或静脉注射ACTH,分别在注射前和注射后0.5h、1h采血,测定并观察血浆皮质醇的浓度变化。

4.尿17－羟皮质类固醇

（1）方法概述:目前已有商业化的尿液17－OH免疫学试剂盒,但Porter－Silber比色法仍是评价肾上腺皮质功能的常用方法。应用48h小剂量地塞米松抑制试验后检测尿液17－OH或皮质醇,可用于判断病变部位。

（2）测定原理:先加酸将结合型17－OH转变为游离型,以氯仿:正丁醇抽提后,在硫酸溶液中与苯肼反应生成黄色的苯腙,此为Porter－Silber反应,在410nm波长下采用分光光度法测定含量。

（3）方法学评价:该法所需条件简单,但特异性较差,会受泼尼松、地塞米松等药物及有色饮料、肝肾功能等影响。在肾上腺皮质功能紊乱诊断上,其灵敏度、特异性均不如直接检测皮质醇。地塞米松抑制试验需要服用激素,且机体处于任何应激状态均会干扰试验结果,如较长时间服用对某些肝酶有诱导作用的药物,可加速地塞米松的代谢灭活,产生假阴性;较长时间使用糖皮质激素类药物者,不宜进行本项试验。

5.尿17－酮类固醇

(1)方法概述:尿液17－KS的测定常采用Zimmermann比色法,该法为多年来临床评价雄激素的合适方法。使用气相色谱技术测定17－KS的方法准确性高,但开展不便,不适宜作为筛选方法。

(2)测定原理:尿中17－KS多以葡萄糖醛酸酯或硫酸酯的结合形式存在,加酸水解释放游离的17－KS。在碱性介质中其结构中的酮－亚甲基($-CO-CH_2-$)与间－二硝基苯作用,生成紫红色化合物,在520nm波长下采用分光光度法测定含量。

(3)方法学评价:该方法有较好的精密度,但不够灵敏,操作较费时。比色操作应在保证显色色泽稳定,尽快完成;如室温过低导致比色液浑浊,可加入饱和盐水。

6.促肾上腺皮质激素 临床通常采用RIA法、ELISA法、CLIA法测定血浆中的ACTH,临床仍以RIA法为主。正常ACTH分泌存在着与皮质醇相同的昼夜节律,清晨含量达到最高峰,随后逐渐下降,到夜间降到最低点。一般选择早上8点、下午4点、凌晨12点三个采血时间,在分析结果时应了解采血时间。在肾上腺皮质功能紊乱时,ACTH的分泌节律也大多消失。

7.醛固酮 临床通常采用RIA法、CLIA法测定血浆中的醛固酮,其中CLIA法为临床首选方法。醛固酮水平在卧位和立位差别很大。卧位采集标本时,应在睡眠后的次日清晨;立位采集标本时,应在受试者直立位或步行持续2h之后。育龄女性的醛固酮水平在黄体期较高。

(四)性腺功能生物化学指标测定

1.睾酮、雌二醇、孕酮 三种性激素均以血清为标本,采用RIA法或竞争性CLIA法等技术,其中常用的是竞争性CLIA法。因性腺激素分泌有时间节律性,清晨高于下午,应于早8时取样以便比较。育龄妇女血清中性激素水平有周期性变化,应在合适的日期取样进行连续动态观察。妊娠期血清中孕酮水平的个体差异很大,而且胎盘又有很强的代偿能力,因此孕酮不是判断胎盘功能的理想指标。

2.黄体生成素、卵泡雌激素 临床实验室常采用CLIA法或RIA法进行血清FSH与LH的测定。TRFIA法和ELISA法有商业化试剂盒,但应用较少。FSH与LH分泌为脉冲式,且个体差异大,有实验室采用在30min内分别取血3次,混合后测定的方法。对育龄妇女应在月经周期的不同时相进行连续测定,单次的测定结果无价值。应注意某些激素、药物、体内活性物质对测定结果的影响;妊娠时hCG水平也会影响测定的准确。CLIA法检测时,标本严重溶血影响结果,应避免其反复冻融。

临床实验室检测激素时应注意,连续动态检测比单次检测的结果更可靠,多项指标联合检测比单项指标检测的检出率高。但随着检出率的增加,假阳性率也随之增加,因此应慎重选择检测指标的组合,一般选择配对激素或调节激素。同时注意影响检测结果的多种因素(表11－25)。

表 11—25　影响内分泌功能检测结果的主要因素

影响因素	举例
生物节律性	生长激素的分泌节律性；FSH、LH 随月经周期变化
年龄影响	垂体激素，在青春期和绝经期的女性中差异大
体位影响	醛固酮，在立位与卧位有很大差别
药物影响	口服避孕药对甾体激素的影响
妊娠影响	妊娠期各种激素的参考范围与非妊娠妇女不同

二、内分泌功能生物化学指标的临床应用

临床常通过测定激素水平作为诊断内分泌疾病的依据,其实验室诊断目的很明确:首先确定患者是否存在某种内分泌功能紊乱;如存在紊乱,则进一步确定病变的部位和性质(表 11—26)。

表 11—26　内分泌功能检测方法的临床应用

检测方法	举例	主要用途
检测激素、代谢产物浓度	检测血清 T_3、尿 VMA	确定是否紊乱
检测激素所调节的生化过程	甲状腺功能紊乱时检测基础代谢率	检测病变性质
动态功能试验	CH 运动兴奋试验	判断部位、性质

(一)下丘脑—垂体内分泌功能紊乱

1.巨人症与肢端肥大症　幼年时 GH 分泌过多时常导致巨人症;成年时 GH 分泌过多常导致肢端肥大症。

2.生长激素缺乏症　因生长发育期 GH 分泌不足或功能障碍,造成儿童或青少年生长发育障碍,常有促性腺激素、TSH、ACTH 缺乏。

3.催乳素瘤　为功能性垂体腺瘤中常见肿瘤,表现为闭经—乳溢综合征,多数患者血浆 PRL 水平显著增高。

(二)甲状腺疾病

1.甲状腺功能亢进　以 Graves 病为常见,其生化指标变化有:

(1)T_3 和 T_4 增高。T_3 是甲亢的敏感指标;FT_4、FT_3 对治疗中甲亢患者的观察较 TT_4、TT_3 更灵敏。

(2)TSH 可鉴别病变部位。如 T_3、T_4 增高而 TSH 降低,为原发性甲亢,病变在甲状腺;如 T_3、T_4 增高 TSH 也增高,为继发性甲亢,病变在垂体或下丘脑。

(3)甲状腺激素抑制试验,抑制率小于 50%。

(4)rT_3 增高。

2.甲状腺功能减退　甲减的生化指标变化有:

(1)T_3 和 T_4 降低。

(2)TSH 可鉴别病变部位。如 T_3、T_4 降低而 TSH 增高,为原发性甲减,病变在甲状腺;T_3、T_4 降低 TSH 也降低,为继发性甲减,病变在垂体或下丘脑。

(3)TRH 兴奋试验。垂体病变时,TSH 基础值低,对 TRH 无反应;而下丘脑病变时,TSH 基础值低,但对 TRH 有延迟性反应。

(4)rT_3 降低。

3.亚急性甲状腺炎　又称病毒性甲状腺炎,其四期典型病程中的生化指标变化为:

(1)贮存的甲状腺激素释放入血引起甲亢表现,血清 T_3、T_4 增高,而 TG—Ab、TM—Ab 不高。

(2)甲状腺功能转为正常。

(3)发病1至3个月后出现甲低,血清中 T_3、T_4 降低而 TSH 升高,并对 TRH 刺激表现过强反应。

(4)血清中 T_3、T_4 和 TSH 恢复正常,很少遗留并发症。

4.慢性甲状腺炎　以慢性淋巴性甲状腺炎常见,又称桥本氏病。起病初期甲状腺功能正常,20%～30%患者表现为甲亢,后期表现为甲低。TG—Ab 和 TM—Ab 检测对本病的诊断有重要意义,阳性率达 80%～90%。

5.甲状腺肿大　地方性甲状腺肿时,甲状腺功能指标 T_3、T_4 的测定多正常。

(三)肾上腺功能紊乱

1.嗜铬细胞瘤　嗜铬细胞瘤的早期诊断十分重要,应对阵发性高血压或持续性高血压伴阵发加剧的患者做血、尿儿茶酚胺及尿 VMA 测定。血、尿儿茶酚胺及尿 VMA 在高血压持续性及阵发性发作时明显高于正常,超过参考范围2倍以上,尿儿茶酚胺升高最敏感;而非发作时只轻度升高。对应用 B 超、CT 等不能确定瘤位置者,可做静脉导管术,在不同部位采血测儿茶酚胺,根据浓度差别,对肿瘤进行大致定位。

2.皮质醇增多症　又称库欣综合征(cushing'ssyndrome,CS),患者生化指标的变化有:血皮质醇持续增高;垂体性 CS 时,血清 ACTH 增高,昼夜节律消失;尿游离皮质醇、17—OH 和 17—KS 增高;地塞米松抑制试验显示肾上腺皮质功能亢进。

3.肾上腺皮质功能减退症　原发性者称为艾迪生病(addison's disease)。其生物化学指标变化为:血皮质醇下降、ACTH 增高、尿游离皮质醇和 17—OH 下降,及低血糖、低血钠、高血钾、高血钙等。

4.原发性醛固酮增多症　生化指标变化可见:低血钾;血、尿醛固酮增高3～4倍;血浆肾素水平降低。

(四)性腺功能紊乱

1.性早熟　指青春期提前,女性多见。性早熟者血中性激素及 LH 水平远超同龄同性别的参考区间。

2.青春期延迟及性幼稚症　青春期延迟者,性激素及 LH、FSH 均低于同龄同性别的正常值。原发性性幼稚症者,下丘脑—垂体功能正常,性激素水平明显降低,但可负反馈地促进 LH、FSH 释放增多。继发性性幼稚症者,为性激素及 LH、FSH 水平均低下。

3.性功能减退　男性指睾丸功能不全或衰竭;女性为继发性闭经。闭经患者通过检测血清雌激素、孕激素、LH、FSH 水平,对明确闭经原因和病变部位有重要意义。

(刘恩才)

第八节　消化疾病的生物化学检验

一、消化系统疾病生物化学指标的测定与评价

(一)常用指标测定与评价

1.胃酸测定　胃酸即壁细胞分泌的盐酸。有两种形式,即游离盐酸和结合盐酸,后者系盐酸与蛋白质结合存在的形式。

（1）方法概述：胃酸检测指标包括基础胃酸分泌量（basic acid output，BAO）、最大胃酸分泌量（maximum acid output，MAO）和高峰胃酸分泌量（peak acid output，PAO）。测定方法有胃液酸度滴定及其酸量计算、五肽胃泌素胃酸分泌试验、胰岛素低血糖刺激胃酸分泌试验及胃内 pH 连续监测法等。

（2）测定原理

1）基础胃酸分泌量测定：基础酸分泌主要表示胃对神经、精神、体液因素等内源性刺激的应答。在采集胃液时患者应尽量保持在生理状况，周围环境应安静。患者要远离食物，保持情绪稳定。当抽完空腹胃液后，继续抽取胃液。收集 1h 内的全部胃液送检，测定酸量即为BAO（mmol/h）。

2）最大胃酸分泌量测定：最早是由 Kay 提出，指当再增大刺激物剂量，胃排出盐酸量也无明显增加，即当把组胺从 0.04mg/kg 体重再加大时，胃的盐酸分泌量也不再增加此胃酸分泌量即为 MAO（mmol/h）。现在则以五肽胃泌素取代组胺测 MAO。注射五肽胃泌素后 15min 达最大分泌量并维持约 30min，60min 时可回到基础水平，可由 MAO 计算 PAO。由 MAO 与 PAO 可以推算出壁细胞数量。据估计每 5000 万个壁细胞可以分泌盐酸 1mmol/h。假设 PAO 为 20mmol/h，估计壁细胞为 10 亿。正常人壁细胞量约 9.8 亿。

3）测定方法：每份胃液均需测定其体积与可滴定酸量。取胃液 5ml 加酚红批示剂 2 滴，用 0.1mol/L 的氢氧化钠溶液滴定至终点，也可用 pH 计指示终点。由所用胃液量及氢氧化钠量计算出酸度和酸量，求出 BAO、MAO 与 PAO。

（3）方法学评价：对胃液盐酸测定，因为需测定基础酸与最大酸分泌，所以要给刺激物，曾用过的刺激物有各种试验餐及组胺等，前者虽符合生理状况，但因食物影响，不易测定胃分泌功能，且不能引起最大酸分泌；后者虽能引起最大酸分泌，但易产生过敏等不良反应，故二者均已被淘汰，而由五肽胃泌素所取代。

2.胃蛋白酶原测定　胃蛋白酶原（pepsinogen，PG）是胃蛋白酶的前体，分泌进入胃腔后被胃酸激活转化为胃蛋白酶（pepsin）。胃蛋白酶原根据生化结构和免疫活性分为胃蛋白酶原Ⅰ（PGⅠ）和胃蛋白酶原Ⅱ（PGⅡ）两个亚群，分子量均为 42KD 的单链多肽链。

（1）方法概述：血清胃蛋白酶原测定一般可采用放射免疫分析法（RIA）、时间分辨荧光免疫分析法（TRFIA）、胶乳增强免疫比浊法、酶联免疫法（ELISA）、化学发光微粒子免疫分析法、流式荧光发光法检测方法等方法。RIA 法试剂具有放射性且有效期短，可不作为首选，目前临床常用化学发光微粒子免疫分析法和胶乳增强免疫比浊法测定。

（2）测定原理：化学发光微粒子免疫法测定胃蛋白酶原的原理是：样本与微粒以一定比例混合，形成抗原抗体复合物；该复合物与吖啶酯标记的连接物反应形成双抗体 2 抗原抗体复合物。吖啶酯在过氧化氢的稀碱溶液中发生氧化还原反应生成 10－甲基吖啶酮；当 10－甲基吖啶酮恢复到基态时发光，根据发生强度可算出 PGⅠ/PGⅡ浓度。

（3）方法学评价：胃蛋白酶原检测建议使用血清，PGⅠ/PGⅡ没有日内变化和季节变化，不受饮食的影响，个体有较稳定的值；PGⅠ/PGⅡ受质子泵抑制剂、H_2 受体抑制剂的影响，故检测 PG 时有必要确认有无服用上述药物。要求检测试剂盒稳定、精密度好，基本不受脂血、溶血、黄疸、维生素 C 及 RF 等物质的干扰：开盖放在试剂仓中 30 天，空白无变化，质控结果基本无变化，无需校准。

3.胃泌素测定　在众多的胃肠激素中，胃泌素（gastrin，GAS）是很重要的激素。对刺激胃酸和消化酶的分泌以及胃的蠕动有不可或缺的作用。血浆中胃泌素分子结构有多种形式,其中由 17 个氨基酸残基所组成的小胃泌素(G-17)活性最强,约占总量 2/3。G-17 和蛋白质结合物免疫动物制备特异性抗体。

(1)方法概述:血清中胃泌素含量测定,从方法学上大致有放射免疫法测定、酶联免疫法等,目前一般采用放射免疫法测定。

(2)测定原理:放免法测定胃泌素是:样品中的 G-17 和 $^{125}I-G-17$ 在适宜的缓冲液中共同竞争性的与抗体结合,反应平衡后加入抗兔 IgG 免疫分离剂,测其放射剂量,从标准剂量抑制曲线查出血清中胃泌素的浓度。

(3)方法学评价:多数检测药盒使用 G-17 定标,因为 G-34 难以获得纯品;溶血样本会影响实验结果;由于实验特异性某些试剂(盒)可能与胆囊收缩素有交叉反应;胃泌素不很稳定,4℃48h 活性失去 50%。故不适合使用测活性的方法;抗酸剂、抗副交感神经药和 H_2 受体拮抗剂药物在采集样本前 24h 停止使用。

4.淀粉酶测定 淀粉酶(amylase,AMY),主要存在于唾液腺和胰腺中,即唾液型 AMY(S-AMY)和胰型 AMY(P-AMY)。作为胰腺疾病尤其是急性胰腺炎诊断的试验,P-AMY 检测是为最佳选择。

5.脂肪酶 脂肪酶(lipase,LPS)分子量约为 38KD,是一群低度专一性酶。主要来源于胰腺,其次为胃、小肠。能水解多种含长链(8~18C 链)脂肪酸的甘油酯。

(1)方法概述:测定 LPS 的方法可分为 3 类:①测定产物游离脂肪酸的增加,如滴定法、分光光度法、荧光法和 pH 电极法等。②测定底物的减少量,如比浊法、扩散法等。③测定 LPS 的实际质量,如双抗体夹心免疫分析法、乳胶凝集法。目前一般使用自动生化分析仪采用酶偶联显色法进行测定。

(2)测定原理(酶偶联显色法)

$$1,2-三酰甘油+H_2O \xrightarrow{\text{脂肪酶}} 2-单酸甘油酯+脂肪酸$$

$$2-单酸甘油酯+H_2O \xrightarrow{\text{单酸甘油酯脂肪酶}} 甘油+脂肪酸$$

$$甘油+ATP \xrightarrow{\text{甘油激酶}} 3-磷酸甘油+ADP$$

$$3-磷酸甘油+O_2 \xrightarrow{\text{磷酸甘油氧化酶}} 磷酸二羟丙酮+H_2O_2$$

$$2H_2O_2+4-氨基安替比林+TOOS* \xrightarrow{\text{过氧化物酶}} 醌类化合物(红色)+4H_2O$$

比色波长 546nm,依据醌类化合物生成量计算样本中脂肪酶(LPS)活性单位。

*上述反应式中 TOOS 为 N-乙酰-N 磺酸丙基苯胺。

(4-aminophenazone,N-ethyl-N-(2-hydroxy-3-sulfopropyl)-m-toluidine)。

(3)方法学评价:①酶偶联显色法特异性高,通过双试剂也基本可解决内源性甘油的干扰问题。批内 CV 2.3%~3.1%,批间 CV 3.8%~5.2%。②比浊法操作简易,但实验误差较大。③LPS 与 AMY 比较,因不受唾液腺和胰腺的影响,特异性更高。LPS 不易从肾脏清除,在血中稽留时间较淀粉酶长,对于某些未能及时就诊的胰腺炎患者更具有诊断价值。④LPS 测定有诸多方法,原理不同,参考区间和医学决定水平都有较大差异,应用时必须注意。

6.尿胰蛋白酶原Ⅱ

(1)方法概述:测定尿胰蛋白酶原Ⅱ多采用定性试验,常用免疫层析法;定量常用免疫荧光法。

(2)测定原理:免疫层析法检测原理见有关章节。

(3)方法学评价:①目前胰蛋白酶原Ⅱ检测多为定性试验,常用免疫(纸)层析法;方法简便、快速,能满足临床急诊需要。定量常用免疫荧光法。②应用尿胰蛋白酶原Ⅱ诊断急性胰腺炎与血、尿 AMY 和血清 LPS 测定比较具有简便、快速的优点。还可减少急腹症患者的急性胰腺炎的漏诊率。阴性结果很大程度上可排除急性胰腺炎,阳性结果则需结合 AMY 和 LPS 的检测结果综合分析。

(二)常用功能试验与评价

1. 胰外分泌功能试验

(1)方法概述:胰腺外分泌功能试验可分为直接法和间接法两类。直接试验是应用某些胃肠激素直接刺激胰腺分泌,通过十二指肠插管收集胰液进行分析,以了解胰腺外分泌功能。其敏感性和特异性较高,但需要插管,患者不易接受,且耗时较长,试剂昂贵难以在临床推广。因此,近年来设计了多种间接试验,用试餐刺激胰腺分泌,测定胰酶分解产物,或测定粪便中脂肪间接反映胰腺外分泌功能状态,由于不需插管,方法简便易于推广应用。各种胰外分泌功能试验见表 11-27。

表 11-27　胰腺外分泌功能试验

试验名称	方法	检测指标	特点
[直接试验]			
促胰液素试验	静脉注射促胰液素前后,十二指肠插管收集胰液测定	胰液分泌量、碳酸氢盐、淀粉酶	经典标准方法,有较好的敏感性和特异性,但需插管,试剂昂贵
促胰液素—胆囊收缩素试验	静脉注射两种激素前后,十二指肠插管收集胰液测定	同上	增加刺激胰酶分泌
[间接试验]			
Lundh 餐试验	十二指肠插管收集标准试餐后的胰液测定	胰液中的胰蛋白酶	用生理性进餐刺激产生内源性激素代替昂贵的外源性激素,不良反应小,但需插管,要求胃肠功能正常
BT - PABA 试验 *	随餐摄入的 BT-PABA 在小肠被胰糜蛋白酶分解为 PABA,吸收后经肾排泄测定 PABA 吸收量	血和尿中 PABA	BT-PABA 分解程度与胰酶分泌相关,是简便的胰功能试验,对轻度功能失常诊断灵敏度低,小肠吸收不良和肾功能障碍影响结果
月桂酸荧光素试验	随试餐摄入的月桂酸荧光素在肠道被胰芳香脂酶分解为游离荧光素,吸收后经肾排出。尿中荧光素反映吸收量	尿中游离荧光素	月桂酸荧光素分解与胆盐浓度有关,故本试验还可了解胆盐分泌情况。小肠及肾功能也影响试验
苏丹Ⅲ染色试验	进餐中脂肪被胰脂肪酶消化吸收,测定粪便中排出的剩余脂肪量	粪便用苏丹Ⅲ染色后镜检脂肪滴	方法简便易行,为初筛试验,敏感性差,影响因素多,不易鉴别胰源性或肠源性吸收不良
胰多肽试验	进餐后胰液分泌的胰多肽显著增高,收集进餐前后血标本	血清胰多肽	方法简便,特异性高,影响因素少
双标记 Schilling 试验	$VitB_{12}$ 在胃酸性环境中与 R 蛋白结合物 $R-B_{12}$ 被小肠胰蛋白酶降解,释放出的 B_{12} 才能与内因子 IF 形成 $IF-B_{12}$ 复合物被吸收,服用 ^{57}Co 标记的 $IF-B_{12}$ 和 ^{58}Co 标记的 $R-B_{12}$ 后,测定尿中两者比值	24h 尿 $R-B_{12}/IF-B_{12}$ 放射活性比值	胰功能不全者比值下降,加用必需氨基酸刺激胰腺可提高试验敏感性,本法简便、快速,但试验条件要求较高

注:＊BT-PABA:苯甲酰—酪氨酰—对氨基苯甲酸

(2)方法学评价:由于影像技术的发展和普及,胰外分泌功能试验已经大为减少,但就功能评价而言,依然是一种不可替代的试验方法。

2.肠道吸收不良试验

(1)方法概述:有诸多生物化学方法用于检测肠道消化和吸收功能。粪便脂肪含量测定、^{131}I标记脂肪消化吸收试验、乳糖耐量试验、乳糖酶加乳糖试验及右旋木糖吸收试验。

(2)测定原理:①粪便脂肪含量测定系采用重量法,直接测定粪便中脂肪含量。②^{131}I标记脂肪消化吸收试验,系以^{131}I－三酰甘油为底物,被脂肪酶水解后生成甘油一脂和脂肪酸,被肠道吸收。若肠道对脂肪消化、吸收障碍,^{131}I－三酰甘油排出,粪便中^{131}I辐射量增强。③乳糖耐量试验及乳糖酶加乳糖试验,乳糖被乳糖酶分解产生葡萄糖和半乳糖而被肠道吸收,于是血葡萄糖升高。乳糖不耐受者,血糖水平升高幅度低。④右旋木糖是一种五碳糖,与其他单糖不同,它在小肠通过易化扩散而不完全吸收(50%)。吸收后从尿中排泄。口服一定量的右旋木糖后,测定尿中排泄量,间接反映肠道吸收能力。

(3)方法学评价:①粪便脂肪含量测定和^{131}I标记脂肪消化吸收试验,都是检测肠道消化吸收脂肪功能。前者试验条件简易但操作繁琐,后者需要检测同位素的设施。粪便中^{131}I辐射量大于界值,而血浆中^{131}I辐射量低于界值者为脂肪消化、吸收障碍。文献报道,^{131}I标记脂肪消化吸收试验并不如粪脂肪定量试验可靠,因可能有15%的假阴性和10%~20%的假阳性。②乳糖耐量试验及乳糖酶加乳糖试验,服用乳糖,检查血浆葡萄糖升高水平。若葡萄糖升高未能到达界值,说明受试者乳糖酶缺乏,即乳糖不耐受者。③右旋木糖吸收试验,右旋木糖不需要消化即可在小肠直接吸收,肾小管不重吸收,约有40%从尿液中排出。右旋木糖的被动吸收的能力很大程度上依赖于胃肠道黏膜的完整性,因此口服木糖后尿中排出的右旋木糖量即反映小肠黏膜的被动吸收能力。

二、消化系统疾病生物化学指标的临床应用

(一)消化性溃疡

1.胃酸测定 胃酸是引起胃和十二指肠黏膜损伤的主要因素。十二指肠溃疡患者常有胃酸分泌过多,其基础胃酸分泌量(BAO)和最大胃酸分泌量(MAO)均明显增高。有高胃酸分泌的十二指肠溃疡患者发生出血、穿孔并发症的机会大;十二指肠溃疡手术后若BAO仍>5mmol/(L·h)、MAO>15mmol/(L·h)时,应考虑溃疡复发的可能。胃溃疡患者胃酸分泌多正常或稍高于正常,但有些患者胃酸分泌不增反降,可能是这些患者胃黏膜结构的缺陷,H^+大量自胃反向弥散入黏膜而致胃癌患者胃酸分泌显著减少。

2.幽门螺杆菌检测 HP是消化性溃疡的重要致病因子,可用^{14}C－尿素呼气试验、免疫学方法检测粪便中HP抗原或血清中HP抗体。胃溃疡患者HP检出率可达72%~100%,十二指肠溃疡为73%~100%。HP检测还有助于观察溃疡愈合及复发情况。

3.胃蛋白酶原测定 血清胃蛋白酶原(PGⅠ/PGⅡ)水平反映了不同部位胃黏膜的形态和功能。胃蛋白酶原Ⅰ是胃底腺的主细胞和颈黏液细胞分泌,胃蛋白酶原Ⅱ除主细胞和颈黏液细胞分泌外,幽门腺和十二指肠腺亦可产生(图11-17)。

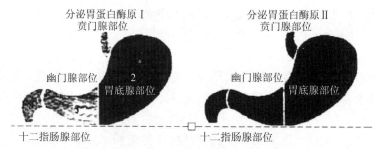

图 11-17　胃蛋白酶原Ⅰ和Ⅱ的分泌部位

(1)用于胃功能判断及胃癌筛查:胃酸分泌增多 PGⅠ升高,分泌减少或胃黏膜腺体萎缩 PGⅠ降低;PGⅡ与胃底黏膜病变的相关性较大(相对于胃窦黏膜),其升高与胃底腺管萎缩、胃上皮化生或假幽门腺化生、异型增值有关;PGⅠ/PGⅡ比值进行性降低与胃黏膜萎缩、胃癌进展相关。因此,测定 PGⅠ/PGⅡ比值可起到胃底腺黏膜病变及胃癌早期筛查的血清标志物即"血清学活检"的作用。

(2)评价幽门螺杆菌根除治疗效果:Hp 感染与血清 PG 水平间存在相关性;感染者初期,血清 PGⅠ和 PGⅡ均高于非感染者(尤其是 PGⅡ),PGⅠ/PGⅡ比值下降,除菌后血清 PGⅠ和 PGⅡ则显著下降;除菌组 PGⅠ/PGⅡ比值变化率(治疗前/治疗后)在治疗结束后即升高,且持续至第 12 个月;未除菌组该值在治疗后一个月升高,此后逐渐下降,至第 9 个月时已与治疗前无显著差异。

(3)消化性溃疡复发的判定指标:胃溃疡初发患者 PGⅠ升高明显;胃溃疡复发者 PGⅡ升高明显;十二指肠溃疡复发患者的 PGⅠ/PGⅡ均显著升高。

(4)胃癌切除术后复发的判定指标:胃癌切除术后患者血清的 PG 水平显著低于术前;胃癌复发者 PCⅠ/PGⅡ升高;未复发者无明显改变。

4. 血清胃泌素测定　胃泌素水平与胃酸分泌关系密切,但临床表现却有多种类别,高胃泌素血症的临床评价见表 11-28。

表 11-28　高胃泌素血症的临床评价

基础酸分泌	临床评价
正常或低分泌	常见于胃溃疡、胃癌、萎缩性胃炎、恶性贫血、肝硬化、慢性胰腺炎、慢性肾衰、小肠大部切除、胃窦 G 细胞增生、迷走神经切除、嗜铬细胞瘤、非胰岛细胞瘤
6~15mmol/h	常见于慢性胃通道阻塞、胃窦功能亢进
>15mmol/h	常见于卓-艾综合征

(1)高胃酸性高胃泌素血症:是卓-艾综合征的诊断指标。卓-艾综合征是最常见的内分泌肿瘤,主要发生在胃、十二指肠。卓-艾综合征具有下列三联症:高胃泌素血症,高胃酸排出量,伴有反复发作胃、十二指肠难治性溃疡。

(2)低胃酸或无胃酸性高胃泌素血症:见于胃溃疡、A 型萎缩性胃炎、迷走神经切除术后和甲状腺功能亢进。

(3)低胃泌素血症:见于 B 型萎缩性胃炎、胃食管反流等。

(二)胰腺炎

1. 淀粉酶测定　血清 AMY 测定是急性胰腺炎的重要诊断指标之一,急性胰腺炎发病后,血和尿中的 AMY 显著升高:发病后 8~12h 血清 AMY 开始增高,12~24h 达高峰,2~5

天下降至正常。而尿 AMY 则在发病后 12~24h 才开始升高,下降比血清 AMY 慢,在急性胰腺炎后期测定尿 AMY 更有价值。急性阑尾炎、肠梗阻、胰腺癌、胆石症溃疡病穿孔等均可见血清 AMY 增高。慢性胰腺炎早期 AMY 活性可一过性增高,后期可不增高或增高不明显测定 P—AMY 意义是:①急性胰腺炎腹痛 3~6h 后开始升高,20~30h 达高峰,3~4 天内恢复正常。②溃疡性穿孔、急性腹膜炎、肠梗阻等可中度升高。③慢性胰腺疾病可轻度升高。此外,约 1%~2% 人群血液中尚可检出巨淀粉酶(M—AMS)。此实际上是 AMY(同工酶 S)与血浆蛋白,主要是免疫球蛋白(IgA 或 IgG)的复合物。由于分子量大,不易从肾脏排出,以至血 AMY 活性增高,而尿 AMY 活性正常。

2.脂肪酶测定 血清 LPS 在急性胰腺炎发病后 2~12h 内升高,24h 达峰值,一般可持续 8~15 天。LPS 活性升高与 AMY 基本平行,特异性大于 AMY。肾小球滤过的 LPS 可被肾小管全部重吸收,所以尿中一般测不到 LPS 活性。因 LPS 在急性胰腺炎病程中持续升高的时间比 AMY 长,故测定血清 LPS 可用于急性胰腺炎后期的诊断,特别是在血清 AMY 和尿 AMY 已恢复正常时,更有诊断意义。此外,有些疾病如腮腺炎伴发腹痛时,可用 LPS 作鉴别诊断,因为单纯腮腺炎不累及胰腺时,只表现为 AMY 升高而 LPS 正常。

血、尿 AMY 和 LPS 对于胰腺炎的诊断意义,如图 11—18 所示。

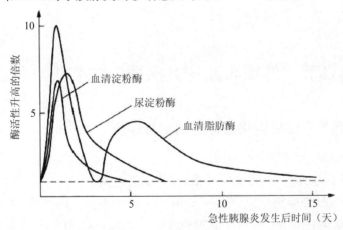

图 11—18 血、尿 AMY、LPS 在胰腺炎发病后不同时间的活性水平

3.胰蛋白酶原Ⅱ测定 胰蛋白酶原是胰蛋白酶的前体,有胰蛋白酶原Ⅰ和胰蛋白酶原Ⅱ两种。因分子量较小,易从肾脏排出,但两者重吸收率有差异,尿中胰蛋白酶Ⅰ很容易吸收,胰蛋白酶原Ⅱ重吸收率低,尿中浓度较大。故急性胰腺炎时,尿中胰蛋白酶原Ⅱ明显增高。

虽然胰液中含有大量的胰蛋白酶,正常时却很少进入血循环急性胰腺炎时胰蛋白酶原很快被激活,释放进入胰液。故尿中排出量可增高 10~40 倍,阳性率约为淀粉酶的 2 倍。检测尿中的胰蛋白酶原Ⅱ的方法简单、灵敏度高,与胰腺炎的严重程度有很好的相关性。有研究报道急性胰腺炎时尿胰蛋白酶原Ⅱ检测的敏感性为 94%,优于 AMY,是一个比较敏感的诊断指标。临床诊断中,尿胰蛋白酶原Ⅱ阴性可排除急性胰腺炎,若阳性结果,仍需结合其他试验结果作出判断。故尿胰蛋白酶原Ⅱ可作为急诊时的筛选试验。

4.急性时相反应蛋白检测 C—反应蛋白(CRP)是组织损伤和炎症的非特异性标志物,近期研究揭示,测定 CRP 水平对急性胰腺炎早期诊断很有价值,并有助于对病情严重程度的评估。以 CRP 浓度 120mg/L 作为区别水肿型和坏死型急性胰腺炎的临界值,诊断准确率达

85％。CRP测定方法简便,适合作为胰腺炎患者的常规检查。其他急性时相反应蛋白如 α_2 一巨球蛋白、α_1 一抗胰蛋白酶、α_1 一抗糜蛋白酶等对急性胰腺炎的诊断价值与 CRP 相似。

5. 胰腺外分泌功能测定 胰腺外分泌功能测定通过直接和间接试验来了解胰腺外分泌功能状态。慢性胰腺炎时直接试验胰液排量、最大碳酸氢盐浓度和淀粉酶排量 3 项指标均见降低。约 80％～90％慢性胰腺炎病例有胰外分泌功能异常。

(三)肠道疾病

1. 营养素水平检查 肠道疾病通常以吸收不良综合征和慢性腹泻两种形式表现。患者通常有营养不良症状。检测宏量营养素,如蛋白质(主要是清蛋白)、脂蛋白水平减低,是判断营养不良的必不可少的检验项目。对于伴有骨痛、手足搐搦甚至病理性骨折患者,需检查血液维生素 D 和钙水平。出现舌炎、口角炎、周围神经炎等症状与 B 族维生素吸收不良有关;维生素 B_{12}、叶酸水平减低是营养性大细胞性贫血的诊断依据,而血清铁和铁蛋白水平减低或转铁蛋白水平升高是诊断缺铁性营养性贫血的依据。

2. 肠道消化和吸收功能检查 检测粪便脂肪含量测定和 ^{131}I 标记脂肪消化吸收试验,可以判断小肠消化吸收有否障碍。右旋木糖吸收试验是对肠道吸收能力的综合判断的试验。

3. 儿童乳糖不耐受症 首选乳糖耐量试验及乳糖酶加乳糖试验,这是诊断乳糖不耐受症最有效的试验。

(孙凤春)

第九节　妊娠与新生儿疾病的生物化学检验

一、妊娠与新生儿疾病生化指标的测定与评价

(一)人绒毛膜促性腺激素测定与评价

1. 方法概述 由于体内 HCG 水平较低,需要灵敏度高的方法进行检测,目前测定 HCG 方法主要有:红细胞凝集抑制反应(hemagglutination inhibition reaction,HAI)、乳胶凝集抑制测定法(latex agglutination inhibition assay,LAI)、RIA、ELISA,胶体金免疫层析测定法(colloidal gold immunochromatography assay,GICA)、CLIA、FIA、ECLIA、TRFIA 等。GICA 由于具有快速、敏感和操作简便的特点成为目前应用最广泛的方法,CLIA、ECLIA、TR-FIA 是常用的 p－HCG 的定量方法。

2. 测定原理 GICA 法是将样品(血清、尿液)中 β－HCG 与固定有 β－HCG 金抗体的硝酸纤维素膜上,通过渗滤在膜中形成抗体－抗原复合物,洗涤渗滤后,再加液体的胶体金标记 β－HCG 抗体。当结果为阳性时,在膜上固定有抗体－抗原－胶体金标记抗体复合物而呈现红色斑点。

3. 方法学评价 GICA 法测定时最好是首次晨尿,此时 HCG 含量最高;不宜使用严重的血尿、菌尿标本检查 HCG;饮水可能稀释标本,取样前 1h 不宜大量饮水;尿液标本若不能及时送检,在 2～8℃冷藏可保存48h;长期保存需冷冻于－20℃,忌反复冻融。由于尿中存在干扰物质,该试验有 1％的假阳性。

血清标本不能及时测定时应置于 4～8℃保存,不应超过 7 天,在－20℃存放不应超过 3 个月,并避免反复冻融;CLIA 法测定应避免标本严重溶血或脂血,而 ECLIA 法溶血、脂血标

本与类风湿因子不影响结果。

(二)雌三醇测定与评价

1.方法概述 E_3 的检测方法有 RIA 法、TRFIA 法及 CLIA 测定等,通常采用 RIA 法与 CLIA 法测定。

2.测定原理 CLIA 法是将样品中 E_3 和 ALP－E_3 与抗 E_3 抗体(Ab)进行竞争性结合反应。反应体系中形成的光子的量与 ALP－E_3－Ab 的量成正比,与 E_3 的量成反比。

3.方法学评价 由于雌激素的产生具有昼夜节律,因此动态观察时每天均应在同一时间采样。CLIA 法标本严重溶血会影响测定结果,血清标本不能及时测定时应置于－20℃存放,并避免反复冻融。母体血清或尿 E_3 超过参考区间的上限提示双胞胎的可能。在筛查胎儿先天性缺陷时血清 uE_3 水平最有价值,因为 uE_3 由胎儿产生。

(三)甲胎蛋白测定与评价

1.方法概述 AFP 测定有时间分辨荧光免疫测定、化学及电化学发光免疫测定法。

2.反应原理 采用 CLIA 法的竞争法。

3.方法学评价 测定标本严重溶血影响结果;不能及时测定的标本应在－20℃存放,试剂用前应平衡至室温(18～25℃)。

(四)抑制素 A 测定与评价

1.方法概述 常用的方法有 ELISA、CLIA 法。

2.测定原理 采用 ELISA 双抗体夹心法。

3.方法学评价 血清标本于 2～8℃可保存 24h,－20℃或以下可保存 30 天,避免反复冻融样本;不应采用溶血或脂血的样本;冰冻的样本在实验前应解冻,并充分混匀。

(五)苯丙氨酸测定与评价

1.方法概述 荧光分析法、定量酶法、细菌抑制法和串联质谱法等均可测定血苯丙氨酸。细菌抑制法操作简便、经济、无需特殊设备,且不乏灵敏,是 PKU 筛查的经典方法,曾在世界范围广泛使用;但其为半定量法,耗时长,人为实验操作的影响因素较多,使用者已逐渐减少。定量酶法定量分析法,变异系数小,精确度高,同时可以避免抗生素和内源荧光成分对结果的影响,但该方法的测定范围相对较小,为 0.4～20mg/dl,当含量超过 20mg/dl 时需稀释,而且实验结果易受到影响各种酶促反应的因素影响。串联质谱法高准确率、高灵敏性、高特异性、高选择性及快速检测的特性,串联质谱技术能一次检测 30～50 种不同的氨基酸、有机酸和脂肪酸代谢病,实现了由一种实验检查多个代谢物,筛查多种疾病的技术,但由于串联质谱仪价格昂贵,而且对于操作及维护的人力素质需求比一般仪器要高,单项筛查成本较高,国内新生儿筛查试验中没有得到普遍推广。荧光分析法有较高的灵敏度和特异性,许多实验室使用此方法。

2.测定原理 滤纸干血片中的苯丙氨酸与茚三酮形成荧光复合物,在 pH5.7～5.9 下,加入二肽物质(L－亮氨酸－L－丙氨酸),使荧光反应增强,加入铜试剂,稳定荧光复合物,并增强荧光信号强度,在波长 390mn/485nm 下进行荧光比色,通过测定校准物和样品的荧光信号强度,计算苯丙氨酸含量。

3.方法学评价 苯丙氨酸检测时血标本的要求:

(1)采血时间:正常采血时间为出生 72h 后、7 天之内,并充分哺乳;对于各种原因(早产儿、低体重儿、正在治疗疾病的新生儿、提前出院者等)未采血者,采血时间一般不超过出生后

20天。

（2）采血滤纸：血片采集的滤纸应当与试剂盒标准品、质控品血片所用滤纸一致。

（3）采血部位及采血方法：多选择婴儿足跟内侧或外侧。其方法是：按摩或热敷婴儿足跟，使其充血，酒精消毒后用一次性采血针刺足跟内侧或外侧，深度小于3mm，用干棉球拭去第1滴血，从第2滴血开始取样。将滤纸片接触血滴，切勿触及足跟皮肤，使血液自然渗透至滤纸背面，避免重复滴血，血滴自然渗透，滤纸正反面血斑一致，至少采集3个血斑，且每个血斑直径大于8mm，血斑无污染，血斑无渗血环。

（4）标本的保存与递送：将血片悬空平置，自然晾干呈深褐色，及时将检查合格的滤纸干血片置于密封袋内，密闭保存在2～8℃冰箱中，有条件者可0℃以下保存。滤纸干血片应当在采集后及时递送，最迟不宜超过5个工作日。化学荧光法的相对偏差低于细菌抑制法，但化学荧光方法易出现试剂加样误差和内源性荧光干扰，故应定期对加样工具进行校对，避免加样工具不准造成的苯丙氨酸含量偏差，并通过试剂空白校正来消除内源性荧光干扰。

（六）促甲状腺激素测定与评价

促甲状腺激素（thyrotropin, thyroid stimulating hormone, TSH）测定方法有 ELISA、酶免疫荧光分析法（FEIA）和时间分辨免疫荧光分析法（TRFIA），以 FEIA 和 TRFIA 常用。

（七）葡萄糖6磷酸脱氢酶测定与评价

1. 方法概述　G-6-PDD实验室检查分为 G-6-PD 活性筛查试验和定量测定两类。G-6-PD 活性筛查试验有高铁血红蛋白还原试验（methemoglobin reduction test, MetHb-RT）、硝基四氮唑蓝试验（nitroblue tetrazolium test, NBT）和 G-6-PD 荧光斑点试验（G-6-PD-fluorescent spot test, G6-PD-FST）。MetHb-RT 试验方法简易，敏感性高，但特异性稍差，可出现假阳性；NBT 法的准确性、特异性较 MetHb-RT 法高；G6-PD-FST 本试验敏感性和特异性均较高，是最常用的筛查方法。G-6-PD 活性测定最为可靠，是主要的诊断依据。

2. 测定原理　G6-PD-FST 法的基质是 G-6-P 和 NADP，G-6-PD 催化脱氢反应生成 NADPH，在波长340nm有吸收峰，紫外光照射发荧光。当 G-6-PD 缺陷时，无 NADPH 生成，因而也就无荧光产生。

3. 方法学评价　该方法优点是操作简单，直接测定 NADPH 的量，特异性较好，假阳性率低。新鲜血斑的滤纸水平自然干燥3h，放4℃冰箱保存，且防潮、避光，7天内测定 G-6-PD 活性不受影响；放置室温及37℃环境，G-6-PD 随着保存温度的升高和时间延长，G-6-PD 活性降低，导致假阳性结果出现。因此，要避免干血片标本长时间暴露于室温或高温环境中。每次或每批标本要有 G-6-PD 和缺陷者的标本对照，反应温度应控制在25℃；阴阳性结果根据荧光颜色判定，受主观因素影响大。因标本（即干血片）的保存方式、保存时间需严格控制，并且操作过程中对反应时环境温度、时间判断也极其苛刻，做好此方法的分析前、分析中、分析后质量控制才能得出准确的阴阳性报告。

（八）17-羟孕酮测定与评价

1. 方法概述　ELISA、FEIA、TRFIA，筛查实验多采用 TRFIA 法。

2. 测定原理　采用竞争结合了 TRFIA 法。

3. 方法学评价　血标本的要求同苯丙氨酸；对于血清样品，常温下孵化完成需要1h，而对于干血滤纸斑点需要在4℃放置过夜，同一分析物采取的两种样本测定结果有较好的一致性，该方法对血清和干血滤纸斑点中 17α－羟孕酮最低检测限分别为 0.10nmol/L 和 0.75nmol/L，日内和日间测定结果的相对标准偏差在 5%～15% 之间。

二、妊娠与新生儿疾病生化指标的临床应用

(一)妊娠早期的生物化学诊断

临床诊断妊娠主要依靠月经变化情况、体检、首次心音、超声检查和血清 HCG 检测。

女性停经第一天约半数妊娠女性血清 HCG 浓度就可达到 25U/L。妊娠期的前 8 周，母体血清 HCG 浓度呈对数上升。血清 HCG 峰值出现在妊娠 8～10 周时，可达 1×10^5 U/L。随后血清 HCG 浓度缓慢下降，在中期妊娠末，HCG 浓度为峰值的 10%。HCG 是由 α 亚基、β－亚基构成的异二聚体，在早期妊娠，母体血清 HCG 约 96%～98% 是完整的异二聚体形式，1%～3% 是 α 亚基，1% 以下是 β－亚基。在晚期妊娠，HCG 的浓度水平保持恒定，以完整的异二聚体形式为主。此时若 HCG 含量增加一倍，提示为孪生子。确定妊娠最重要的标志是血液或尿 HCG。当尿 HCG 含量超过停经后第 1 周的含量时，即可诊断妊娠，而且血清妊娠定量实验可更早地预测早期妊娠(表 11－29)，可作为孕期的监护观察指标；HCG 可进行先兆流产的动态观察和判断预后。

表 11－29　妊娠期血清 HCG 浓度变化

妊娠期(周)		HCG(1×10^3U/L)	妊娠期(周)		HCG(1×10^3U/L)
受精后	距末次月经		受精后	距末次月经	
2	4	0.005～0.1	5～12	7～14	90～500
3	5	0.2～3	13～24	15～26	5～80
3 4 15	6	10～80	26～38	27～40	5～80

(二)异常妊娠的生物化学诊断

HCG 测定可用于诊断异位妊娠，异位妊娠妇女与同孕龄妇女相比，血清 HCG 水平较低，但只有 50% 的异位妊娠妇女尿妊娠试验阳性，因此，尿妊娠试验阴性并不能排除异位妊娠的可能性。

对滋养细胞肿瘤来说，HCG 为一特异而敏感的肿瘤标记物，能反映病变的消长，是诊断和检测治疗效果的主要参考指标之一，也是理想的随访指标。葡萄胎时，滋养层细胞高度增生产生大量 HCG，血清 HCG 含量通常高于相应孕周的正常妊娠值，而且在停经 12 周后，随着子宫增大继续持续上升，利用这种差别可作为辅助诊断。葡萄胎时血 β－HCG 在 100KU/L 以上，常超过 1000KU/L，且持续不降。术后 1 个月内尿 HCG 下降，大多数患者在 3 个月内可转为阴性。葡萄胎排空后 9 周以上，或流产、足月产、异位妊娠后 4 周以上，血 β－HCG 水平持续高水平，或曾一度下降后又上升，排除妊娠物残留或再次妊娠，结合临床表现可诊断为滋养细胞肿瘤。除妊娠滋养细胞疾病外，β－HCG 升高还有下列几种可能：在内分泌疾病中，如脑垂体疾病、甲状腺功能亢进，妇科疾病如卵巢囊肿、子宫癌等 HCG 也可增高，恶性肿瘤如胰腺癌、胃癌、肝癌、乳腺癌、肺癌等血中 HCG 也可升高。

(三)常见胎儿先天性缺陷的生物化学诊断

AFP、HCG、游离 E_3 是胎儿先天缺陷母体血清筛查最重要的三个指标。三种物质的测定可以发现大多数的胎儿神经管缺陷、唐氏综合征和 18－三体综合征。对于三种物质的测定大多使用免疫学方法。结果的报告方式可采用中位数倍数(MoM)形式，并进行体重、双胞胎、

糖尿病和人种的校正。根据中位数倍数可以计算胎儿先天缺陷的危险性。常以 HCG 为基础，组合二联试验（AFP 和 HCG）、三联试验（AFP、HCG 和 uE_3）或四联试验（AFP、HCG、uE_3 和抑制素 A）在孕中期（15～20^{+6} 周）进行产前筛查，四联试验的胎儿先天畸形检出率高于二联、三联试验。筛查实验的报告应该包含以下信息：分析物的浓度、正常或异常结果的解释、对疾病危险性的评估和影响结果解释的相关信息。除母体血清学指标作产前筛查外，近年来高通量基因测序技术在产前筛查与诊断领域逐步得到应用，适用的目标疾病为常见胎儿染色体非整倍体异常（即 21－三体综合征、18－三体综合征、13－三体综合征），检测时只抽取孕妇的外周血，提取其中的游离胎儿 DNA，采用新一代高通量基因测序技术，结合生物信息分析来检测胎儿基因。

1.胎儿神经管缺陷　神经管缺陷（neural tube defects，NTDs）发生于胚胎发生期。如果神经管不能融合，会导致永久性的脑或（和）脊髓发育缺陷，即无脑畸形、脊柱裂和脑积水。90％的神经管缺陷是属于多因素遗传病。

新生儿无脑畸形和脊柱裂的发生机率为 1/1800。所有无脑畸形和 95％的脊柱裂都是开放性的，没有皮肤覆盖，直接与羊水接触。甲胎蛋白 AFP 可大量进入羊水中，使母体血液循环中 AFP 浓度增加，因此测定母体 AFP 水平，可检出约 90％的开放性神经管缺陷，AFP≥2.0～2.5MoM 者为高风险妊娠。应用超声波检查胎儿，可准确地查出无脑儿和脊柱裂畸形。

2.唐氏综合征　唐氏综合征即 21－三体综合征又称 Down 综合征（Down's syndrome，DS）或先天愚型是最常见的常染色体的畸变所致疾病。90％以上的唐氏综合征是由于减数分裂期染色体不分离所致。在出生婴儿中发生率约为 1/800，孕妇年龄越大，本病的发病率越高，35 岁以后发病率明显增加，40 岁高龄产妇此病的发病率可升至 1/270～1/100。

唐氏综合征筛查是检测孕妇血液中的 AFP、β－HCG、uE_3、抑制素 A 的浓度等四联试验，可提高检出率，并结合孕妇的年龄，运用计算机精密计算出每一位孕妇怀有唐氏综合征胎儿的危险性。

唐氏综合征时母体血液中 AFP 降低，一般范围为 0.7～0.8MoM。而 β－HCG、抑制素 A 越高，uE_3 越低，胎儿患唐氏综合征的机会越高。二联法对唐氏综合征的检出率≥60％，假阳性率＜8％；三联法的检出率≥70％，假阳性率＜5％；四联法的检出率≥80％，假阳性率＜5％。确诊唐氏综合征患儿一般都用羊膜腔穿刺进行染色体核型分析，羊膜腔穿刺适宜孕 16～20 周的孕妇。

3.18－三体综合征　18－三体综合征这种染色体病的病因是减数分裂时染色体不分裂，造成胎儿 18 号染色体额外复制。虽然发生率仅为 1/8000，但它仍然是妊娠过程中常见的染色体缺陷。其最大后果是在妊娠的前 8 周、妊娠中期及后期有非常高的流产和早产机率（分别为 80％和 70％）。有 25％的患儿出现脊柱裂或脐突出。一半患儿在出生后 5 天内死亡，剩下的有 90％在 100 天内死亡，母体血清三联筛查实验结果常是 AFP、HCG 和 uE_3 三者浓度均降低。二联法对 18－三体综合征的检出率≥80％，假阳性率＜5％；三联法的检出率≥85％，假阳性率＜5％；四联法的检出率≥85％，假阳性率＜1％。确诊 18－三体综合征患儿一般都用羊膜腔穿刺进行染色体核型分析。

（四）新生儿疾病筛查指标的临床应用

在新生儿疾病筛查时对于 2 次实验结果均大于阳性切值的结果，须追踪确诊，确诊后的患儿要及时给予长期、正确的药物治疗或饮食控制，以保证新生儿疾病筛查的社会效果。

1.苯丙酮尿症　新生儿血苯丙氨酸浓度持续$>120\mu mol/L$为高苯丙氨酸血症(HPA)。所有高苯丙氨酸血症者均应当进行尿蝶呤谱分析、血 DHPR 活性测定,以鉴别苯丙氨酸羟化酶(PAH)缺乏症和四氢生物蝶呤缺乏症。四氢生物蝶呤(BH4)负荷试验可协助诊断。

(1)苯丙酮尿症:高苯丙氨酸血症排除 BH4 缺乏症后,Phe 浓度$>360\mu mol/L$为 PKU,血 $Phe\leqslant 360\mu mol/L$为轻度 HPA。

(2)四氢生物蝶呤缺乏症:最常见为 6－PTS 缺乏症(尿新蝶呤增高,生物蝶呤及生物蝶呤与新蝶呤百分比极低),其次为 DHPR 缺乏症(DHPR 活性明显降低),其他类型少见。

2.先天性甲状腺功能减低症　TSH 为 CH 的筛查指标,当 TSH 增高时,需进一步确诊。CH 确诊指标:血清 TSH、FT_4浓度。血 TSH 增高,FT_4降低者,诊断为先天性甲状腺功能减低症。血 TSH 增高,FT_4正常者,诊断为高 TSH 血症。甲状腺超声检查、骨龄测定以及甲状腺同位素扫描(ECT)等可作为辅助手段。

3.6－磷酸葡萄糖脱氢酶缺乏症　G－6－PD 荧光斑点试验检测红细胞时 G－6－PD 时,正常 10min 内出现荧光,中间型者 10～30min 出现荧光,严重缺乏者 30min 仍不出现荧光。

G－6－PD 活性测定最为可靠,是主要的诊断依据。6－磷酸葡萄糖脱氢酶缺乏症时 G－6－PD 活性测定结果小于正常平均值的 40%。溶血高峰期及恢复期,酶的活性可以正常或接近正常,通常在急性溶血后 2～3 个月后复查能较为准确反映患者的 G－6－PD 活性。

4.先天性肾上腺皮质增生症　21－羟化酶缺乏症的筛查的指标为 17－羟孕酮(17－OHP)。正常婴儿出生后 17－OHP 可$>90nmol/L$,12～24h 后降至正常。17－0HP 水平与出生体重有一定关系,正常足月儿 17－OHP 水平在 30nmol/L 以下,出生低体重(1500～2700g)为 40nmol/L,极低体重($<1500g$)为 50nmol/L,出生后的新生儿如合并某些心肺疾病时 17－OHP 也会上升,由于上述原因可导致假阳性率和召回率升高。CAH 筛查的实验室不同,采用的 17－OHP 阳性临界值也不同,足月儿无论体重大小多采用 30nmol/L 为切值,体重$<2500g$切值定为 40.0nmol/L,体重$\geqslant 2500g$定为 30.0nmol/L。

(靳超)

第十二章 免疫学检验

第一节 自身免疫病的免疫学检验

自身免疫性疾病(autoimmune disease,AID),简称自身免疫病,其病因复杂,患者临床症状往往不典型,常伴有其他疾病发生,且病情表现多样化,缺乏特异性检查诊断指标,无特殊治疗方法,病程迁延、易慢性化。疾病可发生在各种人群及各年龄段,女性较男性发病率高,以20～50岁多见,近年发现有随年龄增大而增高的趋势,故随着世界人口老龄化的产生,加之外界环境的变化,自身免疫病将有增多的可能,应引起广泛关注。

一、概述

(一)基本概念

一般情况下,机体能识别"自我",对自身不产生或仅产生微弱的免疫应答,这种现象称为自身免疫耐受(autoimmune tolerance)。自身免疫耐受是机体维持免疫平衡的重要因素。某些情况下,机体自身免疫耐受遭到破坏,免疫系统对自身组织成分发生较强的免疫应答,这种现象称为自身免疫(autoimmunity)。

免疫系统受环境或遗传等因素作用,产生针对自身正常或变性组织、细胞、酶类等自身抗原成分的自身抗体或自身反应性T淋巴细胞(亦称为致敏T淋巴细胞,简称致敏T细胞),造成自身组织器官损伤或功能障碍所引发的疾病称自身免疫病。

(二)自身免疫病的基本特征

自身免疫病病因复杂、种类较多,疾病一般拥有以下十大特征。①多数病因不明,可有诱因或无诱因,无诱因者多称为自发性或特发性自身免疫病。②患者以女性居多,发病率随年龄增长而增加。③患者外周血中可检出高效价的自身抗体或针对自身组织细胞的致敏T细胞,自身抗体在不同的自身免疫病中有交叉和重叠现象,少数疾病有相关的特异性自身抗体。④自身免疫病有重叠现象,即一个人可同时患两种及以上自身免疫病。⑤病程往往较长,多迁延而成为慢性,病情发展与缓解常常反复交替,病情轻重程度与自身免疫调节紊乱密切相关。⑥损伤局部可见淋巴细胞、浆细胞、中性粒细胞浸润。⑦免疫抑制剂治疗大部分可取得较好的疗效。⑧在实验动物中经相关抗原免疫或输注自身抗体或输注自身反应性T细胞可复制出相似的疾病模型。⑨存在遗传倾向,已发现某些特定基因和自身免疫病发病有密切关系,如强直性脊柱炎与HLA-B27相关。⑩可能与环境因素有关。

(三)自身免疫病的分类

目前尚无统一的分类方法。一般按受累组织器官将其分为器官特异性与非器官特异性两大类,具体见表12-1。

表 12-1　常见自身免疫病的分类

类别	病名	自身抗原或免疫复合物
器官特异性	慢性甲状腺炎	甲状腺球蛋白、微粒体
	Graves 病	甲状腺细胞表面 TSH 受体
	自身免疫性溶血性贫血	红细胞
	特发性血小板减少性紫癜	血小板
	免疫不孕	精子
	多发性硬化症	髓鞘碱性蛋白
	原发性胆汁性肝硬化	胆小管细胞、线粒体
	萎缩性胃炎	胃壁细胞
	溃疡性结肠炎	结肠上皮细胞
	胰岛素依赖型糖尿病	胰岛细胞
	重症肌无力	乙酰胆碱受体
非器官特异性	类风湿关节炎	变性 IgG、免疫复合物
	强直性脊柱炎	免疫复合物
	干燥综合征	细胞核(SSA、SSB)、唾液腺管
	系统性红斑狼疮	胞核成分(DNA、组蛋白、Sm)
	系统性硬化症	胞核成分(拓扑异构酶 I、着丝粒蛋白 B)
	混合性结缔组织病	胞质成分(线粒体、微粒体)

二、自身免疫病发生的相关因素

自身免疫病发生的确切原因目前还不是很清楚,启动机制较为复杂,可能涉及自身抗原的暴露或改变、免疫调节以及遗传因素异常等。

（一）自身抗原方面的因素

1.自身抗原成分改变　理化、生物以及药物等因素作用于机体自身成分后引起自身抗原性发生改变。改变的自身成分能刺激 T、B 细胞产生自身免疫应答,导致自身免疫病发生。如变性 IgG 常可刺激机体产生抗变性 IgG 的抗体,引起类风湿关节炎。临床使用某些药物,可改变血细胞表面抗原性,引起自身免疫性溶血性贫血或粒细胞减少等。

2.免疫隔离部位的隐蔽抗原释放　人体脑、眼球、睾丸、心肌与子宫等部位存在隐蔽抗原(sequestered antigen),手术、外伤、感染等原因可破坏隔离屏障,造成隐蔽抗原释放入血或淋巴液,免疫系统误认它为"异物",从而引起自身免疫病的发生。例如眼外伤造成隐蔽抗原释放所引发的自身免疫性交感性眼炎。

3.共同抗原引起的交叉反应　有些细菌、病毒与正常人体一些组织细胞上有相同或类似的抗原表位,人体感染这些病原微生物后,针对这些细菌、病毒抗原产生的抗体和致敏 T 细胞,引起机体免疫应答以清除外来异物,同时也可能与自身组织细胞发生交叉反应,引起自身免疫病,这种现象称为分子模拟(molecular mimicry)。分子模拟可引发多种自身免疫病。如 A 族溶血性链球菌的多种抗原蛋白与人肾小球基底膜等有共同抗原,故感染链球菌可引起急性肾小球肾炎等。

（二）免疫调节机制紊乱方面的因素

正常情况下，机体内虽有针对自身抗原的 T、B 淋巴细胞，但机体有一个严格、精密控制的免疫调节系统，因而不发生自身免疫病。如果免疫调节系统功能紊乱，则有可能发生自身免疫病。免疫调节系统功能紊乱与下列因素有关。

1. MHCⅡ类抗原表达异常　一般情况下，体内多数组织器官只表达 MHCⅠ类抗原，不表达 MHCⅡ类抗原，在一些细胞因子作用下，有些组织细胞表面可异常表达 MHCⅡ类抗原，并可将自身抗原递呈给 Th 细胞，启动自身免疫应答，引起自身免疫病。原发性胆汁性肝硬化患者的胆管上皮细胞、糖尿病患者的胰岛内皮细胞和 β 细胞表面等均可异常表达 MHCⅡ类分子。

2. 免疫忽视被打破　免疫忽视（immunological ignorance）指免疫系统对低水平抗原或低亲和力抗原不发生免疫应答的现象。在胚胎发育期间，由于免疫忽视，针对低水平表达或低亲和力自身抗原的淋巴细胞克隆并未被删除且保持着对自身抗原的反应性，成为潜在的自身反应性淋巴细胞。

许多因素可打破免疫忽视，例如在微生物感染之时，树突细胞（DC）可被激活并高水平表达协同刺激分子，此时如果递呈被免疫忽视的自身抗原就可能激活自身反应性淋巴细胞克隆，引起自身免疫病；细菌超抗原等多克隆刺激剂可激活处于耐受状态的 T 细胞，使其向 B 细胞发出辅助信号以刺激其产生自身抗体，引发自身免疫病；自身抗原的免疫忽视也可通过 Toll 受体的激活而被打破。异常情况下，凋亡细胞碎片清除发生障碍，碎片中的 DNA 片段可被 DNA 特异性的 B 细胞所识别并被内化，启动激活信号，激活 B 细胞产生抗 DNA 抗体，引发自身免疫病。

3. 调节性 T 细胞功能失常　$CD4^+CD25^+$ 调节性 T 细胞（Treg）的免疫抑制功能异常为自身免疫病产生的一种原因。$CD4^+CD25^+$ 调节性 T 细胞功能缺陷小鼠易发生自身免疫病，将正常小鼠的 $CD4^+CD25^+$ 调节性 T 细胞过继给该小鼠可抑制其自身免疫病的发生。

（三）生理性方面的因素

1. 年龄与性别　自身免疫病发病率随年龄增大而升高，这可能和随年龄增长胸腺功能低下引起的免疫功能紊乱有关。实验和临床资料均显示，自身免疫病可能和性别有关，性别使体内性激素水平不同。女性高发某些自身免疫病可能与体内雌激素水平相关，但其机制目前仍不清楚。

2. 遗传方面的因素　自身免疫病发病和遗传因素呈密切相关，临床与实验均证实自身免疫病往往出现家系发病，患者家族中常常有家系成员患同一自身免疫病或其他自身免疫病；同卵与异卵双生子具有某些非常类似的自身免疫病发病模式；一些自身免疫病和性染色体有关；实验动物中一些品系小鼠易患某些自身免疫病。机体的遗传背景对自身免疫病易感性有影响。

（1）HLA 和自身免疫病易感性相关联：在众多的遗传因素中，科学家对 HLA 和自身免疫病易感性关联性进行了广泛深入的研究，现已发现许多自身免疫病的发生率与 HLA 的某些基因型表达的抗原检出率呈正相关。比较多见的一些 HLA 系统抗原表达和自身免疫病的相关性见表 12—2。

表 12-2　HLA 与自身免疫病的相关性

病名	HLA 抗原	相对危险值▲
强直性脊柱炎	B27	10
系统性红斑狼疮	DR3	5.8
类风湿关节炎	DR4	4.2
多发性硬化	DR2	4.1
桥本甲状腺炎	DR5	3.2
重症肌无力	DR3	2.5

注：▲相对危险值＝pp(1－pc)/pc(1－pp)，pp 与 pc 分别为病例组与对照组中抗原阳性百分率。

（2）非 HLA 基因和自身免疫病易感性的关联：一些非 HLA 基因缺陷或异常也和自身免疫性疾病易感性相关，如 Fas/FasL 基因缺陷者，其活化诱导的细胞死亡（AICD）机制发生障碍，使自身反应性淋巴细胞凋亡受阻，易产生系统性红斑狼疮等，其他免疫分子如淋巴毒细胞相关抗原 4（CTLA－4）、补体等基因缺乏也能导致免疫性肠炎、乳糜泻等自身免疫病。

三、自身免疫病的免疫损伤机制

自身免疫病的发生是自身抗体、自身反应性 T 细胞单个或共同介导对自身成分的免疫应答，其组织损伤多由 Ⅱ～Ⅳ 型超敏反应所致，参与的免疫学因素主要有自身抗体和 T 淋巴细胞。

（一）自身抗体的作用

自身抗体常通过激活补体系统、调理吞噬、介导细胞毒作用，以及发挥酶与介质的作用而引发自身细胞破坏或激活细胞表面受体而引发自身免疫病。

1. 细胞表面或细胞外基质抗原自身抗体介导的组织损伤　自身抗体直接和其靶抗原结合，通过激活补体、趋化中性粒细胞及单核细胞、促进吞噬及释放炎症介质等，引起肥大细胞活化、血小板聚集、血管平滑肌扩张与凝血途径活化等，导致细胞或组织损伤。如自身免疫性溶血性贫血、肺出血肾炎综合征等。

2. 细胞表面受体自身抗体介导细胞与组织功能障碍　细胞表面受体与其自身抗体结合，可通过多种机制导致受体功能障碍。

（1）模拟配体作用：自身抗体与受体结合，自身抗体可模拟受体配体的作用，刺激并导致靶细胞功能亢进，如甲状腺毒症等。

（2）竞争性阻断效应：自身抗体与受体结合，阻断了受体与天然配体结合或改变受体结构，抑制受体功能。如胰岛素耐受性糖尿病。

（3）介导受体内化与降解：自身抗体和受体结合使受体内化并降解，或通过激活补体系统而引发细胞损伤，如重症肌无力。

3. 免疫复合物介导的组织损伤　自身抗体与可溶性自身抗原结合形成循环免疫复合物，并随血流沉积于某些组织，进而造成组织损伤。主要包括系统性红斑狼疮、类风湿关节炎、强直性脊柱炎，其中系统性红斑狼疮是该类疾病的代表。

（二）自身反应性 T 细胞的作用

自身反应性 T 细胞在多种自身免疫病的免疫损伤中起重要作用。CD8$^+$ CTL 细胞、CD4$^+$ Th1 细胞均可介导自身组织损伤。CTL 可直接攻击靶细胞；Th 细胞可辅助 CTL 细胞,或者通过释放毒性细胞因子及促进炎性细胞聚集与激活的细胞因子,产生淋巴细胞与单核细胞浸润为主的炎性病变,直接或间接造成组织损伤。针对自身抗原,体内存在自身反应性 T 淋巴细胞时,在一定条件下可引发自身免疫病。如胰岛素依赖性糖尿病(IDDM)是由自身反应性 T 细胞引起的自身免疫病。

还有一点需说明,有的自身免疫病的发生是自身抗体和自身反应性 T 淋巴细胞混合作用的结果,如有些重症肌无力(MG)患者的体内既存在神经肌肉接头乙酰胆碱受体的自身抗体,也存在乙酰胆碱受体自身反应性 T 淋巴细胞。

常见自身反应性 T 细胞引起的自身免疫病见表 12-3。

表 12-3　自身反应性 T 细胞引起的自身免疫病

疾病类型	自身抗原	指征	损伤范围
胰岛素依赖性糖尿病	胰腺细胞抗原	细胞破坏	器官特异性
多发性硬化	髓磷脂	虚弱及多处硬化	非器官的异性
桥本甲状腺炎	甲状腺抗原	甲状腺功能低下	器官特异性
类风湿关节炎	关节滑膜抗原	关节炎症和损伤	非器官特异性

四、临床常见的自身免疫病

许多自身免疫病与超敏反应密切相关,主要分为由 Ⅱ 型、Ⅲ 型、Ⅵ 型超敏反应引起的自身免疫病。临床常见的有系统性红斑狼疮、类风湿关节炎及甲状腺毒症等,现分述如下。

(一)系统性红斑狼疮(systemic lupus erythromatosus,SLE)

SLE 是一种多器官、多系统被累及的小血管及结缔组织疾病,多发于中青年女性,病程往往呈现缓解与复发交替出现。患者体内有针对核酸、核蛋白和组蛋白而产生的抗核抗体及其他自身抗体,其抗体种类及其发生率见表 12-4。

表 12-4　系统性红斑狼疮常见的自身抗体

自身抗体	发生率
抗双链 DNA(dsDNA)抗体	60%~90%
抗 Sm 抗体	20%~40%
抗单链 DNA(ssDNA)抗体	70%~95%
抗 SSA 抗体	20%~60%
抗 SSB 抗体	10%~20%
抗核糖核蛋白抗体(抗 nRNP 抗体)	30%~40%
抗核糖体 P 蛋白抗体(ARPA)	10%
抗组蛋白抗体	30%~70%
增殖性细胞核抗原(PCNA)抗体	3%~5%
抗血小板抗体	75%~80%
抗红细胞抗体	10%~65%
抗磷脂抗体	10%~15%

上述自身抗体和相应抗原结合形成免疫复合物,进而沉积在心血管结缔组织、肾小球基底膜、浆膜、关节滑膜与多种脏器小血管壁上,并在局部激活补体,吸引中性粒细胞到局部组

织,造成其慢性炎性损伤。

依据损害器官的不同,患者临床表现常有面颊部红斑、盘状红斑、光敏性红斑(皮疹)、关节痛、肾损害(尿蛋白>0.5g/d,细胞管型等)、心血管病变、浆膜炎、血液学异常(溶血性贫血,白细胞减少和(或)血小板减少)、精神症状,有时也有发热等。

(二)类风湿关节炎(rheumatoid arthritis,RA)

RA多发于青壮年,女性多于男性。患者手与脚的小关节常呈向心性对称发病,老年患者可能发生远端大关节受累,关节畸变程度和病程长短有关。患者可伴有血管炎、皮肤与肌肉萎缩、皮下结节、浆膜炎、淋巴腺病、(局限型)肺炎、脾肿大及白细胞减少等临床表现。

疾病发生与患者体内出现类风湿因子(rheumatoid factory,RF)有关,它是免疫系统针对体内变性IgG产生的自身抗体。变性IgG可与RF结合成免疫复合物,沉淀于关节滑膜等部位,激活补体,在局部引起慢性渐进性免疫炎症性损害,引起滑膜炎症,产生渗出液、肉芽肿、软骨与骨细胞破坏、类风湿结节等,部分病例可累及心、肺及血管等。RA常见的自身抗体见表12—5。

表12—5 类风湿关节炎常见的自身抗体

自身抗体	发生率
IgM—RF	80%
抗环瓜氨酸肽抗体(抗CCP抗体)	50%~80%
抗丝集蛋白抗体(抗角蛋白抗体)	36%~59%
抗组蛋白抗体	15%~50%
抗单链DNA抗体	8%

(三)甲状腺毒症

患者血清中产生针对促甲状腺激素受体的自身IgG抗体,由此而引发自身免疫病。患者体内产生的IgG抗体持续作用于甲状腺细胞的促甲状腺激素受体,刺激甲状腺细胞分泌过多的甲状腺素,使患者出现甲状腺功能亢进。

某些自身抗体能过继诱导相应的自身免疫病。如患毒性弥漫性甲状腺肿的母亲血液中的自身促甲状腺激素受体激动剂样IgG类抗体能通过胎盘进入胎儿体内,其婴儿在出生后前几周表现为甲状腺功能亢进的症状。

其他较常见的自身免疫病还有干燥综合征、多发性肌炎与皮肌炎、硬化病等。干燥综合征(Sjogren syndrome,SS)常与系统性红斑狼疮、硬皮病、淋巴增生性疾病以及胆汁性肝硬化等伴随而发生。其典型的临床特征为腺体分泌功能异常,导致皮肤与黏膜干燥,最常侵犯泪腺和唾液腺,产生眼干与口干。约半数患者有鱼鳞样的皮肤干燥,患者抗SSA抗体、抗SSB抗体等通常为阳性,具体见表12—6。

表12—6 干燥综合征常见的自身抗体

自身抗体	发生率
抗SSA抗体	40%~95%
抗SSB抗体	40%~95%
抗双链DNA抗体	13%
类风湿因子	60%~80%

多发性肌炎(polymyositis,PM)是以肌肉损害为主要临床表现的自身免疫病,如果同时伴有皮肤损害,则称为皮肌炎(dermatomyostis,DM)。PM常表现为近端肌群无力且伴触痛,随病情发展患者可有呼吸困难,甚至生命危险。多发性肌炎与皮肌炎患者有多种自身抗体,较为特异的是抗Jo-1等。

硬化病(scleroderma,Scl)也是较为常见的自身免疫病,其最典型的临床表现为皮肤变紧、变硬。病变仅累及皮肤而不伴有内脏器官时则称为进行性系统性硬化症(progressive systemic sclerosis,PSS)。其特异性抗体为抗Scl-70抗体,80%~95%的局限性硬化症患者可检测到抗着丝点抗体。

五、自身免疫病的免疫学检验

自身免疫病主要是机体针对自身成分产生相应自身抗体和(或)致敏淋巴细胞而引发的相应疾病。临床上自身免疫病的诊断,目前主要依靠临床表现及自身抗体检查,故无论是临床医生,还是临床检验工作者,都需要掌握或熟悉自身抗体及其相关知识。

(一)自身抗体的分类及其命名

1.自身抗体的分类　自身抗体分类方法较多,目前主要有两类分类方法。

(1)根据致病自身抗原体内分布范围:分为器官特异性和非器官特异性自身抗体。

(2)根据检测自身抗体所用基质:分为细胞抗体和组织抗体。

2.自身抗体的命名　自身抗体的命名尚不统一,一种抗体常常有几个名称,如抗丝集蛋白抗体,也有称抗角质蛋白抗体等。自身抗体的命名一般以下述原则进行。

(1)以首先被检测到该抗体的患者名字的缩写进行命名,如,抗Sm其同义名为抗SSA;抗La,其同义名为抗SSB。

(2)以相关疾病名称的缩写进行命名,如抗Scl-70、抗SSA、抗SSB等。

(3)以抗原化学性质进行命名,如抗DNA、抗U1-RNP等。

(4)以抗原所在部位进行命名,如抗核膜抗体等。

目前习惯上以自身抗体针对的抗原进行命名。与特定疾病高度相关的自身抗体称该疾病的标志性抗体。

(二)自身抗体的常用检测方法

抗体检测的所有方法均可用于检测自身抗体,目前常用的检测方法有免疫荧光法、ELISA、免疫印迹法、胶乳凝集试验。

(三)自身抗体检测及其相关自身免疫病诊断

1.抗核抗体　抗核抗体(antinuclear antibody,ANA)是一组将各种自身细胞核成分作为靶抗原的自身抗体的总称。ANA主要是IgG,其次有IgM、IgA和IgD,无种属与器官特异性,故这一类抗体可和所有动物的细胞核发生反应。迄今被发现的已有二十余种ANA,主要存在于血清中,也可在胸腔积液、关节滑膜液和尿液中检测到。

大多数自身免疫病患者ANA均可呈阳性,但ANA阳性并不一定患有自身免疫病,正常老年人可有低滴度的ANA。总ANA检测在临床诊断与鉴别诊断中已成为一个非常重要的筛查试验。

各种ANA在不同自身免疫病中可出现不同组合,能形成各种疾病或疾病亚群的特征性抗体谱。ANA阳性者应进一步检测各亚类抗核抗体,这对明确诊断、临床分型、病情预后及疗效评价均有重要意义。

根据抗原分布部位和细胞内分子理化性质将抗核抗体分为四大类：抗DNA抗体、抗组蛋白抗体与抗非组蛋白抗体以及抗核仁抗体。各大类又因抗原特性的不同再分为许多亚类。

（1）ANA的检查方法：临床常用间接免疫荧光法作为总ANA筛检试验，用核质丰富的培养细胞Hep－2细胞作为抗原，是目前最常用的检测方法。

（2）常见ANA荧光图形

1）均质型（homogeneous，H）：胞核均匀着染荧光素，核仁部位可不着色，分裂期细胞浓缩染色体荧光强度增大。和均质型相关的自身抗体主要有抗双链DNA抗体与抗单链DNA抗体、抗组蛋白抗体和抗核小体抗体。

高滴度均质型抗核抗体主要见于系统性红斑狼疮，低滴度均质型抗核抗体可见于类风湿关节炎、慢性肝病等。

2）颗粒型（speckled，S）：也称斑点型，胞核内出现颗粒状荧光，分裂期细胞染色体无荧光显示。与颗粒型相关的自身抗体涉及抗nRNP抗体，如抗U1－nRNP、抗Sm、抗SSA、抗SSB等。

高滴度的颗粒型常见于混合型结缔组织病，也可见于系统性红斑狼疮、干燥综合征、硬化症等。

3）核膜型（membranous，M）：也称周边型，荧光主要显不在细胞核的周边且形成荧光环，或者是在均一的荧光背景上核周边荧光增强；分裂期细胞浓缩染色体着染阴性，也有人认为，只有Hep－2细胞未固定好时，才会出现周边型荧光。

现认为此型主要见于原发性胆汁性肝硬化患者。

4）核仁型（nucheolar，N）：荧光着色主要分布在核仁区，分裂期细胞染色体无荧光着染。相关抗体为核仁特异的低相对分子质量RNA抗体，如抗原纤维蛋白（U3－RNP）抗体、抗Scl－70抗体等。

核仁型在系统性干燥综合征中出现率最高，特别是高滴度核仁型对诊断硬皮病具有特异性，但核仁型也见于其他。

未治疗的SLE与混合性结缔组织病（MCTD）患者，大约95％以上都有较高滴度抗核抗体，1∶100以上即可怀疑临床疾病。抗核抗体阴性时，对排除非系统性红斑狼疮有较高的价值，故抗核抗体检测为系统性红斑狼疮的最佳筛检试验。抗核抗体在其他自身免疫病中滴度较低，常见自身免疫病各自的阳性检出率见表12－7。

表12－7　常见自身免疫病抗核抗体阳性检出率

疾病类型	阳性率
未治疗的系统性红斑狼疮	95％
混合性结缔组织病	95％～100％
系统性硬化	80％～90％
干燥综合征	60％～70％
多发性肌炎、皮肌炎	30％
类风湿关节炎	20％～30％
自身免疫性肝病	10％～15％

抗核抗体荧光图形分类对于自身免疫病的鉴别诊断具有提示作用，但要明确属哪一亚类

自身抗体,还须对抗核抗体谱系做进一步的检查,不能只凭荧光核型对自身抗体作出相关的判断。

2.抗双链DNA抗体(抗dsDNA)的检测及其临床意义　抗dsDNA抗体其反应位点在DNA外围区的脱氧核糖磷酸框架上。目前,抗dsDNA抗体的检测方法有间接免疫荧光法、放射免疫分析法、ELISA及芯片技术。

用绿蝇短膜虫为基质的间接免疫荧光法能特异性检测抗dsDNA抗体,且有较高的疾病特异性和灵敏度,由于绿蝇短膜虫的虫体为圆形或卵圆形,其动基体(kinetoplast)由环状双链DNA构成,且通常不含有其他细胞核抗原,能和动基体起反应的自身抗体仅有抗dsDNA抗体,所以有高度的特异性;仅细胞核或鞭毛体的荧光应判断为抗dsDNA抗体阴性。用此法检测可见抗dsDNA抗体和动基体结合后发出致密光亮点,动基体可单独发荧光,也能与核同时发出荧光。抗双链DNA抗体低滴度时,在Hep-2细胞片上则不易检出。但在绿蝇短膜虫基质片上,用1:10稀释时即出现动基体阳性,故其灵敏度高。

抗dsDNA抗体为系统性红斑狼疮患者的特征性标志抗体,为系统性红斑狼疮重要的诊断标准之一。抗dsDNA抗体滴度和疾病活动度相关,抗体滴度的动态检测可指导治疗。抗dsDNA抗体参与系统性红斑狼疮发病,此抗体可形成多种冷沉淀而导致血管炎、蝶形红斑及狼疮型肾炎等。

临床意义:抗dsDNA抗体诊断SLE的特异性能达95%,但其敏感性只有30%～50%,故抗dsDNA抗体阴性不能排除SLE的诊断。抗核小体抗体也可用于系统性红斑狼疮诊断。

(四)抗ENA抗体谱的检测及其临床意义

ENA(extractable nuclear antigens)是可提取核抗原的总称,用盐水或磷酸盐缓冲液可从细胞核中提取ENA抗原。ENA为非组蛋白的核蛋白,属于酸性蛋白抗原,是许多小相对分子质量RNA(100～125个核苷酸)和各自对应的特定蛋白质组成的核糖核蛋白(ribonucleo-protein,RNP)颗粒,这样的组成使其抗原性得以增强,分子中无DNA。ENA抗原主要包括RNP、Sm、SSA、SSB、Jo-1;Scl-70等抗原,这些抗原有各自的抗原特异性,因其与蛋白质组成后的抗原相对分子质量大小各异,电泳时可被分成不同相对分子质量的抗原条带。相应的自身免疫病能产生相应的抗ENA抗体。按照ENA抗体相对分子质量与抗原特性的不同,可用不同的免疫方法检测这些自身抗体。不同特性的抗ENA抗体在各种自身免疫病中的阳性率差异明显,有的有很高的特异性。对其进一步检测,可协助诊断和鉴别诊断自身免疫病,临床意义重大。

1.检测方法　抗ENA抗体谱检测的方法较多,较早常用的方法有双向免疫扩散、对流免疫电泳,但敏感度和特异性较低。自从1979年免疫印迹法被引进中国后,因在同一载体上可作多项分析,且灵敏度高,特异性强,易操作,现已成为临床实验室广泛采用的抗ENA抗体谱的检测方法。据参照区带的相对位置,就可辨读出各种特异性抗ENA抗体的类型,见图12-1。

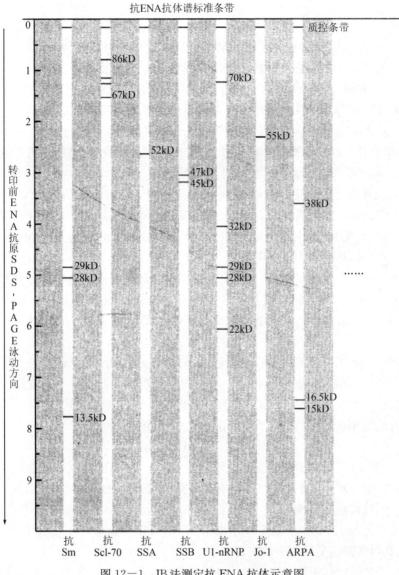

图 12—1 IB 法测定抗 ENA 抗体示意图

2.临床意义

(1)抗 Sm 抗体:Sm 抗原属小核核糖核蛋白(snRNP 或 nRNP)颗粒,参与 mRNA 前体的剪切,由富含尿嘧啶的核 RNA(U-RNA)与各种特定蛋白组成,据其色谱测定性质,U-RNA 可分为 U1-U6RNA,常见的为 U1RNA,其次为 U2RNA、U4-U6RNA,分布在细胞核内,U3RNA 分布在核仁上,常与原纤维蛋白结合,它与蛋白质形成复合物后相对分子质量为 9~70kD。抗 Sm 抗体只在系统性红斑狼疮(SLE)患者中发现,属于 SLE 的血清标志抗体,已列人 SLE 的诊断标准。30%~40%的 SLE 患者抗 Sm 抗体阳性,故其阴性不能排除 SLE。与抗 dsDNA 抗体相比,抗 Sm 抗体水平与 SLE 疾病活动性不相关,和临床表现也不相关,治疗后的 SLE 患者亦可有抗 Sm 抗体阳性存在。抗 Sm 抗体检测对早期、不典型的 SLE 有很大的诊断价值。

(2)抗核小体抗体:主要见于系统性狼疮患者血清中。对 SLE 诊断的特异性可达到 95％。

（3）抗核糖体 P 蛋白抗体（ARPA）：为系统性狼疮的特异性自身抗体。抗核糖体 P 蛋白抗体在干燥综合征、皮肌炎/多肌炎、系统性硬化症、夏普综合征以及健康献血者中未曾检出。近年来研究认为核糖体 P 蛋白抗体的出现与狼疮性脑病密切相关。

（4）抗 U1－nRNP 抗体：通常所说的抗核 RNP（nuclear RNP，nRNP 或 RNP）抗体，因其抗原物质常为含有 U1RNA 及核蛋白的复合物，故又称为抗 U1－nRNP 抗体，是诊断混合性结缔组织病的重要血清学依据，高滴度的抗 U1－nRNP 抗体是混合性结缔组织病的特征性抗体，已列入混合性结缔组织病的诊断标准。其抗体在混合性结缔组织病患者的阳性检出率可高达 95％。无论在疾病的活动或缓解期，高滴度的抗 nRNP 抗体均可持续存在。

抗 nRNP 抗体尚无疾病特异性，在其他自身免疫病中也有不同的阳性检出率，不过滴度均低于混合性结缔组织病患者。Sm 与 nRNP 分别属于同一分子（RNA－核蛋白颗粒）抗原位置上的不同位点，抗 Sm 抗体能与所有的 nRNP 反应，故抗 Sm 抗体与抗 nRNP 抗体常同时阳性，但抗 U1－nRNP 抗体则不一定。

（5）抗 SSA 抗体与抗 SSB 抗体：它们是干燥综合征最常见的自身抗体。其阳性检出率分别是 70％～80％、40％，抗 SSB 抗体的特异性高于抗 SSA 抗体，可达 50％～60％。两抗体共同检测可提高干燥综合征患者的诊断阳性率。一些 SLE 患者其阳性率分别为 35％与 15％左右。

（6）抗 Scl－70 抗体：抗 Scl－70 抗体几乎只在硬皮病患者中检出，其靶抗原成分是相对分子质量为 70kD 的拓扑异构酶 I（topo－I），故称其抗体为抗 Scl－70 抗体。在系统性硬皮病中的阳性检出率为 20％～40％，在进行性系统性硬化症患者中的阳性检出率依据实验方法与疾病的活动度不同，为 25％～75％，在其他自身免疫病中极少有阳性结果，正常人为阴性。

（7）抗 Jo－1 抗体：又称多发性肌炎－1 抗体（PM－1 抗体），此抗体最常见于多发性肌炎（polmositis，PM）。PM－1 自身抗原是相对分子质量为 110kD 和（或）80kD 的多肽（核仁蛋白）。抗 PM－1 抗体在多发性肌炎的阳性检出率可达 40％～50％，在多发性肌炎、皮肌炎患者中阳性检出率为 25％，单独皮肌炎检出率不到 10％，在其他自身免疫病中抗 PM－1 抗体几乎阴性，故其对诊断多发性肌炎具有特异性。

多发性肌炎和硬皮症重叠的患者，抗 PM－1 抗体的阳性率可高达 85％。

另外，还有抗着丝点抗体（ACA）、抗增殖性细胞核抗原抗体（PCNA）、抗组蛋白（H）抗体及抗线粒体－M2 抗体（AMA－M2），它们分别和局限性系统性硬化症、SLE、RF 及原发性胆汁硬化性肝硬化相关。

（五）类风湿关节炎相关自身抗体的检测与临床意义

1. 类风湿因子（rheumatoid factor，RF）　RF 最早由 Rose 等人在 RA 病人血清中发现。RF 主要为 19S IgM，也可有 7S IgM 和 IgA，它和天然 IgG 结合能力较差，最易和人及动物的变性 IgG 或免疫复合物中的 IgG 结合，形成的免疫复合物可活化补体，或者被吞噬细胞吞噬。吞噬细胞可释放溶酶体酶、胶原酶及前列腺素 E2 等物质，在炎症黏附分子等的参与下，导致组织炎性损伤，引发关节炎及血管炎。

常见的类风湿因子有 IgM 型、IgG 型、IgA 型与 IgE 型，IgM 型被认为是 RF 的主要类型，也是临床免疫检验中最常用的测定对象。

（1）检测方法：胶乳颗粒凝集试验为检测 IgM 型 RF 的常用方法，只能定性或半定量，灵敏度与特异性均不高，仅能检出血清中的 IgM 型类风湿因子；速率散射比浊法检测类风湿因子快速、准确，可定量分析，灵敏性与准确性均高于胶乳凝集法，此法已逐渐替代胶乳凝集法，但其仍只能检出 IgM 型类风湿因子；ELISA 可测定不同类型的类风湿因子。

（2）临床意义：RF 在 RA 患者中的阳性率很高，约为 80％，属于 RA 患者中最常见的自身抗体。高滴度 RF 有助于 RA 患者的早期诊断，其滴度与患者的临床表现相关。另外，部分老年人和其他自身免疫病患者也可检测到 RF，其阳性率为 28.9％～50％。尽管在多种疾病中，RF 可成阳性，但浓度一般低于 40U/mL，随其浓度增加，其对 RA 诊断的特异性增高。

Ig 浓度监测及分型检测有助于病情分析及预后判断，病变部位检出高浓度 Ig 意义更大。

RF 阴性时不排除 RA，有些 RA 患者血清 RF 阴性，该类患者关节滑膜炎轻微，极少发展为关节外类风湿病。不同疾病 RF 检出率见表 12－8。

表 12－8　不同疾病类风湿因子检出率

疾病类型	阳性率
类风湿关节炎	79％
干燥综合征	95％
硬皮病	80％
皮肌炎	80％
系统性红斑狼疮	30％
混合性结缔组织疾病	25％

2. 抗丝集蛋白抗体（anti－filaggrin antibody，AFA）　AFA 又称抗角蛋白抗体（anti keratin antibody，AKA）。AFA 主要见于类风湿关节炎患者，其阳性率为 30％～55％，特异性可达 95％～99％。在其他疾病，AFA 的检出率极低。AFA 同类风湿关节炎有显著相关性。

（1）AFA 检测方法：常用间接免疫荧光法，以大鼠食管中段黏膜组织切片作为基质。AFA 的靶抗原是食管角质层蛋白与上皮层角质基底层蛋白及角质棘层蛋白。

（2）临床意义：抗丝集蛋白抗体对类风湿关节炎早期诊断具有重要意义，与类风湿因子联合检测，能进一步提高诊断效能。抗丝集蛋白抗体属于判断类风湿关节炎预后的一个标志性抗体，高滴度常提示疾病较为严重。抗丝集蛋白抗体敏感性较低。阴性尚不能排除类风湿关节炎，抗丝集蛋白抗体与类风湿因子极少同时平行检出。

3. 抗环瓜氨酸肽抗体（antibodies against cyclic citrullinated peptides，anti－CCP）　丝集蛋白中的瓜氨酸是主要抗原表位，用合成的环瓜氨酸肽作为 ELISA 的抗原基质检测抗 CCP 抗体，其敏感性可达 80％。抗 CCP 抗体是一个高度特异性诊断类风湿关节炎的新指标，已被纳入类风湿关节炎的诊断标准。

（1）检测方法：目前最常用的检测方法为 ELISA。

（2）临床意义：抗 CCP 对类风湿关节炎诊断的特异性为 96％，在疾病早期阶段即可呈阳性，具很高的阳性预测值。抗 CCP 特异性显著高于类风湿因子，且阳性患者更易发生关节损伤。

（六）自身免疫病相关的其他实验室检测

自身免疫病自身抗体虽为主要的检查内容，但其他免疫学指标（如 IgG、IgA、IgM 和补体等）有无变化也能为临床诊疗提供帮助。

1.免疫球蛋白、补体检测及临床意义

(1)免疫球蛋白检测及其意义：自身免疫病患者免疫功能紊乱，体内产生了大量自身抗体，所以血清 Ig 含量常常高于正常值。其中 IgG 升高较明显，IgM、IgA 也可升高。其含量的波动与疾病活动呈一定相关性，动态观察血清或局部体液中 Ig 含量变化，能辅助分析病情。

(2)补体监测及其临床意义：在以Ⅱ型、Ⅲ型超敏反应机制引发的自身免疫病中，补体参与反应。这类患者因疾病活跃期时消耗了大量补体，总补体活性(CH50)与单一补体含量均明显降低。在疾病缓解期，补体含量又可逐渐恢复正常。故监测补体含量的变化对了解疾病的进展与治疗效果有重要意义。T 细胞引起的自身免疫病，补体含量变化不明显。

2.淋巴细胞检测及临床意义　尽管自身免疫病多与自身抗体有关，但起主导作用的还是淋巴细胞，故检测淋巴细胞亚群数量及其功能变化，可反映患者体内免疫细胞状况，进而为临床治疗提供参考指标。

3.细胞因子检测及其临床意义　目前临床上已开始用生物合成的抗细胞因子抗体治疗一些自身免疫病，目的是为了降低过强的免疫应答、缓解免疫病理损伤，如用抗 IL－10 单克隆抗体治疗 SLE，用抗 TNF－α 抗体治疗类风湿关节炎。故在疾病病程中检测这些细胞因子不但对疾病发生机制的研究有作用，而且还可了解病程进展并指导治疗。

4.循环免疫复合物检测及其临床意义　随血液循环的免疫复合物称为循环免疫复合物(carculating immune complex,CIC)。免疫复合物沉积能引起一系列病理生理反应，进而形成免疫复合物病。故检测体内免疫复合物，对自身免疫病的诊断、疗效观察、预后判断和病情演变及发病机制的探讨等有重要意义。

(李巧玲)

第二节　免疫增殖病的免疫学检验

免疫增殖病(immunoproliferative diseases)是指免疫器官、免疫组织或免疫细胞(淋巴细胞、浆细胞、单核巨噬细胞)异常增生(良性或恶性)引起的机体病理损伤。主要是由于免疫系统受刺激时反应异常，引起淋巴细胞克隆异常增殖造成免疫系统肿瘤性或非肿瘤性的增殖，从而引起免疫球蛋白质和量的变化以及免疫功能异常的一类疾病。该组疾病多属血液病范畴，本节主要探讨与单克隆浆细胞恶性增殖相关的免疫增殖病及其检验。

一、概述

(一)免疫增殖病的概念与分类

免疫增殖病通常是指以浆细胞、淋巴细胞和巨噬细胞异常增生为特征的疾病，有人将此类疾病称为免疫系统肿瘤，当这种肿瘤发生于淋巴组织或器官时称为淋巴瘤(lymphoma)，而如果以血液中免疫细胞的异常增多为特征则称为白血病(leukemia)。以前对它们的分类和研究主要是基于细胞的形态和相关的临床表现，但由于不同淋巴细胞群之间存在不同的表面标志，现在常以增殖细胞的表面标志进行分类。免疫增殖病的分类如表 12－9 所示。

表 12-9 免疫增殖病的分类

增殖细胞	疾病
T 细胞	急性淋巴细胞白血病
	淋巴母细胞瘤
	部分非霍奇金淋巴瘤
	蕈样肉芽肿
B 细胞	慢性淋巴细胞白血病
	原发性巨球蛋白血症
	多发性骨髓瘤
	重链病
	轻链病
	Burkitt 淋巴瘤及其他多数淋巴瘤
	传染性单核细胞增多症
裸细胞	急性淋巴细胞白血病
	部分非霍奇金淋巴瘤
组织—单核细胞	急性单核细胞白血病
	急性组织细胞增多症
其他	毛细胞白血病
	霍奇金病

白血病性免疫增殖病主要指急性淋巴细胞性白血病(acute lymphocytic leukaemia, ALL)、慢性淋巴细胞性白血病(chronic lymphocyte leukemia, CLL)和毛细胞白血病(hair cell leukemia)。淋巴瘤包括霍奇金病(Hodgkin's disease, HD)和非霍奇金淋巴瘤(non-Hodgki's lymphoma, NHL)。1997年世界卫生组织下属的国际血液学家和肿瘤学家临床咨询委员会将淋巴瘤划入白血病的范畴,分为 T 细胞瘤和 NK 细胞瘤、B 细胞瘤和霍奇金病,其中,T 和 B 细胞瘤又可以分为前体或淋巴母细胞瘤、成熟(外周)T 和 B 细胞瘤。

(二)免疫球蛋白病的概念与分类

表 12-9 中所列免疫增殖病,与免疫学检验最为密切的是 B 淋巴细胞异常增殖或其他导致免疫球蛋白异常的疾病。临床上常将这类外周血中超常增高或尿中出现异常免疫球蛋白片段的疾病称为免疫球蛋白病(immunoglobulinopathy),免疫球蛋白电泳位置在球蛋白区域(丙种球蛋白),故又称丙种球蛋白病(gammopathy)。免疫球蛋白病不是一种单一的疾病,而是一组复杂的病理现象。

按照异常增加的免疫球蛋白的性质,可将免疫球蛋白病分为多克隆免疫球蛋白病和单克隆免疫球蛋白病。

多克隆免疫球蛋白病指各种免疫球蛋白产生细胞全面增殖,使五种免疫球蛋白全面增加;或虽只有一种免疫球蛋白增殖,如 IgG 或 IgA、IgM 等,但轻链的 κ/λ 值不变。多克隆免疫球蛋白多为良性反应增殖,但也可继发于某些恶性疾病。常见于慢性肝病(慢性活动性肝炎、肝硬化)、自身免疫性疾病(如系统性红斑狼疮、类风湿关节炎、硬皮病、结节性多动脉炎、重症肌无力等)、慢性炎症(如结核、胆道感染、骨髓炎、亚急性心内膜炎等)、病毒感染等。

　　单克隆免疫球蛋白病是指由单株浆细胞异常增殖所引起患者血清和尿中出现理化性质十分均一的异常增高的单克隆蛋白（monoclonal protein，MP，常简称 M 蛋白）所致的疾病。M 蛋白可以是 IgG、IgA、IgM、IgD 或 IgE 中的任何一类，也可以是 κ 或 λ 轻链中的任何一型；可以是完整的免疫球蛋白分子，也可以是单纯的游离重链或者轻链。游离于血清中的轻链可以从尿中排出，称为本周蛋白（Bence—Jones protein，BJP）。M 蛋白与正常免疫球蛋白相比，虽然结构相似，但是没有抗体活性，所以又称副蛋白（paraprotein）。异常增高的免疫球蛋白对于诊断免疫球蛋白病具有重要的临床意义。

　　单克隆免疫球蛋白病又可分为良性和恶性，除原发外，也可继发于某些良性或恶性疾病（表 12—10）。

表 12—10　单克隆免疫球蛋白病的分类

分类	疾病
原发性恶性单克隆免疫球蛋白病	多发性骨髓瘤
	原发性巨球蛋白血症
	重链病
	孤立性浆细胞瘤
	淀粉样变性
	轻链病
	慢性淋巴细胞白血病
	恶性淋巴瘤
	半分子病
继发性单克隆免疫球蛋白病	非淋巴系统肿瘤
	单核细胞白血病
	类风湿病
	慢性炎症
	冷球蛋白血症
	原发性巨球蛋白血症性紫癜
	丘疹性黏蛋白沉积症
	家族性脾性贫血
原发性良性单克隆免疫球蛋白病	一过性单克隆免疫球蛋白病
	持续性单克隆免疫球蛋白病
	药物性单克隆免疫球蛋白病

二、免疫增殖病的免疫损伤特点

　　通常的免疫细胞增殖是生理性的，但这里所涉及的免疫细胞增殖是异常增生，完全不具有免疫活性，它将造成免疫系统的直接损害或通过其生长行为和分泌有关物质进一步损害正常的免疫细胞和其他组织，最终致病。下面以浆细胞恶性增生为例，阐述有关免疫损伤机制。

　　（一）浆细胞异常增殖

　　浆细胞异常增殖通常是指单克隆浆细胞异常增生并伴有单克隆免疫球蛋白或其多肽链

亚单位合成异常。浆细胞异常增殖的原因至今尚未阐明,可能与以下因素有关。

1.造血干细胞异常　有人认为多发性骨髓瘤(浆细胞异常增生所导致的疾病)属早期干细胞病,在患者的骨髓及外周血中存在骨髓瘤祖细胞,经适当刺激后,可以分化为骨髓瘤细胞,提示骨髓瘤起病于造血干细胞阶段。

2.遗传学改变　在临床研究中发现骨髓瘤与 HLA 抗原有关,进一步研究证明骨髓瘤患者细胞染色体存在脆弱位点,其主要发生于 1 号、11 号和 14 号染色体,使 B 细胞在向浆细胞增殖分化过程中容易发生易位、缺失等变异,虽未发现有特征性的改变,但这些变化可以引发癌基因的活化,几乎 100% 的患者有 c—myc、bcl—2 等癌基因的过度表达。

3.细胞因子异常　B 细胞的增生、分化、成熟至浆细胞的过程与多种淋巴因子有关,其中 IL—6 备受重视。IL—6 可刺激 B 细胞增生并最终分化为产生免疫球蛋白的浆细胞,目前研究证实转变成骨髓瘤的浆细胞仍呈 IL—6 依赖性。临床检测表明骨髓瘤患者 IL—6 确有异常升高的现象,究其来源发现患者的浆细胞瘤本身和骨髓间质细胞可以异常分泌高水平的 IL—6。由此产生自分泌生长说和旁分泌生长说。不过通过外源性 IL—6 并不能诱发浆细胞瘤的发生,因此高水平的 IL—6 可能只是产生浆细胞瘤的因素之一,或是浆细胞瘤发生的结果,但异常的细胞因子对影响肿瘤细胞的生长行为方面的作用不能否认。基于此点,有人试用 IL—6 抗体治疗骨髓瘤,疗效尚待评估。

4.免疫调节异常　患者 T 细胞总数和 CD4$^+$ T 细胞减少,CD8$^+$ T 细胞相对较多,CD4$^+$/CD8$^-$ 值降低,并与病情的进展相关;患者正常 B 细胞数量减少,功能受到抑制,存在异常的前 B 细胞,B 细胞成熟受阻。

5.其他　除以上因素外,有资料报道病毒感染、环境因素、化学物质及电离辐射等因素在骨髓瘤的发病过程中也可能发挥一定的作用。

(二)正常体液免疫抑制

正常的体液免疫是 B 细胞的增殖分化产生免疫效应的过程,这一过程与多种淋巴因子有关:IL—1 可激活 IL—2 基因表达;IL—2 和 IL—3 可促使早期 B 细胞增生、分化;IL—4 可启动休止期的 B 细胞进入 DNA 合成期;IL—5 可促进 B 细胞继续增殖、分化;IL—6 可刺激 B 细胞增生并最终分化为产生免疫球蛋白的浆细胞。正常情况下 IL—6 可以反馈抑制 IL—4,控制 B 细胞的增殖分化过程。而浆细胞瘤患者体内 IL—6 水平异常增高,其最直接的效应是抑制 1L—4 的产生,从而抑制了整个体液免疫反应过程。浆细胞瘤对体液免疫抑制作用如图 12—2 所示。

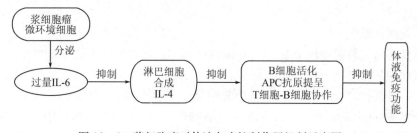

图 12—2　浆细胞瘤对体液免疫抑制作用机制示意图

此外,浆细胞瘤细胞可以分泌大量的无抗体活性的免疫球蛋白,其 Fc 段与具有 Fc 受体的正常 B 细胞、原浆细胞以及其他细胞结合,使这些细胞表面被无活性的免疫球蛋白封闭,从而阻断 B 细胞的增殖、发育,影响抗原递呈和对其他生物信息的接收。

（三）异常免疫球蛋白增生所造成的病理损伤

浆细胞异常增殖的后果是产生大量的单克隆异常免疫球蛋白或免疫球蛋白片段，这些异常免疫球蛋白或免疫球蛋白片段不具有正常抗体功能，但可以沉积于组织，造成组织变性和淋巴细胞浸润，进而导致相应器官的功能障碍。单克隆免疫球蛋白浓度过高，甚至可以导致血液黏稠度增加，产生一系列直接或间接的病理损害（表 12—11）。

表 12—11　异常免疫球蛋白增殖的病理作用与临床表现

病理生理	临床表现
轻链沉积→淀粉样变性	巨舌，唾液腺肿大，吸收不良，充血性心力衰竭，神经功能紊乱
轻链蛋白尿，高钙血症与高尿酸血症，淀粉样变浆细胞浸润→肾性尿毒症	氮质血症，成人范可尼综合征（糖尿，氨基酸尿，肾小管性酸中毒）
高浓度单克隆蛋白→黏稠度过高	视力障碍，脑血管意外
纤维蛋白聚合障碍，M 蛋白包裹血小板→血液凝固障碍	紫癜，鼻出血，其他出血现象
正常球蛋白减少，迟发型过敏反应降低→感染	肺炎球菌与葡萄球菌导致的肺炎，流感杆菌菌血症，革兰阴性脓毒症，带状疱疹

（四）溶骨性病变

浆细胞瘤大多伴有溶骨性破坏。以往认为浆细胞瘤的骨髓破坏是瘤细胞向骨髓中浸润生长的结果，但目前看来并非如此，研究观察发现，受损骨组织中并没发现大量浸润生长的浆细胞，而发现破骨细胞的数目明显增多，且在发病早期就有骨质吸收增加，因此考虑溶骨性破坏是由于骨质形成细胞调节功能紊乱的结果。近期研究认为，骨组织的基质细胞和成骨细胞可产生两种蛋白－骨保护素（osteoprotegerin，OPG）及其配体（OPGL）。OPGL 促进破骨细胞的分化和活性，而 OPG 抑制这些过程。体内外研究证明，骨髓瘤细胞可增加 OPGL 表达，减少 OPG 生成，从而影响骨髓微环境中 OPGL 的生理平衡，这可能是骨髓瘤患者发生溶骨性病变的主要原因。

三、常见的免疫增殖病

免疫球蛋白异常增殖性疾病常特指由于浆细胞的异常增殖而导致的免疫球蛋白异常增生进而造成机体病理损伤的一组疾病。常见的免疫球蛋白单克隆增殖性疾病包括多发性骨髓瘤、原发性巨球蛋白血症、重链病、轻链病、意义不明的单克隆丙种球蛋白血症和冷球蛋白血症等。

（一）多发性骨髓瘤

多发性骨髓瘤又称浆细胞骨髓瘤（plasmocytoma），是单株浆细胞异常增生的恶性肿瘤，是免疫增殖病中最常见的一种类型。该瘤起源于骨髓的原始网状组织，偶发于髓外组织。病灶一般多发，可同时发生于多处骨骼，每个骨中又可有多个病灶，单发的甚为少见，故又被称为多发性骨髓瘤（multiple myeloma，MM）。病灶好发于红骨髓丰富的骨中，常见于扁骨如颅骨、脊柱、骨盆及肋骨等处，晚期，长骨如肱骨及股骨亦可受累。发病年龄为 40～70 岁，男女比例为 1.6：1。本病呈进行性，但适当的治疗可延长生存期并改善生活的质量。

1. 临床主要特征

多发性骨髓瘤起病缓慢，患者早期可无特殊症状，仅表现为血沉增快，血中检出 M 蛋白或不明原因蛋白尿,若不警惕本病并作进一步检查,则易发生误诊或漏诊。典型患者的临床表现和病理变化如下。

(1)骨骼破坏:骨髓瘤细胞恶性增殖,造成骨质疏松和溶骨性病变,导致骨痛或不同部位的自发性骨折。骨痛常为多发性骨髓瘤的首发症状和就诊原因。由于骨质疏松和骨质破坏,钙从骨质中逸出,致使血钙增高,高钙血症可引起头痛、呕吐、多尿、便秘,重者可致心律紊乱、昏迷甚至死亡。高钙血症发生于约16%的初诊患者。

(2)贫血和出血:恶性增殖的骨髓瘤细胞代替了骨髓中的正常成分,引起贫血、粒细胞和血小板减少。此外,肾功不全、反复感染、营养不良等因素也会造成或加重贫血。

(3)高黏滞综合征:大量产生的M蛋白使血液黏度增加,引起血流缓慢、组织淤血和缺氧,出现高黏滞综合征,表现为紫癜、鼻出血、头晕、头痛、耳鸣、视力模糊与障碍、倦怠迟钝、记忆力减退、共济失调、精神混乱甚至意识丧失。

(4)感染:正常多克隆免疫球蛋白减少及中性粒细胞减少,易发生细菌性感染,甚至败血症,亦可见真菌、病毒,病毒性带状疱疹也可见。感染是常见的初发症状,也是常见的死亡原因之一。

(5)肾功能损害:M蛋白可直接沉积于肾小管中,造成肾小管上皮细胞淀粉样变性,发生肾病综合征,严重时导致肾功能衰竭。出现本周蛋白尿的患者,肾脏损害最为常见。与感染一样,肾功能衰竭既可以是本病的初发表现,也是主要死亡原因之一。

(6)髓外浸润:骨髓瘤细胞髓外浸润其他组织,可使肝、脾、淋巴结肿大,浸润脊髓可引起感觉运动功能障碍甚至截瘫等。

2.免疫学主要特征　实验室一般检查可见血沉明显加快,常达80~100mm/h或以上,外周血涂片中红细胞常呈缗钱状排列,血尿素氮、血清肌酸和血清尿酸(瘤细胞分解产生尿酸增多和肾脏排泄尿酸减少)常增高。骨髓象浆细胞异常增生伴质的改变,异常浆细胞比例超过15%或病变活检处有异常浆细胞浸润是本病的基本病理特征,也是诊断多发性骨髓瘤的首要条件。免疫学检查对该病的诊断、分型、临床分期及预后判断都有重要意义。

(1)免疫球蛋白测定:相应单克隆IgG、IgA、IgM、IgD、IgE升高。异常单克隆免疫球蛋白大量增多的同时,正常免疫球蛋白常明显减少。

(2)血、尿轻链测定:相应轻链κ或λ升高,κ/λ值异常。

(3)血白蛋白电泳:出现狭窄浓集的异常区带,其区带宽度与Alb带大致相等或较其狭窄,即M蛋白带。

(4)免疫电泳或免疫固定电泳:免疫电泳或免疫固定电泳在不同泳道出现相应的异常条带,可以对多发性骨髓瘤进行进一步的鉴定和分型。

3.分型　根据血清中M蛋白的类别不同,可将浆细胞骨髓瘤分成不同类型,其中多为IgG型,约占50%,其次为IgA型,占25%,IgD型占1%,IgM型和IgE型罕见。少数骨髓瘤患者由两个克隆的浆细胞同时恶变,可出现双M蛋白,如两个IgM类蛋白并存或IgG与IgM类M蛋白并存,这种双M蛋白血症患者在临床上多表现为巨球蛋白血症或淋巴瘤。部分患者由于恶变的浆细胞合成功能不全,只合成与分泌某类免疫球蛋白分子的部分片段,如轻链或重链,从而表现为轻链病或重链病。部分患者表现为非分泌型,此型具有骨髓中恶性浆细胞病增生、骨质破坏、骨痛、贫血、正常免疫球蛋白减少、易发生感染等多发性骨髓瘤的典型表现,但因瘤细胞不分泌免疫球蛋白,所以血清中无M蛋白,尿中无本周蛋白。可用免疫荧光法将此型进一步分为不合成型和合成不分泌型两种亚型,前者瘤细胞内无免疫球蛋白合成,后者瘤细胞内虽有免疫球蛋白合成但不能分泌出细胞外。不同类型多发性骨髓瘤的发生率和临床特点有所不同(表12－12)。

表12－12　不同类型的多发性骨髓瘤

类型	发生率/(%)	本周蛋白尿阳性/(%)	临床特点
IgG	50～60	50～70	典型症状
IgA	20～25	50～70	高黏滞综合征多见
IgD	1～2	90	骨髓外病变多见,溶骨病变多见,常有淀粉样变
IgE	0.01	少见	
非分泌型	1～5	无	同IgG型,但肾功能损害少见

4.临床诊断　典型多发性骨髓瘤具有下述三项特征。

(1)血清中出现大量单克隆免疫球蛋内(M蛋白)和(或)尿中出现大量单克隆轻链(本周蛋白)。

(2)骨髓中浆细胞明显增多(＞15%)并有幼稚浆细胞(骨髓瘤细胞)出现,或组织活检证实为骨髓瘤。

(3)广泛性骨质疏松和(或)溶骨性病变。凡具有上述三项中任何两项,即可诊断本病。但需指出:诊断IgM型多发性骨髓瘤需有多发性溶骨病变;诊断非分泌型多发性骨髓瘤宜加电子显微镜和免疫荧光检查,肯定瘤细胞确系骨髓瘤细胞而非转移癌细胞,并进一步明确其亚型为不合成型抑或合成而不分泌型。

(二)原发性巨球蛋白血症

原发性巨球蛋白血症(primary macroglobulinemia)又称Waldenstrem巨球蛋白病,是一种伴有血清IgM增加的B细胞增殖病,病因不明。本病与多发性骨髓瘤不同,骨损害不常见,肾脏损害亦较多发性骨髓瘤少见。

1.临床主要特征　患者临床表现除体重减轻、乏力、贫血和肝、脾、淋巴结肿大、反复感染等一般症状外,主要表现为IgM过多所致的血液高黏滞综合征,如黏膜出血、视力减退,以及一些神经症状,如头痛、眩晕、嗜睡、全身抽搐甚至昏迷,由于血液黏滞度增加、血浆容积增加,可导致静脉扩张,老年患者可出现心力衰竭。由于有些IgM分子具有冷球蛋白的特征,患者可伴有雷诺现象;还有约40%的患者可出现本周蛋白尿。

2.免疫学主要特征　实验室一般检查可见血沉明显加快,血液检查为正色素正细胞性贫血,外周血片中有明显的缗钱样现象,骨髓中B淋巴细胞增生呈多态性,有含IgM的浆细胞和浆细胞样淋巴细胞,还有多量SmIgM$^+$的淋巴细胞。血清呈胶冻状难以分离,电泳时血清有时难以泳动,集中于原点是该病的电泳特征。将血清做适当稀释后可检出高水平的IgM型M蛋白,大于10g/L,75%的IgM带κ轻链,亦可有低相对分子质量IgM存在。尿中有本周蛋白,常为κ型。结合临床症状可以诊断本病。

(三)重链病

由于浆细胞发生突变和异常增殖,合成免疫球蛋白的功能发生障碍,只产生免疫球蛋白的重链或有缺陷的重链,不能与轻链装配成完整的免疫球蛋白分子,导致血清中和尿中出现大量游离的无免疫功能的重链,称为重链病(heavy chain diseases,HCD)。根据重链类型的不同可进行免疫分型,常见的有α、γ、μ三型(表12－13)。

表 12－13　三种重链病的特征

特点	αHCD	γHCD	μHCD
好发年龄	10～30 岁	平均 50 岁	成年(老年)
临床特点	吸收不良综合征、散在性腹部淋巴结肿大(肠型)、呼吸道炎症、肺部病变等(肺型)	淋巴结、肝、脾肿大,悬雍垂红肿,细菌感染,贫血等	内脏淋巴结肿大等
组织特征	小肠和肠系膜淋巴结有淋巴样细胞浸润	易变,多形态淋巴样细胞在淋巴结和骨髓中浸润	骨髓浆细胞有空泡,常以淋巴样细胞出现
醋酸纤维素膜电泳	M 带可有,多数不明显;β－α 区蛋白带明显增宽	不均一的小 M 峰	正常或低丙种球蛋白血症
血清免疫电泳	80%有游离 α 链	游离 γ 链	自由 μ 链
本周蛋白	无	无	多数有,属 κ 链
骨质破坏	无	罕见	约 1/3 有
预后	良好	不良,多死于细菌感染	慢性淋巴细胞型较好

1.α 重链病　最为常见,可分为肠型和肺型。以肠型多见,表现为腹痛、慢性腹泻、吸收不良、体重明显减轻,低钙血症,肠系膜淋巴结肿大,但一般不累及肝、脾和浅表淋巴结。小肠活检有浆细胞、淋巴细胞和网织细胞浸润。随疾病进展,浆细胞变得更不成熟并扩展到固有层。肺型较少见,表现为肺部病变与呼吸困难,并可见纵隔淋巴结肿大。α 重链病的主要免疫学特征是血清和浓缩尿中可检出低浓度的 α 类游离重链,但无本周蛋白。空肠液标本中亦可检出 α 链。血白蛋白电泳分析,于 α 和 β 区之间出现明显增大的较宽的蛋白带。

2.γ 重链病　多发于老年男性,约有 1/4 病例伴发于自身免疫性疾病,如类风湿关节炎、干燥综合征、系统性红斑狼疮、自身免疫性溶血性贫血、特发性血小板减少性紫癜、重症肌无力等。这些疾病往往先发生,数年后方出现 γ 重链病。提示自身抗原的长期慢性刺激可能与本病的发病有关。临床主要表现:发热,贫血,淋巴结、肝、脾肿大,反复感染,类似淋巴瘤。其主要免疫学特征:血和尿中出现 γ 类游离重链,多为 γ1 和 γ2,但无本周蛋白,外周血中可见异常淋巴细胞或浆细胞;正常免疫球蛋白水平降低,对细菌性抗原很少产生抗体。骨髓和淋巴结的组织病理学表现多变,骨 X 线检查溶骨性病损罕见,淀粉样沉着在尸检中罕见。

3.μ 重链病　本病较为少见。临床上常表现为病程漫长的慢性淋巴细胞性白血病或其他淋巴细胞增殖性疾病的征象。临床表现主要为肝、脾肿大,但周围淋巴结肿大不常见,有的可见骨骼损害和淀粉样变性。主要免疫学特征是骨髓中出现空泡浆细胞或者淋巴细胞,血清中出现含量较低的 μ 类游离重链,尿中可有本周蛋白。

（四）轻链病

轻链病(light chain disease,LCD)和轻链沉积病(light chain deposition disease,LCDD)是由于异常的浆细胞产生过多的轻链,而重链的合成相应减少,过多游离轻链片段在血清或尿液中大量出现而引起的疾病;免疫球蛋白轻链在全身组织中沉积,引起相应的临床表现,即为轻链沉积病。该病多发于中、老年人,以不明原因的贫血、发热、周身无力、出血倾向,浅表淋巴结及肝、脾肿大,继而出现局限性或多发性骨痛、病理性骨折或局部肿瘤等症状为特征。LCDD 的临床表现会随着单克隆蛋白在器官沉积的部位及程度的不同而不尽相同,大多数典型病例存在心脏、神经、肝和肾脏受累。肾脏受累时常有明显的肾小球病变,半数以上患者表现为肾病综合征。免疫学检查可见各种免疫球蛋白正常或减少,但轻链 κ/λ 值异常;血清和尿中可同时检出免疫球蛋白轻链。根据轻链蛋白类型可将本病分为 λ 型和 κ 型,λ 型肾毒性较强。

以上四种疾病的病理特点及临床表现有许多相似之处,其实质是浆细胞恶变后,其生长行为不同所导致的不同病理过程和临床表现的一组疾病,四种单克隆免疫球蛋白病的主要特点见表 12—14。

表 12—14　四种单克隆免疫球蛋白病的鉴别要点

疾病	多发性骨髓瘤	巨球蛋白血症	重链病	轻链病
性别	男 60%	男 80%	男 100%	男 50%
溶骨性改变	多见	少见	不见	多见
淋巴结肿大	少见	多见	多见	多见
肝、脾肿大	少见	多见	多见	多见
肾功能障碍		+	—	++
视力障碍	+	++	—	+
红细胞沉降率	明显加快	明显加快	正常或轻度加快	正常或轻度加快
血清蛋白总量	增加	增加	正常	正常
尿蛋白	本周蛋白++	本周蛋白+	H 链	本周蛋白+++
M 蛋白	IgG 或 IgA 为主,其他少见	IgM	重链(α、γ 或 μ)	轻链(κ、λ)
肿瘤细胞	浆细胞	淋巴细胞	浆细胞	浆细胞
诊断后平均生存期	2 年	4 年	<1 年	κ 型:>2 年 λ 型:<1 年

（五）良性单克隆免疫球蛋白血症

良性单克隆免疫球蛋白病(benign monoclonal gammopathy,BMG)是指正常人血清中出现 M 蛋白,但不伴有浆细胞恶性增殖的疾病,其自然病程、预后和转归暂时无法确定,因此又称为意义未定的单克隆免疫球蛋白病(monoclonal gammopathy of undetermined significance,MGUS)。本病一般无症状,可发生于 50 岁以上(5%)或 70 岁以上(8%)的正常人群中,这些患者只有很少数最终(有长达 24 年者)进展为多发性骨髓瘤。本病血清 M 蛋白水平一般不超过 20mg/mL,不呈进行性增加;血中抗体水平及活性正常;血中及尿中没有游离的轻链及重链。临床上不伴淋巴样细胞恶性增生的症状,不出现骨损害、贫血等。骨髓中浆细胞数不超过骨髓细胞总数的 10%,且形态正常。因少数患者有可能转变为恶性单克隆免疫球蛋白病,故应进行追踪观察。如血及尿中出现多量本周蛋白,则很可能是一个危险的信号。恶性和良性单克隆免疫球蛋白病的鉴别见表 12—15。

表 12—15　恶性与良性单克隆免疫球蛋白病的鉴别诊断

	恶性单克隆免疫球蛋白病	良性单克隆免疫球蛋白病 *
症状	骨髓瘤或淋巴瘤的症状	无症状或原有基础病的症状
贫血	几乎都出现	一般无,但可因其他疾病而伴发
骨损害	溶骨性损害很普遍	除转移性骨疾病外,不常见
骨髓象	浆细胞>10%,形态正常或异常	浆细胞<10%,形态一般正常
M 蛋白	常高于 20g/L,随病情而增高	低于 20g/L,保持稳定
正常 Ig	降低	增高或正常
游离轻链	常出现在血清和尿中	一般呈阴性

注:* 包括原发性和继发性。

（六）冷球蛋白血症

冷球蛋白（cryoglobulin）是指温度低于 30℃时易自发形成沉淀、加温后又可溶解的免疫球蛋白。但不包括冷纤维蛋白原、C 反应蛋白与白蛋白的复合物和肝素沉淀蛋白等一类具有类似特性的血清蛋白质。当血中含有冷球蛋白时称为冷球蛋白血症（cryoglobulinemia），常继发于某些原发性疾病，如继发于感染、自身免疫病和某些免疫增殖病等的病理过程中。

冷球蛋白血症可分为三型：①单克隆型（Ⅰ型），约占总数的 25%，其冷球蛋白为一个克隆的免疫球蛋白，主要是 IgM 类，偶有 IgG，罕有 IgA 或本周蛋白。多伴发于多发性骨髓瘤、原发性巨球蛋白血症或慢性淋巴性白血病，实质上是一种特殊类型的 M 蛋白血症。②混合单克隆型（Ⅱ型），约占总数的 25%，其冷球蛋白是具有抗自身 IgG 活性的单克隆免疫球蛋白，主要是 IgM（类风湿因子），偶有 IgG 或 IgA，常与自身 IgG Fc 段上的抗原决定簇相结合，呈 IgM－IgG 复合物状态。多伴发于类风湿关节炎、干燥综合征、淋巴增殖疾病和慢性感染等。③混合多克隆型（Ⅲ型），约占总数的 50%，其冷球蛋白为多类型、多克隆的免疫球蛋白混合物，例如 IgM－IgG 或 IgM－IgG－IgA 等。伴发疾病的范围较广，例如系统性红斑狼疮、类风湿关节炎、干燥综合征、巨细胞病毒感染、传染性单核细胞增多症、病毒性肝炎、链球菌感染后肾炎与心内膜炎、麻风、黑热病等。

冷球蛋白血症的临床表现多变，除原发疾病的临床表现外，部分病例（50%的Ⅰ型和 15%的Ⅱ型和Ⅲ型患者）可无症状，其他患者可有因为冷球蛋白遇冷沉淀所引起的高血黏度、红细胞凝集、血栓形成等病理现象，包括雷诺现象（寒冷性肢端紫绀）、皮肤损害（紫癜、坏死、溃疡）、寒冷性荨麻疹、关节痛、感觉麻木等，以及深血管受累所涉及的肾、脑、肝和脾等器官损害。

四、免疫增殖病的免疫学检验

单克隆免疫球蛋白病的实验室诊断主要依靠血液学和免疫学方法，其中免疫学检测尤为重要。当临床上考虑为多发性骨髓瘤、巨球蛋白血症或其他浆细胞恶变疾病时，一般先以血清蛋白区带电泳、免疫球蛋白定量检测或尿本周蛋白定性作为初筛实验。如果发现有异常球蛋白区带，继而进行免疫电泳或免疫固定电泳、免疫球蛋白亚型定量和血清及尿中轻链定量及比值计算等检测，作进一步定量分析和免疫球蛋白分类鉴定。临床诊断时还要结合相关实验室资料，如骨髓检查、影像学及病理学检查等资料才能对疾病作出正确的诊断。注意做追踪观察，以助病情、疗效的了解和预后的推断。

（一）血清蛋白区带电泳

蛋白质的相对分子质量及所带电荷的不同，它在电场作用下泳动的速度和方向就不同。根据形成的不同区带并与正常的电泳图谱进行比较分析，可了解待测样本（血清、尿等）中的各种蛋白质的组分。将这些区带电泳图谱扫描，还可计算出各种蛋白质的含量。

血清区带电泳是测定 M 蛋白的一种定性实验，常采用乙酸纤维素膜电泳。正常人血清电泳可分为白蛋白，α_1、α_2、β 和 γ 球蛋白几个区带，γ 区带较宽且淡，扫描图显示一低矮蛋白峰。单克隆免疫球蛋白增高时常在 γ 区（有时在 α 和 β 区）呈现浓密狭窄的蛋白区带，即 M 区带，经扫描显示为一高尖的蛋白峰（高：宽＞2：1）。M 区带的电泳位置可大致反映出免疫球蛋白的类型，但最终确定还需用特异性抗体进行鉴定。多克隆免疫球蛋白增高时（如自身免疫性疾病、慢性感染、肝病等），γ 区带宽而浓密，扫描图上显示一宽大蛋白峰（图 12－3）。有些轻链病、重链病的 M 蛋白峰并不明显,需与尿中本周蛋白检测或尿蛋白电泳联合观察。非分泌型骨髓瘤患者血清蛋白区带电泳常不能检出单克隆丙种球蛋白的 M 区带,往往呈现低丙种球蛋白血症的特征,临床上却存在浆细胞骨髓瘤的表现。为明确诊断,需对患者骨髓中恶性浆细胞进行表面免疫荧光染色分析,或提取其恶性浆细胞经溶解后再行免疫球蛋白分析。

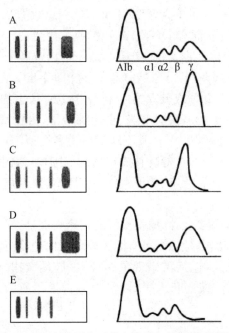

图 12－3　血清蛋白区带电泳及扫描图谱示意图

　　注:A－正常人;B－IgG 型浆细胞骨髓瘤;C－原发性巨球蛋白血症;D－多克隆丙种球蛋白血症;E－低丙种球蛋白血症。

　　溶血标本、陈旧标本和富含类风湿因子的血清标本有时可出现类似 M 蛋白峰的电泳区带,遇到这些可疑情况时,应进一步做免疫电泳等分析加以区别。

　　(二)免疫电泳

　　免疫电泳是指将琼脂糖电泳和免疫双向扩散相结合的一项技术。血清标本先行区带电泳分成区带,继而用各种特异性抗血清进行免疫扩散,观察血清的电泳迁移位置与抗原特异性。阳性样本的 M 蛋白将在适当的部位形成异常沉淀弧,根据抗血清的种类、电泳位置及沉淀弧的形状可以对 M 蛋白的免疫球蛋白类型和其轻链型加以鉴定。

　　正常人血清免疫电泳时出现的沉淀线是平滑均匀的弧形,而 M 蛋白所形成的沉淀线或沉淀弧较宽,凸出呈弓形或船形。不同的病种出现不同的电泳图形。图 12－4 为 IgA λ 型骨髓瘤的免疫电泳图。

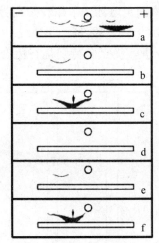

图 12-4 IgA λ 型骨髓瘤免疫电泳图谱示意图

注:孔中为血清样本,槽中为抗血清,箭头所指为骨髓瘤蛋白。

A,抗正常人血清;b,抗 IgG 血清;C,抗 IgA 血清;d,抗 IgM 血清;e,抗 κ 血清;f,抗 λ 血清。

某些 M 蛋白(如 IgA 或 IgM)的四级结构会阻碍轻链抗原决定簇与其相应抗血清结合,因而误诊为重链病。这时需在血清标本中加入 2-巯基乙醇(10μL/mL 血清)作还原处理后,方可检出轻链。将血清与尿液标本一同进行免疫电泳分析,可以观察到血清中同时存在的 M 蛋白和轻链以及尿中存在的本周蛋白(图 12-5)。作游离轻链分析时,由于轻链相对分子质量小,扩散速度快,应随时观察,并注意标本浓度不宜过高,否则难以获得满意结果。

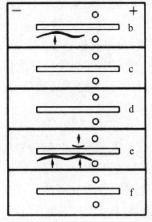

图 12-5 IgGκ 型骨髓瘤免疫电泳图谱示意图

注:上孔中为尿液,下孔中为血清,槽中为抗血清,箭头所指为骨髓瘤蛋白。

b,抗 IgG 血清;c,抗 IgA 血清;d,抗 IgM 血清;e,抗 κ 血清;f,抗 λ 血清。

免疫电泳分析是一项经典的定性实验,但由于影响沉淀线形态的因素较多,扩散时所需抗血清量较大,结果判断需有丰富的实验室经验,现已逐渐被免疫固定电泳所代替。

(三)免疫固定电泳

免疫固定电泳是血清区带电泳与免疫沉淀反应结合的一项定性实验。血清行区带电泳后,分别在电泳条上加 γ、α、μ、κ 和 λ 的抗血清,必要时还可加抗 Fab、抗 Fc 等特殊抗血清,相应的抗原将与抗体在某一区带形成抗原抗体复合物,经漂洗和染色可清晰地显示出抗原抗体反应带(图 12—6)。M 蛋白在免疫固定电泳中显示狭窄而界限分明的区带,而多克隆增生或正常血清 γ 球蛋白显示为宽、弥散而深染的区带。与免疫电泳相比,该方法具有检测周期短、敏感性高、分辨清晰和结果易于分析等优点。特别是在免疫电泳结果似是而非时,该技术有着明显的优越性。

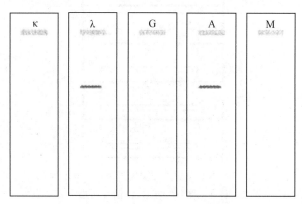

图 12—6　免疫固定电泳图谱示意图

(四)血清免疫球蛋白定量

免疫球蛋白的定量检测,既有助于免疫球蛋白病的确定诊断,又是判断病情程度、观察治疗效果和预后的指标。定量测定的方法有单向免疫扩散法与免疫浊度法,前者较为简便,后者准确迅速,是目前广泛采用的方法。恶性单克隆免疫球蛋白病常呈现某一类免疫球蛋白的显著增高,大多在 30g/L 以上,而正常的免疫球蛋白,包括与 M 蛋白同类的免疫球蛋白的含量则显著降低。M 蛋白含量的多少常可反映病情的轻重,尤其对同一患者,M 蛋白含量明显增高常提示病情恶化。经有效治疗后,M 蛋白含量逐渐下降,而正常免疫球蛋白的含量则由降低趋向正常。在良性免疫球蛋白病的血清标本中,M 蛋白的升高幅度一般不像恶性免疫球蛋白病那么高,多在 20g/L 以下,M 蛋白以外的免疫球蛋白含量一般仍在正常范围之内。多克隆免疫球蛋白病患者的血清中常有多种类型的免疫球蛋白水平同时升高,每类上升的幅度不大,但总的免疫球蛋白水平增高比较明显。

(五)免疫球蛋白轻链型筛选

正常人免疫球蛋白属多态性,总免疫球蛋白的两种轻链型比例基本稳定(成人 $\kappa:\lambda\approx2:1$),当发生 M 蛋白时,轻链型比值必然发生改变,因此,检测 κ 或 λ 型免疫球蛋白含量或比率,可直接用于 M 蛋白的初步筛选。检测的方法有两种,一是用抗 κ 或抗 λ 血清直接用比浊法定量(与免疫球蛋白测定相同),当 $\kappa:\lambda$ 大于 4:1 或小于 1:1 时应考虑 κ 型或 λ 型 M 蛋白血症,二是用双环免疫双扩散法。后者是在琼脂凝胶板上打孔,排列呈梅花形,中心孔注入抗 κ、抗 λ 混合抗体,周围孔放正常对照与患者血清(隔开放置),37℃扩散 24h,正常人由于 κ—Ig 约比 λ—Ig 含量多一倍,故扩散较远,形成的沉淀线靠近混合抗体孔,这样正常人血清与混合抗轻链血清进行双扩散便形成两条平行沉淀线,形成对称的双环(图 12—7),而 M 蛋白血症时,由于 κ 或 λ 中的一型显著增高,另一型正常或降低,双环双扩散时两条沉淀线的距离会发生变化:出现两条距离"加宽"沉淀线时,可考虑为 κ 型单克隆免疫球蛋白增殖病,而出现两条距离"变窄"乃至"融合"或"跨环"之沉淀线时,则可诊断为 λ 型单克隆免疫球蛋白增殖病。多克隆免疫球蛋白增高,由于 κ/λ 值不变,故形成双环间距无改变。该方法诊断单克隆 Ig 增高,具有敏感、简便、结果客观且易于判断的特点,适合在基层中应用和推广,也适用于筛选和普查。

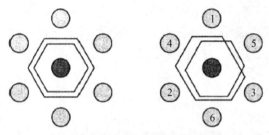

图 12－7　双环双扩散示意图

注：左图，正常人；右图，M 蛋白病患者。中间孔为混合抗轻链血清，右图 1、2、3 孔为正常对照，4 孔为 κ 型 M 蛋白病（加宽双线）；5、6 孔为 λ 型 M 蛋白病（跨环、融合双线）。

（六）本周蛋白的检测

本周蛋白即尿中游离的免疫球蛋白轻链，此蛋白在 pH5.0 的条件下加热至 50～60℃时出现沉淀，继续加热至 90℃时又重新溶解，故又称其为凝溶蛋白。根据这一特点，可用热沉淀反应法进行检测，这种方法简便易行，但敏感度较低，且不能确定轻链的型别。轻链－白蛋白－戊二醛免疫电泳法可明显提高本周蛋白检测的敏感度和特异性：取尿液 5mL，加入 2.0g/L 牛血清白蛋白（BSA）0.25mL，再加入 0.5％戊二醛 0.25mL 混匀，室温下放置 30min。尿液中的轻链能与 BSA 在戊二醛的存在下结合。按常法与抗轻链血清进行对流免疫电泳，样本与抗 κ、λ 血清之间产生白色沉淀线为阳性。此法阳性检出率为 100％，假阳性率为 4％，尿中含有轻链 200μg/mL 时即可出现阳性结果。也可将尿液透析浓缩 50 倍后进行免疫固定电泳分析或免疫比浊法定量检测，可测定出轻链的型别并能对尿中 κ 链和 λ 链进行准确的定量分析。

（七）冷球蛋白检测

冷球蛋白是血清中的一种特殊蛋白质，在 4℃时自发沉淀，加温至 37℃时又可溶解，故常利用这种可逆性冷沉淀的特性对其进行测定。测定时抽取患者静脉血 10mL，37℃水浴 2h 后分离血清，用细长毛细滴管吸取血清注入红细胞比积管至刻度 10 处，其余血清移至尖底离心管中，均置于 4℃，7 天。以上过程所用器材均需先行在 37℃预温，离心时可在套管中加入温水或使离心机空转 20～30min，以达到预温的目的。7 天后取出并于 4℃离心，2500r/min，30min。观察比积管中冷沉淀物的比容，正常情况下应小于 0.4％。弃去尖底离心管中上层血清，用冰冷的 9.0g/L NaCl 洗沉淀物，4℃离心，2500r/min，共 3 次。再将沉淀物用适量 9.0g/L NaCl 重悬，置于 37℃溶解后测蛋白质含量。正常人冷球蛋白含量一般不超过 80mg/L。溶解的冷沉淀物，可用免疫电泳、免疫固定电泳等方法进行成分鉴定。

实验时须注意，冷纤维蛋白原、C 反应蛋白－白蛋白复合物和肝素沉淀蛋白等也具有冷沉淀特性，应加以区别。

（张延芳）

第三节　免疫缺陷病的免疫学检验

健康的免疫系统担负着免疫防御、免疫监视、免疫自稳和免疫调节的功能。多种因素可引起机体免疫功能的异常，进而导致疾病的发生。

免疫缺陷病(immunodeficiency disease, IDD)是因免疫系统先天发育障碍或后天损伤所致的各种临床综合征。患者因免疫细胞在发育、分化、增生、调节、代谢等不同环节上发生异常,导致机体免疫功能缺陷或低下,临床表现多为感染首发(常为反复或持续性感染且难治),并易伴发自身免疫病、恶性肿瘤、过敏性疾病等。

一、概述

(一)免疫缺陷病的分类

按发病原因不同,免疫缺陷病可分为如下两大类:

1. 原发性免疫缺陷病　原发性免疫缺陷病(primary immunodeficiency disease, PIDD)是由免疫系统的遗传基因异常或先天性免疫系统发育不良造成免疫功能障碍引起的疾病,可伴其他组织器官的发育异常或畸形,也称先天性免疫缺陷病(congenital immunodeficiency disease, CIDD)。据估计,它在人群中的总发病率约为 0.01%,病种较多,迄今文献报道多达 200 余种。按其累及的免疫成分不同,可分为 B 细胞缺陷(抗体缺陷,占 50%),T 细胞缺陷(细胞免疫缺陷,占 18%),联合免疫缺陷(T、B 细胞缺陷,占 20%),吞噬细胞缺陷(占 10%),补体缺陷(占 2%)。PIDD 具有人群发病率低,发病年龄早,病情严重且难治,死亡率高的特点。

随着分子生物学技术的发展,目前已对某些 PIDD 的基因突变或缺陷进行了定位,为阐明其发病机制、临床诊断和治疗奠定了基础,并促进了对免疫应答和调节机制的深入了解。

2. 继发性免疫缺陷病　继发性免疫缺陷病(secondary immunodeficiency disease, SIDD)是免疫系统受到后天因素(如营养不良、感染、肿瘤、消耗性疾病、应用免疫抑制剂等)引起免疫功能损伤而导致的疾病,也称获得性免疫缺陷病(acquired immunodeficiency disease, AIDD)。可累及 T 细胞、B 细胞、吞噬细胞和补体等不同免疫成分,导致相应功能受损。SIDD 具有人群发病率高,临床表现复杂,通常消除病因后可恢复的特点。

(二)免疫缺陷病的特点

免疫缺陷病的临床表现各异,与所缺陷的成分、程度、范围有关,但有如下共同的临床特点。

1. 对感染的易感性增加　免疫缺陷病患者易出现反复感染,且病情常较严重,难以控制,是造成患者死亡的主要原因。体液免疫缺陷、吞噬细胞缺陷及补体缺陷导致的感染,以细菌尤其是化脓性细菌感染为主,也可发生肠道病毒感染。T 细胞免疫缺陷导致的感染主要由病毒、真菌、胞内寄生菌和原虫引起。T、B 细胞联合免疫缺陷除对各种病原微生物易感之外,机会感染是其重要特点(表 12-16)。

表 12-16　各类免疫缺陷病感染特点

免疫缺陷病	易感病原体类别	感染类型
体液免疫缺陷	以化脓性球菌感染为主	败血症、化脓性脑膜炎、肺炎、气管炎、中耳炎等
细胞免疫缺陷	细胞内寄生病原体感染为主	重症病毒感染、真菌感染、布氏菌病、结核病等
联合免疫缺陷	化脓菌和胞内寄生病原体	全身重症细菌及病毒感染、顽固性腹泻或脓皮病
吞噬细胞和补体缺陷	化脓菌为主,补体缺陷时也常见奈瑟氏菌属球菌感染	肺炎,化脓性淋巴结炎、脓皮病、全身性肉芽肿

2. 易伴发恶性肿瘤　免疫缺陷病患者易发生肿瘤,尤其是 T 细胞缺陷患者,主要为病毒所致肿瘤和淋巴系统肿瘤,其发生率比同龄正常人群高 100~300 倍。

3.易发自身免疫病　因免疫自稳和免疫调节功能障碍,免疫缺陷病患者易发自身免疫病,发病率可高达14%,而正常人群的发病率仅0.001%~0.01%,以SLE、类风湿关节炎和恶性贫血等多见。

二、原发性免疫缺陷病

自1952年Bruton报道首例原发性免疫缺陷病X性联无丙种球蛋白血症以来,目前约有160个免疫缺陷基因被确定,病种达200多。缺陷可发生于免疫系统发育的各个环节,其中常染色体遗传病约占1/3,隐性遗传高于显性遗传;X性联隐性遗传病占1/5,15岁以下PIDD患者多为男性,男女比例为5:1,成年为1:1.4。

(一)原发性B细胞缺陷病

原发性B细胞免疫缺陷(primary B lymphocytes deficiency)是因B细胞发育或Th细胞辅助功能缺陷引起,其免疫学特点:免疫球蛋白全部缺失或低下,或选择性缺乏某些类别,外周血B细胞数量减少或缺陷,T细胞数量正常。临床表现:①易引起化脓性细菌、肠道病毒感染;②易伴发自身免疫病,尤其是血细胞减少;③治疗以补充免疫球蛋白(选择性IgA缺陷除外)和抗感染治疗为主。

1.无丙种球蛋白血症　可分两种情况。一为X性联无丙种球蛋白血症(X-linked agammaglobulinemia,XLA),又称Bruton病或Bruton综合征,是第一个被发现的PIDD,也是最典型的原发性B细胞缺陷病。在无丙种球蛋白血症患者中占80%~90%,为X性联隐性遗传。因位于Xq22染色体上的Bruton酪氨酸激酶(Bruton's tyrosine kinase,Btk)编码基因突变引起该病,女性为携带者,男性发病。二是由编码μ重链、λ5、Igα和β、B细胞接头分子(BLNK)等常染色体隐性基因突变引起。

Btk、μ重链λ5、Igα和β、BLNK均参与B细胞发育、成熟,若基因突变都能使B细胞发育停滞于前B细胞阶段,不能成熟。

两者的临床表现类似。因从母体获得的IgG已基本完全降解,患儿大多于出生6~9个月时开始发病,临床表现以反复化脓性细菌、肠道病毒感染为特征,患者细胞免疫功能正常,对其他病毒、真菌等胞内感染仍有较强抵抗力。免疫学主要特征为:①血清各类免疫球蛋白缺乏(IgG<2g/L,总Ig<2.5g/L);②外周B细胞、生发中心和浆细胞缺乏;③对抗原刺激无抗体应答;④免疫球蛋白补充治疗效果较好。20%患者伴有自身免疫病。

2.选择性免疫球蛋白缺陷病

(1)选择性IgA缺陷病(selective IgA deficiency):最常见的一种选择性免疫球蛋白缺陷病,发病率约为1‰。有家族史者多为常染色体显性或隐性遗传。约半数患者无明显症状,或仅发生呼吸道、消化道及泌尿道感染,少数可出现严重感染,患者常伴超敏反应、自身免疫病。免疫学主要特征为:①血清IgA<50mg/L,仅为正常人的1/80~1/40,同时SIgA含量极低,其他免疫球蛋白水平正常或略高,细胞免疫功能正常;②不能用免疫球蛋白补充治疗,若补充易发生超敏反应(44%患者体内有抗IgA的抗体,补充治疗可引起严重甚至危及生命的过敏反应)。患者重链α基因和膜表达IgA正常,但是,B细胞不能分化成分泌IgA的浆细胞,发病机制尚不清楚。

(2)普通可变性免疫缺陷病:普通可变性免疫缺陷病(common variable immunodeficiency,CVID)是血清免疫球蛋白水平降低(<3.0g/L)的一组异质性免疫缺陷病,是最常见的原

发性抗体缺乏病,临床表现多变,任何年龄均可发病。此病对化脓性细菌易感,窦肺感染最常见,几乎所有患者有复发性鼻窦炎、中耳炎,约2/3患者有支气管炎、肺炎。慢性及反复感染可导致重症支气管扩张症、肺间质纤维化、肉芽肿浸润和间质性肺炎。也可引起感染性腹泻、炎症性肠道疾病、结节性淋巴组织增生。易并发自身免疫病(如类风湿关节炎、SLE、溶血性贫血、恶性贫血等),易伴发恶性肿瘤(淋巴瘤、白血病、胃癌、胸腺瘤等)。

本病可为常染色体隐性或显性遗传,患者共同的免疫学特征是循环B细胞数量正常,但是不能分化成浆细胞。

(3)选择性IgG亚类缺陷病(selective IgG subclass deficiencies):患者血清总IgG含量正常,但某一种或几种IgG亚类选择性降低。其中最常见的类型是成人IgG3亚类缺陷病;IgG2缺陷与IgA缺陷有关,多见于儿童。这类患者大多无临床表现,少数患者可反复发生化脓性细菌感染。本病通常由B细胞分化异常引起。

(4)高IgM综合征:高IgM综合征(hyper-IgM syndrome,HIGMS)是血清IgM水平增高或正常,IgG、IgA、IgE缺乏的一组异质性疾病,因B细胞产生抗体不能发生类转换引起。较罕见。发病机制约70%为X性联隐性遗传所致,其他与常染色体隐性遗传基因CD40、活化诱导的胞嘧啶核苷脱氨酶(activation-induced cytidine deaminase,AICD)、尿嘧啶-DNA糖基化酶(uracil-DNA glycosylase,UDG)突变有关。

X性联隐性遗传性高IgM综合征(X-linked high IgM syndrome,XLHM)是由于T细胞X染色体上CD40L基因突变,使Th细胞表达的CD40L结构异常,与B细胞CD40相互作用受阻,从而导致B细胞不能进行抗体类别转换,只分泌IgM。XHM患者为男性,临床表现主要为反复胞外细菌感染和某些机会菌感染(如卡氏肺囊虫、隐孢子虫、非洲弓形虫)。X性联隐性遗传性高IgM综合征主要免疫学特征:①血清IgM水平增高或正常,IgG、IgA、IgE缺乏;②抗体功能减弱,细胞免疫功能有一定程度的损伤;③生发中心缺失;④患者常伴发自身免疫病,出现某些血细胞减少症(因血清中含有大量抗中性粒细胞、血小板和红细胞的自身抗体);⑤成人常发生硬化胆管炎(sclerosing cholangitis)、肝炎、肝癌;⑥B细胞数量正常,但缺乏表达m IgG和m IgA的B细胞。

高IgM综合征患者中CD40L缺陷约占65%,AICD缺陷约占20%,CD40和UDG缺陷各小于1%,另有约25%患者由其他原因引起。

(二)原发性T细胞缺陷病

原发性T细胞缺陷病(primary T lymphocytes deficiency)是一类由遗传因素所导致的T细胞发育、分化和功能障碍的免疫缺陷病,常伴有体液免疫及其他免疫功能缺陷。虽然某些患者血清Ig正常,但对抗原刺激并不产生特异性抗体。

主要临床特点:①细胞免疫功能缺陷;②以低毒力机会感染或细胞内微生物感染多见,如真菌、病毒、卡氏肺囊虫等;③减毒活疫苗接种可引起全身感染而导致死亡;④迟发型皮试无反应;⑤肿瘤发生率增高;⑥易发生移植物抗宿主反应。目前尚无有效治疗方法。

1. 先天性胸腺发育不全(congenital thymic hypoplasia,CTH) 本病又称DiGeorge综合征,是典型的T细胞缺陷病。患者因染色体22q11.2区域缺失,导致胚胎早期第Ⅲ、Ⅳ咽囊发育障碍,引起多器官发育不全、功能受损。免疫学特征:外周血T细胞显著减少,细胞免疫功能严重缺损,B细胞数量和功能正常或偏低,但对TD抗原刺激不产生特异性抗体。临床表现如下。①胸腺发育不全,X线胸腺影缺乏。②甲状旁腺先天发育不全:低血钙,出生后24h内可发生抽搐。③先天性心脏病：主动脉弓中断、中隔缺损。④特征性面容：耳位低、耳轮有切迹，"鱼形"嘴(人中短)，眼距宽，颌小畸形，眼反光先天愚型倾斜。⑤食道闭锁、悬雍垂裂为两瓣。胸腺移植可有效治疗 T 细胞缺陷。

2.T 细胞活化和功能缺陷　T 细胞膜分子或细胞内信号转导分子缺陷，可导致 T 细胞功能缺损，甚至联合免疫缺陷病。例如，CD3 转导抗原刺激信号缺陷，CD3δ 链缺陷导致血液中 T 细胞数量非常低或缺如，CD3ε 或 CD3γ 缺陷引起循环 T 细胞功能失调，而数量正常。于是 CD3δ 缺陷产生 SCID，而 CD3ε 和 CD3γ 缺陷常产生轻度 CID。ZAP－70 缺陷，共刺激分子(如 B7)表达缺失，细胞因子受体表达缺失，患者 CD4$^+$ T 细胞数量正常但是功能异常，CD8$^+$ T 细胞缺失，NK 细胞功能正常。这是一组常染色体隐性遗传病。

(三)联合免疫缺陷病

联合免疫缺陷病(combined－immunodeficiency disease，CID)通常指 T 细胞及 B 细胞均有分化发育障碍或缺乏细胞间相互作用而导致的疾病，患者存在严重的细胞免疫和体液免疫缺陷。其发病机制：患者全身淋巴组织发育不良，淋巴细胞减少；易发生严重和持续性的细菌、病毒和真菌感染，且常为机会性感染；接种某些减毒活疫苗可引起严重的全身感染，甚至死亡。一般免疫治疗很难奏效，骨髓移植治疗有一定疗效，但可导致移植物抗宿主反应。患者多见于新生儿和婴幼儿，一般在 1～2 岁内死亡。

1.重症联合免疫缺陷病　重症联合免疫缺陷病(severe combined－immunodeficiency disease，SCID)罕见。有性联隐性遗传和常染色体隐性遗传两种类型。患者 T、B 细胞免疫功能严重受损；对各种病原、机会菌易感，如不采取治疗措施，一般在出生后 6～12 个月内死亡。

发病机制主要有以下三个方面。

(1)细胞因子受体信号转导缺陷

1)细胞因子受体 γc 链缺陷：细胞因子受体 γc 链基因突变引起 X 性联重症联合免疫缺陷病(X－linked SCID，XLSCID)，为 X－连锁隐性遗传，约占 SCID 的 50%。γc 链基因突变，使 IL－2R、IL－4R、IL－7R、IL－9R、IL－15R 和 IL－21R 表达和信号转导受阻，T 细胞发育停滞于祖 T(pro－T)细胞阶段，从而发生 SCID。患者成熟 T 细胞和 NK 细胞缺乏或严重减少，B 细胞数量正常但功能受损。

2)JAK－3 缺陷：JAK－3 是细胞因子受体 γc 链胞质区唯一连接的酪氨酸激酶，JAK－3 基因突变，导致 γc 链信号转导受阻。该病为常染色体隐性遗传，其临床表现与 XLSCID 相同。

3)IL－7Rα 缺陷：为常染色体隐性遗传，约占 SC1D 的 10%。患者 IL－7 受体 α 链基因突变，使共同祖淋巴细胞(CLP)不能向 T 细胞发育，导致 T 细胞缺陷。NK 细胞数量和功能正常；B 细胞数量正常或增加，但功能受损。

(2)腺苷脱氨酶缺陷症：腺苷脱氨酶(adenosine deaminase，ADA)缺陷为常染色体隐性遗传，约占 SCID 的 15%。发病机制是因位于第 20 对染色体(20q13－ter)的 ADA 编码基因突变或缺失导致 ADA 缺乏。ADA 参与嘌呤分解代谢，能不可逆地使腺苷和脱氧腺苷脱氨基，产生肌苷和脱氧肌苷。ADA 缺失，导致脱氧腺苷及其前体 S－腺苷高半胱氨酸、dATP 蓄积，这些产物有毒性作用，能抑制 DNA 合成，引起细胞凋亡，使 T 细胞、B 细胞和 NK 细胞发育受阻，导致这些细胞缺陷。该病是人类历史上首次进行基因治疗临床实验的一种遗传病。

(3)V(D)J 重组缺陷：V(D)J 重组缺陷属于一组常染色体隐性遗传病。Rag(重组激活基因)－1 和 Rag－2 及其他抗原受体重组酶基因编码一组重组酶成分，启动和参与抗原受体

V、D、J 重排。这些基因突变,引起 T、B 淋巴细胞抗原受体不能表达,成熟受阻,患者缺乏成熟 T、B 细胞,导致 SCID。

此外,网状发育不全可能是造血干细胞成熟有缺陷所致,是一种更严重的 SCID,患者 T、B 细胞和粒细胞都缺乏。

2. MHC 分子表达缺陷

(1)MHCⅠ类分子表达缺陷:为常染色体隐性遗传,由于 TAP 或 tapasin 基因突变引起。TAP 突变使内源性抗原肽不能转运至内质网,未结合抗原肽的 MHCⅠ类分子很不稳定,不能最终完成组装,会在胞内降解。tapasin 突变不能促进高亲和力抗原肽与 MHCⅠ类分子结合,也主要影响 MHCⅠ类分子组装和稳定,导致 MHCⅠ类分子表达降低,CD8$^+$T 细胞功能缺陷。TAP 缺陷患者常患有呼吸道细菌感染,而不是病毒感染。tapasin 突变患者易患病毒感染。

(2)MHCⅡ类分子表达缺陷:又称为裸淋巴细胞综合征(bare lymphocyte syndrome),为常染色体隐性遗传,患者 MHCⅡ类分子表达缺陷。胸腺基质上皮细胞 MHCⅡ类分子表达缺陷,T 细胞阳性选择受阻,导致 CD4$^+$T 细胞分化障碍,数量减少;APC 表面 MHCⅡ类分子表达缺陷,引起递呈抗原功能发生障碍。CD8$^+$T 细胞发育正常,B 细胞数量正常,临床表现为迟发型超敏反应以及对 TD-Ag 的抗体应答缺陷,对病毒的易感性增高。

该病的发生并非由于 MHCⅡ类基因本身缺陷,而是由于调节 MHCⅡ类分子表达的转录因子基因发生突变所致。转录因子包括 MHCⅡ类基因特异性的与启动子区 X 框结合的三个转录因子 RFX5(promoter x-box regulatory factor 5)、RFXAP(regulatory factor x associated protein)和 RFXANK(regulatory factor x-associated ankyrin-containing protein),及转录调节蛋白Ⅱ类转录活化因子(class Ⅱ transactivator,CⅡTA)。CⅡTA 与 RFX5、RFXAP、RFXANK 结合形成复合物才能启动转录,其中任一基因突变都可导致 MHCⅡ基因不能转录,发生裸淋巴细胞综合征,引起严重的免疫缺陷病。

3. 伴湿疹血小板减少性免疫缺陷病   伴湿疹血小板减少性免疫缺陷病(Wiskott-Aldrich syndrome,WAS)是一种 X 性联隐性遗传病。其主要临床和免疫特征如下:①临床表现为湿疹、血小板减少和极易化脓性细菌感染三联征;②T 细胞数量减少、功能有缺陷,易发生自身免疫病和肿瘤;③对多糖抗原的抗体应答明显降低,伴 IgM 水平降低,但 IgG 正常,IgA、IgE 增高。发病机制:X 染色体上 WAS 基因编码的蛋白(WASP)存在于所有造血来源的细胞中,在调节细胞骨架重组及活化中起作用;WAS 基因突变或缺陷,导致细胞骨架不能移动,使免疫细胞相互作用受阻。

4. 毛细血管扩张性共济失调综合征   毛细血管扩张性共济失调综合征(ataxia telangiectasia syndrome,ATS)为常染色体隐性遗传,由于第 11 号染色体上 AT 基因突变,引起 DNA 依赖性磷脂酰肌醇-3 激酶(PI3K)缺陷,可能与 T 细胞活化、DNA 修复缺陷有关。病变涉及神经、血管、内分泌和免疫系统。

主要临床和免疫特征如下:①进行性小脑共济失调,9 个月至 1 岁发病,也可晚至 4~6 岁;②毛细血管扩张,2 岁前发作,也可延迟至 8~9 岁,主要表现在眼结膜和面部;③IgA 选择性缺陷,反复鼻窦、肺部感染;T 细胞数量和功能降低;B 细胞数量和 NK 活性正常;④对电离辐射异常敏感,易染色体断裂;⑤易发肿瘤,如淋巴瘤、白血病、上皮癌等。

5. Chediak-Higashi 综合征   Chediak-Higashi 综合征(CHS)为多系统的常染色体隐性遗传疾病,由位于第 1 号染色体上的 CHS1 基因突变引起,可能与高尔基体外侧网络或早期内体向晚期内体转运、细胞器融合和裂殖、颗粒胞吐、微管功能、颗粒蛋白酶(如弹性蛋白酶和组织蛋白酶G)等缺陷有关,导致吞噬细胞、NK细胞和CTL细胞毒作用受损,胞内杀菌功能降低、趋化作用异常。患者临床特征:所有血细胞、黑色素细胞、神经鞘(Schwann)细胞等胞质内有在光学显微镜下可见的巨大颗粒(可能由于内体和溶酶体过度融合所致);眼和皮肤局部有白化病,畏光;患者对病毒和肠道菌非常易感;肝、脾、淋巴结肿大,贫血,白细胞减少;皮肤溃疡;大脑萎缩。患者多在5岁之前因感染而死亡。

(四)原发性吞噬细胞缺陷病

吞噬细胞缺陷包括吞噬细胞数量减少和功能异常,患者易患各种化脓性细菌感染,重者可危及生命。

1.原发性中性粒细胞缺陷　按照中性粒细胞缺陷的程度,临床上常将其分为粒细胞减少症(granulocytopenia)和粒细胞缺乏症(agranulocytosis)。前者外周血中性粒细胞数低于$1.5\times10^9/L$,而后者外周血几乎没有中性粒细胞。其发病机制是由于粒细胞集落刺激因子基因突变导致髓样干细胞分化发育障碍,使粒细胞分化受阻。患者多在生后1个月内开始发生各种细菌的反复感染,重者可死于败血症或脑膜炎。

2.白细胞黏附缺陷病　白细胞黏附缺陷病(leukocyte adhesion deficiency,LAD)为常染色体隐性遗传,可分为如下两型。

(1)LAD-1型:罕见。因整合素β2亚单位(CD18)基因突变,使β2亚家族4个成员LFA-1、Mac-1/CR3、gp150,95/CR4和αDβ2糖蛋白均表达缺陷,导致吞噬细胞的黏附、趋化、活化、吞噬功能障碍,T细胞和NK细胞趋化、激活和细胞毒作用受损。患者主要表现为反复化脓性细菌感染(常1周内新生儿发生),可在1岁内死亡。

(2)LAD-2型:发生机制为α1-3岩藻糖转移酶基因突变所致,该酶参与Sialyl-Lewis X(CD15s)的生成,基因突变导致该配体分子在白细胞表面表达缺陷,使白细胞与E-选择素和P-选择素结合功能、趋化作用受损。患者主要表现为反复化脓性细菌感染。

3.慢性肉芽肿病　慢性肉芽肿病(chronic granulomatous disease,CGD)患者由于编码还原型辅酶Ⅱ(NADPH)氧化酶系统的基因缺陷,使吞噬细胞呼吸爆发受阻,不能产生有氧杀菌物质如超氧离子、过氧化氢及单态氧离子等,使吞噬细胞杀菌功能严重受损。吞入的细菌非但不被杀死,反而使细菌在胞内得以存活、繁殖,并随吞噬细胞游走播散,造成反复的慢性感染。持续的感染使活化的巨噬细胞在炎症部位聚集,对$CD4^+$T细胞持续性刺激导致肉芽肿的形成。CGD约2/3为性联隐性遗传($gp91^{phox}$),其余为常染色体隐性遗传($p22^{phox}$、$p47^{phox}$、$p67^{phox}$)。

患者常对过氧化氢酶阳性细菌(如葡萄球菌、黏质沙雷菌、假单胞菌、大肠杆菌、念珠菌、曲霉菌、灵杆菌等)和真菌易感,主要表现为慢性化脓性感染,淋巴结、皮肤、肝、肺、骨髓等有慢性化脓性肉芽肿或伴有瘘管形成。

(五)原发性补体系统缺陷病

原发性补体系统缺陷病(primary complement system deficiency)少见,大多数属常染色体隐性遗传,少数为常染色体显性遗传。补体系统的补体固有成分、补体调节蛋白和补体受体都可发生缺陷,其遗传方式和基因定位也已明确。临床主要表现为反复化脓性细菌(尤其奈瑟菌)感染及自身免疫病(如SLE)。但是,有些补体调节蛋白缺陷除有这些临床表现外,还有某些特征性的体征和症状,下面予以介绍。

1.补体固有成分缺陷　补体激活途径的固有成分均可发生遗传性缺陷。C3缺陷可致严重的甚至是致命的化脓性细菌感染；C4、C2 缺陷常引发 SLE、肾小球肾炎等免疫复合物病；P因子、D 因子缺陷易致反复化脓性细菌感染；C5～C9 缺陷可引起奈瑟菌属感染。

2.补体调控蛋白缺陷

(1)遗传性血管神经性水肿(hereditary angioneurotic edema，HAE)：为最常见的补体缺陷病，是由 C1INH 遗传缺陷所致，为常染色体显性遗传。该调节蛋白缺乏可引起 C4、C2 裂解失控，产生过多的 C4a、C2a 等介质，使血管通透性增高，患者易反复发生皮下组织(如面部和眼睑)和黏膜(如肠道)水肿，严重的喉头水肿可致窒息死亡。本病可分两型，Ⅰ 型是 C1INH 基因缺损，无转录物，可通过检测 C1INH 进行诊断；Ⅱ 型是 C1INH 基因点突变，产生缺陷的 C1INH 分子，其诊断需同时检测 C1INH 和 C4。

(2)阵发性夜间血红蛋白尿(paroxysmal nocturnal hemoglobinuria，PNH)：由多能造血干细胞 X 染色体上 PIG－A(phosphatidylinositol glycan A)基因获得性突变引起，使其编码产物 N－乙酰葡糖胺转移酶不能合成磷脂酰肌醇(GPI)，导致借助 GPI 锚定在细胞膜上的补体调节蛋白 CD55(衰变加速因子，DAF)、CD59(膜反应性溶解抑制因子，MIRL)缺乏，引起患者红细胞对补体介导的溶解作用敏感。本病常在夜间发生，可能与夜间血液 pH 生理性偏低、容易导致补体系统替代途径激活有关。临床表现为慢性溶血性贫血、全血细胞减少和静脉血栓形成，晨尿中出现血红蛋白。

3.补体受体缺陷　补体受体主要存在于红细胞和吞噬细胞膜表面，其表达缺陷可致循环免疫复合物清除障碍，从而发生 SLE 等自身免疫病。

三、继发性免疫缺陷病

继发性免疫缺陷病是继发于其他疾病或由某些理化因素所导致的免疫缺陷病。可涉及免疫系统的各个方面，临床表现和免疫学特征与相应的原发性免疫缺陷病相似。

(一)继发性免疫缺陷病的常见病因

诱发免疫缺陷病的因素可分为以下两类。

1.非感染因素　可诱发免疫缺陷病的非感染因素较多，常见的致病因素有以下诸方面。

(1)营养不良：引起获得性免疫缺陷病最常见的原因。蛋白质－能量、维生素和微量元素摄入严重不足可影响免疫细胞的成熟，并引起淋巴器官萎缩，降低机体抗感染能力。

(2)肿瘤：恶性肿瘤特别是淋巴组织的恶性肿瘤常可进行性地抑制患者的免疫功能。

(3)医源性因素：临床治疗应用免疫抑制剂、抗癌药物，放射治疗，手术、脾或胸腺切除等均可引起获得性免疫缺陷。

(4)消耗性疾病：如糖尿病、尿毒症、肾病综合征、急性和慢性消化道疾病、严重肝病等，可致蛋白质大量丢失、吸收不良或合成不足。

(5)其他因素：如严重创伤、大面积烧伤、中毒、妊娠、衰老等均可引起免疫功能低下。

2.感染　如人类免疫缺陷病毒(human immunodeficiency virus，HIV)感染引起获得性免疫缺陷综合征(acquired immune deficiency syndrome，AIDS)，简称艾滋病。此外，多种病毒(如人类嗜 T 细胞病毒、麻疹病毒、巨细胞病毒、风疹病毒和 EB 病毒等)、结核分枝杆菌、麻风杆菌、原虫或蠕虫感染均可导致免疫缺陷。

(二)获得性免疫缺陷综合征

1.AIDS 的流行情况　自 1981 年发现首例 AIDS 以来，AIDS 在世界广泛蔓延。尽管目前流行趋势在下降，但是在撒哈拉以南非洲地区艾滋病已成为最常见的死亡原因，20％是死于艾滋病。根据联合国艾滋病规划署估计,2008 年全球约 3340 万人感染 HIV/艾滋病(其中成年人 3130 万,妇女 1570 万,15 岁以下的儿童 210 万),当年新增 HIV 感染者约 270 万,200 万人死于艾滋病。卫生部与联合国艾滋病规划署和 WHO 联合对中国 2009 年艾滋病疫情(截至 2009 年底)进行了评估,估计存活的 HIV 感染者和艾滋病患者约 74 万,其中艾滋病患者为 10.5 万;当年新增 HIV 感染者 4.8 万。

AIDS 的传染源是 HIV 的无症状携带者和 AIDS 患者。HIV 存在于血液、精液、阴道分泌物、乳汁、唾液和脑脊液中,主要的传播方式有三种:①性接触;②注射传播;③垂直传播,可经胎盘或产程中的母血或阴道分泌物传播,产后可通过乳汁传播。

2.病原学　1983 年法国病毒学家 Montagnier 等从 AIDS 患者体内首次分离出一种 RNA 逆转录病毒,WHO 于 1987 年将该病毒正式命名为 HIV。HIV 属于逆转录病毒科慢病毒属,可分为 HIV-1 和 HIV-2 两型,目前,世界流行的 AIDS 主要由 HIV-1 所致,约占 95%;HIV-2 主要在西非和印度流行。两者的基因序列有 25% 以上差异,且对抗体反应也有所不同,但是两者引起疾病的临床症状相似,通常称 HIV 均指 HIV-1。

成熟的病毒颗粒直径为 100～120nm,外有脂质层包膜,病毒内部为 20 面体对称的核衣壳,核心为圆柱状,含病毒 RNA、逆转录酶和核衣壳蛋白,基因组包含两条长度约 9.2kb 的 RNA 链。病毒基因组两侧的 LTR(long terminal repeat)调控病毒 DNA 与宿主细胞基因组的整合、病毒基因表达和复制。Gag(group-specific antigen)序列编码病毒核心结构蛋白。Env(envelope)序列编码病毒包膜糖蛋白 gp120 和 gp41。Pol(polymerase)序列编码病毒复制所需的逆转录酶、整合酶、蛋白酶。除了这些典型的逆转录病毒结构蛋白基因之外,HIV-1 还含有 6 个调节辅助性蛋白基因 tat、rev、vif、vpr、vpu 和 nef,其产物以不同方式调节病毒蛋白合成、病毒复制、促进感染、抑制宿主细胞免疫功能。HIV 在体内增殖迅速,每天产生 10^9～10^{11} 个病毒颗粒。HIV 易发生变异(突变率约为 $3×10^{-5}$),从而易逃避免疫作用。

3.HIV 侵入细胞的机制及感染特点　HIV 穿过表皮屏障,通过两种方式感染细胞:①游离病毒与 CD4+ T 细胞、巨噬细胞、DC、神经胶质细胞接触,通过 CD4 和 CCR5/CXCR4 介导病毒核衣壳穿入细胞(图 12-8);DC 细胞也可通过 CD209(DC-SIGN)介导的胞吞作用摄入病毒。②感染细胞通过与未感染细胞接触传播感染。细胞间接触传播感染更迅速、更有效。

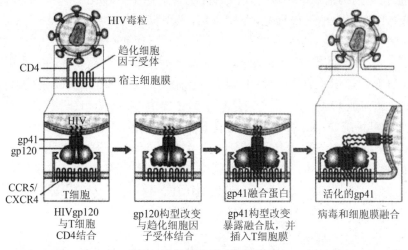

图 12-8　HIV 进入细胞机制

注:CD4 分子与病毒 gp120 结合,诱导 gp120 和 gp41 构象顺序改变,促使病毒与趋化因子受体结合,活化

的 gp41 介导病毒与宿主细胞膜融合。

　　被感染的 DC 迁移到局部淋巴结,尤其是黏膜相关的淋巴组织,主要感染 CD4$^+$ CCR5$^+$ T 细胞(主要是 Tem 细胞),引起病毒大量扩增,细胞大量破坏,并扩散全身引起广泛感染。在 HIV 感染后 1~4 周,许多感染者可出现流感样等症状,如发热、咽喉疼痛、肌肉疼痛、头痛、疲劳、皮疹、口腔溃疡、消瘦、厌食、腹泻或淋巴结肿大。随之机体对 HIV 发生免疫应答,病毒复制被有效抑制,疾病处于潜伏状态,持续 2~15 年,形成 HIV 慢性感染。在此期间,由于肠道免疫系统活化的 CD4$^+$ T 细胞耗竭,微生物产物(如细菌 LPS、DNA 等)通过破坏的肠黏膜进入机体,以及隐伏 HIV 随细胞分裂或合并微生物感染、受丝裂原或细胞因子等刺激能持续诱导病毒复制,于是广泛激活全身固有免疫和适应性免疫,使 CD4$^+$ T 细胞不断被特异性和非特异性活化,并表达 CXCR4,导致 CD4$^+$ T 细胞不断被感染、破坏,最终耗竭、免疫崩溃,发展为 AIDS 甚至死亡(图 12-9)。

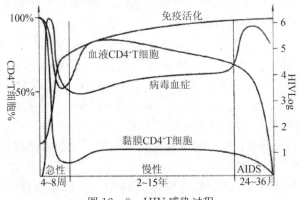

图 12-9　HIV 感染过程

　　注:HIV 感染过程分为急性期、慢性期和 AIDS 发作期。HIV 进入机体的最初数天,由于 HIV 在淋巴组织中大量扩增,主要导致 CD4$^+$ CCR5$^+$ T$_{EM}$ 细胞大量破坏,尤其是黏膜系统 T$_{EM}$ 细胞损失达 80%~90%。随后对 HIV 免疫功能建立,HIV 复制降至最低水平,长期稳定维持。慢性 HIV 感染可持续 2~15 年,特点是随 CD4$^+$ T 细胞数量降低,免疫功能不断恶化,最终免疫崩溃,发展为 AIDS。

　　4. HIV 损伤免疫细胞和逃避免疫攻击的机制　病毒主要侵犯 CD4$^+$ T 细胞、巨噬细胞、DC、B 细胞和脑组织中的小胶质细胞,AIDS 患者表现以细胞免疫功能严重缺损、机会感染、恶性肿瘤和中枢神经系统病变为主要特征。HIV 通过直接和间接方式损伤免疫细胞。

　　(1)对 CD4$^+$ T 细胞的损伤:活化的 CD4$^+$ T 细胞是病毒感染和破坏的主要靶细胞。HIV 主要感染破坏 CD4$^+$ CCR5$^+$/CXCR4$^+$ T 细胞。在感染的急性期,主要破坏 CD4$^+$ Tem 细胞,因为初始 CD4$^+$ T 细胞和 Tcm 细胞不表达 CCR5,主要由 CD4$^+$ Tem 细胞表达,且该群细胞主要存在于黏膜免疫系统,故在该系统尤其是在肠道相关的淋巴组织中损失惨重。在慢性感染期,主要破坏活化的 CD4$^+$ CXCR4$^+$ T 细胞,因为活化的 CD4$^+$ T 细胞表达 CXCR4。此外,活化的 CD4$^+$ T 细胞易遭受破坏,也与这些细胞内 APOBEC3G 抗病毒能力减弱有关。成人 T 细胞数量约为 10^{12},其中 90% 以上存在于淋巴组织中。在慢性 HIV 感染期间,在淋巴组织中的 CD4$^+$ T 细胞高达 10% 被感染,循环中被感染的数量则小于 0.1%,每天被破坏的 CD4$^+$ T 细胞数量约 $2×10^9$(约占全部 CD4$^+$ T 细胞数量的 5%)。

　　1)直接破坏作用:①病毒大量复制,毒粒芽生释放,引起细胞膜损伤、通透性增高,胞内 Ca^{2+} 浓度升高,导致 T 细胞渗透性崩解或凋亡。②感染细胞的胞质中积聚大量病毒 DNA、

RNA 及蛋白,干扰宿主细胞蛋白质合成,影响细胞功能和生存,导致细胞死亡。③感染细胞表达 gp120,介导与周围 CD4$^+$ 细胞融合,形成多核巨细胞,加速细胞死亡。④此外,HIV 能感染和破坏造血干细胞、双阳性前 T 细胞,导致外周血 CD4$^+$T 细胞数量降低。

2)间接破坏作用:①CTL 和 NK 杀伤病毒感染细胞。②可溶性 gp120、感染 DC 表面的 gp120 与 CD4 分子交联使胞内 Ca^{2+} 浓度升高,导致感染和未感染细胞凋亡。③gp120 与 CD4 分子交联,刺激靶细胞表达 Fas 分子,促进靶细胞凋亡。④病毒 tat 蛋白可促进 CD4$^+$T 细胞对 Fas—FasL 途径的敏感性。⑤抗 gp120 抗体通过 ADCC 或激活补体,破坏感染细胞。⑥病毒超抗原引起反应性 CD4$^+$T 细胞死亡。

3)功能异常:①HIV 抑制细胞磷脂合成,影响细胞膜功能。②HIV LTR 的 U3 区与宿主细胞转录因子(如 SP1〔promoter—specific transcription factor〕、NF—κB、AP—1)结合,抑制 T 细胞增殖和细胞因子分泌。③CD4$^+$T 细胞大量破坏干扰机体对抗原的特异性免疫应答,导致 B 细胞应答、TCL 增殖及巨噬细胞、NK 细胞活性受抑。

(2)对 B 细胞的影响:gp41 羟基端肽段能激发 B 细胞多克隆活化,导致高免疫球蛋白血症及自身抗体产生;由于 T 细胞辅助功能低下,特异性抗体产生能力受损。

(3)对巨噬细胞、树突状细胞和 NK 细胞的影响:巨噬细胞、FDC 和 DC 等感染 HIV 不引起死亡,而成为病毒的庇护所,可引起感染扩散;但是功能均有不同程度的损伤,例如巨噬细胞趋化、黏附、杀菌、递呈抗原功能受损,FDC 和 DC 正常功能下降、数量减少。此外,DC 通过特异性 CD209,能高亲和力与 gp120 结合,可将毒粒传递给 CD4$^+$ 细胞,有助于感染扩散。NK 细胞被感染后细胞数量正常,但是分泌 IL—2、IL—12 等细胞因子的能力下降,细胞毒活性下降。

(4)HIV 逃避免疫攻击的机制:HIV 感染人体后,可通过不同机制逃避免疫识别和攻击,以利于病毒在机体内长期存活、潜伏、不被根除:①HIV 抗原表位序列可频繁变异,逃避 CTL 杀伤和中和抗体作用;②HIV Nef 蛋白能下调细胞表达 MHC I 类分子,抑制 CTL 杀靶,Vpu 能抑制 NK 和 NKT 杀靶;③Th1 细胞数量降低,抑制细胞免疫功能;④病毒潜伏感染,被感染细胞不表达 HIV 蛋白,逃避免疫识别和攻击。

5. AIDS 的免疫学特征　　HIV 感染患者体内存在特异性体液免疫和细胞免疫应答。感染后 10 天机体产生 HIV 特异性 CTL 应答,感染后 1～3 周产生非中和抗体(如抗 p24 衣壳蛋白抗体),约 8 周出现中和抗体(抗包膜糖蛋白 gp120 和 gp41 抗体)。感染的急性期和慢性期,虽能清除体内大部分病毒,但是不能根除 HIV 感染,且中和抗体对抑制细胞间传递感染也很少有效。AIDS 免疫学表现:CD4$^+$T 细胞数量明显减少,CD4$^+$ 和 CD8$^+$T 细胞比值倒置;免疫调节功能失调;抗原递呈细胞功能降低;B 细胞功能异常,可被多克隆激活,产生多种自身抗体。

四、免疫缺陷病的免疫学检验

免疫缺陷病病种较多,临床表现各异。病因多样,涉及免疫系统的多种成分,因此其检测也应是多方面、综合性的。影像学检查可作为辅助,如胸腺影,侧位 X 线片咽部腺样体。实验室检测是疾病确诊的主要手段,主要采用免疫学方法和分子生物学方法,检测 T 细胞、B 细胞和吞噬细胞数量与功能,以及测定免疫球蛋白、补体、细胞因子等的含量。其他一些常规的和特殊的检测手段,如血液检查、皮肤与黏膜、淋巴结活检等对确诊和明确分型也很重要。

（一）B细胞缺陷病的检测

B细胞缺陷主要表现为B细胞数量减少或缺陷以及功能障碍，由此导致体内Ig水平降低或缺陷，以及抗体产生功能障碍。因此，其检测主要包括B细胞数量、功能和体内Ig水平等。

1. B细胞数量的测定

（1）B细胞表面膜免疫球蛋白（SmIg）的检测：SmIg是B细胞最具特征性的表面标志。检测SmIg不但可以测算B细胞的数量，还可根据SmIg的类别判断B细胞的成熟及分化阶段。所有体液免疫缺陷患者都有不同程度的B细胞数量和成熟比例的异常。采取淋巴结、直肠或小肠黏膜活检，以免疫荧光法和流式细胞分析法进行检测。

（2）B细胞表面CD抗原检测：B细胞表面存在着CD10、CD19、CD20、CD22等抗原。CD10只出现在前B细胞，CD19、CD20从原始至成熟的B细胞都存在，而CD22只在成熟B细胞表达。用免疫组化方法检测这些B细胞标志可了解B细胞数量、亚型和分化情况。其检测方法主要采用流式细胞术。

2. 血清Ig的测定

（1）血清各类Ig的测定：B细胞缺陷患者均存在不同程度的Ig水平降低。因Ig类别与特性不同，IgG、IgM和IgA主要采用免疫浊度法；IgD和IgE由于含量甚微，可采用RIA、CLIA和ELISA等技术测定；IgG亚类可用ELISA和免疫电泳法测定。Ig缺陷有两种，即所有Ig都缺陷和选择性Ig缺陷。前者IgG<2g/L、IgM<0.1g/L、IgA<0.05g/L，IgE也降低，而IgD可正常。后者最常见的是IgA选择性缺陷，血清IgA<0.05g/L，外分泌液中测不出SIgA，IgG、IgM正常或偏高。

判断体液免疫缺陷病时应该注意的是：①血清中Ig总量的生理范围较宽，不同测定方法检测的结果差异较大，对于Ig水平低于正常值下限者，应在一段时间内反复测定，才能判断其有无体液免疫缺陷；②患者多为婴幼儿，应注意其Ig生理水平及变化规律；③还需要注意地区与种族Ig差异。

（2）同种血型凝集素的测定：同种血型凝集素，即ABO血型抗体（抗A抗体和抗B抗体），其为出生后对红细胞A物质或B物质的抗体应答所产生，为IgM类，属天然抗体。检测其滴度是判定机体体液免疫功能简便而有效的方法。通常，除婴儿和AB血型外，正常机体均有1:8（抗A）或1:4（抗B）或更高滴度。其检测有助于诊断Bruton症，SCID，选择性IgM缺陷症等。

3. 抗体产生能力的测定

（1）特异性抗体产生能力测定：正常人接种疫苗或菌苗后5～7天可产生特异性抗体（IgM类），若再次免疫（或接种）会产生更高滴度的抗体（IgG类）。因此，接种疫苗后检测抗体产生情况可判断机体有无体液免疫缺陷。常用的抗原为伤寒菌苗和白喉类毒素，可在注射后2～4周测定抗体的滴度。接种伤寒菌苗常用直接凝集实验测定效价，接种白喉类毒素常用锡克试验（Schick's test，体内法）检测相应抗体。

（2）噬菌体试验：人体清除噬菌体的能力被认为是目前观察抗体应答能力的最敏感的指标之一。正常人甚至新生儿，均可在注入噬菌体后5天内将其全部清除；而抗体产生缺陷者，清除噬菌体的时间则明显延长。

（二）T细胞缺陷病的检测

T细胞缺陷病主要表现为T细胞数量减少或缺陷以及功能障碍，由此导致机体细胞免疫功能缺陷,并影响体液免疫功能。因此,其检测主要包括 T 细胞数量和功能检测。

1. T 细胞数量的检测

(1)T 细胞总数的检测:T 细胞在外周血中占 60%～80%,当 T 细胞总数低于 1.2×10^9/L 时,提示可能存在细胞免疫缺陷。通常采用免疫荧光法和流式细胞术检测 T 细胞标志 CD3 反映外周血 T 细胞总数。

(2)T 细胞及其亚群检测:T 细胞按其功能不同分为许多亚群,如 $CD4^+$ T、$CD8^+$ T 细胞,可通过检测 CD3/CD4 和 CD3/CD8 对其亚群进行检测,并观察两者比例。正常情况下,外周血 $CD4^+$ T 细胞约占 70%,$CD8^+$ T 细胞约占 30%。

2. T 细胞功能的检测

(1)皮肤试验:皮肤试验可检测体内 T 细胞迟发型超敏反应(DTH)能力,从而反映受试者的细胞免疫功能。常用的皮试抗原是易于在自然环境中接触而致敏的物质,包括结核菌素、白色念珠菌素、毛发菌素、链激酶-链道酶(SK-SD)和腮腺炎病毒等。为避免个体差异、接触某种抗原的有无或多少、试剂本身质量和操作误差等因素影响,应该用几种抗原同时试验,凡 3 种以上抗原皮试阳性者为正常,2 种或少于 2 种阳性或在 48h 反应直径小于 10mm,则提示免疫缺陷或反应性降低。但 2 岁以内儿童可能因未曾致敏而出现阴性反应,因此判断时只要有一种抗原皮试阳性,即可说明 T 细胞功能正常。

(2)T 细胞增生试验:体外检测 T 细胞功能的常用技术,用非特异性刺激剂或特异性抗原(最常用 PHA)刺激淋巴细胞,通过观察淋巴细胞增生和转化能力来反映机体的细胞免疫功能。T 细胞缺陷患者会表现出增生应答能力降低,且增生低下程度与免疫缺损程度一致。新生儿出生后不久即可表现出对 PHA 的反应性,因而出生一周后若出现 PHA 刺激反应,即可排除严重细胞免疫缺陷的可能。

(3)其他检查:疑为 SCID 或 T 细胞免疫缺陷的患儿有条件时应进行血标本中腺苷脱氨酶(ADA)及嘌呤核苷磷酸化酶(PNP)的定量分析;对于酶正常的 SCID 或其他严重的 T 细胞免疫缺陷,如 MHC I 型和(或)II 型抗原缺陷及 Wiskott-Aldrich 综合征,可进行适当的细胞表型(MHC I 型、II 型抗原)和(或)功能的测定。95% 的共济失调毛细血管扩张症的甲胎蛋白增加(40～2000mg/L),有助于区别其他神经系统疾患。测定中性粒细胞过氧化酶,红细胞或中性粒细胞红细胞葡萄糖-6-磷酸脱氢酶活性可明确有无这些酶活性下降。染色体检查对诊断共济失调毛细血管扩张症和胸腺发育不良有帮助。

(三)吞噬细胞缺陷病的检测

吞噬细胞包括单核细胞、巨噬细胞和中性粒细胞,其缺陷可表现为细胞数量减少和功能缺陷,包括细胞吞噬能力、胞内杀菌能力、趋化运动等减弱或消失。

1. 白细胞计数 外周血中性粒细胞计数,当成人 $<1.8 \times 10^9$/L,儿童 $<1.5 \times 10^9$/L,婴儿 $<1.0 \times 10^9$/L 时,可认为是中性粒细胞减少。若能排除其他外因的影响,就应考虑遗传因素的作用。

2. 趋化功能检测 趋化运动是吞噬细胞功能发挥的前提。常采用滤膜渗透法(Boyden 小室法),用微孔滤膜将趋化因子和白细胞分开,观察白细胞穿越滤膜的能力,从而判断其趋化功能。对于迟钝白细胞综合征、家族性白细胞趋化缺陷症等有诊断价值。

3. 吞噬和杀伤试验 吞噬和杀伤试验是检测吞噬细胞功能的经典试验。可将白细胞与一定量的细菌悬液混合孵育,取样涂片、染色、镜检,观察白细胞对细菌的吞噬和杀伤情况,用吞噬率和杀伤率表示。慢性肉芽肿病患者由于吞噬细胞缺少过氧化物酶而无法杀菌,故其吞噬率基本正常,但杀菌率显著降低。

4.NBT 还原试验　NBT 还原试验是一种检测吞噬细胞还原杀伤能力的定性试验。吞噬细胞杀菌时,能量消耗剧增,耗氧量也随之增加,氢离子的传递使添加的淡黄色 NBT 被还原成蓝黑色甲臜颗粒,沉积于胞质中,称为 NBT 阳性细胞。正常参考值为 7%～15%,低于 5% 表明杀菌能力降低,可用于检测慢性肉芽肿病和严重的 6-磷酸葡萄糖脱氢酶缺乏症。

5.黏附分子检测　用免疫组化或 FCM 精确测定中性粒细胞表面的黏附分子(如 CD18、CD11b、CD11c、CD15、CD62L 等),以便了解吞噬细胞黏附功能。另外,也可用 ELISA 检测血清中游离选择素水平。

(四)补体系统缺陷病的检测

补体系统的检测包括总补体活性和单个组分的测定。总补体活性测定可反映补体系统总的活性,单个补体检测 C1q、C4、C3、B 因子和 C1 酯酶抑制剂等含量。由于补体缺陷涉及成分多,又有多条激活途径,对补体系统缺陷病的分析较难。原发性补体缺陷的发病率低,注意与自身免疫病相鉴别。测定 C1 酯酶抑制剂可协助诊断遗传性血管神经性水肿。

(五)基因诊断

采用分子生物学手段,对一些原发性免疫缺陷病的染色体 DNA 进行序列分析,可发现是否存在与缺陷相关的基因突变或缺损的部位,从而为各种原发性免疫缺陷病的诊断、治疗提供了新的途径。常见的原发性免疫缺陷病的基因突变位点见表 12-17。

表 12-17　原发性免疫缺陷病的基因突变位点

疾病	突变基因
X-SCID	Xq13.1～13.3
XLA	Xq21.3
XLHM	Xq26.3～27.1
ADA 缺乏	20q13.2～13.11
PNP 缺乏	14q13.1
X-CGD	Xp21.1
LAD-1	21q22
DiGeorge 综合征	22q11
毛细血管扩张性共济失调综合征	11q22

(六)AIDS 的检测

用于检测 HIV 的实验室有初筛实验室和确认实验室。实验室的建立必须经有关部门验收和批准。HIV 的实验室检查主要包括检测 HIV 核酸、血清中的抗 HIV 抗体、HIV 抗原以及淋巴细胞尤其是 CD4$^+$ T 淋巴细胞的数量。

1.病原学检测　病原学检测是指直接从 HIV 感染者体内分离出病毒或检出 HIV 组分。但病毒分离培养和鉴定需要时间较长,对实验技术和条件要求较高,目前多采用分子生物学技术如核酸杂交、反转录 PCR 技术检测病毒 cDNA 或 RNA。

2.免疫学检测　免疫学标志主要是 HIV 感染后产生的抗原、抗体,也包括 T 细胞计数及亚群比例。

(1)抗原的检测:感染 HIV 后,血液中最先出现 HIV-p24 抗原,持续 4～6 周后消失。

可用 ELISA 抗原捕获法检测血清中的 p24 抗原,以确定是否为 HIV 急性感染。

(2)抗体的检测:HIV 感染后 2～3 月可出现抗体,并可持续终身,是重要的感染标志。HIV 抗体测定分为初筛试验和确认试验。初筛试验常用 ELISA 法,敏感性高,特异性不强。HIV 抗体检测试剂必须是 HIV－1/2 混合型,经卫生部批准或注册,并通过批检检定合格,进口试剂还必须提供进口许可证和中国生物制品检定所检定合格证书。确认试验主要用免疫印迹法,敏感性高,特异性强。HIV 抗体初筛试验检测通常由取得资格的 HIV 抗体初筛实验室和(或)确认实验室进行,HIV 抗体确认和 HIV 抗体阳性报告必须由取得资格的确认实验室进行。免疫印迹试验检测结果的判断是根据呈色条带的种类和多少,与试剂盒提供的阳性标准比较,并按照试剂盒说明书的规定综合判断。我国的判定标准为:

1)抗 HIV 抗体阳性(＋),有下列任何一项阳性即可确认。

①至少有 2 条 env 带(gp41/gp160/gp120)出现。

②至少有 1 条 env 带和 p24 带同时出现。

2)抗 HIV－2 抗体阳性(＋),同时符合以下两条标准可判为 HIV－2 抗体阳性。

①符合 WHO 阳性判断标准,即出现至少两条 env 带(gp36/gp140/gp105)。

②符合试剂盒提供的阳性判定标准。

3)抗 HIV 抗体阴性(－),无抗 HIV 特异条带出现。

4)抗 HIV 抗体不确定(±),出现抗 HIV 特异条带,但不足以判定阳性。

(3)淋巴细胞的检测:AIDS 患者淋巴细胞总数减少,常<$1.5×10^9$/L;CD4$^+$ T 细胞绝对值下降,<$0.5×10^9$/L 易发生机会感染,<$0.2×10^9$/L 则发生典型 AIDS;CD4/CD8 值下降,常<0.5,比值越低,细胞免疫功能受损越严重。

3.其他检测　其他检测指不直接针对病原体 HIV 的检测,但与其感染及 AIDS 病情进展相关的非特异性检测项目,如其他相关微生物检查、Ig 检测、T 细胞增生反应,皮肤迟发型超敏反应、红细胞计数、血沉等。

(张延芳)

第四节　感染性疾病的免疫学检验

感染(infection)是指病原体以一定的方式或途径侵入人体后与宿主相互作用,引起不同程度的病理生理过程。感染性疾病(infection diseases)是由病原微生物和寄生虫感染人体后,由于病原体毒力较强、数量较多,而人体抗感染的免疫力又较弱,以致破坏机体生理功能,产生不同临床症状。

感染性疾病的早期诊断对疾病的诊断和正确治疗至关重要。临床上用免疫学方法对感染性疾病的检验是根据免疫学基本原理进行设计,检测病原体抗原或宿主血清抗体。常用的方法包括凝集反应、沉淀反应、免疫扩散、免疫电泳、免疫标记技术、免疫印迹、流式细胞检测技术等。若样本中检出病原体抗原,则表明机体内有该病原体存在;若样本中检出特异性抗体,亦可作为临床辅助诊断的依据。IgM 类抗体产生早消失快,是早期感染的诊断指标;IgG 类抗体产生晚,维持时间长,是流行病学调查的重要依据。

一、细菌感染性疾病的免疫学检验

（一）链球菌感染

1. 链球菌　A群链球菌也称化脓性链球菌（pyogenic streptococcus），或溶血性链球菌，是致病力最强的一种链球菌，产生多种侵袭性酶和外毒素，主要有透明质酸酶、链激酶、脂磷壁酸、链球菌溶血素O和S、M蛋白，引起急性淋巴管炎、扁桃体炎、产褥热、脑膜炎等侵袭性疾病，猩红热、心肌炎等毒素性疾病，以及风湿热、急性肾小球肾炎等超敏反应性疾病。

链球菌感染后，85%～90%的患者于感染2～3周至病愈后数月或一年内可查到链球菌溶血素O（streptolysin O，SLO）的抗体，即抗链球菌溶素"O"抗体（ASO）。临床上常采用间接胶乳凝集试验、免疫散射比浊法检测ASO，简称抗O试验（antistreptolysin O test），常用于风湿热或肾小球肾炎的辅助诊断。急性咽峡炎等上呼吸道感染、风湿性心脏病、风湿性关节炎、急性肾小球肾炎时可测到ASO增高。而在A群链球菌导致的败血症、菌血症、心内膜炎、免疫功能不全或大量使用肾上腺皮质激素时，ASO水平可不升高。

2. 猪溶血性链球菌　猪溶血性链球菌（swine streptoocosis）是革兰阳性球菌，呈链状排列，无鞭毛，有荚膜，是猪的一种常见和重要病原体，在猪中有较高的流行性，在人类不常见，但病情严重，人群普遍易感。猪作为主要传染源与疫情扩散密切相关，到目前为止未发现人作为传染源引起人发病。猪溶血性链球菌也是人类动物源性脑膜炎的常见病因，可引起脑膜炎、肺炎、心内膜炎、关节炎甚至败血症，主要表现为发热、头痛、乏力、腹痛、腹泻等症状，少部分患者发生链球菌中毒性休克综合征。严重病例病情进展非常快，如果诊治不及时，预后较差，病死率极高。

猪溶血性链球菌的免疫学检测方法是ELISA法检测患者血清抗体。

（二）伤寒沙门菌感染

伤寒（typhoid）、副伤寒（paratyphoid）是由伤寒沙门菌（salmonella typhi），副伤寒甲、乙、丙沙门菌（salmonella paratyphiA、B、C）引起的急性肠道传染病，典型临床表现为持续发热、相对缓脉、玫瑰疹、肝脾肿大、白细胞减少、神经系统中毒和消化道症状。一般发病两周后血清中开始出现抗体，通过特异性抗体和致敏淋巴细胞杀伤细菌，但有时可发生迟发型超敏反应，导致肠壁和集合淋巴结坏死、溃疡，甚至造成出血或肠穿孔。

伤寒沙门菌感染的免疫学诊断方法有：

1. 直接凝集试验　用已知的伤寒沙门菌菌体"O"、鞭毛"H"抗原，副伤寒沙门菌甲、乙、丙的鞭毛（"A"、"B"、"C"）抗原，通过血清凝集试验检测患者血清中相应抗体的凝集效价，又称肥达反应，此试验用于辅助临床诊断伤寒感染。产生凝集时抗体效价＞1∶80，或急性期、恢复期双份血清效价呈4倍以上增长，有辅助诊断意义，结合流行病学资料可以做出诊断。

2. 其他免疫学检测

（1）以伤寒沙门菌的脂多糖为抗原，用间接ELISA法测定伤寒患者血清中特异性IgM抗体，有助于伤寒的早期诊断；

（2）用高纯度的伤寒沙门菌表面（Vi）抗原包被反应板，以ELISA法检测伤寒患者血清中的Vi抗体，用于伤寒带菌者及慢性带菌者的调查；

（3）对流免疫电泳（CIE）、免疫荧光试验（IFT）等技术均可用于血清中伤寒特异性抗体或抗原的检测。

(三)结核分枝杆菌感染

结核分枝杆菌(mycobacterium tuberculosis,TB)是引起结核(tuberculosis)的病原体,可致多种组织器官感染,如肺结核、肾结核、肝结核、肠结核、结核性脑膜炎、胸膜炎、腹膜炎,以及脊柱结核等,其中以肺结核最多见。

TB属于胞内寄生菌,感染人体后可以诱导产生细胞免疫应答和体液免疫应答,后者对机体无保护作用。在结核病病程中,通常发生细胞免疫与体液免疫应答的分离现象,即活动型结核病患者细胞免疫功能降低,而抗结核菌抗体效价升高;在疾病恢复期或稳定期,细胞免疫功能增强,而抗体效价降低。

TB感染后虽可刺激机体产生抗体,但此抗体并无保护性作用,细胞免疫应答才发挥重要的抗结核免疫。TB侵入人体后,被巨噬细胞捕获,形成不完全吞噬,巨噬细胞提成抗原后使周围淋巴细胞致敏。致敏T细胞释放大量细胞因子,如 IFN-γ、IL-2、IL-4、IL-6等,可使巨噬细胞的吞噬能力增强,彻底杀死病灶中的TB,形成完全吞噬。同时炎症反应可使局部组织细胞损伤坏死,产生迟发型超敏反应。

TB感染的免疫学检测方法如下。

1. 结核菌素试验(tuberculin test)　结核菌素试验是检测机体是否存在迟发型超敏反应的一种皮肤试验,间接判断是否感染过TB或曾接种过卡介苗(BCG)。将一定量的旧结核菌素(old tuberculin,OT)或结核菌素纯蛋白衍生物(purified protein derivative,PPD)作皮内注射,48~72h观察结果,若机体感染过TB或成功接种卡介苗,则结核菌素与致敏淋巴细胞特异性结合,在注射局部释放淋巴因子,形成迟发型超敏反应性炎症,表现为红肿或硬结,根据红肿或硬结的直径判断反应结果。若机体未感染过TB则无反应。PPD抗体阳性结果可作为结核活动的一个重要标志。活动性肺结核和结核性脑膜炎患者血清及脑脊液中PPD抗体的检出率常高达90%,特异性达93.7%。

2. 结核分枝杆菌抗体测定　用结核分枝杆菌外膜抗原作为已知抗原,检测待测血清中是否存在相应的结核分枝杆菌抗体。检测方法有 ELISA 法、胶体金法。但要注意和非典型分枝杆菌及麻风分枝杆菌的阳性结果相区别。结核(病)的诊断有赖于影像学检查和细菌学检查,抗结核分枝杆菌抗体测定对结核的诊断价值不大。

3. 外周血干扰素测定法　机体感染结核分枝杆菌后,致敏T细胞释放的 IFN-γ 可以激活吞噬细胞杀死病灶中的结核分枝杆菌,IFN-γ 是参与结核病病程的重要细胞因子,因此测定 IFN-γ 的浓度,可以检测活动性结核感染,不仅避免了结核菌素试验中主观因素的影响,且灵敏度高,不受BCG接种史影响,能与非结核性感染相区别。此外,IFN-γ 的测定还可用于肺外结核、潜伏性结核、使用免疫抑制剂的结核患者检测及抗结核疗效评估。

二、病毒感染性疾病的免疫学检验

病毒感染人体后非特异性免疫因素如干扰素、细胞因子、单核/吞噬细胞系统、NK细胞等可迅速发挥抗感染作用。但特异性细胞免疫是宿主清除细胞内病毒的重要机制。体液免疫和细胞免疫的抗病毒作用尤其重要。抗体可清除细胞外游离的病毒。感染细胞内病毒的清除主要依赖于 $CD8^+$ T 细胞和 $CD4^+$ Th1 细胞。在病毒感染性疾病的诊断中,免疫学检测具有不可替代的作用。血清中病毒抗原或抗体的检出表明患者曾感染过病毒并产生了免疫应答。

(一)流感病毒感染

1. 流感病毒　流感病毒是流行性感冒病毒(influenza virus)的简称,是流行性感冒(即流感)的病原体。流感病毒属正黏病毒科,是负链 RNA 病毒。根据核蛋白(NP)和基质蛋白(M)抗原性的不同分为甲、乙、丙三型,甲型又可根据血凝素(HA)和神经氨酸酶(NA)的不同再分为若干亚型,乙型、丙型流感病毒至今尚未发现亚型。HA 和 NA 的抗原性易于发生变异,当出现新的亚型时,人群对新亚型完全没有免疫力,故易引起世界性的大流行,新亚型病毒可以是从未在人群中流行过或消失多年的病毒。

流感病毒由空气飞沫传播,故传染性强,传播迅速,人群普遍易感,多发于冬季,传染源为患者和隐性感染者。病毒感染呼吸道柱状黏膜上皮细胞,导致细胞变性、脱落、坏死。病毒仅在局部增殖,一般不入血流。免疫学检测如下所述。

(1)抗原检测:常采用标记的特异性抗体直接检测患者呼吸道分泌物、脱落细胞中的流感病毒抗原成分。优点是快速和灵敏度高,有助于早期诊断。如斑点酶免疫吸附试验和快速诊断试验。阳性结果具有诊断意义,但阴性结果不能完全排除感染。直接荧光抗体检测法检测标本中的抗原,可快速准确区分甲型和乙型流感病毒,但存在一定的假阴性结果。

(2)抗体检测:血凝抑制试验最为常用,如恢复期比急性期血清中流感病毒的总抗体效价升高 4 倍或以上,有助于回顾性诊断和流行病学调查,但不能用于早期诊断。此外还有补体结合试验。

2. 禽流感病毒　禽流感病毒(avian influenza virus,AIV)是禽流行性感冒(简称禽流感)的病原体,属正黏病毒科。高致病性禽流感被国际兽医局定义为 A 类传染病,引起禽类呼吸系统感染甚至严重的全身性败血症等症状,根据 HA 和 NA 的抗原性不同,可将 AIV 分成若干亚型,其中 H5N1、H7N7 等是高致病性禽流感毒株,可使感染禽类 100% 死亡。一般认为,禽流感病毒不会直接传染给人,但香港特别行政区在 1997 年首次发现了禽流感病毒 H5N1感染人类病例后,陆续有 H2N9、H7N7 等禽流感病毒感染人类的报道,欧洲和东南亚也频繁发生人感染高致病性禽流感的事件,说明 AIV 可突破种属界限而由禽类传播给人。

AIV 感染的免疫学诊断主要是检测禽流感病毒亚型毒株特异性抗体,如发病初期和恢复期双份血清前后滴度呈 4 倍或以上升高,有助于诊断。可采用 ELISA、血凝抑制试验、补体结合试验等方法。

(二)冠状病毒感染

冠状病毒(coronavirus)是 RNA 病毒,因包膜上有间隔较宽的突起,使病毒外形如日冕状或冠状而得名。冠状病毒是人类普通感冒的病原体之一,经空气飞沫传播,主要侵犯上呼吸道,引起轻型呼吸道症状。严重急性呼吸综合征(severe acute respiratory syndrome,SARS)的病原体为一种新型的冠状病毒,称为 SARS 冠状病毒。SARS 病毒传染性强,临床以发热为首发症状,主要表现为肺炎,严重者病情进展迅速,短时间内出现呼吸窘迫综合征.死亡率高。家庭和医院有显著的聚集现象。

SARS 感染的免疫学诊断主要是用 EUSA 法测定患者血清中 IgM 和 IgG 抗体的混合物,感染早期,上述抗体可能无法测到,引起假阴性结果。IgG 抗体在病程第 1 周检出率低或检测不到,在病程第 3 周末检出率可达 95% 以上,且滴度持续升高,保持 6 个月不下降。IgM抗体在病程第 1 周出现,3 个月后消失。

（三）肝炎病毒感染

1.甲型肝炎病毒感染　甲型肝炎病毒(hepatitis A vims,HAV)是甲型肝炎的病原体,经粪—口途径传播,传染源为患者和隐性感染者。HAV 先在口咽部或唾液腺中增殖,而后在肠黏膜和局部淋巴结中大量增殖,并通过血流侵入靶器官(肝脏),在肝细胞内复制并引起病变,2 周后由胆汁排出体外。甲型肝炎预后较好,绝大多数不会转变为慢性肝炎,无病毒携带者。

HAV 特异性抗体的检测是目前常规的诊断方法。HAV-IgM 是诊断甲型肝炎的重要指标,也是目前最常用的特异性诊断指标。发病后 1~4 周即可出现,高峰效价高,持续时间短,常于 3~6 个月转阴,提示为现症感染。常用方法是 ELISA 捕获法检测 IgM 抗体。HAV-IgG 是保护性抗体,于感染后 3~12 周出现,24 周达高峰,然后逐渐下降,可维持多年甚至终生存在,阳性提示既往 HAV 感染。采用 ELISA 法检测 IgG 抗体,还可以进行流行病学调查及观察 HAV 疫苗接种后的效果。

2.乙型肝炎病毒感染　乙型肝炎病毒(hepatitis B virus,HBV)是乙型肝炎的病原体。HBV 在世界范围广泛传播,仅我国就有乙肝患者和病毒携带者 1.2 亿左右。HBV 的传播途径有血液和血制品传播、垂直传播、性传播及密切接触传播四种,乙型肝炎患者和病毒携带者的血液、唾液、精液和阴道分泌物等都含有 HBV。乙型肝炎患者约 10% 可转为慢性肝炎,部分 HBV 感染者可发展为慢性迁延性肝炎或原发性肝癌。

血清学方法检测 HBV 的抗原、抗体,有助于特异性诊断以及判断病程、疗效、预后和用于流行病学调查,包括 HBsAg 和抗 HBs、HBeAg 和抗 HBe、HBcAg 和抗 HBc、前 S1 抗原和前 S1 抗体、前 S2 抗原和前 S2 抗体。其中 HBcAg 存在于病毒核心部分和感染的肝细胞核内,血液中微量,不易检出。抗 HBc 分为 IgM 和 IgG 抗体两类。目前检测的 HBV 特异血清标志物主要有 HBsAg、抗 HBs、HBeAg、抗 HBe 和抗 HBc,简称乙肝五项或乙肝两对半。常用的检测方法为 ELISA 法、金标记免疫层析法和化学发光法,可用夹心法、间接法或竞争法。

(1)HBsAg:早期诊断重要指标之一。检测方法有 ELISA、固相放射免疫法、反向间接血凝试验等,化学发光法可以对血清中的 HBsAg 进行定量检测。①HBsAg 是感染后首先出现的病毒标志物,可以作为乙型肝炎的早期诊断和普查指标。在急性肝炎潜伏期即可出现阳性,临床症状和肝功能异常的前 1~7 周出现。急性肝炎恢复后,一般 1~4 个月内 HBsAg 消失,持续存在 6 个月以上则认为转为慢性。②无症状 HBsAg 携带者是指肝功能正常的 HBV 感染者,肝组织有病变但无临床症状。③HBsAg 与其他标志物联合检测可诊断 HBsAg 携带者、急性乙型肝炎潜伏期、急性和慢性肝炎患者以及与 HBV 有关的肝硬化和肝癌。HBsAg 阴性不能完全排除乙型肝炎。④血液或其他体液中检出 HBVDane 颗粒,表明传染性较强,如果仅为 HBsAg 阳性,传染性相对较弱。

(2)HBsAb:HBsAb 是中和抗体,对同型病毒感染具有保护作用,可持续数年,见于乙型肝炎恢复期、既往感染和乙肝疫苗接种后。目前常用的检测方法是 ELISA 和固相放射免疫法。①绝大多数自愈性 HBV 感染者是在 HBsAg 消失后才检出 HBsAb,其时间间隔可长达数月。②HBsAb 阳性提示急性感染后的恢复期。高效价的 HBsAb 提示可能有持续性 HBV 病毒感染,因此,当 HBsAb 阳转或效价显著升高,同样具有诊断乙型肝炎的价值。③接种乙肝疫苗后血清中出现 HBsAb 是免疫成功的最主要标志。疫苗接种后,随时间的延长抗体浓度会逐渐下降,经定量检测后,决定是否需要进行疫苗加强注射,以保证机体维持有效的免疫状态。④血清中同时出现 HBsAg 和 HBsAb 的情况较少见,可能是不同亚型病毒重复感染或患者处于血清转换期,即 HBsAg 消失的同时 HBsAb 出现,这是临床慢性乙型肝炎治疗的最终目标。

(3)HBeAg:HBeAg 是 HBV 的核心部分,故一般认为 HBeAg 阳性是具有传染性的标志。在乙型肝炎潜伏期乃至整个病程中,HBeAg 均可检出。①HBeAg 是病毒复制的标志,当 HBsAg 效价升高时 HBeAg 的检出率也随之增高,很少有 HBeAg 单独阳性者。②HBeAg 和病毒复制、肝脏损害成正比,持续 3 个月以上阳性者常转化为慢性。③定期定量测定 HBsAg 和 HBeAg 的血清含量,可为临床治疗方案提供可靠依据。

(4)HBeAb:HBeAb 是 HBeAg 的相应抗体。①HBeAg 消失伴 HBeAb 出现被称为血清转换,是病情趋向好转的征象,是临床慢性乙型肝炎治疗的近期目标。但并不意味着 HBVDNA 停止复制,或传染性消失。尤其是 HBeAg 阴性的慢性乙型肝炎。②HBeAb 出现后病毒复制多趋于静止状态,传染性降低(但有前 C 区突变者例外)。

(5)HBeAb:HBeAb 是 HBeAg 的相应抗体,也是 HBV 感染后血清中最早出现的 HBV 的标志性抗体,持续时间长,甚至终生存在。几乎所有个体在接触 HBV 后都能产生 HBeAb,故是乙型病毒性肝炎流行病学调查的良好指标。①HBeAb 有 IgG、IgM、IgA 三类,IgM 类和 IgA 类 HBeAb 在乙型肝炎急性期或慢性肝炎活动期出现。在 HBV 感染的"窗口期",HBcAb 常常是唯一可测出的 HBV 血清标志物。②检测出高滴度的 HBeAb 表明机体有 HBV 复制。③HBeAb 与其他 HBV 血清标志物互相补充分析具有重要意义,如 HBsAg、HBeAg 和 HBeAb 同时阳性,称为"大三阳",表明是 HBV 的急性或慢性乙型肝炎,传染性强;如 HBsAg、HBeAb 和 HBeAb 同时阳性,称为"小三阳",表明是乙型肝炎后期或慢性感染,病毒复制水平降低。

(6)HBcAb−IgM:HBcAb−IgM 是早期 HBV 感染的特异性血清学标志。①急性肝炎早期出现,且滴度高;慢性活动性肝炎时 HBcAb−IgM 可持续阳性,但滴度低。②HBcAb−IgM 效价降低提示预后良好,长期不降至正常范围者,提示有可能转化为慢性肝炎。③发生暴发型乙型肝炎时肝细胞大量坏死,HBsAg、HBsAb、HBeAb 有可能均呈阴性,但 HBcAb−IgM 可呈阳性,故对 HBsAg 阴性的急性暴发型乙型肝炎有早期诊断价值。

(7)HBcAb−IgG:非保护性抗体,可持续多年,是既往感染的指标,具有流行病学意义。

(8)pre−Sl:pre−Sl 是 HBV Dane 颗粒和管型颗粒包膜的成分,在病毒复制和刺激机体产生免疫应答方面有着十分重要的意义。①因 pre−Sl 与 HBV−DNA、HBeAg 血液中浓度的消长高度一致,故是一项十分重要的病毒复制指标。pre−Sl 可以随 HBeAg 而消失,与阴转时间呈正相关。因此可作为病毒清除与病毒转阴的指标。②在急性乙型肝炎、慢性乙型肝炎和 HBsAg 阳性患者的血清中,pre−Sl 越早转阴,病程越短,预后越好,因此 pre−Sl 阳性常提示急性乙型肝炎向慢性乙型肝炎的转变。③HBeAb 阳性和慢性无症状病毒携带者中,pre−Sl 阳性表示病毒复制,其作为传染源的危险性远较阴性和无症状携带者高。

(9)pre−S2:pre−S2 也是乙型肝炎病毒外膜蛋白,存在于具有传染性的完整 HBV 颗粒上,与 HBsAg 阳性有显著相关性。①pre−S2 位于 HBsAg 的 N 末端,其上具有高度免疫原性的抗原表位和多聚蛋白受体,是人类 T 细胞和 B 细胞识别的表位。②Pre−S2 的出现在急、慢性乙型肝炎中均表示病毒复制,但在慢性乙型肝炎中检测到 pre−S2 则提示慢性肝炎进入活动期,若 preS2 血清滴度下降,则提示 HBeAg 即将消失而 HBeAb 随即产生。③pre−S2 若长期存在,则提示患者有可能转为慢性乙型肝炎。④Pre−S2 与 HBV 的复制和感染密切相关,对临床早期诊断、药物选择、疗效观察、了解预后及制备乙型肝炎高效疫苗意义重大。

HBV 抗原、抗体的检测结果与临床关系复杂,在 HBV 感染的不同时期以及机体的不同免疫功能状态下,其临床意义也不同,须结合临床症状、肝功能综合分析、判断。各标志物阳性的临床意义见表 12—18。

表 12—18　HBV 抗原、抗体检测结果的分析及临床意义

HBsAg	HBsAb	HBeAg	HBeAb	HBeAb	临床意义
+	—	+	—	+	急性或慢性感染,传染性强(大三阳)
+	—	—	+	+	乙肝后期或慢性感染(小三阳)
+	—	+	—	—	潜伏期或急性乙肝早期
—	+	—	+	+	急性 HBV 感染后恢复期,有免疫力
—	+	—	—	+	乙肝恢复期,已有免疫力
—	+	—	—	—	疫苗接种成功或曾感染已康复,有免疫力
—	—	—	—	—	未感染过 HBV,是易感者
—	—	—	—	+	过去感染,但无法检出 HBsAg;低水平慢性感染;无症状携带者

3. 丙型肝炎病毒感染　丙型肝炎病毒(hepatitis Cvirus,HCV)是丙型肝炎的病原体,HCV 感染呈全球性分布,急性和慢性丙型肝炎患者及 HCV 无症状携带者为主要传染源。传播途径主要是经血液传播,也可通过母婴传播、性途径传播。易形成慢性肝炎和病毒携带状态。HCV 感染后极易慢性化,病程长,存在不同程度的肝组织病变并呈进行性加重。

在我国,HCV 重叠 HBV 等其他肝炎病毒感染引起严重肝炎者多见。输血后肝炎 60%~80%、散发性急性肝炎中 12%~24% 为丙型肝炎。人体感染 HCV 后临床症状一般较轻,80% 感染者无明显症状,被称为"沉默的"流行病。但 70%~85% 患者发展成慢性肝炎,自然感染史长,感染 20~30 年后 10%~20% 患者发展成肝硬化,另有 1%~5% 可发展成原发性肝癌。

因 HCV 在血液中含量少,需用极敏感的检测方法,如放射免疫诊断和 ELISA。HCV 感染的特异性血清学标志是抗 HCV 抗体,该抗体不是中和抗体,无保护性,仅是感染 HCV 的标志。HCV 各片段抗体检出的临床意义如表 12—19 所示。

表 12—19　HCV 各片段抗体检出的临床意义

抗体	临床意义
C	HCV 感染后出现很早,阳性率也很高;是抗 HCV 的主要抗体
NS3	抗原的免疫原性很强,相应的抗体滴度也很高,HCV 感染后出现很早,同 C 区抗体一样,是抗 HCV 的主要抗体
NS4	HCV 感染后抗体出现较迟,持续阳性可能与疾病的慢性化有关
NS5	HCV 感染后抗体出现较早,可用于急性期感染的诊断

(1)HCV 感染后,可导致慢性肝炎、肝硬化和肝细胞癌等多种肝脏疾病。目前市售检测抗 HCV 的 ELISA 试剂盒大都属于第三代试剂,包被抗原内含有 HCV 的核心蛋白、NS3、NS4 和 NS5 抗原,使敏感性和特异性显著提高。该方法目前被广泛用于献血人员的 HCV 感染筛查和临床实验室检测,抗 HCV 检测阳性提示感染过 HCV;对大部分病例而言,抗 HCV 阳性常伴有 HCVRNA 的存在。因此,抗 HCV 是判断 HCV 感染的一个重要标志。抗 HCV 阳性而血清中没有 HCVRNA 提示既往感染。有极少数病例抗 HCV 阴性仍可检测到

HCVRNA。另外,某些慢性 HCV 感染者的抗 HCV 可持续存在。鉴于 ELISA 试验测定结果仍可能存在少量的假阳性或假阴性,因此,必要时可进行重组免疫印迹试验(RIBA)测定。

(2)HCV－IgM 抗体的出现可以作为 HCV 活动期病毒复制的血清学标志,与慢性丙型肝炎的急性发作相关。因病毒含量的多少与病情的严重程度、预后以及抗病毒药物疗效密切相关,所以 HCV 定量检测意义重大。

(3)双抗体夹心 ELISA 法检测患者血清中的 HCV 核心抗原(core antigen),据报告此法敏感性可达 95%,特异性为 99.5%,平均缩短 HCV 感染的窗口期 1 个月,达到早期诊断目的。但此法尚缺乏广泛的临床应用验证。

4.丁型肝炎病毒感染　丁型肝炎病毒(hepatitis D virus,HDV)是丁型肝炎的病原体。HDV 是缺陷病毒,必须在 HBV 或其他嗜肝 DNA 病毒的辅助下才能复制。HDV 的传播途径和 HBV 相同,其感染常发生于 HBsAg 携带者或乙型肝炎患者中,因此 HDV 和 HBV 的伴随感染关系决定了 HDV 的感染类型和疾病的复杂程度。

HDV 和 HBV 可发生同时感染,称为共同感染或联合感染。在原有慢性 HBV 感染的基础上又发生 HDV 的感染称为重叠感染。共同感染和重叠感染常引起典型的急性肝炎或暴发性肝炎。重叠感染还可导致疾病的慢性化。

HDV 感染的免疫学检测主要是针对患者血清中 HDV－Ag、IgM 和 IgG 抗体的检测,但三者一般不会同时存在。

(1)HDV－IgM:常用捕获法 ELISA 检测,在临床发病的急性早期出现,恢复期消失,是HDV 感染最先出现和检测到的抗体。在重叠感染时 HDV－IgM 是唯一可测到的血清学指标,有诊断意义。

(2)HDV－IgG:HDV 感染后 2 周产生 HDV－IgM,1 个月达高峰,随之迅速下降,HDV－IgM 下降时出现 HDV－IgG 抗体,但效价低。而在慢性感染中则保持高滴度,甚至在HDV 感染终止后数年仍可存在。

(3)HDV－Ag:若血清中 HDV－Ag 阳性,表明体内有 HDV 存在,常出现于感染早期,慢性患者常测不到。

5.戊型肝炎病毒感染　戊型肝炎病毒(hepatitis E virus,HEV)是戊型肝炎的病原体。主要经粪－口途径传播,戊型肝炎的流行绝大多数是水源被污染所致,尤其是水源被粪便污染后可造成暴发流行。HEV 感染多为自限性,一般不会转化为慢性肝炎,也无慢性 HEV 携带者。

HEV 感染的免疫学检测主要是检测患者血清中 HEV－Ag、IgM 和 IgG 抗体。

(1)HEV－Ag:HEV－Ag 主要存在于细胞质中,血中检测不到,可用免疫电镜技术和免疫荧光技术,但二者对设备和技术要求较高,且阳性率较低,不宜作为常规检查。

(2)HEV－IgM:HEV－IgM 通常滴度不高,持续时间短(2 个月左右),部分患者感染HEV 后,HEV－IgM 始终为阴性,故目前不将 HEV－IgM 列入常规检查。

(3)HEV－IgG:HEV－IgG 是 HEV 感染后产生的主要抗体,出现时间略晚于 HEV－IgM,血清中存在时间约 6 个月,且滴度高,急性期即可检出。

(四)轮状病毒感染

轮状病毒(rotavirus,RV)是急性胃肠炎的重要病原体,可引起婴幼儿和成人非细菌性腹泻。患者和隐性感染者是 RV 感染的主要传染源,经消化道传播,表现为急性发热、呕吐、腹泻等症状。水源污染可造成暴发流行。

轮状病毒的免疫学诊断包括如下几种。

1. RV 抗原检测　用单克隆抗体技术检测粪便上清液中的病毒抗原,灵敏度高,可用于患者诊断和疫情检测,采用的方法有胶乳凝集试验、ELISA 和酶免疫斑点试验。

2. RV 抗体检测　用 ELISA 法检测发病初期和恢复期双份血清,如 IgG 抗体有 4 倍以上的增长则有诊断意义,而 IgM 的检出则可判断为早期 RV 感染。

（五）人类免疫缺陷病毒感染

人类免疫缺陷病毒（human immunodeficiency virus,HIV）属于反转录病毒科的慢病毒属,引起获得性免疫缺陷综合征（acquired immunodeficiency syndrome,AIDS）,简称艾滋病。人类免疫缺陷病毒有 HIV—1 和 HIV—2 两个亚型。

免疫学检验在 HIV 感染的诊断、疾病进展监测、抗病毒疗效观察以及耐药监测中至关重要。目前临床检测内容包括 HIV 抗体、p24 抗原和 CD4$^+$ T 淋巴细胞计数等,各项检测应依据《全国艾滋病检测技术规范》的要求进行。P24 抗原在急性感染期就可以出现。HIV 抗体检测是诊断 HIV 感染的唯一标准,一般在感染的第 3~8 周能检出。从 HIV 感染到能够检测出 HIV 抗体的时间段称为"窗口期",此期不能检测到 HIV 抗体。

1. HIV—1 P24 抗原检测　HIV—1 P24 抗原可用于"窗口期"及 HIV—1 抗体阳性母亲所生婴儿早期的辅助诊断,还可用于 HIV—1 抗体检测结果不确定或第四代 HIV—1 抗原/抗体 ELISA 法检测阳性,但 HIV—1 抗体确认阴性者的辅助诊断。常用 ELISA 法检测 P24 抗原。

2. HIV 抗体检测　HIV 抗体检测分为初筛试验和确认试验,用于诊断（确定是否感染 HIV）、监测（了解不同人群 HIV 感染情况及变化趋势）和血液筛查（防止输血传播 HIV）。

（1）初筛试验:初筛试验要求敏感性高,理论上要达到 100%,尽量避免遗漏可能阳性的对象。相对来说特异性略低,允许出现少量假阳性,这些假阳性可以通过重复试验和确认试验排除。

临床进行血液筛查常用 ELISA 方法,第一代包被抗原为完整病毒裂解物,由于含有过多的蛋白成分而易出现假阳性结果。第二代试剂为重组或合成多肽 HIV 抗原,选择与免疫应答相关的表位,敏感性和特异性均有所提高,缺点是由于含有载体组分,故重组抗原可出现假阳性,而由于缺乏合适的立体构象多肽抗原的敏感性会下降,从而导致假阴性结果。以基因重组和多肽抗原包被和标记的第三代双抗原夹心试剂,具有较好的敏感性和特异性,可检测针对 HIV 抗原的所有抗体亚型,"窗口期"由 10 周缩短至 3~4 周,有利于早期诊断。第四代试剂是 HIV 抗原抗体联合检测试剂,可同时检测 P24 抗原和 HIV—1/2 抗体。其优点是同时检测抗原抗体,大大降低了血液筛查的残余危险度。此外,还可用快速试验（如明胶颗粒凝集试验、斑点 ELISA、斑点免疫胶体金快速试验、艾滋病唾液检测卡等）进行初筛,快速试验适用于尚未建立艾滋病筛查实验室或急诊手术前,但须由经过培训合格的医技人员在规定的场所进行。

对筛查呈阳性反应的标本,必须用原有试剂和另外一种不同原理、不同厂家的试剂重复检测。如两种试剂复测均呈阴性反应,则报告 HIV 抗体阴性;如均呈阳性反应,或一阴一阳,需送艾滋病确认实验室进行确认。应尽可能将重新采集的受检者血液标本和原有标本一并送检。在经确认实验室确认前,初筛实验室不得发布抗 HIV 抗体"阳性"报告。

（2）确认试验：由于 HIV 抗体初筛阳性的标本存在假阳性的可能，所以必须做确认试验。目前有关 HIV 感染的确认试验为免疫印迹法（WB）和放射免疫沉淀试验（RIPA）等，其中又以 WB 法最为常用，该法检测的是针对病毒抗原组分的抗体。将 HIV 病毒蛋白用 SDS－PAGE 电泳后，按相对分子质量大小分离出不同的条带，然后电转移到硝酸纤维素膜上，再将待测血清样品与之反应。若血清中有 HIV 抗体则可与膜上相应的蛋白条带相结合，洗涤后加入抗人 IgG 酶结合物和底物进行显色，在相应蛋白质位置出现色带者为阳性，不出现色带者为阴性。确认试验所得结果要与《全国艾滋病检测技术规范》要求或试剂说明书进行比对，得出 HIV 抗体"阳性""阴性"或"不确定"结果，对 HIV 抗体"不确定"的患者应按《全国艾滋病检测技术规范》要求进行随访。

3.$CD4^+T$ 淋巴细胞检测　CD4 分子是 HIV 的受体，HIV 攻击的靶细胞主要是 $CD4^+T$ 淋巴细胞。感染 HIV 后可致 $CD4^+T$ 淋巴细胞进行性下降，破坏机体免疫功能，最终并发机会性感染和肿瘤导致死亡。检测 $CD4^+T$ 淋巴细胞的绝对值，有助于监测疾病进程、评估疾病预后、制定抗病毒治疗和机会性感染的预防性治疗方案以及评估抗病毒药物治疗的疗效等。目前检测 $CD4^+T$ 淋巴细胞的标准方法为流式细胞仪检测技术，可测出 $CD4^+T$ 淋巴细胞的绝对值和占淋巴细胞的百分率。

（六）风疹病毒感染

风疹病毒（rubella virus，RUV）是披膜病毒科风疹病毒属的唯一成员，只有一个血清型。病毒表面有短刺突，含血凝素，能凝集禽类和人"O"型红细胞，是引起风疹（又名德国麻疹）的病原体。风疹病毒可由感染者的分泌物经呼吸道传播给易感人群。妊娠 4 个月内的妇女若被感染，病毒可通过胎盘感染胎儿，引起先天性风疹综合征（congenital rubella syndrorme，CRS），导致胎儿器官缺损或畸形，如新生儿先天性白内障、先天性心脏病、先天性耳聋等。严重者在妊娠早期就引起流产或死胎。

人体感染风疹后能产生特异性抗体，获终生免疫力，实验室检查主要依赖免疫学方法。

1.RUV 总抗体效价测定　测定恢复期和发病期双份血清抗体效果，若呈 4 倍及以上增长则有诊断意义，方法有血凝抑制试验、中和试验和补体结合试验。

2.RUV－IgG 测定　风疹病毒 IgG 几乎与 IgM 同时出现，并持续升高，时间长达数十年，甚至终生。风疹病毒 IgG 的测定可以了解人群风疹隐性感染水平及观察疫苗接种效果。

3.RUV－IgM 测定　婴儿出生时如检测到高效价特异性 IgM 抗体，表明曾有子宫内感染，可确诊为先天性风疹。患儿的风疹病毒 IgM 抗体阳性持续时间长达 1～2 年，在发病 2～5 天即可测出，6～25 天检出率可达高峰，常用于风疹急性期或新近感染的诊断。再次感染风疹病毒者 IgM 抗体效价低、持续时间短，故检出率较低。

鉴于技术上的原因和生物学上的交叉反应，对阳性结果的意义应结合临床综合判断，孕妇不能仅以风疹病毒 IgM 抗体阳性作为是否终止妊娠的依据。

（七）巨细胞病毒感染

巨细胞病毒（cytomegalo－virus，CMV）又称巨细胞包涵体病毒，可引起全身性感染综合征，又称为巨细胞包涵体病（cytomegalicin）。感染了 CMV 的细胞变肿大，形成巨大细胞，核内有大的嗜酸性包涵体。人类对 CMV 普遍易感，初次感染多在 2 岁以下，常呈隐性感染，但可长期带毒成为潜伏感染。病毒主要潜伏在唾液腺、肾脏、乳腺、白细胞及其他腺体处，且可长期或间歇性地自各种分泌液中排出。CMV 可通过多种途径传播，如性接触、输血、器官移植等。密切接触的人群、免疫力低下或经免疫抑制剂治疗的人 CMV 感染率较高。妊娠妇女感染 CMV 可通过胎盘感染胎儿，引起胎儿先天性畸形，重者导致流产或死胎。通过产道或母乳感染的新生儿，一般无临床症状或症状较轻。

CMV 感染主要依赖于免疫学检测。

1. CMV 抗原检测　PP65 是 CMV 复制早期产生的被膜蛋白，位于 CMV 衣壳与包膜之间。CMV 活动性感染时外周血多形核白细胞中 CMV 复制活跃，出现 pp65 抗原，阳性结果提示 CMV 感染，采用免疫荧光法。

2. CMV 抗体检测　检测抗巨细胞病毒（CMV）抗体的方法较多，包括补体结合试验、间接血凝试验、免疫荧光试验、免疫印迹试验、EUSA、RIA 等。最常用方法为 ELISA，可检测抗 CMV－IgM、IgA、IgG 类抗体。目前临床主要检测抗 CMV－IgM 类抗体。

血清中抗 CMV－IgM 抗体阳性有助于对急性或活动期 CMV 感染的诊断，以及筛选移植器官供体和献血员。脐带血检测出抗 CMV－IgM 抗体说明胎儿宫内感染，若同时检测抗 CMV－IgA 抗体可提高诊断的准确性。抗 CMV－IgG 抗体阳性对诊断既往感染和流行病学调查有意义，若间隔 3 周后抽取血清该抗体阳性滴度升高 4 倍以上（双份血清进行对比），则对判断 CMV 近期复发感染有意义。由于技术上的原因和生物学上的交叉反应，对阳性结果的意义应结合临床综合分析，不应仅将抗 CMV－IgM 抗体阳性作为是否终止妊娠的依据。

（八）单纯疱疹病毒感染

单纯疱疹病毒（herpes simplex virus，HSV）有 HSV－1 和 HSV－2 两个血清型。HSV－1 的原发感染多见于儿童，以腰以上的感染为主，表现为齿龈炎、皮肤疱疹性湿疹、疱疹性角膜结膜炎、疱疹性甲沟炎或疱疹性脑炎等。HSV－2 的原发感染多见于性接触后，主要引起腰以下及生殖器的感染。孕妇因 HSV－1 原发感染或潜伏病毒被激活，经胎盘将病毒垂直传播至胎儿，诱发流产、早产、死胎或先天畸形；患生殖器疱疹的孕妇，可经产道或产后密切接触将病毒传给新生儿，发生新生儿疱疹感染。

HSV 的免疫学检测方法如下。

1. HSV 抗原检测　用单克隆抗体检测患者组织或分泌物中的 HSV 抗原，阳性结果提示近期感染。常用方法有 ELISA 和免疫荧光技术。此法对口唇疱疹诊断的敏感性与病毒培养相当，但对唾液和宫颈分泌物，由于病毒效价太低，敏感性只有病毒培养的 50％。

2. HSV 抗体检测　常用 ELISA 和免疫荧光技术检测 HSV 特异性 IgM 和 IgG 抗体。HSV－IgM 阳性提示为早期感染，HSV－IgG 抗体测定用于流行病学调查。

三、其他微生物感染的免疫学检验

（一）梅毒螺旋体感染

梅毒螺旋体（T. pallidum）属苍白密螺旋体（Treponema pallidum，TP）苍白亚种，是人类梅毒（syphilis）的病原体。梅毒螺旋体属厌氧菌，在体外不易生存，煮沸、干燥、常用的消毒剂均可致其死亡，但对潮湿、寒冷环境的耐受力较强。

梅毒属于一种性传播疾病（sexually transmitted diseases，STD），与淋病、艾滋病同属于《中华人民共和国传染病防治法》规定管理的乙类传染病，患者是唯一传染源，经性接触传播引起获得性梅毒，接吻、手术、哺乳、输血、接触被梅毒污染物品也可被传染；经垂直传播可导致胎儿流产、早产，晚期感染的成活胎儿患有先天性梅毒；经输血可引起输血后梅毒。梅毒的免疫属于传染性免疫,在梅毒螺旋体感染过程中,机体才具备特异性免疫力,梅毒螺旋体消失后,免疫力随之消退。再次感染后缓慢产生一定免疫力。抗梅毒螺旋体特异性抗体虽然有一定作用,但还是以细胞免疫为主。

人体感染梅毒螺旋体后,可产生多种抗体,主要有 IgM、IgG 类特异性抗梅毒螺旋体抗体。IgM 抗体持续时间短,IgG 抗体可终生存在,但抗体浓度一般较低,不能预防再感染。非特异性抗体又称反应素,是由螺旋体破坏的组织细胞所释放的类脂样物质以及螺旋体自身的类脂和脂蛋白刺激机体产生的 IgM 和 IgG 类抗体。这种抗体也可在非梅毒螺旋体感染的多种急、慢性疾病患者中检出。

梅毒的血清学检测包括非特异性类脂质抗原试验,用于对梅毒螺旋体感染的初筛。梅毒螺旋体抗原试验则用于对梅毒螺旋体感染的确证。

1. 非特异性类脂质抗原试验　甲苯胺红不加热血清试验(toluidine red unheated-serum test,TRUST):以心磷脂作为抗原与抗体发生反应,卵磷脂可加强心磷脂的抗原性,胆固醇可增强抗体的敏感性。这些成分溶于无水乙醇中,加入水后,胆固醇析出形成载体,心磷脂和卵磷脂在水中形成胶体状包裹在其周围,形成胶体微粒。将此抗原微粒混悬于甲苯胺红溶液中,加入待测血清,血清中的抗体与之反应后,可出现肉眼可见的粉红色凝集块者,判断为阳性;呈粉红色均匀分散沉淀物者为阴性。本法仅为非特异性血清学过筛试验,阴性结果不能排除梅毒感染,阳性结果需进一步做抗梅毒螺旋体抗体试验确认。

此外,还有目前国际通用的性病研究实验室试验(venereal disease research laboratory test,VDRL)和不加热血清反应素试验(unheated serum reagin test,USR)。

2. 梅毒螺旋体抗原试验

(1)荧光密螺旋体抗体吸收试验(fluorescent treponemal antibody-absorption,FTA-ABS):本法为间接荧光抗体试验。用梅毒螺旋体 Nichols 株制备抗原,吸附受检血清中的 IgG 抗体,再用荧光素标记的羊抗人 IgG 抗体进行标记,荧光显微镜下观察是否含有 TP 抗体。试验前需将受检血清用非致病性梅毒螺旋体裂解物吸附去除非特异性抗体。特异性与敏感性均较高,缺点是操作复杂。一般用于筛选阳性标本的确证试验。

(2)金标记免疫层析试验:在硝酸纤维素膜的测试区(T)预先用重组梅毒螺旋体(TP)抗原包被,质控区(C)预先用正常人 IgG 包被。检测时将待测血清滴在预先包被有金标记 SPA(葡萄球菌 A 蛋白)的加样孔中,待测血清中抗 TP 抗体可与金标记 SPA 结合,由于硝酸纤维素膜的毛细管效应,混合物层析进入测试区和质控区。抗 TP 抗体与 TP 抗原结合,在 T 处出现紫红色条带;混合物中金标 SPA 与正常人 IgG 结合,在 C 处出现第二条紫红色条带。如果待测血清中无抗 TP 抗体存在,则只在 C 处出现一条紫红色条带。

(3)密螺旋体颗粒凝集试验(treponemal pallidum particle assay,TPPA):将梅毒螺旋体 Nichols 株的精制菌体成分包被于明胶颗粒上,此种致敏颗粒与待测标本中的抗 TP 抗体结合时可产生凝集反应。孔底形成较大的环状凝集,外周边缘不均匀可判断为阳性结果。孔底形成小环状凝集,外周边缘光滑可判断为可疑。颗粒在孔底聚集成纽扣状,边缘光滑判断为阴性结果。结果为阳性或可疑时,应进行随访并结合临床综合考虑。结果可疑时还需用其他方法(如 FTA-ABS)复查。

梅毒的血清学试验阳性,只提示所测标本中有抗类脂质抗体或抗 TP 抗体存在,不能作为患者是否感染梅毒螺旋体的绝对依据,阴性结果也不能排除梅毒螺旋体感染,检测结果应结合临床综合分析。由于各种梅毒血清学检测方法,并不都能在梅毒的不同病程检测出抗类脂质抗体或抗 TP 抗体,为提高检出率,最好每次用 2 种以上的方法检测。

(二)真菌感染

真菌(fungus)广泛分布于自然界,引起人类疾病的真菌约数百种。近年来真菌感染率明显上升,这与滥用抗生素引起菌群失调、肿瘤患者使用抗癌药物、HIV 感染、长期使用糖皮质激素、骨髓和实体器官移植使用免疫抑制药物等因素有关。致病性真菌感染根据其感染部位,分为浅部感染真菌和深部感染真菌。前者主要侵犯角化的表皮、指(趾)甲和毛发及皮下组织,引起浅部真菌病。后者主要侵犯血液系统和肺、脑、消化道等内脏组织器官,引起深部真菌病。

1. 假丝酵母菌感染 假丝酵母菌(Candida)又称念珠菌,是人体正常菌群。白假丝酵母菌、热带假丝酵母菌、近平滑假丝酵母菌、克柔假丝酵母菌等常致机会性感染,是最常见的深部感染真菌。其中白假丝酵母菌(C. albicans)是临床上最常见、致病性最强的一种念珠菌,分离最多,占 50% 以上。寄生于人体口腔、上呼吸道、肠道和女性阴道等部位。当机体发生正常菌群失调或免疫功能降低时,白假丝酵母菌可侵犯人体,引起皮肤黏膜感染,如鹅口疮、念珠菌性阴道炎、外阴炎;内脏感染,如念珠菌性肺炎、肠炎、肾盂肾炎等多样临床表现;中枢神经系统感染,如脑膜炎、脑脓肿、脑膜脑炎等,多见于免疫力极度低下者。

白假丝酵母菌感染的免疫学检测方法包括:①抗原检测:用 ELISA 和免疫印迹法检测胞质抗原醇烯化酶、甘露聚糖抗原及念珠菌热敏抗原。因为多种假丝酵母菌属于人体正常菌群,正常人也有抗体效价高的情况,而且感染初期血中抗原浓度极低且可能在短期内消失,故采血时机和选择敏感的方法至关重要。为减少血清中抗体对抗原检出的影响,需采取加热(56℃、30min)处理或血清中加入 Na_2EDTA 后加热(121℃、5min)、碱处理并离心等措施。②抗体检测:多种免疫学试验方法都可用于真菌循环抗体检测,如补体结合试验、免疫扩散试验、ELISA、放射免疫试验、胶乳凝集试验等。特异性抗体检测对于组织胞质菌病和球孢子菌病的辅助诊断意义较大。高度怀疑为孢子丝菌病但培养阴性时也可检测特异性抗体。抗体水平 4 倍以上增高及间隔 2~3 周的连续动态观察更有意义。

2. 隐球菌感染 隐球菌属(Cryptococcus)的致病菌主要为新生隐球菌(Cryptococcus neoformans)。本菌属一般为外源性感染,主要传染源为鸽粪,免疫力正常者感染后多无症状,严重的隐球菌病常发生于消耗性疾病和免疫功能低下者,因此临床上隐球菌性脑膜炎常在 SLE、白血病、淋巴瘤和艾滋病等患者中发生。隐球菌可侵犯全身各组织器官,最常见者为肺部和中枢神经系统感染。

新生隐球菌感染的免疫学检测方法包括:①抗原检测:检测新生隐球菌的荚膜多糖特异性抗原,已成为临床的常规诊断方法,尤其是诊断新生隐球菌脑炎。胶乳凝集试验可在 5min 内迅速检出结果,灵敏度为 $35ng/\mu L$,特异性为 90%~100%。而 ELISA 法更可检出低至 $6ng/\mu L$ 的抗原含量。在进行脑脊液标本检测时,为避免因抗原含量过高而出现假阴性结果,应做 1:50 或更高的倍比稀释。此外,用 EDTA 或蛋白酶处理或煮沸 5min 的方法除去类风湿因子(RF),可避免与新生隐球菌可能存在的交叉反应。②抗体检测:检测患者血清中的抗体对诊断意义不大,但对判断疾病预后有一定价值,可用放射免疫法和试管凝集试验。

3. 曲霉菌感染 曲霉(Aspergillus)是条件致病菌,滥用抗生素引起菌群失调或免疫功能降低时,曲霉菌可侵犯机体的皮肤、耳、鼻腔、眼眶、心脏、肾脏、呼吸道、消化道及脑组织,引起曲霉病。全身性曲霉病原发病灶主要是肺,多发生败血症,危及重症患者生命。曲霉除直接感染和变态反应引起曲霉病外,还可产生毒素引起食物中毒。流行病学调查表明,黄曲霉毒素的致癌作用很强,与人类原发性肝癌发生有关。

曲霉菌感染的免疫学检测方法包括:①抗原检测:ELISA 法检测患者血清中的抗原,如半乳甘露聚糖抗原检测试验(GM 试验),灵敏度可达 1ng/pL,可以用于曲霉菌感染的早期诊断及治疗的监测,而且阳性结果出现在临床症状或影像学特征之前。检测结果$>100ng/\mu L$ 时可考虑侵袭性肺曲霉病。G 试验和 GM 试验联合可提高曲霉的检出率。②抗体检测:检测患者血清中抗曲霉抗体,常用免疫扩散试验,其敏感性和特异性较高,也可用 ELISA、间接免疫荧光法、放射免疫法等检测抗体。

特异性检测真菌细胞壁上的特有成分 $1-3-\beta-D$ 葡聚糖(G 试验)可以用于侵袭性真菌感染的早期诊断。G 试验虽能测得包括曲霉和念珠菌在内的更多致病性真菌,初步的临床研究显示有较好的敏感性和特异性,但不能确定为何种深部真菌感染。

4.卡氏肺胞菌感染　卡氏肺胞菌又称卡氏肺孢子虫、卡氏肺囊虫、肺孢子虫。以往被归类于原虫,因其超微结构和核糖体 RNA 的核苷酸序列与真菌有更多的同源性,染色性也类似真菌,故现今大多数学者认为应归属于真菌。卡氏肺胞菌是机会致病菌,在免疫功能低下时引起卡氏肺胞菌性肺炎(pneumosystis carinii pneumonia,PCP)。对于 AIDS 患者、恶性肿瘤接受抗癌治疗或器官移植后接受免疫抑制剂治疗者、早产儿、营养不良和衰弱婴儿等在病程中出现无明显原因的发热、干咳、呼吸急促等症状时应考虑 PCP 的可能,尤其患者呼吸困难症状明显而体征甚少时应高度警惕 PCP。PCP 是 AIDS 患者最常见机会性感染,且为其主要致死原因。

血清学检查目前常见的方法有 EUSA 和胶乳凝集试验检测抗原和血清中相应抗体,但由于大多数正常人都曾有过无症状隐性感染,故缺乏较好的敏感性和特异性,尚不能用检测抗体的方法来诊断卡氏肺胞菌感染。

四、寄生虫感染的免疫学检验

寄生虫感染(parasitic infection)是指寄生虫进入宿主体内后定居、生长繁殖并引起感果,但佰主禾表规出明显的临床症状与体征。如果寄生虫导致宿主发病,则称为寄生虫病(parasitic disease)。寄生虫抗原进入宿主体内后诱发免疫系统的识别、免疫应答和排斥反应,特异性免疫是宿主抗寄生虫感染免疫的主要方式。

(一)血吸虫感染

血吸虫(schistosome)寄生于人和哺乳动物静脉血管内,引起人畜共患血吸虫病(schistosomiasis)。我国仅有日本血吸虫流行。人接触疫水后尾蚴经皮肤侵入人体,在门脉-肠系膜静脉内发育为成虫。从尾蚴侵入人体,到生长发育为童虫、成虫及产生的虫卵均可对宿主造成不同程度的损害,但其主要的致病阶段是虫卵。致病的主要原因是血吸虫不同虫期释放的抗原,尤其是可溶性虫卵抗原(soluble egg antigen,SEA)诱发的宿主免疫病理损伤,目前普遍认为血吸虫病是一种免疫性疾病。

病原学检测是确诊血吸虫病的依据,免疫学方法检测可起辅助诊断作用。

1.抗原检测　血吸虫抗原检测具有反映活动性感染、评估虫体负荷和考核疗效的优点,但因为循环抗原的含量通常很低,一般方法难以检出,故采用灵敏度较高的 ELISA,用单克隆抗体包被反应板孔。新近出现的抗原检测技术还有用鸡 IgY 代替 IgG 及免疫磁珠技术。

2.抗体检测

(1)环卵沉淀试验法(circumoval precipitin test,COPT):COPT 是诊断血吸虫病特有的免疫学试验。以虫卵内成熟毛蚴分泌可溶性虫卵抗原(SEA),检测患者血清内是否有相应抗体,若虫卵周围形成光镜下可见的具有明显折光性的泡状或指状沉淀物,即为阳性结果。此试验操作简单、经济,敏感性高(94.1%～100%),假阳性率低(2.5%～5.6%)。因此,COPT法既可作为临床治疗患者的依据,还可用于考核疗效、流行病学调查及疫情检测。

(2)间接红细胞凝集试验(indirect haemagglutination test,IHA):将血吸虫虫卵或成虫抗原吸附于致敏绵羊红细胞或"O"型人红细胞制成的载体上,当待测血清中存在相应抗体时,红细胞可因抗原抗体的结合而出现凝集现象。该方法的敏感性达到 96.1%～98.7%,且操作简单,采血微量,判读结果快,是基层防疫机构首选的免疫学检测方法。

(3)胶乳凝集试验:将血吸虫抗原吸附于胶乳颗粒上,与受检者血清发生反应,若出现凝集现象,则表示待测血清中有相应抗体,为阳性结果。

(4)ELISA:用成虫或虫卵抗原包被反应板孔,加入待检血清,形成固相抗原-待测抗体复合物,再加入酶标记二抗,根据加入底物显色的深浅确定待测抗体的含量。

(5)Western-blot:将血吸虫抗原经 SDS-PAGE 电泳后,分离出不同的蛋白带,转膜后,借助固相免疫酶联吸附方法,检测血清中相应抗体。此法不仅可对血吸虫抗原蛋白进行分析和鉴定,还可诊断和区分不同的血吸虫病期。

上述检测血吸虫抗体的方法虽具有快速、简便和经济等优点,但由于抗体在患者治愈后仍能存在较长时间,因此检测抗体的方法不能区分是现症感染还是既往感染,另外因与华枝睾吸虫病、并殖吸虫病存在交叉免疫反应,可出现假阳性结果。

(二)疟原虫感染

疟原虫(plasmodium)是疟疾(malaria)的病原体。寄生于人体的疟原虫有四种:间日疟原虫、恶性疟原虫、三日疟原虫和卵形疟原虫。疟原虫在人体内的发育包括肝细胞内和红细胞内。临床特征为间歇性、周期性、发作性的寒战、高热和大汗。反复发作,可致贫血和脾大。

病原学检查是确诊疟疾的依据。免疫学检查可作为辅助诊断。一般用于疟疾的流行病学调查、防治效果的评估及输血对象的筛选。

1.抗原检测 常用的方法有放射免疫法(RIA)、酶联免疫双抗体夹心法和抑制法酶联免疫吸附试验。循环抗原检测能更好地判断受检对象是否有活动感染,是否为现症感染或带虫者。

2.抗体检测 抗疟原虫抗体在感染 3～4 周出现,4～8 周达高峰,然后下降。目前国内外检测抗体应用最广的方法为间接荧光抗体试验,检测结果的效价大于 1:20 有诊断意义。以恶性疟原虫或食蟹疟原虫的粗提物为抗原包被酶标板的 ELISA 法,重复性有待提高。间接血凝试验一般多采用诺氏疟原虫为抗原,血清效价在 1:16 以上有诊断意义。重复感染或复发抗体升高较快,且抗体的效价比初次感染高,持续时间长。由于患者在治愈后抗体仍能存在较长时间,且人群存在个体差异,因此抗体检测在临床仅作辅助诊断,而不作早期诊断用。

(三)丝虫感染

丝虫(filaria)寄生于人体的淋巴系统引起丝虫病(filariasis)。我国仅有班氏丝虫病和马来丝虫病流行。临床表现早期为淋巴管炎和淋巴结炎,晚期表现为淋巴管阻塞和象皮肿。本病通过蚊虫叮咬传播。

丝虫病的抗体检测多用于流行病学调查和监测,抗原的检测则有较高实用诊断价值。

1.抗体检测

(1)间接荧光抗体试验(IFA):用马来丝虫或动物丝虫成虫制成冷冻切片抗原,检测患者血清中是否存在相应抗体。此法抗原制备简单,特异性和敏感性较好,但存在一定比例的假阳性反应。

(2)ELISA:用马来丝虫成虫可溶性抗原或微丝蚴抗原检测相应抗体。此法操作简单,敏感性高、特异性强。

此外,还有免疫酶染试验、免疫金银染色法及目前世界卫生组织推荐应用的免疫色谱法(immunochromatography)。免疫色谱法还可判断患者体内是否有活虫存在。

2.抗原检测　循环抗原既包括活虫体分泌的抗原又包括微丝蚴抗原,两者均在感染早期出现,但半衰期短。因此检测丝虫循环抗原可作为丝虫早期感染的指标,也可用于考核疗效和流行病学检测。常用方法有对流免疫电泳和双抗体夹心 ELISA 法。

(四)华枝睾吸虫感染

华枝睾吸虫(Clonorchis sinensis)又称肝吸虫,成虫寄生于人体肝胆管内引起华枝睾吸虫病(clonorchiasis),又称肝吸虫病。病原学检查粪便中镜检到虫卵是确诊肝吸虫病的依据。

免疫学检测可作为本病辅助诊断方法,也可用于流行病学调查。常用 ELISA、间接血凝试验、胶体金免疫技术等检测患者血清中特异性抗体,敏感性和特异性均较高。也可检测虫体代谢抗原,敏感性亦高。

(五)猪囊尾蚴感染

猪囊尾蚴是猪带绦虫的幼虫,既可寄生于猪体内,又可寄生于人体各组织器官引起猪囊尾蚴病(cysticercosis),又称囊虫病。猪带绦虫患者是唯一传染源。囊尾蚴主要寄生于皮下组织、肌肉、脑、眼、心脏等部位,尤以脑组织寄生危害最为严重。

免疫学检测主要是检测抗原和特异性抗体,尤其是深部组织中的囊尾蚴病更具重要的辅助诊断价值。

1.抗原检测　可用单克隆抗体酶联免疫吸附试验(McAb－ELISA)或单克隆抗体胶乳凝集试验(LAT)检测虫体分泌物及其代谢产物,此种抗原在体内存在时间短,检测结果阳性表明体内有活囊尾蚴寄生。脑脊液中抗原检测阳性率高于血清。

2.抗体检测　常用囊尾蚴粗抗原、初步纯化抗原和重组抗原检测患者体内特异性抗体。囊虫病患者血清中的各种抗体以 IgG 升高最明显,感染囊尾蚴 10 天即可查到,48 天达高峰,并可持续 160 天以上。但 IgG 不随治疗而发生含量的显著改变,所以不能及时反映疾病的动态变化。IgG4 不但与囊尾蚴感染程度密切相关,而且还可评价疗效。IgE 抗体在脑囊虫病的病因学中起一定作用,常用皮内试验检测 IgE。人体感染囊尾蚴后抗体在体内存在时间较长,甚至达 10 年以上,故检测抗体只能说明曾感染过囊尾蚴,而不能判断是否为现症感染和观察疗效。常用的方法有间接荧光抗体试验、间接血凝试验、ELISA、斑点免疫胶体金渗滤试验、酶联免疫印迹技术和免疫金标层析试验等。但上述试验各有优缺点,选择两种或两种以上方法联合检测可提高可靠性。患者血清、脑脊液和唾液中抗体的检测,血清的阳性检出率高于脑脊液。

(六)弓形虫感染

刚地弓形虫(toxoplasma gondii,TOX)是一种专性有核细胞内寄生原虫,引起的弓形虫病(toxoplasmosis)是一种全球分布的人兽共患传染病。猫是弓形虫唯一的终宿主,人类因误食入含有弓形虫(包囊)而未充分加热的肉类、蛋类食品,或误食被猫粪便中卵囊污染的食物,以及输血等多种途径感染弓形虫。弓形虫生活史发育过程包括:速殖子(滋养体)、包囊、裂殖体、配子体和卵囊五个阶段。弓形虫的有性生殖阶段在猫的肠黏膜上皮细胞内进行,卵囊随粪便排出体外,人体经消化道感染后释放的寄生虫可侵犯全身各组织器官。弓形虫病一般分为先天性和获得性两类,孕妇感染了弓形虫可通过胎盘垂直传播给胎儿,引起流产、早产、死胎或增加妊娠并发症。先天性弓形虫病患儿常有智力低下和先天性畸形。

免疫学诊断为目前常用的重要实验诊断方法。

1. TOX 抗原检测　用 ELISA 法检测循环抗原(CAg),是弓形虫病急性感染的可靠指标,具有较高特异性。

2. TOX 抗体检测　以虫体不同成分为抗原,检测相应抗体。

(1)以速殖子可溶性抗原和包膜抗原检测血清中抗虫体表膜抗体,前者抗体出现早,可用间接荧光抗体技术;后者抗体出现晚,可用间接凝集试验等方法检测。

(2)以滋养体为抗原,用间接免疫荧光试验检测特异性 IgM 或 IgG 抗体。

(3)以虫体裂解后的提取物为抗原,检测相应的抗体,可用间接血凝试验、补体结合试验、ELISA 等方法检测。

抗弓形虫 IgM 抗体阳性提示近期感染。由于母体 IgM 类抗体不能通过胎盘,故在新生儿体内查到抗弓形虫特异性 IgM 抗体则提示其有先天性感染。IgG 抗体阳性提示有弓形虫既往感染。鉴于技术上的原因和生物学上的交叉反应的存在,对阳性结果的意义应结合临床综合判断,不能仅以抗弓形虫抗体阳性结果作为孕妇终止妊娠的依据。

(冯静波)

第五节　肿瘤免疫的免疫学检验

肿瘤是严重危害人类健康的常见病、多发病,是自身组织细胞的某些调控基因发生突变导致细胞恶性转化、异常增生的结果。肿瘤免疫学(tumor immunology)是研究肿瘤抗原及其免疫原性、机体的免疫功能与肿瘤发生、发展的关系以及肿瘤免疫学诊断和防治的一门科学。

尽管肿瘤细胞来源于宿主自身,但人们很早就意识到肿瘤细胞可能存在着与正常组织细胞不同的抗原成分并一直试图证实肿瘤特异性抗原的存在,直到 20 世纪 50 年代,科学家们通过近交系小鼠(遗传背景相同,可排除 MHC 抗原的影响)间肿瘤移植的实验研究,才初次证明了由化学致癌剂甲基胆蒽(methylcholanthrene,MCA)诱导小鼠发生肉瘤所表达的移植排斥抗原具有肿瘤特异性。随后又发现多种化学、物理和生物致癌因素所诱发的肿瘤均存在肿瘤抗原并能够诱导机体产生抗肿瘤的免疫应答。据此,Thomas 于 1959 年首先提出了"免疫监视"(immune surveillance)理论,Burnet 于 1970 年进一步完善了该理论。20 世纪 70 年代单克隆抗体问世,20 世纪 80 年代分子生物学技术和分子免疫学迅速发展和交互渗透,使各种肿瘤抗原不断被发现。20 世纪 90 年代以来,多种人类肿瘤抗原基因的成功克隆、基因工程抗体和基因工程细胞因子的成功制备,极大地丰富了肿瘤免疫学理论,拓宽了肿瘤免疫学诊断和治疗的思路。目前临床上已广泛开展的对肿瘤相关标志物的检测,在肿瘤的早期筛查、辅助诊断、病情监测和预后评估等方面都发挥了越来越重要的作用。

一、肿瘤抗原

肿瘤抗原(tumor antigen)是指细胞在恶性转化过程中新出现的或异常表达的抗原物质，分为肿瘤特异性抗原(tumor—specific antigen,TSA)和肿瘤相关抗原(tumor—associated antigen,TAA)。肿瘤抗原是肿瘤特异性免疫应答的主要靶抗原。

(一)肿瘤特异性抗原

肿瘤特异性抗原是只表达于肿瘤细胞而不存在于正常组织细胞上的新抗原，大多为突变基因的产物，可在近交系小鼠间通过肿瘤移植排斥实验而证实，故又被称为肿瘤特异性移植抗原(tumor—specific transplantation antigens,TSTA)或肿瘤排斥抗原(tumor rejection antigens,TRA)。目前已应用单克隆抗体在人类黑色素瘤、乳腺癌、结肠癌等肿瘤细胞表面检测出 TSA。

1. 化学和物理致癌因素诱发的肿瘤抗原 化学致癌剂(如甲基胆蒽、氨基偶氮染料、二乙基亚硝胺等)或物理因素(如紫外线、X 线和放射性粉尘等)均可导致正常基因发生突变、染色体断裂和异常重排，从而使细胞表达新抗原。此类肿瘤抗原特异性强，但免疫原性弱，常表现出明显的个体特异性，即同一化学致癌剂或物理因素在不同的宿主体内，甚至在同一宿主的不同部位所诱发的肿瘤，其肿瘤抗原特异性和免疫原性也有差异。

由于化学因素和物理因素主要是随机诱导正常基因的点突变，所以每个肿瘤的抗原间很少出现交叉反应，因此很难用免疫学技术诊断和治疗此类肿瘤。但人类很少暴露于这种强化学、物理的诱发环境中，因此，大多数人类肿瘤抗原不属于此类。

2. 病毒诱发的肿瘤抗原 大量的动物实验和对人类肿瘤的研究已证实病毒感染与人类肿瘤的发生有密切关系。例如属于 DNA 病毒的 EB 病毒与 Burkitt 淋巴瘤及鼻咽癌的发生有关，人乳头状病毒(HPV)与人宫颈癌有关，乙型肝炎病毒(HBV)与人原发性肝癌有关；而属于 RNA 病毒或逆转录病毒的人类 T 细胞淋巴性病毒 1(HTLV—1)与成人 T 细胞淋巴瘤和白血病有关。

病毒主要通过将其 DNA 或 RNA 整合到宿主细胞基因组 DNA 中使细胞发生恶性转化并表达新抗原，即病毒诱导的肿瘤抗原。由同一病毒诱发的肿瘤，不论其动物种属及组织来源如何，均表达相同的肿瘤抗原，并具有较强的免疫原性。因此，当小鼠接种某一病毒诱发的已灭活的肿瘤细胞后，就能够排斥所有由该病毒诱发的肿瘤细胞的攻击。同样，将免疫小鼠的淋巴细胞转移至同品系的另一个小鼠体内，后者也能够排斥由该病毒诱发的肿瘤。

3. 基因突变产生的肿瘤抗原 自发性肿瘤表达的抗原大部分可能为突变基因的产物。在不同致癌因素和特定条件作用下，原癌基因可被激活，抑癌基因可发生突变，由此可导致正常细胞癌变。

(1)癌基因编码蛋白:如突变的 ras 基因编码一种含有 189 个氨基酸残基的蛋白质，相对分子质量为 21kD，称为 P21。人类许多肿瘤中均存在着突变的 ras 基因，错义突变主要发生在第 12、13 和 16 密码子，其编码蛋白显示肿瘤抗原性，与恶性肿瘤的发展有密切关系。

(2)突变的抑癌基因编码蛋白:如抑癌基因 P53 编码一种含有 393 个氨基酸残基的蛋白质，相对分子质量为 53kD，称为 P53。P53 蛋白的功能是作为转录因子控制着静止细胞从 G0 至 G1 期的转变，在 G1 期的生长限制性位点控制细胞进入周期后的增殖。在人类许多肿瘤组织中均能检测到 P53 基因的多种突变及其产物，这类异常的 P53 蛋白不仅被机体 T 细胞所识别,也可激活 B 细胞产生 IgG 抗体。

(3)染色体易位产生的融合蛋白:机体中某些染色体易位形成新的癌基因,如某些急性淋巴细胞白血病患者第 9 号染色体上的原癌基因 c—abl 易位到第 22 号染色体上,与 bcr 基因形成一个新的融合基因显示新的氨基酸顺序和形成新的空间构象,编码表达 BCR—ABL 融合蛋白,成为 T 细胞识别的特异性肿瘤抗原。

(4)正常静止基因表达的肿瘤抗原:肿瘤细胞中某些肿瘤抗原由一些正常状态下的静止基因(silent gene)所表达,除人的正常睾丸细胞(属于免疫豁免器官,不表达 MHC 分子)外,这类基因只在恶性细胞中被激活而高表达,因此又被称为肿瘤—睾丸抗原(cancer—testis antigen),简称 CT 抗原。CT 抗原是目前鉴定的肿瘤特异性抗原中最多的一类,在多种恶性肿瘤组织中广泛表达,可诱发机体内自发性细胞和体液免疫应答,是最有希望作为免疫治疗用途的一类抗原。目前一些 CT 抗原如黑色素瘤抗原(Melanoma antigen—encoding,MAGE)家族的 MAGE—1、MAGE—3 和 NY—ESO—1(New York—esophagus 1)已进入临床试验阶段。

(二)肿瘤相关抗原

肿瘤相关抗原(tumor—associated antigens,TAA)是指非肿瘤细胞所特有、正常组织或细胞也可表达的抗原物质,但其在肿瘤细胞的表达量远远超过正常细胞。换言之,TAA 在肿瘤细胞和正常组织之间,只显示量的变化,并无严格的肿瘤特异性。

1.胚胎抗原 胚胎抗原(fetal antigen)是在胚胎发育阶段由胚胎组织产生的正常成分,胎儿出生后逐渐减少或消失。当细胞发生恶性转化时相应的编码基因可被激活而重新表达,出现在肿瘤细胞表面或分泌在血液中。目前在人类组织中已发现多种胚胎抗原,其中研究最深入的胚胎抗原有甲胎蛋白(alphafetoprotein,AFP)、癌胚抗原(carcinoembryonic antigen,CEA)等。胚胎抗原的免疫原性很弱,由于其在胚胎期曾出现过,机体对此类抗原已形成免疫耐受,故难以诱导机体产生针对胚胎抗原的免疫应答。

2.分化抗原 分化抗原(differentiation antigen)又称组织特异性抗原(tissue—specific antigen),是组织细胞在分化、发育的不同阶段表达或消失的抗原。不同来源、不同分化阶段的细胞可表达不同的分化抗原。恶性肿瘤细胞通常停留在细胞发育的某个幼稚阶段,其功能和形态均类似于未分化的胚胎细胞,称为肿瘤细胞的去分化(dedifferentiation)或逆分化(retrodifferentiation),故恶性肿瘤细胞可以表达其他正常组织的分化抗原,如胃癌细胞可表达 ABO 血型抗原。由于这些抗原是正常细胞的成分,因此不能刺激机体产生免疫应答,但可作为免疫治疗的靶分子和肿瘤组织来源的诊断标志,如表达前 B 细胞标志 CD10 的淋巴瘤来源于 B 细胞系,表达免疫球蛋白的肿瘤是更成熟 B 细胞肿瘤的标志,用 T 细胞亚群单克隆抗体可对 T 细胞白血病、淋巴瘤分型。有些特征性分化抗原在肿瘤细胞中可过度表达,如人表皮生长因子受体—2 在一些乳腺癌、卵巢癌及其他腺癌中过度表达,目前正在研究其作为治疗性靶抗原的可能性。

二、机体抗肿瘤的免疫机制

当肿瘤发生后,肿瘤细胞表面表达的肿瘤抗原可刺激机体产生免疫应答,引起效应细胞的激活和释放一系列效应分子,攻击和清除肿瘤细胞。这一应答能否有效进行,取决于肿瘤细胞抗原性的强弱和宿主的免疫功能是否健全。

机体抗肿瘤免疫效应机制包括特异性和非特异性两方面。对于多数免疫原性较强的肿瘤,特异性免疫应答起主要作用,其中细胞免疫发挥主导作用,并与体液免疫相互调节,协同杀伤肿瘤细胞。对于免疫原性较弱的肿瘤,非特异性免疫应答可能具有更重要的意义。

(一)特异性抗肿瘤免疫机制

1. T 细胞介导的抗肿瘤免疫效应　T 细胞介导的免疫应答在抑制具有免疫原性肿瘤细胞的生长中起重要的作用。肿瘤抗原在体内主要诱发两类 T 细胞亚群发生反应:一类是 MHC－Ⅱ类抗原限制性的 $CD4^+$ T 细胞;另一类是 MHC－Ⅰ类抗原限制的 $CD8^+$ T 细胞。此外,$\gamma\delta^+$ T 细胞也参与杀伤肿瘤细胞。

(1)$CD4^+$ T 细胞:肿瘤抗原或抗原肽由 APC 表面的 MHC－Ⅱ类分子递呈给 $CD4^+$ T 细胞,激活的 $CD4^+$ T 细胞可通过以下几个方面发挥抗肿瘤作用。①分泌多种细胞因子如 IL－2 等激活 $CD8^+$ T 细胞、NK 细胞、巨噬细胞等,增强效应杀伤作用;②促进 B 细胞增殖、分化,产生抗体;③释放 IFN－γ、TNF 等促进肿瘤细胞表面 MHC－Ⅰ类分子的表达,提高肿瘤细胞对 CTL 的敏感性。

(2)$CD8^+$ T 细胞:$CD8^+$ T 细胞可通过识别肿瘤细胞表面的 MHC－Ⅰ类分子－肿瘤抗原肽复合物而被激活,并在 $CD4^+$ T 细胞产生的一些辅助因子的协同作用下分化发育为具有特异性杀伤活性的 $CD8^+$ CTL,是机体抗肿瘤免疫的主要效应细胞。其杀伤机制如下:①释放穿孔素(perforin)和颗粒酶(gramzymes)。穿孔素插入靶细胞膜上,并使其形成通道,而颗粒酶经穿孔素在靶细胞膜上形成的孔道进入胞内后,可使 DNA 断裂,引起程序性细胞死亡(programmed cell death,PCD)。②表达 FasL(Fas 配体)。CTL 激活后表达 FasL,可与靶细胞表面的 Fas 分子结合,启动肿瘤细胞的死亡信号转导途径,活化靶细胞内的 DNA 降解酶,引起靶细胞凋亡。

2. B 细胞介导的抗肿瘤免疫效应　荷瘤动物或肿瘤患者血清中存在着能与肿瘤细胞反应的抗体,提示机体对肿瘤存在体液免疫应答。抗体介导的抗肿瘤机制包括:

(1)细胞毒作用。通过活化补体和 ADCC 效应杀伤肿瘤细胞。

(2)干扰黏附作用。抗体与肿瘤细胞结合,可阻断肿瘤细胞与血管内皮细胞表面黏附分子相互作用,从而抑制肿瘤细胞黏附、生长和转移。

(3)免疫调理作用。抗肿瘤抗体与吞噬细胞表面 $Fc\gamma$ 结合,增强吞噬细胞对肿瘤的吞噬作用。

(4)抗体的封闭作用。抗体可通过封闭肿瘤细胞表面某些受体而影响肿瘤细胞的生物学行为,例如转铁蛋白可促进某些肿瘤细胞生长,其抗体可通过封闭肿瘤细胞表面的转铁蛋白受体,抑制肿瘤细胞生长。

(二)非特异性抗肿瘤免疫机制

1. NK 细胞介导的抗肿瘤免疫效应　NK 细胞是淋巴细胞分化谱系中的一个特殊亚群,细胞表面表达 CD16 和 CD56 分子。NK 细胞不依赖抗体或补体、不需预先活化即可直接杀伤肿瘤细胞,且不受 MHC 限制,故被视为机体抗肿瘤的第一道防线,在早期抗肿瘤免疫机制中起重要作用。

其杀伤靶细胞的机制可能是:①释放穿孔素和颗粒酶引起肿瘤细胞坏死或凋亡;②释放 NK 细胞毒因子(NK cytotoxicity factor,NKCF)和 TNF 等可溶性介质,通过与肿瘤细胞表面相应受体结合而杀伤之;③通过 FasL 途径诱导肿瘤细胞凋亡;④NK 细胞表面的 $FC\gamma R$ 可与覆盖在瘤细胞表面的抗体的 Fc 段结合，通过 ADCC 作用而杀伤肿瘤细胞；⑤释放 IL－1、IL－2 和 IFN－γ 等细胞因子，加强或扩大其抗瘤作用。

2.巨噬细胞介导的抗肿瘤免疫效应　巨噬细胞（Mφ）也是机体抗肿瘤免疫的主要效应细胞。已发现，肿瘤灶中浸润的巨噬细胞与肿瘤的转移率呈负相关，即肿瘤组织周围有明显的 Mφ 浸润者，肿瘤扩散转移的发生率较低，预后较好；反之，则肿瘤扩散、转移率高，预后差。

Mφ 介导的抗肿瘤机制为：①ADCC 作用；②活化的可分泌 TNF、蛋白水解酶、一氧化氮、IFN 和氧自由基等细胞毒性分子，直接杀伤肿瘤细胞；③肿瘤抗原激活 T 细胞，T 细胞释放特异性巨噬细胞武装因子（SMAF），激活 Mφ 特异性杀伤肿瘤；④通过非特异性吞噬作用杀伤肿瘤细胞；⑤借助其非特异性膜受体直接与瘤细胞结合，发挥杀瘤效应；⑥巨噬细胞的抗原递呈作用参与 T、B 细胞的特异性抗肿瘤免疫应答。

3.γδ⁺ T 细胞介导的抗肿瘤免疫效应　γδ⁺ T 细胞主要分布于全身上皮组织，可不受 MHC 限制而直接杀伤肿瘤细胞。此类细胞还可分泌 IL－2、IL－4、IL－5、GM－CSF、TNF－α 等细胞因子，发挥抗肿瘤作用。此外，在 IL－2 作用下，γδ⁺ T 细胞也可以 TIL（tumor infiltrating lymphocyte）或 LAK（lymphokine activating killer）的形式杀伤肿瘤细胞。

此外，抗肿瘤的非特异性免疫还涉及中性粒细胞和多种细胞因子的作用。

三、肿瘤的免疫逃逸机制

尽管机体的免疫系统具有一系列的免疫监视机制，但仍有一定比例的原发性肿瘤在宿主体内生长、转移和复发，且极少能自然消退，说明肿瘤患者体内存在着广泛的免疫逃逸，即肿瘤细胞通过自身或微环境的改变等多种方式来逃避机体免疫系统的识别和攻击。

（一）与肿瘤细胞有关的因素

1.肿瘤细胞的抗原性弱和抗原调变　TSA 大多为突变基因的产物，其与正常蛋白差异很小，甚至仅有个别氨基酸不同，故免疫原性较弱；肿瘤细胞虽能表达各种 TAA，但表达量并不高，故肿瘤生长早期难以激发机体产生有效的抗肿瘤免疫应答；此外，宿主对肿瘤抗原的免疫应答也可导致肿瘤细胞表面抗原减少或丢失，从而逃避免疫系统的识别和攻击，这种现象称为抗原调变（antigen modulation）。

2.肿瘤细胞 MHC Ⅰ类分子表达下调　肿瘤细胞 MHC Ⅰ类分子 α 链或 β2 微球蛋白、抗原加工转运蛋白 TAP 或蛋白酶体的某些亚单位（如 LMP）合成减少或突变，均可导致 MHC Ⅰ类分子表达低下或缺失，使 CD8⁺ T 细胞识别肿瘤细胞表面抗原受阻，不能产生有效的杀伤效应。

3.肿瘤细胞表面"抗原覆盖"或被"封闭"　抗原覆盖是指肿瘤细胞表面抗原可被某些物质覆盖，从而干扰宿主淋巴细胞对肿瘤细胞的识别和杀伤。例如，肿瘤细胞可高表达含唾液酸的黏多糖或肿瘤激活凝血系统形成的纤维蛋白，这些物质均可覆盖肿瘤细胞表面抗原。此外，肿瘤患者血清中存在封闭因子（blocking factor），可封闭肿瘤细胞表面抗原表位或效应细胞的抗原识别受体，使肿瘤细胞逃脱效应细胞的识别和攻击。

封闭因子可以是：①封闭抗体（blocking antibody），可封闭肿瘤细胞表面抗原；②可溶性肿瘤抗原，可封闭效应细胞表面的抗原受体；③肿瘤抗原－抗体复合物，既可通过其抗原部分封闭效应细胞表面抗原受体，又可通过抗体封闭肿瘤细胞表面抗原。

4.肿瘤细胞缺乏协同刺激信号　尽管肿瘤细胞可表达肿瘤抗原（可提供 T 细胞活化第一

信号），但通常不表达 T 细胞活化所需的协同刺激分子 B7，不能为 T 细胞活化提供足够的第二信号而无法诱发免疫应答。

5.肿瘤细胞产生免疫抑制因子　肿瘤细胞能释放一系列抑制性因子如转化生长因子 β（transforming growth factor－β，TGF－β）、IL－10、血管内皮生长因子（vascular endothelial growth factor，VEGF）等，这些抑制物积累、聚集在肿瘤局部，形成一个较强的免疫抑制区，使进入其内的免疫细胞失活。

6.肿瘤细胞表达 Fas L　许多肿瘤细胞高表达 Fas L，可与浸润到肿瘤周围组织的特异性 T 细胞表面的 Fas 分子结合，从而诱导肿瘤特异性 T 细胞的凋亡。

（二）与宿主有关的因素

宿主免疫系统具有识别、杀伤并及时清除体内突变细胞，防止肿瘤发生的免疫监视功能。而肿瘤细胞来源于宿主细胞，许多方面与正常细胞相似，免疫原性弱，故当宿主处于免疫功能缺陷或低下状态时，很容易使肿瘤生长早期出现的少量如瘤细胞逃逸宿主的免疫监视作用。而一旦肿瘤迅速生长并形成实体，就能"颠覆"免疫系统清除肿瘤细胞的能力，使宿主的免疫监视"力不从心"，难以阻止肿瘤的发生、发展和转移。

四、肿瘤的免疫学检验

肿瘤免疫学检验是通过免疫学方法检测肿瘤标志物和评估肿瘤患者免疫功能状态，以期为肿瘤的诊断、病情观察、疗效评价和预后监测提高重要的参考依据。

（一）肿瘤标志物

1.肿瘤标志物的定义　肿瘤标志物（tumor marker，TM）这个名词，是 1978 年 Herberman 在美国国立癌症研究所（NCI）召开的"人类免疫及肿瘤免疫诊断"大会上提出的，次年在英国第七届"肿瘤发生生物学和医学"会议上被确认，并开始引用。TM 是指在肿瘤发生、发展过程中，由肿瘤细胞产生或由机体对肿瘤细胞反应而产生的能反映肿瘤存在和生长的一类物质，包括肿瘤抗原、激素、酶（同工酶）、代谢产物等。肿瘤抗原可以是肿瘤标志物，但肿瘤标志物不一定是肿瘤抗原。

2.肿瘤标志物的分类　肿瘤标志物可存在于细胞表面、细胞质、细胞核和细胞外（血液、体液）中，肿瘤标志物的分类和命名尚未完全统一，一般分为胚胎抗原类、糖链抗原类、激素类、酶和同工酶类、蛋白质类及癌基因产物类等。

（1）胚胎抗原类：正常由胚胎组织合成，存在于胎儿血清和羊水中，出生后水平降低，但在某些肿瘤发生时会大幅升高的抗原，称为胚胎抗原。

（2）糖链抗原类：用各种肿瘤细胞株制备的单克隆抗体来识别的肿瘤相关抗原，大多数属于糖蛋白，多存在于肿瘤细胞表面。

（3）激素类：正常情况下不产生激素的组织发生恶变时，能产生和释放一些肽类激素（异位内分泌激素）并导致相应的综合征，因此，这些升高的异位内分泌激素可以作为肿瘤相关的标志物，如小细胞肺癌患者血清促肾上腺皮质激素（ACTH）升高、绒毛膜上皮细胞癌患者血清中 HCG 升高、甲状腺髓样癌患者血清降钙素（calcitonin，CT）明显升高等。

（4）酶和同工酶类：酶是较早发现并用于临床诊断的一类肿瘤标志物。当机体某个组织发生肿瘤时，肿瘤组织的压迫和浸润可导致某些酶的排泄受阻，使肿瘤患者血清中酶活性异常升高，而肿瘤细胞代谢异常也可使某些酶或同工酶合成增加。

(5)蛋白质类:早在1846年Bence-Jones就已发现本周蛋白可以作为多发性骨髓瘤的实验诊断依据,以后又陆续发现β2微球蛋白、铁蛋白等在许多肿瘤时均会升高,子宫内膜癌时血清角蛋白升高等。

(6)癌基因产物类:癌基因的激活或抑癌基因的变异,均可使正常细胞发生恶变,导致肿瘤的发生。因此,癌基因表达的蛋白可作为肿瘤标志物,如ras基因蛋白,P53抑癌基因蛋白等。

3.肿瘤标志物的临床应用

(1)高危人群的筛查:肿瘤标志物的检查是发现无症状患者的重要手段之一,在某些肿瘤的高发区,或在某些有肿瘤家族史的高危人群中进行筛查,可发现早期无症状患者,以达到早期诊断、早期治疗的目的。

(2)肿瘤的辅助诊断:肿瘤标志物在许多肿瘤的辅助诊断中有广泛的应用。特别是AFP对肝癌、HCG对绒毛癌、本周蛋白对多发性骨髓瘤等诊断均有重要的参考价值。

(3)肿瘤治疗效果的评价:这是肿瘤标志物最重要的应用价值,对手术、化疗、放疗后效果的评估和治疗方案的调整具有重要意义。若治疗后肿瘤标志物浓度下降到正常水平,提示肿瘤消除或病情缓解;若浓度下降到正常水平一段时间后,又重新增加,提示复发或转移;若浓度下降但仍持续在参考值水平以上,或短期下降到正常水平后又重新升高,提示肿瘤有残留或有转移。

(4)肿瘤复发监测和预后判断:肿瘤标志物的动态监测有助于了解肿瘤的治疗效果和监测肿瘤是否复发,故患者手术后应每隔1~3个月测定1次肿瘤标志物水平,待水平下降后,每6个月测定1次,连续2年;第3~5年,应每年测定1~2次;第6年起,每年测定1次。一旦发现肿瘤标志物水平升高或怀疑肿瘤有复发和转移时,应及时跟踪监测肿瘤标志物。血液中肿瘤标志物水平的变化往往比肿瘤复发的临床症状早数月,可为临床治疗赢得宝贵的时间。若治疗中患者肿瘤标志物水平持续升高,提示病情恶化,预后不佳。

4.常见的肿瘤标志物

(1)胚胎抗原类肿瘤标志物

1)甲胎蛋白(alpha-fetoprotein,AFP):AFP是在胚胎期由卵黄囊和肝脏合成的一种血清糖蛋白,相对分子质量为70kD,电泳迁移率相当于甲种(α1)球蛋白,正常情况下主要存在于胎儿组织中,故称为甲胎蛋白。一般4~5个月胎儿血清中AFP水平最高,以后随着胎龄增长而逐渐下降,出生后迅速下降至正常成人水平。正常成人血清中AFP含量极低,通常<20ng/mL。

AFP含量升高见于:①原发性肝癌:AFP是目前公认的原发性肝癌早期诊断的主要标志物,约70%的原发性肝癌患者血清AFP水平增高常超过300ng/mL,但要注意的是有部分原发性肝癌患者AFP含量始终正常。②病毒性肝炎与肝硬化:病毒性肝炎和肝硬化是原发性肝癌的高危人群,患者血清中AFP水平可有不同程度的升高,但一般低于300ng/mL,多在100ng/mL以下,随着受损肝细胞的修复,AFP的水平可逐渐下降直至恢复正常。③妊娠:妇女妊娠3个月后,血清AFP水平开始升高,7~8个月达高峰,一般在400ng/mL以下,分娩后3周恢复正常。若孕妇血清中AFP水平异常升高,应考虑有胎儿神经管缺损畸形的可能性。④生殖系统肿瘤和胚胎性肿瘤:如睾丸癌和畸胎瘤患者AFP水平可升高。

2)癌胚抗原(carcino-embryonic antigen,CEA):一种结构复杂的可溶性糖蛋白,最初发现于成人结肠癌组织中,相对分子质量约 180kD。胚胎期主要存在于胎儿的胃肠管、胰腺和肝脏,出生后组织内含量很低,<5ng/mL。

CEA 含量升高见于:①消化道恶性肿瘤(结肠癌、直肠癌、胰腺癌、胃癌)、肺癌、乳腺癌等,患者血清 CEA 水平升高,多>20ng/mL;②肠道息肉、结肠炎、肝炎、肺炎、胰腺炎等疾病时,血清 CEA 也有不同程度的升高,但一般<20ng/mL;③部分长期吸烟者 CEA 超过5ng/mL。

CEA 是一种广谱的肿瘤标记物,虽不能作为诊断某种恶性肿瘤的特异性标志物,但对某些恶性肿瘤的鉴别诊断、病情监测和疗效评价等仍有重要的临床价值。

(2)糖链抗原类肿瘤标志物

1)CA125(carbohydrate antigen 125,CA125):CA125 是 1981 年由 Bast 制备出的针对卵巢腺癌细胞系的单克隆抗体 OC125 所识别的一种重要的卵巢癌相关抗原,存在于上皮性卵巢癌组织和患者的血清中,在临床上广泛用于卵巢癌的辅助诊断,同时也是手术切除、化疗后疗效观察的指标。但在乳腺癌、肺癌、胃癌等非卵巢恶性肿瘤及子宫内膜异位症、卵巢囊肿、盆腔炎等良性妇科疾病中都可有不同程度的升高,诊断时应注意鉴别。

2)CA19-9(carbohydrate antigen 19-9,CA19-9):CA19-9 是 1979 年由 Koprowski 将人的结肠癌细胞株 SW1116 细胞表面分离出的单唾液酸神经节苷脂作为抗原,制备出的单克隆抗体 1116-NS-19-1 所识别的胃肠癌相关抗原。该抗原存在于胎儿的胰腺、胆囊、肝、肠等组织,但正常人组织中含量极微。CA19-9 对胰腺癌、胆囊癌、胃癌等恶性肿瘤的辅助诊断、病情监测和复发判断有很大的临床应用价值。

3)CA15-3(carbohydrate antigen 15-3,CA15-3):用一对单克隆抗体(MAb115D8 和 MAbDF3)以双抗体夹心模式所识别的一种乳腺癌相关抗原。对乳腺癌的辅助诊断和术后随访监测有一定的价值,但对乳腺癌早期诊断敏感性较低。

(3)酶类肿瘤标志物

1)前列腺特异性抗原(prostate specific antigen,PSA):一种由前列腺上皮细胞分泌的蛋白酶。正常人血清内含量极微,当发生前列腺癌时,正常的腺管组织受损,患者血清中 PSA 含量升高。PSA 在血清中有两种存在形式:80% 的 PSA 以各种结合形式(与 α1-抗胰蛋白酶、α2-巨球蛋白等结合)存在,称为复合 PSA(c-PSA);20% 的 PSA 以未结合形式存在,称为游离 PSA(f-PSA)。临床上测定的总 PSA(t-PSA)包括 c-PSA 和 f-PSA。参考值:t-PSA<4ng/mL,f-PSA<0.8ng/mL,f-PSA/t-PSA>25%。

血清 PSA 升高见于:①前列腺癌:约 75% 的前列腺癌患者血清 PSA 升高,t-PSA>10ng/mL。但仍有 25% 已确诊的前列腺癌患者 PSA 含量正常。前列腺根治术后 PSA 应降至正常,若浓度不降或下降后再次升高并超过 10ng/mL,则高度警惕肿瘤复发或转移。②前列腺肥大、前列腺炎和泌尿生殖系统疾病等,也可见血清中 PSA 含量增高。

为提高 PSA 对前列腺良性增生和前列腺癌的鉴别诊断价值,当血清中 t-PSA 微量升高,即 t-PSA 测定值在 4~10ng/mL 时,需进行 f-PSA 测定并计算 f-PSA/t-PSA 值,若f-PSA/t-PSA 值降低至<10% 时,则要考虑前列腺癌的可能,须进行前列腺穿刺活检来明确诊断。此外,在采集患者血液标本前,对患者进行直肠指诊、前列腺按摩、导尿等,均会导致血清 PSA 升高,应注意避免。

2)神经元特异性稀醇化酶(neuron specific enolase,NSE):NSE 是烯醇化酶的一种同工酶,烯醇化酶同工酶根据 α,β,γ 三个亚基的不同,可分为 αα,ββ,γγ,αβ 和 αγ 种二聚体同工酶,其中 γ 亚基主要存在于神经组织。γγ 亚基组成的同工酶属神经元和神经内分泌细胞特有,故命名为神经元特异性烯醇化酶。NSE 相对分子质量为 87kD,PH4.7,是一种酸性蛋白酶,参与糖酵解,主要作用是催化 2-磷酸甘油变成烯醇式磷酸丙酮酸。此酶在正常人脑组织中含量最高,起源于神经内分泌细胞的肿瘤组织也有异常表达。肿瘤组织糖酵解作用加强,细胞增殖周期加快,细胞内的 NSE 释放入血增多,导致 NSE 在患者血清内含量增高。目前认为它是小细胞肺癌(SCLC)和神经母细胞瘤的肿瘤标志物。参考值<15ng/mL。

血清中 NSE 水平升高见于:①小细胞肺癌:患者 NSE 水平明显高于肺腺癌、肺鳞癌、大细胞肺癌等非小细胞肺癌(NSCLC),可用于鉴别诊断及监测小细胞肺癌放疗、化疗后的效果。②神经母细胞瘤:患者 NSE 水平异常增高,而肾母细胞瘤(Wilms 瘤)则升高不明显。③神经内分泌细胞肿瘤:如嗜铬细胞瘤、甲状腺髓样癌、胰岛细胞瘤、视网膜母细胞瘤,黑色素瘤等患者的血清 NSE 也可增高。

此外,NSE 也存在于正常红细胞中,标本溶血会影响测定结果,因此采血时需特别注意避免溶血。

3)α-L-岩藻糖苷酶(α-L-fucosidase,AFU):AFU 是一种溶酶体酸性水解酶,广泛存在于人体各组织细胞的溶酶体内和体液中,主要参与含岩藻基的各种糖脂、糖蛋白和寡糖等物质的分解代谢。以往主要用于遗传性 AFU 缺乏引起的岩藻糖贮积病的诊断。1984 年法国学者 Deugnier 首先发现,原发性肝癌患者血清 AFU 活性显著升高。此后二十多年来的研究表明,AFU 测定有助于原发性肝细胞癌的辅助诊断、疗效观察及术后随访,是原发性肝细胞癌的新标志物。

AFU 升高见于:①原发性肝细胞癌:患者血清中 AFU 活性明显升高,AFP 阴性的肝癌患者中,AFU 也可见升高。因为 AFU 活性与 AFP 浓度无相关性,特别是小细胞肝癌患者,AFU 阳性率明显高于 AFP。因此两者联合检测对原发性肝癌的诊断有良好的互补作用。②胆管癌:患者血清 AFU 的活性显著增高。血清 AFU 的水平与胆管癌有着密切关系,是一项有价值的胆管癌诊断指标。③其他恶性肿瘤,如结肠癌、子宫癌、乳腺癌、肺癌等 AFU 也可见升高。④慢性肝炎、肝硬化患者中部分病例也可见 AFU 升高,但随着病情好转 AFU 水平会下降,因此动态监测 AFU 水平有助于与肝癌鉴别诊断。⑤妊娠:孕妇血清 AFU 升高,分娩后可迅速下降。

(4)激素类肿瘤标志物

1)人绒毛膜促性腺激素(human chorionic gonadotropin,HCG):HCG 是胎盘滋养层细胞分泌的一种糖蛋白激素,相对分子质量约 45kD。它是由 α 和 β 两个亚单位组成,但 α-亚单位的组成和结构与黄体生成素(LH)、促卵泡生成素(FSH)有一定程度的相似性,β-亚单位是 HCG 所特异的。HCG 的主要功能是刺激黄体,有利于雌激素和黄体酮持续分泌,以促进子宫蜕膜的形成,使胎盘生长成熟。HCG 在受孕后 10~14 天开始分泌,60~70 天达到高峰。HCG 检测是监测早孕的重要指标。在异常情况下,滋养层肿瘤和生殖细胞肿瘤,如葡萄胎和恶性葡萄胎、绒毛膜上皮癌及精原细胞睾丸癌等,HCG 可大幅度升高。参考值:血 HCG 的正常值<10μg/L。

2)降钙素(calcitonin,CT):主要是由甲状腺滤泡旁细胞即 C 细胞分泌的多肽激素,由 32 个氨基酸组成,相对分子质量为 3.5kD,其主要生理功能是通过抑制骨钙的释放和肠道对钙磷的吸收,促进肾脏对钙的排泄,使血钙降低。降钙素的释放受血浆钙离子浓度的调节,高血钙促进其分泌,低血钙抑制其分泌。

降钙素升高见于:①甲状腺髓样癌,也可见于小细胞肺癌、胰腺癌、子宫癌、乳腺癌、前列腺癌等;②甲状腺细胞良性腺瘤;③急性或慢性肾功能衰竭。

降钙素减低见于:①重度甲状腺功能亢进;②甲状腺发育不全等。

由于降钙素的半衰期较短(血浆半衰期为 1h),标本采集后应及时处理,冷冻保存备用。

(5)蛋白质类肿瘤标志物

1)β2 微球蛋白(β2-microglobulin,β2m):是人白细胞抗原(HLA)的轻链蛋白,人体除成熟红细胞和胎盘滋养层细胞以外,所有有核细胞都有 β2m,尤以淋巴细胞表面最为丰富。β2m相对分子质量小,约 11.8kD,易被肾小球过滤,并在近曲肾小管被重吸收并完全分解。因而,健康人血和尿中 β2m 浓度甚微且相对稳定。在恶性肿瘤,如骨髓瘤、淋巴瘤以及肾脏疾病时,血和尿中的 β2m 常升高,可作为评估患者肾功能和监测肿瘤病情变化的指标。

血清 β2m 升高见于:①恶性肿瘤:如多发性骨髓瘤、慢性淋巴细胞白血病、非霍奇金淋巴瘤、肝癌、肺癌、胃癌、结肠癌、直肠癌等。患者血、尿 β2m 会明显升高,并与病情的进展密切相关。②肾脏疾病:如急慢性肾盂肾炎、先天性肾小管酸中毒、肾小管药物损害等,尿中 β2m 升高。③肾移植排斥反应:移植后发生早期排斥反应,血、尿中 β2m 明显升高。④免疫性疾病,如类风湿关节炎、系统性红斑狼疮、干燥综合征、艾滋病等,血清中 β2m 常升高。

2)铁蛋白(ferritin,Fer):铁蛋白主要由肝脏合成,是体内含铁最丰富的贮铁蛋白,是判断体内是否缺铁的敏感指标。血清铁蛋白升高还与肿瘤有关,肿瘤细胞具有较强的铁蛋白合成能力,因此,铁蛋白也是一种肿瘤标志物。

血清铁蛋白水平升高见于:①恶性肿瘤,如肝癌、肺癌、胰腺癌、乳腺癌、白血病、淋巴瘤等,特别是肿瘤复发或转移时铁蛋白升高更明显。②各种炎症、急性心肌梗死、反复输血等。③肝硬化、肝坏死及其他慢性肝病时由于组织内铁蛋白释放增加,血液内铁蛋白也会升高。

(6)其他常用的肿瘤标志物:近年来,新的肿瘤标志物层出不穷,已达上百种。下面摘录临床常用的肿瘤标志物于表 12-20,供参考。

表 12-20 其他常用肿瘤标志物

肿瘤标志物	性质	相关肿瘤
鳞状细胞癌抗原(SCC)	相对分子质量 48kD,糖蛋白	子宫颈癌、肺及头颈部的鳞癌
黏液癌抗原(MCA)	350kD,糖蛋白	乳腺癌、卵巢癌、胃肠肿瘤
糖链抗原 50(CA50)	唾液酸脂、唾液酸糖蛋白	胰腺癌、结肠癌、胃癌等
前列腺酸性磷酸酶(PAP)	102kD,糖蛋白	前列腺癌
GP73	73kD,Ⅱ型高尔基体膜蛋白	肝癌
细胞角蛋白 19 片段(CYFRA21-1)	相对分子质量 40kD,酸性蛋白	非小细胞肺癌
组织多肽抗原(TPA)	多细胞角蛋白 8、18、19	膀胱癌、胆管瘤、乳腺癌

5.肿瘤标志物检测的质量控制 肿瘤标志物检测的方法很多,如用生物化学比色法测定 γGT、AFU 等,用标记免疫学技术,如放射免疫分析技术、酶免疫分析技术、荧光免疫分析技术和化学发光免疫分析技术等测定 AFP、CEA、PSA、CA125 等,用流式细胞术测定肿瘤细胞表面 CD 分子,用分子生物学技术测定癌基因和抑癌基因表达的蛋白。目前尚无公认的肿瘤标志物测定参考方法,现有的肿瘤标志物中仅有 AFP、CEA、PSA、HCG 有国际标准品,临床

广泛应用的糖链抗原系列肿瘤标志物至今未有国际标准。因此肿瘤标志物检测的质量控制非常重要,是保证肿瘤标志物测定准确性的前提。

(1)分析前质量控制

1)标本采集:肿瘤标志物测定标本多用血清,除了少数酶类标志物外,大多数肿瘤标志物无明显昼夜差异,因此可在一天中任何时候采集标本。但应该注意的是:①某些临床诊疗会影响测定结果,如前列腺按摩、穿刺、导尿和直肠镜检查后,短时期内患者血清中 PSA 可升高,故采血前 7～10 天应避免上述检查;②某些药物会影响肿瘤标志物的浓度,如抗雄性激素药物治疗前列腺癌可抑制 PSA 产生,导致 PSA 假阴性结果;③红细胞和血小板中含大量的 NSE,故溶血标本对 NSE 测定结果影响很大,采集时应避免溶血;④胆道堵塞、胆汁淤滞可造成血中 CEA、ALP、GGT 等浓度的升高。

2)标本保存:多数肿瘤标志物在室温下比较稳定,但酶类和激素类肿瘤标志物不稳定,易降解,采血后应及时测定或低温保存,保存过程中应防止反复冻融。

(2)分析中质量控制

1)测定方法和试剂的影响:自动化仪器测定重复性好、误差小,而手工操作重复性差、误差较大。不同厂家的试剂盒因使用的单克隆抗体所针对的抗原表位不同也可导致测定结果存在差异。因此,对同一患者进行对比监测时,尽量选择同一台仪器、同一种方法、同一种厂家试剂盒进行测定,以保证检测结果的一致性。

2)携带污染(carry－over)对检测结果的影响:携带污染是指测定项目的试剂或样品的残留部分对后续样本测定结果的影响,尤其当测定高浓度标本时,携带污染成为导致假阳性的一个潜在问题。因此当遇到检测结果有连续偏高现象时,应对后面标本进行复检,以判断是否是携带污染所造成的。

3)"钩状效应"对检测结果的影响:抗原抗体反应遵循一定的量比关系,在进行高浓度标本测定时,免疫复合物形成的量随着样本浓度的增加反而减少,使反应信号弱化,出现后带现象,即"钩状效应"。此时,信号－剂量(浓度)曲线呈钩状现象,出现假性低值,测出的结果必然不准确。要消除这种干扰,需对标本进行适当稀释后重新测定。

4)嗜异性抗体对检测结果的影响:大多数肿瘤标志物的测定常使用一对鼠源单克隆抗体以夹心模式来与肿瘤抗原反应,若待检患者曾被鼠或宠物咬过或使用过动物免疫剂(如单克隆抗体)治疗,则患者血清中可能会出现人抗鼠抗体(嗜异性抗体),该抗体会在两种鼠单克隆抗体间起"桥梁"作用,导致在无抗原存在的情况下,出现肿瘤标志物浓度增高的假象。避免的办法是在样本中先加入提纯的鼠 IgG,经温育后,再使用 PEG 沉淀鼠 IgG 和人抗鼠 IgG 复合物,然后再进行测定。

(3)分析后质量控制

1)参考范围的有效性:目前临床使用的肿瘤标志物参考范围大多是国外文献报道的。严格来说,不同地区、不同人群、不同方法、不同试剂和仪器、不同标本均应建立自己实验室的参考范围。

2)患者基础测定值的变化:患者治疗前、治疗中和治疗后各个阶段肿瘤标志物含量的动态监测非常重要,特别应注意患者肿瘤标志物基础测定值的变化。

3)测定结果上升或下降 25% 的意义:在排除检测方法引起的误差后,患者检测结果上升或下降 25% 都有临床价值,特别是结果升高的标本应复查。

4)加强与临床的沟通:实验室应编写肿瘤标志物标本采集等注意事项的宣传资料,并提出肿瘤标志物检测的合适频率、合理组合等供临床参考。当实验室更换检测试剂和检测方法时,必须通知临床,以免影响检测结果的判断。

6.肿瘤标志物的联合应用　肿瘤标志物检测的目的是为肿瘤的早期诊断和治疗提供可靠的诊断依据,因此,理想的肿瘤标志物应特异性强、敏感性高。特异性反映的是识别肿瘤的能力,特异性越高,误诊为肿瘤的可能性越小,若特异性为100%,则意味着所有的非肿瘤患者全是阴性,只有肿瘤患者是阳性。敏感性反映的是检出肿瘤的能力,敏感性越高,检出肿瘤的可能性越大,若敏感性为100%,则意味着能检出所有的肿瘤。

敏感性和特异性常常是一对矛盾。提高了敏感性,往往就降低了特异性,也就是说提高了肿瘤的检出率,也同时提高了肿瘤的假阳性率;反之,提高了特异性,往往就降低了敏感性,即提高了肿瘤诊断的准确性,降低了肿瘤的检出率,也就是说漏诊,患者失去了早期治疗的机会。现有的肿瘤标志物尚未有一种能达到既特异性强,又敏感性高的理想要求。

此外,一种肿瘤可分泌多种肿瘤标志物,而不同的肿瘤或同种肿瘤的不同组织类型可有相同的肿瘤标志物,而且在不同的肿瘤患者体内,肿瘤标志物的质和量变化也较大。因此,单独检测一种肿瘤标志物,可能会因为测定方法的敏感性不够而出现假阴性,联合检测多种肿瘤标志物有利于提高检出的阳性率。为此,选择一些在特异性和敏感性方面可以互补的肿瘤标志物联合测定,对提高肿瘤的检出率是非常有价值的,如肝癌的诊断可用 AFP、AFU 和 ALP、GGT 等联合测定;胰腺癌的诊断可用 CA19－9、CA50 和 CEA 联合测定;生殖细胞系恶性肿瘤用 HCG 和 AFP 一起测定来提高检出的灵敏度。

常用肿瘤标志物的合理组合,见表 12－21。

表 12－21　常用肿瘤标志物联合检测的临床应用

肿瘤	首选标志物	备选标志物
肺癌	CEA、NSE、CYFRA21－1	TPA、SCC、ACTH、降钙素、TSA
肝癌	AFP、GP73	AFU、γGT、CEA、ALP
乳腺癌	CA15－3、CEA	CA549、hCG、降钙素、铁蛋白
卵巢癌	CA125	CEA、hCG、CA19－9
睾丸肿瘤	AFP、hCG	LDH
宫颈癌	SCC	CA125、CEA、TPA
胃癌	CA72－4、CA19－9	CEA、CA19－9、CA242
前列腺癌	PSA、f－PSA	PAP
结肠直肠癌	CEA	CA19－9、CA50
胰腺癌	CA19－9	CA50、CEA、CA125
膀胱癌	无推荐 TM	TPA、CEA
骨髓瘤	本周蛋白、β2m	IgG、IgM、κ、λ 链

(二)肿瘤患者的免疫功能状态检测及其临床意义

肿瘤是否发生与机体的免疫功能状态,特别是细胞免疫状态密切相关。肿瘤患者的免疫功能状态测定对于判断病情发展、评价手术和化疗的效果及判断肿瘤预后具有重要价值。一般情况下,免疫功能正常者预后较好,反之较差;晚期肿瘤或已有广泛转移者,其免疫功能常明显低下;在白血病缓解期,如免疫功能骤然下降,预示该病可能复发。因此在临床肿瘤治疗时,除应动态检测如 AFP、CEA 等某些有预后意义的肿瘤标志物以外,还应对肿瘤患者免疫功能状态包括 T 细胞及其亚群、NK 细胞和吞噬细胞等的功能以及血清中抗体、补体和某些细胞因子的水平等做系统的免疫学分析。

(王凌旭)

第六节　移植的免疫学检验

一、概述

移植(transplantation)是指将一个体的细胞、组织或器官置换自体或另一个体的某一部位病变的或功能缺损的细胞、组织、器官,以维持和重建机体正常生理功能的治疗方法。被移植的细胞、组织或器官称为移植物(graft),提供移植物的个体称为供者(donor),接受移植物的个体称为受者或宿主(recipient or host)。若将移植物植入宿主原器官所在的正常解剖位置,称为原位移植(orthotopic transplantation);移植物植入非正常解剖位置,称为异位移植(heterotopic transplantation)。所植入的移植物能否被宿主接受,与供、受者的遗传背景有密切关系。若二者的遗传背景存在差异,移植物通常会发生炎症反应和坏死,此为移植排斥反应(graft rejection)。

受者免疫系统对移植物免疫反应的程度取决于移植物的类型,按照供、受者间遗传背景的差异将移植分为 4 种类型。

1. 自体移植(autograft)　指移植物在同一个体中从某部位移植到另一部位,由于移植物取自受者自身,此类移植不会发生移植排斥反应,若无继发感染,均能成功,如将健康的皮肤组织移植到烧伤皮肤部位,或将正常的血管代替阻塞的冠状动脉等。

2. 同系移植(isograft)　指遗传基因型完全相同或基本近似个体间的移植,此类移植如同自体移植,一般不发生排斥反应,如单卵孪生之间的移植,或同种动物多次交配所形成近交系动物间的移植。

3. 同种异体移植(allograft)　指同种内遗传基因不同的个体间移植,临床移植多属此类型。这种移植常出现排斥反应,其反应强弱取决于供、受者间遗传背景差异的程度,差异越大,排斥反应越强。

4. 异种移植(xenograft)　指不同种属个体间的移植(如将猪的心脏移植给人),其目的是解决同种移植器官严重短缺的难题。异种移植后可能产生严重的排斥反应(包括超急性排斥反应)。

移植排斥反应本质上属于特异性免疫应答,T 细胞在移植排斥反应中起关键作用。在裸鼠(无 T 细胞)进行同种异体间移植实验时并不发生排斥反应,如将正常的 T 细胞过继转移给裸鼠,则术后发生明显的排斥反应。当初次同种异体移植发生排斥反应的小鼠再次接受同一供者小鼠移植物时引起更加强烈的再次移植排斥反应,排斥反应的时间比初次移植明显缩短。以上表明移植排斥反应同样具有特异性和记忆性的特点。

二、引起排斥反应的靶抗原

引起移植排斥反应的抗原称为移植抗原或组织相容性抗原。同一种属不同个体间,凡是由等位基因差异而形成的多态性产物，即为同种异型抗原，均有可能作为组织相容性抗原而介导排斥反应。能引起强烈排斥反应者称为主要组织相容性抗原（MHC 抗原）；引起较弱排斥反应者称为次要组织相容性抗原（mHC 抗原），ABO 血型抗原和组织特异性抗原也参与移植排斥反应。

（一）主要组织相容性抗原

通常把引起强烈排斥反应的抗原称为主要组织相容性抗原（major histocompatibility antigen，MHC 抗原），在排斥反应中起主要作用。MHC 抗原由 MHC 复合体编码，HLA 抗原是最重要的人类主要组织相容性抗原，HLA 抗原系统广泛表达于所有有核细胞，供、受者间 HLA 型别差异是发生急性移植排斥反应的主要原因。

1. HLA 复合体的结构　HLA 复合体是迄今所知人类多态性最丰富的遗传系统，定位于第 6 号染色体短臂 6p21.31 区，全长约 3600kb。根据人类基因组计划 1999 年完成的 6 号染色体全部序列分析和基因定位的结果，3600kb 的区域内共确认有 224 个基因座位，其中 128 个为功能性基因（有编码产物表达），估计约 40% 的基因与免疫系统有关，另外 96 个为假基因。根据各基因及其编码产物的分布和功能不同，可将 HLA 复合体分为三个区域，即 I 类基因区、II 类基因区和 III 类基因区（图 12-10）。

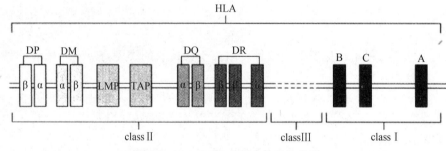

图 12-10　人 HLA 复合体的结构图

（1）I 类基因区：位于着丝点的远端，主要包括 A、B、C 三个位点，编码产物分别为 HLA-A、HLA-B、HLA-C 分子的 α 链（重链）；除此之外还有 E、F、G、H、K 和 L 位点。

（2）II 类基因区：位于着丝点的近端，是结构最为复杂的一个区，主要由 DR、DQ、DP 三个亚区域构成，每个区域又包含若干个 A 和 B 基因；其中 DR 区域主要包含 DRA 和 DRB1 两个功能基因，分别编码 HLA-DR 分子的 α 链和 β 链。除此之外还鉴定了 DO、DZ、DX 三个亚区。

（3）III 类基因区：含有编码补体成分 C2、C4、B 因子及 TNF、热休克蛋白和 21 羟化酶的基因。

此外，位于 HLA 区域内还有非 HLA 基因，其功能与 HLA 相关；目前已经命名的有两类：低相对分子质量多肽基因（low molecular-weight polypeptide，LMP）或称蛋白酶体相关基因（proteasome related gene），由 LMP2 和 LMP7 组成；抗原加工相关转运体（transporter associated with antigens processing，TAP）基因，包括 TAP1 和 TAP2，编码的分子参与内源性抗原的加工递呈。

2. HLA 分子的结构

（1）HLA I 类分子：HLA I 类分子广泛分布于机体所有有核细胞（包括血小板和网织红细胞）表面。HLA I 类分子 A、B、C 抗原的结构相似，是由带有糖基的 1 条多肽链和 β2 微球蛋白(β2m)通过非共价键连接而成。带有糖基的多肽链被称为重链或 α 链,β2m 为轻链,由 15 号染色体所编码。α 链膜外形成 3 个结构域 α1、α2 和 α3,其中 α1 和 α2 结构域在不同个体中差别较大,是呈现多态性的部位。α3 和 β2m 则较为保守,与免疫球蛋白的恒定区高度同源,是免疫球蛋白超家族成员。α 链共有 338 个氨基酸残基,相对分子质量为 44kD。膜外三个结构域,每个结构域约含 90 个氨基酸残基,在膜中大约有 25 个氨基酸残基,胞质内 30 个氨基酸残基。β2m 相对分子质量为 12kD。人体中的 β2m 以两种形式存在,一种与 HLA Ⅰ 分子重链相结合,另一种游离于血清中。通过 X 光衍射分析 HLA Ⅰ 类分子的晶体结构只有一种构象:α1 和 α2 两个结构域共同组成凹槽,又称为抗原结合凹槽,位于 HLA 分子胞外段的远膜端,由 8 条反向排列的 β 片层和两个平行的 α 螺旋所组成,凹槽两端封闭,可接纳 8~10 个氨基酸残基的抗原肽,正常情况下往往是自身抗原肽(图 12-11)。

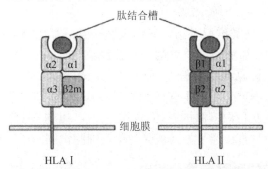

图 12-11 HLA Ⅰ 类和 HLA Ⅱ 类分子结构示意图

(2)HLA Ⅱ 类分子:HLA Ⅱ 类分子分布范围较窄,主要表达于专职抗原递呈细胞(B 细胞、巨噬细胞和树突状细胞等)表面,在活化的 T 细胞和胸腺上皮细胞表面也有表达。病理情况下,某些组织细胞可(被 IFN-γ 等诱导)异常表达 HLA Ⅱ 类分子。HLA Ⅱ 类分子 DR、DQ、DP 的结构相似,均由 α、β 两条肽链以非共价键结合形成的异二聚体糖蛋白分子。其中 α 链相对分子质量约 34kD,由 220 个氨基酸残基组成;β 链相对分子质量约 29kD,由 230 个氨基酸残基组成,α 链的糖化程度较 β 链高,都是穿膜肽链,穿膜区和胞质区与 HLA Ⅰ 类分子 α 链相似。膜外部分有 α1、α2 或 β1、β2 结构域,其中 α1 和 β1 结构域是呈现多态性的部位,α2 和 β2 结构域则与免疫球蛋白恒定区同源。α1 和 β1 两个结构域共同组成凹槽,凹槽两端开放,可接纳 13~18 个氨基酸残基的抗原肽,凹槽也由 8 条反向排列的 β 片层和两个平行的 α 螺旋所组成。

3.HLA 分子与移植排斥反应 器官移植的最大障碍是供、受者间组织不相容性引起的排斥反应,HLA 在其中起着关键的作用。因此,进行器官移植时,应该选择 HLA 基因型相同或相近的个体作为供者。临床统计也显示 HLA 匹配程度可以影响移植物的 10 年存活率。

虽然从理论上说,由 HLA 多态性的随机组合造成个体之间获得 HLA 完全匹配的概率极低。但由于等位基因频率的偏态分布(如中国人 A2 频率可达 48%)以及连锁不平衡现象的存在,具有高频率等位基因的受者,获得 HLA 主要位点匹配供体的机会还是存在的,据经验估计可达万分之一。因此,无亲缘关系骨髓库(如中华骨髓库)和脐血库的建立以及全国性的联合配型,对于提高移植成功率具有非常重要的意义。

(二)次要组织相容性抗原

在同种异型移植中,引起较弱的移植排斥反应,是非 MHC 编码的抗原,称为次要组织相容性抗原(minor histocompatibility antigen，mHC 抗原)。mHC 抗原主要包括以下两类：①由 Y 染色体编码的产物，为与性别相关的 mHC 抗原；②由常染色体编码的 mHC 抗原。在 HLA 完全匹配的供、受者间进行移植所发生的排斥反应，主要由 mHC 抗原所致。因此，临床移植中应在 HLA 型别相配的基础上兼顾 mHC 抗原，以期获得更好疗效。

（三）其他组织相容性抗原

1. 人类 ABO 血型抗原　人类 ABO 血型抗原不仅分布于红细胞表面，也表达于肝、肾等组织细胞和血管内皮细胞表面，尤其是血管内皮细胞表面的 ABO 血型抗原在诱导排斥反应中起重要作用。因此，供、受者间 ABO 血型不合也可引起移植排斥反应，ABO 血型抗原常常是抗体介导的针对血管反应的靶抗原，受者血清中血型抗体可与供者移植物血管内皮细胞表面 ABO 抗原结合，通过激活补体而引起血管内皮细胞损伤和血管内凝血，导致超急性排斥反应的发生。

2. 组织特异性抗原　此类抗原是指特异性表达于某一器官、组织或细胞表面的抗原，属独立于 HLA 抗原和 ABO 血型抗原之外的一类抗原系统。对血管内皮细胞(vascular endo-thelial cell，VEC)特异性抗原和皮肤 SK 抗原的研究比较深入。VEC 抗原编码基因与 MHC 紧密相连，其编码产物可诱导受者产生强的细胞免疫应答，从而在急性和慢性排斥反应中起关键作用。SK 抗原属皮肤蛋白多肽抗原，无同种差异性，以与 MHC 分子结合为复合物的形式存在，皮肤移植后可通过直接递呈方式被受者免疫细胞识别，并导致排斥反应发生。

三、移植排斥反应的种类和发生机制

（一）同种异型抗原的递呈与识别机制

与普通抗原相比，同种异型抗原能激活较多克隆的 T 细胞，从而引起强烈的免疫应答；参与对同种异型抗原产生免疫应答的细胞，包括供、受者双方来源的 APC(主要是 DC)和淋巴细胞。因此，对同种异型抗原的递呈和识别具有其特殊性。

1. 参与同种移植排斥反应的抗原递呈细胞　参与同种异型移植排斥反应的免疫细胞包括供、受者双方的 APC 及淋巴细胞。移植器官与受者血管接通后，供者的 APC 和淋巴细胞，即过客白细胞(passenger leukocyte)，就从移植物组织向受者淋巴结及肝脏迁移。同时，受者 APC 也进入移植物组织，逐渐取代供者的 APC。过客白细胞中的 DC 是参与同种异型排斥反应的重要 APC，其功能与分化成熟程度相关：成熟 DC 可递呈抗原并表达共刺激分子，是激发初始 T 细胞活化的最有效 APC；不成熟 DC 不表达共刺激分子，可使 T 细胞失能(anergy)，从而在诱导移植耐受中发挥重要作用。此外，人血管内皮细胞和上皮细胞也可被诱导表达 MHC Ⅱ 类抗原和黏附分子，并能分泌 T 细胞活化所需的细胞因子，故也可作为兼职 APC 发挥作用。

2. 同种识别　同种识别是指 T 细胞对同一种属不同个体间多态性抗原的识别，分为直接识别和间接识别(图 12—12)。

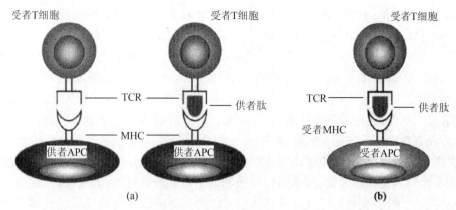

图 12-12　受者 T 细胞对同种异型抗原的直接识别和间接识别

（1）直接识别：直接识别是指供者 APC 将其表面的 MHC 分子或抗原肽－MHC 分子复合物（pMHC）直接递呈给受者的同种反应性 T 细胞（alloreactive T cell），供其识别并产生应答，而无须经受者 APC 处理。当移植物血管与受者血管接通后，受者 T 细胞可进入移植物中，移植物内的供者过客细胞也可进入受者血液循环或局部引流淋巴组织。由此，供者 APC 可与受者 T 细胞接触，前者直接将同种异体抗原递呈给后者，引发移植排斥反应。

由直接识别导致的排斥反应具有两个特点：①速度快，因为无须经历抗原摄取和加工；②强度大，因为每一个体中，具有同种抗原反应性的 T 细胞克隆占 T 细胞库总数的 1%～10%，而针对一般异源性抗原的 T 细胞克隆仅占总数的 1/100000～1/10000。

一般认为，直接识别机制在移植早期急性排斥反应中起重要作用。由于移植物内 APC 数量有限，同时过客 APC 进入受者血液循环后即分布于全身，并随时间推移而逐步消失，故直接识别在急性排斥反应的中晚期或慢性排斥反应中无重要意义。

（2）间接识别：间接识别是指供者移植物的脱落细胞或 MHC 抗原经受者 APC 摄取、加工和处理，以供者抗原肽－受者 MHC Ⅱ类分子复合物的形式递呈给受者 CD4$^+$ T 细胞，使之活化。间接识别的证据来自 MHC Ⅱ类分子敲除小鼠的皮肤移植实验。将这种基因敲除小鼠的皮肤移植给正常小鼠，仍然会发生受者 MHC Ⅱ类分子所介导的排斥反应，其所识别的抗原肽来自供者 MHC Ⅰ类分子，这说明供者 MHC Ⅰ类分子可为受者 APC 摄取、加工和处理，递呈给受者 CD4$^+$ T 细胞并激活之。

间接识别也是移植排斥反应的重要机制。在急性排斥反应早期，间接识别与直接识别机制协同发挥作用；在急性排斥反应中晚期和慢性排斥反应中，间接识别机制起更重要的作用。

移植排斥反应为细胞介导的特异性免疫反应，包括致敏阶段和效应阶段，前者指受者体内针对移植物抗原的特异性 CD4$^+$ 和 CD8$^+$ T 细胞分别识别 MHC Ⅱ类和 Ⅰ类分子及其抗原肽后发生了增殖反应，后者则指移植物发生免疫损伤坏死的过程，效应阶段主要机制包括 CTL 介导的细胞毒效应和 ADCC，在此过程中 TH 细胞分泌各种细胞因子，包括 IL-2、IFN-γ 等，各种细胞因子共同作用完成排斥反应的过程。

（二）同种异基因移植排斥反应的类型及效应机制

在实质器官移植中，宿主对供者器官产生的排斥反应称为宿主抗移植物反应（host versus graft reaction，HVGR），而在骨髓（造血干细胞）移植或其他免疫细胞移植中，移植物中的淋巴细胞可识别宿主抗原，进而攻击宿主的靶组织，产生排斥反应，称为移植物抗宿主反应

(graft versus host reaction,GVHR)。根据临床器官移植术后发生排斥反应的时间和组织学特征,将移植排斥反应分为超急性排斥反应、急性排斥反应和慢性排斥反应。

1.超急性排斥反应　超急性排斥反应(hyperacute rejection)是指移植器官与受者血管接通后数分钟至24h内发生的排斥反应,该反应是由于受者体内预先存在抗供者组织抗原的抗体,包括抗供者 ABO 血型抗原、血小板抗原、HLA 抗原及血管内皮细胞和单核细胞表面 VEC 抗原的抗体等,这些天然抗体多为IgM类。预存的抗体与抗原形成的复合物激活补体系统,一方面直接破坏移植物组织靶细胞,另一方面通过补体激活所产生的活性物质引起血管通透性增高,导致移植物组织中高浓度的中性粒细胞浸润,由此引起的炎症反应而导致毛细血管和小血管内皮细胞损伤、纤维蛋白沉积和大量血小板聚集,并形成血栓,从而使移植器官发生不可逆性缺血、变性和坏死。受者体内存在的预存抗供者组织抗原的抗体产生可见于反复输血、多次妊娠、长期血液透析或再次移植的个体,由这些原因导致的预存抗体多为IgG类抗体,若此类抗体滴度较低,超急性排斥反应的发生则较慢、较轻,往往在移植后几天发生。应用免疫抑制药物对治疗此类排斥反应效果不佳。除免疫学机制外,供者器官灌流不畅或缺血时间过长等非免疫学机制也可能导致超急性排斥反应的发生。

2.急性排斥反应　急性排斥反应(acute rejection)是同种异型器官移植中最常见的一类排斥反应,一般在移植术后数天至两周左右出现,80%~90%发生于术后一个月内。病理学检查可见,移植物组织出现大量巨噬细胞和淋巴细胞浸润。及早给予适当的免疫抑制剂治疗,此型排斥反应大多可获缓解。

$CD4^+$Th1 细胞介导的迟发型超敏反应是造成移植物损伤的主要机制;$CD8^+$ CTL 和 $CD4^+$CTL 可直接杀伤表达异型抗原的移植物细胞;除 T 细胞外,其他免疫效应细胞(如巨噬细胞、NK 细胞等)和免疫效应分子(如抗体、补体等)也在一定程度上参与急性排斥反应的组织损伤。

急性排斥反应的发生率极高,其临床表现取决于供者与受者间组织相容性程度、移植后的免疫抑制方案以及诱发因素(如感染等)。一般而言,急性排斥反应发生越早,其临床表现越严重;移植后期发生的急性排斥反应大多进展缓慢,临床症状较轻。

3.慢性排斥反应　慢性排斥反应(chronic rejection)发生于移植后数周、数月甚至数年。其发生机制包括体液介导和细胞介导的免疫反应。

(1)慢性排斥反应的病理特征:①多种细胞(如多形核白细胞、单核细胞、血小板等)附着于血管内皮受损部位,这些激活的血细胞和内皮细胞所释放的血小板源生长因子(PDGF)及细胞表面的黏附分子是介导细胞黏附的主要因素;②受损的内皮被血小板和纤维蛋白所覆盖,最后导致血管内增生性损伤或纤维化,造成器官组织结构破坏及功能丧失;③血管平滑肌细胞增生,导致移植物血管破坏。其机制可能是:移植物血管壁表达的同种抗原激活淋巴细胞,进而诱导巨噬细胞分泌平滑肌细胞生长因子。慢性排斥反应的确切机制迄今尚未完全清楚,且其对免疫抑制疗法不敏感,从而成为目前移植物不能长期存活的主要原因。

(2)慢性排斥反应发生的机制:慢性排斥反应往往是急性排斥反应反复发作的结果,且常与供、受者间组织不相容有关。慢性排斥反应的机制尚未完全清楚,一般认为参与慢性排斥反应发生的因素既有免疫学因素也有非免疫学因素。

1)免疫学机制:$CD4^+$T 细胞持续性间断活化和急性排斥反应反复发作是慢性排斥反应的重要发生机制。慢性排斥过程中,受者 $CD4^+$T 细胞通过间接识别 VEC 表面 MHC 抗原而被激活,继而 Th1 细胞和巨噬细胞介导慢性迟发型超敏反应炎症;另外,Th2 细胞辅助 B 细胞产生抗体,通过激活补体和 ADCC 作用,损伤移植器官的血管内皮细胞。反复发作的急性排斥反应引起移植物血管内皮细胞持续性轻微损伤,并持续分泌多种生长因子(如胰岛素样生长因子、血小板源生长因子、转化生长因子等),继而导致血管平滑肌细胞增生、动脉硬化、血管壁炎性细胞(T 细胞、巨噬细胞)浸润等病理改变。

2)非免疫学机制:慢性排斥反应的机制迄今尚未完全清楚,多种非免疫学因素参与慢性排斥反应。如:移植术后早期出现缺血－再灌注损伤;移植器官的去神经支配和血管损伤;术后给予免疫抑制药物的毒副作用;供者年龄过大或过小;受者并发高血压、高脂血症、糖尿病、巨细胞病毒感染等。近期研究表明,记忆性细胞和某些属于"内源性危险信号"的非特异性效应分子可能参与慢性排斥反应的发生。

4.其他组织相容性抗原 移植物抗宿主反应(GVHR)是指存在于移植物(供者)中的淋巴细胞可介导针对受者的排斥反应。GVHR 主要见于骨髓移植,此外,在某些富含淋巴细胞的器官(如胸腺、小肠、肝脏等)移植以及免疫缺陷个体接受大量输血时也可发生,GVHR 可损伤宿主组织器官,引起移植物抗宿主病(graft wersus host disease,GVHD)。

(1)引起 GVHR 的条件:①移植物中含有一定数量的成熟淋巴细胞(尤其是 T 细胞);②宿主免疫功能低下(被抑制或免疫缺陷)不能清除移植物中的淋巴细胞;③供、受者组织相容性差,某些情况下 mHC 抗原不合也可能导致 GVHR。

(2)GVHR 发生的机制

1)骨髓移植物中成熟 T 细胞的作用:骨髓移植物中成熟 T 细胞识别宿主的异型组织相容性抗原,并增殖分化为效应 T 细胞,后者随血液循环游走至受者全身,对宿主组织或器官发动免疫攻击,损伤宿主组织和器官,引起移植物抗宿主病。

2)细胞因子网络失衡:细胞因子网络失衡可能是造成 GVHD 组织损伤的重要原因。骨髓移植后,受者体内异常增多的细胞因子主要有两个来源:①对骨髓移植物进行预处理所致毒性作用、感染、受者原发疾病等原因引起细胞因子分泌失调;②供者骨髓中识别受者同种抗原的 T 细胞被激活,分泌细胞因子并表达细胞因子受体,导致供者 T 细胞进一步被激活,形成正反馈调节环路,并产生更多细胞因子。过量产生的细胞因子,其本身即具有强细胞毒性,有的还可激活 NK 细胞和 CTL 等效应细胞,使之发挥对靶细胞的细胞胞毒作用。活化 T 细胞所产生的多种细胞因子均参与 GVHD 损伤机制,其中 IL－2、TNF－α、IFN－γ 等的作用尤为重要。

3)移植物抗白血病反应(graft versus leukemia reaction,GVLR):骨髓移植物中的供者免疫细胞向残留的白血病细胞发动攻击,从而防止白血病复发。从一定意义上讲,GVLR 也可被视为一种特殊类型的 GVHR,但二者并不必然平行发生。由于临床异基因骨髓移植一般均在 HLA 一致的供、受者间进行,故刺激 GVLR 产生的白血病抗原主要是:①广泛分布的次要组织相容性抗原,如 HA－3、HA－4、HA－6、H－Y 等;②相对特异性的血细胞抗原,如 HA－1、HA－2(淋巴细胞或髓细胞系)、CD19(淋巴细胞)、CD45(淋巴细胞或髓细胞)等;③白血病特异性抗原,如 BCR－ABLp210、P190(慢性髓细胞性白血病)、PML/RARA(急性髓细胞性白血病)、突变的 Ras 蛋白(髓性白血病)等;④某些在白血病时表达增高的正常蛋白。

四、组织配型

尽管临床器官移植取得了巨大进展,但移植排斥反应仍然是困扰临床移植的重要问题,有效地预防排斥反应的发生是延长移植物存活时间和保护受者的重要手段,供者器官能否在受者体内正常存活,很大程度上取决于供受者间组织配型的正确性。供受者之间组织相容性程度越高,器官存活的概率就越大,因此,做好移植前的组织配型尤其重要。

移植前的组织配型或组织相容性试验,是指对某一个体的表型和基因型的 HLA 特异性鉴定。通过组织配型试验,选择与受者组织相容性抗原近似的供者,可降低急性移植排斥反应发生的频率和强度,从而延长移植物的存活。供者与受者的 ABO 血型一致是各种移植的前提。肾脏移植的长期存活与供、受者 HLA 抗原,特别是 HLA—DR 抗原相容性密切相关。骨髓移植时则要求 HLA 抗原完全一致,否则会出现剧烈的移植物抗宿主反应。

（一）HLA 配型

器官移植成功的关键是选择适合的供、受者,即 ABO 血型相符,HLA 型别相同或相近。在人类,主要组织相容性复合物(MHC)也称为人类白细胞抗原(human leucocyte antigens,HLA),是代表个体特异性的移植抗原,也是引起同种异型移植排斥反应的主要抗原物质,供者与受者的 HLA 等位基因匹配程度决定了移植排斥反应的强弱程度,因此,必须通过 HLA 组织配型来选择合适的供者,以减少排斥反应的发生。HLA 复合体至少包括四个与移植有关的基因位点,即 HLA—A、HLA—B、HLA—C、HLA—D,其中 HLA—D 区又分为 HLA—DR、HLA—DP、HLA—DQ 等亚区,分别编码七个系列的抗原。目前认为 HLA—DR 位点抗原是最重要的,HLA—DQ、HLA—DP 在移植中亦有重要意义,其次是 HLA—A、HLA—B 抗原,HLA—C 对移植过程意义较小。

1. 血清学方法

(1)微量淋巴细胞毒试验(microcytotoxicity assay):微量淋巴细胞毒试验自 1964 年美国 Terasaki 等引入 HLA 分型研究后,几经改良,于 1970 年被美国国立卫生研究院(NIH)指定为国际通用标准技术。这一技术是研究 HLA 系统的基本试验方法。该方法由于仅用 $1\mu L$ 抗血清、$1\mu L$ 淋巴细胞、$1\mu L$ 补体、1h 孵育时间,使抗原、抗体和补体结合,故称之为快速微量淋巴细胞毒实验方法。

淋巴细胞膜表面具有 HLA 抗原,当 HLA 特异性抗体(IgG 或 IgM)与淋巴细胞膜上相应的 HLA 抗原结合,激活补体,在补体的作用下,改变了细胞膜的通透性,细胞膜破损,染料可以进入,通过着色细胞死亡的数目来判断抗原、抗体反应的强度。死亡细胞数与反应强度呈正比。如淋巴细胞不带有相应的抗原,则无此作用。

目前常用的染料有曙红(又称伊红)和荧光染料(CFDA 和 EB)。在倒置相差显微镜下,活细胞不被曙红着色而呈明亮色,细胞有很强的折光性,细胞体积不增大。死细胞能够被曙红着色,细胞呈现浅灰状,细胞体积略增大,无折光能力。如果使用荧光染料染色,在荧光显微镜下活细胞呈绿色(CFDA 与细胞膜结合呈现绿色),死细胞呈现红色(EB 可通过破损细胞膜进入细胞内与 DNA 结合,呈现红色)。

在 T 和 B 淋巴细胞膜上都存在 HLA—A、HLA—B、HLA—C 抗原,所以 HLA—A、HLA—B、HLA—C 分型可以使用 T 淋巴细胞或总淋巴细胞(包括 T、B 淋巴细胞),如果 HLA—A、HLA—B、HLA—C 分型试剂抗体同时存在 DR 抗体,为避免 DR 抗体的干扰,则只能使用 T 淋巴细胞。近年来,HLA 单克隆抗体的出现,可以避免 DR 抗体的影响。HLA－DR、HLA－DQ 抗原只存在于 B 淋巴细胞膜上,所以 HLA－DR、HLA－DQ 分型是需要从总淋巴细胞中分离出 B 淋巴细胞进行鉴定。

(2)结果判断:结果的判断是通过观察反应板孔内细胞死亡的比例,给出相应的计分。目前常用的计分标准如表 12－22。美国国立卫生院(NIH)建议,只有在死亡细胞大于 30％时才能作为弱阳性反应,大于 50％时才能作为阳性。

表 12－22　读数计分标准

死亡细胞/(％)*	计分	意义
	0	未试验或无法读数
0~10	1	阴性
11~20	2	阴性可疑
21~40	4	阳性可疑
41~80	6	阳性反应
>80	8	强阳性反应

注:* 指高于对照的死亡细胞百分数。

2.细胞学方法　当两个无关个体的淋巴细胞在体外混合培养,可以相互刺激,使淋巴细胞向母细胞转化,产生分裂增殖及混合淋巴细胞反应,这主要是因为 HLA－D 抗原不同引起的,当我们知道其中一种淋巴细胞的抗原,如果淋巴细胞不发生增殖,说明两种淋巴细胞同型,反之则不同型。这也可以用于在体外检测器官移植供、受者之间是否会发生排异反应。此方法的优点是可以检测出受者 TH 细胞对移植物 MHC Ⅱ类抗原反应的程度,而缺点是检测的时间较长,如果供者是尸体时就必须改用微量淋巴细胞毒试验来配型。目前细胞学方法主要包括以下三种。

(1)混合淋巴细胞培养(mixed lymphocyte culture,MLC):分为双向 MLC 方法和单向 MLC 方法。在双向 MLC 试验中,双方细胞都有刺激作用和应答能力,而且 HLA－D 不配合程度越大,刺激、增殖程度越强。在单向 MLC 中,用丝裂菌素 C、X 线照射等方法处理一方细胞,使其失去应答能力,保持刺激能力。一般是将已知 HLA－D 淋巴细胞,用丝裂菌素 C、X 线照射等方法处理,然后与未知的淋巴细胞培养 5~7 天,加入放射性胸腺嘧啶,用放射性核素闪烁仪测定放射量。

(2)纯合细胞分型(homozygous typing cell,HTC)方法:带有 A/A 抗原的 HTC 作为刺激细胞,带有未知抗原 X/X 的受检细胞作为应答细胞,在(A/A)HTC 刺激细胞与(X/X)受检应答细胞组成的单向 MLC 中,如果发生 MLC 反应,说明受检细胞能够识别 A 抗原的非己的外来抗原,所以受检细胞不具有 A 抗原;如果不发生 MLC 反应,说明受检细胞本身具有 A 抗原,不能识别 HTC 的 A 抗原,因此受检细胞可能为 A 杂合子 A/X 或 A 纯合子 A/A。在此试验过程中,受检细胞与 HTC 反应为阴性时,才能被指定有与 HTC 相同的抗原,故又称为阴性分型(negative typing)方法。

(3)预处理淋巴细胞培养(primed lymphocyte typing,PLT):在应答细胞 A 和刺激细胞 B 的初次 MLC 中,经过 9~12 天的培养,应答细胞 A 增殖为淋巴细胞后又回到小淋巴细胞,这种处于休止状态的小淋巴细胞实际上是已被致敏了的记忆细胞,又称为预处理淋巴细胞,即 PL 细胞。当 PL 细胞与初次 MLC 中的刺激细胞进行二次 MLC 时,在 20~24h 内将产生一个很高的应答反应,在此过程中,刺激细胞称为预处理作用细胞(priming)。根据这一原理,PLT 试验结果取决于预处理作用细胞和应答细胞两方面。因此,在进行 PLT 分型时,必须使用经过仔细挑选的 PL 细胞配组,同时在鉴定一个 PLT 抗原时要使用一个以上的 PL 细胞。

3. HLA 的基因分型 由于应用血清学方法对 HLA－Ⅱ类抗原(DR、DQ、DP)的配型需要从总淋巴细胞中分离出 B 淋巴细胞再进行鉴定,此方法比较困难,因此推动了在分子水平上的基因配型(DNA 配型)技术的发展。基因配型技术通过比较供、受者 HLA 抗原的 DNA 序列,判定供、受者间基因是否相同或相近,从而达到更快、更准确地选择供、受者,并更有可能在同基因中进行成功的移植的目的。其主要方法包括限制性片段长度多态性(RFLP)分析、PCR－RFLP 分析、PCR－SSP 法分析等。

(二)受者同种异体抗体的检测

器官移植受者体内预存抗体,主要来自天然血型抗体。如果受者因多次妊娠、反复输血和接受血液制品、长期血液透析、接受过异种或异体移植,或者某些细菌或病毒感染后由类属抗原诱生的抗 HLA 抗体,尤其是与血管内皮细胞抗原结合的抗体,多为 IgG 类抗体,当这些预存的抗体进入移植器官后,与其血管内皮细胞的细胞膜抗原结合形成抗原抗体复合物,激活补体导致血管损伤,移植物受损。移植前筛选出这些抗体,对防止超急排斥和急性排斥反应,提高移植物存活率具有重要的意义。

1. 补体依赖淋巴细胞毒试验 补体依赖淋巴细胞毒试验(complement dependent cytotoxicity,CDC)是通过检测受者血清中是否存在有针对供体的补体依赖的淋巴细胞毒抗体,来确保同种异体移植不发生超急性或急性排斥反应。CDC 的原理:被检血清中的抗体与供者淋巴细胞膜表面相应抗原结合后激活补体,引起细胞膜破损,这种抗体称细胞毒抗体。如将含有此抗体的血清与淋巴细胞和补体共同孵育,淋巴细胞将被破坏,细胞膜通透性增加,染料得以渗入使细胞着色。根据着色的死细胞数目,可以估计淋巴细胞毒的强度。包括:①T 细胞淋巴细胞毒性交叉配型(T－cell lymphocytotoxicity crossmatching);②B 细胞淋巴细胞毒性交叉配型(B－cell lymphocytotoxicity crossmatching);③自身交叉配型()。

2. 流式细胞术交叉配型 流式细胞术交叉配型(flow cytometry cross match,FCXM)是由 Garovoy 等于 1983 年创立的,应用其来测定供者淋巴细胞反应性同种抗体,具有高度的灵敏性,不但能够敏感地检测出受体血清中抗供体淋巴细胞抗体,而且能分别检测出抗 B 淋巴细胞、T 淋巴细胞、单核细胞抗体,同时还可对不同类型抗体(IgG、IgM、IgA 等)分别进行定量检测,具有很大的优点。流式细胞术用于组织配型的原理:人类淋巴细胞表面存在 HLA 抗原,B 淋巴细胞表面同时存在 HLA－Ⅰ类及Ⅱ类抗原,T 淋巴细胞表面则主要存在 HLA－Ⅰ类抗原,将供者淋巴细胞与受者血清共同孵育,如受者血清中存在抗供者 HLA 抗体,该抗体就可与受者淋巴细胞表面的 HLA 抗原结合,用羊抗人 IgG、IgM、IgA 等荧光抗体与结合于淋巴细胞表面的受体抗体 HLA 抗体结合,再通过流式细胞仪定量分析供者淋巴细胞表面结合的荧光抗体的相对含量,分析荧光强度的强弱及阳性细胞百分率,间接反应受者体内有无抗供者淋巴细胞的 HLA 抗体存在,以及抗供者淋巴细胞表面 HLA 抗原抗体的浓度。

(三)群体反应性抗体的检测

群体反应性抗体(panel reactive antibodies,PRA)是指群体反应性抗 HLA－IgG 抗体,是各种组织器官移植术前筛选致敏受者的重要指标,与移植排斥反应和存活率密切相关。

PRA 的常用方法:①ELISA－PRA:酶标板用纯化的包括当地人种绝大部分的 HLA 特异性抗原预先包被,检测时将待检血清加入并孵育一定时间后,加入酶标记的抗人 IgG 或 IgM 的人单克隆抗体,再加入酶作用的底物显色,根据颜色的深浅,可测定出 HLA 抗体的特异性和滴度。②CDC－PRA:在预先用淋巴细胞(含当地人种绝大部分的 HLA 特异性抗原)包被的微孔板中加入受者血清和补体,反应一定时间后用染料染色,计数死细胞(被染色的细胞)百分率,并由此判断 PRA 阳性或阴性。

群体反应性抗体(panel reactive antibody,PRA)的水平可判断器官移植时受体的敏感程度。检测过程是将受者血清对一组(40～100 个)已知 HLA 的无关淋巴细胞作 CDC 试验,测定细胞毒抗体,用 PRA 值表示受者血清与群体细胞阳性反应的百分率,根据阳性百分率来判断受者的致敏状态,估计移植的可能性。高 PRA 血清可针对多个 HLA 抗原发生反应,PRA 值高的器官移植易产生超急性排斥反应,对这类患者可先进行血浆置换、免疫吸附和诱导免疫耐受等来降低体液中 HLA 抗体,以提高移植物存活率。

五、移植排斥反应的免疫学防治

器官移植术成败在很大程度上取决于移植排斥反应的防治效果的好坏,主要方法是严格选择供者、抑制受者免疫应答、诱导移植耐受以及加强移植后的免疫监测等。

(一)严格选择供者

为减少移植排斥反应的发生,第一步选择供者非常重要,必须坚持 ABO 血型同型,并对供受者进行严格的 HLA 组织配型,以及对受者血清预存抗体的检测等,选择最佳适合受者的供者移植物。

(二)移植物和受者的预处理

1.移植物预处理 实质脏器移植时,尽可能清除移植物中过客细胞有助于减轻或防止 HVGD 发生。同种骨髓移植中,为预防可能出现的 GVHD,可对骨髓移植物进行预处理,其原理乃基于清除骨髓移植物中 T 细胞。但应用去除 T 细胞的异基因骨髓进行移植,可能发生的 GVL 效应也随之消失,导致白血病复发率增高,从而影响患者的预后。

2.受者预处理 实质脏器移植中,供、受者间 ABO 血型不符可能导致强的移植排斥反应。某些情况下,为逾越 ABO 屏障而进行实质脏器移植,有必要对受者进行预处理。其方法为:术前给受者输注供者特异性血小板;借助血浆置换术去除受者体内天然抗 A 或抗 B 凝集素;也可对受者进行脾切除及免疫抑制疗法等。

(三)免疫抑制治疗

免疫抑制疗法疗效确切,是目前临床器官移植的常规疗法。免疫抑制药物的合理应用与否很大程度上决定着临床移植术的成败。

1.免疫抑制药物的应用 应用免疫抑制药是迄今临床防治排斥反应的主要策略。目前常用的免疫抑制药物有以下种类。

(1)细胞核有丝分裂抑制剂:此类药物包括硫唑嘌呤(依木兰,imuran)、环磷酰胺、甲氨蝶呤等,硫唑嘌呤通过阻止细胞分裂行为,抑制嘌呤核苷酸的合成,将细胞停止在细胞周期的 S 期,在其作用下,T 细胞和 B 细胞的增殖活性均减少,并且数量也下降。环磷酰胺是一种烷化剂,通过插入到 DNA 螺旋中与其交联,导致 DNA 链的破坏,尤其对快速分裂的细胞作用更大,常用于预防移植排斥反应中阻断 T 细胞的增殖。甲氨蝶呤是一种叶酸拮抗剂,可以阻断嘌呤的生物合成。这些细胞核有丝分裂抑制剂对所有快速分裂的细胞均起作用,并非特异性针对移植排斥免疫反应的细胞,所以对机体其他细胞的分裂也起阻断作用,这是最大的副作用。

（2）皮质激素和真菌代谢物抑制剂:皮质激素如泼尼松和地塞米松可有效抑制炎症反应。真菌代谢物常见有环胞霉素 A(CsA)、FK506 以及雷帕霉素,CsA 与 FK506 的作用相似,两者均通过抑制编码 IL－2 和 IL－2R 基因的转录,干扰 IL－2 的胞内信号传导,从而抑制静止 T 细胞的激活。雷帕霉素的结果与 FK506 相似,但作用却不同,主要是通过阻断活化的 TH 细胞的增殖和分化,将细胞停止在细胞周期的 G1 期。这三种药物均通过抑制 TH 细胞增殖和细胞因子的表达,降低参与排斥反应的各种活化效应细胞,包括 TH 细胞、TC 细胞、NK 细胞、巨噬细胞和 B 细胞。

（3）中草药类免疫抑制剂:某些中草药具有明显免疫调节或免疫抑制作用。国内文献已报道,雷公藤、冬虫夏草等可用于治疗器官移植后排斥反应。最近发现,落新妇甙可有效抑制活化 T 细胞,可能应用于抗移植排斥反应。

2.特异性免疫抑制治疗　目前的特异性免疫抑制治疗主要包括应用某些单克隆抗体和阻断共刺激信号两种,单克隆抗体主要是某些抗免疫细胞膜抗原的抗体,比如抗淋巴细胞球蛋白(ALG)、抗胸腺细胞球蛋白(ATG)、抗 CD3、CD4、CD8 单抗、抗高亲合力 IL－2R 单抗、抗 TCR 单抗、抗黏附分子(ICAM－1、LAF－1)抗体等。这些抗体通过与相应膜抗原结合,借助补体依赖的细胞毒作用,分别清除体内 T 细胞或胸腺细胞。阻断共刺激信号包括两对分子,APC 细胞上的 B7 分子与 T 细胞上的 CD28 或 CTLA－4,以及 APC 细胞上的 CD40 与 T 细胞上的 CD40L 或 CD154,当 T 细胞缺乏共刺激信号时则 T 细胞无能。

六、排斥反应的免疫监测

通过一系列严格的 HLA 组织配型等检测手段找到 HLA 相符的供者,并成功进行了移植手术,但这并不意味着移植的结束,相反,为了使移植物能长期存活,临床上需要不间断地监测受者的各种指标。尽管人们在器官移植前进行多种配型试验,挑选适宜的供者,但在实际工作中很难找到 HLA 高度一致的供者,除同基因移植外,其他各种类型的移植均可能会发生排斥反应,最后导致移植器官的功能丧失,甚至对受者其他器官亦带来很大的损害。移植后对受者进行一系列的监测,一方面有助于了解排斥反应危象是否将发生,以便及早采取措施,使排斥反应逆转或阻止反应进展,另一方面有助于了解免疫抑制剂使用是否适当。

（一）移植器官的功能监测

移植器官的功能状态是衡量移植成功的关键指标。移植后要密切观察其功能指标,一方面可以了解移植器官的功能状态,另一方面可以预测移植排斥反应和调整药物用量。引起移植器官功能丧失的原因除了排斥反应,还有感染、缺血和药物的毒性等。首先根据有无发热和移植物肿胀初步判断移植器官的功能,但这些变化都是非特异性的。移植器官的功能测定根据移植物不同而异,多需检测大量的生化和血液学指标,如血常规检查判断有无感染,肾移植后的肾功能检查,肝移植后的肝功能、凝血功能等检查。某些辅助检查例如 B 型超声和彩色多普勒等对了解移植器官的形态、血管通畅性和血流量等也有一定的帮助。

（二）移植排斥反应监测

移植排斥反应的临床表现与其他原因如药物的器官毒性作用或病原微生物感染的临床

表现非常相似,因此及早、准确地诊断移植排斥反应就显得格外重要。若能早期明确诊断排斥反应,通过适当的治疗有可能使排斥反应逆转或大大减轻,使移植器官或组织长期存活并发挥功能。当发现移植器官功能的改变时,已属于排斥反应的结果。免疫学检测指标早于临床排斥反应或器官功能改变之前,具有重要意义。

1. 外周血 T 淋巴细胞检测 临床上常用免疫荧光法或流式细胞仪监测受者外周血 T 细胞及其亚群 CD4$^+$、CD8$^+$ T 细胞数量及比值,反映受者移植术后的免疫状态。通常 CD4$^+$ T 细胞数量增加表示移植物发生排斥反应,而 CD8$^+$ T 细胞数量增加主要表示免疫抑制细胞增加,排斥机会减少。在急性排斥反应临床症状出现前 1～5 天,T 细胞总数和 CD4/CD8 值升高,巨细胞病毒感染时此比值降低。一般认为,CD4/CD8 值大于 1.2 时,预示急性排斥即将发生,而此比值小于 1.08 时则发生感染的可能性很大,对其动态监测对急性排斥反应和感染具有鉴别诊断意义。但是,只用 CD4$^+$、CD8$^+$ T 细胞数量及比值来反映受者移植术后的免疫状态并非十分可靠,最好能分析 CD4$^+$、CD8$^+$ T 细胞亚型情况,CD4$^+$ T 细胞包括 Th0、Th1、Th2 和 Th3 四种亚型,而 CD8$^+$ T 细胞根据其表面 CD28 表达的情况可分为 CTL(CD8$^+$ CD28$^+$)和 Ts(CD8$^+$CD28$^+$)两种亚型,通过分析亚型情况更能贴切反映受者移植术后的免疫状态。此外,T 细胞表面某些 CD 分子也作为免疫状态监测的指标,目前认为 T 细胞上的 CD30 和 CD69 是移植受者新的免疫状态监测指标,可预测排斥反应的早期发生。

2. 细胞因子 目前用于监测移植排斥反应的细胞因子有 IL-1、IL-2、IL-4、IL-6、IFN-γ 和 sIL-2R 等,在移植排斥反应中,这些细胞因子的水平均可升高,其中 IL-2、IFN-γ 和 TNF-α 表达增高可作为早期排斥反应的诊断指标,而 IL-2R 与同基因对照组比较无差异,无公认的诊断标准,但可以从比较受者接受移植物前后的水平而做出判断。另外,受者排斥反应发生时体内某些趋化因子也发生变化,其中 CCR1 及 CXCL10 水平在受者排斥发生前的 48～72h 即明显升高,可预测排斥反应的发生。值得提出的是,目前通过监测细胞因子来反映移植受者术后免疫状态,也存在一些问题,主要是没有一个定量的指标能确定细胞因子浓度升高到何种水平时与排斥反应发生有关。

3. 特异性抗体 在移植排斥反应中,检测反映受者体液免疫水平的特异性抗体对各种类型的排斥反应均有诊断意义,尤其是超急性和急性排斥反应。主要的免疫指标包括:ABO、Rh 等血型抗体和 HLA 抗体、抗供者组织细胞抗体、抗血管内皮细胞抗体、冷凝集素等。临床上用补体依赖的淋巴细胞毒反应法检测 HLA 抗体水平并分型,其中 HLA Ⅱ类抗体在慢性排斥中发挥重要作用。

4. 补体水平 补体活性与急性移植排斥反应的发生也有关系,当移植物遭受排斥时,补体成分的消耗增加,导致血清中总补体或单个补体成分的减少,可采用溶血法或比浊法进行检测。

5. 共刺激分子 在移植排斥反应中 T 细胞激活同样必须接受 APC 呈递的双重信号,共刺激信号决定了 T 细胞是增殖活化为效应细胞还是进入无反应状态或凋亡。B7-CD28/CTLA-4 是最重要的共刺激信号系统,在移植排斥反应和免疫耐受中同样发挥重要作用。器官移植后,受者 APC 会大量表达 B7 分子并迁移至移植物参与排斥反应,可以通过阻断 CD28-B7 信号途径诱导免疫耐受,是降低器官移植发生排斥反应的一个有效手段。因此,监测移植后外周血 CD28、CTLA-4 和 B7 分子的变化有助于判断有无排斥反应发生。另外,CD40/CD40L 也是移植排斥反应中另一对重要的共刺激分子,其在 T 细胞与 B 细胞相互作用中发挥重要作用,通过阻断 CD40/CD40L 通路也能得到良好的抗排斥效果。

6.其他分子　除此之外,还可通过监测外周血中的黏附分子(LFA－1、ICAM－1、VCIM－1等)、细胞毒效应分子(穿孔素、颗粒酶、颗粒裂解肽等)以及C反应蛋白(CRP)和β2－微球蛋白(β2m)等,这些物质含量的变化也为预测排斥反应发生及推测预后提供依据。

(三)免疫抑制剂治疗监测

移植术后的患者,常规应用CsA、FK506、麦考酚吗乙酯(MMF)等免疫抑制剂,这些药物的治疗窗窄、效用强度大,加上患者本身的个体差异、用药时间和次数、合并用药等因素的影响,致使不同患者甚至是同一患者不同时期的血药浓度都有很大差异。因此,对移植患者需在常规监测血药浓度的情况下,确定是剂量不足引起排斥反应还是剂量过多发生肾毒性,并根据指标变化随时进行适当的药物剂量调整,使药物充分发挥防治移植排斥反应的作用,并减少其毒副作用。

临床上测定移植受者外周全血的CsA浓度,常用的指标有谷值浓度(C_0)、峰值浓度(C_{max})和CsA浓度曲线下面积与时间比值曲线(AUC)。随着Neoral的问世,C_0作为药物监测指标的观点正发生改变,因为C_0作为监测指标时,常出现有些患者药物浓度在治疗范围内却发生排斥,而有些患者药物浓度低于治疗范围却发生肾毒性或感染,故现在建议使用C_{max}作为药物监测指标,合理的C_{max}既可以防止排斥反应的发生,又可以保护肾功能,而过高的C_{max}往往带来肾功能的损害,过低的C_{max}则可能发生排斥反应,所以需要确定合理的范围。当然,监测AUC则更为可靠,AUC监测能较好了解是剂量不足引起排斥还是剂量过多发生肾毒性,但是由于$AUC_{0\sim12}$的测定既费时又费钱,临床应用存在不少障碍,不过目前认为可以通过测定C_0、C_{max}或服药后0、1、2、3、4h或服药后0、1、3h的血药浓度,通过公式来推算$AUC_{0\sim12}$,这样既可以准确地监测受者的血药浓度,又简化了操作,节省了费用。另外,血药浓度结合钙调磷酸酶(calcineurin)抑制程度的监测可以更好了解移植受者的免疫抑制情况。

使用FK506与CsA一样也需要监测移植受者外周全血FK506的浓度,通过监测了解是剂量不足引起排斥还是剂量过大发生肾毒性,常用的监测指标有FK506的C_0和AUC,首先也必须通过大规模的临床试验,确定合理的C_0和AUC范围。

移植受者外周全血MMF浓度的监测早期主要是监测MMF的活性成分霉酚酸(MPA)浓度。现在临床上使用MMF时并不根据MPA的浓度进行剂量调整,而是根据MPA的C_0和AUC进行药物调整,而且根据AUC调整更为合理,因为仅根据C_0的变化有时会认为MMF可以不调整剂量。

(四)感染的监测

免疫抑制剂在抑制排斥反应的同时可引起机会感染。感染是导致移植患者死亡的主要原因。应监测以下项目,及早发现并治疗感染。

1.全血血细胞计数及分类　中性粒细胞比例升高提示细菌感染,而淋巴细胞比例升高提示病毒感染。

2.免疫学检测病原体抗原或抗体　移植后易引起CMV、HBV感染暴发,90%以上的机会感染均发生在应用免疫抑制剂时。移植前应选择抗－CMV、抗－HCV、HBsAg阴性的供者。

3.血培养　疑为感染时,应尽快做血培养,若培养分离出病原菌应加做药敏试验,有利于选择用药。一旦确定感染病原体应立即使用敏感药物抑制感染。值得注意的是,在应用免疫抑制剂抑制排斥反应的同时,也应用抗微生物制剂抑制感染,预防感染比治疗更重要。

(黄文韬)

第十三章　临床核医学

第一节　脑灌注显像

一、原理

显像剂为相对分子质量小、不带电荷和脂溶性的化合物,能穿透完整的血脑屏障入脑细胞,与谷胱甘肽相互作用发生构型转化,转变为水溶性化合物(不能反扩散出脑细胞)而滞留其内。显像剂进入脑细胞的量主要取决于局部脑血流量,一般与局部脑细胞代谢和功能状况一致。因此,能够相对定量反映局部血流灌注情况。

二、适应证

1. 脑卒中的早期诊断。
2. 癫痫的定位诊断。
3. 痴呆的诊断与分型。
4. 短暂性脑缺血发作的早期诊断。
5. 其他,如:精神病、脑外伤、脑动静脉畸形等。

三、显像剂

^{99m}Tc－双半胱乙酯(^{99m}Tc－ECD)、^{99m}Tc－六甲基丙二胺肟(^{99m}Tc－HMPAO)。活度740~1110MBq(20~30mCi)。

四、显像方法

1. 患者准备　于注射前30min空腹口服过氯酸钾400mg,封闭脑室内脉络丛、甲状腺及鼻黏膜。注射前5min令患者戴黑色眼罩、耳塞。检查室内光线调暗并保持室内安静。
2. 给药途径　静脉注射。
3. 影像采集　低能高分辨率型准直器,矩阵128×128,窗宽20%,放大倍数1.6。患者取仰卧位,头置于头托内,OM线垂直于地面,探头尽量贴近头颅,探头旋转360°,1帧/5.6°×64或6.0°×60,每帧采集时间20~30s(每帧计数100k为宜)。
4. 影像重建　首先进行OM线校正,然后作数据前滤波(多用Butterworth滤波函数),用反投影或迭代法重建横断面影像,层厚6~8mm。最后在重建横断面影像的基础上,再行冠状和矢状影像重建。

五、影像分析

1. 正常影像　两侧大脑半球放射性分布,左右基本对称,灰质放射性高于白质和脑室。大脑皮质、基底节、丘脑、小脑等神经核团放射性分布相近。影像轮廓清晰,皮质外缘较光滑。
2. 异常影像　双侧大脑半球不对称,局部出现放射性增高或降低区。

六、临床意义

1.脑卒中的早期诊断 显像在发病早期即可检出,脑梗死区呈局限性或大范围的放射性减淡或缺损。受限于分辨率,小的腔隙性梗死常为阴性。显像可检出难以被 CT 或 MRI 发现的脑内交叉性小脑失联络和过度灌注现象等。因此,对急性脑梗死和脑栓塞的早期诊断、病情估计、疗效评价等有较高的临床价值。

2.癫痫的定位诊断 癫痫发作期病灶局部血流增加,放射性分布明显增高,而发作间期局部血流减少,病灶放射性降低或缺损。对癫痫灶检出率 70%~80%。

3.痴呆的诊断与分型

(1)早老性痴呆,又名阿尔茨海默病(Alzheimer's disease,AD):双侧顶叶和颞叶为主的大脑皮质放射性对称性降低,多不累及基底节和小脑。

(2)血管性痴呆(vascular dementia,VD):大脑皮质多发性散在分布的放射性降低区,呈不规则分布,且往往累及基底节和小脑。

(3)帕金森病(Parkinson's disease,PD):基底节放射性降低,大脑皮质也可见降低区。SPECT 显像缺乏特异性,结合多巴胺转运体显像价值较高。

(4)亨廷顿病(Huntington's disease,HD):两侧基底节区和多处大脑皮质放射性降低。

4.短暂性脑缺血发作 受累血管供血区见不同程度的放射性降低或缺损区,多呈类圆形。发病早期敏感度较高,随时间延长敏感度逐渐降低。常规显像未见异常表现时,可考虑行乙酰唑胺的介入试验,可提高阳性率。

5.其他

(1)精神病:精神分裂症患者脑血流从前到后发生阶梯性改变,最严重的损害位于额叶,左侧重于右侧,常见左下基底节和右颞叶放射性分布异常;抑郁症以额叶放射性降低为主,病程较长者和进展快者常伴有脑萎缩;躁狂症发作期额叶单侧或双侧局限性放射性分布增高,基底节也增高;幻听症发作期多见单侧或双侧颞叶局限性放射性分布稀疏。这些表现可以反映精神和情感疾病时的脑血流灌注及细胞功能代谢状况。

(2)脑外伤:血肿或挫伤处放射性分布降低,脑外伤后遗症常可显示血供障碍。

(3)脑动、静脉畸形:由于动、静脉短路,局部灌注明显减少,呈放射性降低。

(张利明)

第二节　脑灌注显像介入试验

一、原理

由于脑部供血系统具备一定的储备能力,仅脑部储备血流下降时,常规的脑血流灌注断层显像往往不能发现异常。通过负荷试验引起相应部位脑血流改变,可以提高缺血性病变特别是潜在的缺血性病变的阳性检出率。常用的负荷试验方法为乙酰唑胺试验。乙酰唑胺对体内碳酸酐酶有抑制作用,可减少 CO_2 从血及脑组织中移除,使脑内 pH 值下降,反射性使脑血管扩张,血流灌注增加,一般增高 20%~30%。但病变血管反应不明显,扩张程度降低,出现相对放射性降低区。介入显像增大了正常区域和病变区域的差异,提高了阳性检出率。

二、适应证

1.短暂性脑缺血发作的诊断。
2.隐匿性脑缺血病灶的探测。
3.脑血管储备能力的确定及脑血管疾病预后预测。

三、显像剂

同第一节脑灌注显像。

四、显像方法

1.静脉注射法　采用同体位连续两次显像法,常规显像结束后保持体位不变,静脉推注乙酰唑胺 1g,20min 后注射脑灌注显像剂。10min 后进行第二次显像。影像采集和重建同常规显像。

2.口服法　常规显像后 24h 口服乙酰唑胺 2g,2h 后注射脑灌注显像剂,30min 后显像。影像采集和重建同常规显像。

五、影像分析

1.正常影像　用药前、后两次显像局部脑血流灌注均正常,左、右脑差异不明显。
2.异常影像　介入试验后 rCBF 降低更明显或病变范围扩大。

六、临床意义

1.短暂性脑缺血发作的诊断　能够明显提高检出的阳性率。
2.隐匿性脑缺血病灶的探测　用药前显像正常,介入试验后出现脑血流灌注降低区。
3.脑血管储备能力的确定及脑血管疾病预后预测　介入显像能够用于测定脑侧支循环和脑血管的储备能力。此外,可对脑血管疾病预后进行预测。脑血管储备功能较差的,预后也较差;储备功能较好的,预后也较好。

七、注意事项

1.乙酰唑胺可按 15～20mg/kg 计算给药剂量,以 10mL 注射用水溶解后静脉注射。
2.个别患者可出现嗜睡、四肢麻木等表现。
3.肝、肾功能严重受损,代谢性酸中毒,心力衰竭的患者不宜使用。

（张利明）

第三节　脑血管显像

一、原理

静脉弹丸式注射 $^{99m}TcO_4^-$ ↑后,立即用 γ 相机在头颈部以每 1～3s 1 帧的速度连续采集,可显示显像剂在脑血管内充盈、灌注和流出的动态过程,反映颈部和脑内血管的形态及血流动力学改变。

二、适应证

1. 脑死亡的诊断。
2. 脑动、静脉畸形的辅助诊断。
3. 颈动脉狭窄及阻塞诊断。
4. 缺血性脑血管疾病诊断。
5. 脑占位性病变诊断。

三、显像剂

高锝酸盐($^{99m}TcO_4^-$ ↑)、$^{99m}Tc-DTPA$、$^{99m}Tc-GH$，活度 $555\sim740MBq(15\sim20mCi)$，体积$<1mL$。

四、显像方法

1. 患者准备　于注射前 30min 空腹口服过氯酸钾 400mg。
2. 给药方法　弹丸式静脉注射。
3. 影像采集　低能高分辨率型平行孔准直器。矩阵 64×64，能峰 140keV，窗宽 20%。自肘静脉弹丸式注射后开始采集，以每 $1\sim2s$ 1 帧动态连续采集 1min。

五、影像分析

脑血流动态显像可分为动脉相、微血管相、静脉相三个时相。

1. 动脉相　自颈内动脉显像起，两侧大脑前、中动脉、颅底 Willis 环陆续显影，呈两侧对称的五叉影像，历时约 4s。
2. 微血管相(脑实质相)　从五叉影像消失起，放射性在脑实质内呈弥漫性分布，历时约 2s。
3. 静脉相　上矢状窦等静脉窦显影，脑实质放射性逐渐减少，历时约 7s。

六、临床意义

1. 脑死亡的诊断　颈总动脉显影时相延迟和来自颈外动脉的大脑外周有少量放射性分布，而颈内动脉、大脑前、中动脉始终不显影，其原因是颅内压增高致使显像剂通过颈动脉到达颅底后不能灌注到颅内动脉中去。
2. 脑动、静脉畸形的辅助诊断　动脉相中畸形部位有明显的异常放射性浓聚，静脉相浓聚影像消退快，静脉窦提前显影。
3. 颈动脉狭窄及阻塞诊断　病侧颈动脉影像变细甚至中断，其相应供血区的脑实质延迟显影且影像减淡。烟雾病(Moyamoya 氏病)，颈总动脉和颈内动脉显影良好，但放射性阻断在脑基底部，逐渐出现放射性向脑基底部轻度扩散，然后突然出现大脑前、中动脉影像，接着是正常的脑实质相和静脉相。
4. 缺血性脑血管疾病诊断　脑血管狭窄或阻塞主要表现为动脉相灌注降低或缺少。部分患者病变处在动脉相呈过度灌注。静脉相病变处放射性由于消退减慢而较正常处反而增高。大脑中动脉病变的阳性率最高,前动脉次之。观察椎－基底动脉需行后位显像,阳性率较低。

5.脑占位性病变诊断 脑动脉瘤和脑膜瘤在动态影像上呈局限性浓聚影像,且长时间不消退。

(张利明)

第四节 心肌显像

一、心肌血流灌注显像

(一)原理

正常或有功能的心肌细胞可选择性摄取某些显像药物,且其摄取量与心肌血流量成正比,与局部心肌细胞的功能或活性密切相关。静脉注入该类显像剂后,正常心肌显影,而局部心肌缺血、损伤或坏死时,摄取显像剂功能降低甚至丧失,则出现局灶性显像剂分布稀疏或缺损,据此可判断心肌缺血的部位、程度、范围,并提示心肌细胞的活性。

(二)适应证

1.心肌缺血的诊断,估计心肌缺血的部位、范围及程度。

2.心肌梗死的定位诊断,判断梗死的范围及程度,指导溶栓治疗和早期估计预后。

3.冠心病心肌缺血或心肌梗死的药物、介入或外科治疗的疗效评价。

4.存活心肌的判断。

5.心律失常的病因鉴别。

6.心电图结果(包括运动心电图)可疑或需要进行鉴别者。

7.有胸痛而临床未能明确诊断者。

8.扩张型心肌病、肥厚梗阻型心肌病、心尖肥厚型心肌病的辅助诊断。

9.室壁瘤的诊断。

(三)显像剂及配制方法

1.单光子核素心肌灌注显像剂

(1)^{201}Tl－氯化铊(^{201}Tl):^{201}Tl 由回旋加速器生产,生物学特性与 K^+ 类似,^{201}Tl 显像的特点是在一次静脉注射后能获得负荷和静息心肌血流灌注影像,以提供不同的病理生理学资料。其中,负荷状态下注射后即刻显像反映局部心肌血流灌注情况;而 2～24h 的再分布(redistribution)或延迟影像(delayed image)代表钾池的分布,故反映心肌的活性。

(2)^{99m}Tc－异腈类化合物,其中以 ^{99m}Tc－MIBI(^{99m}Tc－甲氧基异丁基异腈)应用最广泛。^{99m}Tc－MIBI 静脉注射后随血流到达心肌,其早期心肌分布类似于 ^{201}Tl,而且与局部心肌血流成正比关系,MIBI 以被动弥散方式进入心肌细胞线粒体,并牢固地与细胞膜结合。在注射显像剂后 1～2h 的常规显像时间内,该显像剂的结合是相对牢固的,半清除时间大于5h,而没有明显地再分布现象,因此,注射显像剂后几小时内的显像仍然反映注射当时的心肌血流分布。为了评价患者在静息时和运动负荷时的心肌血流灌注,则需两次注射药物后分别显像。

(3)^{99m}Tc 标记的其他化合物,如 ^{99m}Tc 标记的 tetrofosmin(p53)等。

p53 在心肌内的动力学分布与 ^{99m}Tc—MIBI 相似,在静脉注射后通过被动扩散机制迅速被心肌所摄取,且在 4h 内保持稳定,无明显再分布,注射显像剂后 30min 左右显像,且标记时不需煮沸加热,尤其适合于进行一日法显像。

(四)显像方法

1.患者准备

(1)做负荷心肌显像时,停用 β 受体阻滞剂和减慢心率的药物 48h,停用硝酸酯类药物 12~24h。

(2)^{201}Tl 心肌显像时最好空腹。

2.检查方法

(1)^{201}Tl 运动—再分布显像法:运动高峰时静脉注射 ^{201}Tl 92.5~111MBq(2.5~3mCi),5min 行早期显像,3~4h 后行再分布显像,如需判断心肌细胞活力,可于再分布显像后再次注射显像剂 74MBq(2mCi),5~10min 后行静息显像。

(2)^{99m}Tc—MIBI 运动—静息隔日显像法:运动高峰注射 740~925MBq(20~25mCi),0.5~1.5h 后显像,隔日在安静状态下注射 740MBq(20mCi),1~1.5h 行静息显像。

(3)^{99m}Tc—MIBI 运动—静息显像一日法:休息时注射 296~333MBq(8~9mCi),1~1.5h 行静息显像,1~4h 后行运动试验再注射 814~925MBq(22~25mCi),0.5~1.5h 显像。

(4)双核素显像:休息时注射 ^{201}Tl 111MBq(3mCi),15min 显像,第 60min 行运动试验,再次注射 ^{201}Tl 925MBq(25mCi),15min 后显像。该方案主要是为克服 ^{99m}Tc—MIBI 两次注射法花费时间较长的缺点而设计的,运动及静息显像可以在 2h 内完成。

(5)药物负荷心肌灌注显像方案:

1)潘生丁负荷方案:连接心电、血压监测,潘生丁用量为 0.56mg/kg(体重),极量 60mg。以 0.9%NaCl 溶液稀释至 20~50mL,按 0.14mg/(kg·min)于 4min 内静脉注入。注完药物后 2~5min 注射 ^{201}Tl 或 ^{99m}Tc—MIBI,其后显像程序同前。

2)腺苷负荷方案:监护准备同上,按 140μg/(kg·min)速度静脉输注,输注开始后 3min 时静脉注射 ^{201}Tl 或 ^{99m}Tc—MIBI,继续输注腺苷 3min,共输注腺苷 6min。随后显像步骤同运动负荷显像。

3)多巴酚丁胺:连接心电图、血压监护,起始剂量为 5~10μg/(kg·min),静脉持续输注,每 3min 增加一倍剂量,达最大剂量 40μg/(kg·min)输注 1min 后注射 ^{201}Tl 或 ^{99m}Tc—MIBI,再继续输注多巴酚丁胺 2min。其后显像步骤同前。

3.显像条件

(1)采集条件

1)平面显像:常规取前后位,左前斜 30°~45°和左前斜 70°三个体位,必要时加做左侧位和右前斜位 30°。探头配置低能通用型或高分辨率型准直器,^{201}Tl 能峰为 80keV,如有多道装置可加用 167keV 和 135keV 两组能峰,窗宽 25%,^{99m}Tc 能峰为 140keV,窗宽 20%。矩阵 128×128 或 256×256,每个体位采集 10min 或预置计数 5×10^5~6×10^5。采集时探头应尽量贴近体壁,以提高分辨率和灵敏度。

2)断层显像:受检者取仰卧位,双上臂抱头并固定,探头贴近胸壁,视野包括全心脏。探头从右前斜位 45°至左后斜位 45°旋转 180°或行 360°采集,5.67 帧,30s/帧,共采集 32 帧。^{201}Tl 和 ^{99m}Tc 能窗设置同平面显像,矩阵 64×64。探头配置低能通用型或高分辨率型准直器。

3)门控心肌显像：$^{99m}Tc-MIBI$ 图像比 ^{201}Tl 好。断层显像采集方法同上。矩阵 $64×64$，放大倍数 1.45，能峰 140keV，窗宽 20%。用 ECG 的 R 波作为门控"开门"信号，断层采集探头从右前斜位 45°至左后斜位 45。旋转 180°，5.6°/帧，30s/帧，共采集 32 帧。每个心动周期采集 8 帧，经图像重建得到心脏水平长轴、垂直长轴和短轴图像。采集时间较长，以保证重建图像有足够的计数，减少统计误差对图像的影响。

（2）影像处理

1）影像重建：目前大多数仪器的处理软件采用滤波反投影法进行断层影像重建，滤波函数类型和截止频率的选择应考虑计数等因素，各种机型的滤波器可不同，重建短轴、水平长轴和垂直长轴断层影像，每个断面厚度一般是 6~9mm。

2）圆周剖面定量分析法：此法是分别在早期显像及延迟显像上进行。在本底扣除后，对影像进行多点加权平滑。以左心室腔的中心为中点，生成 60 个扇形区（每个扇形区 6°），这些扇形区的最大计数值的最高值为 100%，求得各个扇形区最大计数值的相对百分数。以此百分数为纵坐标，心脏 360°圆径为横坐标，绘制成圆周平面曲线，它表示心肌各扇形区的相对放射性分布。将早期显像和延迟显像的周边平面曲线进行对比，计算延迟显像 ^{201}Tl 的洗脱率。各单位需确定自己的正常参考值。

3）极坐标靶心图：在重建心肌短轴断层影像后，形成各个短轴心肌断面的剖面曲线，将心尖至基底部各断面的周边剖面曲线按同心圆方式排列，圆心为心尖部，圆最外层为基底部即靶心图。将原始靶心图上每个扇形区记数的百分值同该区的正常百分值逐个进行比较，凡与正常均值有 2.5 或 3.0 个标准差的部位用黑色显示，称为变黑靶心图，提示该区域的心肌灌注不正常。用靶心图来显示心肌放射性分布可相对客观和形象地评估正常、可逆性灌注缺损和固定性灌注缺损的范围，并可定量测定有病变心肌占左心室心肌的百分率。

（3）门控断层显像：重建短轴、水平长轴和垂直长轴三个断层影像，每个轴向断面在每个心动周期可获得 8~12 帧影像。影像重建时一般可将各轴向的舒张末期和收缩末期 1~2 帧影像分别叠加成舒张末期和收缩末期影像，以便于读片。

（4）门控影像定量分析：可分整体左心室功能测定与局部室壁运动评估，整体功能如计算左心室舒张末期容积（EDV）、收缩末期容积（ESV）及左心室射血分数（LVEF）等。局部室壁运动可测定局部心肌增厚率与直接观察室壁运动情况。

4. 注意事项

（1）在患者检查前应先严格进行仪器的日常质控检查、放射性药物的外观及质量控制，如果药物来自奶站，应有正式的出厂检测报告，检测结果合格才用。

（2）对冠心病心肌缺血的诊断一定要结合负荷（运动或药物）试验及静息心肌灌注显像。

（3）检查前患者需停服对显像有影响的药物，如抗心律失常或减慢心率的药物等，并取得患者合作。

（4）^{201}Tl 心肌灌注显像检查时患者空腹，在注射 ^{201}Tl 后让患者坐起，可减少腹腔内脏及肺中因 ^{201}Tl 浓聚增加对心肌影像的干扰。

（5）用 $^{99m}Tc-MIBI$ 作显像剂，其标记率应大于 95%，静脉注射后 30min 进食脂肪餐，以排除胆囊内放射性干扰，如肝区放射性清除慢，可鼓励患者适当活动。

（6）检查过程中应使患者保持体位不动，并嘱患者在检查中保持平稳呼吸，以减少因膈肌运动对心肌显像的影响。不合作者应加以固定。

(7)运动负荷必须严格掌握适应证,核医学医师在进行此项工作前,应在心内科进行专门培训,熟悉心电图的诊断及可能的急救措施,合格后才能独立实施此项检查,否则一般要求有专业心内科医生在场;在检查室内须配备心电监测仪、除颤器及必要的急救器械和氧气、药物等。

(8)在运动负荷试验过程中须密切观察患者情况以及心电图、血压变化,如出现较严重的情况,如血压下降、患者情况不好,应立即停止检查,并继续观察血压、心率及心电变化,必要时请心内科医师进行处置。

(9)若遇到下列情况之一者,不管是否已达到预计心率,应终止试验:患者头晕、头疼,面色苍白,大汗淋漓,步态不稳,视力模糊和阵发性咳嗽,严重持续心绞痛,血压骤升或下降,若收缩压升高≥200mmHg 或血压下降幅度≥10mmHg,心电图 ST 段下降≥3mV,或 ST 波提高 3mV,严重心律失常如频发室性心动过速等。

(10)进行早期及延迟显像时患者体位、数据采集和影像处理的条件必须保持一致,以利于比较和定量分析,技术人员在图像采集过程中,应严格观察患者情况,不可离开岗位,有病情变化及时通知医师。

(11)同一患者行负荷与静息心肌灌注显像时,对位尽可能一致,图像处理尤其是断层处理中,轴向、色阶、配对要一致,以更好地判断有无异常。

(12)详细了解病史,结合患者年龄、性别、典型症状以及其他检查结果,进行综合分析,才能得到更全面的诊断结果。

(13)心率变化太大或心律不齐频发者不宜做门控心肌灌注显像。

(五)图像分析

1. 正常影像

(1)平面影像:静息状态下,一般仅左心室显影,呈马蹄形;右心室及心房心肌较薄,血流量相对较低,故显影不清。心腔和心底部显像剂分布较低,心尖部心肌较薄,分布略稀疏,其他各心肌壁分布均匀。不同体位可以显示左心室壁的不同节段,前位显示前侧壁、心尖和下壁;正常心室影像(45°LAO)显示前壁、下壁、心尖和后侧壁;左侧位显示前壁、心尖、下壁和后壁。

(2)断层影像:心脏的长、短轴影像形态各不相同,短轴断层影像是垂直于心脏长轴从心尖向心底的依次断层影像,第一帧图像为心尖,最后一帧为心底部,影像呈环状,该层面能较完整地显示左心室各壁及心尖的情况;心脏的长轴断层影像均类似于马蹄形,水平长轴断层影像是平行于心脏长轴由膈面向上的断层影像,能较好地显示间壁、侧壁和心尖;而垂直长轴断层影像是垂直于上述两个层面由室间隔向左侧壁的断层影像,可显示前壁、下壁、后壁和心尖。在左心室心肌的各断层影像,除心尖区和左心室基底部显像剂分布稍稀疏外,其余各壁分布均匀,边缘整齐。

(3)门控断层影像:电影显示可见左心室均匀一致向心收缩和舒张,左心室 EF>50%。

2. 异常影像

(1)无论平面或断层图像上,心肌影像上出现放射性降低缺损区,在不同体位或不同轴向断层影像上呈一致表现,即可视为异常。放射性降低程度尚无统一标准,常以较邻近正常心肌放射性下降<50%为轻度降低,下降 50%~75%为明显降低,下降>75%为缺损。放射性降低或缺损表示:①该局部心肌血流灌注减少或中断;②心肌细胞代谢功能受损或细胞坏死。

（2）可逆性缺损：负荷影像呈节段性放射性稀疏缺损，延迟影像或静息影像上原稀疏缺损区全部消失（完全再分布）或部分消失（部分再分布或不完全再分布），前者为典型心肌缺血表现；后者可见于心肌梗死伴缺血或严重心肌缺血。

（3）固定性缺损：或称不可逆性缺损。负荷影像和延迟影像或静息影像均呈放射性缺损表现，见于心肌梗死，但心肌缺血很严重时也可有此表现。

（4）反向分布（或反向填充）：负荷影像心肌放射性分布正常，延迟或静息影像呈节段性放射性降低区，其临床意义尚无肯定结论。

（5）花斑状分布：心肌放射性分布呈散在性，分布不均匀，放射性稀疏和正常相间呈花斑状。见于心肌病、心肌炎、慢性心脏功能不全等。

（6）运动影像左心室大于延迟或静息影像，见于心肌缺血。

（7）心肌肥厚：可呈对称性或非对称性，对称性肥厚者左心室各节段增厚，左心室心腔缩小，见于高血压、非梗阻性肥厚型心肌病等。心尖肥厚型心肌病者尚可见心尖部肥厚，放射性增强。梗阻性肥厚型心肌病则可见间壁增厚，放射性增强，间壁与左心室后壁之比＞1.3∶1。

（8）肺内^{201}Tl浓聚增高：常用肺摄取指数（肺部ROI像素平均计数除以左心室壁ROI像素平均计数）来评价肺内^{201}Tl浓聚量，增高表示左心室功能低下。

（9）右心室改变：右心室室壁显影增强可见于右心室负荷过重心脏病。运动影像上右心室壁不显影或有缺损区可能提示右冠状动脉狭窄病变。右心室壁显影差伴右心室心腔扩大见于心律失常性右心室发育不全。

（10）室壁活动节断性或弥漫性减弱，EF值降低。

（六）临床应用

1. 冠心病心肌缺血的诊断　运动负荷心血池显像可用于诊断冠心病心肌缺血，运动负荷后冠状动脉狭窄患者由于冠状动脉储备能力受损，EF值上升不到5%甚至反而降低；出现局部节段性室壁活动异常等。EF值对诊断心肌缺血的灵敏度高，达85%～94%，但与其他心脏病相鉴别的特异性并不高。如运动后出现节段室壁运动障碍和相角程增大，则对冠心病有较高特异性。现临床上已较少选用心血池显像来诊断冠心病，主要应用心肌灌注显像。

2. 心脏功能评价和疗效监测　心血池显像评价心脏功能具有准确、重复性好、无创、易行等特点。临床上可用于各种心脏病心脏功能状态的判断，心肌梗死患者预后估计，心脏手术前（如瓣膜置换术、冠脉搭桥术等）心脏功能评价和手术时机选择。各种治疗方法对心脏功能的改善效果的随访，某些药物（如阿霉素）对心脏毒性的监测等。

3. 室壁瘤诊断　影像特征为局部反向运动，时相分析见时相直方图上的心室峰和心房峰之间出现一个异常峰（为室壁瘤峰），相角程大于125°，心血池显像诊断室壁瘤的灵敏度和特异性均可达100%。

4. 传导异常的诊断　对于束支传导阻滞，时相电影可明确显示传导阻滞部位和程度。预激综合性患者中，时相电影可显示显性预激旁道位置，灵敏度80%左右。

5. 肥厚型心肌病的诊断　左心室明显缩小，室间隔放射性暗带增宽，LVEF增高等为影像学特点。

6. 扩张型心肌病的诊断　表现为心腔明显扩大，收缩和舒张功能下降，室壁活动呈广泛性降低。但上述征象并非心肌病特有，结合临床资料有助于诊断分析。

7. 致心律失常性右心室发育不全的诊断　特点为右心室扩大，右心室收缩功能下降，

RVEF 降低,而左心室形态、功能相对正常。结合心肌灌注显像,右心室心肌显影差(其他右心负荷过重的心肌病则表现为右心室壁肥厚,右心室壁显影增强),可做出特异诊断。

二、急性心肌梗死显像

(一)原理

急性梗死的心肌组织能选择性地浓聚某些放射性药物,通过显像使急性梗死灶显影,而正常心肌不显影,从而达到诊断急性心肌梗死的目的。

(二)适应证

1. 心电图不能确诊的急性心肌梗死(AMI),发病时间在 12~48h。

2. 冠状动脉搭桥术后怀疑围手术期心肌梗死。

3. 怀疑右心室梗死。

4. 陈旧性心肌梗死基础上发生再梗死的鉴别诊断。

5. 急性心肌梗死同时伴有完全性左束支传导阻滞患者。

6. 无痛性心肌梗死,心电图和酶学检查难以确诊者。

7. 急性冠状动脉综合征,为明确是否有心肌梗死者。

(三)显像剂

1. ^{99m}Tc—焦磷酸盐(^{99m}Tc—PYP):740MBq(20mCi),注射后 1.5~2.0h 进行显像。

2. 抗肌凝蛋白抗体心肌梗死灶显像:^{99m}Tc 标记抗肌凝蛋白抗体(或^{99m}Tc—DTPA—Am),740~925MBq(20~25mCi),静脉注射后 12h 与 24h 分别采集一次。^{111}In—Am,74~83MBq(2.0~2.2mCi),注射后 24h 和 48h 分别进行平面或断层显像。

(四)显像方法

1. ^{99m}Tc—PYP 显像　一般取前位、30°左前斜位与 70°左前斜位,每个体位采集 4×10^5~5×10^5 计数。准直器为低能通用型,能峰为 140keV,窗宽 20%,矩阵 128×128 或 256×256。若行断层显像,条件同^{99m}Tc—MIBI 心肌灌注断层显像。

2. ^{111}In—Am 显像　平面显像应用中能通用型准直器,能峰为 173keV 与 247keV,体位同^{99m}Tc—PYP,每个体位采集 10min。断层显像时应用中能高灵敏度准直器,能峰选两组,断层方法同前,但总采集计数不少于 10×10^6,如角度为 5.6°、总角度为 180°时,则每个投影剖面为 0.20×10^6 计数,双探头或三探头 SPECT 可以缩短采集时间。

3. ^{99m}Tc—DTPA—Am 显像　应用低能通用型准直器,能峰与其他采集条件均和^{99m}Tc—PYP 显像相同。

(五)图像分析

正常人心肌不显影,但应用^{99m}Tc—PYP 显像时,胸骨、肋骨及脊柱等骨骼可显影。急性心肌梗死时,根据其放射性强度不同,将异常图像分为五级:

0 级,心肌部位无显像剂浓聚;

Ⅰ级,心肌部位有可疑显像剂浓聚;

Ⅱ级,心肌部位有明显显像剂浓聚;

Ⅲ级,心肌病变部位的放射性浓度与胸骨相等;

Ⅳ级,其浓度高于胸骨。

一般Ⅱ级以上为阳性。

（六）临床应用

1.急性心肌梗死的探测与诊断　对急性心肌梗死的探测的灵敏度取决于梗死后显像的时间,通常在发生胸痛后 4～8h 即可出现阳性,5 天内可持续显影,48～72h 阳性率最高,两周左右转为阴性,在发病后两周内的阳性率为 95％左右,特异性大于 90％。

2.急性心肌梗死灶大小及预后的估计,不稳定性心绞痛、心肌炎以及心脏移植患者的评价。

（张利明）

第五节　肺灌注显像

一、原理

将直径略大于肺毛细血管管径的放射性颗粒（10～60μm）注入静脉后,颗粒随血流经过右心、肺动脉而一过性、随机地嵌顿于肺毛细血管或肺小动脉内,由于显像剂在肺内的分布与该处的血流灌注量成正比,因此颗粒在肺内各部位的放射性分布即可反映各部位血流灌注的情况。

二、适应证

1.肺动脉血栓栓塞症的诊断与疗效判断,结合肺通气显像及下肢深静脉核素造影可明显提高诊断的准确性。

2.COPD 等肺部疾病肺减容手术适应证的选择、手术部位和范围的确定及残留肺功能的预测。原因不明的肺动脉高压或右心负荷增加。

3.先天性心脏病合并肺动脉高压以及先天性肺血管病变患者,了解肺血管床受损程度及定量分析,药物与手术疗效的判断,手术适应证的选择。

4.全身性疾病（胶原病、大动脉炎等）可疑累及肺血管者。成人呼吸窘迫综合征（ARDS）和慢性阻塞性肺部疾病（COPD）患者的肺血管受损程度与疗效判断。

5.肺部肿瘤、肺结核、支气管扩张等患者,观察其病变对肺血流影响的程度与范围,为选择治疗方法提供适应证以及对疗效的判断。

三、显像剂

肺血流灌注最常用的显像剂是^{99m}Tc 标记的大颗粒聚合人血清清蛋白（MAA）,颗粒直径大小 10～90μm；另一种是^{99m}Tc 标记的人血清清蛋白微球（human albumin microspheres,HAM）,颗粒直径大小 10～30μm。HAM 的优点是在一定范围内颗粒大小易于控制,分布比较均匀。两种显像剂的实际应用效果无明显差别,只是注入颗粒数量相同时,前者的蛋白重量明显低于后者,因此临床上以^{99m}Tc—MAA 应用较为普遍。

四、显像方法

1.患者准备　先吸氧 10min,以减少肺血管痉挛所造成的肺部放射性降低。

2.给药方法　受检者常规取仰卧位于检查床上,经肘静脉或双侧足背静脉（后者需扎紧止血带注射)缓慢注射^{99m}Tc—MAA 111～185MBq(3～5mCi),体积≥1mL,含颗粒数为 $2 \times 10^5 \sim 5 \times 10^5$ 个。静脉注射前应再次将注射器内的显像剂轻轻混匀,注射时避免抽回血,同时让患者深呼吸及观察患者有无胸闷、气短等不适症状发生。如有不适,应立即停止注射,及时给患者吸氧,服用镇静剂和平卧休息处理。注射显像剂 5～10min 后可进行肺灌注显像。

3.仪器参数设置　将双肺同时包括在探头视野内,选用低能通用型准直器,建议每个体位采集计数为 500K,采集矩阵为 128×128 或 256×256,如采用 256×256 矩阵,计数应增加。能峰 140keV,窗宽 20%。

4.影像采集方法

(1)平面显像:肺平面显像探测的有效视野应包括双肺全部,避免手臂对采集的影响。常规取 6～8 个体位,即前位(ANT)、后位(POST)、左侧位(LL)、右侧位(RL)、左后斜位(LPO)和右后斜位(RPO)。必要时加做左前斜位(LAO)、右前斜位(RAO)。

(2)断层显像:患者取仰卧位,双手抱头。仪器采用 SPECT,探头配置同平面显像。探头沿肺部体表旋转 360°,5.6°～6°/帧,采集时间 15～30s/帧,放大倍数同平面显像。

五、影像分析

(一)正常影像

1.平面影像　各体位双肺影像清晰,形态同 X 线胸片,放射性分布基本均匀,肺尖部受重力影响血流量较低致放射性略稀疏。

2.断层影像　肺断层显像通常以人体纵向为长轴,重建双肺的横断面、冠状面和矢状面。各方向肺断层影像其放射性分布基本均匀,肺影外缘完整无缺。心脏和纵隔处无放射性。

(二)异常影像

1.显像剂分布异常

(1)一侧肺不显影,多见于肺门部肿块压迫肺动脉,一侧肺动脉发育不良或由于心脏扩大压迫左下肺动脉等因素所致。

(2)肺叶或肺节段性显像剂分布缺损区,此种情况是肺动脉血栓栓塞形成的特殊表现。

(3)散在性显像剂分布不均,常见于肺部充血、水肿或炎症等。

(4)条索状、圆球状或不规则局限性显像剂分布缺损区,主要见于肺部炎症和肺内占位性病变。

(5)显像剂逆向分布,即肺尖部的显像剂分布高于肺底部。常见于肺动脉高压时肺血流分布逆转、肺心病和二尖瓣狭窄等情况。

2.形态和位置异常　双肺可因周边器官或组织的病变导致灌注影像的形态失常和位置发生改变。常见的原因有胸腔积液或隔上病变使双肺下叶受挤压位置上移;有时纵隔内的肿瘤可将肺推向对侧,使正常肺灌注影像的形态和位置发生改变。

六、临床意义

(一)肺动脉栓塞

肺灌注显像以肺动脉造影结果为金标准,结合 X 线胸片和(或)肺通气显像,是一种有效的无创伤性的早期诊断肺动脉栓塞的方法,其灵敏度和特异性达 90% 左右,并可重复显像,以观察病情、监测溶栓治疗过程。同时常规进行核素下肢静脉造影,其阳性结果不仅支持肺栓塞的诊断,还可确定栓子来源,以便积极治疗,预防复发。

（二）慢性阻塞性肺部疾病（COPD）

肺灌注显像的典型表现是散在的与通气显像基本匹配的放射性稀疏或缺损区,并常伴肺动脉高压所致的放射性逆分布表现。此法对 COPD 的诊断并无特异性,但结合肺通气显像,对 COPD 的病程分期、疗效观察及判断预后有一定的价值。

（三）肺癌

利用肺灌注显像可了解中央型肺癌对肺血流的影响程度和范围,从而评价手术切除肺癌的概率和预测术后的肺功能。

（四）原发性肺动脉高压与血栓栓塞性肺动脉高压的鉴别

原发性肺动脉高压的肺灌注影像常呈非肺段分布的斑块样的灌注缺损,与血栓栓塞性肺动脉高压不同。

（张利明）

第六节　肺通气显像

一、原理

肺通气显像是将放射性气体或气溶胶经呼吸道送入双肺,其在肺内的分布与肺的通气量成正比。通过体外放射性显像装置,显示双肺各部位的放射性分布及动态变化影像,并可应用影像数据计算局部通气功能参数,估计肺的局部通气功能、气道通畅及肺泡气体交换功能。应用气溶胶显像,还可对支气管黏膜纤毛上皮细胞廓清功能、肺上皮细胞通透性等进行评估。

二、适应证

1. 了解呼吸道的通畅情况及各种肺部疾病的通气功能变化,诊断气道阻塞性疾病。
2. 评估药物或手术治疗前后的局部肺通气功能,观察疗效和指导治疗。
3. 与肺灌注显像配合鉴别诊断肺栓塞和肺阻塞性疾病。
4. COPD 患者肺减容手术适应证选择、手术部位和范围确定及预测术后残留肺功能。

三、显像剂

肺通气显像剂由非水溶性放射性惰性气体和放射性气溶胶两大类组成。放射性惰性气体主要有^{133}Xe、^{127}Xe、^{81m}Kr 等。由于各种放射性惰性气体的物理半衰期、γ射线的能量不同及获得的条件受限,以^{133}Xe 应用较多。放射性气溶胶以^{99m}Tc—DTPA 应用最为广泛。

（一）^{133}Xe 通气显像

1. 显像方法

（1）患者准备:向受检者解释检查程序,使之处于安静状态,取坐位,背靠探头,视野内包括全肺。戴上呼吸面罩（如使用口管,需夹鼻）,接通肺活量计,先自然呼吸由呼吸机供给的气体,逐步适应。

（2）给药方法:由呼吸机供给。

（3）仪器参数设置

1)^{133}Xe肺功能仪：由^{133}Xe吸入和回收两部分组成，包括面罩或口管、肺活量计、^{133}Xe注入和排放管道系统、活阀、^{133}Xe回收吸附装置。确保仪器无^{133}Xe泄漏。

2)γ相机或SPECT显像设备：探头配置低能高灵敏度或低能通用型准直器。能峰80keV，窗宽20％。探头应尽量贴近受检者体表。

（4）影像采集方法

1)单次吸入显像：嘱受检者深吸气至肺最大容量，再深呼气至残气量，再次开始深吸气时，于呼吸机注入口快速注入^{133}Xe。至最大肺容量时，屏气10～15s，同时启动显像采集平面影像1帧，矩阵256×256，计数300～500k。

2)平衡期显像：受检者转为潮式呼吸，呼吸机改变供气方式，使受检者反复吸入^{133}Xe与空气的混合气体，3～5min，待肺内和呼吸机的^{133}Xe平衡后（以显示计数率稳定为准），深吸气至最大容量后屏气，启动显像采集平面影像1帧，图像矩阵和计数与单次吸入显像相同。

3)清除显像：改变呼吸机控制阀，进气管只吸入室内新鲜空气，呼出含有^{133}Xe的气体，经^{133}Xe回收装置吸附。启动动态影像采集，矩阵128×128，5～10s/帧，采集时间5～10min。必要时可在10min后进行延迟清除显像。

2.影像分析

（1）正常影像

1)单次吸入影像：亦称通气像，反映肺各部位的吸气功能和气道通畅情况。在正常情况下，因肺上部顺应性较差，单次^{133}Xe吸入量较少，使通气像自上而下放射性呈从低向高的移行，无局部的放射性变化。

2)平衡影像：亦称容量像，反映肺各部位的容量。由于反复吸入，在一定程度上克服了胸腔内负压不一致、肺组织顺应性不一致和重力等的影响，放射性分布较均匀，上、下无显著差别。

3)清除影像：反映各部位的呼气功能和气道通畅情况。正常情况下，肺内各部位放射性逐渐降低，在2～3min内基本消失。

（2）异常影像

1)单次吸入影像和平衡影像表现为局部放射性降低或缺损。单纯单次吸入影像异常，多为以气道病变为主的疾病表现；如两者异常表现一致，多为肺实质性病变；两者一致性放射性缺损而平衡影像基本正常，也可是局部气道完全阻塞所致。

2)清除影像可表现为局部放射性下降缓慢，当其他各部位放射性已基本清除后，该部位还有放射性滞留，这是局部气道狭窄或肺容积/气道截面积增大的灵敏指标，异常表现较平衡影像明显。

（二）气溶胶吸入显像

1.显像方法 患者准备：吸入前指导患者进行吸入方法训练，使其配合。然后，协助患者将通气管口送入口中咬紧（重症者可用面罩），持续吸入^{99m}Tc－DTPA气溶胶10～20min；锝气体仅需吸入2～3min即可，吸入结束后立即进行肺通气显像。

显像采集：每个体位采集$2×10^5$～$3×10^5$计数，其他条件与肺灌注显像相同。

2.影像分析

（1）正常图像：正常气溶胶影像与肺灌注影像形状相近，双肺内的显像剂分布均匀，边缘略稀疏而且规则。与肺灌注显像不同之处在于有时气溶胶残留在咽部或随吞咽进入消化道，使咽部或胃显影。显像时间延长时,可见双肾显影。此外,$^{99m}Tc-DTPA$ 颗粒$>10\mu m$ 时,可堆积在较大支气管内使其显影。

(2)异常图像

1)气道狭窄时,狭窄部位的两侧有涡流存在,使流经该处的部分雾粒沉积下来,呈现放射性浓聚的"热点",狭窄远端的雾粒正常分布。

2)气道完全阻塞时,雾粒不能进入远端,呈放射性缺损区,阻塞的近端,由于气流明显减少,没有涡流的存在,不出现放射性"热点"。

3)气道和肺泡内有炎性物质或液体充盈,或肺泡萎缩时,放射性雾粒进入很少,由于气流减少,不出现"热点",只出现放射性降低区。

(三)临床意义

1.对 COPD 的早期诊断 在疾病的早期,放射性气体通气显像可出现异常,其中以清除影像上出现多发散在性放射性滞留最为明显,较 X 线检查灵敏,而气溶胶显像能较之更早发现病变,其影像特点是多发散在的"热点"和放射性降低区的混杂分布。肺通气显像结合肺灌注显像,特异性可达 90%,是早期诊断 COPD、估计病情、评价疗效的有效方法。

2.结合肺灌注显像诊断肺栓塞 放射性核素肺灌注显像反映的是肺毛细血管血流灌注情况,任何影响肺毛细血管血流灌注的因素,均可使病变区域出现放射性稀疏或缺损。这一显像特性决定了其对肺动脉栓塞的高灵敏度和低特异性。

3.肺动脉畸形及肺动脉病变的诊断。

4.肺大疱 肺通气及灌注显像表现为匹配的呈肺叶状分布的放射性缺损区。

5.肺血管疾病或全身性疾病累及肺动脉的评价 大动脉炎、胶原病等全身性疾病,往往累及肺动脉。肺灌注显像的缺损区也呈肺段分布,通气功能大多正常,在判断结果时一定要密切结合临床。肺灌注显像可以用来判断此类患者肺血流灌注受损的程度和范围。

(张利明)

第七节 肾动态显像

肾动态显像是泌尿生殖系统疾病的常规核素检查方法,包括反映肾动脉灌注的血流灌注显像和反映肾功能的肾实质显像。

一、原理

静脉注入由肾小球滤过或肾小管上皮细胞分泌而不被回吸收、迅速经尿液排出的快速通过型显像剂,用 SPECT 或 γ 相机快速连续动态采集双肾和部分膀胱区域的放射性影像,依序动态观察显像剂灌注到腹主动脉、肾动脉后迅速聚集在肾实质内,随后由肾实质逐渐流向肾盏、肾盂,经输尿管到达膀胱的全过程。可在一次检查中获得肾动脉灌注、肾脏形态与功能多方面的资料。

二、适应证

1.综合了解肾脏的形态功能和尿路梗阻情况。

2.了解肾血供情况,诊断肾血管性高血压和评价肾动脉病变情况。

3.分侧肾功能的测定。

4.肾移植供体的肾功能评价,受体移植肾的监测。

5.观察肾内占位性病变的血供情况以鉴别其良、恶性。

6.鉴别诊断腹部肿块与肾脏的关系。

7.探测创伤性尿瘘。

8.肾盂肾炎的辅助诊断。

三、显像剂

(一)放射性药物与常用活度

1.肾小球滤过型 ^{99m}Tc—喷替酸(^{99m}Tc—DTPA)。

成人剂量为 $111\sim370MBq(3\sim10mCi)$,儿童剂量为 $7.4MBq/kg(0.2mCi/kg)$。肾血流灌注显像首选药物。

2.肾小管分泌型

(1)^{99m}Tc—巯基乙酰基三甘氨酸(^{99m}Tc——MAG3)和^{99m}Tc—双半胱氨酸(^{99m}Tc—EC)。成人剂量为 $296\sim370MBq(8\sim10mCi)$,儿童剂量为 $3.7MBq/kg(0.1mCi/kg)$。

(2)^{131}I—邻碘马尿酸钠(^{131}I—OIH):成人剂量为 $11.1\sim18.5MBq(0.3\sim0.5mCi)$。已逐步被$^{99m}Tc$标记的药物取代。

(二)体积

为便于弹丸式注射,体积小于 $1mL$ 为宜。

四、显像方法

1.显像前准备

(1)核对患者信息,确认检查方法,并向患者解释检查过程及注意事项。有不合作的患者,可适当镇静。

(2)注射前 30min 常规饮水 300mL。

(3)显像前排空膀胱,记录身高(cm)和体重(kg)。

(4)按照采集软件程序测量满针剂量。

2.检查方法

(1)受检者取仰卧位,有时也可取坐位,检查过程中保持体位不动,探头置于背后包括双肾和膀胱。移植肾的监测时,选择仰卧位、前位采集。

(2)静脉弹丸式注射药物,同时开始采集。

(3)影像数据采集条件:当使用^{99m}Tc或^{123}I标记时,SPECT 探头配置低能通用型准直器,能峰 140keV,窗宽 20%;当使用^{131}I标记时,SPECT 探头配置高能准直器,能峰 360keV,窗宽 20%;采集矩阵 128×128 或 64×64,放大倍数 $1\sim1.5$。肾血流灌注显像:$1\sim2s$/帧,共 60s。肾功能动态显像:$30\sim60s$/帧,共 $20\sim40min$。患者采集结束后按程序测量注射器残余药量。

3.结果处理

(1)肾动态曲线:采用特殊软件进行影像处理,勾画左、右双肾和本底感兴趣区(ROI)。获得双肾时间—放射性曲线(肾图),可获得双肾峰值差、摄取峰时、半排时间、清除率或残存率。

(2)GFR 或 ERPF 测定：^{99m}Tc—DTPA 显像后应用专门测定和计算 GFR 的程序，按要求输入被检者的身高、体重等数据，应用 ROI 技术勾画双肾及本底感兴趣区，即可自动计算出分侧肾和总肾的 GFR 或 ERPF 值。

五、影像分析

(一)正常影像

1.肾血流灌注显像　静脉弹丸式注射显像剂后，于腹主动脉上段显影后 2s 左右，双肾开始显影。4～6s 后肾影轮廓逐渐清晰，两侧放射性浓度和影像基本相同，肾内灌注均匀。双肾影像出现的时间差少于 1s，峰值差少于 25%。

2.肾功能动态显像　显像剂注入 2～4min，肾实质内放射性浓度达到高峰，肾影像清晰、完整，位置、形态、大小正常，肝实质放射性分布均匀。4～6min 后肾皮质内显像剂逐渐进入肾盏、肾盂，肾影像开始减淡。15～20min 时，两肾放射性明显消退，膀胱影像逐渐明显。输尿管不显影或隐约可见。显像结束时，肾影像基本消退，大部分放射性聚集于膀胱内。

3.正常值

(1)肾图：峰时<4mim 两肾峰时差<1min，峰值差<30%，15min 或 20min 清除率^{99m}Tc—DTPA>40%，^{99m}Tc—EC 或^{99m}Tc—MAG3 等肾小管型显像剂>50%。

(2)GFR 和 ERPF：GFR、ERPF 随年龄不同而改变，并且由于测定方法和计算机软件不同而有所不同。GFR 参考值：男性成人(125±15)mL/min，女性成人(125±15)mL/min。随年龄增加，GFR 逐渐下降。ERPF 参考值：600～750mL/min，正常值与年龄相关。

(二)异常影像

1.肾区无灌注，双肾不显影，提示该肾功能或血流灌注基本消失，或为先天性肾缺如。

2.肾影像出现或消退延迟，提示功能或血流灌注受损。

3.肾影像缩小，功能相延迟，放射性分布降低，提示肾血管病变或肾萎缩。

4.肾内局限性放射性分布缺损、降低或增强，提示局部占位性病变的可能。

5.肾实质持续显影，膀胱及集尿系统不显影、始终显影较淡或显影延迟，提示显像剂滞留于肾实质，可能为尿生成量减少、弥漫性肾小管腔内淤塞或压力过高所致。

6.皮质功能相肾盂放射性降低区扩大，皮质影像变薄，实质清除相肾盂持续浓聚，或延迟相肾盂明显放射性滞留，可伴输尿管清晰显影和增粗，提示尿路梗阻或扩张。

7.泌尿生殖系统以外的地方出现异常放射性浓聚，提示尿瘘。

六、临床意义

1.协助肾血管性高血压的诊断　患侧肾血流灌注影像淡且显影延迟，肾实质显影延迟、放射性降低，体积明显缩小，以单侧病变为主。功能多有受损，肾图呈现小肾图形。诊断可疑时，可行卡托普利介入实验。

2.协助诊断局部肾血管病变或其他良性病变　常表现肾内出现局部灌注降低区。

3.鉴别诊断肾内占位性病变　良性病变常表现为血流灌注降低，恶性病变常表现为血流灌注高而快。

4.监测肾栓塞和溶栓疗效　栓塞时局部血流灌注障碍；溶栓治疗后可观察血流灌注是否恢复。

5.移植肾的监测　通过观察移植肾灌注,摄取、排泄功能的改变及体积变化,可以帮助发现移植肾血供情况,急、慢性排异反应,急性肾小管坏死,尿瘘等并发症。

6.分侧肾功能检查　灵敏、安全、可靠。

7.上尿路梗阻的判断　皮质功能相肾盂、肾盏放射性降低区扩大,皮质影像变薄,实质清除相肾盂持续浓聚,或延迟相肾盂明显放射性滞留,可伴输尿管清晰显影和增粗,并可同时评价肾功能。

8.肾外伤或术后尿瘘监测　泌尿生殖系统以外的地方出现异常放射性浓聚。

(张利明)

第八节　肾静态显像

一、原理

静脉注射被有功能的肾小管上皮细胞特定摄取而清除缓慢的显像剂,在适当的时间内,利用 γ 相机或 SPECT 使肾脏清晰显影,以了解肾脏形态、位置、大小、占位性病变和分侧肾功能等相关信息。

二、适应证

1.了解肾脏位置、大小、形态及双肾功能状况。

2.肾内占位性病变、缺血性病变和破坏性病变(包括瘢痕和外伤)的诊断。

3.上腹肿块与肾脏的鉴别诊断。

4.肾盂肾炎的辅助诊断及治疗效果监测。

5.先天性肾脏畸形或肾萎缩的诊断。

三、显像剂

1.^{99m}Tc—DMSA 和^{99m}Tc—葡萄糖酸钙,良好的肾皮质显像剂,主要被肾小管上皮细胞吸收和浓聚,排泄缓慢,可较长时间聚集在肾实质内,能使肾皮质显示清晰的图像。成人剂量为 74～185MBq,儿童剂量为 1.85MBq/kg(最小剂量为 22.2MBq)。

2.^{99m}Tc—GH(葡庚糖酸盐)　不仅适合作肾静态显像剂,也可作肾动态显像剂。成人剂量为 370～740MBq,儿童剂量为 7.4MBq/kg(最小剂量为 74MBq,最大剂量为 370MBq)。

四、显像方法

1.患者准备　患者无需特殊准备;少数不合作者为了在显像过程中保持体位不变,注射显像剂的同时给予适量镇静剂。显像前排空膀胱。

2.检查方法

(1)体位常规取仰卧位或坐位。患者的脊柱对准探头中线,第 1 腰椎对准探头的中心,探头视野需包括双肾。采集体位:后位、前位、左后斜位、右后斜位,必要时行左侧位和右侧位显像。

(2)操作程序静脉注射显像剂后 1h 开始显像,若有肾功能异常,则需 2h 后延迟显像。必要时加做断层显像。

(3)影像数据采集条件 SPECT 探头配置低能通用型准直器,平面采集 $3 \times 10^5 \sim 5 \times 10^5$ 计数或配置针孔准直器,平面采集 1×10^5 计数;断层显像时,探头配置低能高分辨率型准直器,能峰 140keV,窗宽 20%,矩阵 64×64 或 128×128,放大倍数 $1 \sim 1.5$,360°椭圆旋转采集,$3° \sim 6°$/帧,$20 \sim 40s$/帧。

3. 图像处理　平面影像无需特殊处理;断层影像需重建,选用适当的滤波函数,进行衰减校正。

五、影像分析

(一)正常影像

1. 形态、位置、大小　蚕豆状,边缘整齐,轮廓清晰。双肾纵轴呈八字形分布于脊柱两旁,中心(肾门)平第 $L_{1 \sim 2}$,右肾多较左肾稍低稍宽。大小约 $11cm \times 6cm$,两侧纵径差<1.5cm、横径差<1cm。

2. 放射性分布　双肾内,显像剂多在肾实质内,肾影像外带的放射性较高;肾门及中心处放射性分布较稀疏。双肾间,双肾放射性活度基本对称。

(二)异常影像

1. 肾脏位置异常

(1)肾下垂:常见于右肾且女性多见,若在各种体位上见肾影像中心下降程度多于 3cm 者属于肾下垂。

(2)游走肾:坐位时肾影像明显下降,而仰卧位时位置正常。

(3)异位肾:常见于左肾,左下腹部是常见的异位肾区(盆位肾)。纵隔部位的异位肾较少见。

2. 肾脏形态异常

(1)肾融合:马蹄肾是最常见的肾融合,图像可见两肾下极内斜,构成倒八字形,中间连接部也显影,形似马蹄,通常融合的肾位置朝前,故前后位影像更易清晰地显示马蹄肾。

(2)多囊肾常表现为肾影像增大,形态异常并伴有放射性分布不均匀,呈斑块状稀疏或大小不等的圆形缺损区。

3. 肾脏不显影　常见于先天性单肾或肾功能丧失:肾区无放射性浓聚(肾不显影),常伴有健侧肾脏代偿性增大。

4. 肾显影延迟　主要见于肾功能不全,由于显像剂在皮质内浓聚减慢,导致肾显影延迟。

5. 局限性放射性分布稀疏或缺损　主要见于占位性病变或炎性病变等病理情况,如肿瘤、脓肿、囊肿、血管瘤、局部梗死缺血、急性肾盂肾炎等。但是肾静态显像难以确定病变的性质。结合肾动态显像有助于定性诊断。

六、临床意义

1. 先天性肾脏疾病的诊断　如先天性单肾、缺如、肾下垂、马蹄肾等。

2. 协助诊断肾内占位性病变　肾体积增大,形态不规则。放射性分布呈局限性稀疏或缺损区,可以表现为单发,也可是多发。肾功能严重损害,全肾不显影。肾脏占位性病变包括肿瘤、囊肿、脓肿、血管瘤、局部梗死缺血。但是肾静态显像难以确定病变的性质。结合肾动态显像有助于定性诊断。

3.肾脏炎性病变的协助诊断

(1)急性肾盂肾炎:表现为局灶性的放射性分布稀疏。

(2)慢性肾盂肾炎:可见肾影像变小、肾瘢痕处摄取放射性降低,放射性分布不均匀。肾静态显像中的瘢痕征是诊断肾盂肾炎的参考指标。

(张利明)

第九节　肿瘤显像

一、肿瘤放射免疫显像

(一)原理

放射免疫显像(RII)是利用抗原、抗体特异性结合的原理,将放射性核素标记的抗肿瘤抗体引入体内,定向地与肿瘤细胞的相应抗原结合,从而使肿瘤病灶形成放射性浓聚。

(二)适应证

1.肿瘤原发病灶的定位诊断和鉴别诊断。

2.肿瘤复发、转移与残留灶的定位及寻找。

3.肿瘤内照射治疗。

(三)显像剂

可作为 RII 标记单克隆抗体的放射性核素主要包括如下三类。

①卤族元素:^{131}I、^{123}I、^{125}I、^{211}At。

②MB 族元素:^{99m}Tc、^{186}Re、^{188}Re。

③^{111}In、^{90}Y。

上述放射性核素中以^{99m}Tc 和^{111}In 显像较理想。美国食品药物管理局(FDA)已批准多种放射性核素单克隆抗体用于结肠癌($^{111}In-Onco\ Scint$)、卵巢癌($^{111}In-Onco\ Scint$、$^{99m}Tc-CA50$)、前列腺癌($^{111}In-Prosta\ Scint$)和肺癌($^{99m}Tc-Verluma$)等显像诊断。^{99m}Tc 标记的抗体活度一般为 $370\sim740MBq(10\sim20mCi)$,$^{131}I$ 标记的抗体活度一般为 $74\sim148MBq(2\sim4mCi)$,^{111}In 标记的抗体活度一般为 $185\sim370MBq(5\sim10mCi)$。

(四)显像方法

1.患者准备

(1)^{131}I 标记的抗体需要在检查前封闭甲状腺,口服复方碘溶液,每次 $5\sim10$ 滴,每天 $2\sim3$ 次,共 1 周。以后口服碘片,每次 1 片,每天 3 次,持续 1 周。

(2)提前静脉注射地塞米松 5mg 以防止患者产生过敏反应。

2.给药途径　静脉注射。

3.影像采集

(1)^{99m}Tc 标记的抗体选用低能通用型平行孔准直器,矩阵 128×128,能峰 140keV,窗宽 15%,注药后 2h 开始进行平面或断层显像,必要时可行 4h、6h、24h 显像。

(2)^{111}In 标记的抗体选用中能准直器,矩阵 128×128,能峰 173keV、247keV,窗宽 20%。注药后 24h 开始进行平面或断层显像,必要时可行 48h、72h、96h 显像。

（五）影像分析

1. 正常影像 早期影像呈全身血池显像，心脏及大血管均显像，其放射性浓度随时间延长逐渐减少。脑实质、脑室及小脑不显像，鼻咽部可见放射性浓聚。双肺可见少量放射性分布，浓度低于心脏。肝、脾、肾、膀胱始终显像，肝、脾放射性浓度逐渐减少。此外，注射区引流淋巴结正常显像，但放射性浓度较低。

2. 异常影像 出现在正常影像之外的放射性异常浓聚区，其位置不随时间延长而改变，与血池区域的计数比值随时间延长而增高的提示为阳性病灶。

（六）临床意义

1. 探查其他检查未发现的亚临床病灶。

2. 确定肿瘤侵犯范围和探测淋巴结转移，为准确分期和制订治疗方案提供帮助。

3. 对血清肿瘤标志物升高患者进行肿瘤瘤灶探查。

4. 鉴别手术或放疗后肿瘤复发与否为应用相应抗体进行放射免疫治疗提供参考信息。

5. 放射免疫导向手术（radioimmuno guided surgery，RIGS），即将标记抗体术前注入体内，术中以手持式 γ 探测器贴近组织探查肿瘤浸润或转移范围，引导手术切除肿瘤浸润组织或淋巴结。

二、^{67}Ga 显像

（一）原理

^{67}Ga 的生物特性与 Fe^{3+} 类似，与转铁蛋白（transferrin）或乳铁蛋白（lactoferrin）结合形成转铁蛋白复合物，然后与肿瘤表面的特异转铁蛋白受体结合后进入细胞内，沉积于胞质溶酶体中。^{67}Ga 仅被生长活跃的存活肿瘤细胞摄取，坏死或纤维化的细胞则不能摄取。细胞对其摄取量与肿瘤代谢水平相关。另外，肿瘤部位血液循环丰富致摄取^{67}Ga 增加。

（二）适应证

1. 恶性淋巴瘤、肺癌、纵隔肿瘤等的定位诊断和良性、恶性鉴别。

2. 寻找原发部位不明的可疑肿瘤病灶。

3. 肿瘤放疗、化疗后的疗效评价及预后判断。

（三）显像剂

^{67}Ga－枸橼酸液 111～370MBq（3～10mCi）。于注射后 48h 和 72h 显像，必要时可在 7 天后行延迟显像。

（四）显像方法

1. 患者准备 停用铁制剂 1 周。病变位于腹部时，宜先清洁肠道，近期未做过钡剂肠道 X 线检查。

2. 给药途径 静脉注射。

3. 影像采集 中能通用型平行孔准直器。能峰 93keV、184keV 和 396keV，窗宽 20%。平面显像矩阵 128×128，每帧采集 500k。断层显像探头旋转 360°，1 帧/5.6°，共 64 帧，每帧采集时间 20～30s。

（五）影像分析

1. 正常影像 泪腺、唾液腺、鼻窦可见放射性摄取。肝胆、肠道、肾脏、膀胱放射性较浓。骨骼、骨髓、儿童骨骺区有放射性浓聚。女性可见乳房显像。

2.异常影像　除上述部位外的其他部位放射性浓聚,如肠道固定性放射性浓聚、肺部放射性摄取弥漫性增高、乳腺过度浓聚等均为异常显像。多时相、多体位显像有助于判断。

(六)临床意义

1.肿瘤探查　^{67}Ga显像对于不同组织学类型的肿瘤其灵敏度不同,霍奇金病(Hodgkin's disease,HD)＞90％,非霍奇金淋巴瘤(Non－Hodgkin's lymphoma,NHL)85％,原发性肝癌90％,软组织肉瘤93％,黑色素瘤82％,肺癌85％,头颈部肿瘤75％,腹部和盆腔肿瘤55％。

2.淋巴瘤　可用于淋巴瘤患者的分期、复发或残留病变探查、放疗或化疗效果的监测等。^{67}Ga显像的优点为可提供全身图像,对HD灵敏度可达93％,对NHL灵敏度可达89％,且特异性高,故可作为分期的有效辅助方法。由于^{67}Ga显像可反映肿瘤的活力,故病灶部位摄取^{67}Ga的动态变化对评价放疗、化疗的疗效,及时修订主要方案具有重要价值。对于治疗后残余灶的鉴别,^{67}Ga显像具有较高的灵敏度和特异性。

3.肺癌　^{67}Ga显像诊断肺癌总的灵敏度为85％～90％,但由于感染性病灶也可摄取^{67}Ga,^{67}Ga对于鉴别肺部肿块的良性、恶性价值不大。

(七)注意事项

1.^{67}Ga显像应在淋巴造影前进行。

2.因各种炎症也可有较高的摄取,可能存在假阳性,分析图像时必须注意结合病史及其他检查结果。

三、^{201}Tl 肿瘤显像

(一)原理

^{201}Tl为正一价阳离子,其进入肿瘤细胞与K$^+$进入细胞内的机制类似,通过细胞膜上的Na－K－ATP酶系统转运至肿瘤细胞内。局部血液循环丰富,生长活跃的肿瘤组织摄取会明显增加。坏死组织不摄取^{201}Tl。

(二)适应证

1.脑肿瘤的定位诊断及疗效监测。

2.乳腺肿块良性、恶性鉴别。

3.骨与软组织肿瘤良性、恶性鉴别及疗效评价。

4.其他,如甲状腺癌、肺癌随访观察。

(三)显像剂

^{201}Tl 111～185MBq(3～5mCi)。可分别于注射后10～20min采集早期相和2～3h行延迟显像。

(四)显像方法

1.患者准备　无需特殊准备。

2.给药途径　静脉注射。

3.影像采集　低能平行孔准直器。矩阵128×128,能峰80keV,窗宽20％,计数500k。

4.半定量分析

$$RI = \frac{延迟摄取比值(T/N) - 早期摄取比值(T/N)}{早期摄取比值(T/N)}$$

其中:T/N 为肿瘤(T)与正常部位(N)的计数率比值。

(五)影像分析

1.正常影像 早期可见全身血池显像,甲状腺、心肌、肝脾显像较清晰,分布均匀。延迟显像可见甲状腺显像大部分消退。心肌放射性显像逐渐增多,轮廓清晰,肝胆、肠道及膀胱显像。脑实质、双肺及乳腺无局限性放射性浓聚。

2.异常影像 病灶部位出现明显放射性浓聚。T/N≥1.31 为恶性,T/N<1.31 为良性。恶性肿瘤常表现为延迟相较早期相更清晰,T/N 增高。

(六)临床意义

1.脑肿瘤 病灶表现为放射性浓聚。脑胶质瘤摄取^{201}Tl 的量与其肿瘤的恶性程度相关,分级越高的肿瘤摄取量越高。由于^{201}Tl 被存活肿瘤细胞摄取,也可用于监测疗效。

2.乳腺肿块 ^{201}Tl 显像鉴别乳腺肿块良性、恶性的灵敏度为 67%～96%,特异性为 91%～93%,可显著改善特异性。但对探测腋窝淋巴结转移的灵敏度仅为 50%～60%。

3.骨与软组织肿瘤 对于骨与软组织肿瘤良性、恶性鉴别及疗效评价的效果优于^{99m}Tc—MDP。^{201}Tl 摄取与化疗反应呈现很高的相关性,无^{201}Tl 摄取提示肿瘤组织坏死。

4.甲状腺癌 对于失分化甲状腺癌和髓样癌的随访、转移灶的寻找有意义。

5.肺癌 由于在肺内几乎无放射性分布,对肺癌显像效果较好。但由于受心脏显像的影响,建议进行断层显像。

四、^{99m}Tc—MIBI 肿瘤显像

(一)原理

^{99m}Tc—MIBI(^{99m}Tc—sestamibi)是脂溶性阳离子化合物,通过被动弥散进入细胞内,然后由于其为脂溶性物质并带正电荷,在线粒体膜内负电位吸引作用下进入线粒体。约 90%的^{99m}Tc—MIBI 浓聚于线粒体内。肿瘤细胞的活力以及肿瘤组织类型等均是影响肿瘤细胞聚集^{99m}Tc—MIBI 的因素。

MIBI 是细胞膜 P 糖蛋白 P—glycoprotein(Pgp)的作用底物。Pgp 具有将离子型脂溶性物质泵出细胞外的功能,其过度表达现被认为是肿瘤细胞发生多重耐药性(multidrug resistance,MDR)的重要机制之一。例如,Pgp 水平高则 MIBI 被更多地转运出肿瘤细胞外,肿瘤细胞摄取^{99m}Tc—MIBI 少,故^{99m}Tc—MIBI 显像可能反映 Pgp 的水平,预测 MDR 的发生和化疗效果。

(二)适应证

1.乳腺肿块良性、恶性鉴别及转移淋巴结的寻找。

2.肺部结节病变的良性、恶性鉴别和肺癌纵隔淋巴结转移的探测。

3.甲状腺癌随访及转移灶的寻找。

4.预测肿瘤多重耐药性的发生和化疗效果。

(三)显像剂

^{99m}Tc—MIBI 740～1110MBq(20～30mCi)。可分别于注射后 10～20min 采集早期相和2～3h 行延迟显像。

(四)显像方法

同^{201}Tl 肿瘤显像。乳腺显像时需使用专用装置让患者取俯卧位,乳腺自然下垂,采集左、

右侧位图像,再取仰卧位采集前位包括乳腺和腋窝图像。

(五)影像分析

同^{201}Tl肿瘤显像。^{99m}Tc-MIBI显像质量优于^{201}Tl。

(六)临床意义

1.乳腺癌 ^{99m}Tc-MIBI鉴别乳腺病变良性、恶性(可触及肿块或X线乳腺照相发现的病变)总的灵敏度85%,特异性81%。还可同时发现腋窝淋巴结有无转移。对于直径<1cm的病变灵敏度较低。

2.肺癌 探测肺癌的灵敏度78%~96%,特异性70.0%~90.9%。对发现纵隔淋巴结转移的灵敏度85.7%~87.5%,特异性83.3%~88.2%。因其为非特异性摄取,故存在一定的假阳性和假阴性。

3.甲状腺癌 分化型甲状腺癌和失分化病灶均可摄取,并且髓样癌阳性率很高。可弥补^{131}I扫描的局限性。但对于初诊的甲状腺癌,诊断的特异性不高。

4.预测化疗效果和肿瘤多重耐药性的发生 被用于小细胞肺癌化疗效果预测和评价。

五、^{99m}Tc(V)-DMSA肿瘤显像

(一)原理

^{99m}Tc(V)-DMSA的亲肿瘤机制尚不明了,可能与显像剂到达肿瘤细胞后发生水解反应产生磷酸根样的锝酸根、参与细胞磷酸代谢、被肿瘤细胞摄取有关。

(二)适应证

1.甲状腺髓样癌的诊断及术后随访。

2.软组织肿瘤的诊断、转移、术后残留灶及复发灶的探测。

3.骨骼及头颈部肿瘤的辅助定性与定位。

(三)显像剂

^{99m}Tc(V)-DMSA 740~925MBq(20~25mCi)。可分别于注射后5~10min采集早期相和2~4h行延迟显像。必要时加侧位和断层采集。

(四)显像方法

1.患者准备 无需特殊准备,但在检查前应排空尿液。

2.给药途径 静脉注射。

3.影像采集 低能平行孔准直器。矩阵128×128,能峰140keV,窗宽20%,计数500k。

(五)影像分析

1.正常影像 早期可见全身血池显像,鼻咽部2h后影像放射性较强,心血池、肝脏可显像,全身骨骼轻度显像。因显像剂主要经肾脏排泄,肾脏和膀胱放射性浓聚较高。此外,女性乳腺可见较淡的显像。

2.异常影像 肿块或全身其他部位放射性分布高于邻近或对侧相应区域。骨骼放射性分布可呈灶性降低。

(六)临床意义

1.甲状腺髓样癌 对分化好、降钙素水平高的甲状腺髓样癌的灵敏度大于80%,特异性可达100%,病灶探测率65%以上。对髓样癌的诊断、分期、探测残余、复发及淋巴结转移有意义。

2.软组织肿瘤 对原发性软组织肿瘤具有较高的诊断价值,其灵敏度90%～100%,特异性71%～78%,也有助于软组织恶性肿瘤局部和远处转移灶的探测。其中滑膜肉瘤、血管肉瘤、成骨肉瘤的原发病灶和转移灶阳性率几乎为100%。

3.头颈部肿瘤 对脑肿瘤的定性和分级诊断有一定的临床价值,对头颈部原发性鳞癌及淋巴结转移性肿瘤的灵敏度和特异性较高。

4.骨转移性肿瘤 有助于骨显像所发现病变的性质鉴别。特异性高于骨显像放射性分布稀疏、缺损区若$^{99m}Tc(V)-DMSA$呈高度浓聚者,可明确诊断为恶性肿瘤。

(七)注意事项

1.甲状腺髓样癌诊断的准确性很高,但治疗后病灶阳性率会下降。宜用其他影像手段补充检查。

2.炎症、组织创伤及某些良性肿瘤也可显像,需注意鉴别。

六、乳腺癌前哨淋巴结显像

(一)原理

前哨淋巴结(sentinel lymph node,SLN)系指肿瘤发生淋巴结转移时必经的第一站淋巴结。通过将显像剂注入乳腺肿瘤内或肿瘤旁组织间隙,显像剂将首先被SLN摄取,动态显像可显示其部位与分布。在手术中用手持式γ射线探头贴近组织探测,可准确指示SLN的部位。SLN可以是一个或多个。若SLN活检快速病理学检查未发现肿瘤转移,就没有必要对引流区的淋巴结进行清扫;反之,则必须对该区域淋巴结进行清扫。

(二)显像剂

较常用的有$^{99m}Tc-$硫胶体(sulfur colloid,$^{99m}Tc-SC$)、$^{99m}Tc-$人血清清蛋白($^{99m}Tc-HSA$)、$^{99m}Tc-$右旋糖酐($^{99m}Tc-DX$),剂量37～74MBq(1～2mCi),体积0.5～1mL。

(三)显像方法

1.患者准备 无需特殊准备。

2.给药方法 手术前1天在肿瘤部位皮下或瘤内单点注射或瘤周皮下多点注射,每个注射点注射显像剂体积0.1～0.3mL,活度为3.7～37MBq(0.1～1mCi)不等。

3.定位方法

(1)术前显像:低能平行孔准直器,矩阵256×256,能峰140keV,窗宽20%。行前位及侧位显像,可采取动态采集30min(每分钟1帧)或间隔多次静态采集(每帧计数200k),80%SLN在30min内可显像,少数SLN可延迟至3～16h显像。视野包括内乳淋巴结、甲状腺及部分肝脏。将腋下或锁骨区和内乳淋巴结区域最先出现的浓聚灶视为前哨淋巴结群。采集完成后在SLN部位做好体表标记,以帮助术中探测。

(2)术中定位:术中用经消毒的手持式γ探头按显像提示部位仔细寻找放射性浓聚点,若计数率高于本底区10倍以上,则指示该点为SLN。联合术中注射蓝染料定位可提高准确性。

(四)临床意义

乳腺癌患者进行SLN探测对于选择手术方式至关重要。根据术中SLN探测结果活检进行快速病理学检查,可准确反映腋窝淋巴结的肿瘤转移状况,SLN转移阴性患者可避免腋窝淋巴结清扫而行功能保全性手术,以保留外观和避免腋窝淋巴结清除引起的上肢水肿、功能障碍并发症。

（五）注意事项

1.术前显像中若发现甲状腺显像,则表明显像剂质量差,应放弃术中活检。

2.对于乳腺癌肿块过大和高龄患者,曾做过活检或乳腺、腋窝手术的患者,多中心癌灶患者,可触及腋窝淋巴结肿大患者等不宜施行 SLN 显像。

（张利明）

第十四章　生物医学工程检测原理与方法

第一节　心血管循环系统检测

　　心脏和血管组成机体的一个连续闭锁的管状回路系统,称为心血管循环系统。心脏位于心血管循环系统的中心位置,是整个系统的动力源,它类似于一个水泵,能够自动有节律地发生兴奋和收缩,推动血液在此循环系统中按一定方向周而复始地进行血液循环。血液循环可分为大循环(体循环)和小循环(肺循环)两种。由左心室射入主动脉的血液,流经全身各器官后再返回右心房的径路,称为体循环。由右心室射入肺动脉干再分入肺功脉的血液,进入肺内进行气体交换后返回左心房,此径路称为肺循环。血液在循环系统中不断流动的过程中,把营养物质、水、无机盐等以及新鲜氧分配到全身的各部分组织,以供机体代谢的需要;同时,又把机体细胞的代谢废物带至排泄器官,而后由排泄器官排至体外。同时,机体各组织、细胞之间代谢产物的相互交换也是依靠血液流动在循环系统中完成的。可见,心血管循环系统对于机体维持生命是十分重要的。

　　循环系统是维持生命最重要的器官系统之一,循环系统功能异常往往危及健康甚至生命。因此,对心血管循环系统的检测已成为临床上最重要的检测内容。对心血管循环系统的检测包括对心脏和血液等各方面的综合检测,本章主要介绍在临床上较常用的几种检测,包括心电检测、心电向量检测、心音检测、血压检测、血流量检测和血细胞检测。

一、心电检测

(一)基本原理

　　心脏是循环系统中重要的器官。由于心脏不停地进行有节奏的收缩和舒张活动,血液才能在闭锁的循环系统中不停地流动。心脏在机械性收缩之前,首先由心肌细胞兴奋产生动作电位,发生电位的变化;在每个心动周期中,窦房结首先兴奋,兴奋依次传向心房和心室的肌细胞,最后引起整个心脏的兴奋。心脏犹如一个悬浮于体内导电组织和体液(容积导体)中的发电机,其综合性电位变化可通过容积导体传播到人体的表面,在体表出现有规律的电变化。在人体肢体或躯干的一定部位放置引导电极,它会按照心脏兴奋的时间顺序,将体表两点间的电位差记录下来,形成一条连续的能描述心脏电变化的曲线,此曲线称为心电图(electrocardiogram,ECG)。心电图反映了心脏兴奋的产生、传导和恢复过程中的生物电变化,但它并不反映心脏的机械收缩活动。

　　在正常情况下,窦房结按其固有的频率发出兴奋,兴奋按一定的顺序和时间依次下传到心房、房室结、希氏束、左右束支、浦肯野细胞、心室。若以上过程的某一环节发生异常或出现窦房结以外的异位节律等时,即出现心律失常。如果在心律失常发作时进行心电图检查,则可发现其异常的心电图改变。因此,心电图是一种临床上必不可少的、能对心律失常进行迅速诊断的方法。

(二)心电检测仪的基本组成

　　典型的心电图机一般由心电输入电路、前置放大器、增益控制器、主放大器、记录器、1mV

校正信号发生器、走纸机构、热笔温度调节电路、电源及选择开关等几大部分组成,其结构框图如图 14-1 所示。

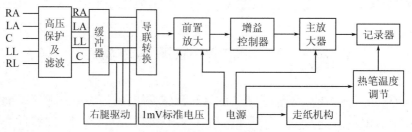

图 14-1　心电检测仪的组成框图

1. 心电输入电路　体表的心电信号,通常由 4 个肢体电极和 6 个胸电极引出。经过导联线、导联选择开关和高频滤波后输入到前置放大器,通常将前置放大器以前的部分称为心电输入电路。

(1)导联线:导联线通常是一条带金属屏蔽网的电缆。电缆一端与心电图机相连接,另一端与各个单芯插棒相接,以分别与测试者身上相应部位相连。屏蔽网的作用是防止外界各种电磁波的干扰,屏蔽网本身与黑线芯相连接。

(2)导联转换器:导联转换器用来进行导联间的转换,而不必去更改人体电极的接线。由于单极加压肢体导联和胸前导联还需要威尔逊网络,因此导联选择器还包括一套均压电阻网络。导联转换器可以采用琴键开关和波段开关,也可采用四块双四通道多路模拟电子开关,通过控制电平来切换,由导联转换器所选择的任一导联心电图信号,送至前置差动放大器进行放大。

(3)高频信号滤波器:在医院内使用心电图机时,除会受到广播电台、电视台产生的高频电磁场干扰外,短波治疗机、高频电力以及各种功率设备在开通及关断瞬间都会向空间辐射电磁波,干扰心电图机的工作。为了减少干扰,除了在导线外包以金属屏蔽网外,通常在心电图机的输入端加接高频信号滤波电路。

(4)保护电路:当心电图机与高压脉冲设备(如心脏除颤器)等同时使用时,输入电路中常加有辉光管等高压保护器件,用以保护缓冲放大器免受高压脉冲的冲击而损坏。

2. 前置放大器　前置放大器是将微弱的心电信号进行足够的放大,它将导联选择开关所预选的心电信号进行初步放大,然后再由主放大器进一步放大。因此,要求前置放大器具有良好的抗干扰能力。典型的仪三运算差动放大器已广泛地应用于心电图机的前置放大器,它兼有同相输入、对称差动放大、输入阻抗高、共模抑制比高等优点。

3. 主放大器　主放大器包括多级电压放大器及一个功率放大器。由于前置放大器一般增益不宜过大,以避免电极的极化电压造成前置级饱和,因此主放大器必须将心电信号进一步放大,以保证输出的心电信号能推动记录笔并使其有足够的偏移。

为了抑制漂移,前置放大器与主放大器之间可采用具有隔直能力的阻容耦合,但为了保证有效地通过心电信号中的低频分量,阻容耦合电路的时间常数不能过大。

隔离耦合器是将浮地部分的心电信号耦合到接地部分的一种装置,常由光电耦合器或变压器耦合的斩波器构成。采用变压器耦合方式时,为了提高耦合效率、减小变压器的匝数,通常采用高频调制-变压器-解调的方式。变压器的隔离作用可使前置放大器处于浮置状态,提高心电图机的抗干扰性及安全性。光电耦合是另一种有效的耦合方式,在前置放大器与主放大器间采用光电耦合器可实现前后级间完全的电隔离,前置放大器同样可处在浮置状态,提高心电图机的抗干扰性和安全性十分有利。

4. 记录器(电动机传动走纸机构)　在心电图机中常采用动圈式记录器,动圈式记录器的原理和结构与普通的万用表头相似,由固定不动的磁路与可转动的线圈组成。记录器线圈与功率放大器输出端相联,心电信号经功率放大后流向线圈时,在均匀磁场作用下,形成一个力矩而产生线圈的偏转,该线圈带动热笔运动,将心电图描记在记录纸上。热笔通常有温度调节电路,解决预热和过热问题。为了使记录纸标准地走动,心电图机中还设有电动机传动的走纸机构。

5. 1mV 校正信号发生器　为了准确地测量心电图的幅值和心电图各波的时间间隔,由稳压管构成的稳压器分压网络提供相当于缓冲放大器输入 1mv 的标准电压,以供心电图幅度比较,以校正灵敏度和正确测量心电波的幅值。

6. 走纸机构　走纸机构用以稳定走纸马达的转速。走纸速度的准确性直接影响所测量心电图各波的准确性,通常在心电图中设有走纸速度控制机构,保证走纸速度为 25mm/s(有时亦用 50mm/s)。

7. 热笔温度调节电路　热笔温度调节电路用以调节热笔的温度,根据不同的走纸速度,记录清晰的心电波形。

8. 电源及选择开关　常规单导便携式心电图机,有直流和交流两种供电方式。交流供电时,市电经整流、稳压后输出直流供电电压,同时由充电器整流、稳压或稳流后输出的直流电压,供蓄电池恒压或恒流充电。直流供电时,由蓄电池提供直流电压。两种供电方式由电源选择开关来控制。

(三)心电电极的导联方式

在心电测试过程中,将引导电极放置在人体肢体或躯干的一定部位,可将体表心电变化波形记录下来,因此,引导电极和导联系统对于体表心电信息的检测及心电图诊断结果有十分重要的影响。

1. 引导电极　电极是用来提取人体内各种生物电现象的金属导体,也称作引导电极。它的阻抗、极化特性和稳定性等对测量的精确度影响很大,测试心电图时选用的电极是体表电极。

2. 导联　在人体表面上任意两点放置的两个电极,通过导线与心电图机的放大器的正、负输入端相连,便可以描记出这两点间的心电电位变化。这种放置电极的方法及与心电图机的联结方式称为导联。电极放置的部位不同,可组成各种导联。导联系统对于体表心电信息的检测及心电学诊断结果有十分重要的影响。

Einthoven 最早在 1903 年提出标准Ⅰ、Ⅱ、Ⅲ双极导联;在 20 世纪 30 年代 Wilson 又提出 $V_1 \sim V_6$ 单极胸前导联,到 20 世纪 40 年代 Goldberger 又改良了中心电端,提出了 aV_R,aV_L,aV_F 单极加压肢体导联。经长期临床实践,最后确立了目前的常规 12 导联的地位,即Ⅰ、Ⅱ、Ⅲ、aV_R、aV_L、aV_F、$V_1 \sim V_6$ 导联。为获得两个测试点之间的电位差时,用双极导联;为获取某一点相对于参考点的电位时,用单极导联。

(1)标准双极导联:Ⅰ、Ⅱ、Ⅲ导联称为标准双极肢体导联,简称标准导联。它是以两肢体间的电位差作为所获取的体表心电。其导联组合方式如图 14−2 所示,图中各符号含义如下:L—左上肢,R—右上肢,F—左下肢＋—心电放大器正端,——电放大器负端。

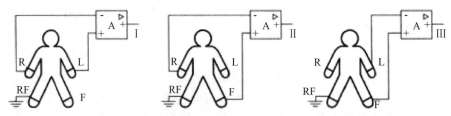

图 14-2 标准双极导联(从左到右,依次为 I、II、III 导联)

因此,I、II、III 导联的连接方式分别为:I 导-左上肢连接放大器的正端,右上肢连接放大器的负端;II 导-左下肢连接放大器的正端,右上肢连接放大器的负端;III 导-左下肢连接放大器的正极,左上肢连接放大器的负端。

标准导联由 Einthoven 首先在临床上采用,它是以两肢体间的电位差为所获取的体表心电。这种导联方式基于以下三个假设而近似成立:第一,人体的体腔是一个均匀导电的球形容积导体,心脏位于此球形容积导体的中央。左肩、右肩和臀三处分别与心脏等距离,并构成等边三角形的三个顶点。心脏产生的电流均匀通过体腔,四肢仅作为传导体,肢体上任何一点的电位等于肢体与体腔连接处的电位。因此,三个导联线在人体额面内构成一个等边三角形,如图 14-3 所示,图中 O 为中心点,R、L、F 点分别代表右上肢、左上肢和左下肢。第二,心脏与三角形处于同一平面上,且位于等边三角形的中心。第三,心脏的电活动过程为一个电偶极子,位于容积导体的中央,其偶极矩的方向斜向左下方并与水平线成一角度,称为心电轴。从人体不是均匀导体来看,它是一个近似的模拟方法。

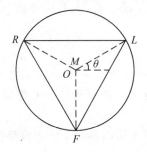

图 14-3 爱氏(Einthoven)三角形

因此,设任何瞬间标准导联 I、II、III 的电位分布为 U_I、U_{II} 和 U_{III},则三个导联电位与各肢体电位间的关系为:$U_I = U_L - U_R$;$U_{II} = U_F - U_R$;$U_{III} = U_F - U_L$;其中 U_L、U_R、U_F 分别代表左上肢、右上肢和左下肢的电位。

标准导联心电图能反映心脏的大致情况,各间期的时间较恒定,便于测量和比较。但标准导联只是记录肢体间的电位差,而不能反映单个肢体的电位变化。

(2)单极性导联:为了探测心脏某一局部区域的电位变化可采用单极导联。用一个电极安放在靠近心脏的胸壁上(称为探查电极),另一个电极放置在远离心脏的肢体上(称为参考电极),参考电极必须放在不受心脏影响的中心电端(零电位处),探查电极所在部位电位的变化即为心脏局部电位的变化,这种导联方式为单极性导联。根据理想模型可以证明,在每一个心动周期的每一瞬间,中心电端电位均为零。威尔逊(Wilson)根据 Einthoven 的三角形假设,设计了中心电端,中心电端位于电位值等于零处,在图 14-3 中恰好位于 R、L、F 三点电位的平均值处。

由于体表各部分的皮肤电阻不可能完全相等,这就可能影响中心电端的电位。为此,在

L、R 和 F 连至中心电端的导线中,串入一个等值的电阻,从而减小皮肤电阻的不对称对中心电端电位的影响。但由于身体的具体情况和三角形不尽符合,所以中心电端的电位并不绝对不变地恒等于零,研究表明,其电位变化不超过 0.3mV。

　　这样在每一个心动周期的每一瞬间,中心点的电位都为零。将中心点与放大器的负输入端相连,放大器的正输入端分别接到各个肢体上特定点,这样获得的心电图就叫做单极肢体导联心电图;如果将放大器的正输入端接到胸部某些特定点,这样获得的心电图就叫做单极胸前导联心电图,胸前联结点一共有 6 个,分别称作 $V_1 \sim V_6$ 导联,如图 14-4(b) 所示。探查电极即阳电极置于胸前不同部位,导线接心电图机正极。常规探查电极在胸前有 6 个部位,如图 14-5 所示。

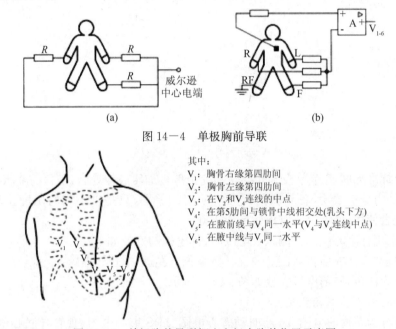

(a)　　　　　　　　　　　　　　(b)

图 14-4　单极胸前导联

其中:
V_1:胸骨右缘第四肋间
V_2:胸骨左缘第四肋间
V_3:在 V_2 和 V_4 连线的中点
V_4:在第5肋间与锁骨中线相交处(乳头下方)
V_5:在腋前线与 V_4 同一水平(V_4 与 V_6 连线中点)
V_6:在腋中线与 V_4 同一水平

图 14-5　单极胸前导联探查电极在胸前位置示意图

　　(3)加压单极肢体导联:用上述(2)所述方法获取的单极性导联的心电信号是真实的,但所获取的单极性肢体导联的心电信号由于电阻 R 的存在而减弱了。为了便于检测,对威尔逊电阻网络进行改进,当记录某一肢体的单极导联心电波形时,将该肢体与中心点之间所接的平衡电阻断开,改进成增加电压幅度的导联形式,称为加压单极肢体导联,简称加压导联,分别记作 aV_R、aV_L、aV_F,连接方式如图 14-6 所示。单极肢体加压导联记录出来的心电图波幅比单极肢体导联增大了 50%,并不影响波形。

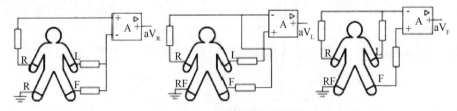

图 14-6　加压单极肢体导联

根据加压单极肢体导联的连接方式,可推知加压单极肢体导联的电位有如下关系:

$$U_{aVL} = U_L - U_a, U_{aVR} = U_R - U_a, U_{aVF} = U_F - U_a$$

其中，UL、UR、UF 分别代表左上肢、右上肢及左下肢的电位；U_a 为 aV_L 导联中接至放大器负输入端电位。又由：$U_a = \frac{1}{2}(U_R + U_F)$，$U_L + U_R + U_F = 0$，得 $U_a = -\frac{1}{2}U_L$。

进一步可推知：$U_{aVL} = U_L + \frac{U_L}{2} = \frac{3}{2}U_L$，$U_{aVR} = \frac{3}{2}U_R$，$U_{aVF} = \frac{3}{2}U_F$。根据以上分析结论，可得出标准导联与加压单极肢体导联间的关系式下：

$$U_I = U_L - U_R = \frac{2}{3}(U_{aVL} - U_{aVR})$$

$$U_{II} = U_F - U_R = \frac{2}{3}(U_{aVF} - U_{aVR})$$

$$U_{III} = U_F - U_L = \frac{2}{3}(U_{aVF} - U_{aVL})$$

或

$$U_{aVL} = \frac{1}{2}(U_I - U_{III})$$

$$U_{aVR} = \frac{1}{2}(U_I + U_{II})$$

$$U_{aVF} = \frac{1}{2}(U_{II} + U_{III})$$

以上三个标准导联，6个单极胸前导联和3个单极加压肢体导联，是目前临床上广泛应用的 12 个导联。由分析表明，各导联间并无实质上的差别，只是以不同的角度反映心脏的功能。各导联配合使用，使诊断心脏疾病更为正确。

(4)临床中用标准心电图机测试心电图时，其电极的安放如下：

四肢电极：黄色-左前臂，红色-右前臂，绿色-左踝，黑色-右踝。

胸前电极为白色，胸前电极安放如图 14-5 所示。

(四)正常心电图波形和意义

心电图可分为普通心电图、24 小时动态心电图、HIS 束心电图、食管导联心电图、人工心脏起搏心电图、正交心电图、心电地形图等。应用最广泛的是普通心电图及 24 小时动态心电图。正常的 II 导心电波形图如 14-7 所示。

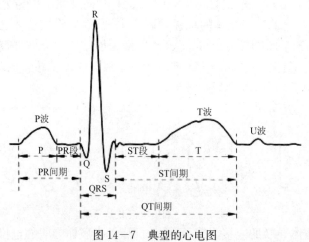

图 14-7 典型的心电图

正常心电图包括 P、QRS 和 T 三个波形，下面介绍各波形及间期的生理意义。

1.P波　代表左右两心房除极化的电位和时间变化。P波的前一半主要由右心房所产生,后一半主要由左心房所产生。P波的顶部呈圆钝平滑形;在Ⅰ、Ⅱ、aV_F、$V_{4\sim6}$导联中向上直立;在aVR导联中倒置;在Ⅲ、aV_F、$V_{1\sim3}$导联中可直立、倒置或双向。P波的时间小于0.11s。在肢体导联中的幅度小于0.25mV,在胸前导联中的幅度小于0.2mV。

2.PR间期　代表兴奋由心房传导至心室之间的传导时间。由P波起点到QRS波群起点间的时间;PR间期代表心房开始除极至心室开始除极的时间。成人PR间期为0.12～0.20s,老年人不超过0.22s。

3.QRS波群　代表左右两心室除极和最早期复极过程的电位和时间的变化。代表全部心室肌兴奋过程所需要的时间。正常成人QRS波群时间为0.06～0.10s,儿童为0.04～0.08s。V_1、V_2导联的室壁激动时间小于0.03s,V_5、V_6的室壁激动时间小于0.05s。对于正常对QRS波群,在加压单极肢体导联导联中,R波振幅不超过1.2mV,aV_F导联中R波振幅不超过2.0mV,aV_R导联中R波振幅不应超过0.5mV。在六个肢体导联中,如果每个QRS波群电压(R+S或Q+R的电压的算术和)均小于0.5mV或每个胸前导联QRS波群电压的算术和均不超过0.8mV,则称为低电压。

4.ST段　自QRS波群的终点至T波起点的一段水平线。正常ST段为等电位线。正常任一导联ST向下偏移都不应超过0.05mV。如果正常ST段向上偏移,在肢体导联及胸前导联V_4～V_6中不应超过0.1mV,胸前导联V_1～V_3不应该超过0.3mV。

5.T波　代表心室快速复极的电位变化。T波钝圆,占时较长,从基线开始缓慢上升,然后较快下降,形成前支较长、后支较短的波形。正常T波方向一般和QRS波群方向一致,Ⅰ、Ⅱ、V_4～V_6导联中,丁波直立;在以R波为主的导联中,T波的振幅不小于同导R波的1/10,胸前导联的T波可高达1.2～1.5mV。

6.QT间期　从QRS波的起点至T波终点,代表心室肌除极和复极全过程所需的时间。QT间期同心率有密切关系。心率越快,QT间期越短;反之,则越长。一般心率70次/min左右时,QT间期约为0.40s。凡QT间期超过正常最高值0.03s以上者称显著延长,不到0.03s者称轻度延长。

7.U波　位于T波之后,振幅很小,在胸前导联,特别是V_3导联中较清楚,可高达0.2～0.3mV。可能是反映心肌兴奋后电位与时间的变化,人们对它的认识仍在探讨之中。

(五)心电检测的研究进展

1791年,Bologna大学的Galvani首次证实蛙后肢活体组织标本能产生电活动。1842年,法国生理学家Mattencci观察到鸽子心脏能产生电流,这是心脏电活动的最早发现。1856年,Kolliker和Muller对蛙心的研究证实了心脏电活动与心脏收缩有关。1876年,Lippmann和Mareg用毛细管静电计观察动物的心电活动。1887年,Waller用毛细管静电计第一次描记出了人体心电图波群,尽管这种描记方法很不理想,但它是开创心电图记录的先河。

1903年,荷兰莱顿大学的生理学家Einthoven开拓性地制成了弦线型心电图机,并描记出了满意的心电图波群。1905年,弦线型心电图机正式应用和推广到临床。尽管体积庞大,操作不易,但图形逼真、实用,以这种弦线型电流计为核心的心电图机一直应用了近50年。另外,Einthoven还验证了心电图理论,设计了双极肢体导联Ⅰ、Ⅱ、Ⅲ,命名了心电周期中的P、QRS、T等各个波群。

1912年,Waller将心电图机记录的心脏电变化曲线命名为electrocardiogram(ECG)。

1932年,美国密西根大学Wilson教授根据Einthoven方程推论:肢体导联三个电极上瞬间电位之和应等于"零",创立了著名的零电位中心电端理论,建立了单极导联记录技术,描记出了单极肢体导联 aV_L、aV_R、aV_F 及单极胸前导联 $V_1 \sim V_6$,加上Ⅰ、Ⅱ、Ⅲ双极肢体导联,使心电图记录导联增加到 12 个,从而能自前额面,也能自水平面,更加全面地观测心脏电活动。

针对 Einthoven—Wilson 理论的缺陷,1946 年,Burger 及此后的 Frank 等做了大量的实验研究,提出了斜三角理论与导联向量概念,设计了校正的导联系统。

从 1930 年以后,随着心电研究的深入和高新电子技术的发展,逐步采用电子管、晶体管、集成块代替了弦线型放大器,从而使原来庞大的心电图机改革成一只小巧、美观、实用的心电图机。

20 世纪 70 年代至 80 年代初,实用的 3 导以及 6 导同步心电图机开始在临床应用,这成为心电图描记技术上的一个很大进步。80 年代中期以后,各种实用的 12 导同步心电图机开始进入临床医院。

90 年代后,24 小时动态心电图机(Holter)进入临床,标志着心电图描记技术的重大发展和进步。普通的静态心电图机仅能记录受检者处于静态时的且为时甚短的心电资料,检查过程仅需几分钟,记录的心搏一般仅数十次,尤其对于一过性心律失常和心肌缺血更不易发现,对于受检者在睡眠、各种活动、体育运动、工作劳累或情绪激动等特定状态下出现的症状和变化,无法记录当时的心电图形。针对常规心电图机存在的缺点,Holter 用于长时间监测患者在各种工作、生活等状态下的电生理变化和病变情况及严重程度,尤其对各类偶发或隐性心律失常、无痛性(无症状)心肌局部缺血等的检测都十分有效,能捕捉到早期(发作时间短,间隔时间长)冠心病、心绞痛的异常心电图变化。

(六)心电检测的临床应用

心电图反映了心肌兴奋的电学活动,其应用体现在:

1. 对心律失常和传导障碍具有重要的诊断价值。

2. 对心肌梗死的诊断有很高的准确性,它不仅能确定有无心肌梗死,而且还可确定梗死的病变期、部位范围以及演变过程。

3. 对房室肌大、心肌炎、心肌病、冠状动脉供血不足和心包炎的诊断有较大的帮助。

4. 能够帮助了解某些药物(如洋地黄、奎尼丁)和电解质紊乱对心肌的作用。

5. 心电图作为一种电信息的时间标志,常与心音图、超声心动图、阻抗血流图等心功能测定以及其他心脏电生理研究同步进行描记,以利于确定时间。

6. 心电监护已广泛应用于手术、麻醉、用药观察、航天、体育等心电监测以及危重患者的抢救中。

7. 24 小时动态心电图能充分反映受检查者在活动、睡眠状态下心脏出现的症状和变化,适用于检查一过性心律失常和心肌缺血,对心律失常能定性、定量诊断并能了解心脏储备能力。同时,动态心电图还能记录胎儿瞬间变化,通过观察胎儿心电图,可动态监测围产期胎儿发育情况和在宫内生长情况,对及早诊断、及时治疗胎儿疾患,提高围产期保护质量,具有重要的临床意义及社会价值。

总之,心电图在疾病的诊断上有一定价值,但也有局限性,在作出心电图诊断时,必须结合其他临床资料,方能给出比较正确的判断。

二、心电向量检测

(一)基本原理

心脏是由许多肌纤维组成的,这些肌纤维同时兴奋,在同一时间内就产生许多电偶或向量,把这些向量加起来,按照平行四边形法则,就可以得到一个综合向量,此综合向量反映该瞬间许多向量的总合,称为瞬间综合心电向量,或瞬间向量。若将心脏各瞬间综合心电向量尖端的轨迹按时间先后顺序,在心电周期中描记下来,便可构成心电向量环。心脏是一个立体结构,位于体腔内,因此心电向量环是一个占有多维空间的立体图形,如图 14－8 所示,故称为空间心电向量环或立体心电向量环。心房、心室除极和复极所形成的空间心电向量环,分别称为空间 P 向量环、QRS 向量环与 T 向量环。用平面仪器无法记录空间的心电向量环,因此通常采用该空间向量环在三个互相垂直的平面上的投影来表示,分别称为额面、侧面和横面心电向量环。这三个平面的心电向量环又统称为平面向量环,或称心电向量图(vector-cadiogram,VCG)。显然,心电向量图同心电图一样,也是从人体表面记录到的心脏的电活动,但心电图记录的是平面向量在某一导联轴上的投影,或是心电向量环经平面再于导联轴上的二次投影;而心电向量图则是空间向量环在平面上投影的向量环。图 14－9 显示了额面 QRS 波在标准导联(Ⅰ、Ⅱ、Ⅲ)轴上的投影,即分别为 Ⅰ、Ⅱ、Ⅲ 导联上的 QRS 复合波。

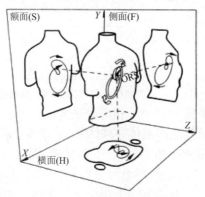

图 14－8 空间心电向量环

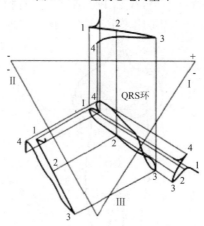

图 14－9 心电向量图与心电图
(额面 QRS 波在标准导联(Ⅰ、Ⅱ、Ⅲ)轴上的投影)

(二)心电向量的导联连接体系

空间心电向量环是一个位于空间的立体图形。通常可用该立体图形在三个相互垂直的平面上的投影来表达。由三个相互垂直的在每一个面上的投影形态组合成一个空间的立体形象。在临床上采用三根轴线,彼此相互垂直相交,并以心脏为其中心,贯穿身体左右侧的为横轴(X 轴),贯穿身体上下的为垂直轴(Y 轴),贯穿身体前后的为前后轴(Z 轴)。并规定每一个轴的极性,X 轴的极性是身体左方为正,右方为负;Y 轴下方为正、上方为负;Z 轴前方为正、后方为负。因此,如某一瞬间轴分别出现+4、+3 单位电压,则光点应偏离零点 5 个单位,并位于零点的左下方与 X 轴成 30°夹角。X、Y、Z 这 3 根轴线的不同组合构成 3 个平面,横轴与垂直轴组成的平面称为额面,横轴与前后轴组成的平面称为横面(水平面),垂直轴与前后轴组成的平面称为侧面(矢面)。图 14-10 是由三个轴构成的额面、横面、侧面的简图。额面(A):从被测者正前方观察到的面;横面(B):从被测者头顶俯视到的面;右侧面(C):从被测者右方观察到的。

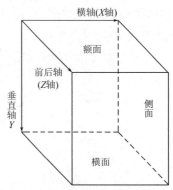

图 14-10　由三个轴构成的额面、横面、侧面的简图

　　用特定的导联连接方式来描记三个互相垂直平面的心电向量图的连接方法称为导联体系,导联连接方法有多种,包括等边四面体导联体系、立方体导联系和 Frank 导联体系。由于前两种导联体系的假设与实际情况相差较大,不够精确,因此应用较少。目前使用较广泛的是 Frank 导联体系,如图 14-11 所示、各电极分别称为 H、F、I、E、C、A 和 M。H 位于颈部背面中央偏右 1cm 处;F 位于左足;其余五个电极是排列在体表和第五肋间(卧位)的水平面上,其中 E 和 M 分别位于胸部和背部中央,A 和 I 分别位于左右腋中央上,C 位于 AI 和 EM 连线交角的平分线(45°)上。图 14-12 是用来 R 与接触电阻和噪声电阻有关,通常 R=100Ω。

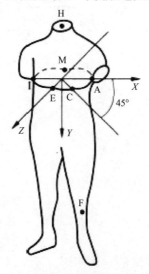

图 14-11　Frank 导联的电极位置

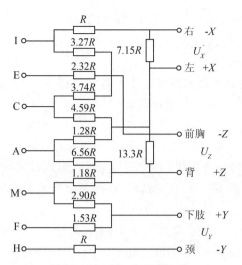

图 14－12　Frank 导联电路

Frank 导联体系因有较健全的物理基础,设计上比较合理,在很大程度上校正了心脏的左偏和人体的不均整性,已经被广泛采用。但是其仍然是一个理想的模型,不能适用于所有的情况。

(三)心电向量的检测电路和描记法

心电向量检测电路的主要组成如图 14－13 所示。其中包括:人体心电信号采集电路、Frank 导联系统、前置放大器、偏转放大器、微分电路、向量环分离电路、观察选择电路、辉度均衡电路和扫描电路等。

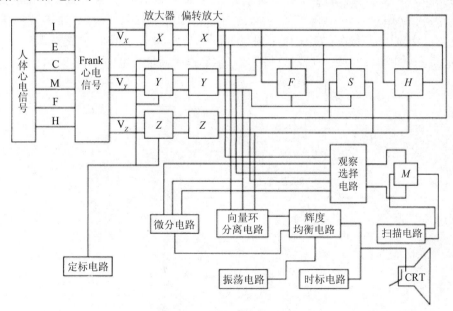

图 14－13　心电向量检测电路

电路中各部分功能如下:

人体心电信号电路—检测到人体心电信号。

Frank 心电信号—将心电信号按照 Frank 导联方式进行连接匹配。

定标电路－准仪器的放大增益,以进行心电向量的测量。

X、Y、Z 放大器－对心电信号进行高增益放大。将轴方向采集的心电信号进行放大,以达到示波管偏转电压的要求。

X、Y、Z 偏转放大－每对偏转板的偏转放大器,用以调整三个示波管的加速电压、偏转灵敏度,从而使得三个示波管的心电向量环具有同样亮度,消除示波管由于制造差异而造成的影响。

示波管 H、S、F－采用短余辉示波管,显示三个面的心电向量环。

扫描电路－为观察选择电路提供扫描控制电压,以形成时间基线。

观察选择电路－根据观察要求,使示波管 M 在显示三个平面的心电向量环的示波管 H、S、F 之间切换。

示波管 M－为一屏面较大的长余辉示波管,用以观察某个平面的心电向量图。

时标产生器－采用锯齿形电压,形成三角形时标,来标明时间的先后,以判断心电向量环的运转方向。

辉度均衡电路－调整 QRS 环与 T 环、P 环辉度不同的现象,便于对向量图进行观察分析。

CRT 电路由人体心电信号控制定时电路,在需要拍摄的心电向量环的全部或其中任意一部分时,给示波管增辉,以拍摄一定范围内的心电向量环。

心电向量检测电路中最主要的显示部分为一个阴极射线示波管。经过 Frank 导联系统连接匹配后的心电信号,输出的 V_X、V_Y 和 V_Z 信号分别经过 X、Y、Z 轴的前置放大器以及功率放大器放大后送至示波管的水平和垂直偏转板上,即可显示出光点的轨迹(心电向量环),X 轴和 Y 轴导联组成额面(frontal,F)心电向量图,如图 14－14(a)所示;Y 轴和 Z 轴导联组成侧面(sagittal,S)心电向量图,如图 14－14(b)所示;Z 轴和 X 轴导联组成横面(Horizontal,H)心电向量图,如图 14－14(c)所示。另一个 CRT 作为标量心电图,供观察用。

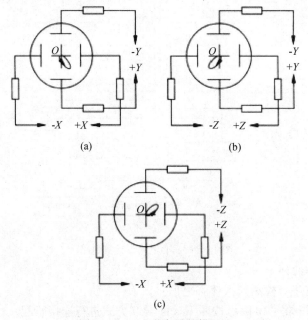

图 14－14　心电向量的描记法

（四）心电向量环及特征

1. P 环　心房激动时，把各瞬间向量连接起来形成的环称为 P 环。一般 P 环形态多呈椭圆形，立体方位指向左下略偏前或后，P 环持续时间不应大于 100ms。

2. QRS 环　心室激动时，把各瞬间向量连接起来形成的环称为 QRS 环。水平面 QRS 环代表前、后、左、右方向，呈椭圆形、三角形或菱形，外形光滑，一定按逆时针方向运行，环主体指向左右；QRS 环位于右后的面积不应大于总面积的 20%，位于前面的面积不应大于总面积的 1/3；最大向量角度为 $-40°\sim+60°$；最大振幅小于 1.5mV。前额面 QRS 环代表上、下、左、右方向，前额面 QRS 环为狭长形，多数为顺时针运行，也可为逆时针或"8"字形运行；环主体指向左下；前额面 QRS 最大向量角为十 $10°\sim90°$；最大振幅小于 1.25mV。右侧面 QRS 环代表前、后、上、下方向，右侧面 QRS 环为椭圆形，绝大多数为顺时针运行；右侧面 QRS 环主体向上，但可稍向前或稍向后；最大 QRS 向量角在 $+30°\sim+180°$；最大振幅小于 1.5mV。

3. ST 向量　正常人因 QRS 闭合，所以经常无 ST 向量。

4. T 环　心室电激动恢复期各瞬间向量连接起来形成的环，称为 T 环。T 环常为长形或菱形。

（五）心电向量图与体表各导联心电图的关系

心电向量图与心电图之间存在着一定的关系：心电向量图是在心电图之后发展起来的，但又是心电图的理论基础。设想一空间立体向量环，分别向三个相互垂直的平面方向进行投影，便可在三个平面上得到同一向量环的三个不同形状的平面向量图，这便是第一次投影。三个常用的平面是额面、横面和侧面。平面向量图再向心电图导联轴上进行投影，便产生普通心电图的基本波形，此即为第二次投影。因此，心电图是心电向量图在导联轴上的一次投影，或是空间心电向量环经平面再于导联轴上的二次投影。

采用各种导联方式的心电图，实际上是心电向量图在空间的某个轴上的投影。如果同时描绘两个正交轴上的心电图，就可以得到一个面上的环状图形，即为心电向量图。

按照 Einthoven 的三角学说，肢体导联与额面心电向量环有密切关系。额面心电向量环投影在肢体导联轴上，就形成了各肢体导联的心电图。图 2.9 示意出额面 QRS 波在标准导联（Ⅰ、Ⅱ、Ⅲ）轴上的投影，即分别为Ⅰ、Ⅱ、Ⅲ导联上的 QRS 复合波。额面心电向量环与 aV_R、aV_L、aV_F 导联轴也有密切的联系。同样，横面心电向量环与胸前导联之间也有密切联系。虽然 $V_1\sim V_6$ 不是处在同一平面上，并且所处水平比心脏开始激动的中心要低，但基本上 $V_1\sim V_6$ 的图形和横面的投影是吻合的。

（六）心电向量检测的研究进展

Mann 在 1920 年首次用两个导联的心电图合成单一平面的心电图（monocardiogram）。20 世纪 30 年代中期，在德、美、日等国分别发表了不少有关 VCG 的文章。Wilson 等人在 1937 年用阴极射线示波管，将两路心电信号合成心电向量图，并用于临床，由于心电向量图机的摄影成像等技术问题，限制了临床心电向量图的应用和深入研究。20 世纪 50~70 年代，世界各地发表的 VCG 的专著大增，先后出现了多种 VCG 导联体系的设计。其中，1956 年，由 Frank 所创立的"校正"正交导联体系，由于其设计合理，使用方便，故采用者最多，并沿用至今。1959 年，国际上开创了首届 VCG 专业会议，此后每年举行一次年会，以深入交流 VCG 的理论研究和临床应用经验。随着电子和计算机技术不断被应用到心电向量图技术中，心电向量图的发展由单一心动周期的心电向量图发展到目前的动态心电向量图。

1. 单一心动周期的心电向量图　心电向量图是空间心电向量环投影到一个面上的二维

曲线,能够反映出空间心电向量环每瞬间的方向和振幅,以及环体的转向和扭曲。在诊断心肌梗死、室内传导阻滞、房室肥大等病症时,优于心电图的一维曲线。但单一心动周期的心电向量图的二维曲线位于一个坐标系中,只能记录心电变化的某一时间的片段,如一个波或一个心动周期,不能显示多个心动周期,不能诊断心律失常,使检查的适应证范围受到限制。

20 世纪 70 年代以前,心电向量图制作必须经过拍摄、冲洗、放大等几个摄影过程,不能及时作出诊断报告和结果。心电向量图照片上的坐标原点周围经常存在"光晕"现象,使环体的初始部分和终末部分不易分辨,给测量和诊断带来困难。

2.时间心电向量图 1958 年 Selverster 等采用特殊的照相机,以 75mm/s 或 100mm/s 的速度移动 35mm 的胶片,来拍摄荧光屏上的向量环,并命名为时间心电向量图。用这种方法可使心电向量图上重叠的 P 环、QRS 环和 T 环随时间轴展开,能记录多个心动周期的心电向量环,可测量出每个环的时间、各个环之间的时间关系和各心动周期之间的时间关系,如 P－P 间期、P－R 间期、R－R 间期等,使原来只能记录单一心动周期的心电向量图,可以诊断心律失常。

时间心电向量图的检查要使用大量的胶片,操作和装置繁琐复杂,检查成本很高。而且时间心电向量图的横轴移动,导致向量环体的变形,使其与实际环体的角度和振幅相差很大,给临床诊断带来不便,未被临床采用。

3.直接描记的心电向量图 20 世纪 70 年代,日本竹内和高羽研制成功直接描记的心电向量图机。该机是将人体心电的模拟量信号转化成数字量储存,再用绘图仪绘制出心电向量图,减去摄影成像的繁琐过程,操作方便许多。

直接描记的心电向量图机存储一个心动周期的三路心电信号,所绘制的心电向量图、环体轨迹重叠显示在一个坐标系内,不能显示环与环之间的时间关系,以及心动周期之间的时间关系,不能诊断心律失常。

4.连续心电向量图 20 世纪 80 年代计算机技术进入心电向量图的领域,不仅解决了心电向量图的描绘问题,还通过计算机对心电信息进行数字化处理。在保留心电图 P－R 段和 T－P 段的基础上,用心电向量图上的 P 环、QRS 环和 T 环的二维曲线,把心电图上 P 波、QRS 波和 T 波的一维曲线置换下来,形成连续心电向量图。

连续心电向量图综合心电向量图的二维曲线和心电图连续记录多个心动周期的功能,并在三维空间和二维平面上测量计算心电向量,增加自动计算、分析和诊断的电脑功能,如向量环体的面积计算、室性过早搏动源点的定位、心律失常的向量分析等,给心电向量图的研究开辟了新的领域。

5.动态心电向量图(简称为心电向量图) 目前,临床上采用 Frank 导联系统,在线连续采集心电信号,监测心电向量图的动态变化,分析 QRS 向量、ST 向量和 T 向量的振幅及角度变化量和变化趋势,用于判断心肌缺血或梗死的程度和范围,观察溶栓疗法治疗心肌梗死的血管再通效果等。利用心电向量图的空间概念比心电图直观、测量更精确的特点,连续观察分析心电向量的变化,来研究心脏的病理生理过程。

(七)心电向量检测的临床应用

心电向量图和心电图都是记录心脏动作电位在体表的电位差,心电向量图记录的是空间心电向量在三个互相垂直平面上的投影(也叫平面向量),而心电图记录的是平面向量在某一导联轴上的投影。所以心电向量图能较直观地显示立体心脏的除极、复极电兴奋的过程,可以较明确地反映心脏的电生理活动和病理状态。心电向量的概念是在理解心电图图形改变

的基础上,因此原则上心电向量和心电图的临床应用范围相一致,临床上公认的心电向量图诊断优于心电图者如下情况:

1.心电向量图的动态监测,能提高急性心肌梗死诊断的准确率,对于下壁和后壁心肌梗死的诊断尤其准确,可作为快速、敏感、有效的检测心肌缺血的指标。

2.对心室内传导阻滞,包括束支及其分支的传导阻滞的判定,以及若干合并存在病症情况的诊断较为准确。

3.对于预激综合征,预激部位的定位较心电图可靠。

4.对于心房和心室肥厚,尤其是右心室肥厚的诊断比心电图可靠。

5.对 ST－T 向量改变的诊断指标丰富而精细,使心电图信息在心电向量图上得到充分的利用。

此外,如果 VCG 只记录一个心动周期的电激动,而 ECG 记录一系列的电激动。那么,VCG 对于观察心房、心室肥大、心肌梗死、心室内阻滞、预激症候群的定位比 ECG 佳;而 ECG 观察 P－R 间期,心律紊乱和 ST 段比 VCG 佳。所以 VCG 与 ECG 是具有互补性的,在临床上应当相互结合。

三、心音检测

(一)基本原理

心音(heart sound)是在心动周期中,由于心肌收缩和舒张、瓣膜启闭、血流冲击心室壁和大动脉等因素引起的机械振动,通过周围组织传到胸壁,将耳紧贴胸壁或将听诊器放在胸壁一定部位时,听到或检测到的声音。

心音的产生机制尚在争论之中。目前最为广泛认可的关于心音产生机制的理论如下:图14－15 所示为一个典型的心动周期中的心音图和心电图之间的关系。在一个心动周期中有4 个心音:第一心音(S1)、第二心音(S2)、第三心音(S3)和第四心音(S4)。心音发生在某些特定时期,其音调和持续时间也有一定的规律。其中 S1 和 S2 的能量较大、持续时间较长,为两个主要的心音。多数正常情况下只能听到第一心音(S1)和第二心音(S2),在某些健康儿童和青年人胸壁上也可听到第三心音(S3),40 岁以上的健康人也有可能出现第四心音。心脏的异常活动常伴随着杂音或其他异常心音的产生。

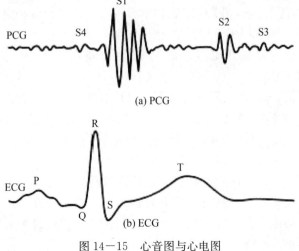

图 14－15　心音图与心电图

S1 发生在 QRS 波群的下降沿,发生在心脏收缩期开始,音调低沉,持续时间较长(约 0.15s)。产生的主要原因是房室瓣的关闭、心室肌的收缩以及随后射血入主动脉等引起的振动。它是由心室射血引起大血管扩张及产生的涡流发出的低频振动,以及由于房室瓣突然关闭所引起的振动。它是心室收缩期开始的标志。S1 中最初始的成分是由于血液从心室流向心房,导致房室瓣关闭所致;随后,房室瓣迅速紧张,衰减了血流速度,形成 S1 的第二个成分;接下来,半月瓣打开,血液从心室射出,因此,S1 的第三个成分应体现为血液与主动脉干根部和心室壁的冲击过程中所产生的振动;之后,血液快速流入大动脉和肺动脉时形成的湍流形成了 S1 的第四个成分。第一心音的最佳听诊部位在锁骨中线第五肋间隙或在胸骨右缘。

S2 发生在心脏舒张期的开始,频率较高,持续时间较短(约 0.08s)。产生的主要原因是由主动脉瓣和肺动脉瓣的关闭所引起的振动,可用来标志心室舒张期的开始。血流减速时在动脉中产生振动,与此同时,这一振动将通过血液与心脏组织传导传向心室和心房。由于这时心房和心室中的血量相对于心脏收缩时为少,因此 S2 的频率成分通常要高于 S1。S2 包括两个成分,一个对应于主动脉瓣的关闭,另一个对应于肺动脉瓣的关闭。主动脉瓣一般都先于肺动脉瓣关闭,两者间隔数 ms。当有病变时,这一间隔会变长,两者的顺序也可能会颠倒。第二心音的最佳听诊部位在第二肋间隙右侧的主动脉瓣区和左侧的肺动脉瓣区。

S1 与 S2 之间的静息期为收缩期(systolic period)。S2 与下一个心动周期中的 S1 之间的静息期为舒张期(diastolic period)。

S3 发生在快速充盈期末,心室中血流充盈减慢,流速突然改变,形成一种力使心室壁和瓣膜发生振动。由于这时心室中充满了血液,且心室壁处于放松的状态,因此 S3 出现在第二心音后 0.1~0.2s,是一种低频、低振幅的心音。通常仅在儿童体内能听到,因为儿童体壁较薄其声音易传导到体表。

S4 发生在舒张末期,这时心房收缩,血液流向已扩张的心室中。因此,S4 是与心房收缩有关的一组心室收缩期前的振动,故也称心房音。它的频率很低,且与 S1 接近,多不能单独听到。在老人或病理条件下,由于心室壁的顺应性下降,可听到低调的 S4。

当心血管系统产生病变,心音就会出现变异。如二尖瓣狭窄常有第一心音亢进;房间隔缺损时可有固定的第二心音分裂;第三心音的出现可能发生心肌损害或心力衰竭;第四心音的出现常表示心室肌功能失常等。这些异常信息起到辅助诊断的作用。

关于正常心音的产生机理,相关的专家和学者一直都在进行着研究。多数学者经过研究指出:心音是由心脏的瓣膜和大血管在血液冲击作用下形成的振动以及心脏在心电作用下的刚性迅速增加或减少形成的振动,通过心脏与胸表面之间的组织而传播至体表所形成的。心音是较为复杂的生理信号之一。从其源特性来看,心音是由多个振动源在不同的空间位置、不同时刻的振动形成的,振动源之间又有着不可忽视的相互作用,而且对各个源而言,又有着相当强的时变特性。多个源的特性使得心音能量在体表上的空间分布呈现出一定的变化,即记录位置的不同会影响心音信号的能量,但对其谱分布没有较大的影响。

(二)心音检测方法及检测仪器

心音的测量可分为心内心音测量和心外心音测量两种。心内心音测量是将微型的心音传感器安装在心导管端部插入心脏或某些大血管内侧测量的心音。心外心音测量是在胸壁外表面测得的。由于心内心音测量为一种有创测量,故心音测量时多采用心外心音测量。

记录心音的图形称为心音图(phono cardiogram,PCG)。记录心音图的仪器称为心音图机,它是将胸壁的机械振动转换成电信号的记录仪,典型的心音测量系统由心音传感器、心音放大器和记录器三部分组成。

1. 心音传感器　心音传感器主要有空气传导式(简称气导式)、接触传导式和加速度式三大类型。空气传导式心音传感器是利用心脏搏动时通过胸壁传递出的心音波再经空气传递到传感器的敏感振动膜上,这个振动膜与换能器相连,当空气振动时膜片就发生振动,从而带动换能元件并使其产生与心音强度成比例的输出信号。空气传导的心音传感器通常可采用电磁感应式、压电式和电容式等原理制成。接触传导式的心音传感器是将胸壁传出来的心音波动信号直接通过敏感元件传递到换能元件上。由于这种传感器不采用空气作为传递心音信号的媒介,因此抵抗外界声波干扰的能力比气导式传感器好得多。另外由于敏感元件直接接受心音的波动信号,因此传递和转换心音能量的效率也比气导式传感器高得多,这就为传感器的小型化提供了可能。加速度型传感器是利用压电晶体的压电效应,将心音转换为电信号的一种换能器,使用时直接与胸壁接触。加速度传感器重量轻、尺寸小,从而排除了心壁对心音的影响,是一种较好的心音传感器,其灵敏度高,频响可达 $10 \sim 800\,Hz$。并把信号提升 $10\,dB$,抗干扰能力强,是目前应用较广的一种心音传感器。

2. 心音放大器　图 14-16 给出了典型的直接式心音放大器的电路,包括心音耦合器、输入放大器、心音滤波器、缓冲放大器、定标信号发生器、输出放大器、噪声抑制电路和监听放大器等。

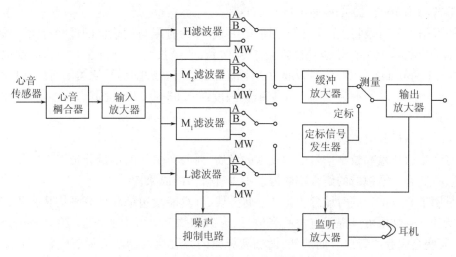

图 14-16　直接式心音放大器电路

心音耦合器为心音传感器和心音放大器间的阻抗变换器,以便驱动长达 $1 \sim 2m$ 的信号传输线,而不使心音的高频成分受到损失。心音耦合器一般均应设计有一定的增益。

在设计心音放大器时,为了要在不同频段上分析心音信号的变化情况,通常在心音放大器中设计一系列的具有带通滤波或高通滤波特性的滤波器来实现预定通频带。这些滤波器可以将心音的通频带划分为低频(L)、中频(M$_1$,M$_2$)、高频(H)等,每种心音滤波器又有 A、B、MW 三种具有不同滤波频带、阻带衰减速度和响应增益的滤波器(对不同的仪器,其选择频带的划分也不尽一致),因此,配合使用拨动开关,可以从十二种心音滤波器中任意选择一种。心音滤波器的输出信号,经过具有一定增益的缓冲放大器、测量和定标选择开关,送至输出放大器。放下后送至显示器和记录器。

设计心音放大器时应考虑以下因素：①心音和心杂音强弱相差较悬殊，要求心音图有较大的动态范围；②由于心音较微弱，要求内部噪声要小，为了防止因受试者发声和传感器摩擦产生的杂音，应设置噪声抑制电路；③因心音的高频振幅小，低频振幅大，因此要有较高的高频增益，并抑制低频增益；④为了模拟听觉的选择作用，需把心音分为几个带域（采用滤波器）来记录。

3.心音记录仪　心音图机中的记录仪可采用描笔式记录仪，也可采用频响较宽的喷笔式或光点记录仪等。根据心音图的记录方式不同，心音放大器可分为直接式和调制式两种。直接式心音放大输出端与频响较高的记录器如喷射式记录器和光记录器连用。调制式心音放大器则可与频响较低的墨水书写式或热笔式记录器连接使用。近年来发展了一种具有直接和调制两种功能的混合式心音放大器以适应不同的需要。

（三）心音信号的特点

1.心音信号的频率特点　正常心脏活动产生的振动，由心脏传导到胸壁表面，其心音频率范围为1～800Hz，多数在40～600Hz，亦有少数低于40Hz或高于800Hz，但几乎均在音频范围之内。心音图学上按频谱分类，一般将120Hz以上划为高频，60Hz～120Hz划为中频，30～60（<60）Hz划为低频。心音和常见杂音的频谱分布为：第一心音和第二心音约为50～100Hz；第三心音和第四心音约为10～50Hz；舒张期充盈性隆隆样杂音约为40～80Hz，亦可达140～400Hz；收缩期喷射性和舒张期回流性高频杂音约为100～660Hz，亦可达1000Hz；心包摩擦音约为100～400Hz，亦可达600Hz。

2.心音信号的时限特点　从心音图记录中，心音的时限与记录仪的性能有关。按Luisada的报告，正常人心尖部S1以速度性记录为0.122s，最长为0.16s；在心前区中部以低频位移性记录S1为0.115s。S2的时限取决于主动脉瓣关闭音和肺动脉瓣关闭音的间期的长度，最长可达0.12s。S3一般为0.04～0.05s，其限度在0.03～0.10s之间，超过0.10s要考虑为舒张中期杂音。

（四）心音信号分析方法及其进展

随着计算机技术和数字信号处理技术的发展，对心音信号的定量分析工作取得了很大进展，时域、频域和三维领域的研究都取得了不少有价值的成果。

最早用于心音信号的时域分析包括心音分段、计算能量包络和计算平均功率等方面的研究。时域分析的结果可以提供有关心音波形、形态和强度等方面的信息，相对来说分析方法简便，在某些会引起心音成分的减低、增加和分离的心脏病的诊断方面有优势。其缺陷在于无法反映心音中包含的有重要诊断价值的频域信息，因此时域分析已不是当前心音分析的主流，而只作为一种辅助方法。

心音信号中包含的最有价值的成分是它的频率成分，进行心音频域分析对鉴别心音和杂音类型及疾病分类都具有重要意义。用于心音频谱分析的主要方法有以傅里叶分析方法为基础的经典谱分析法和以非傅里叶分析方法为基础的现代谱估计法（也称参数模型法）两类。利用谱分析法进行心音信号的研究，较为典型的是用于人工心脏瓣膜的无创声检测。但由于生理和环境等因素的影响，心音信号具有很强的非平稳性和随机性，谱估计法只能对其进行近似的计算。尤其是参数模型法，对于参数选取的准则没有统一的定论，通常是根据实际情况依靠试验来确定。

心音信号是个三维矢量，是时间、频率和强度的函数，只从时域、频域进行分析不能对心音进行全面的了解。自 20 世纪 90 年代以来,心音分析的方法已发展为时频分析,即研究心音信号频率成分随时间的变化特征。线性时频分析主要有短时傅里叶变换(STFT)、小波变换(wavelet transform,WT)和 Gabor 展开等,非线性时频分析主要有 Wigner－Ville 分布(Wigner－Ville distribution,WVD)、Choi－Williams 分布(Choi－Williams distribution,CWD)和 Cone 核分布(cone kernel distribution,CKD,也称锥形核分布)等。时频分析方法能够全面地反映心音信号的时频特性,有着显著的优越性,受到了信号分析处理研究者的广泛关注。近年来,随着研究工作的不断深入,人们不仅利用该方法分析心音信号的动态过程揭示出用传统时域方法和频域方法难以获得的信息,而且正在进行根据心音信号的时频分布特征对心音进行分类,从而为心脏和心血管系统疾病的无创诊断提供科学依据。目前,时频分析方法的主要问题在于如何消除交叉项干扰和如何提高频域分辨率。

随着心音分析方法研究的深入,心音信号的聚类分析方法已成为当前研究的新热点,对于异常心音的诊断已从人工分析过渡到计算机智能分析。心音信号的模式识别主要有两大类方法,即基于传统模式识别方法的心音识别和基于神经网络心音识别。而后者由于其自身强大的自适应性和容错能力,以及其更接近人类思维模式的特点,显示出了独具的优势。在基于神经网络的心音识别中,网络输入矢量的选择多种多样,有时域波形特征矢量、线性预测系数特征矢量、倒谱特征矢量、STFT 特征矢量和 WT 特征矢量等。在网络类型的选取上,以反向传播神经网络(back－propagation neural network,BP 网络)和自适应共振神经网络(adaptive resonance theory neural network,ART 网络)比较典型。心音信号识别与分类的工作已大量展开,并取得了不少有意义的成果。至今,心音信号的识别与分类仍然是信号分析和处理领域中的一个重要课题。为了科学准确地对心音信号进行分类,一方面要依靠新的更有效的信号处理技术和分类方法;另一方面应紧密联系心音信号产生的生理机制,建立一个心音数据库,以及公认的分析分类指标,从而为人工智能和专家系统在心脏和心血管系统疾病诊断方面的应用创造条件。

(五)心音听诊、检测的研究进展及临床应用

1816 年,法国医生 Laennec 发明了第一台类似于喇叭的木制听诊器装置,可以毫不夸张地说这件事改变了医学的历史,而白大褂和听诊器也成了医生的形象代名词。听诊器的第一个进步是在 1828 年,Pierre Adolphe Piorry 发明了一个可以拆卸为两段的单耳听诊器,极大方便了携带,而且胸具改成了铁质。1829 年,苏格兰医生 Nicholas Comins 发明了单耳便携听诊器。1829 年,Laennec 的学生 Williams 发明了第一个双耳听诊器,虽然没有耳具,给医生的操作带来一些不便,但双耳听诊器仍被视为是听诊器历史上的一个里程碑。1852 年,Cammann 发明了耳具为铁质的双耳听诊器,这被视作是现代听诊器的前身,可变形的管道方便携带。但当时这一发明并没有被立刻接受,因为人们怀疑双耳听诊器会改变声音的音调和音色。1859 年,Scott Alison 发明了第一个专门用于心脏听诊的听诊器。此后听诊器无论从质量、结构以及消音处理等技术上都有了长足的进步。新型材料不断代替旧材料提高听诊器的诊断效率,胸具也逐渐演变为钟式和膜式两种。而 1980 年第一部电子听诊器的出现,预示着心脏听诊也进入了一个新的时代。

电子听诊器的出现,将心音检测的结果都记录在心音图(PCG)上,心音图不仅可以将心脏听诊的结果形象化,而且能将超过听觉敏感范围的音响记录下来,以供在分析结果时作参考,故可补充心脏听诊的不足。此外,PCG 可长期保存,备供复查时作对比。

由于心音是医生评估心脏功能状态的最基本的方法之一,是心脏及大血管机械运动状态的反映,当心血管疾病尚未发展到足以产生其他症状,例如 ECG 变化之前,心音中出现的杂音和畸变是唯一的诊断信息,在临床上具有较重要的诊断价值。目前心音的临床应用和拓展分析研究主要在以下几个方面进行:①人工心脏瓣膜的无创性检查;②心音的微弱成分的研究;③心音传输特性的研究;④心音的模式识别与自动诊断。随着数字信号处理技术与人工智能的研究进展,心音的临床应用将会有长足的进步。

(刘波)

第二节　呼吸系统检测

呼吸是人体与外界环境进行气体交换的总过程。通过呼吸,人体不断地从外界环境摄取氧,以氧化体内营养物质,供应人体能量和维持人体体温;同时将氧化过程中产生的 CO_2 排出体外,从而保证人体新陈代谢的正常进行。呼吸率和呼吸量体现了人体与外界进行气体交换的速率和总量,是监测人体心肺功能和生理状况的重要指标,同时也是检测心肺疾病的重要依据。本章主要介绍用于监测的呼吸率检测仪和用于常规心肺功能检查的综合肺功能检测仪。

一、呼吸频率检测

呼吸(respiration)是人体重要的生理过程,呼吸监护是指监护人体的呼吸频率,即呼吸频率,通过记录的呼吸波形来提取频率信息。呼吸频率是人在单位时间内呼吸的次数。平静呼吸时,新生儿 40~60 次/min,成人 16~20 次/min,女性比男性快 2~3 次/min。

通常情况下呼吸频率改变主要见于两种情况:

①呼吸过速:呼吸频率超过 24 次/min 为呼吸过速,见于发热、疼痛、贫血、甲状腺功能亢进及心力衰竭等;一般体温每升高 1℃,呼吸大约增加 4 次/min。

②呼吸过缓:呼吸频率低于 12 次/min 为呼吸过缓,见于麻醉剂或镇静剂过量及颅内压增高等。由于呼吸频率较易测量且在临床上具有重要意义,在运动医学、军事医学以及医学科学的研究中,呼吸率检测都是一项重要的生理检测指标。因此,对人体呼吸的监护成为现代医学监护技术的一个重要组成部分。

人的呼吸运动伴随着胸廓体积、压力等物理量的节律性变化,采用传感器可以将这些变化量转换成可利用的信号从而检测到呼吸信号。检测呼吸信号的方法有很多,如热敏电阻法、阻抗法、电容法、应变片法、超声多普勒法等。本节主要介绍四种检测方法:热敏电阻法、阻抗式、电容法和压电式。

(一)热敏电阻式呼吸率检测

1. 基本原理　呼吸实质上是人体内外环境之间气体的交换,正常人的呼吸是由呼吸中枢支配呼吸肌有节奏地张弛,造成肺内压和大气压之间的压力差,此压力差在克服了肺通气阻力之后,方能实现气体交换。而此气体通过鼻腔与外界气体进行交换时,必然会引起鼻腔内温度的变化。实验证明,在气道管径不变的条件下,温度的变化量(△T)与气体流速的变化量(△V)线性相关,因此可以通过检测温度的变化量从而检测气体流速的变化量。而温度的变化量可以通过温度传感器来检测。常用的温度传感器有热敏电阻式、PN 结式、热电偶式、石英晶体式、红外热探测式和液晶测温膜式等。因呼吸气流的温度变化不大(一般为1~2℃)，故可选用热敏电阻式传感器对呼吸温度进行检测。热敏电阻式传感器的阻值具有随温度的变化而变化的性质，因此，它可将温度的变化转化为电阻量的变化，由此检测气体流速的变化量。

热敏电阻的阻值与温度的关系为

$$R_T = R_0 e^{\alpha(\frac{1}{T} - \frac{1}{T})}$$

式中，R_0 为热敏元件在温度 T_0 时的电阻；α 是温度为 T_0 时的电阻温度系数；R_T 为温度为 T 时元件的电阻值。如果在传感器上加上电压，当温度变化时，电阻值发生变化，这时，就可以将电阻的变化转换成电流量或电压量的变化检测出来。使用中，如果将温度传感器装在呼吸管道上，则在呼、吸气时产生的温度变化会引起传感器的电量变化。测量电路一般通过电桥电路实现，如图14-17所示。图中，R_1 和 R_2 为两标准电阻，R_x 为电桥灵敏度调节电阻；热敏电阻 R_{t1} 和 R_{t2} 分别置于两相邻臂上，人体呼吸作用于热敏电阻 R_{t1} 上，热敏电阻 R_{t2} 置于外界环境中，通以电流并加热到一定温度。当鼻孔中的气流通过热敏电阻时，由于受到流动气体的热交换，引起阻值变化使电桥失去平衡。当气体周期性流过热敏电阻时，电阻值也周期性变化。采用两个热敏电阻分放在两处的目的是补偿由于热敏电阻随环境温度变化而引起的电桥不平衡。经过测量电桥，将热敏电阻阻值的变化量在放大器的输入端前转换为与呼吸周期同步的交变电压信号，经放大后输出，这个输出的交变电压信号的频率即为呼吸频率。

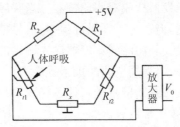

图14-17　热敏电阻式传感器工作电路

在手术和睡眠监护中，采用热敏电阻测量呼吸率时，需要给患者的鼻腔中安放一个呼吸气流导引管，将呼出的热气流引到热敏元件位置处。当鼻孔中气流通过热敏元件时，热敏元件收到流动气流的热交换，电阻值发生改变。

2. 热敏电阻式呼吸监护仪的系统组成框图　热敏式呼吸频率检测仪的电路主要包括热敏或呼吸传感器、放大器、触发器以及中央处理单元等。电路设计时，要求能检测出呼吸气流温度的变化信号，而且能产生出反映呼吸频率的数字信号，要求电路稳定，抗干扰能力强。热敏电阻式呼吸检测电路系统框图如图14-18所示。

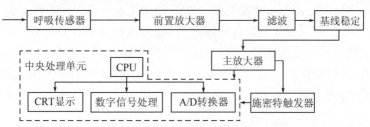

图14-18　热敏电阻式呼吸检测电路系统框图

(1)呼吸传感器：是一种热敏式温度传感器，将周期性变化的呼吸温度的信号转换为交变的电压信号。因此要求呼吸传感器的热响应时间小,灵敏度高,能对温度的变化作出迅速反应,同时要求传感器体积比较小,易置于呼吸道附近,以便检测出呼吸气流温度的变化。

(2)前置差动放大:采用高输入阻抗的差动放大器,由于测量电路由双热敏传感器的电桥构成,因此,经过差动放大电路补偿温度变化对热敏温度计造成的影响,并放大以满足后续信号处理幅值要求。

滤波电路包括高通和低通滤波。低通滤波器以滤除高频杂波,截止频率通常在 15Hz 左右;高通滤波截止频率在 0.02Hz 左右。

由于呼吸频率低,因此基线漂移很严重,甚至会造成信号阻塞,因此如何消除基线漂移是呼吸信号检测中的技术难点。基线稳定电路需要有效地抑制基线漂移,以获取不失真的呼吸波形,基线稳定电路的框图如图 14-19 所示,通过隔直电路,低通滤波和反馈网络来有效地抑制基线漂移。

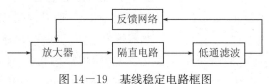

图 14-19 基线稳定电路框图

(3)主放大器:对信号进行进一步的放大,可获得峰值合适的输出电压,用于 A/D 转换和后续的处理。

(4)施密特触发器:施密特触发器构成滞回比较器。当呼吸的速度和深度不同时,每次气流温度变化的波形及幅度都不同,但在每次呼吸过程中,信号波形必然在基线上下波动,因此设计滞回比较器来进行波形变换。利用滞回比较器输入输出的滞回特性,避免由于呼吸气流的小波动而导致呼吸频率的误检,以提高电路的抗干扰能力。

(5)中央处理显示单元:将检测到的信号送入计算机或单片机系统中,系统经过分析处理后,将呼吸波形显示出来并给出频率等信息。

(二)阻抗式呼吸率检测

1.基本原理　人体在呼吸过程中胸廓运动的交替形变会造成人体电阻抗也将产生交替的变化,变化量为 0.1~3Ω,称为呼吸阻抗。实验证明,呼吸阻抗与肺容积成正比。人体的胸部相当于一段容积导体,其阻抗包括电阻 R、感抗 X_L 和容抗 X_C。由于人体感抗很小,一般可忽略不计。而容抗在 50~100kHz 高频电流作用下也很小,所以对于高频电流来说,胸部阻抗基本上就是电阻量。当吸气时,肺内气体增多,电阻值变大;呼气时,肺内气体减少,电阻值也随之变小。假设阻抗上电压的变化值为 $\triangle V = I \times \triangle Z$,其中 I 为流经胸部的电流,$\triangle Z$ 为呼吸所引起的胸部阻抗变化。如果采用高积恒流信号作为信号源,这样,我们就可以通过检测胸部电压的变化量 $\triangle V$ 来检测阻抗的变化量 $\triangle Z$,从而间接地得出人体呼吸量的变化。

在测量胸阻抗时,电极安放主要有两种方式,即两电极法和四电极法,在两电极法中,两电极既作为送往胸部的电流激励源,又作为传感器检测胸部阻抗变化。而四电极法是将激励电极与测量电极分开,这样可以很大程度地减少电极与皮肤接触阻抗变化给测量结果带来的影响。实际测量时,四个电极安放在一条直线上。图 14-20 为两电极法和四电极法的示意图。

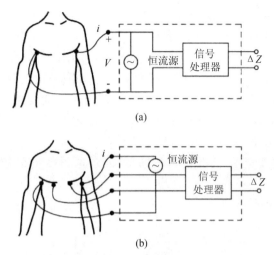

图 14-20　两电极法和四电极法的示意图

(a)两极法；(b)四极法

2.阻抗式呼吸监护仪的系统组成框图　检测呼吸阻抗的方法有很多,常用的有电桥法、恒流源法、调制法和恒压法等。电桥法对皮肤的处理要求较高,而且电桥平衡调节困难,实际操作中很少用到。我们仅以最为常用的恒流源的方法为例进行分析。恒流源法通常是在测量电极两端加一恒流电源,通过测量其电压值得出待测呼吸阻抗。恒流源法检测系统框图如图 14-21 所示。

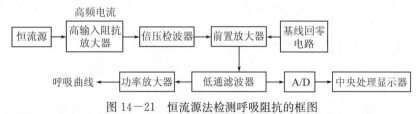

图 14-21　恒流源法检测呼吸阻抗的框图

恒流源法检测呼吸阻抗电路包括:恒流源、高输入阻抗放大器、倍压检波器、前置放大器、有源低通滤波器、功率放大器、基线回零电路等组成。恒流源输出的高频电流通过测量电极直接加到受试者的胸壁,由于呼吸阻抗的周期变化,使测量电极两端的电压幅值随之发生变化。这个变化的高频电压信号经高输入阻抗的高频调谐放大,由检波器检出低频信号,再经前置放大和低通滤波,输出直接反映呼吸阻抗变化的低频直流信号。该信号经功率放大后推动记录描记仪描记出呼吸曲线,从而获得呼吸频率。

阻抗法测呼吸是目前呼吸监测设备中最为常用的一种技术,具有无创、简单、安全、廉价等诸多优点,但受人体运动引起的干扰影响较大。Javier Resell 等提出了应用双频率阻抗测试和自适应处理技术相结合的方法消除呼吸阻抗测量中的运动干扰。研究发现:由于呼吸阻抗信号和运动干扰信号的幅度随频率变化的趋势不同,随着频率的增加,与呼吸相关的阻抗信号的变化幅度增加,而由运动引起的干扰信号的幅值却会降低,因此,采用双频率阻抗测试和自适应处理技术相结合的方法可以消除运动干扰。

(三)电容式呼吸率检测

1.基本原理　使用圆形平板作为电容器的一个极板,人体作为另一个平板,则人体呼吸时,组织的电特性会发生变化,从而导致这个电容器的电容值 C 出现周期性波动。因此可通过检测电容 C 值的变化而对呼吸信号进行检测。电容式传感器的检测方法和电路有很多种，经常采用的是有源式电流放大的方法。通常电容器平板为直径 1cm 的圆形平板，与有源电流放大器做成一体，电容器平板与人体之间通过有机玻璃隔离保持 5mm 的距离。平板与人体间构成电容 C，$C = \varepsilon_0 \varepsilon_r A/d$，其中，d 为平板与人体之间的距离；$\varepsilon_0$ 是自由空间的介电常数（8.8×10^{-12}）；ε_r 是介质的相对介电常数，对于空气为 1，对于人体则较为复杂。信号源通过 Ag－AgCl 电极向人体送 50kHz 的等幅正弦电压源信号。当电容 C 保持不变时，电容传感器的电流放大器的输出为等幅正弦波；而当电容 C 随人体呼吸活动产生变化时，电容传感器的电流放大器的输出是一个包含电容 C 变化信号的调幅波，通过相应的解调电路即可得出呼吸信号。

2.电容式呼吸率监护仪系统组成框图　电容式呼吸率检测系统组成框图如图 14－22 所示。

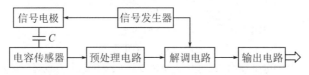

图 14－22　电容式呼吸率检测系统组成框图

电容式呼吸率检测系统主要由精密正弦信号发生器、电容传感器、预处理电路、解调电路和输出电路五部分组成。精密正弦信号发生器产生正弦电压源送到人体，电容传感器检测电流（电容）的变化，将调幅波送到预处理电路，然后经解调电路和输出电路，得到呼吸波信号，送入记录仪或计算机的 A/D 输入级，以便显示、记录和分析等。

（四）压电式呼吸率测量

1.基本原理　根据流体力学和热力学原理，人在呼吸时，流动的气体会对周围产生压力，如果在呼吸道上放置压力传感器，该压力传感器将呼吸信号转换为电压信号，再通过放大、检波及 A/D 转换，或通过功率放大再至记录和数据处理。

人在做呼吸运动时，随着呼气和吸气的周期性变换，呼吸管道以及胸腹部都会产生周期性的形变。压力传感器是一种应变式传感器，设法感受呼吸时呼吸管道和胸腹部的压力的周期性形变，利用压电晶体的压电效应和逆压电效应实现非电信号向电信号转换的器件，以此测定呼吸频率。

2.组成结构框图　在采用压电式传感器测量呼吸率的结构框图如图 14－23 所示。

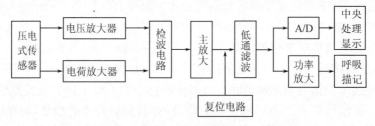

图 14－23　压电式传感器测量呼吸率框图

压力传感器会将呼吸信号转换为电压或电荷信号。前置放大器有两种形式：一种是电压放大器，其输出电压与人电压成正比；另一种是电荷放大器，其输出电压与输入电荷量成正比；放大后的信号再经过检波、主放大电路、低通滤波，将呼吸信号检测出来；然后通过 A/D 变换，送入中央处理单元进行信号处理和显示，或通过功率放大进行呼吸曲线的描记。

3.呼吸率检测的研究进展　呼吸率检测的发展与呼吸信号检测方法的发展密不可分。前文讨论的几种检测方法,虽然其信号检测和提取原理不同,但本质上是一致的,都是将淹没在强噪声环境下的呼吸信号通过特殊的传感器获得。

热敏电阻法属于传统方法。精确度较高,但由于需要将传感器利用束缚装置固定在人体上,给受试者带来不适感,并且由于束缚的原因,会将束缚压力对呼吸的影响带入测量结果,形成误差。加之这种方法对传感器安放的位置要求很高,微小的位移都会引入很大的误差,不适于进行动态连续监测。

利用阻抗变化反映呼吸功能是新兴的边缘研究领域,起步较晚,但发展较快,它通过描记不同个体不同位置的呼吸波形,根据波形的大小和形状变化进行监护及诊断。相比于传统方法,这些方法具有无创、简单、安全、廉价等诸多优点,是目前呼吸监护设备主要的技术手段。

利用心电信息检测呼吸信号的技术是近年来兴起的一种全新的呼吸检测技术。1985年,G. B. Moody和R. G. Mark等通过对比因呼吸改变相角的心电向量和参考心电向量,从多通道心电图中获得了呼吸信号的波形和频率;1990年,M. Varanini和M. Emdin等又提出了通过对单导联心电图进行自适应滤波获得呼吸信号的方法。它不仅具有阻抗法所具有的无创等优点,而且还利用心电检测技术中已有的设备解决了阻抗法中电极和激励电源的问题,使呼吸监测的动态化、实时化成为可能。

4.呼吸监护仪的临床应用　呼吸系统是人体健康的门户,受到病毒的侵害后会产生多种疾病。通过对人体呼吸频率及状况进行检测,可以发现并预防呼吸系统及心血管系统等部位的病变,及时了解病情和发展趋势,对症治疗来保持人体的健康和平衡。

呼吸监护仪的临床应用,集中在对各种情形下危重患者生命参数的监护,为抢救赢得时间。

二、综合肺功能检测

1.概述　呼吸系统的重要作用是:在吸气的时候获得氧气,在呼气的时候把二氧化碳排出,通过排出酸性的二氧化碳来调节人体酸碱平衡。由于氧气是细胞新陈代谢活动所必需的,所以,呼吸系统提供的气体量就成为决定细胞的工作量或新陈代谢上限的重要因素。

肺功能的检查(pulmonary function testing)是人体心肺机能检查的一项重要指标,肺功能数值的大小是分析、判断心肺疾病的重要依据。肺功能检查通常包括对通气功能、换气功能、呼吸调节功能、血气分析及肺循环功能的检测。临床上最为常用的是通气功能检查和血气分析,通气功能检查可对大多数胸肺疾病作出诊断;其他检查如弥散功能测定、闭合气量测定、气道阻力测定、膈肌功能测定、运动心肺功能测定、气道反应性测定等,可对通气功能检查作不同程度的补充。此外,随着影像技术的发展,肺功能影像学也逐步被应用到肺功能检测中。

肺功能检查是临床上对胸肺疾病及呼吸生理的重要检查内容,分为静态和运动肺功能测定两种。静态肺功能主要是测定患者通气、肺容量以及弥散功能的状况;运动心肺功能是对受试者在运动条件下的心肺功能进行综合评价,能发现早期的心肺功能受损情况,此外也是运动激发性哮喘的必要检查手段。

呼吸运动的最终结果是使肺与外界空气进行一定量的气体交换,以适应机体在单位时间内吸入氧和排出二氧化碳的需要。通常,把在一定时间内(通常以分钟(min)为单位)吸入或呼出肺的气量,叫做肺通气量,即肺通气量=潮气量(mL)×呼吸频率(次/min)。正常成人在安静情况下,潮气量约为 500mL,呼吸频率为 16～20 次/min,故肺通气量为 8～10L/min。若超过此值,表示通气过度;低于此值,则表示通气不足。

2.肺功能检测仪的基本组成 肺功能检测仪主要包括传感器、前置放大电路、主放大电路、滤波校正电路、输出显示电路及供电电路。基本组成如图 14—24 所示,其中传感器由肺量计、气体分析仪及压力计组成,通过它们的组合,可对肺功能的各项指标进行测定。

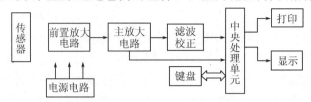

图 14—24 肺功能检测仪的组成框图

前置放大电路将传感器得到的电信号作放大处理,传送到后续的信号处理电路。

信号预处理电路和校正电路对电信号进行滤波,并将处理完成的电信号输送到中央处理器(CPU)进行运算处理。

输出显示电路包括打印电路、键盘和 LCD 显示器及相应的控制电路。

供电电路包括蓄电池、自动充电电路、稳压电源和 DC/DC 电源、功能是为系统的运行提供电力支持。蓄电池在小型肺功能仪中更为常见。

下面分别介绍传感器中各个部件的功能。

(1)肺量计:肺量计是用于测定肺的容量或流量的仪器。按物理学定律,设某一瞬间体积流量为 Q,一定时间/内流过的流体体积为 V,则 $V = \int Q dt$ 或 $Q = \dfrac{dV}{dt}$,从而求出相应的肺量。测定肺容量的变化有两种方法:一种是应用体积描计技术测定机体在呼吸时体内气体容量的变化,也称为容量测定型肺量计;另一种是测定通过气道开口处的气体,这种方法能够在肺内气体压缩不大时,作精确、连续肺容量变化的测定,也称为流速测定型肺量计。

容量测定型肺量计首先测定气体的体积,然后得到肺容量。分为水封式流量计和干式滚筒式流量计。水封式流量计的测量指标比较少,测量的结果不易转化为流速参数。但是其结构比较简单,同时测量的结果比较准确。干式滚筒式肺量计是利用患者呼出的气体使活塞移动,活塞由滚筒样的密封器与圆桶密封,活塞移动时产生的电压信号可反映移动量的大小,间接反映呼吸气体的容量。干式滚筒式肺量计的缺点是:此类肺功能检测仪使用时,患者呼吸为密封式,易发生交叉感染。

流速测定型肺量计先测出流经截面积一定的管路的气体速度,然后求出流量。

(2)气体分析仪:气体分析仪用于对通过的气体进行分析,目前常用的气体分析仪按其分析原理可分为物理气体分析仪、电子分析仪、电化学分析仪、质谱仪、气相色谱仪和红外 CO_2 监测仪。

1)物理气体分析仪,如顺磁性氧浓度计,当氧分子通过磁场时,在磁场力的作用下,因氧有顺磁性,向磁力强区聚集,而非磁性气体如氮气则聚向弱磁区。

2)电子分析仪根据热导性原理和惠斯登电桥,比较不同气体通过两线的电流阻力。

3)电化学分析仪利用电极和介质界面上进行的电化学反应,将被测介质的化学量转变成电量。基本测量系统包括电解质溶液、电极及测量电路。由于使用过程中不断进行的化学反应消耗电解质溶液和电极,此传感器使用寿命较短。

4)质谱仪,中性的气体原子在电子被俘获后形成离子,在磁场力的作用下发生偏转,不同的气体偏转角度各异。利用此原理可将各气体组分分开并定量测定。

5)气相色谱仪利用混合气体中各组分在互不相溶的二相之间分配的差异而使各气体成分分离。

6)红外 CO_2 监测仪利用 CO_2 对红外线的吸收原理进行检测。

(3)压力计:压力计用于测量流体的压力,在临床中主要用来测定呼吸肌肉的力量和肺顺应性。主要有 U 形管压力计和膜片偏位式压力计。

1)U 形管压力计以水或水银作工作介质。多用于测量压力的标准器,但读数和记录不方便。

2)膜片偏位式压力计通过相应于被测压力的感应元件的膜片位移,把位移信号转换成电信号输出,并作指示和记录。

3.肺功能检查的参数及其评价指标　通过肺功能检查的测量结果的组合,可以得到肺功能的大多数参数指标。如肺容量、肺通气量、弥散功能、氧耗量、二氧化碳产生量等? 肺功能检查中常用的检测指标如下。

(1)肺容量:肺容量是呼吸道与肺泡的总容量,反映外呼吸的空间,具有静态解剖意义。胸肺部疾患引起呼吸生理的改变常表现为肺容量的变化。

肺容积是指肺内气体的体积,随呼吸运动而变化,通常用四种基本肺气量和四种肺容量来描述。这 4 种肺气量分别为潮气量(TV)、补吸气量(IRV)、补呼气量(ERV)和余气量(RV);这 4 种基本气量互不重叠,总和为总肺容量。四种肺容量分别为肺活容量(VC)、吸气容量(IC)、功能余气容量(FRC)和总肺容量(TLC)。总肺容量为两项或两项以上肺气量的和量,因而肺容量之间可有重叠。

肺容量与肺气量之间的相互关系见图 14—25。

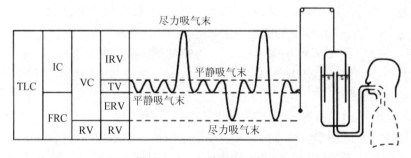

图 14—25　肺容量与肺气量

肺容量检查常用指标如下:

1)潮气量(TV),指平静呼吸时每次吸入或呼出的气量,因呼吸交替似潮水涨落而得名。成年人的潮气量约为 500mL。

2)补吸气量(IRV),指平静吸气末再尽力吸气能吸入的气量。成年人的补吸气量约为 1500mL。

3)补呼气量(ERV),指平静呼气末再尽力呼气能呼出的气量。成年人的补呼气量约为 1000mL。

4)余气量(RV),指尽力呼气末残存于肺中的气量,亦称残气量。成年人的余气量约为 1500mL。

5)肺活容量(VC),也称肺活量,是指尽力吸气末,尽力呼气所能呼出的气体容积,是潮气量、补吸气量及补呼气量之和。

6)吸气容量(IC),也称深吸气量,是指在平静呼气末,尽力吸气能吸入的气体容积,为潮气量与补吸气量之和。

7)功能余气容量(FRC),也称功能余气,指在平静呼气末肺中的气体容积,为余气量与补呼气量之和。

8)总肺容量(TLC),为 4 种肺气量之总和。

肺容量和肺气量是检测呼吸系统功能时经常使用到的检测量,因为肺部疾病会造成这些量的变化。如正常情况下,深吸气量 IC 应该占到肺活量的 60%~70%。

肺活量是衡量肺通气功能变化的一项理想指标,对评定少年儿童的生长发育尤为重要。根据性别、年龄和身高,可以对肺活量进行初步估计。例如:对于男性,$VC=0.052H-0.022A-3.60$;对于女性,$VC=0.041H-0.018A-2.69$。式中 VC 为肺活量(Lliter),H 和 A 分别为身高(cm)和年龄。根据此公式计算的数据 80%的情况下是准确的。体育锻炼后肺活量增加是机体机能反应的适应性变化。胸围差是指吸气末胸围和呼气末胸围的差值。胸围差越大,说明呼吸功能的潜力越大。

(2)肺通气量:肺通气量是单位时间内进出肺的气量,表示时间与容量的关系,并与呼吸幅度、用力大小有关,是一个较好的反映肺通气功能的动态指标。

常用指标包括每分钟通气量(VE)、肺泡通气量(VA)、最大自主通气量(MVV)、气速指数(AVI)、通气储量百分比(VR%)、用力呼气量(FEV)等。其中以用力呼气量最为常用。用力呼气量是指用力呼气时容量随时间变化的关系。其主要指标有:

1)用力肺活量(FVC),指人在最大量吸气至 TLC 位之后,以最大的努力、用力以最快速度呼气至 RV 位时呼出的最大气体量。

2)第 1 秒用力呼气量(FEV_1),指人在最大量吸气至 TLC 位之后,1s 内的最快速呼气量,既是容量测定,也是 1s 之内的平均流速测定,是肺功能受损的主要指标。

3)1 秒率($FEV_1/FVC\%$ 或 $FEV_1/VC\%$),判断气道阻塞的重要指标。

4)最大呼气中期流量(MMEF),指用力呼气 25%~75%肺活量时的平均流速,是判断气道阻塞病变的主要指标。

(3)弥散功能:弥散是肺泡气和肺毛细血管血液通过肺泡血气屏障进行气体交换的过程。弥散功能是肺换气功能的重要组成部分及主要测定指标。常用指标包括:

1)肺一氧化碳弥散量(DLCO):指 CO 气体在单位时间(1min)及单位压力差条件下所能转移的量(mL),是反映弥散功能的主要指标。

2)一氧化碳弥散量与肺泡通气量比值(DLCO/VA)。

3)一氧化碳弥散量与血红蛋白的比值(DLCO/Hb)。

(4)血气分析:血气分析是肺功能的一项重要指标,引起肺通气和换气功能下降的任何因素都可能引起血气分析的异常,而血气分析异常则说明患者的呼吸功能已处于失代偿状态,血气分析常与酸碱平衡一并分析。

(刘波)

第三节 消化系统检测

人的消化系统是由长约8～10m的消化道和与其相连的许多消化腺组成的。消化系统的主要功能是通过对食物进行消化和吸收,为机体的新陈代谢提供必不可少的物质和能量来源。为了客观地了解消化系统的功能状况,以期能定性、定量地描述消化系统的功能参数指标,本章介绍两种主要的对消化系统进行检测的方法。

一、胃电检测

1. 基本原理　胃电图(electrogastrogram,EGG)是指将电极放在上腹部体表测到的胃的电活动信号。胃电是胃平滑肌电活动的反映。与神经细胞类似,单个胃平滑肌细胞的电位活动以去极化的方式进行。图14－26给出了单个胃平滑肌细胞电活动的示意图。胃的电活动中主要研究两类电信号:一类是低频率的慢波(slow wave,SW),又称电控制活动(electrical control activity,ECA)或基本电节律(basic electrical rhythm,BEA);一类是高频率的峰波(spike wave),又称电响应活动(electrical response activity,ERA)。消化道平滑肌的电活动包括静息电位、慢波以及叠加在慢波上的快波。静息电位(－55～－60mV)是平滑肌细胞在未受刺激时存在于细胞膜内外两侧的电位差,主要是由钾离子(K^+)跨膜转运形成。而另外两类电活动是胃电研究中直接关注的电活动。

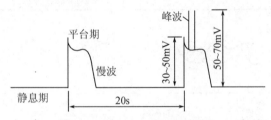

图14－26　单个胃平滑肌细胞电活动的示意图

慢波是一种持续的周期性电活动,胃的慢波起源于胃大弯上部,它与胃的收缩频率和传播有关。胃平滑肌的慢波可以控制胃的蠕动,胃的收缩通常出现在慢波后6～9s。人体正常胃电慢波大约是每分钟3周,记为3cpm(cycle per minute),即0.05Hz(周期约为20s)。胃电慢波具有重复变化的特性,并向幽门传播,其速度和幅值逐渐增加。一般认为,慢波只完成电起搏功能,常以2.4～3.7cpm作为人体正常慢波频率范围,对于频率低于2.4cpm的慢波称为胃动过缓慢波,对于频率高于3.7cpm的称为胃动过速慢波。若慢波没有明显节律,则称为节律不齐慢波。在单个胃平滑肌细胞上测到的胃电慢波幅度约30～50mV。虽然慢波本身不引起胃收缩,但当慢波电位高于阈值时,会产生峰波,引起胃收缩。因而慢波是胃收缩的基础,慢波的频率决定了胃收缩的最高频率,慢波的传播方向决定了胃收缩的传播方向。

峰波是叠加在慢波平台期之上的高频电位,是产生胃收缩的直接原因。在单个胃平滑肌细胞内,测到的胃电峰波幅度约为50～70mV。峰波频率大约是60次/min,且呈随机相位特性。由于胃电频率主要是慢波频率,峰波表现为胃电幅值的增加,胃电幅值的相对变化反映了峰波节律或胃的收缩。

将测量电极放在胃壁浆膜上,能够记录到较明显的慢波和峰波。记录到的慢波幅度约为

$100\mu V$ 量级,峰波幅度为 1mV 左右。图 14－27 是将电极放在狗的胃壁浆膜上记录到的胃电波形。

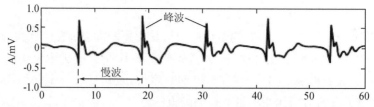

图 14－27　狗的胃壁浆膜上记录到的胃电波形

由于在体表记录到的胃电信号是胃的各部分电活动通过腹部组织传导后的加权和,因而体表胃电主要检测到慢波成分。在人体腹部体表检测到的慢波幅度约为 $50\sim500\mu V$。图 14－28 所示是在人体腹部表面记录到的体表胃电波形,其中图(a)是记录到的原始波形,含有一部分高频噪声,图(b)是经过截止频率为 0.16Hz 的低通滤波器滤波后得到的慢波波形。

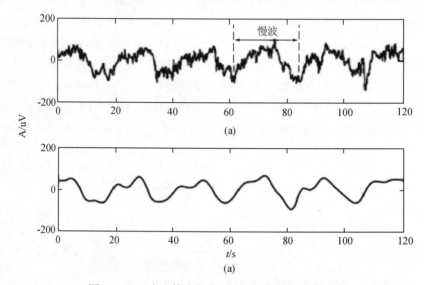

图 14－28　在人体腹部表面记录到的体表胃电波形

普遍认为,胃电慢波产生于胃体部大弯侧距贲门 $5\sim7$cm 处的纵行肌的 Cajal 间质细胞(interstitial cell of Cajal,ICC)。ICC 的内在电节律比别处高,形成起步点。ICC 呈网状分布于胃肠道、ICC 之间、ICC 与平滑肌细胞之间形成缝隙连接,可以让离子和小分子物质通过,使得 ICC 之间以及 ICC 与平滑肌之间形成信号耦合。ICC 自发性地内向电流活动形成慢波,通过缝隙连接传递至平滑肌细胞,此时平滑肌细胞的电压依赖 Ca^{2+} 通道被激活,产生动作电位。所以在胃肠道记录到的电活动实际上是由 ICC 和平滑肌细胞两种电活动共同的结果。慢波不但由 ICC 所产生,其传播也由 ICC 的网络结构完成。因为平滑肌细胞不具备 ICC 的特异性电传导特性,故慢波不可能在平滑肌细胞之间传播。慢波以规律性的发生电位变化为特征,以逐渐增加的速度和幅度向幽门环状传播,而且幅度是胃电传播速度的函数,随着胃电传播速度的增大而增大。慢波决定了胃电的传输方向、频率,与胃窦的低幅收缩相联系。纵行肌慢波的电紧张扩布到环行肌,使环行肌去极化到阈值电位,触发完成动作电位,动作电位一经产生就伴有平滑肌的收缩,此时,胃电慢波上就会负载有峰波,峰波的数目、水平决定着胃收缩蠕动的强度。所以,慢波是平滑肌的起步电位,是平滑肌收缩节律的控制波。正常慢波是由胃近心端向远心端传播的。在某些病态情况下,会在胃远心端记录到异常慢波,通常表现为胃动过速和逆向传播。

按照电极放置位置的不同,可以将胃电分为三种:一是浆膜胃电,将电极置于胃壁最外层的浆膜上检测到的;二是黏膜胃电,将电极置于胃内,与胃腔内壁接触后检测到的;三是体表胃电,将电极置于体表检测到的胃电,通常情况下简称为 EGG。第三种是很多研究中关注的胃电。

2.胃电检测仪的基本组成和胃电信号分析 胃电图(EGG)是通过附在腹部皮肤上的电极测量的胃电信号记录。图 14—29 给出了一个典型的胃电检测仪的方框图。该仪器包括信号信号输入部分、前置放大器、滤波器、灵敏度控制、主放大器、热笔记录仪、走纸机构及定时音响器等部分。

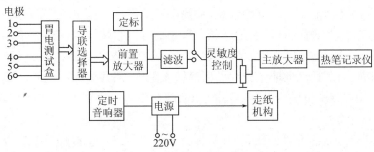

图 14—29 典型的胃电检测仪的框图

(1)信号输入部分:信号输入部分由导联电极、胃电测试盒和导联选择器三部分组成。由于胃电信号很微弱,故导联电极本身的极化电压要尽量小,而且要稳定,因此多采用 Ag－AgCl 电极。胃电测试盒是用来连接导联电极和导联选择器的。胃电测试盒上有 6 个插孔,分别接插 6 根导联电极,1～4 为测量电极,分别放置在胃体、胃窦、大弯、小弯四个测试点。胃体部电极置于剑突与脐连线中点左旁 3～5cm 并向上移 1cm 处,胃窦部电极置于剑突与脐连线中点右旁 3cm 处,胃大弯部电极置于剑突与脐连线中点(正中)下 1cm 处,胃小弯部电极置于剑突与脐连线中点(正中)上 1cm 处。5 号为参考电极,夹于右手(或左手)腕内侧,6 号为接地电极,夹于右小腿(或左小腿)内侧踝部。导联选择器作用是将胃电测试盒输出的胃电信号分别输送至两导前置放大器去进行放大。

(2)前置放大器:它由高输入阻抗(>5MΩ)、低漂移、高共模抑制比(CMRR)的集成运算放大器组成。其中 CMRR≥90dB,频率响应时间常数大于 10s,高频截止频率在 100～1kHz之间,折合到输入端的噪声<$1\mu V_{p-p}$,基线漂移不大于 0.5mm(10min)。

(3)滤波器:胃电滤波器均采用有源滤波器,用以克服心电、呼吸、肠电波等干扰,使胃电信号的基础节律更加清晰,整个慢波都能通过滤波器。所以,合适的记录频段为 0.5～12cpm,其中,0.5cpm 低端截止频率用于消除基线漂移,12cpm 高端截止频率用于滤除高频干扰,具体的带通频率要根据实际要检测的范围而定。

(4)灵敏度控制:灵敏度的控制选择。通常分 1 和 1/2 两挡,1 挡为(10±0.5)mm/$150\mu V$,1/2 挡为 5mm/$150\mu V$。

(5)主放大器:从滤波器中输出的胃电信号,基本上已排除了各种干扰影响,它们在主放大器中得到进一步放大,以给出足够的胃电信号输出。该级应具有和前置放大器相当的高输入阻抗、频率响应参数和低噪声性能,还应具有调节胃电图仪总增益的功能。

（6）功率放大器：从主放大器输出的具有一定功率的胃电信号在这里再次被放大，使之产生足够的功率以推动磁电记录器上的热笔发生偏转，描记胃电波。该级除具有与主放级一样的技术要求外，还应有尽可能小的直流漂移，以保证整机的直流稳定性。

（7）走纸机构：该系统保证记录纸能稳速向前移动，使胃电波形得以展开，描记出胃电图。

（8）定时音响器：该部分起到了定时钟作用。每当需要转换操作时，它能自动播放电子音乐，给操作者以提示，通常有 5min 和 10min 两挡。

（9）稳压供电系统：它供给机器各部分所必需的低压直流电源，要求电压稳定和纹波系数小。

由于胃电信号是一个低频、低幅度、易受干扰的非平稳信号，造成检测的困难。它的波形与电极位置、双极电极的间距变化、电极与皮肤的接触面积、胃的运动和胃的收缩有关。为了保证能从人体胃部无创地获取足够的信息，检测电路的设计应满足以下条件：

1）采用 Ag－AgCl 表面电极，它的极化电压小而且能很快稳定，有利于胃电信号的检测。

2）由于胃电信号变化范围大，幅值小，频率低，因此要求放大器的增益足够大，动态范围大，能有效滤除噪声；而且要求前置放大器由高输入阻抗、高共模抑制比的低漂移电路构成。

3）正常 EGG 的频率范围为 2～4.5 次/min，因此胃电电路带宽应选在 0.5～4.8 次/min 的范围内。

在检测 EGG 时，通常需要受试者仰卧，保持安静，尽量避免身体的移动，以最大程度减小噪声干扰。由于胃电慢波变化缓慢，要观察到胃电的变化情况，需要较长时间的记录，通常在 15min 以上。EGG 检测电极导联方法较多，可以分为采用体导联和腹导联两大类。近年来研究多采用腹导联，即将活动电极置于腹部体表。电极放置位置并没有统一的标准，国内采用单极或双极的导联方式均有。

在体表测得的胃电信号非常微弱（通常只有 50～500μV），频率较低，同时还伴有严重的噪声干扰，包括运动伪迹、呼吸伪迹、心电干扰、皮肤－电极噪声、环境噪声等。因而 EGG 信号处理的首要问题就是去除噪声和增强信号。对于 EGG 的分析，主要采用频谱分析或时频分析的方法，也有采用周期图法或参数模型法估计功率谱。时频分析包括最早的基于短时傅里叶变换的移动谱分析，以及近年来发展起来的指数分布、小波变换和自适应 Gabor 基分解等。除了传统的频域滤波、锁相滤波等方法以外，自适应噪声抵消和自适应信号增强方法在 EGG 处理中也取得了较好的效果。近年来，一些新的信号处理方法也应用于 EGG 的去噪以及胃电成分的提取，如小波变换、独立分量分析、经验模式分解、特征提取和神经网络等。

胃电研究中采用的参数很多，还没有统一的标准。关于 EGG 波形分析，由于受噪声影响较大，且 EGG 幅度受到受试者腹部组织及脂肪层厚度等因素的影响，普遍认为直接由 EGG 波形提取的幅度信息等参数的可靠性还需要进一步验证。目前认为 EGG 的最可靠信息是频率信息，因而对 EGG 多采用频谱进行研究，临床意义较明确的参数有以下几个。

①主频（dominant frequency，DF）：胃电信号频谱中，谱峰的频率称为主频。反映了胃慢波电活动的频率。人体胃电慢波主频的正常范围还没有统一的标准，常用的有两种，早期多采用 2～4cpm 为慢波主频的正常范围，后多采用 2.4～3.7cpm 为慢波主频的正常范围。主频低于正常范围的慢波成为胃动过缓，主频高于正常范围的慢波称为胃动过速，若慢波频谱中没有明显峰值，则称为节律不齐。

②主功率（dominant power，DP）：胃电频谱中主频对应的功率。其绝对值没有任何生理

及临床意义,而其在干预后出现的相对值变化则有比较重要的临床意义,主功率相对值增加与胃动力活动加强有关,反之亦然。餐后主功率下降往往提示胃排空减慢。

③正常慢波百分比:反映正常胃电慢波存在的时间百分比。它能够代表胃的慢波电活动的规律性。一般认为该参数低于70%时,胃电可以诊断为节律异常。同理,胃电节律紊乱百分比反映了在记录时间内节律紊乱(包括胃动过速、胃动过缓和节律不齐)存在的时间百分比。

④不稳定系数(instability coefficient,IC),通常使用的是主频不稳定系数,用于评定主频的稳定性。将数据分为长度相等的若干帧,对每帧数据做谱估计得到其主频,整段数据的主频不稳定系数就是所有数据帧主频的标准差和均值之比。

上述参数中,前两项是对胃电整体性的分析,后两项是对数据进行分帧处理分析后得到的整体稳定性结果。

3. 胃电检测的研究进展　最早的胃电测量是从1921年Alvarez进行的测量开始的。Alvarez从一个瘦小的妇女腹部观测到了胃电的波形。1968年,Nelsen和Kohatsu发表了第一篇将EGG与胃动力相关系的文章。1980年以后,许多有关EGG应用的研究相继发表,胃电图在生理研究及临床实践中得到越来越多的应用。1983年,我国国内第一台胃电图机问世,推动了国内胃电图的发展,对各种胃器质性病变进行胃电图的观察。国外的应用情况受国内启发,到20世纪90年代才开始胃电图的研究。2003年,美国FDA批准胃电图在临床的应用。近10年来,随着电子技术的迅速发展,胃电的研究经历了从单导胃电图到多导胃电图,其分析经历了手工分析到计算机分析的过程。同时,生物电传感技术和计算机在医用仪器中的广泛应用导致了胃电图仪和胃功能检查仪的发展。

4. 胃电检测的研究方向和应用前景　体表胃电在临床上虽然还未在大范围内普及,但是已经在很多领域有应用,并取得了较好的成果。EGG作为一种非侵入性无创测量的方法,能反映胃电活动及异常的模式,可以作为胃动力的一种评价手段。为临床胃动力紊乱、功能性胃肠病、胃肠药物的疗效等提供了良好的检测方法和观察手段,尤其是对于了解胃动力障碍疾病的生理病理状态有一定的价值。

(1)利用EGG对胃动力障碍及相关疾病进行检测和诊断:由于胃电图能准确反映胃肌电慢波的节律、振幅的相对变化。因此,胃电检测在胃动力障碍及相关疾病的诊断和治疗效果判定上具有重要意义。对胃动力障碍患者的胃电测试表明:其主频成分不在2.5～3.5周/min之间,频谱分析比较紊乱。目前,胃动力障碍尚无其他方法可以鉴别和确诊,因此,可利用EGG对胃电活动诊断的结果进行鉴别。

(2)利用EGG评价胃肠激素和促动力药物对胃肌电活动的影响:由于EGG测量便捷、无创、可以准确测量胃肌电活动,因此能用于评价促胃动力药物、胃肠激素的效用,研究胃肠激素和促动力药物对胃肌电活动的影响,为临床应用促胃动力药物、缓解症状、治疗疾病提供理论依据。实验发现,不同药物的服用能引起不同的EGG变化,如红霉素、胃泌素、胃动素、促胰液素、抑胃肽及胰高血糖素等均会引起EGG的不同变化。

(3)EGG在儿童胃肠病研究和诊断中具有重要意义:钡餐等胃部检测手段并不适合儿童,因此可通过观察儿童的EGG来对儿童胃肠功能进行研究和诊断。通过EGG对胃动力紊乱诊断,观察新生儿的胃肠发育,比较早产儿和足月儿胃电慢波的发育等。

(4)利用EGG来研究妊娠的恶心和呕吐机制:EGG是研究这个领域的病理、生理机制的具有吸引力的新技术。因为侵入性方法在孕妇身上是不适用的。实验发现,胃节律障碍与恶心症状直接相关。

(5)EGG用来区分胃轻瘫(麻痹)患者和正常人:因为正常人的EGG中慢波是规律性的,而胃轻瘫患者的EGG中,可经常观察到胃节律紊乱或障碍,因此可通过EGG来进行此方面的研究。

(6)通过对用餐前后EGG的测量、比较,有利于了解食物种类、数量、所含能量对胃运动的影响,从而对于确定合理的饮食习惯有一定帮助。由于不同营养成分的食物对胃肌电活动有不同影响,因此在测试中,应使用同一测试标准。

(7)可以根据测得的EGG中的参数分析结果,区分健康人和功能性消化不良、胃癌患者、胃食管反流病患者、胃动力低下患者。

胃电研究已经历了近80多年,但与心电研究相比较,其机理和研究的深入程度还相差甚远,这不仅因为胃电信号是慢频低信噪比的微弱信号,其提取的难度远大于心电信号,也由于胃电发生的机理不如心电那么明确,胃电活动能反映的胃功能状态有待深入。目前已有不少学者正在对其进行深入的研究:一方面需要建立胃电图诊断标准,如检测方案、采集处理系统、试餐和一些临床参数等,以期直接通过体表胃电对一些功能性胃肠疾病进行确切的分类;同时,利用多通道体表胃电观察胃电传播方向以及慢波的耦合和传导等问题。另一方面,外部相应刺激是否能以及如何影响胃的运动,这也是用胃电反搏治疗胃动力障碍的生理依据,这方面的深入研究有可能提出用物理手段治疗胃动力障碍的新方法。总之,EGG的研究,从电极的选择、电极位置的放置、信号检测方案、采集系统、信号处理方法、实验方案的选择、机理的深入研究等都存在着大量问题有待解决。

二、内窥镜检测

1. 基本原理　医用内窥镜(medical endoscopy)是一种光、机、电相结合的精密仪器,用以观察人眼不能直接观察或不方便观察的腔体内组织和结构,并结合相关领域进行诊断和治疗。医用内窥镜的基本结构是两个光学通道。一个是传光通道,将光传到体腔中;另一个是传像通道,将体腔中的像传回观测目镜。有的还有附加的工具通道,用与药物处理、抽吸气体和冲洗,还可以传入小的可折叠的诊断和治疗工具,如镊子、钳子、剪刀、刷子等。内窥镜镜体后一般要接微型图像传感器(CCD)摄像机或照相机,以方便进行观察、取样、保存图像等。

CCD是一固态的图像传感器,由集成电路片组成,微型的只有几微米大小,功耗不到1W,拍摄的图像十分清晰。CCD的构造是由光敏电路、转换电路和输出电路三部分组成。其功能是:①将入射光的光量子变换成电荷载流子,进行光电转换;②对电荷载流子进行积分和储存,收集陈列在存储单元中,即把图像的光信息变换成分布电荷信息。

内窥镜是直接观察、诊断和治疗人体体腔或管腔内疾病的可靠工具,按其发展及成像构造,可大体分为硬管式内镜、光学纤维(软管式)内镜和超声与电子内镜三大类。按其功能分类,有分别用于消化系统、呼吸系统、泌尿系统、心血管系统和关节腔的内窥镜,由于内窥镜在消化系统的检测中得到了最为广泛的应用,并且在消化系统的疾病诊治中也成为最主要的临床诊断和治疗方法,因此将内窥镜检测放在消化系统章节中。

2. 内窥镜的种类　内窥镜按其基本结构,可分成硬管式内窥镜、光纤内窥镜、电子内窥镜、超声电子内窥镜和仿真内窥镜几种。

(1)硬管式内窥镜:硬管式内窥镜是利用透镜、棱镜、反光镜等光学元件构成的透镜波导内窥镜,是最早期的一种内窥镜。它的光学系统由物镜系统、中转系统(传像系统)和目镜三部分组成,基本原理是各透镜间实现共焦传输,即前一透镜的像方焦平面和后一透镜的物方焦平面重合。内窥镜是一特殊光学系统,其结构特点是大视场、小孔径、光学长度长和景深大,既不同于望远系统也不同于显微系统,既是物方远心光路又是像方远心光路,孔径光阑通常置于中转系统的中间。硬管内窥镜合成在目镜上的像可以直接观看,也可以经接口与 CCD 摄像器件相连。其结构简单,外径一般大于 5mm,不能弯曲,价格较低,应用范围较广泛。

(2)光纤内窥镜:光纤内窥镜中用来传导照明光的光纤叫做导光束(由体外端到体内端),用来传导图像的叫做传像束(由体内端到体外端),二者均由单纤维按一定方式排列而成。照明光束经导光束照射到被检查的体腔内表面上,被照明的被检体腔内表面的反射光经观察窗棱镜改变方向后,由物镜成像在传像束的前端面上。传像束中每根单纤维传输一个光点,所有光点一起组成整幅图像,因此光点越密,两端排列越整齐,它所传导的图像越清晰。一般传像束中的单纤维直径为 $5\sim20\mu m$;而导光束直径较粗,约为 $15\sim30\mu m$,并且单纤维排列不要求整齐。

光纤内窥镜是利用光纤进行传光和传导图像的内窥镜,其最大优点是可以方便地实现一定的弯曲。当玻璃被拉制成直径小于 $30\mu m$ 的细丝后,玻璃就变得非常柔软且可被自由弯曲。当光线从纤维丝端面射入时,因玻璃折射率大于空气折射率,进入玻璃纤维的部分光线能产生全反射,在侧壁内经多次全反射后,由纤维丝的另一端射出。光纤内窥镜的传光导像利用的是以单纤维组成的纤维束,这些纤维束由上万根单纤维(目前用的内窥镜大约有 7 万~8 万根)组成,每根纤维丝的表面被覆一层折射率较低的物质。每一根纤维丝的直径约为 $10\mu m$,由折射率较高的核心层(芯料)及折射较低的被覆层(皮料)所组成,使光线能在光导纤维内作连续多次的全反射传导。

光学成像系统由物镜系统、中转系统和目镜系统三部分组成。物体经物镜成像后落在第一中转组的前焦面上,再经过其他中转组成像在目镜前焦面上,该像经过目镜后可供医生观察或经过 CCD 接口后由监视器显示。内窥镜的放大率以视角放大率来表示,即总放大率等于物镜系统的放大率乘以中转系统的放大率再乘以目镜系统的放大率。

(3)电子内窥镜:电于内窥镜以微型摄像机代替了光纤内窥镜的成像部分,以电缆取代了光纤内窥镜的传像纤维束、摄像后影像以电信号形式从电缆中传出。

医用电子内窥镜成像系统主要包括四个部分,即光学成像系统,CCD 驱动、图像采集、编码电路(驱动 CCD、控制图像采集与编码),彩色图像畸变实时校正系统(用于实时在线校正内窥镜光学系统的畸变)和视频驱动亮度控制系统(调节光源的发光亮度),如图 14-30 所示。

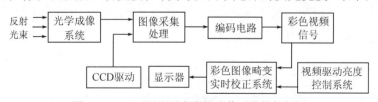

图 14-30 医用电子内窥镜成像系统结构框图

光源发出的光通过传光束(光纤)照射到人体内腔,从腔内反射的光进入光学系统,在高分辨率彩色面阵 CCD 上成像,由 CCD 驱动电路控制 CCD 采集图像,经编码电路输出标准彩色视频信号。亮度控制系统根据 CCD 输出的视频信号调节光源的亮度,确保输出图像上没有白色高亮度区域。

电子内窥镜的主要优点是:第一,操作容易,用电子内镜作治疗时,可同时观看图像,使配合更加默契安全。第二,由于应用了 CCD,使其像素大量增加,图像也可放大。因此,电子内窥镜比光导纤维内镜有更佳的分辨率,能观察到细微的黏膜结构。第三,光导纤维内窥镜要吸收一定的光线,图像的颜色会有变化;而电子内窥镜不吸收光线,颜色更加真实。第四,电子内窥镜的图像呈现在屏幕上,便于教学和病例讨论;肠镜受检者还可以从屏幕上看到检查情况,使患者能更好地配合检查。第五,所录图像清晰,与装在纤维内窥镜上的录像系统相比图像更为真实,便于资料保存、临床讨论和总结经验。

(4)超声电子内窥镜:超声电子内窥镜是将特制的 B 型超声成像仪的微型超声探头固定安装在内窥镜的顶端构成的。使用时超声探头随内窥镜一起插入体内,它既可通过内窥镜直接观察体腔内表面的形态,又可在体内进行超声检查,从而获得被检测体腔器官及邻近周围组织器官的超声断层图像。因为在体腔内进行超声检查对超声的穿透性要求较低,故可采用高频率超声,使器官细微病变的分辨率大为提高。由于超声内窥镜检查是内窥镜检查与超声检查同步进行,故可显著提高对早期病变的诊断率。

(5)仿真内窥镜:目前,仿真内窥镜成像是近年来发展的一项先进的计算机科学与现代医学影像学结合的无创性虚拟现实的检查手段。它是利用特殊的计算机软件将螺旋 CT 或MRI 扫描获得的图像数据进行融合,重建出空腔器官的内表面立体图,从而达到纤维内窥镜检查的效果,因此称其为仿真内窥镜。它有安全无创、无痛苦,不需麻醉的优点,尤其适用于不能耐受内镜检查的患者和小儿。它不受入路限制,可从任意角度和部位反复观察,能轻易经过狭窄段去观察狭窄后的情况。但仿真内窥镜目前也存在一些问题,如成像耗时、组织特异性差、没有取材活检和治疗作用等。

(6)消化道内无线内窥镜:由于电子内窥镜在消化道内的局限性,比如小肠在腹腔内盘曲回绕,具有弯曲和游离的特点。人的肠道大约长 7m。在小肠疾病的检查方面。普通电子内窥镜仅可以观察到 0.5~1m 的肠道,无法对肠道的过程进行检查。而且,传统的管状推进式内窥镜用于消化系统检查时,由于内窥镜的植入过程采用人为植入,有可能对人体内部软组织造成擦伤和拉伤,并且内窥镜的左右摆动和扭曲等大幅度体内动作使患者承受很大痛苦,且不适用于老年、体弱和危险等患者。此外,推进式内窥镜用于消化疾病检查时患者会有感染上传染性疾病的风险,如肝炎、AIDS 病等。

无线内窥镜内置图像传感器,可以对消化道内壁进行拍照,并以无线的方式把图像发送出来,由体外的便捷式图像接收装置进行图像接收。整个过程中受检者可以保持原来的生活、工作状况,无创无痛。并且从功能上讲,无线电内窥镜系统可以对食道、胃、小肠和大肠进行特定和非特定位置的图像拍摄和分析,从而可以对整个消化道系统进行检测,克服了传统推进式内窥镜只能检测胃部以上部位的缺陷。

(刘波)

第四节　神经肌肉系统检测

肌肉是人体的重要组成部分,分为骨骼肌、心肌、平滑肌三大类,共有 434 块。每块肌肉都是由许多肌纤维(又称作肌细胞)组成。人体各种形式的运动,主要是由肌肉的收缩活动来完成的。肌肉活动的最小单位是运动单位,每个运动单位是由单独的运动神经元和它所控制的肌纤维组成的兴奋收缩耦联单位。实际看到的肌肉收缩,是众多运动单位共同参加活动的结果。肌细胞周围有一层肌细胞膜,膜内侧是细胞核,外侧表面有一特殊的球状凹陷部位,叫运动终板,此处与运动神经末梢发生接触,构成神经肌肉接头,称为突触。当运动神经兴奋时,便通过神经末梢的突触传给运动终板的肌膜,引起肌纤维膜去极化、电位扩散及一系列的生物物理和化学的变化过程,产生运动单位的动作电位,即运动神经进行将兴奋由近端肌肉向远端肌肉的离心传导,于是可通过肌电图记录运动单位电位或多条肌纤维的综合电位的改变。而感觉神经产生将兴奋传向中枢的向心传导,于是,可在相应的大脑感觉投射区的头皮上记录到相应的电位变化。本章介绍与神经肌肉系统密切相关的两种检测方法,即肌电检测和体感诱发电位检测。

一、肌电检测

1. 基本原理　一个单独的运动神经元能够支配几个肌纤维,但每个肌纤维只被一个运动神经元支配。一个单独的运动神经元和它所控制的肌纤维组成的兴奋收缩耦联单位元为一个运动单位。当一个运动单位受到刺激,肌肉纤维产生并传导它们自己的电冲动,最终导致纤维收缩。尽管由每个纤维产生并传导的电冲动十分微弱(小于 $100\mu V$),众多纤维同时传导,将在皮肤上诱导产生出足够大的以至于能够被一对表面电极探测到的电压差。采用针状电极或表面电极来引导、监测、放大和记录由下层骨骼肌收缩产生的运动单位电位或多条肌纤维的综合电位的改变,这种记录称为肌电图(electromyogram,EMG)。

骨骼肌的收缩是在中枢神经系统控制下完成的,每个肌细胞都受到来自运动神经元轴突分支的支配,只有当支配肌肉的神经纤维发生兴奋时,动作电位经神经－肌接头传递给肌肉,才能引起肌肉的兴奋和收缩。兴奋和收缩是骨骼肌的最基本机能,也是肌电图形成的基础。

EMG 用以记录不同机能状态下骨骼肌电位的变化,这种电位变化与肌肉的结构、收缩力学、收缩时的化学变化有关。在肌细胞中存在 4 种不同的生物电位:静息电位(resting potential,RP)、动作电位(action potential,AP)、终板电位(endplate potential,EPP)和损伤电位(injury potential,IP)。细胞安静时膜内为负、膜外为正的现象,称为极化(polarized),其电位差称为静息电位(RP),也称跨膜电位或膜电位,静息电位约 90mV。当给肌细胞单个电脉冲刺激时,膜内的负电位由－90mV 翻转为＋30mV,整个电位变化幅度为 120mV。极化状态被去除以致反转,称为去极化,但刺激引起的膜电位反转的时间极为短暂,它很快又恢复到受刺激前的极化状态,并向周围扩布,这个过程称为再极化(复极化)。由该过程引起的电位称为动作电位(AP),其持续时间约为 $0.5\sim1ms$。即动作电位的产生是由于膜外的离子迅速转入膜内,引起膜内离子剧增而引起的放电。在膜外离子大量转入膜内的同时,为使膜内外离子达到新的平衡,膜内原来的离子也要转到膜外,这个过程就形成一个单相的肌电位。一般情况下,膜内外离子的交换还要继续进行下去,膜外离子又摄入膜内,膜内的离子又转到膜外,重新回到原来静息时的平衡状态,如此便产生一个双相肌电位。也有少数人的这种离子转换过程要反复多次,形成了多相电位。

哺乳类动物神经肌肉接头的板状接头称为运动终板。运动终板存在的自发电活动,称为终板电位(EPP),EPP 发生于神经接头部位的终板膜,它是一种总合叠加结果的局部电位。肌肉某处受损伤,会导致损伤处膜的极化现象减弱或消失,因此在组织损伤处表面(－)与完整部表面(＋)之间出现的电位差称为损伤电位(IP)，其形成的电流称为损伤电流。损伤电位存在的时间较长，只要损伤状态持续存在，肌损伤电位值为50～80mV。

2.肌电检测仪的基本组成 肌电信号中幅度较小($20\mu V$～50mV)，频谱范围丰富(20～500Hz)，因此，肌电图机通常采用差分放大输入，要求检测电路具有高输入阻抗、低噪声、低漂移、高共模抑制比、低输入端噪声、宽的动态调节范围，以可靠地提取有效电极和参考电极之间的实际电压差。

肌电检测仪一般是由电极、放大器、监听器、扫描器、刺激器、计数器、示波器、稳压电源、变换器以及照相机组成。图14-31给出了肌电检测仪的基本组成框图。

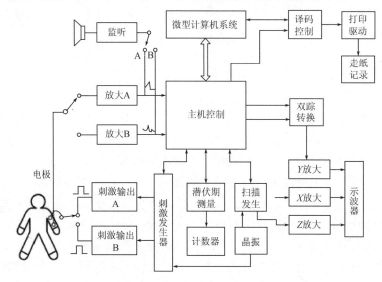

图14-31 肌电检测仪的基本组成框图

在记录骨骼肌的电活动时，可采用针状电极或表面电极来引导。

测试时，由晶体振荡电路给扫描发生器提供扫描时间信号；同时，晶振电路的输出脉冲信号分送两路作为同步信号，一路送到计数器的输入端，由计数器显示出脉冲的始起时刻和脉冲宽度的毫秒数；另一路脉冲信号被送到刺激发生器作为刺激器的同步信号。刺激器是肌电图机向人体送入电信号的电子电路，刺激器输出两路幅度为0～500V的双向脉冲，脉冲宽度可在0.1～1ms范围内调节。通过电极拾取后，肌电信号被放大分送三路：一路送出足够强的信号至功率放大器，推动扬声器以供监听；计算机系统同时控制译码系统，将肌电信号通过转换接口送至打印机，打印出测量的内容和结果。另一路肌电信号送到示波器的垂直偏转板进行显示；扫描发生器在同步触发信号控制下产生锯齿波扫描信号和示波器的增辉信号，提供示波器的水平偏转所需的各种扫描速度。整个系统中，除了CPU具有单独的时钟外，还采用晶体振荡器作为时钟信号发生器，以保证整个系统的工作可靠、测量精确。

3.肌电检测的方法和信号特征 肌电图是反映肌肉-神经系统的生物电活动规律的波形图，记录了肌肉收缩的电学效应。肌电信号可以检测运动单元激发的动作电位，也可以检测外部刺激所导致的动作电位。把同轴针状电极插入皮下，可测量单个运动单元的电活动。把表面电极放在皮肤上，可测量电极下局部肌肉的电活动，它所测量的肌电信号是多个运动单元总和的电活动。图14-32给出了同轴电极和表面电极下的肌电图。

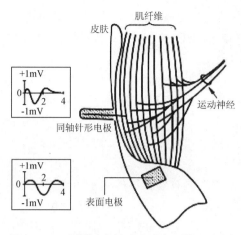

图 14-32　同轴电极和表面电极下的肌电图

常规肌电图检查包括静息电位、插入电位、单个运动单位电位和多个运动单位电位等。

当电极插入正常的完全松弛状态下的骨骼肌时,插入到肌肉内的针电极下的肌纤维无动作电位出现,称为静息电位,荧光屏上表现为一条直线。

当电极插入、移动和叩击时,电极针尖机械刺激肌纤维所诱发的动作电位,称为插入电位。正常肌肉此瞬间放电持续约 100ms,不超过 1s,然后转为静息电位。

单个运动单位电位(MUP)指一个下运动神经元所支配的肌纤维群所产生的综合电活动。每一个下运动神经元轴突所支配的肌纤维数目是不同的,可用神经支配值(R)表示。对单个 MUP 进行分析的项目包括位移、时程及电压。

正常肌收缩时运动单位冲动是不同步的,以保证肌肉收缩的平稳与持续,收缩时主观用力不同,肌电图可出现不同的表现。当轻度用力收缩时,可得到一个或几个运动单位的电活动,一般把肌电图上出现疏散的单个运动单位电位称为单纯相。当中等程度用力收缩时,参加收缩的运动单位电位数量及其发放频率都会增加,出现所谓混合相的肌电图。此时肌电图上有些区域仍可见于单个运动单位电位,有些区域电位密集已无法辨认出单个电位。当肌肉做最大用力收缩时,参加收缩的运动单元更多,发放的频率更高,出现所谓的干扰相。此时肌电图上出现重叠的复杂波形,已无法辨认出个别的运动单位。因为这时出现了以前未进行活动的新的运动单位,致使运动单位反应重叠,而形成一种复杂的干扰型的肌电图。如图 14-33 所示。

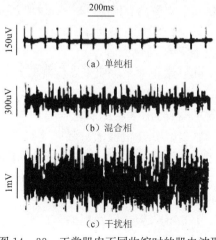

图 14-33　正常肌肉不同收缩时的肌电波形

将刺激电极放置在周围神经的运动点上,用不同频率、不同强度电压刺激周围神经干的运动点,产生神经兴奋,将神经冲动传递给运动终板,因此肌肉收缩,产生动作电位,这种方法得到的肌电图称为诱发肌电图。

诱发肌电图测定神经的传导速度和各种反射以及神经兴奋性和肌肉的兴奋反应,它在了解周围神经肌肉装置的机能状态,了解脊髓、脑干、大脑中枢的机能状态以及诊断周围神经疾病和中枢疾病上具有重要意义。临床上常进行的诱发肌电检测指标包括运动神经传导速度(MCV)、感觉神经传导速度(SCV)、F波(FWV)、H反射(H-R)、连续电刺激也称重复电刺激(RS)。

(1)运动神经传导速度(MCV):神经传导速度是研究神经在传递冲动过程中的生物电活动。运动神经是将兴奋由近端肌肉向远端肌肉进行离心传导。

分别在某一运动神经的两个部位施加刺激,在该神经支配的同一肌肉上引出诱发电位M波,可得两个潜伏期数值之差称为两刺激点之间的神经传导时间。某一段运动神经的传导速度等于两刺激点间的体表距离除以这两点间的传导时间。若神经受到损害,传导速度减慢甚至可能完全丧失传导性。正常的神经传导速度为50m/s,传导速度低于40m/s,即呈病理性。

(2)感觉神经传导速度(SCV):感觉神经将兴奋传向中枢,即向心传导。临床发现,周围神经病变的早期,患者只有感觉的障碍,而无运动的障碍和肌萎缩。这时测定感觉神经传导速度(SCV)便具有重要诊断意义。测定感觉神经传导速度有两种方法:即顺行法和逆行法(或称正流法和反流法)。顺流法将指环状电极套在食指上作为刺激电极,并在神经干一点或两点上记录神经的诱发电位。逆流法的电极安放同顺流法,但以神经干上的两对电极作为刺激电极,而以食指或小指上的环状电极作为记录电极。

(3)H反射(H-R):电刺激外周神经干时,在肌电波出现诱发M波之后出现的波是H波,该波为反射波,为刺激感觉神经后通过脊髓引起的单突触反射的肌电波。M波之后的H波为检查脊髓前角细胞兴奋的重要指标。检测的主要指标有:H反射潜伏期,即从刺激开始到H反射出现的时间,单位为ms;H波最大振幅与M波最大振幅之比值,正常应大于1。

(4)F反射(FWV):用弱电流刺激周围神经干时诱发动作电位M波后,约经20~30ms的潜伏期,又可出现第二个较M波小的诱发电位,称F波。切断脊髓后根仍有F波,所以它是由电刺激运动神经纤维产生的逆行冲动到达脊髓所引起的一种反射。在神经干远端点刺激时,诱发的M波的潜伏期比近端点刺激诱发的M波短,F波的潜伏期延长。F波的波幅不随刺激强度改变而改变,但过强刺激时,F波消失。

(5)重复电刺激(RS):当有神经肌肉疾患时,用不同频率的电脉冲重复刺激周围神经并记录肌肉的动作电位。观察在不同刺激频率下的肌电反应规律性的变化。

肌电信号受到许多因素的影响,诸如:肌肉的解剖部位、电极的种类、大小及放置部位等。但肌电信号总体上呈现出一定的规律性,大量的肌电信号的典型统计特征是:肌电信号是交流信号,它与肌肉产生的力大致成比例(在幅值上);频域通常在20~5000Hz之间,频谱功率最大的频带(主要成分)随肌肉而定,通常在30~300Hz之间;肌电信号的持续时间为2~10ms;信号的振幅为20μV~50mV。对于健康人,肌电幅度的峰峰值可达1~3mV,产生中等强度紧张的健壮肌肉的典型肌电幅度峰峰值一般为100MV。

4.肌电检测的研究进展 1733年,Walsh发现鳗鱼的肌肉收缩可以产生电火花。1849年,Du Bois-Reymond第一次证实了人在主动收缩肌肉时,电活动的存在。1928年,R. Protester首次记录到了由外周神经麻痹而导致的生物电位变化,这是最原始的肌电图。20世纪40年代起,人们开始了用肌电图进行神经肌肉电生理的研究,采用静电计的原始方法来记录蛙肌电图。1948年人类首次提出报告将肌电应用于假肢。20世纪50年代,肌电图仪开始应用于临床。从60年代起,肌电图已经成为临床肌肉病变诊断的有力工具,可以检测四肢、胸肌、心肌、肠肌及内脏肌肉,肌电图学也已经成为广泛而有组织研究的一门科学。此后,肌电作为控制信号,在一些发达国家得到重视和应用。70年代以来,肌电控制假手已发展到商品化阶段,开始进入临床使用。现在,肌电图已经广泛地应用于临床检查,并且在肌肉病变的诊断中发挥了重要作用。

5.肌电检测的临床应用　实验证明,当运动单位发生各种病理变化时,会出现异常的肌电图,临床上利用肌电图判断神经肌肉的功能是否正常以及神经肌肉疾病发生的部位、性质和程度等。肌电图在神经、内科、骨科、职业病诊断和运动医学等方面有广泛应用。

(1)用肌电图来鉴别神经性肌萎缩以及肌源性肌萎缩,判别神经损伤的程度和部位,可对神经再生和矫形手术前后肌肉功能进行分析。可用来做针灸、针麻、咀嚼肌功能、膀胱括约肌功能、子宫功能等研究的手段。

(2)在运动医学方面,肌电图可用来分析各种运动时肌肉的作用、力量和疲劳的肌电图指标等。

(3)用来诊断神经肌肉接头疾病或肌肉本身病变:如:重症肌无力、肌强直病、周期性麻痹、神经性肌强直、面肌痉挛、僵人综合征、帕金森病、原发性震颤,或肌营养不良、先天性肌病、代谢性肌病、内分泌性肌病、炎性肌病等。

(4)利用标准化的EMG仪器对肌电反馈进行研究。通过使深部肌肉松弛以调节一般张力,消除一般的恐惧症和其他心理障碍、肌肉的康复及局部肌张力的减弱、匿声的检测;肌电反馈还可以治疗消化系统的功能失调、压抑、湿疹以及神经性皮炎等疾病;对紧张性偏头痛、溃疡、直肠炎及结肠痉挛等疾病起到一定的缓解作用。

(5)通过研究或检测肌肉生物电活动,能够判断神经肌肉系统的机能及形态学变化,将肌电结果用于假肢的控制信号。

二、体感诱发电位

1.基本原理　体感诱发电位(somatosensory evoked potential,SEP)是指刺激人体指、趾皮神经或肢体大的混合神经干中的感觉纤维在相应的大脑感觉投射区的头皮上记录到的电位变化。是神经系统高级中枢对外周神经刺激所产生的电反应活动,代表了中枢神经系统在特定功能状态下的生物电活动的变化,体感诱发电位是1951年由Dawson在一次对遗传性肌阵挛性痛病的周围神经进行单次刺激时记录到的。体感诱发电位是一种常用的诱发电位,它在鉴别感觉障碍是功能性或器质性上有重要意义。

体感诱发电位可以根据刺激电极的放置部位、刺激频率、潜伏期长短等特点进行分类。按照刺激频率的不同,体感诱发电位可以分为瞬态体感诱发电位和稳态体感诱发电位两种。按照潜伏期的长短进行分类,SEP包括短潜伏期电位、中潜伏期电位和长潜伏期电位。短潜伏期电位一般不受意识改变的影响,中、长潜伏期电位则受警觉状态与认知功能的不同而不同。虽然短潜伏期SEP的波幅比长潜伏期SEP低,但其稳定的特性使得它更适合用于神经系统疾病的诊断。

瞬态体感诱发电位由慢速(1～10 次/s)的单次电脉冲重复刺激所诱发出。瞬态体感诱发电位目前在临床上应用较多。正常人瞬态 SEP 的基本波形如图 14－34 所示。

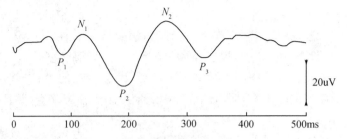

图 14－34　正常人瞬态 SEP 基本波形

正常人瞬态 SEP 波幅中的主波为 P_2，正向 P_2 波与负向 N_1，N_2 波组成主波群(N_1－P_2－N_2)，P_2 波幅较高。

稳态体感诱发电位由较快的连续脉冲刺激(如大于 20 次/s 的连续脉冲)诱发出的电位。稳态 SEP 又称震荡电位，这类 SEP 临床应用甚少。图 14－35 给出了不同频率稳态 SEP 波形，其中左边一列为叠加后的反应；中间一列为滤波后，将起始刺激所诱发的慢电位全部滤去后，仅剩下与连续脉冲频率一致的一串振荡电位波形；右边一列为平均后的单个波。

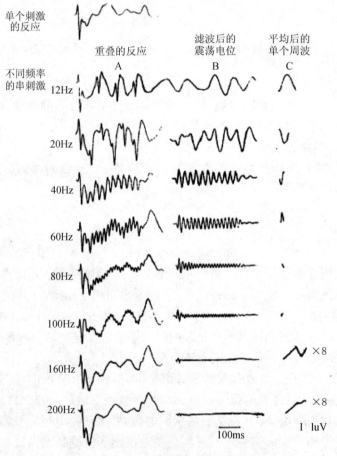

图 14－35　不同频率稳态 SEP 波形

2.体感诱发电位检测系统框图及采集方法　体感诱发电位检测系统主要由控制系统、刺激器、采集系统和后处理系统组成,具体框图如图14-36所示。

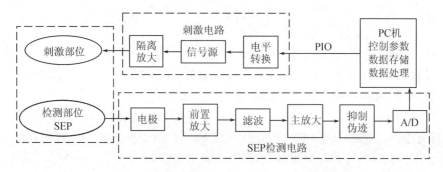

图14-36　体感诱发电位检测系统组成框图

控制系统:集控制系统和后处理系统于一身,可以由一般的 PC 机系统构成。其作用是:①控制以何种方式产生刺激、控制刺激器各项参数。②同步控制采集信号。③存储采集的数据。④将采集的数据进行后处理、特征提取和参数量化,并得出可以用于诊断用的定量指标。

刺激器主要负责产生感觉刺激。包括两个部分:①刺激源控制,根据 PC 机给出的控制信号,控制刺激源的频率、幅度等。②前端刺激器,用电极接在刺激部位进行刺激。

SEP 检测采集系统主要包括以下几部分:①电极系统,放置在 SEP 监测区域,用于电信号采集。②光电隔离,实现仪器和人体的电气隔离,以保证人体安全。③前置放大级,采用差动输入级,需要有高的输入阻抗、高共模抑制比、低温漂和低噪声。④带通滤波,高通用于去除电极引起的基线漂移,频率范围为高通 5～30Hz;对于中、长潜伏期 SEP,高通滤波带宽应小于 10Hz。低通用于去除例如肌电、电磁干扰等噪声,频带范围为 1～3kHz。滤波会改变所记录的 SEP 的波幅和潜伏期。可采用数字滤波技术以避免电位潜伏期的漂移。⑤主放大器,用于将微弱的诱发电位信号放大到 A/D 采集系统合适的量程范围,比如 0～5V。因此,主放大器要求有一定的放大能力和增益带宽积。⑥A/D 转换,受同步信号控制进行信号采集,要求具有高采样率和高精度。高精度使得 A/D 分辨率更高,高采样率是为了降低采样引起的混叠。A/D 转换后得到的数字信号经由串口或其他数据总线传送至后处理系统。

SEP 采集时,刺激电极多采用表面电极。若采用混合神经刺激方法,上肢 SEP 检查时,刺激正中神经或尺神经,电极置于手腕部的近心端,距腕远端皱褶 2～3cm;阴极位于近心端,阴极与阳极相距 2cm。下肢 SEP 检查时,常采用胫神经内踝刺激。另外,指环电极用于刺激上肢纯感觉神经,足背刺激腓肠神经为下肢纯感觉神经检查法。由于刺激混合神经诱发的电位比刺激纯感觉神经诱发的电位波幅更大、更清晰,因此更多采用前者。同时应调整刺激电极位置直至能以最小刺激量引发肌肉抽动。

信号采集的记录电极安放在头皮上,可以使用多种盘状、银管状、针状等电极。临床上,电极的安放位置最常用的是国际标准 10～20 系统电极安放法,随着多导脑电图机的发展和各种研究的需要,头部安放的电极数目明显增多。其中较常用的有 128 导脑电记录电极。

3.体感诱发电位信号处理方法

(1)时域处理方法:在许多生理信号分析研究中,常遇到要从受严重干扰的信号中检出重复有用信号的问题,体感诱发电位信号的提取就是其中一种。信号重复出现是这类问题的一个重要特点。相干平均处理是解决这类问题的最基本的比较有效的方法。

相干平均技术可以用来处理体感诱发电位信号,但是在使用时还需注意以下几个问题:

1）各次刺激的间隔必须足够大；

2）由施加刺激瞬间到诱发响应开始之间有一段所谓"潜伏期"；

3）由于信噪比很低，所以需要累加成百上千次。

（2）频域分析方法：由于稳态体感诱发电位具有节律性，而且稳态诱发电位和输入的电流刺激频率有直接的锁时关系，可以用频域分析的方法在对应的刺激频率处提取到。通过对电信号做快速 FFT，可以得到信号的幅度谱，观察信号在不同频率处的幅度分量，可以得出脑电信号中包含的频域信息。

（3）刺激伪迹的去除：在采用电流刺激产生 SEP 时，由于人体是一个容积导体，刺激电流信号会沿着人体直接传导到记录电极上，产生与刺激有锁时关系的刺激伪迹。为了消除刺激伪迹对 SEP 的影响，通常采用接地、隔离的方法去除刺激伪迹，具体方法如下：

1）使用刺激隔离器，可以在很大程度上减少刺激伪迹，还可以保障受试者的安全。

2）设置好地线，在刺激电极与最近的记录电极之间置以优质地线，地线与皮肤接触面之间保持低阻抗，这样可使流经肢体这个容积导体的小量电流在该地线电极处直接流入保护地。同时也可以保护受试者，不使大量电流流过躯体。

3）将刺激器置于屏蔽盒中，并使屏蔽盒接地，避免噪声通过空间耦合到记录电极。

4）在实验中增加两对电极来检测刺激伪迹，通过记录这两个通道的信号并进行对比，可以检测刺激伪迹，从而提示刺激伪迹消除方法是否有效。

5）在对诱发电位数据进行处理分析时，可以根据刺激伪迹的特点通过一些算法消除刺激伪迹。

4. 体感诱发电位检测的临床应用　体感诱发电位广泛应用于神经科、耳鼻喉科、眼科、矫形外科、骨科、小儿科、麻醉科和康复理疗等科室，几乎涉及临床各科，一些检查项目已成为医学鉴定必不可少的指标。

SEP 技术大大扩展了神经系统的临床检查范围，客观性强、可以提供准确的定量资料。对于定位诊断检查而言，SEP 和 CT、MRI 一样可靠。因为 CT 和 MRI 毕竟只能说明结构性的改变，而 SEP 则能说明轴索传导、突触传递的细胞及分子系统的功能完整性以及功能解剖损伤的范围。特别适用于连续动态监护，这是 CT 或 MRI 难以做到的。

体感诱发电位中的早期成分比较适宜检测诊断神经系统疾病，比如通过对脑电图、头颅 CT 和 SEP 三者联合观察报道，SEP 作为脑缺血功能的判断指标已日益被人们所认识。

体感诱发电位中的晚期成分包括 N140，P200 和 P300 波，它是脑干网状结构和非特异投射系统传入活动引起的皮质联络区反应，由于经过很多突触的转接，所以潜伏期长，容易受到功能状态的影响。体感诱发电位中的晚成分与人的心理、精神状态密切相关，故可用于研究精神科相关疾病。

体感诱发电位还可以用于术中监护，特别是脊柱手术的术中监护。同时，作为临床上较为成熟的电生理检测手段，SEP 也被用于针灸医学和针刺疗法的评价手段。

（刘波）

第十五章 消化系统疾病检验

第一节 消化系统疾病的有关检查和应用

一、内镜检查

内镜检查是 20 世纪消化病学革命性的进展,现已成为消化系统疾病诊断的一项极为重要的检查手段。应用内镜可直接观察消化道腔内的各类病变,并可取活组织作病理学检查,还可将之摄影、录像并留存以备分析。根据不同部位检查的需要,将内镜分为胃镜、十二指肠镜、小肠镜、结肠镜、腹腔镜、胆道镜、胰管镜等。其中,以胃镜和结肠镜最为常用,可检出大部分的常见胃肠道疾病。胃镜或结肠镜检查时镜下喷洒染色剂,即染色内镜,可判别轻微的病变,提高早期癌症的诊断率,如结合放大内镜,可进一步提高早期癌症的诊断水平。应用十二指肠镜插至十二指肠降段可进行逆行胰胆管造影(Endoscopic Retrograde Cholangio—pancreatography,ERCP),这是胆道、胰管疾病的重要诊断手段,并可同时进行内镜下治疗。经内镜导入超声探头,即超声内镜检查,可了解黏膜下病变的深度、性质、大小及周围情况,并可在超声引导下进行穿刺取样活检。胶囊内镜检查,即受检者通过吞服胶囊大小的内镜,由该内镜在胃肠道进行拍摄并将图像通过无线电发送到体外接收器进行图像分析。该检查对以往不易发现的小肠病变的诊断有特殊价值,如小肠出血、早期克罗恩病(Crohn 病)等。双气囊小肠镜的发明大大改进了小肠镜插入的深度,逐渐成为小肠疾病诊断的重要手段。

二、影像学检查

(一)超声检查

B 型实时超声(简称"B 超")普遍用于腹腔内实体脏器检查,因为具有无创性且检查费用较低等特点,在我国被用作首选的初筛检查。B 超可显示肝、脾、胆囊、胰腺等,从而发现这些脏器的肿瘤、囊肿、脓肿、结石等病变,并可了解有无腹水及腹水量,对腹腔内实质性肿块的定位、大小、性质等的判断也有一定价值。B 超对靠近腹壁的结构观察较理想,如胆囊结石诊断的敏感度可达 90%,观察胆总管有无扩张可初步作出肝内、外梗阻的判断。但 B 超信号易受腹壁脂肪及胃肠气体的影响,因此,对肥胖者、胃肠胀气明显者检查准确性较低,尤其对腹膜后结构如胰腺的准确性最低。此外,B 超还能监视或引导各种经皮穿刺,辅助诊断和治疗。彩色多普勒超声可观察肝静脉、门静脉、下腔静脉,有助于门静脉高压的诊断与鉴别诊断。

(二)X 线片检查

普通 X 线片检查依然是诊断胃肠道疾病的常用手段。腹部平片可判断腹腔内有无游离气体、钙化的结石或组织以及肠曲内气体和液体的情况。通过胃肠钡剂造影、小肠钡剂灌肠造影等 X 线片检查,可观察全胃肠道;气一钡双重对比造影技术能更清楚地显示黏膜表面的细小结构,从而提高微小病变的发现率。通过这些检查可发现胃肠道的溃疡、肿瘤、炎症、静脉曲张、结构畸形以及运动异常等,对于膈疝和胃黏膜脱垂的诊断优于内镜检查。口服及静脉注射 X 线胆道造影剂可显示胆道结石和肿瘤、胆囊浓缩和排空功能障碍以及其他胆道病变,但黄疸明显者显影不佳。经皮肝穿刺胆管造影术在肝外梗阻性黄疸时可帮助鉴别胆管的梗阻部位和病因,尤其适用于黄疸较深者。数字减影血管造影技术的应用提高了消化系统疾病的诊断水平,如门静脉、下腔静脉造影有助于门静脉高压的诊断及鉴别诊断;选择性腹腔动脉造影有助于肝和胰腺肿瘤的诊断、鉴别诊断以及判断肿瘤的范围,并可同时进行介入治疗;此外,该技术对不明原因消化道出血的诊断也有一定的临床价值。

(三)电子计算机 X 线体层显像(CT)和磁共振显像(MRI)

该类检查因为其敏感度和分辨力高,可反映轻微的密度改变,对病灶的定位和定性效果较佳,所以在消化系统疾病的诊断上越来越重要。CT 对腹腔内病变,尤其是肝、胰等实质脏器及胆系的病变如肿瘤、囊肿、脓肿、结石等有重要的诊断价值,对弥漫性病变如脂肪肝、肝硬化、胰腺炎等也有较高的诊断价值。对于空腔脏器的恶性肿瘤性病变,CT 能发现其壁内病变与腔外病变,并明确有无转移病灶,对肿瘤分期也有一定价值。因为 MRI 所显示的图像能反映组织结构而不仅仅是密度的差异,所以对占位性病变的定性诊断较好。应用螺旋 CT 图像后处理可获得类似内镜在管腔脏器观察到的三维动态图像,称"仿真内镜";MRI 图像后处理可进行磁共振胰胆管造影术(Magnetic Resonance Cholangio－pancreatography,MRCP),用于胆、胰管病变的诊断;磁共振血管造影术(Magnetic Resonance Angiography,MRA)可显示门静脉及腹腔内动脉。上述 CT 或 MRI 图像后处理技术为非创伤性检查,具有良好的应用前景,其中 MRCP 已成为一项成熟的技术,临床上可代替侵入性的逆行胰胆管造影(ERCP)用于胰胆管病变的诊断。

(四)放射性核素检查

^{99m}Tc－PMT 肝肿瘤阳性显像可协助原发性肝癌的诊断。静脉注射^{99m}Tc 标记红细胞对不明原因消化道出血的诊断有特殊价值。放射性核素检查还可用于研究胃肠运动,如胃排空、肠转运时间等。

(五)正电子发射体层显像(PET)

PET 反映人体的生理功能而非解剖结构,根据示踪剂的摄取水平能将生理过程形象化和数量化,用于消化系统肿瘤的诊断、分级和鉴别诊断,可与 CT 和 MRI 互补,提高诊断的准确性。

三、活组织检查和脱落细胞学检查

(一)活组织检查

取活组织进行组织病理学检查具有确诊价值,对诊断有疑问者尤应尽可能进行活检。消化系统的活组织检查主要是内镜窥下直接取材,如胃镜或结肠镜下钳取食管、胃、结直肠黏膜病变组织,或腹腔镜下对病灶取材。超声或 CT 引导下细针穿刺取材也是常用的方法,如对肝、胰或腹腔肿块的穿刺。也可较盲目地穿刺取材,如采用 1 秒钟穿刺吸取法行肝穿刺活检、经口导入活检钳取小肠黏膜等。手术标本的组织学检查也属于此范畴。

(二)脱落细胞学检查

在内镜直视下冲洗或擦刷胃肠道、胆道和胰管,检查所收集的脱落细胞,有利于发现该处的肿瘤。收集腹水查找癌细胞也属于此范畴。

(三)其他检查

1.脏器功能试验　脏器功能试验有胃液分泌功能检查、小肠吸收功能检查、胰腺外分泌功能检查、肝脏储备功能检查等,可分别用于有关疾病的辅助诊断。

2.胃肠动力学检查　胃肠动力学检查对胃肠道动力障碍性疾病的诊断有相当的价值。目前,临床上常做的胃肠动力学检查有食管、胃、胆道、直肠等处的压力测定,食管 24h pH 监测,胃排空时间及胃肠经过时间测定等。

3.剖腹探查　对于疑似重症器质性疾病而各项检查又不能肯定诊断者,可考虑剖腹探查。

(周革利)

第二节　消化系统疾病的一般检测项目和临床意义

一、粪常规检查和临床意义

(一)粪常规检查

1.概述　粪常规检查是临床常用化验方法之一,可以了解消化道及消化系统的一些病理现象。食物的种类、质和量以及胃肠、胰腺、肝、胆的功能状态或某些器质性病变可影响粪便的颜色、性状与组成。粪常规检查包括肉眼检查和显微镜检查。送检标本要新鲜,尽量取肉眼观察异常部分送检。

2.正常值和临床意义

(1)颜色:正常人粪便为黄褐色,婴儿粪便呈金黄色;食用大量绿色蔬菜后粪便可呈绿色;柏油样便(黑而富有光泽)见于上消化道出血;无光泽、灰黑色粪便可因服用活性炭、铋、铁剂或中草药所致;红色血便见于结肠癌、直肠或肛门出血;粪便表面附有新鲜血液或点状血斑多为痔出血;阿米巴痢疾或细菌性痢疾患者的粪便可为酱色;胆绿素从粪便中排出时,粪便呈绿色,见于乳儿消化不良;胆汁缺乏患者的粪便呈灰白色,上消化道 X 线钡餐造影后人体排出的粪便也可呈灰白色,婴儿粪便内常含有白色凝乳块,为乳汁消化不良所致。

(2)性状:正常人排出的粪便为成形软便,硬便为便秘所致。羊粪样硬便见于痉挛性便秘、直肠狭窄;粪便呈细条状或扁条状见于直肠癌;液状便见于急性肠胃炎;米汤样便见于霍乱、副霍乱;脓血便因脓与血多少而不同,血中带脓似果酱样见于阿米巴痢疾,脓中混有鲜血见于细菌性痢疾;胃肠道消化吸收功能不良时,粪便内可见到大量的不消化食物,如饭粒、脂肪、肉类等。

(3)细胞:正常人粪便内偶见少量上皮细胞和白细胞;大量红细胞见于肠道下段炎症或出血,如结肠炎、急性菌痢、急性阿米巴痢疾、急性血吸虫病、结肠癌、息肉或痔出血;大量白细胞见于急性细菌性痢疾;大量上皮细胞见于慢性结肠炎;吞噬细胞多见于急性细菌性痢疾,偶见于溃疡性结肠炎。

(4)食物残渣:正常粪便中可见少量淀粉颗粒、肌肉纤维、脂肪滴、植物细胞等,粪便中出现较多的淀粉颗粒见于碳水化合物消化不良;大量脂肪滴出现,提示脂肪消化不良;大量肌肉纤维出现,提示蛋白质消化不良。

(5)结晶:正常粪便偶见 3 价磷酸盐结晶,夏科－雷登晶体(Charcot－Leyden Crystal)见于阿米巴病痢疾、急性出血性坏死性小肠炎和肠道溃疡。

(6)寄生虫卵:寄生虫卵见于各种寄生虫病患者粪便中,常见的有蛔虫卵、钩虫卵、华支睾吸虫卵、姜片虫卵、蛲虫卵和鞭虫卵等。

(7)原虫、鞭毛虫和纤毛虫:急性阿米巴痢疾和慢性阿米巴痢疾急性发作患者粪便可检出阿米巴滋养体;慢性阿米巴痢疾患者粪便可检出阿米巴包囊;蓝氏贾第鞭毛虫感染,于腹泻时检查患者粪便可检出蓝氏贾第鞭毛虫滋养体,腹泻停止时可检出蓝氏贾第鞭毛虫包囊,该虫还可引起胆道感染。此外,若粪便内检得迈氏唇鞭毛虫、结肠小袋纤毛虫及人肠滴虫,则提示有这些寄生虫感染,患者可有腹痛、腹泻或腹胀症状。

(二)粪隐血试验

1.概述 当红细胞被破坏,血红蛋白释放出来并变性,此时用肉眼或显微镜都不能从粪便中查出血液,只有用化学方法才能在粪便中检出血液时,称为"隐血"。常用的类隐血试验(Fecal Occult Blood Test,FOBT)有联苯胺法、愈创木酚法和匹拉米洞法。联苯胺法敏感性好,易受多种因素的影响,假阳性率高;愈创木酚法敏感性低,受干扰因素少,假阴性率低;匹拉米洞法的敏感性介于两者之间。近来常用反向被动血凝法检测粪隐血,该法较其他方法更为优越,特异性高,几乎为100%。

2.正常值 阴性。

3.临床意义 上消化道出血时,FOBT 为阳性,常见于胃及十二指肠溃疡活动期、胃癌、钩虫病等;消化性溃疡治疗好转或在稳定期时,FOBT 转为阴性;胃癌时,FOBT 持续阳性。由于 FOBT 简单易行,所以可作为消化道肿瘤的普查指标。在判断粪便是否隐血时,要排除食物或药物因素所引起的假阳性,如食用动物血、肝、瘦肉及大量绿色蔬菜等,必要时应限制以上食物(所谓"隐血饮食")3 日再让患者复查。

(三)粪胆素定性试验

1.概述 正常情况下,胆红素随胆汁进入肠道后转变为粪胆原,粪胆原氧化为粪胆素,使粪便着色。粪胆素定性试验(Fecal Urobilin Qualitative Test,FUQT)可用于检测阻塞性黄疸。

2.正常值 氯化高汞试验呈阳性反应(红色)。

3.临床意义 阻塞性黄疸患者的粪便为灰白色,这是因为粪便内缺乏胆红素,氯化高汞试验呈阴性反应。

二、胃分泌功能检查

(一)胃液分析

1.概述 胃液分析(Gastric Juice Analysis)是研究胃的基础分泌和受刺激状态下胃的分泌情况,主要是盐酸分泌量,通过胃液分析可帮助诊断胃疾病和判断手术治疗的效果等。目前,胃液分析时使用的胃液分泌刺激剂有组织胺、五肽胃泌素(Pentagastrin)和试餐(馒头或面包)。

2.试验方法

(1)加大组织胺法:试验日早晨空腹插入胃管抽取胃液,弃去,再收集基础胃液 1h,在收集到 30min 时,肌注抗组织胺药(非那更 25mg 或苯海拉明 50mg),以消除组织胺引起的血管扩张及支气管和胃肠道平滑肌的痉挛作用。收集基础胃液后,皮下注射磷酸组织胺,剂量为 0.04mg/kg。注射加大剂量的磷酸组织胺后,持续引流胃液,每 15min 留一次标本,连续 4 次,共 1h。

（2）五肽胃泌素法：收集胃液的方法同加大组织胺法，将皮下注射磷酸组织胺改为肌肉注射五肽胃泌素，剂量为 $6\mu g/kg$。

3. 正常值 基础胃液量为 $10\sim100mL$，基础排酸量（BAO）为 $(3.28\pm1.89)mmol/h$，最大排酸量（MAO）为 $(19.34\pm10.05)mmol/h$；胃液清晰、无色，有轻度酸味，含少量黏液、乳酸，隐血、细菌检查均为阴性，有少量白细胞和上皮细胞。

4. 临床意义 加大组织胺或五肽胃泌素试验，在下列情况下有参考价值。

（1）区别胃溃疡是良性还是恶性。可参考 MAO 进行区分，如果证实是胃酸缺乏，应高度怀疑癌性溃疡。

（2）$BAO>15mmol/h$，$MAO>60mmol/h$。若 BAO 与 MAO 比值大于 60，提示患者有胃泌素瘤。

（3）其他检查不能作出诊断，而加大组织胺或五肽胃泌素试验发现 $MAO>40mmol/h$，提示患者有十二指肠溃疡。

此外，萎缩性胃炎、胃癌、恶性贫血患者胃酸均低。部分患者胃切除术后，胃酸分泌减少，若术后出现吻合口溃疡，则胃酸分泌可接近正常。乳酸定性阳性见于胃癌、萎缩性胃炎及幽门梗阻。胃癌伴幽门梗阻时，患者胃液内可见 Boas—Oppler 氏乳酸杆菌。

（二）血清胃蛋白酶原检查

1. 概述 胃分泌功能检查除需测定壁细胞的泌酸功能外，尚可检查血清胃蛋白酶原（Serum Pepsinogen，SPG）含量，以了解主细胞分泌胃蛋白酶原的能力。应用琼脂电泳法可从胃黏膜提取液中分离出 7 种胃蛋白酶原（同丁酶原），按其免疫原性不同可分为两个亚群，即 PG I（包括 PG 1~5）和 PG II（包括 PG 6~7），PG I 来源于胃底腺黏膜的主细胞和腺体颈黏液细胞。除上述部位外，胃窦幽门腺细胞、贲门腺细胞及十二指肠的 Brunner 腺细胞均能分泌 PG II，此外，PG II 还可以由异位胃黏膜分泌，前列腺亦可分泌 PG II 并释放入精液内。用放射免疫法可测定血清 PG I 和 PG II 含量。

2. 正常值 SPG I：$(74.3\pm2.5)\mu g/L$；SPG II：$(19.0\pm0.9)\mu g/L$；SPG I/SPG II：4.34 ± 0.15。

3. 临床意义

（1）慢性胃炎：SPG I 和 SPG II 的含量、SPG I/SPG II 比值能精确反映各型胃炎胃黏膜组织学情况，敏感性为 87.5%，阳性预示值为 77.8%，均高于五肽胃泌素法胃泌酸功能测定，因此，有人认为 SPG 可起到胃底脉黏膜血清学活检（Serologic Biopsy）的作用。SPG II 含量和 SPG I/SPG II 比值增高可视为慢性胃炎的亚临床指标。慢性浅表性胃炎的 SPG I 和 SPG II 含量均高于正常值，SPG I/SPG II 比值低于正常值。SPG I、SPG II 含量升高是由于胃体、胃窦的炎症刺激导致胃底腺 2 种酶原升高。轻、中度萎缩性胃炎的 SPG I 含量正常，SPG II 含量明显升高，SPG I/SPG II 比值降低；重度萎缩性胃炎的 SPG I 含量与正常人相似，SPG II 含量明显降低。

（2）消化性溃疡：十二指肠球部溃疡患者的 SPG I 和 SPG II 含量高于正常值，可能反映其主细胞数量增多。胃溃疡患者的 SPG I/SPG II 比值低于十二指肠球部溃疡。SPG I 含量升高者，患十二指肠溃疡的几率是患胃溃疡的 3 倍，而 SPG II 含量升高者患胃溃疡的几率则是患十二指肠溃疡的 3 倍。

（3）胃癌：有人提出，将 SPG I 作为胃癌的预报因子，认为 SPG I 含量降低可作为胃癌危险因素的亚临床指标,并与肠型胃癌有关。慢性萎缩性胃炎伴广泛肠上皮化生及 SPGⅠ含量降低者易患肠型胃癌。

(4)胃切除术:胃全切除术后,残胃浅表性或萎缩性胃炎患者的 SPGⅠ和 SPGⅡ含量与术前相似,术后残胃萎缩性胃炎患者亦有 SPGⅠ含量进行性下降和 SPGⅡ含量持续升高的情况。近端迷走神经切断术后,十二指肠溃疡患者 SPGⅠ含量下降,SPGⅡ含量则无影响。

(5)肾功能:虽然 PGⅠ和 PGⅡ均能在血清中测得,但因只有 PGⅠ可自尿液中排出,故肾衰时 SPGⅠ含量升高。

三、十二指肠引流液检查

(一)十二指肠引流液分析

1.概述　用十二指肠管从十二指肠、胆总管、胆囊和肝脏管引流出来的液体称"十二指肠引流液"。十二指肠引流液分析(Duodenal Content Analysis)可以了解肝、胆、胰的分泌功能和胆道情况,对肝胆疾病的诊断有重要意义。对慢性胆道部分阻塞或感染的某些患者,引流能起到一定的治疗作用。

2.试验方法

(1)试验日早晨,空腹经口插入十二指肠引流管至胃内,将胃内容物全部抽尽。

(2)患者取右侧卧位,床尾垫高约 40cm,每 1~2min 将引流管送入 1cm,约 30mm 可进入十二指肠内。

(3)将管外端置于床缘下,液体自然流出,此液称"D 液"(D 是 Duodenum 第一个字母)。

(4)D 液流完后,将温热的 33％硫酸镁溶液 50mL 由注射器缓慢从引流管外口注入,注完后用血管钳夹紧管端 5~10min。

(5)放开血管钳,用注射器轻轻抽吸后液体即可自行缓慢流出。将首先流出的硫酸镁弃去,当金黄色或淡黄色的胆总管胆汁(A 胆汁)开始流出,即用 A 标本瓶盛接,标本量为 10~15mL。其后流出的棕褐色或棕黄色浓厚液体为 B 胆汁,改用 B 标本瓶盛接,一般接 30~60mL,有病变时标本量可增多或减少。继续引流,出现淡黄色稀薄液体(称"C 胆汁")时,改用 C 标本瓶盛接。其后的胆汁不再变色,引流 C 胆汁至标本量足够检查时,即将管拔出。

(6)需进行细菌培养时,应准备 3 支无菌培养管,分别标记 A、B、C。在胆汁引流过程中,按无菌操作留取 A 胆汁、B 胆汁、C 胆汁各 1mL 用于细菌培养。

3.正常值　D 液:10~20mL,淡黄色,透明或微浊,较黏稠;A 胆汁:10~20mL,金黄色,比重为 1.007~1.012,透明,略黏稠;B 胆汁:30~60mL,棕褐色,比重为 1.016~1.032,透明,黏稠;C 胆汁:胆汁量随引流管留置时间长短而异,柠檬黄色,比重为 1.007~1.010,透明,略黏稠。各部分胆汁中均可见少量白细胞,一般不超过 20/Hp,偶见来自胆管或胆囊脱落的柱状上皮细胞,可含有少量胆固醇,但无胆红素结晶、虫卵及细菌。

4.临床意义

(1)无胆汁排出者,常见于胆总管梗阻,如胆结石或肿瘤压迫等。

(2)未用刺激剂前 B 胆汁已排出,呈绿色或黑褐色者,多见于胆道扩张伴感染或胆囊液淤积。

(3)异常浓厚胆汁者见于胆石症有胆囊液淤积,稀淡胆汁见于慢性胆囊炎胆囊浓缩功能减低时。

（4）胆汁混有血液要考虑急性十二指肠炎、胃十二指肠溃疡及胰头癌等。

（5）胆汁内有颗粒状沉淀或胆沙见于胆石症。

（6）十二指肠或胆道有炎症时，胆汁中可出现大量黏液、白细胞和上皮细胞。根据 A 胆汁、B 胆汁、C 胆汁内出现的炎症的细胞的成分及数量，可大体判断炎症的部位和程度。

（7）胆汁中出现大量胆固醇、胆红素和胆红素钙结晶者，应考虑有胆石症。

（8）寄生虫感染者，其胆汁中可找到相应的虫卵。若 B 胆汁中发现细菌，如大肠杆菌、伤寒和副伤寒杆菌等，则其诊断意义较大。

四、小肠吸收功能试验

（一）3 天粪便脂肪测定（3－days Stool Analysis for Lipid）

1.概述　小肠吸收不良的重要依据是患者粪便中排出大量脂肪。正常人的脂肪吸收率达 94%，每日进食 100g 脂肪时，由粪便排出的脂肪量应小于 6g。若粪便排出脂肪量每日大于 6g，应视为异常。

2.试验方法　试验前 3 日，每日给予含脂肪 80～100g 的饮食，其后，在继续给予同样饮食的条件下，连续收集 3 日粪便送检，以测定粪便内的脂肪含量。3 日内所收集的粪便标本应不少于 300g，否则，表明粪便标本收集不充分。患者近期内应未做过胃肠钡餐检查，因为钡剂会影响粪便脂肪测定结果。

3.正常值　每日饮食中含脂肪 80～100g 时，人体所排出的粪便内脂肪含量应小于 6g。

4.临床意义　粪便内脂肪含量增加见于小肠吸收不良综合征。乳糜泻时，患者粪便内脂肪含量为每日 10～30g。胰腺功能不全和空肠旁路术后，患者粪便内脂肪含量每日可达粪便总量的 50%。

（二）右旋木糖试验（D－xylose Test）

1.概述　右旋木糖是一种戊糖，很容易在正常人的小肠上段被吸收。虽然右旋木糖的吸收机制尚未明确，但右旋木糖的吸收和整个小肠黏膜上皮功能有密切关系。右旋木糖分布于细胞外液，自肾脏排泄。

2.试验方法　嘱患者早晨空腹状态排尿。将 25g 右旋木糖粉溶于 250mL 开水内，让患者一次服下，再服用 250mL 清水。收集患者服糖后 5h 尿液，记录尿液总量，测定尿液中右旋木糖的含量。

3.正常值　5h 尿中右旋木糖排出量大于 29.97mmoL（4.5g）。

4.临床意义

（1）小肠黏膜病变患者，如乳糜泻或热带口炎性腹泻患者，尿内右旋木糖排泄量明显减少。

（2）尿内右旋木糖排泄量减少见于小肠细菌过度生长综合征（由于细菌摄入糖所致）和短肠综合征（由于内容物转运过快和肠吸收面积减少所致）。

（3）胰腺功能不全患者，右旋木糖吸收正常。

（4）细胞外液容量增加（如腹水）或肾功能衰竭患者，尿内右旋木糖排出量也可减少。

（三）胆汁酸呼气试验（Bile Acid Breath Test）

1.概述　小肠内细菌过度生长和末端回肠病变可使胆盐的吸收出现障碍，在结肠内增多。正常人口服[14]C－甘氨酸后，大部分在回肠被吸收，循环至肝脏再排入胆道，仅小部分被排至结肠,其中一部分从粪便排出,另一部分代谢成$^{14}CO_2$并通过肺排出。

2.正常值 正常人口服^{14}C－甘氨酸 0.37MBq(10 微居里)后,4h 内的$^{14}CO_2$ 排出量低于总量的 1%,24h 粪内^{14}C 排出量小于 8%。

3.临床意义 胆汁酸呼气试验有助于小肠内细菌过度生长及回肠病变引起的吸收不良综合征的诊断。当小肠内有大量细菌生长、回肠功能失调或切除后,肺内$^{14}CO_2$ 和粪内^{14}C 的排出量明显增多,甚至可达正常人的 10 倍。这是因为这些患者的胃肠吸收功能障碍,口服的^{14}C－甘氨酸在肠腔内被大量去结合(Deconjugation),释出的^{14}C－苷氨酸被细胞代谢为$^{14}CO_2$,迅速地弥散入血液循环系统内,再从肺脏排出。

(四)呼气氢测定(Hydrogen Breath Test,HBT)

1.概述 人类仅结肠中的细菌具有使糖发酵产氢的能力,只要有 2g 左右未被小肠吸收的糖进入结肠,即可受结肠中细菌的作用而发酵产氢,氢弥散入血,经肺呼出。人体小肠吸收功能正常时,可将糖全部吸入,呼气中氢含量极微;人体小肠吸收功能障碍时,呼气中氢含量则会明显增加。因此,测定呼气中氢的含量可准确地反映某种糖的吸收情况。

2.试验方法 受试者实验前一日避免摄入产气食物,晚饭后禁食,实验当日清晨空腹,于试餐前半小时及试餐后定时收集呼气标本,可通过麻醉面罩将呼气标本收集于绝气塑料注射器中。氢气浓度用数字显示式热导气相色谱仪进行测定。几种常见呼气氢含量测定的试餐和标本采集的具体方法如下。

(1)乳糖吸收不良。将 50g 乳糖(儿科患者为 2g/kg)溶于温水内作为试液,每小时收集标本 1 次,共 6 次。

(2)蔗糖吸收不良。将 50g 蔗糖(儿科患者为 2g/kg)溶于温水内作为试液,每小时收集标本 1 次,共 6 次。

(3)细菌过度生长。

①将 50g 葡萄糖溶于温水内作为试液,每 10～15min 收集 1 次标本,共 4 次。

②将 10g 乳果糖溶于温水内作为试液,每 10～15min 收集 1 次标本,直至出现结肠峰。

(4)胃肠道传递时间测定。将 10g 乳果糖溶于温水内作为试液,每 5～10min 收集标本 1 次,直至出现结肠峰。

3.正常值 正常人呼气氢含量小于 15ppm。小肠传递时间:(94±15)min(摄入乳果糖 10g 后)。

4.临床意义

(1)阳性判断标准:呼气氢含量为 15～19ppm 是临界状态,任一标本中呼气氢含量大于 20ppm 为异常;呼气氢含量低于 25ppm 为轻度糖吸收不良,含量为 25～60ppm 是中度糖吸收不良,高于 60ppm 以上者为重度糖吸收不良。

(2)呼气氢含量增加。

①乳糖吸收不良症,如小肠乳酶缺乏而致的乳糖吸收不良或胃切除术后乳糖吸收不良等。儿童复发性腹痛患者通过 HBT 可证明有相当一部分患者为乳糖吸收不良所致。

②蔗糖吸收不良见于肠道黏膜先天性或后天性的蔗糖酶－异麦芽糖酶缺乏。在发作性腹泻或腹痛的儿科患者中,通过 HBT 可显示有 3% 为蔗糖吸收不良。

③葡萄糖吸收不良见于先天性小肠黏膜刷状缘己糖主动转运基因异常或胃肠道获得性疾病(如胃切除术)引起的葡萄糖吸收不良。有研究显示,肠壁囊样积气症患者口服 50g 葡萄

糖后呼气氢含量明显增加。

④小肠细菌过度生长，正常人小肠内相对无菌。出现盲袢综合征、空肠憩室或糖尿病时，大肠中细菌可在小肠上部生长。口服葡萄糖后 2h 内呼气氢含量增多，可作为小肠上部细菌污染指标。中、下部小肠细菌污染应采用乳果糖吸收试验，因葡萄糖在到达小肠中、下部时已被吸收。乳果糖到达盲肠前，如果中、下部小肠细菌过度生长或肠功能不良，则呼气氢含量增高并超过 20ppm（小肠峰）。当乳果糖到达盲肠后，呼气氢含量继续增加，可超出 80ppm（结肠峰）。乳糖 HBT 也可用于诊断盲袢综合征时小肠细菌过度生长，其特点为基础及口服乳糖后的呼气氢含量明显升高且持续数小时。

（3）胃肠传递时间异常。胃切除术后可发生小肠运动过快的情况。有人报告，胃切除术后肠功能正常者胃肠传递时间为 74.6min，而胃切除术后伴有慢性腹泻患者胃肠传递时间可达 30.2min。糖尿病、胃轻瘫者常有小肠通过延缓。

（4）监护作用。HBT 可监护早产儿，防止发生致死性小肠结肠炎。在肠炎发作前，HBT 即能显示呼气氢含量的增多，这有助于该病的早期诊断。

（5）其他。HBT 可用于研究药物对小肠动力学的影响和饮食中纤维素在结肠中的代谢情况等。

（周革利）

第三节　消化系统疾病特种检验医学项目和临床意义

一、胃酸

胃酸是由壁细胞分泌的。胃液中的胃酸有 2 种形式，一种是解离的，称为"游离酸"；另一种是与蛋白结合的盐酸蛋白盐，称为"结合酸"。两者合在一起称为"总酸"。在纯胃液中，绝大部分的酸是游离酸。胃酸量常以单位时间内胃酸的小时摩尔数表示，称为"总酸排出量"。正常人在空腹时胃液中总酸排出量为 $0 \sim 5mmol/h$。基础酸排出量（BAO）以 mmol/h 表示，正常男性和女性的 BAO 平均为 2.5mmol/h 和 1.3mmol/h，男性和女性溃疡患者的 BAO 平均为 5.0mmol/h 和 3.0mmol/h。当 BAO>10mmol/h，常提示胃泌素瘤的可能。慢性浅表性胃炎胃酸量正常或偏低，萎缩性胃炎胃酸量则明显降低，甚至缺乏。胃酸具有多种功能，包括激活胃蛋白酶原，供给胃蛋白酶所需要的酸性环境，杀菌作用，促进胰液、肠液和胆汁的分泌。但过多的胃酸对胃黏膜和十二指肠黏膜有侵蚀作用。

二、幽门螺杆菌

1983 年，Marshall 和 Warren 从慢性活动性胃炎患者的胃黏膜中分离出幽门螺杆菌（H. pylori）之后，H. pylori 与上消化道疾病之间的关系受到消化界学者及微生物学家的极大关注。H. pylori 的发现使慢性胃炎和消化性溃疡的发病学和治疗学研究面临着一场革命。现在已经确认 H. pylori 是慢性胃炎的主要致病因子，且与消化性溃疡、胃腺癌的关系十分密切。人体一旦感染 H. pylori，可持续数十年甚至终身。但是 H. pylori 感染者大多数无症状，只有少数人可表现不同程度的症状，H. pylori 菌株间毒素不同是主要原因之一。近年来，H. pylori 毒素的致病作用越来越受到人们的重视，体内外的试验证实，H. pylori 毒素可对细胞造成直接的损伤而使细胞形成空泡样变性。H. pylori 毒素可分为 2 种:空泡细胞毒素(Vacu-olating Cytotxin A,vacA)和细胞毒素相关蛋白(Cytotxin Associated GeneA,cagA)。拥有 cagA 基因的幽门螺杆菌无论基因型还是表型菌都与无 cagA 基因的菌株明显不同,其致病能力也存在着显著差异。

(一)H. pylori 的检测

1.微生物学检测方法　微生物学检测方法主要是细菌分离培养技术,是诊断 H. pylori 感染的"金标准",培养同时可以获得诸如抗原制备、药敏试验、分型和致病性研究所需要的细菌,但要求具有一定的厌氧培养条件和技术,作为常规诊断手段不易推广。

2.血清学方法　血清学方法即 ELISA 法,检测外周血中 H. pylori 组分如细胞毒素的抗体等,主要用于不同人群中 H. pylori 感染情况的流行病学调查和根除治疗后较长期(>3 个月)的复查,一般不单独用作医院患者 H. pylori 感染和根除(治疗后 1 个月)的诊断依据。由于 H. pylori 感染数周后血中才出现特异性抗体,所以阴性者血中也可存在交叉反应性抗性(如空肠弯曲菌感染),且 H. pylori 根除后血中抗体可长时间(>6 个月)持续阳性,故血清学阳性不能完全肯定患者有活动性感染,阴性不能排除初期感染。因此,血清学抗体的检测只能用于流行病学筛检,而不能用于临床诊断。

3.尿毒酶依赖技术　尿素酶是 H. pylori 最明显的抗原之一,它可以引起 H. pylori 感染患者和动物模型的血清中抗 H. pylori、动物模型的血清中抗 H. pylori－IgG 和抗 H. pylori－IgA 的升高。也可拿尿素酶作抗原,借血清学反应诊断 H. pylori 感染,监测 H. pylori 疗效和进行流行病学调查。

4.^{13}C 或^{14}C 呼气试验　胃内的幽门螺杆菌依靠其高活性的内源性尿素酶能将口服的^{13}C (稳定性核素)或^{14}C(放射性核素)标记的尿素分解成 NH3 和^{13}CO$_2$(或^{14}CO$_2$)。分解产生的^{13}CO$_2$(或^{14}CO$_2$)极易弥散入血,经肺呼出并被检测到。其反应式如下。

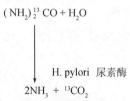

$$(NH_2)_2^{13}CO + H_2O$$

H. pylori 尿素酶

$$2NH_3 + {}^{13}CO_2$$

^{13}C 或^{14}C 呼气试验是敏感性和特异性都很高的无创性检测方法,能反映胃内幽门螺杆菌感染的全貌,监测幽门螺杆菌的根治疗效。^{13}C 呼气试验无放射性,更适用于儿童患者的检测。

(二)H. pylori 毒素的检测

1.空泡变性试验　在光镜下观察,能使 50% 以上的细胞形成空泡样变性,证明 H. pylori 培养基上有毒素。这种毒素的空泡变性试验也是最常用的检测产毒菌的方法。

2.中性红摄取试验　中性红摄取试验是在空泡变性试验基础上改进的。其原理也是根据毒素能造成细胞空泡样变性。本试验较光镜下观察的空泡变性试验更敏感、简单。

3.中和实验　中和实验是目前常用的检测产毒株感染的方法。健康人血中无中和活性,感染非产毒株后,只有极少部分患者血清具有中和活性。中和实验可作为一个血清学指标用于检测产毒菌的感染。其结果可用光镜下观察的变性细胞计数,也可用中性红摄取试验检测。中和实验具有高度的敏感性和特异性。

4.分子生物学的检测方法　H. pylori 感染是一个世界性问题,感染率随年龄的增高而增加。我国属 H. pylori 感染率较高的国家,自然人群感染率为 40%～60%。H. pylori 在慢性胃炎患患者群中的检出率为 60%～70%,在胃溃疡患病群中的检出率为 70%～80%,在十二指肠球部溃疡患病群中的检出率为 90%～100%。

三、胃泌素

（一）概述

胃泌素是胃肠激素中的重要激素之一,具有促进胃酸自律性分泌和营养胃肠道黏膜等多种生理功能。胃泌素主要由 G 细胞分泌。G 细胞是典型的开放型细胞,以胃窦部最多,其次是胃底十二指肠和空肠等处,但细胞总量不及胃窦的 2%。人胰岛 D 细胞亦能分泌胃泌素。研究发现,颊黏膜、舌、食道、中枢神经系统（集中在下丘脑）也含有胃泌素。

胃泌素的分子结构有大小不同的 5 种形式,即小胃泌素（Little Gastrin,G－17）、大胃泌素（Big Gastrin,034）、小小胃泌素（Little Little Gastrin）、大大胃泌素（Big Big Gastrin）和成分Ⅰ（ComponentⅠ）。它们在血浆和不同组织内的含量不同,在血浆中,G－34 占 2/3,其余主要为 G－17;在胃窦黏膜上,G－17 占 90%,G－34 仅占 10%;而在十二指肠黏膜上,G－34 占 60%,G－17 占 40%;大大胃泌素在胃窦和十二指肠黏膜内还不及 1%。

胃泌素中 G－17 作用最强。它是由 17 个氨基酸组成的多肽,其生物学活性约为相同克数的大胃泌素的 5 倍。这种现象可能是因为在血液中大分子形式易于保存,但在血流至外周组织时,大分子就分裂为小分子,与受体结合,以发挥其最大效能。

因胃泌素的主要代谢部位是肾脏,故肾功能不全和肾切除患者血清中的胃泌素浓度升高。小肠在胃泌素代谢中也起一定作用。当血液循环中胃泌素浓度增高时,可反馈抑制胃泌素的释放。

1. 促进胃泌素释放的因素

（1）机械性刺激。胃窦扩张,如胃窦内食物的机械刺激。

（2）化学性刺激。某些氨基酸（如甘氨酸）、蛋白胨、肉汁、酒精、血钙含量增高、肾上腺素增高和碱化胃等,均可使胃泌素释放增加。

（3）迷走神经兴奋。支配胃窦的迷走神经兴奋可刺激 G 细胞释放胃泌素。

2. 抑制胃泌素释放的因素

（1）胃窦部的酸化。胃内酸度增加时,抑制胃泌素的释放;胃内酸度减少时,促进胃泌素的释放。

（2）其他胃肠激素的影响。胰泌素、胰高血糖素、抑胃肽、肠血管活性肽及生长抑素等均有抑制胃泌素释放的作用。

（3）交感神经兴奋。交感神经兴奋可抑制胃泌素释放与胃酸分泌。

（二）胃泌素的生理作用

胃泌素几乎对整个胃肠道均有作用,其短期作用主要是刺激胃酸分泌,长期作用主要是营养胃和十二指肠黏膜,如刺激壁细胞的增殖。

1. 促进胃肠道的分泌功能。胃泌素能增加胃酸、胃蛋白酶、胰液、胰泌素、胆汁中的水和盐的分泌。

2. 增加胃肠道的运动。胃泌素能增进胃、小肠、结肠和胆囊的收缩力,使食道下端括约肌张力增加,以维持食管贲门处的高压带。

3.括约肌松弛作用。胃泌素能松弛幽门括约肌、胆道口括约肌和回盲部括约肌。

4.促进增殖。胃泌素能促进胃及上部肠道黏膜细胞的分裂增殖,促进 DNA 及 RNA 的合成和黏膜血流量的增加,使胃和十二指肠黏膜明显增厚。

5.促激素释放作用。胃泌素能促进胰岛素和降钙素的释放。

(三)胃泌素测定及临床意义

正常人血清胃泌素的波动范围为 $20\sim200mg/L$,有学者报道为$(57\pm38)ng/L$。健康成人空腹血清胃泌素浓度应低于 $100ng/L$。

Hanshy 根据患者体内胃泌素浓度的高低,将疾病分为以下几种类型。

1.高胃泌素血症

(1)高胃酸性高胃泌素血症

1)胃泌素瘤,又称"卓-艾氏综合征"(Zollinger-Ellison Syndrome,ZES)。1955 年,Zollinger 和 Ellison 发现一类胰岛瘤伴有消化性溃疡的患者,提出该类患者产生溃疡的原因主要是胰岛细胞产生了溃疡性激素。以后的研究证实,促使多发性溃疡产生的物质为肿瘤细胞所分泌的胃泌素。

2)胃窦黏膜过度增生使 G 细胞过度增殖,产生较多的胃泌素。

3)残留旷置胃窦,胃次全切除时,可能有一小部分残留的胃窦组织被包埋在十二指肠残端内,由于残留的胃窦接触碱性环境,所以使 G 细胞增大、肥大,血清胃泌素增高。

4)慢性肾功能衰竭患者十二指肠溃疡发病率可达 28%,而一般人群仅为 1%,这与肾衰时胃泌素分泌亢进及肾脏降解能力下降有关。肾脏是胃泌素灭活的主要场所,肾功能不全时血清胃泌素可比正常高出 $2\sim3$ 倍,且与血清肌酐及尿素氮呈正相关。但也有人认为,肾功不全时血清胃泌素浓度的升高是因为肾病时胃酸有所降低,透析后胃泌素浓度可明显下降,肾移植后血清胃泌素浓度可恢复正常。

另外,肾衰继发甲状旁腺功能亢进也可使胃泌素分泌亢进。肾功能恢复后,胃泌素浓度大多恢复正常,如不能恢复,常提示有萎缩性肾炎的可能。

(2)低胃酸性或无胃酸性高胃泌素血症

1)胃溃疡。一般胃溃疡患者的胃酸浓度正常或偏低,血清胃泌素浓度偏高。

2)A 型萎缩性胃炎。由于壁细胞抗体(Parietal Cell Antibody,PCA)的存在,胃壁细胞萎缩,盐酸分泌减少,刺激 G 细胞分泌胃泌素增加。

3)迷走神经切断术。手术断绝了迷走神经对胃底和胃体泌酸区的支配作用,导致胃酸减少、胃泌素分泌增加。

4)甲状腺功能亢进。甲状腺激素具有抑制胃酸合成的作用,此类患者胃酸分泌减少,因而直接刺激胃泌素释放,经抗甲状腺药物或心得安治疗后血清胃泌素浓度显著降低。

2.低胃泌素血症

(1)胃食道反流:胃泌素降低,贲门高压带张力下降,致使胃内容物反流。

(2)B 型萎缩性胃炎:病变主要发生在胃窦部,胃窦黏膜萎缩,直接影响 G 细胞分泌胃泌素的功能。

3.胃泌素反应性增强

(1)贲门失弛缓症:维持食道下端括约肌的张力需要依靠胃泌素的作用,当人体对胃泌素过度反应时,可造成贲门失弛缓。

(2)十二指肠溃疡:此类患者对胃泌素刺激可出现较强的胃酸分泌反应,并呈低阈反应,说明十二指肠溃疡患者的壁细胞对胃泌素的反应性比正常人高。

四、血管活性肠肽

血管活性肠肽(Vasoactive Intestinal Peptide,VIP)主要存在于消化道 D 细胞、中枢及周围神经系统。VIP 可抑制食物、组织胺和五肽胃泌素引起的胃酸和胃蛋白酶分泌,抑制胃的运动。VIP 引起疾病的最突出的例子就是 VIP 瘤,或称"Verner－Morrison 综合征"。由于肿瘤分泌大量 VIP,所以造成小肠液过度分泌和大量分泌性腹泻,在临床上表现为水泻低血钾无(低)胃酸综合征(Watery Diarrhea Hypokalemia and Achlorhydria Syndrome,WD－HA)。贲门失弛缓症、短肠综合征和肝硬化患者血浆中的 VIP 含量升高。

五、抑胃肽

抑胃肽(Gastric Inhibitory Polypeptide,GIP)由小肠黏膜中 K 细胞产生,在空肠中含量最高,十二指肠及空肠也有一定量的分泌。其生理作用包括抑制胃酸分泌、抑制胃蛋白酶分泌、抑制胃的蠕动和排空、刺激小肠液的分泌,是胃肠道主要的神经递质之一。因为十二指肠溃疡患者空腹 GIP 与正常人无异,而进餐后明显高于正常人,而且上升幅度大、速度快、持续时间长,所以测定 GIP 应在进餐后进行。

乳糜泻及热带吸收不良症患者,进食后 GIP 反应很低,这提示十二指肠和空肠黏膜广泛受损时,可导致 GIP 释放不足,而结肠疾患甚至部分累及上部小肠的克罗恩病患者,进食后 GIP 反应亦正常。

六、胃动素

胃动素(Motilin)由小肠 EC_2 细胞分泌,在空肠黏膜含量最高,在十二指肠和空肠上段也有相当的含量。由于胃动素有强烈的刺激上消化道运动的作用,所以对临床上主诉有上消化道运动异常的患者,无论有无器质性病变,应进一步研究与胃动素的关系。

七、胆囊收缩素

胆囊收缩素(Cholecystokinin,CCK)是由十二指肠和空肠的 I 细胞所分泌的多肽激素。肠道中的 CCK 约 89% 存在于黏膜层,肌层很少,胃窦部含量极微。

1. CCK 的生理作用

(1)收缩胆囊。收缩胆囊是最早发现的 CCK 的主要作用。有人用超图像测量胆囊体积变化与血浆 CCK 含量的关系。脂餐后 CCK 升高至(5.0±0.8)pmol/kg,胆囊在 15min 收缩一半,在 60min 收缩最完全。而且胆囊收缩并无反馈抑制 CCK 分泌的作用。Takahashi 发现,给豚鼠注射 CCK 后,胆囊中的乙酰胆碱含量明显增加,由此推论,CCK 收缩胆囊的功能是通过迷走神经来实现的。

(2)刺激胰腺分泌。CCK 可刺激胰腺的胰酶和碳酸氢盐分泌,使胰液中的胰酶活性增强,使胰腺细胞中的酶原颗粒减少。CCK 可刺激十二指肠腺的分泌,增加肠系膜上动脉血流,促进胆汁分泌,营养胰腺细胞。

(3)对胃肠道的作用。CCK 对从食道下括约肌到结肠这一段消化道具有不同的生理功能,包括抑制食管下括约肌和 Oddi 氏括约肌的收缩,抑制近端十二指肠的蠕动;促进远端十二指肠和空肠的蠕动,引起休息状态下胃和幽门括约肌收缩。有人认为 CCK 对胃黏膜直接起作用,对结肠是通过结肠的 P 物质、碱受体来调节纵行肌收缩的。

(4)刺激胰岛和胃肠激素释放。CCK 可刺激胰岛释放胰岛素,增强胰泌素拮抗胃泌素的泌酸作用,调节胰多肽在肠道和体液中的释放。

2. CCK 测定的临床意义

(1)提供参考值。有学者报道,正常人空腹血浆 CCK 为 30～300ng/L。Walsh 报道正常人空腹血浆 CCK 含量低于 0.2pmol/L,进餐后含量明显增多。

(2)对胰、肠和肝脏疾病的诊断价值。空腹血浆 CCK 含量的高低可间接反映胰腺的外分泌功能。当胰腺外分泌功能减退时,血中 CCK 含量明显升高,如慢性胰腺炎。CCK 测定还可协助判断某些小肠疾病的病损位置。如成人乳糜泻,若病变在小肠上部,则分泌 CCK 的细胞被破坏,使血中 CCK 含量下降;若病变在小肠远端,由于该部位几乎不存在分泌 CCK 的 I 细胞,所以血中 CCK 含量无变化。

八、生长抑素

胃窦黏膜中 D 细胞释放的生长抑素(Somatostatin,SS)通过旁分泌途径对 G 细胞释放胃泌素有明显的保护使用。因此,有人想到这一多肽在消化性溃疡的发病中可能起着一定的作用。研究结果表明,十二指肠溃疡患者胃窦和十二指肠黏膜中的 D 细胞数量和生长抑素含量明显低于对照组。十二指肠溃疡患者在生长抑素、胃泌素和胃酸分泌的调节机能方面可能存在着缺陷。生长抑素释放减少后,可以引起胃泌素释放和胃酸分泌增多,同时可削弱机体对胃、十二指肠黏膜的保护作用,因而容易引发消化性溃疡。

九、胰多肽

基础胰多肽(Pancreatic Polypeptide,PP)浓度呈节律性波动,与消化间期肌电复合波(IDMC)的特征性分泌和运动节律相一致。血浆 PP 浓度在 I 相较低,在 II 相逐渐升高,至 II 相末和 III 相达到高峰(比 I 相的浓度增加 5 倍),在 IV 相浓度开始下降。基础胰多肽浓度随着年龄的增长而增高,在胎儿和儿童中较低,而在健康老年人中明显升高。

迷走神经对胰多肽的释放有重要的调节作用。因此,普遍认为胰多肽释放量的多少能反映迷走神经张力的高低。十二指肠溃疡患者胃酸分泌增多的原因之一是迷走神经张力增高。有人对十二指肠溃疡患者胰多肽的分泌状态进行了研究,目的是验证溃疡病患者的迷走神经张力是否增高。目前这方面的报道并不是很多。有研究表明,十二指肠溃疡患者空腹血浆胰多肽浓度明显高于对照组,餐后反应与对照组无明显区别,但也有报道表明十二指肠溃疡患者空腹血浆中的胰多肽浓度并不升高。

十、粗纤维调节素

粗纤维调节素(Undulin,UN)是一种新近从人胎盘和新生猴皮肤组织中分离到的一种细胞外基质糖蛋白,与 FN(纤维连接蛋白)和 TN(细胞黏连素)属同一超基因家族。正常人肝脏内 UN 主要沿肝窦隙的单纤维及汇管区纤维束中原纤维分布,提示其与原纤维组成的纤维束有关。初步的研究结果表明,血液循环中的 UN 来自于成熟结缔组织的降解,其血清含量是反映肝脏结缔组织结构改建和降解的指标。

有人在测定血清中的 UN 时发现，活动性肝病患者 UN 增加量可达正常值 8 倍以上，以酒精性肝炎、原发性胆汁性肝硬化(Ⅲ－Ⅳ期)患者增高最为明显。

十一、胰腺检测指标

1. 血清淀粉酶　常用方法的正常参考值范围为 40～180U，Somogyi 法为 8～64U。
2. 尿淀粉酶　正常参考值 Somogyi 法为 80～300U，Winslow 法为 8～32U。
3. 血清弹性蛋白酶　1949 年，Bal 和 Banga 首次在哺乳动物胰腺内发现胰弹性蛋白酶(Pancreatic Elastase，PE)。弹性蛋白酶是胰腺腺汇细胞分泌的后种肽链内切酶，以能迅速分解弹性蛋白为特征，普遍存在于哺乳动物的胰腺及胰液中，以酶原的形式进入胰液，然后被胰蛋白酶激活，对胰腺炎的诊断有一定参考价值。其正常参考值因测定方法不同而异。

(周革利)

第四节　胃食管反流病

一、概述

胃食管反流病(Gastroesophageal Reflux Diseases，GERD)是指胃十二指肠内容物反流入食管引起烧心等症状，可引起反流性食管炎(Reflux Esophagitis，RE)以及咽喉、气管等食管邻近的组织损害。7%～15% 的人群有胃食管反流症状，发病率随年龄增长而增加，以 40～60 岁为高峰发病年龄。男性多于女性，比例为(2～3)：1。GERD 在上海、北京的患病率为 5.77%，低于西方国家，病情亦较轻，有相当一部分 GERD 患者内镜下无食管炎表现，这类 GERD 又称"内镜阴性的 GERD"或"非糜烂性反流病"(Nonerosive Reflux Diseases，NERD)。

二、病因

GERD 是由多种因素造成的消化道动力障碍性疾病，其主要发病机制是抗反流防御机制减弱和反流物对食管黏膜的攻击。

1. 抗反流防御机制减弱　食管抗反流防御机制包括抗反流屏障、食管的清除作用及食管黏膜对反流物攻击作用的抵抗力。

(1)抗反流屏障：抗反流屏障是指在食管和胃交接的解剖结构，包括食管下括约肌、膈肌脚、膈食管韧带、食管与胃底间的锐角等。上述各部分的结构和功能上的缺陷均可造成胃食管反流，其中最主要的是食管下括约肌的功能状态。

食管下括约肌是指食管末端 3～4cm 长的环行肌束。正常人静息时食管下括约肌压力为 10～30mmHg(该值可因食管测压方法、设备等不同而有所差别)，为一高压带，可防止胃内容物反流入食管。食管下括约肌的结构受到破坏时，可使食管下括约肌压力下降，如贲门失弛缓症手术后易并发反流性食管炎。一些因素可导致食管下括约肌压力降低，如某些激素(缩胆囊素、胰升血糖素、血管活性肠肽等)、食物(高脂食物及巧克力等)、药物(钙拮抗剂及地西泮)等、腹内压增高(妊娠、腹水、呕吐、负重劳动等)及胃内压增高(胃扩张、胃排空延迟等)，均可引起食管下括约肌压力相对降低而导致胃食管反流。

一过性食管下括约肌松弛是近年研究发现的引起胃食管反流的一个重要因素。正常情况下人在吞咽时，食管下括约肌松弛，食物得以进入胃内。一过性食管下括约肌松弛是指在非吞咽情况食管下括约肌自发性松弛，其松弛时间明显长于吞咽时食管下括约肌松弛的时间。一过性食管下括约肌松弛是正常人生理性胃食管反流的主要原因。

（2）食管的清除作用：正常情况下，一旦发生胃食管反流，大部分反流物通过1～2次食管自发和继发性蠕动性收缩，将食管内容物排入胃内（即容量清除），是食管廓清的主要方式，剩余的则由唾液缓慢地中和。因此，食管蠕动和唾液产生异常也是胃食管反流病的致病因素。食管裂孔疝是部分胃经膈食管裂孔进入胸腔的疾病，可引起胃食管反流并降低食管对酸的清除作用，导致胃食管反流病。

（3）食管黏膜屏障：反流物进入食管后，食管还可以凭借食管上皮表面黏液、不移动水层和表面碳酸氢根、复层鳞状上皮等构成的上皮屏障以及黏膜下丰富的血液供应构成的后上皮屏障，发挥其抗反流物对食管黏膜的损伤作用。因此，任何导致食管黏膜屏障作用下降的因素（长期吸烟、饮酒及抑郁等）将使食管黏膜不能抵御反流物的损害。

2.反流物对食管黏膜的攻击　在食管抗反流防御机制下降的基础上，反流物刺激和损害食管的黏膜，其受损程度与反流物的质和量有关，也与反流物与黏膜的接触时间、部位有关。胃酸与胃蛋白酶是反流物中损害食管黏膜的主要成分。近年对胃食管反流病的监测证明，患者存在胆汁反流，其中的非结合胆盐和胰酶是主要的攻击因子，参与损害食管黏膜。

三、临床表现

1.食管症状

（1）典型症状：烧灼感和反流是本病最常见的症状，而且具有特征性，因此被称为"典型症状"。反流是指胃内容物在无恶心和不用力的情况下涌入咽部或口腔的感觉，含酸味或仅为酸水时称"反酸"。"烧灼感"是指胸骨后或剑突下烧灼感，常由胸骨下段向上延伸。烧灼感和反流常在餐后1h出现，卧位、弯腰或腹压增高时可加重，部分患者烧灼感和反流症状可在夜间入睡时发生。

（2）非典型症状：非典型症状是指除烧灼感和反流之外的食管症状。胸痛由反流物刺激食管引起，疼痛发生在胸骨后。严重时表现为剧烈刺痛，可放射到后背、胸部、肩部、颈部、耳后，有时酷似心绞痛，可伴有或不伴有烧灼感和反流。由胃食管反流病引起的胸痛是非心源性胸痛的常见病因。吞咽困难见于部分患者，可能是由于食管痉挛或功能紊乱，症状呈间歇性，进食固体或液体食物均可发生；小部分患者吞咽困难是由食管狭窄引起，此时吞咽困难可呈持续性或进行性加重。有严重食管炎并发食管溃疡者，可伴吞咽疼痛。

2.食管外症状　食管外症状由反流物刺激或损伤食管以外的组织或器官引起，如咽喉炎、慢性咳嗽和哮喘。对一些病因不明、久治不愈的上述疾病患者，要注意是否存在胃食管反流病。伴有烧灼感和反流症状有提示作用，但小部分患者以咽喉炎、慢性咳嗽或哮喘为首发表现或主要表现。严重者可发生吸入性肺炎，甚至出现肺间质纤维化。一些患者诉咽部不适，有异物感、棉团感或堵塞感，但无真正吞咽困难，称为"癔球症"。经研究发现，部分癔球症患者也与胃食管反流病有关。

3.并发症

（1）上消化道出血。反流性食管炎患者，因为食管黏膜糜烂及溃疡可以导致上消化道出血,所以临床表现可有呕血、黑便及不同程度的缺铁性贫血。

(2)食管狭窄。食管炎反复发作致使纤维组织增生,最终导致食管瘢痕性狭窄。

(3)巴雷特食管炎。巴雷特食管炎在内镜下的表现为正常,呈现均匀粉红带灰白的食管黏膜及出现橘红色的胃黏膜,分布可为环形、舌形或岛状。巴雷特食管炎是食管癌的癌前病变,其腺癌的发生率较正常人高30~50倍。

四、实验室检查

1.内镜检查　内镜检查是诊断反流性食管炎最准确的方法,能判断反流性食管炎的严重程度和有无并发症,结合活检可与其他原因引起的食管炎和其他食管病变(如食管癌等)进行鉴别。内镜下无反流性食管炎不能排除胃食管反流病。根据内镜下所见食管黏膜的损害程度对反流性食管炎进行分级,有利于病情判断及指导治疗,目前,临床上多采用洛杉矶分级法。

(1)正常。食管黏膜没有破损。

(2)A级。一个或一个以上食管黏膜破损,长径小于5mm。

(3)B级。一个或一个以上黏膜破损,长径大于5mm,但没有融合性病变。

(4)C级。黏膜破损有融合,但小于75%食管周径。

(5)D级。黏膜破损融合,至少达到75%食管周径。

2.24h食管pH监测　24h食管pH监测是诊断胃食管反流病的重要检查方法。应用便携式pH记录仪在生理状况下对患者进行24h食管pH连续监测,可提供食管是否存在过度酸反流的客观证据,并了解酸反流程度及其与症状发生的关系。常用的观察指数:24h内pH<4的总百分时间、pH<4的次数、持续5min以上的反流次数以及最长反流时间等。但要注意,在行该项检查的3日内,受检者须停用抑酸药与促胃肠动力的药物。

3.食管吞钡X线检查　对不愿接受或不能耐受内镜检查者进行该项检查,其项目的主要是排除食管癌等其他食管疾病。严重的反流性食管炎患者可发现阳性X线征。

4.食管滴酸试验　在滴酸过程中,出现胸骨后疼痛或烧灼感的患者为阳性,且这一情况多在滴酸的最初15min内出现。

5.食管测压　可测定食管下括约肌的长度和部位、食管下括约肌压力、食管下括约肌松弛压、食管体部压力及食管上括约肌压力等。正常食管下括约肌压力为10~30mmHg,如食管下括约肌压力<6mmHg,易导致反流。当胃食管反流病内科治疗效果不好时,食管测压可作为辅助诊断方法。

6.其他　此类患者IL-2含量降低,IL-10、IL-13等细胞因子含量升高,有一定的临床参考价值。

五、诊断和鉴别诊断

1.诊断　有反流症状,内镜下可能有反流性食管炎的表现,食管有过度酸反流的客观证据等,本病的诊断即可成立。对有典型症状而内镜检查阴性者,行24h食管pH监测,如证实有食管过度酸反流,诊断也可成立。

2.鉴别诊断　虽然胃食管反流病的症状有其特点,但是临床上仍应与其他病因引起的食管疾病(如真菌性食管炎、药物性食管炎、食管癌和食管贲门失弛缓症等)、消化性溃疡、胆道疾病相鉴别。以胸痛为主要表现者,应与心源性胸痛及其他原因引起的非心源性胸痛进行鉴别,还应注意与功能性疾病,如功能性烧心、功能性胸痛、功能性消化不良等相鉴别。

(周革利)

第五节　食管癌

一、概述

食管癌(Esophageal Cancer)是原发于食管的恶性肿瘤,以鳞状上皮癌多见,临床上以进行性吞咽困难为其最典型的症状。中国是食管癌的高发国家,也是世界上食管癌死亡率最高的国家之一。中老年人易患食管癌,我国 80%的患者发病在 50 岁以后,男性患患者数多于女性,比例为(1.3~3):1。

二、病因

食管癌的病因尚不十分清楚。食管癌的发生与流行地区的生活条件、饮食习惯、存在强的致癌物、缺乏一些抗癌因素及人群有遗传易感性等有关。

1. 亚硝胺类化合物和真菌毒素

(1)亚硝胺:亚硝胺是公认的化学致癌物,其前体包括硝酸盐、亚硝酸盐、二级或三级胺等。在高发区的粮食和饮水中,其含量显著增高,且与当地食管癌和食管上皮重度增生的患病率呈正相关。国内已有研究者成功用甲苄亚硝胺诱发大鼠的食管癌,并证实亚硝胺能诱发人食管鳞状上皮癌。

(2)真菌毒素:各种霉变食物能产生致癌物质。镰刀菌、白地霉菌、黄曲霉菌和黑曲霉菌等真菌不但能还原硝酸盐为亚硝酸盐,并能增加二级胺的含量,促进亚硝胺的合成,上述真菌可与亚硝胺协同致癌。

2. 饮食刺激与食管慢性刺激　一般认为,食物粗糙、进食过烫、咀嚼槟榔或烟丝等习惯会对食管黏膜造成慢性刺激,可致食管局限性或弥漫性上皮增生,形成食管癌的癌前病变。慢性食管疾病如腐蚀性食管灼伤和狭窄、胃食管反流病、贲门失弛缓症、食管憩室等患者的食管癌发生率增高,可能是因食管内容物滞留而致慢性刺激所致。

3. 营养因素　缺乏动物蛋白、新鲜蔬菜和水果,摄入维生素 A、维生素 B_2 和维生素 C 不足等是产生食管癌的危险因素。流行病学调查证实,食物、饮水和土壤内的元素钼、硼、锌、镁和铁含量较低,可能与食管癌的发生间接相关。

4. 遗传因素　食管癌的发病常表现家族性聚集现象。在我国高发地区,本病有阳性家族史者占 25%～50%,父系最高,母系次之,旁系最低。食管癌高发家族的外周血淋巴细胞染色体畸变率较高,这可能是决定高发区食管癌易感性的遗传因素。调查发现,某食管癌高发区居民迁至其他地区后,食管癌发病率与死亡率仍保持较高水平,这充分说明遗传与食管癌有一定的关系。

5. 癌基因　环境和遗传等多种因素引起食管癌的发生,目前认为,其涉及的分子生物学基础是癌基因激活或抑制基因失活。研究证实,食管癌与视网膜母细胞瘤抑制蛋白等抑癌基因失活,以及环境等多因素使原癌基因 H-ras、C-myc 和 hsl-1 等激活有关。

6.人乳头状病毒 一些研究发现,食管上皮增生与人乳头状病毒感染有关,食管上皮增生则与食管癌有一定关系。

三、临床表现

1.食管癌的早期症状 早期食管癌症状多不典型,易被忽视,主要症状为胸骨后不适、烧灼感、针刺样或牵拉样痛,进食通过缓慢并有滞留的感觉或轻度哽噎感。早期症状时轻时重,症状持续时间长短不一,甚至可无症状。

2.食管癌的中晚期症状

(1)进行性咽下困难:进行性咽下困难是绝大多数患者就诊时的主要症状,但却是本病的较晚期表现。患者由不能咽下固体食物发展至液体食物亦不能咽下。

(2)食物反流:因食管梗阻的近段有扩张与潴留,故可发生食物反流,反流物含黏液和宿食,可呈血性或可见坏死脱落组织块。

(3)咽下疼痛:咽下疼痛系由癌糜烂、溃疡、外侵或近段伴有食管炎所致,进食时尤以进热食或酸性食物后更明显,疼痛可涉及颈、肩胛、前胸和后背等处。

(4)其他症状:长期摄食不足可导致明显的慢性脱水、营养不良、消瘦与恶病质;有左锁骨上淋巴结肿大或有癌细胞扩散转、移引起的其他表现,如压迫喉返神经所致的声嘶、骨转移引起的疼痛、肝转移引起的黄疸等;当肿瘤侵及相邻器官并发生穿孔时,可发生食管瘘、支气管瘘、纵膈脓肿、肺炎、肺脓肿及主动脉穿破大出血,甚至导致死亡。

四、实验室检查

1.食管黏膜脱落细胞检查 食管黏膜脱落细胞检查主要用于食管癌高发区的现场普查。受检者一般要吞入双腔塑料管线套网气囊细胞采集器,充气后缓缓拉出气囊。取套网擦取物涂片做细胞学检查,阳性率可达90％以上,常能发现一些早期病例。

2.内镜检查与活组织检查 内镜检查是发现与诊断食管癌的首选方法,可直接观察病灶的形态,并可在直视下做活组织病理学检查,以确定诊断。内镜下食管黏膜染色法有助于提高早期食管癌的检出率。用甲苯胺蓝染色,食管黏膜不着色,但癌组织可染成蓝色;用氯化碘溶液染色,正常鳞状细胞因含糖原而着棕褐色,病变黏膜则不着色。

3.食管 X 线检查 早期食管癌 X 线钡餐造影征象:黏膜皱襞增粗、迂曲及中断,食管边缘毛刺状,小充盈缺损与小龛影,局限性管壁僵硬或有钡剂滞留。中晚期患者可见病变处管腔不规则狭窄、充盈缺损、管壁蠕动消失、黏膜紊乱、软组织影,腔内型食管癌可见巨大充盈缺损。

4.食管 CT 扫描检查 CT 扫描可清晰显示食管与邻近膈器官的关系。如食管壁厚度＞5mm,与周围器官分界模糊,提示有食管病变存在。CT 扫描有助于临床医生制定外科手术方式、确定放疗的靶区及选定放疗计划。但 CT 扫描难以发现早期食管癌。

5.超声内镜 超声内镜能准确判断食管癌的壁内浸润深度,发现异常肿大的淋巴结以及明确肿瘤对周围器官的浸润情况,对肿瘤分期、治疗方案的选择以及预后的判断有重要意义。

6.其他 食管癌患者血清 IL－10 含量显著高于正常,其机理可能与抑制 T 淋巴细胞,尤其是 Th_1 细胞因子的分泌有关。

五、诊断和鉴别诊断

1.诊断　食管癌的早期发现和早期诊断十分重要。凡年龄在 50 岁以上(高发区在 40 岁以上),出现进食后胸骨后停滞感或咽下困难者,应及时做有关检查以明确诊断。通过病史、症状分析和实验室检查,确诊一般无困难。

2.鉴别诊断　食管癌应与以下疾病相鉴别。

(1)食管贲门失弛缓症:该病是由于食管神经肌间神经丛等病变,引起食管下段括约肌松弛障碍所致的疾病。患者临床表现为间歇性咽下困难、食物反流和下段胸骨后不适或疼痛,病程较长,患者多无进行性消瘦。X 线吞钡检查可见贲门梗阻呈漏斗或鸟嘴状,边缘光滑,食管下段明显扩张,吸入亚硝酸异戊酯或口服、舌下含化硝酸异山梨酯 $5 \sim 10$mg 可使贲门弛缓,钡剂随即通过。

(2)胃食管反流病:该病是指由十二指肠内容物反流入食管引起的病症,表现为烧心、吞咽性疼痛或吞咽困难。内镜检查可见食管黏膜炎症、糜烂或溃疡,但无肿瘤证据。

(3)食管良性狭窄:食管定性狭窄一般由腐蚀性或反流性食管炎所致,也可因长期留置胃管、食管手术或食管胃手术而引起。X 线吞钡可见食管狭窄、黏膜消失、管壁僵硬,狭窄段与正常食管段边缘整齐、无钡影残缺征。内镜检查可确定诊断。

(4)其他:食管癌尚需与食管平滑肌瘤、食管裂孔疝、食管静脉曲张、纵膈肿瘤、食管周围淋巴结肿大、左心房明显增大、主动脉瘤压迫食管造成狭窄而产生的吞咽困难相鉴别。癔球症患者多为女性,时有咽部球样异物感,进食时消失,常由精神因素诱发,无器质性食管病变。

(周革利)

第六节　急性胃炎

一、概述

急性胃炎(Acute Gastritis)系由多种病因引起的胃黏膜急性炎症。急性发病,患者常表现为上腹部症状。急性胃炎主要包括:幽门螺杆菌感染引起的急性胃炎;除幽门螺杆菌之外的病原体感染及毒素对胃黏膜损害引起的急性胃炎;急性糜烂出血性胃炎。临床上以急性糜烂出血性胃炎最常见。

二、病因

1.药物　常见药物有非甾体类抗炎药,如阿司匹林、吲哚美辛等,以及某些抗肿瘤药、口服氯化钾或铁剂,可直接损伤胃黏膜上皮。其中,非甾体类抗炎药还可通过抑制环氢合酶的作用而抑制胃黏膜生理性前列腺素的产生,削弱胃黏膜的屏障功能;某些抗肿瘤药,如氟尿嘧啶等对快速分裂的胃肠道黏膜细胞可产生明显的细胞毒作用。

2.应激　严重创伤、大手术、大面积烧伤、颅内病变、败血症及其他严重脏器病变或多器官功能衰竭等,均可引起胃黏膜糜烂、出血,严重者发生急性溃疡和大量出血。如烧伤所致者称"数林溃疡",中枢神经系统病变所致者称"库欣溃疡"。虽然急性应激引起急性糜烂出血性胃炎的确切机理尚不十分明确,但一般认为应激状态下胃黏膜微循环不能正常运行而造成黏膜缺血、缺氧是发病的重要环节,由此可导致胃黏膜黏液和碳酸氢盐分泌不足、局部前列腺素合成不足、上皮再生能力减弱,胃黏膜屏障因而受损。

3.乙醇 乙醇具亲脂性和溶脂能力,高浓度的乙醇可直接破坏胃黏膜屏障。

黏膜屏障的正常保护功能是维持胃腔与胃黏膜内氢离子高梯度状态的重要保证。如果上述因素使胃黏膜屏障遭到破坏,则胃腔内氢离子便会反弥散进入胃黏膜内,从而进一步加重胃黏膜的损害,最终导致胃黏膜糜烂和出血。上述各种因素亦可能使反流入胃腔的十二指肠液增多,其中的胆汁和各种胰酶参与对胃黏膜屏障的破坏。

三、临床表现

研究表明,对服用 NSAID(特别是传统的 NSAID,如阿司匹林、吲哚美辛等)的患者或进行机械通气的患者进行胃镜检查,多数可发现胃黏膜急性糜烂出血的表现,粪便潜血试验多呈阳性反应。但这些患者多数症状轻微(如上腹部不适或隐痛)或无症状,或症状被原发病掩盖,多数患者亦不发生有临床意义的急性上消化道出血。临床上急性糜烂出血性胃炎患者多以突然发生呕血或黑便的上消化道出血症状就诊。据统计,在原有上消化道出血病例中,由急性糜烂出血性胃炎所致者占 10%～25%,是上消化道出血的常见病因之一。近期服用非甾体类抗炎药物、处于严重疾病状态或大量饮酒者,如发生呕血和黑便,应考虑急性糜烂出血性胃炎的可能。其确诊有赖于急诊胃镜检查,内镜下可见以弥漫分布的多发性糜烂、出血灶和浅表溃疡为特征的急性胃黏膜病损,一般应激所致的胃黏膜病损的分布区域以胃体、胃底为主,而非甾体类抗炎药或乙醇所致的则以胃窦为主。内镜检查宜在出血发生后 24～48h 内进行,这是因为该病变(特别是非甾体类抗炎药或乙醇引起者)可在短期内消失,延迟则胃镜检查可能无法确定出血的病因。

四、实验室检查

1.胃镜检查 急性糜烂出血性胃炎的确诊有赖于急诊胃镜检查,如发生呕血或黑便,内镜下可见以弥漫分布的多发性糜烂、出血灶和浅表溃疡为特征的急性胃黏膜病损。

2.血常规检验 急性胃炎患者的外周血白细胞计数增加,中性粒细胞比例增高。红细胞计数、Hb 浓度测定有助于了解贫血的情况。

3.X 线钡剂造影检查 X 线钡剂造影检查可见病变黏膜粗糙、激惹。

4.细胞因子检查 血清 IL－6、IL－8、IL－18 等细胞因子含量升高。

5.隐血试验 对呕吐物和粪便做隐血试验,有助于了解上消化道出血的情况。

五、诊断和鉴别诊断

1.诊断 上腹痛、恶心、呕吐和食欲减退为常见症状。药物和应激所致的胃炎,以呕吐或黑便为首发症状,配合内镜等检查诊断不会十分困难。

2.鉴别诊断 本病需与急性肠胃炎相鉴别,急性肠胃炎常出现严重的腹泻、脱水、酸中毒等症状,区别并不难。

(周革利)

第七节　慢性胃炎

一、概述

慢性胃炎（Chronic Gastritis）是由各种原因引起的胃黏膜慢性炎症。慢性胃炎的疗程一般较长，短期内难治愈，这与细菌、酒精、化学中毒、物理等因素引起的急性胃炎存在明显的区别。慢性胃炎的发病率较高，在医院门诊患者中占80％以上，必须十分重视。

二、病因

由于胃黏膜的修复能力很强，因而慢性胃炎的形成一般认为是周围环境中的有害因素反复、长期作用的结果，这些有害因素包括物理性、化学性和生物性因素。目前认为，慢性胃炎与下列因素有较大的相关性。

1.十二指肠液反流　十二指肠液中含有丰富的胆汁和胰液等成分，而胆汁中的牛磺胆酸钠、鹅去氧胆酸和胰液混合十二指肠液后产生的溶血卵磷脂等可降低胃黏膜表面的黏液张力，破坏黏膜屏障，促进炎症的产生。

2.免疫因素　一些慢性胃炎患者体内发现了抗自身物质的抗体，这些抗体的产生可能是因为已有各种有害因素造成胃黏膜的损伤，使得损伤的胃黏膜成为抗原，并且致敏免疫细胞引起免疫反应，产生抗自身胃黏膜的抗体。一旦抗体再与自身胃黏膜组织结合，将诱发更大的免疫反应，致使胃黏膜进一步损伤，久而久之，炎症趋向慢性。这些自身抗体有抗壁细胞抗体、胃泌素分泌细胞抗体、内因子抗体等。

3.幽门螺杆菌感染　幽门螺杆菌只在胃黏膜上皮组织中生长，而不存在于肠组织中。幽门螺杆菌引发胃炎的机制可能是依靠其螺旋形并有鞭毛的结构，在黏液层中能自由地运动，并与上皮细胞及黏液中的糖蛋白的糖基相结合引发免疫反应，造成胃黏膜组织细胞微绒毛的脱落和细胞骨架的破坏。同时，幽门螺杆菌又通过自身产生的尿素酶等多种酶类，分解胃内的尿素成分，产生大量的氨及过氧化物歧化酶、蛋白溶解酶、磷酸酶 A_2、磷酸酶 C 等有害产物，造成胃黏膜的进一步损害，最终可使胃黏膜表面黏液消失、细胞变性坏死、腺窝出现水肿等，破坏腺体结构，并影响腺体的修复和再生。

4.物理因素　有证据表明，某些饮食生活习惯，如长期进食过冷、过热的食物和饮料（如喝热茶），长期大量的吸烟等会对胃黏膜造成损伤。长期大量的饮酒、食用过量辛辣食物等与慢性胃炎有关。

5.生物化学因素　非甾体类抗炎药（如阿司匹林、保泰松等）、长期接触某些金属物质（如铅、铜等）、除幽门螺杆菌以外的其他细菌和病毒（如慢性肝炎病毒）等感染也可以引起胃黏膜损伤和慢性炎症性改变。

6.精神因素　精神紧张是慢性胃炎的诱发因素。长期精神紧张可造成自主神经功能紊乱、内分泌功能紊乱，进而造成胃泌素分泌失调、胃酸分泌过多、胃蠕动减慢、食物及胃液潴留，造成胃黏膜慢性炎症性损害。

7.年龄因素　年龄与慢性胃炎亦具相关性，年龄越大则抗胃黏膜损伤能力越低，受外界因素影响越显著。

8.遗传因素 临床研究表明,慢性胃炎存在遗传倾向和家庭聚集现象,这些人体遗传易感性在慢性胃炎的发生中起着相当重要的作用,但具体的遗传基因缺陷还有待进一步研究。

三、临床表现

1.常见症状 上腹部胃脘的疼痛和饱胀不适是慢性胃炎最为常见的症状。慢性胃炎的疼痛有的表现为刺痛,有的表现为隐隐作痛,有的疼痛比较剧烈。慢性胃炎常伴有胃动力障碍,因而患者表现为胃脘部饱胀感和胀闷感,进食后胀闷感可以加剧,常伴有嗳气、反酸、恶心、呕吐等,有时出现烧灼感。

2.一般症状 除了以上主要症状外,慢性胃炎患者亦可合并食欲不振、腹泻、消瘦、头晕、失眠等。体检时可发现上腹部有压痛,并见有消瘦、贫血等体征。患者还可能发生出血,出血可以是反复少量的,也可以是大出血,表现为黑便等。

3.慢性胃炎的分类 中国慢性胃炎共识意见中采用了国际上新悉尼系统分类方法,根据病理组织学的改变和病变在胃的分布部位,结合可能病因,将慢性胃炎分成非萎缩性(以前称"浅表性")、萎缩性和特殊类型三大类。

(1)慢性非萎缩性胃炎:慢性非萎缩性胃炎是指不伴有胃黏膜萎缩性改变、胃黏膜层先以淋巴细胞和浆细胞为主的慢性炎症细胞浸润的胃炎。根据炎症分布的部位,慢性非萎缩性胃炎可再分为胃窦胃炎、胃体胃炎和全胃炎。全胃炎发展与否及发展快慢存在明显的个体差异和地区差异。自身免疫引起的慢性胃炎主要表现为胃体胃炎。

(2)慢性萎缩性胃炎:慢性萎缩性胃炎是指胃黏膜已发生了萎缩性改变的慢性胃炎。慢性萎缩性胃炎可再分为多灶萎缩性胃炎和自身免疫性胃炎两大类。前者的萎缩性改变在胃内呈多灶性分布,以胃窦为主,多由幽门螺杆菌感染引起的慢性非萎缩性胃炎发展而来;后者萎缩性病变主要位于胃体部,多由自身免疫引起的胃体胃炎发展而来。

(3)特殊类型胃炎。特殊类型胃炎种类很多,由不同病因所致,临床上较少见。常见的有感染性胃炎、嗜酸细胞性胃炎、淋巴细胞性胃炎、放射性胃炎及充血性胃炎等。

四、实验室检查

1.X线检查 慢性胃炎的X线诊断主要是利用向胃腔灌入钡剂等造影剂,使胃内腔充盈,通过X线透射,在胶片上或录像带上获取由钡剂铸成的胃内黏膜隆起、凹陷的轮廓侧影图像,就是通常所称的"钡剂检查"。

2.胃镜及活组织检查 在进行胃镜检查的同时钳取活组织进行病理检查是诊断慢性胃炎最可靠的方法。非萎缩性胃炎内镜下可见胃部有红斑,黏膜粗糙不平且有出血点、水肿、渗出等。萎缩性胃炎内镜下可见黏膜红白相同,以白为主,皱襞变平甚至消失,黏膜血管暴露,黏膜呈颗粒或结节状等,病理检查发现胃固有腺体减少时,即可诊断为"萎缩性胃炎"。

3.胃酸 浅表性胃炎胃酸正常或降低,萎缩性胃炎患者大多数胃酸明显降低,空腹常无酸。

4.胃蛋白酶原 胃蛋白酶主要由主细胞分泌,在胃液、血液及尿液中均可测得。蛋白酶含量的高低基本与胃酸平行。有人观察到,胃液与血液中的胃蛋白酶原含量与活组织病理检查的结果常一致。蛋白酶原含量低者活组织检查多数为萎缩性胃炎。

5.内因子 内因子由壁细胞分泌,壁细胞减少则内因子分泌也减少,检查内因子对萎缩性胃炎、胃萎缩及恶性贫血的诊断有帮助。

6. 胃泌素　胃泌素由胃窦 G 细胞分泌,胃泌素能促进胃液特别是胃酸的分泌,胃酸含量高时,胃泌素分泌减少。此外,血清胃泌素含量高低与胃窦部黏膜病变的程度有密切的关系。萎缩性胃炎患者血清胃泌素的含量一般较高。

7. 壁细胞抗体　萎缩性胃炎患者细胞抗体检查的阴性率较高,有助于慢性胃炎的分型。

8. 胃泌素分泌细胞抗体　有研究表明,检查 106 例非萎缩性胃炎患者,胃泌素分泌细胞抗体阴性者有 8 例,而萎缩性胃炎患者该抗体检查结果全部为阳性,恶性贫血及正常人全部为阴性。

9. 胃电图　在患者腹部等体表部位放置电极,插入胃电图仪,通过胃运动时发生的胃电信号,测定胃电节律,包括基本电节律和慢波,了解有无胃运动功能的问题。该法简单,患者不受痛苦,易于接受。

10. Hp 检测　Hp 检测有多种方法,如组织学、细菌培养、尿素酶、^{13}C 和 ^{14}C 呼气试验或粪便 Hp 抗原检测。

五、诊断与鉴别诊断

1. 诊断　根据胃镜检查及胃黏膜活组织病理检查结果,加上幽门螺杆菌和相关实验室检查结果,本病的诊断并不困难。

2. 鉴别诊断　本病需与严重的消化不良以及其他消化性溃疡相鉴别。

(周革利)

第八节　消化性溃疡

一、概述

消化性溃疡(Peptic Ulcer,PU)主要是指发生在胃和十二指肠的慢性溃疡,即胃溃疡(Gastric Ulcer,GU)和十二指肠溃疡(Duodenal Ulcer,DU),因溃疡形成与胃酸/胃蛋白酶的消化作用有关而得名。溃疡的黏膜缺损超过黏膜肌层,不同于糜烂。

二、病因

1. 保护因素减弱　尽管胃液中的盐酸与胃蛋白酶对胃黏膜有自身消化作用,但胃黏膜对这种自身消化却有极强的保护作用,称为"胃黏膜屏障"。因此,一般情况下胃黏膜不容易被消化而形成胃溃疡。但当胃黏膜屏障保护作用减弱时,即使在正常胃酸情况下也容易形成胃溃疡。此外,如前列腺素等胃肠道激素对胃黏膜也有保护作用,当其分泌减少时,也容易形成胃溃疡。

2. 药物　阿司匹林、保泰松及糖皮质激素等,已被列为致溃疡物质。其中,阿司匹林是最主要的致溃疡药物。许多解热镇痛药及治疗感冒的药物中均含有阿司匹林,长期大量服用这些药物可引起溃疡。

3. 幽门螺杆菌感染　大量的研究表明,幽门螺杆菌感染是产生消化性溃疡的重要原因。70%～100%的十二指肠溃疡患者和 60%～80%的胃溃疡患者,其胃窦部黏膜活检查幽门螺杆菌均为阳性,这可能与消化性溃疡患者都合并胃窦炎有关。临床研究证实,幽门螺杆菌与消化性溃疡的发病有一定的关系,单纯使用抗菌药物治疗幽门螺杆菌阳灶的消化性溃疡的愈合率达70％,而残留幽门螺杆菌的溃疡复发率高达73％。消化性溃疡是多因性疾病,包括环境因素、工作负荷、遗传因素、微生物因素、化学性因素,甚至吸烟及其他有关因素,或这些因素的综合作用。

4.饮食因素　食物对胃黏膜可产生物理性或化学性损害。某些食物能引起严重的胃窦炎,这些食物可能是胃溃疡的一个致病因素。嗜酒者也易患胃溃疡。营养不良、暴饮暴食等都可诱发胃溃疡。

5.情绪因素　持续而强烈的精神紧张和忧虑、沮丧等情绪,长期过度的脑力劳动,缺乏应有的调节与休息,都对胃溃疡的发病有一定的影响。

6.吸烟　吸烟作为胃溃疡形成的一个条件,可使胃溃疡加重,这一观点已被大多数人所接受。吸烟可使血管收缩,使胃的保护能力变差。同时,烟碱、尼古丁等毒物进入血液,均可导致胃溃疡。

7.乙醇　40％以上高浓度的乙醇可引起肉眼和镜下可见的胃黏膜损伤,包括糜烂、溃疡和出血。纯乙醇导致胃黏膜损伤的机制之一是乙醇可引起胃黏膜血管收缩,从而引起血液淤滞和黏膜缺血。

8.应激　严重烧伤可引起十二指肠溃疡;中枢神经系统受到创伤,伤员患十二指肠溃疡的危险增加。此外,呼吸衰竭、凝血障碍、休克、肾移植、肾衰竭、肝衰竭和多器官衰竭等,也可诱发应激性溃疡,这说明应激是急性溃疡病的一个重要病因。

9.胆汁　胃溃疡患者常伴有胃排空延缓和幽门括约肌功能失常。幽门松弛易致十二指肠胆汁反流增加,胆汁对胃黏膜的损伤主要是由胆汁酸所致。已知胆酸盐为去污剂,反流的胆汁不但可溶解黏着于黏膜上的黏液,高浓度的胆酸盐、溶血卵磷脂还可对细胞膜产生毒性,直接损伤胃黏膜屏障,导致胃溃疡的形成。

10.某些疾病　肺气肿患者由于局部黏膜的抗酸能力降低,从而引起胃溃疡。胃泌素瘤患者因体内分泌大量胃泌素而刺激壁细胞,引起大量胃酸分泌,损伤胃黏膜,导致胃溃疡的形成。

11.遗传因素　O型血人患溃疡的较多,据认为,在O型血人的血液中可检出sIgA抗体,从而导致溃疡的发病率上升。在胃溃疡患者中,尤其是男性亲属中,其发病率高于一般人,有些家族中几代人都有消化性溃疡,提示本病与遗传有关。

12.气候变化　胃溃疡的发作与气候变化有直接的关系。据调查,冬季发病者占42.8％,春季占25.3％,秋季占23.4％,夏季发病较少,提示天气的变化可能与胃溃疡的发作有关。

13.其他少见损伤因素

(1)病毒感染:有人发现,十二指肠溃疡病患者血清中Ⅰ型单纯疱疹病毒抗体含量增高,在其迷走神经节中可发现潜伏的Ⅰ型单纯疱疹病毒。也有人认为,巨细胞病毒也与某些溃疡病的发生有关。

(2)放射线:腹部接受大量放射治疗后,患者肠道易发生溃疡,这是因为近端十二指肠对放射线比较敏感,溃疡常发生于球部。

(3)化疗:肝癌患者接受化疗后,其可能发生十二指肠溃疡、胃溃疡和幽门管溃疡,这可能是因为有部分化学治疗药物进入胃和十二指肠动脉。但化疗药物引起溃疡的机制有待进一步的探讨。

三、临床表现

1. 一般症状　部分患者无典型表现的疼痛，而仅表现为无规律性的上腹隐痛或不适，具或不具典型疼痛者可伴有反酸、嗳气、上腹胀等症状，以致不为患者所注意，而以出血、穿孔等并发症为首发症状。典型的消化性溃疡有如下临床特点：慢性过程，病史可达数年至数十年；周期性发作，发作与自发缓解相交替，发作期可为数周或数月；发作常有季节性，多在秋冬或冬春之交发病；发作时上腹痛呈节律性，表现为空腹痛，即餐后 2～4h 或午夜痛；腹痛多因进食或服用抗酸药而有所缓解。

2. 典型症状　上腹痛为主要症状，性质多为灼痛，亦可为钝痛、胀痛、剧痛或饥饿样不适感，多位于中上腹，可偏右或偏左，一般为轻度至中度持续性痛。疼痛常有如上述的典型节律性。腹痛多在进食或服用抗酸药后缓解。

3. 特殊类型的消化性溃疡

(1)复合溃疡：复合溃疡指胃和十二指肠发生的溃疡，十二指肠溃疡往往因出现胃溃疡而发生，幽门梗阻发生率较高。

(2)幽门管溃疡：幽门管位于胃远端，与十二指肠交界，长约 2cm。幽门管溃疡与十二指肠溃疡相似，胃酸分泌量一般较大。幽门管溃疡上腹痛的节律性不明显，对药物治疗反应较差，呕吐较多见，较易发生幽门梗阻、出血和穿孔等并发症。

(3)球后溃疡：球部溃疡多发生在十二指肠球部，发生在球部远端段的溃疡称"球后溃疡"，具有十二指肠溃疡的临床特点，但午夜痛及背部放射痛多见，对药物反应较差，较易并发出血。

(4)巨大溃疡：巨大溃疡指直径大于 2cm 的溃疡，对药物治疗反应较差，愈合时间较慢，易发生慢性穿透或穿孔。应注意将胃的巨大溃疡与恶性溃疡相鉴别。

(5)老年性消化性溃疡：临床表现不典型，胃溃疡多位于胃体上部甚至胃底部，溃疡较易被误诊为胃癌。

(6)无症状性溃疡：约 15％的消化性溃疡患者可无症状，而以出血、穿孔等并发症为首发症状。无症状性溃疡可见于任何年龄，以老年人较多见。非甾体类抗炎药引起的溃疡近半数无症状。

四、实验室检查

1. 胃镜检查　胃镜检查是确诊消化性溃疡的检查方法。胃镜检查不仅对胃、十二指肠黏膜直接观察摄像，还可在直视下取活组织做病理检查或对幽门螺杆菌进行检测。因此. 胃镜检查对消化性溃疡的诊断以及胃良性、恶性溃疡的鉴别诊断的准确性高于 X 线钡剂检查。

2. X 线钡剂检查　X 线钡剂检查适用于对胃镜检查有禁忌或不愿意接受胃镜检查者。溃疡的 X 线征象有直接和间接 2 种：龛影是直接征象，对溃疡有确诊价值；局部压痛、十二指肠球部激惹和球部畸形、胃大弯侧痉挛切迹为间接征象，仅提示可能有溃疡。

3. 幽门螺杆菌检查　幽门螺杆菌检测应列为消化性溃疡诊断的常规检查项目，有无幽门螺杆菌感染将决定治疗方案的选择。检测方法分为侵入性和非侵入性两大类。前者需通过胃镜检查取胃黏膜活组织进行检测，主要包括快速尿素酶试验、组织学检查和幽门螺杆菌培养;后者主要有^{13}C 或^{14}C 尿素呼气试验、粪便幽门螺杆菌抗原检测及血清学检查(定性检测血清幽门螺杆菌免疫球蛋白的抗体)。

快速尿素酶试验是侵入性检查的首选方法,操作简便、费用低。组织学检查可直接观察幽门螺杆菌,与快速尿素酶试验结合,可提高诊断的准确率。幽门螺杆菌培养技术要求较高,主要用于科研。^{13}C 或^{14}C 尿素呼气试验检测幽门螺杆菌的敏感性及特异性高,无须胃镜检查,可作为幽门螺杆菌根除治疗后复查的首选方法。

4.胃液分析

(1)一般状况:胃液为无色透明液体,其颜色常因含有黏液或混有血液、胆汁及食物残渣成分而改变,胃液有一定的黏稠度。

(2)气味:正常胃液略带酸味,有腐败臭味时,应考虑有食物发酵,可能存在幽门狭窄、胃运动弛缓。胃癌患者、胃液有恶臭者、胃溃疡出血后,胃液常有血腥味。伴有肠梗阻或大肠癌时,胃液可出现粪臭味。

(3)黏液:正常胃液中有少量黏液。

(4)血液:正常胃液中不含血性成分,各种原因引起胃内少量出血,经胃酸作用后多呈咖啡色。如果胃内抽出大量鲜红色或暗红色血性物质,则说明有病理性出血,宜立即治疗。

(5)胆汁:胃液呈微黄色或黄色,表明有胆汁自幽门或吻合口逆流入胃,少量胆汁可能与插管引起的恶心有关;如色泽较深,则要怀疑幽门关闭不全或十二指肠以下有梗阻。

(6)食物残渣:正常人经几小时禁食,胃内不应有食物残渣,若胃内混有食物残渣,则说明胃排空障碍,可见于溃疡引起的幽门水肿、痉挛及瘢痕狭窄或其他原因引起的胃排空不畅,这些为病理现象。

(7)胃液 pH:正常情况下,胃液的 pH 为 1.6~2.0。

(8)24h 胃液量:正常人空腹胃液量为 50~70mL;胃液量少于 10mL 见于萎缩性胃炎、胃蠕动亢进;胃液量大于 100mL 为胃液增多,见于十二指肠溃疡、溃疡后伴胃泌素瘤等。

5.血清胃泌素测定 一般仅在怀疑有胃泌素瘤时作鉴别诊断之用。

6.血常规检查 血常规检查结果一般无明显改变,若有并发症如大出血及幽门梗阻时,则有不同程度的贫血。

7.粪便隐血试验 一般认为,出血量在 5mL 左右,粪便隐血呈阳性;如出血量为 50~60mL,粪便呈柏油样;如出血量大,此时粪便可呈现暗红色。

8.血清 IL—6、IL—8、IL—23 含量高 经综合治疗后,患者血清 IL—6、IL—8、IL—23 含量与正常人比较无显著性差异,提示炎症的消除可使细胞因子紊乱得到纠正。

五、诊断和鉴别诊断

1.诊断 根据慢性病程、周期性发作的节律性上腹疼痛,再进行胃镜、X 线钡餐检查及实验室的相关检查,本病诊断并不困难。

2.鉴别诊断 本病需与胃癌、胃泌毒瘤等有关疾病进行鉴别。

(周革利)

第九节 胃癌

一、概述

胃癌(Gastric Carcinoma)患患者数约占胃恶性肿瘤患患者数的 95％以上，在癌症病死率中排列第二位。男性胃癌的发病率和死亡率高于女性，男女患患者数之比为 2：1。发病年龄以中老年居多，35 岁以下较少，55～70 岁为高发年龄。

二、病因

1. 环境因素　胃癌高发区的土壤、地质及水分与胃癌发病有关。土壤中的锌、铜含量和比例与胃癌的发病有关。生活在低锌、低硒、高铜地区或第三系地层露出地区的居民，胃癌发病率高。高发区的居民移居低发区后，因生活环境改变，故其后代胃癌发病率降低，这说明环境因素与胃癌发病有关。

2. 化学因素　亚硝胺类化合物与胃癌的发病密切相关。我国胃癌高发区水源、粮食、蔬菜中亚硝酸盐含量及高发区居民胃液中亚硝酸盐含量明显高于低发区，慢性萎缩性胃炎患者胃液中亚硝酸盐含量及其还原菌的检出率明显增高。另外，多环芳烃类化合物(主要是 3,4－苯并芘)也是一种强致癌物，广泛存在于煤焦油、沥青、煤炭及烟熏食物中(如熏羊肉、熏鱼等)。

3. 食物因素　常食咸鱼、咸菜者患胃癌的相对危险性比不食者高 5～10 倍。福建居民常吃的鱼露和甘肃居民常吃的酸菜中均找到致癌的 N－亚硝基胺。

4. 幽门螺杆菌感染　幽门螺杆菌感染率与胃癌呈平行关系，幽门螺杆菌感染者发生胃癌的相对危险性比正常人升高 2.8～6.0 倍。国际癌症机构已确认将幽门螺杆菌列为 Ⅰ 类致癌因子。一般认为，癌变的发生是随慢性胃炎进行性发展的一个多步骤、多因素过程，幽门螺杆菌是胃癌发生的一个重要危险因素。

5. 遗传因素　有家族肿瘤、家族胃癌史者胃癌发病率较高，一般比正常人高 4 倍，这说明胃癌与遗传有密切的关系。

6. 胃癌之前状态和癌前病变　胃癌很少直接从正常胃黏膜上皮发生，多数发生于已有病理变化的黏膜上。胃癌前变化包括癌前状态和癌前病变两个方面。胃癌前状态即指胃癌前期病变，如慢性萎缩性胃炎、胃溃疡、残胃炎及肥厚性胃炎等，这些良性胃病均可能衍变为胃癌。慢性萎缩性胃炎伴恶性贫血者约 10％发生胃癌，为正常人的 5～10 倍。若患者伴有肠上皮化生，则胃癌发生率约为 65.5％。胃溃疡可发生癌变，癌变率为 1％，由于此类患者常伴有肠上皮化生及胃食管反流，所以发生癌症几率较高。残胃癌的发生率为 1％～5.5％，原因可能是胃大部切除术后胃内处于低酸或无酸状态，胆汁、肠液及胰液反流，引起残胃萎缩性胃炎、胃黏膜进行性萎缩，并伴有幽门腺或肠上皮化生及不典型增生，构成癌变基础。

三、临床表现

1. 症状　早期胃癌多无症状，或仅有一些非特异性消化道症状。因此，仅凭症状诊断早期胃癌是十分困难的。

进展期胃癌最早出现的症状是上腹痛,常同时伴有纳差、厌食、体重减轻。腹痛可急可缓,开始仅为上腹饱胀不适,餐后更甚,继之有隐痛不适等。胃癌发生并发症或转移时可出现一些特殊症状:贲门癌累及食管下段时,患者可出现吞咽困难;并发幽门梗阻时,患者可有恶心、呕吐;溃疡型胃癌出血时,患者可出现呕血或黑便,继之出现贫血;胃癌转移至肝脏,可引起右上腹痛、黄疸和发热,转移至肺可引起咳嗽、呃逆、咯血,累及胸膜可产生胸腔积液而发生呼吸困难,侵及胰腺时可引起背部放射性疼痛。

2.体征　早期胃癌无明显体征,进展期在患者上腹部可扪及肿块,有压痛。肿块多位于上腹部偏右相当于胃窦处。如肿瘤转移至肝脏,可致肝大及黄疸,甚至出现腹水。肿瘤腹膜转移时也可发生腹水。

四、实验室检查

1.血常规　患者血常规检结果常有红细胞和血红蛋白含量降低,呈小细胞低色素性贫血;白细胞一般正常,晚期常升高,甚至出现类白血病反应,血流加快。

2.大便隐血试验　大便隐血持续阳性对胃癌诊断有一定的意义,胃癌患者80%～90%出现大便隐血阳性。

3.胃液分析　55%～70%的胃癌患者胃酸缺乏,其余病例胃酸正常或偏高。胃酸偏低的程度与胃癌的体积大小及部位有关,体积越大,低酸或无酸倾向越大。息肉样胃癌及胃底贲门癌患者体内的胃酸含量比幽门部胃癌患者低。

4.肿瘤标志物检测　CEA、AFP、CA－199、CA－724等肿瘤标志物在胃癌患者体内均有不同程度的升高,其中,CA－724对胃癌检出的阳性率可达70%。到目前为止,尚未发现针对早期胃癌的特异性肿瘤标志物。

5.血清同型半胱氨酸(Hey)和胱抑素 C(CysC)检测　据文献报告,已证实 Hey 和 CysC 对消化道肿瘤具有较高的阳性检出率,其中,胃癌的阳性检出率可达80%以上,有一定的临床实用价值。

6.基因检测　目前已发现与早期胃癌发生有关的基因有 ras、P53、C－myc,P16 等。ras 基因参与对细胞增殖的调控,活化编码为 P21 的蛋白质,为细胞生长传递促有丝分裂信号,导致细胞恶性增殖。P53 基因是研究最广泛的抑癌基因,P53 基因突变率按正常、肠化生、非典型增生及癌变的顺序递增。P16 基因为细胞周期负调控基因,抑制细胞增殖,P16 基因甲基化突变与胃癌密切相关。目前主要应用荧光定量聚合酶链式反应扩增基因,对胃癌的早期诊断和预测微小转移有一定的临床意义。

7、端粒酶　人端粒酶反转录酶是端粒酶活性的限制成分,与端粒酶的活性密切相关。研究发现,胃癌早期即有人端粒酶反转录酶的 RNA 表达,且人端粒酶反转录酶在肠化上皮即有表达,提示端粒酶的活性及亚组分可作为胃癌早期诊断的标志物。

8.幽门螺杆菌　人体感染幽门螺杆菌后,细菌释放空泡毒素 VacA,引起萎缩性胃炎伴肠上皮化生,长期作用会导致胃黏膜异型增生和癌变。因此,幽门螺杆菌检查阳性有助于早发现胃黏膜癌前病变和早期胃癌。

9.X 线钡剂造影检查　常规 X 线钡剂造影检查对早期胃癌的诊断率仅为 1/3,而双重对比钡剂造影可明显提高早期胃癌的诊断率。高浓度钡剂造影较低浓度钡剂造影更能降低诊断的非特异性,提高诊断的准确率。

10. 普通 CT 及螺旋 CT　普通 CT 对早期胃癌的诊断敏感性差,一般不作首选方法。螺旋 CT 能准确反映出胃癌与正常组织间的血供差异,提高了胃癌的检出率,其准确率达 76.7%,对早期胃癌诊断的准确率与纤维内镜相当。

11. 仿真内镜　仿真内镜对于术前胃癌分期更有帮助,可提高早期胃癌的检出率,便于指导制定手术治疗方案。

12. 内镜检查

(1)普通胃内镜。通过普通胃内镜可以发现早期胃癌,鉴别良性恶性溃疡,确定胃癌的类型和病灶浸润的范围。胃镜检查结合活组织病理检查是诊断胃癌最可靠的特殊检查。

(2)放大内镜。放大内镜可将图像放大几十倍,便于专家观察黏膜微细结构,以判断病变的良恶性、组织学类型以及病变的深度和范围。

(3)自体荧光内镜。正常黏膜表面呈亮绿色荧光,而非典型增生和癌变黏膜呈红色或紫色荧光。自体荧光内镜的高敏感性对发现早期胃癌、指导活检很重要。

五、诊断和鉴别诊断

1. 诊断　对胃癌的诊断主要依据内镜检查结果、活检结果以及 X 线钡剂造影图像及实验室相关肿瘤标志物检测,诊断并不困难。

2. 鉴别诊断　本病需与胃及十二指肠溃疡加以鉴别。

(周革利)

第十节　肠结核

一、概述

肠结核(Intestinal Tuberculosis)是由结核杆菌侵犯肠道引起的慢性特异性感染,过去在我国比较常见。近年来,本病已逐渐减少。肠结核多由人型结核杆菌引起,占 90% 以上。人饮用未经消毒的带菌牛奶或乳制品也可以发生牛型结核杆菌肠结核。

二、病因

1. 患者多有开放性肺结核或喉结核病史,因经常吞下含结核杆菌的痰液而引起本病,或经常与开放性肺结核患者共餐,忽视餐具消毒隔离,也可致病。

2. 由血行播散,见于粟粒型结核。

3. 由邻近结核病灶,如腹腔内结核病灶直接蔓延而引起,包括输卵管结核、结核性腹膜炎、肠系膜淋巴结核等。此种感染系通过淋巴管播散。结核病的发病是人体和结核杆菌相互作用的结果。经上述途径而获得感染仅是致病条件,只有当入侵的结核杆菌数量较多、毒力较大,并在免疫功能低下、肠功能紊乱引起局部抵抗力削弱时,人体才会发病。结核杆菌致病属于迟发型过敏反应。

三、临床表现

1. 腹痛　腹痛是本病的主要症状,多在进食后诱发。疼痛部位因病变部位、病理改变不同及有无外科并发症而异。回盲部结核疼痛部位位于右下腹部,小肠结核位于脐周,增生型肠结核可有不完全肠梗阻表现,如持续性疼痛阵发性加剧伴肠鸣音活跃,排气后缓解。

2.大便习惯改变 病变肠曲的炎症和溃疡可以使肠蠕动加速,肠排空过快可引起腹泻。患者每日排便 2~4 次,如果病变严重,涉及范围较广,则腹泻次数增多。粪便呈糊样,一般不含脓血,不伴有里急后重。有时患者会出现腹泻与便秘交替,这与病变引起的胃肠功能紊乱有关。增生型肠结核可以便秘为主要表现。

3.腹部包块 包块常位于右下腹,位置一般比较固定,中等质地,伴有轻度或中度压痛。腹部包块主要见于增生型肠结核,也可见于溃疡型肠结核,病变肠段和周围组织黏连,或同时有肠系膜淋巴结核。

4.全身症状 本病常伴有结核毒血症,尤以溃疡型为多见,轻重不一,表现为发热、盗汗、消瘦、贫血和全身乏力等。发热多呈不规则热或低热,病变活动期或同时有活动性肠外结核者,也可呈弛张热和稽留热。增生型肠结核一般病程较长,患者全身状况较好,可无结核性毒血症症状,消化道症状可有恶心、呕吐、腹胀、食欲减退等。

5.腹部体征 无肠穿孔、肠梗阻或伴有腹膜结核或增生型肠结核的患者,除在右下腹部及脐周有压痛外,常无其他特殊体征。

6.并发症

(1)肠梗阻:肠梗阻是本病常见的并发症,主要发生在增生型肠结核,梗阻多呈慢性进行性,以部分性肠梗阻多见,轻重不一,少数可发展为完全性梗阻。

(2)肠穿孔:肠穿孔主要为急性及慢性穿孔,可在腹腔内形成脓肿,破溃后形成肠瘘。急性穿孔较少见,常发生在梗阻近段极度扩张的肠曲,严重者可因肠穿孔并发腹膜炎、感染性休克而死亡。

四、实验室检查

1.血液检查 溃疡型肠结核患者可有中度贫血,白细胞正常,淋巴细胞增高,血液流动明显加快,以上可作为评定结核病变活动程度的指标。

2.粪便检查 溃疡型结核患者粪便多为糊状,一般不含黏液、脓血,常规检查可见少量脓细胞和红细胞。粪便浓缩查找结核杆菌阳性有助于肠结核的诊断,但仅在痰液查找结核杆菌结果为阴性时才有意义。

3.X 线钡剂造影检查 X 线钡剂造影对肠结核的定性和定位诊断有重要价值,可显示其功能障碍的情况。肠结核的早期 X 线表现为黏膜增粗、紊乱和缺损。

4.内镜检查 病变累及直肠或乙状结肠者,可用乙状结肠镜检查。如病变在 30cm 以上或位于回盲部时,可用纤维结肠镜检查,并行活检以协助明确诊断。

五、诊断和鉴别诊断

1.诊断 如有以下情况可导致本病:

(1)中青年患者有肠外结核病史,主要是肺结核。

(2)患者临床表现有腹泻、腹痛、右下腹压痛,也可有腹块、原因不明的肠梗阻、盗汗等结核性毒血症症状。

(3)X 线钡剂造影检查发现跳跃征、溃疡、肠管变形和肠腔狭窄等征象。

(4)结肠镜检查发现主要位于回盲部的肠黏膜炎症、溃疡、炎性息肉或肠腔狭窄。

(5)PPD(结核菌素)试验呈强阳性。

2.鉴别诊断

(1)克罗恩(Crohn)病:不伴有肠外结核、抗酸杆菌染色阴性、PPD试验无强阳性、抗结核治疗症状无明显改善、未见干酪性肉芽肿者可排除肠结核。

(2)右侧结肠癌:患者发病年龄大,常在40岁以上,一般无发热、盗汗等结核性毒血症表现,结肠镜检查及活检结果可确定结肠癌的诊断。

(3)阿米巴病或血吸虫病性肉芽肿:患者有相应的感染史,脓血便常见。粪便常规或孵化检查可发现有关病原体。结肠镜检查有助于鉴别诊断,相应的特效治疗有效也可区分。

(4)其他:肠结核还应与肠恶性淋巴瘤、耶尔森杆菌肠炎及一些少见的感染性肠病如非典型分枝杆菌(多见于艾滋病患者)、性病性淋巴肉芽肿、肠放线菌病等鉴别。若以发热为主要表现,肠结核需与伤寒等长期发热性疾病鉴别。

(周革利)

第十一节　结核性腹膜炎

一、概述

结核性腹膜炎(Tuberculous Peritonitis)是由结核分枝杆菌引起的弥漫性腹膜感染。本病可见于任何年龄,以中青年多见,女性较多见,男女之比为1:2。

二、病因

本病多继发于肺结核或体内其他部位的结核病。结核杆菌感染腹膜的途径以腹腔内的结核病灶直接蔓延为主,肠系膜淋巴结核、输卵管结核、肠结核为常见的原发病灶,少数病例由血行播散引起,常可发现活动性肺结核(原发感染或粟粒性肺结核)、关节结核、骨结核、睾丸结核,并可伴结核性胸膜炎等。

三、临床表现

1.全身症状　本病以结核性毒血症相关症状较为常见,主要是发热与盗汗。热型以低热与中等热为主,约1/3患者有弛张热,少数可有稽留热。高热伴有明显毒血症者主要见于渗出型、干酪型结核性腹膜炎,或见于伴发粟粒型肺结核、干酪样肺炎等严重结核病患者。患者后期出现营养不良,表现为消瘦、水肿、贫血、舌炎、口角炎等。

2.腹痛　早期患者腹痛不明显,以后出现持续性隐痛或钝痛,也可始终没有腹痛。疼痛多位于脐周、下腹部,有时在全腹。当并发不完全性肠梗阻时,患者有阵发性绞痛。偶尔表现为急腹症,系肠系膜淋巴结核或腹腔内其他结核的干酪样坏死病灶破溃引起,也可由肠结核急性穿孔所致。

3.腹部触诊　腹壁柔韧感系腹膜遭受轻度刺激或有一些慢性炎症的表现,是结核性腹膜炎的常见体征。腹部压痛一般轻微,少数压痛严重且有反跳痛,常见于干酪型结核性腹膜炎。

4.腹水　腹水以少量至中量多见。少量腹水在临床检查中不易发现,因此,必须认真检查。患者常有饱胀感,可由结核毒血症或腹膜炎伴有肠功能紊乱引起,不一定有腹水。

5.腹部包块 腹部包块多见于黏连型或干酪型结核性腹膜炎,常位于脐周,也可见于其他部位。包块多由增厚的大网膜、肿大的肠系膜淋巴结、黏连成团的肠曲或干酪样坏死脓性物积聚而成,其大小不一,边缘不整,有时有结节感,活动度小。

6.其他 常见的症状还有腹泻,一般每日不超过3~4次,粪便多呈糊状。腹泻主要由腹膜炎所致的肠功能紊乱引起,偶尔由伴有的溃疡型肠结核或干酪样坏死病变引起的肠管内瘘等引起,有时腹泻与便秘交替出现。并发症以肠梗阻为常见,多发生在黏连型结核性腹膜炎。

四、实验室检查

1.血象、血沉和结核菌素试验 病程较长而有活动性病变的患者有轻度至中度贫血,白细胞计数多正常。腹腔结核病灶急性扩散或干酪型结核腹膜炎患者,其白细胞计数可增高,病变活动时血压增快,病变趋于静止时血沉恢复正常。PPD试验呈强阳性有助于本病的诊断。

2.腹水检查 腹水检查对鉴别腹水性质有重要价值。本病腹水为草黄色渗出液,静置后有自然凝固块,少数为淡血色,偶见乳糜色,比重一般不超过 1.018,蛋白含量大于 30g/L,白细胞计数超过 $500×10^6/L$,以淋巴细胞为主。但有时因低蛋白血症而使腹水白蛋白含量减少,检测血清—腹水白蛋白梯度有助诊断。结核性腹膜炎腹水腺苷脱氨酶活性常增高,有一定特异性。结核性腹膜炎患者的腹水普通细菌培养结果应为阴性。结核分枝杆菌培养的阳性率很低,腹水细胞学检查的目的是排除癌性腹水,宜作为常规检查。

3.腹部B超检查 少量腹水须靠B超检查发现。B超检查可提示穿刺抽取腹水的准确位置,对腹部包块性质的鉴别也有一定的帮助。

4.X线检查 腹部X线平片检查有时可见到钙化影,提示钙化的肠系膜淋巴结核。胃肠X线钡剂造影检查可发现肠黏连、肠结核、肠瘘、肠腔外肿块等征象,对本病的诊断有辅助价值。

5.腹腔镜检查 腹腔镜检查对诊断有困难者具有确诊价值,一般适用于有游离腹水的患者,可显示腹膜、网膜、内脏表现有散在或聚集的灰白色结节,浆膜失去正常光泽,混浊而粗糙。活组织病理检查可明确诊断。

五、诊断和鉴别诊断

1.诊断 有以下情况者应考虑本病:
(1)中青年,有结核病史,伴有其他器官结核病证据。
(2)长期不明原因发热,伴有腹痛、腹胀、腹水、腹壁柔韧感或腹部包块。
(3)腹水为渗出液性质,以淋巴细胞为主,普通细菌培养呈阴性。
(4)胃肠X线钡剂造影检查发现肠黏连等征象。
(5)PPD试验呈强阳性。

2.鉴别诊断 本病需与腹腔恶性肿瘤,包括腹膜转移癌、恶性淋巴病、腹膜间皮瘤等相鉴别,这些都可以通过CT、B超及腹水细胞学检查明确诊断。肝硬化腹水为漏出液,且患者有失代偿期肝硬化的典型表现,鉴别无困难。以腹部包块为主要表现者应与腹部肿瘤及克罗恩病等相鉴别。以急性腹痛为主要表现者应与其他外科急腹症相鉴别。

(周革利)

第十二节　溃疡性结肠炎

一、概述

溃疡性结肠炎(Ulcerative Colitis,UC)是一种原因尚不十分清楚的直肠和结肠慢性非特异性炎症性疾病,以溃疡和糜烂性病变为主,多累及远端结肠,也可累及全结肠;以反复发作或持续性腹痛、腹泻、黏液脓血便、里急后重、发热、体重减轻为主要症状;各个年龄均可发生,但以青中年多见,男女发病率无明显差异。

二、病因

溃疡性结肠炎的病因学说有多种,一般认为与免疫因素和遗传因素有关,微生物感染只是诱发因素。研究表明,与该病发生和发展有关的因素有:免疫因素,患者常检查出各种抗体、免疫复合体及细胞免疫的异常现象;外源性因素,如食物过敏、细菌、病毒(CE 细胞病毒等)、衣原体感染等;其他因素,如精神应激、饮食因素等。进一步研究证实,上述因素中的任何一种单独存在都不足以致病。大多数人认为本病的发生是导致免疫遗传影响的病主反应与外源性刺激交互作用的结果。也有研究认为,本病与结肠癌的发病有关。此外,吸烟、哺乳方式、口服避孕药、饮食习惯等与溃疡性结肠炎的发病也有关。

三、临床表现

1. 消化系统表现

(1)腹泻和黏液脓血便。此症状见于绝大多数患者,腹泻主要与炎症导致大肠黏膜对水钠吸收障碍以及结肠运动功能失常有关。粪便中的黏液脓血则为炎症渗出、黏膜糜烂及溃疡所致。黏液和脓血便是本病活动期的重要表现。除了有便频、便血外,患者偶尔出现便秘,这是病变引起直肠排气障碍所致。

(2)腹痛。轻者可无腹痛或仅有腹部不适,一般为轻度至中度腹痛,多为左下腹的阵痛,亦可涉及全腹。若患者并发中毒性巨结肠或炎症累及腹膜,则有持续性的剧烈腹痛。

(3)其他症状。患者可有腹胀,严重时出现食欲不振、恶心、呕吐等。

(4)体征。中型患者仅左下腹有压痛,有时可触及痉挛的降结肠或乙状结肠。重型和暴发型患者常有明显的压痛和鼓肠。若患者有腹肌紧张、反跳痛或肠鸣音的改变,应注意中毒性巨结肠、肠穿孔等并发症。

2. 全身表现　全身表现一般出现在中、重型患者身上。中、重型患者在疾病活动期常有低度至中度发热,高热多提示有并发症,见于急性暴发型溃疡性结肠炎。重型或病情持续活动患者可出现衰弱、消瘦、贫血、低蛋白血症、水与电解质平衡紊乱等。

3. 肠外表现　本病可伴有多种肠外表现,包括外周关节炎、结节性红斑、坏疽性脓皮病、复发性口腔溃疡等。这些肠外表现在结肠炎有所控制或结肠切除后可以缓解或恢复。

四、实验室检查

1. 血液检查　轻型患者血液中血红蛋白含量正常或轻度下降,中、重型患者有轻度、中度甚至重度下降。活动期患者体内白细胞计数可增高,血流加快,严重时血清白蛋白含量下降。

2.细胞因子检测 血清 C—反应蛋白、IL—8、IL—6、IL—32 等在疾病活动期均可显著升高,当病情缓解后可迅速下降。细胞因子检测对疾病预后的观察有一定的临床价值。

3.粪便检查 镜下可见大量红细胞、白细胞和黏液,隐血试验结果呈阳性。在急性发作期,粪便涂片中常见有大量多核巨噬细胞、溶组织阿米巴滋养体及包囊。血吸虫卵检查及大便孵化、细菌培养(沙门氏菌、痢疾杆菌、空肠弯曲杆菌、需氧菌及厌氧菌)及真菌培养结果呈阴性。

4.白细胞计数 50%~60%的患者可有不同程度的低色素性贫血。急性活动期伴有发热者白细胞计数多见增高,有时可见中性粒细胞中毒颗粒。

5.自身抗体检测 研究发现,外周血抗中性粒细胞细胞浆抗体、抗酿酒酵母抗体分别为 UC 和克罗恩病的相对特异性抗体。同时检测这些抗体有助于 UC 和克罗恩病的诊断和鉴别诊断。

6.结肠镜检查 该检查是本病诊断与鉴别诊断的重要手段之一,可行全结肠及回肠末段检查,直接观察肠黏膜的变化并取活组织检查,以确定病变范围。

7.X 线钡剂灌肠检查 所见 X 线征象主要有:黏液粗乱和颗粒样改变;多发性线状溃疡;肠管缩短,结肠袋消失,肠壁变硬,可呈铅管状。结肠镜检查比 X 线钡剂造影检查结果准确,有条件时宜做全结肠结肠镜检查。

五、诊断与鉴别诊断

1.诊断 具有持续或反复发作的腹泻和黏液脓血便、腹痛、里急后重,伴有不同程度的全身症状者,在排除急性自限性结肠炎、阿米巴痢疾、慢性血吸虫病、肠结核等感染性结肠炎及结肠克罗恩病、缺血性肠炎、放射性肠炎等疾病的基础上,具有上述结肠镜检查重要改变中的至少一项,根据黏膜活检结果,可以诊断为本病。

2.鉴别诊断

(1)急性自限性结肠炎:各种细菌感染,如痢疾杆菌、沙门氏菌、耶尔森菌、直肠弯曲菌等,急性发作时患者有发热症状,腹痛较明显。粪便培养可分离出致病菌,抗生素治疗效果良好,患者通常在 4 周内痊愈。

(2)阿米巴肠炎:病变主要侵犯右侧结肠,也可累及左侧结肠,结肠溃疡较深,溃疡间的黏膜多属正常,粪便检查可找到阿米巴滋养体及包囊。血清抗阿米巴抗体呈阳性,抗阿米巴治疗有效。

(3)血吸虫病:有疫水接触史,常有肝脏大,粪便检查可发现血吸虫卵,毛蚴孵化试验结果阳性。直肠镜检查在急性期可见黏膜黄褐色颗粒,经黏膜压片或组织病理检查发现血吸虫卵。

(4)克罗恩病:克罗恩病患者一般无肉眼血便,结肠 X 菌线检查提示病变主要在回肠末段和邻近结肠,且呈非连续性、非弥漫性分节,并有其特征性改变,与溃疡性结肠炎的鉴别一般不难。

(5)大肠癌:大肠癌多见于中老年人,经直肠指检可触到肿块,结肠镜与 X 线钡剂灌肠检查对鉴别诊断有价值,组织活检可确诊。

(6)肠易激综合征:肠易激综合征患者粪便可有黏液但无脓血,显微镜检查结果正常,隐血试验阴性,结肠镜检查无器质性病变证据。

(7)其他:其他感染性肠炎(如抗生素相关性肠炎、肠结核、真菌性肠炎等)、缺血性结肠炎、放射性肠炎、胶原性紫癜、胶原性结肠炎等应和本病相鉴别。

(周革利)

第十三节　克罗恩病

一、概述

克罗恩病(Crohn's Disease,CD)又称"Crohn病",是一种病因尚不十分清楚的胃肠道慢性肉芽肿性疾病。病变多见于末段回肠和邻近结肠,但从口腔到肛门各段消化道均可受累,呈全节段性或跳跃式分布。患者多为 15~30 岁,但首次发作可出现在任何年龄组,男、女患病率相近。

二、病因

克罗恩病的病因和发病机制尚不完全明确。已知肠道免疫系统异常反应导致的炎症在克罗恩病的发病中起重要作用。目前认为,克罗恩病是由多因素相互作用所致,主要包括环境因素、遗传因素、感染因素和免疫因素等。

三、临床表现

1. 消化系统表现

(1)腹痛:腹痛是最常见的症状,多位于右下腹或脐周,间歇性发作,常为痉挛性阵痛,伴肠鸣,常于进餐后加重,排便或肛门排气后缓解。腹痛的发生可能与进餐引起胃肠反射或肠内容物通过炎症、狭窄肠段引起局部肠痉挛有关。全腹剧痛和腹肌紧张提示病变肠段急性穿孔。

(2)腹泻:腹泻亦为本病的常见症状,主要由病变肠段炎症渗出、蠕动增加及继发性吸收不良引起。腹泻先是间歇发作,病程后期可转为持续性。粪便多为糊状,一般无脓血和黏液,病变涉及下段结肠或肛门直肠者,可有黏液血便及里急后重的表现。

(3)腹部包块:腹部包块见于 10%~20% 的克罗恩病患者,与肠黏连、肠壁增厚、肠系膜淋巴结肿大、内瘘或局部脓肿形成有关,多位于右下腹与脐周,固定的腹部包块提示肠道有黏连,多已有内瘘形成。

(4)瘘管形成:瘘管是克罗恩病的特征性临床表现,因透壁性炎性病变穿透肠壁全层至肠外组织或器官而成。瘘管分内瘘和外瘘,前者可通向其他肠段、肠系膜、膀胱、输尿管、阴道、腹膜后等,后者通向腹壁或肛周皮肤。肠段之间内瘘形成可致腹泻加重及营养不良,瘘管通向的组织与器官因粪便污染可致继发感染。外瘘或通向膀胱、阴道的内瘘可见粪便与气体排出。

(5)肛门周围病变:肛门周围病变包括肛门周围瘘管、脓肿形成及肛裂等病变,见于部分克罗恩病患者,有结肠受累者较多见,有时这些病变可成为本病的首发或突出的临床表现。

2. 全身表现

(1)发热:发热是常见的全身表现之一,与肠道炎症活动及继发性感染有关。间歇性低热或中度热在患者较为常见,少数呈弛张高热伴毒血症。少数患者以发热为主要症状,甚至较长时间不明原因发热后才出现消化道症状。

(2)营养障碍:营养障碍由慢性腹泻、食欲减退及慢性消耗等因素所致。患者主要表现为体重下降,可有贫血、低蛋白血症和维生素缺乏等表现。青春期患者常伴有生长发育迟滞。

3.肠外表现　本病肠外表现与溃疡性结肠炎的肠外表现相似,但发生率较高,以口腔黏膜溃疡、皮肤结节性红斑、关节炎及眼病较为常见。

四、实验室检查

1.血常规　红细胞含量及血红蛋白含量降低,外周血白细胞计数轻度增高见于活动期,明显增高常提示合并感染。

2.血沉　活动期血沉明显加快。

3.细胞因子检测　血清C-反应蛋白、IL-6、IL-8、IL-10、IL-18含量显著升高,对疾病预后的观察有一定的价值。

4.粪便隐血试验　粪便隐血试验常呈阳性反应。

5.生化检查　血清白蛋白含量降低。

6.影像学检查　小肠病变做胃肠钡剂造影检查,结肠病变做钡剂灌肠检查。此外,腹部超声、CT、MRI可显示肠壁增厚、腹腔或盆腔脓肿和包块等。

7.结肠镜检查　全结肠及回肠末段结肠镜检查显示病变呈节段性、非对称性分布,可见阿弗他溃疡或纵行溃疡、鹅卵石样改变、肠腔狭窄或肠壁僵硬、类性息肉,病变之间黏膜外观正常。

8.活组织检查　活组织检查对克罗恩病的诊断和鉴别诊断有重要价值。本病的典型病理改变是非干酪性肉芽肿,还可呈裂隙状溃疡,固有膜底部和黏膜下层有淋巴细胞聚集,黏膜下层增宽,淋巴管扩张及神经节炎等。

五、诊断和鉴别诊断

1.诊断　对慢性起病、反复发作性右下腹或脐周疼痛、腹泻、体重下降,特别是伴有肠梗阻、腹部后痛、腹块、肠瘘、肛周病变、发热等表现者,临床上应考虑本病。

2.鉴别诊断　克罗恩病须与各种肠道感染性或非感染性炎症及肠道肿瘤相鉴别。特别要注意,克罗恩病急性发作时应与阑尾炎相鉴别;克罗恩病慢性发作时应与肠结核及肠道淋巴瘤相鉴别;病变单纯累及结肠时应与溃疡性结肠炎相鉴别。

(周革利)

第十四节　功能性消化不良

一、概述

功能性消化不良(Functional Dyspepsia,FD)是指由胃和十二指肠功能紊乱引起的症状,经检查排除可引起这些症状的器质性疾病的一组临床综合征。FD的主要症状包括上腹痛、上腹灼热感、餐后饱胀感,可同时存在嗳气、食欲不振、恶心、呕吐等。本病在我国约占门诊消化系统疾病患者的 50%,已成为现代社会中的多发病。

二、病因

FD 的病因和发病机制尚不十分清楚,可能与下列多种因素有关。

1.动力障碍 动力障碍包括胃排气延迟,胃及十二指肠运动协调失常,消化间期Ⅲ相胃肠运动异常等。研究发现,胃肠动力障碍常与胃肠活动异常有关。

2.内脏感觉过敏 研究发现,功能性消化不良患者胃的感觉容量明显低于正常人,内脏感觉过敏可能与外周感受器、传入神经、中枢整合等水平的异常有关。

3.胃底对食物的容受性舒张功能下降 研究发现,部分功能性消化不良患者进食后,胃底舒张容积明显低于正常人,这一改变最常见于有早饱症状的患者。

4.精神社会因素 精神社会因素一直被认为与功能性消化不良的发病有密切关系。调查表明,功能性消化不良患者存在个性异常,焦虑、抑郁积分显著高于正常人和十二指肠溃疡患者。确切的机理有待进一步的研究。

5.其他因素 约半数功能性消化不良患者有幽门螺杆菌感染及由此而引起的慢性胃炎,同时,功能性消化不良患者的十二指肠对胃酸的敏感性增加,酸灌十二指肠可引起症状,因此,功能性消化不良的发病与胃酸分泌的关系亦未明确。

三、临床表现

FD 的主要症状包括上腹痛、上腹灼热感、餐后饱胀和早饱中的一种或多种,可同时存在上腹胀、嗳气、食欲不振、恶心、呕吐等。常以某一个或某一组症状为主,在病程中症状也可发生变化。起病多缓慢,病程经年累月,持续或反复发作。多数患者有饮食、精神等诱发因素。上腹痛为常见症状,常与进食有关,表现为餐后痛,亦可表现为饥饿痛,进食后缓解,亦可无规律性,部分患者表现为上腹灼热感。餐后饱胀感和早饱是另一类常见症状,可单独或以一组症状出现,伴或不伴有上腹痛,这些症状的发生与进食密切相关。上腹胀、嗳气、食欲不振、恶心、呕吐等症状可同时存在。不少患者同时伴有失眠、焦虑、抑郁、头痛、注意力不集中等精神症状。

四、实验室检查

1.胃镜及活组织病理检查 胃和十二指肠仅见慢性非活动性炎症。

2.消化道 X 线钡剂造影检查 检查结果未见明显改变。

3.B超 检查结果未见肝、胆、胰、脾有异常改变。

4.胃动力学检查 约 50%功能性消化不良患者存在胃动力过缓。

5.胃腔内压力测定和胃频谱检查 检查可见胃动力学障碍的波形,对本病的诊断有一定价值。

6.幽门螺杆菌检查 约 50%功能性消化不良患者胃液中可检出幽门螺杆菌。

7.血清 $IL-2$、sIL-2R 和 $IL-18$ 含量测定 据文献报道,功能性消化不良患者血清 $IL-2$ 含量降低,而血清 sIL-2R、$IL-18$ 含量升高,说明患者体内免疫机制紊乱,对本病的诊断有一定临床价值。

8.^{99m}锝-二乙基乙酰替苯氨亚胺二醋酸(^{99m}TC-EHIDA)胃闪烁显影检查 ^{99m}TC-

EHIDA 能很好地显示胃排空的情况。目前认为，$T_{1/2}=20\sim40min$，排空正常；$T_{1/2}>40min$，排空延迟；$T_{1/2}<20min$，排空过快。虽然该项检查是一种无创诊断方法，但是符合胃肠生理过程。只是因为该项检查费用太高，所以尚不能在临床上广泛应用。

五、诊断和鉴别诊断

1. 诊断

（1）患者有上腹痛、上腹灼热感、餐后饱胀和早饱症状之一或多种症状，呈持续的或反复发作的慢性过程。

（2）排便后上述症状不能缓解。

（3）排除可解释的器质性疾病。

2. 鉴别诊断　需进行鉴别诊断的疾病：食管、胃和十二指肠的各种器质性疾病，如消化性溃疡、胃癌等，各种肝、胆、胰疾病；由全身性或其他系统引起的上消化道症状，如糖尿病、肾病、结缔组织病及精神病等；药物引起的上消化道症状，如服用非甾体类消炎药；其他功能性胃肠病和动力障碍性疾病，如食管反流病、肠易激综合征等。

（周革利）

第十五节　肠易激综合征

一、概述

肠易激综合征（Irritable Bowel Syndrome，IBS）是一种以腹痛或腹部不适伴排便习惯改变为特征的功能性肠病，并经检查排除可引起这些症状的器质性疾病。本病是一种常见的功能性肠道疾病，患者以中青年居多，50 岁以后发病少见，男女之比约为 1：2。

二、病因

本病的发病机制尚不清楚，可能与多种因素有关。目前认为，肠易激综合征的病理生理学基础主要是胃肠动力学异常和内脏感觉异常，而造成这些变化的机制尚未阐明。肠道感染后的精神心理障碍可能是肠易综合征发病的重要因素。

1. 胃肠动力学异常　在生理情况下，结肠的基础节律为 6 次/分，而 3 次/分的慢波频率则与收缩有关。以便秘、腹痛为要表现者，3 次/分的慢波频率明显增加。正常人结肠高幅收缩波主要出现在进食或排便前后，与肠内容物长距离推进运动有关，腹泻型肠易激综合征高幅收缩波明显增加。使用放射性核素显像技术，可见腹泻型肠易激综合征患者咽下的食物从口到盲肠的通过时间较正常人明显缩短，而便秘型正好相反。

2. 内脏感觉异常　直肠气囊充气试验表明，肠易激综合征患者充气疼痛阈值明显低于对照组。回肠运动研究发现，回肠推进性蠕动增加可使 60% 肠易激综合征患者产生腹痛，而在健康对照组中仅为 17%。

3. 精神因素　心理应激对胃肠运动有明显影响。研究表明，该病患者存在个性异常，焦虑抑郁积分显著地高于正常人，应激事件发生频率亦高于正常人。有关精神因素在肠易激综合征的发病学上有多种观点，一种认为是机体对各种应激的超常反应；另一种认为精神因素并非直接病因,但可诱发和加重症状,而使患者就医。

4.感染　研究发现,部分患者肠易激综合征症状发生于肠道感染治愈之后,其发病与感染的严重性及应用抗生素时间均有一定的相关性。

5.其他因素　约1/3患者对某些食物不耐受而使得症状加重。研究还发现,某些肽类激素,如缩胆囊素等可能与肠易激综合征的症状有关,这有助于解释精神、内脏敏感性以及胃肠动力学异常之间的内在联系。

三、临床表现

IBS起病隐匿,症状反复发作或慢性迁延,病程可长达数年至数十年,但患者全身健康状况不受影响。精神、饮食等因素常诱使症状复发或加重,患者最主要的临床表现是腹痛、排便习惯和粪便性状的改变。

1.腹痛　几乎所有的肠易综合征患者都有不同程度的腹痛,以下腹痛和左下腹痛多见,多于排便或排气后缓解,睡眠中发作者极少。

2.腹泻　一般每日3~5次,少数患者在严重发作期每日腹泻可达数十次。大便多呈稀糊状,也可为成形软便或稀水样,多带有黏液。部分患者粪质少而黏液量很多,但绝无脓血,排便不干扰睡眠。部分患者腹泻与便秘交替发生。

3.便秘　患者排便困难,粪便干结、量少,呈羊粪状或细杆状,表面可附黏液。

4.其他消化道症状　患者多有腹胀感,可有排便不尽感、排便窘迫感,部分患者有消化不良症状。

5.全身症状　部分患者可有失眠、焦虑、抑郁、头晕、头痛等精神症状。

6.体征　患者无明显体征,可在相应部位有轻压痛,部分患者可能触及腊肠样肠管。直肠指检可感到肛门痉挛,张力较高,可有触痛。

7.分型　根据临床特点,IBS可分为腹泻型、便秘型和腹泻与便秘交替型。

四、实验室检查

1.X线钡剂灌肠检查　检查多无阳性发现,或有结肠激惹征象。

2.结肠镜检查　部分患者肠运动亢进,肠黏膜无异常,组织学检查正常。

3.血常规　检查结果一般无异常,伴有腹泻和发热者可见白细胞计数升高。

4.细胞因子检测　据文献报道,IBS患者血清 IL－6、IL－8、IL－18、IL－32 含量有显著升高,经综合治疗后又会迅速下降。该检测有一定的临床意义。

(周革利)

第十六节　脂肪肝

一、概述

脂肪肝(Fatty Liver Diseases)是由多种疾病和病因引起的一种肝实质细胞脂肪变性和脂肪堆积的临床病理综合征。近年来,随着人们生活水平的提高、饮食结构的变化以及预防措施相对滞后,脂肪肝的发病率持续上升,且发病年龄越来越小。

二、病因

流行病学调查显示,脂肪肝主要是由酒精、肥胖等引起的慢性疾病,也可由妊娠、药物、毒物中毒、营养不良、糖尿病、肝炎病毒或其他病原体感染及先天性代谢缺陷等引起。脂肪肝常分为酒精性脂肪肝和非酒精性脂肪肝,它们在形态学上尚不能区分,因此,其诊断必须依靠临床资料,包括有无长期过量饮酒、有无易患因素,如肥胖、II型糖尿病、高脂血症等。

三、临床表现

1. 主要症状　除原发临床表现外,脂肪肝患者还可出现乏力、肝区隐痛等症状,可伴肝脾大,血清谷丙转氨酶升高,可伴有 r—GT 含量增高、SF 和尿酸等含量增高。脂肪肝虽然是良性病变,但其纤维化的发生率高达 25%,且有 1.5%~8.0% 的患者可以发生肝硬化。一旦发生肝硬化,其预后与一般门脉性肝硬化相似。

2. 主要并发症　脂肪肝的主要并发症有腹水、静脉曲张、消化道大出血,最后导致患者死亡。

3. 预后　四环素、黄磷中毒、妊娠等引起的急性脂肪肝预后差,死亡率高。绝大多数慢性脂肪肝预后良好,如能早期诊治,可以阻止脂肪肝的进一步发展,甚至使其逆转。因此,脂肪肝的早期诊断十分重要。

四、实验室检查

1. 血清学检查　血清 ALT、γ—GT 含量正常或轻、中度升高(小于 5 倍正常值上限),通常以 ALT 升高为主。

2. 影像学检查　B 超检查是诊断脂肪肝最为实用的手段,其诊断脂肪肝的准确率为 70%~80%。CT 平扫结果显示肝脏密度普遍降低,肝/脾 CT 平扫密度比值≤1,可明确对脂肪肝的诊断。根据肝/脾 CT 平扫密度可判定脂肪肝的严重程度。

3. 病理学检查　肝穿刺活组织检查是确诊脂肪肝的重要方法,对鉴别局灶性脂肪肝病与肝肿瘤以及某些少见疾病如白塞病、胆固醇脂储积病等有重要意义,也是判断预后的最敏感和特异的方法。

4. 肝纤维化项目检查　根据肝纤维化项目检查结果,可帮助排除肝硬化。

5. 细胞因子检测　细胞因子如 IL—2、sIL—2 的检测,可反映患者的细胞免疫状态。

五、诊断和鉴别诊断

1. 诊断　根据本病的临床表现,通过实验室检查、影像学检查,排除病毒性肝炎、药物性肝病、全胃肠外营养、肝豆状核变性、Wilson 病、自身免疫性肝病等可导致脂肪性肝病的特定疾病,即可诊断。

2. 鉴别诊断　本病尚需与病毒性肝炎、药物性肝炎、全胃肠外营养、肝豆状核变性等可导致脂肪性肝病的特定疾病相鉴别。

(周革利)

第十七节　肝硬化

一、概述

肝硬化(Hepatic Cirrhosis)是各种慢性肝病发展的晚期阶段,病理上以肝脏弥漫性纤维化、再生结节和假小叶形成为特征;临床上起病隐匿,病程发展缓慢,晚期以肝功能减退和门静脉高压为主要表现,常出现多种并发症。肝硬化发病的高峰年龄为 35～50 岁,男性多见,出现并发症时死亡率高。

二、病因

引起肝硬化的原因很多,在我国以病毒性肝炎为主,欧美国家以慢性酒精中毒为主。

1.病毒性肝炎　主要为乙型病毒性肝炎,其次为丙型肝炎,甲型肝炎一般不会发展为肝硬化。其发病机制与肝炎病毒引起的免疫异常有关,其演变为肝硬化主要是经过慢性肝炎,尤其是慢性治疗性肝炎阶段。

2.血吸虫病　血吸虫卵主要沉积于肝脏的汇管区,虫卵及其毒性产物的刺激引起大量结缔组织增生,导致肝纤维化和门静脉高压症。过去所谓的"血吸虫病性肝硬化",应称为"血吸虫病性肝纤维化"。

3.酒精中毒　酒精中间代谢毒物(乙醇)对肝脏的直接损害和降低肝脏对某些毒性方面的抵抗力,是引起酒精性肝硬化的主要发病机制。由酗酒所致的长期营养失调也在其中起一定作用。

4.工业毒物或药物　长期反复接触某些化学毒物(如四氯化碳、砷等)或长期服用某些药物(如双醋酚汀、辛可芬、甲基多巴、四环素等)可引起中毒性肝炎或慢性活动性肝炎,最终演变为化学性(药物性)肝硬化。

5.胆汁淤积　肝胆管阻塞或肝内胆汁淤积持续存在时,高浓度的胆汁酸和胆红素的毒性作用,可使肝细胞发生变性、坏死,久之则发展为胆汁性肝硬化。

6.循环障碍　慢性充血性心力衰竭、萎缩性心包炎、肝静脉阻塞等,可使肝脏长期淤血缺氧、肝细胞坏死和结缔组织增生,最终演变为淤血性(心源性)肝硬化。

7.肠道感染或炎症　慢性特异性或非特异性肠炎常引起消化、吸收和营养障碍,病原体在肠内产生的毒素经门静脉直达肝脏,引起肝细胞变性、坏死,最终发展为肝硬化。

8.代谢紊乱　因遗传或先天缺陷致使某些物质因代谢障碍而沉积于肝脏,引起肝细胞变性、坏死、结缔组织增生,逐渐形成肝硬化。例如,肝豆状核变性时,铜因代谢障碍而沉积于肝脏;血色病时,铁沉积于肝脏。

9.营养失调　实验证明,食物中长期缺乏蛋白质、维生素 B、维生素 E 和抗脂肪因子(如胆碱)等能引起肝细胞坏死,发生脂肪变性,直到形成营养不良性肝硬化,但也有人否定营养失调与人类肝硬化的直接关系。目前,多数人们认为,长期营养失调可降低肝脏对其他致病因素的抵抗力,成为产生肝硬化的间接病因。

10.其他　部分肝硬化的发病原因一时难以确定,称为"隐源性肝硬化",其中部分病例与隐匿性无黄疸型肝炎有关。

三、临床表现

肝硬化起病隐匿,病程发展缓慢,可潜伏数年至 10 年以上,早期可无症状或症状轻微。当出现腹水或并发症时,临床上称为"失代偿期肝硬化"。

代偿期肝硬化症状轻且无特异性,患者可有乏力、食欲减退、腹胀不适等。患者营养状况一般,可触及增大的肝脏,质偏硬,脾可增大,肝功检查正常或仅有轻度酶学异常,常在体检或手术中被偶然发现。失代偿期肝硬化临床表现明显,可发生多种并发症。

1.症状

(1)全身症状:乏力为早期症状,其程度轻重不等。体重下降往往随病情进展而逐渐明显。少数患者有不规则的低热,与肝细胞的坏死有关,但注意与合并感染、肝癌相鉴别。

(2)消化道症状:食欲不振为常见症状,偶伴呕吐。腹胀亦常见,与胃肠积气、腹水和肝脾大有关。腹水量大时,患者往往难以忍受。患者对脂肪和蛋白质耐受性差,稍进油腻肉食后即发生腹泻。部分患者有腹痛,多为肝区隐痛,当出现明显腹痛时要注意合并肝癌、原发性腹膜炎、胆道感染、消化性溃疡等情况。

(3)出血倾向:患者可有牙龈和鼻腔出血、皮肤紫癜,女性患者出现月经过多等,主要与肝脏合成凝血因子减少及脾功能亢进所致血小板减少有关。

(4)与内分泌紊乱有关的症状:男性可有性功能减退、男性乳房发育,女性可发生闭经、不孕。肝硬化患者糖尿病发病率增加,严重者肝功能减退,并出现低血糖。

(5)门静脉高压症状:如食管胃底静脉曲张破裂而致上消化道出血时,临床表现为呕血和黑便。脾功能异常可致白细胞、红细胞、血小板计数减少,患者因贫血而出现皮肤黏膜苍白等。发生腹水时,腹胀表现更为突出。

2.体征　患者呈肝病病容,面色黝黑而无光泽,晚期消瘦,肌肉萎缩。皮肤可见蜘蛛痣、肝掌,男性可出现乳房发育。腹壁静脉以脐为中心显露至曲张,严重者脐周静脉凸起呈水母状,并可听见静脉杂音。黄疸提示肝功能储备已明显减退,黄疸呈持续性或进行性加深提示预后不良。腹水伴或不伴下肢水肿是先代偿期肝硬化最常见的表现,部分患者可伴肝性胸水,以右侧多见。肝脏早期大,质硬而边缘钝;后期缩小,肋下常触不到。多数患者可能触及增大的肝脏,常为中度,少数重度。

3.并发症

(1)食管胃底静脉曲张破裂出血:这是最常见的并发症,多为突然发生,进而出现呕血和黑便,常为大量出血,引起出血性休克,可诱发肝性脑病。在血压稳定、出血暂停时进行内镜检查可以确诊。部分肝硬化患者可发生上消化道大出血,可由消化性溃疡、门脉高压性胃病等疾病引起,内镜检查可作鉴别。

(2)感染:肝硬化患者免疫功能低下,常并发感染,呼吸道、胃肠道、泌尿道等也出现相应症状。有腹水的患者常并发自发性细菌性腹膜炎。

(3)肝性脑病:这是本病最严重的并发症,亦是最常见的死亡原因,主要表现为性格行为失常、意识障碍、昏迷。

(4)电解质和酸碱平衡紊乱:肝硬化患者常见的电解质和酸碱平衡紊乱有低钠血症、低钾低氯血症。

(5)原发性肝细胞癌:肝硬化特别是病毒性肝炎肝硬化和酒精性肝硬化患者发生肝细胞

癌的危险性明显增高。

(6)肝肾综合征:肝肾综合征指发生在严重肝病基础上的肾衰竭,但肾脏无器质性损害,故又称"功能性肾衰竭"。

(7)肝肺综合征:肝肺综合征是指发生在严重肝病基础上的低氧血症,有肺内血管扩张而无心肺基础疾病。

(8)门静脉血栓形成:近年来发现,这一并发症并不少见,如果血栓缓慢形成,可无明显的临床症状,如发生门静脉急性完全性阻塞,患者可出现剧烈的腹痛、腹胀、血便、休克、脾脏迅速增大和腹水迅速增加等表现。

四、实验室检查

1. 血常规　血常规检查结果在肝硬化初期多正常,以后可提示有轻重不等的贫血。有感染时,白细胞计数增高,但因合并脾功能亢进,需要与自身过去的白细胞计数进行比较。脾功能亢进时,患者体内白细胞、红细胞和血小板计数减少。

2. 尿常规　检查结果一般正常,有黄疸时可出现胆红素、尿胆原增加。

3. 粪常规　消化道出血时,出现肉眼可见的黑便。门脉高压性胃病可引起慢性出血,粪隐血试验阳性。

4. 肝功能试验　代偿期患者肝功能大多正常或仅有轻度的酶学异常,失代偿期发生普遍的酶学异常,且其异常程度往往与肝脏的储备功能减退程度有关。

(1)血清酶学:ALT 含量升高与肝脏炎症和坏死有关,一般为轻、中度升高;肝细胞严重坏死时,AST 含量也升高,$\gamma-GT$ 和 AKP 含量也可轻度或中度升高。

(2)蛋白质代谢:人血白蛋白含量下降,球蛋白含量升高,白蛋白/球蛋白比值倒置,血清蛋白电泳以 $\gamma-$球蛋白增加为主。

(3)凝血酶原时间:凝血酶原时间有不同程度的延长,且不能被注射维生素 K 纠正。

(4)胆红素代谢:肝储备功能明显下降时出现总胆红素及非结合性胆红素升高,仍以结合性胆红素升高为主。

(5)其他检查:Ⅲ型前胶原氨基氨基末端肽、Ⅳ型胶原、透明质酸、层黏蛋白等指标升高及升高程度可反映肝纤维化存在及其严重程度,但要注意这些指标会受肝脏炎症、坏死等因素影响。肝硬化失代偿期可见总胆固醇特别是胆固醇脂下降。肝功能定量试验包括吲哚青绿试验、利多卡因代谢试验等,可定量评估肝功能储备情况,主要用于手术风险的评估。

5. 血清免疫学检查

(1)乙型、丙型、丁型病毒性肝炎标记物有助于分析肝硬化的病因。

(2)甲胎蛋白含量明显升高提示可能合并原发性肝细胞癌,但要注意肝细胞严重坏死时甲胎蛋白含量亦可升高,但往往伴有转氨酶活性明显升高,且随转氨酶活性下降而下降。

(3)自身免疫性肝炎引起的肝硬化可检出相应的血清自身抗体。

(4)细胞因子检测。肝硬化患者血清 IL-2 含量降低,sIL-2、IL-6、IL-8 和 IL-18 含量升高,对临床观察疗效有一定的价值。

6. 影像学检查

(1)X 线检查:食管静脉曲张时,行食管吞钡 X 线检查,显示虫蚀样或蚯蚓样充盈缺损,纵行黏膜皱裂增宽,胃底静脉曲张时胃肠钡剂可见菊花瓣样充盈缺损。

(2)腹部 B 超:B 超图像可提示肝硬化,但不能作为确诊依据,而且约 1/3 的肝硬化患者 B 超检查无异常。

(3)CT 和 MRI:CT 和 MRI 对肝硬化的诊断价值与 B 超相似,但对肝硬化合并原发性肝癌的诊断价值高于 B 超。当 B 超筛查疑似合并原发性肝癌的病例时,常需进一步做 CT 检查。诊断仍有疑问的病例,可配合 MRI 检查进行综合分析。

7.内镜检查　内镜检查可确定有无食管胃底静脉曲张,阳性率较钡剂 X 线检查高,尚可了解静脉曲张的程度,并对其出血的风险性进行评估。食管胃底静脉曲张是诊断门静脉高压的最可靠的指标。在并发上消化道出血时,急诊胃镜检查可判明出血部位和病因,并进行止血治疗。

8.肝穿刺活组织检查　肝穿刺具有确诊价值,尤其适用于代偿期肝硬化的早期诊断、肝硬化结节与小肝癌的鉴别以及诊断有困难的其他情况。

9.腹腔镜检查　腹腔镜能直接显示肝、脾等腹腔脏器及组织的情况,方便医生在直视下取组织活检,对诊断困难者有一定价值。

10.腹水检查　肝硬化者可抽取腹水做常规检查、腺苷脱氨酶测定、细菌培养及细胞学检查。腹水培养应在床边进行,使用血培养瓶分别做需氧菌和厌氧菌培养。无合并自发性细菌性腹膜炎的肝硬化腹水为漏出液性质,血清—腹水白蛋白梯度大于 11g/L。合并自发性细菌性腹膜炎时,腹水为渗出液或中间型,白细胞增多,细菌培养结果是阳性。腹水呈血性者应高度怀疑癌变,细胞学检查有助于明确诊断。

11.门静脉压力测定　经颈静脉插管测定肝静脉楔入压与游离压之差,即肝静脉压力梯度,可反映门静脉压力。正常入门静脉压力小于 5mmHg,门静脉压力大于 10mmHg 时为门脉高压。

五、诊断和鉴别诊断

1.诊断　依据下列各类可作出临床诊断。

(1)有病毒肝炎、长期大量饮酒等导致肝硬化的有关病史。

(2)有肝功能减退和门静脉高压的临床表现。

(3)肝功能试验有白蛋白下降、血清胆红素含量升高及凝血酶原时间延长。

(4)B 超、CT、MRI 检查结果提示肝硬化。

2.鉴别诊断

(1)肝脏肿大的鉴别诊断。血液病、代谢病也可引起肝脏肿大,必要时做肝穿刺活检以鉴别。

(2)腹水的鉴别诊断。出现腹水有多种原因,如结核性腹膜炎、缩窄性心包炎、腹性肾小球肾炎等,根据病史及临床表现、腹水检查结果,诊断并不困难,必要可行腹腔镜检查。

(3)肝硬化并发症的鉴别诊断。肝硬化还需与上消化道出血所致的肝性脑病、肝肾综合症等相鉴别。

(周革利)

第十八节　原发性肝癌

一、概述

原发性肝癌(Primary Carcinoma of the Liver)是指源自肝细胞或肝内胆管上皮细胞的恶性肿瘤。原发性肝癌的死亡率在消化系统恶性肿瘤中位居第三位,仅次于胃癌和食管癌,多见于中年男性,男女患患者数之比为(2～5)∶1。

二、病因

原发性肝癌的病因和发病机制尚未完全明确,可能与下列因素有关。

1.病毒性肝炎　在我国,慢性病毒性肝炎是原发性肝癌诸多致病因素中最主要的病因。原发性肝癌患者中约 1/3 有慢性肝炎病史,肝癌患者乙型肝炎表面抗原阳性率可达 90%,提示乙型肝炎病毒可能与肝癌高发有关。有文献证实,肝细胞癌中 5%～8%患者抗丙型肝炎抗体阳性,提示丙型病毒性肝炎与肝癌的发病有关。

2.肝硬化　原发性肝癌合并肝硬化的发生率为 50%～90%。在我国,原发性肝癌主要在病毒性肝炎后肝硬化基础上发生。

3.黄曲霉素　黄曲霉素的代谢产物黄曲霉毒 B_1 有强烈的致癌作用,常接触黄曲霉素的人群患肝癌的风险高。

4.饮用水污染　池塘水中生长的蓝藻产生的藻毒素可污染水源,可能与肝癌有关。

5.遗传因素　不同种族人群肝癌的发病率不同,肝癌的发病率具有家族聚集现象,但是否与遗传有关,有待进一步研究证实。

6.其他因素　一些化学物质,如亚硝胺类、偶氮苯类、有机氯农药及酒精等,均是可疑的致癌物质。肝小胆管中的华支睾吸虫感染可刺激胆管上皮增生,是导致原发性胆管细胞癌发生的原因之一。

三、临床表现

原发性肝癌起病隐匿,早期患者缺乏典型症状。临床症状明显者,病情大多已进入中晚期。本病常在肝硬化基础上发生,或者以转移病灶为首发表现,临床上容易漏诊或误诊,需加以注意。

1.肝区疼痛　肝区疼痛是肝癌最常见的症状,半数以上患者有肝区疼痛,多呈持续性胀痛和钝痛,是因癌瘤生长过快而使肝包膜被牵拉所致。如病变侵犯膈,疼痛可牵涉右肩或右背部;如癌瘤生长缓慢,则患者可完全无痛或仅有轻微疼痛;当肝表面的癌结节破裂,可突然引起剧烈腹痛,从肝区开始迅速延至全腹,产生急腹症的表现。如破裂出血量大时,可导致患者休克。

2.肝脏大　肝癌呈进行性增大,质地坚硬,表面凹凸不平,常有大小不等的结节,边缘不整齐,常有不同程度的压痛。肝癌突出于右肋下或剑突下时,上腹可呈现局部隆起或饱满,如癌位于膈面,则主要表现为膈肌升高而肝下缘不下移。

3.黄疸　黄疸一般出现在肝癌晚期,多为阻塞性黄疸,少数为肝细胞性黄疸。前者常因癌瘤压迫或侵犯胆管或肝门、压迫胆管而造成阻塞,后者是由于癌组织肝内广泛浸润或合并肝硬化、慢性肝炎而引起。

4.肝硬化征象　在失代偿期肝硬化基础上,发病者有基础病的临床表现,原有腹水者可表现为腹水迅速增多且具难治性。腹水一般为漏出液,血性腹水多因肝癌侵犯肝包膜或向腹腔内破溃引起,少数因腹膜转移癌所致。

5.恶性肿瘤的全身性表现　全身表现有进行性消瘦、发热、食欲不振、乏力、营养不良和恶病质等。

6.转移症状　肝癌转移至肺、骨、脑、淋巴结等处,可产生相应的症状。有时患者以转移灶症状首发而就诊。

7.伴癌综合征　伴癌综合征系指原发性肝癌患者由于肿瘤本身代谢异常或癌组织对机体影响而引起内分泌代谢异常的一组症候群,主要表现为自发性低血糖症、红细胞增多症,其他罕见的有高钙血症、高脂血症、类癌综合征等。

8.并发症

(1)肝性脑病:肝性脑病是原发性肝癌终末期最严重的并发症,约1/3患者因此死亡,一旦出现肝性脑病则提示预后不良。

(2)上消化道出血:上消化道出血约占肝癌死亡病因的15%。出血可能与下列因素有关:因肝硬化或门静脉、肝静脉癌栓而发生门静脉高压,导致食管胃底静脉曲张破裂出血;晚期肝癌患者可因胃肠道黏膜糜烂合并凝血功能障碍而广泛出血。大量出血可加重肝功能损害,诱发肝性脑病。

(3)肝癌结节破裂出血:约10%的肝癌患者发生肝癌结节破裂出血。肝癌破裂可局限于肝包膜下,产生局部疼痛,如包膜下出血快速增多形成压痛性血肿,也可破入下腹腔引起急性腹痛和腹膜刺激征。大量出血可伴休克,少量出血则表现为血性腹水。

(4)继发感染:患者因长期消耗或化疗、放疗等而抵抗力减弱,容易并发肺炎、败血症、肠道感染、压疮等。

四、实验室检查

1.肝癌标记物检测

(1)甲胎蛋白:甲胎蛋白(AFP)现已广泛用于原发性肝癌的普查、诊断、判断治疗效果及预测复发。在排除妊娠、肝炎和生殖腺胚胎瘤的基础上,血清甲胎蛋白检查诊断肝细胞癌的标准为:AFP>500μg/L,持续4周以上;AFP>200μg/L,持续8周以上;甲胎蛋白由低浓度升高并持续不降。

部分慢性病毒性肝炎和肝硬化患者血清甲胎蛋白可呈低浓度升高,但多不超过250μg/L。ALT含量在疾病早期升高,甲胎蛋白与ALT呈同步关系,一般在1~2个月随病情好转,ALT浓度下降。AFP浓度也随之下降,如AFP呈低浓度且持续2个月或更久而ALT正常,应特别警惕临床肝癌的存在。

(2)其他肝癌标志物:血清岩藻糖苷酶、γ-GT同工酶、异常凝血酶原、M_2型丙酮酸激酶、铁蛋白、α_1-抗胰蛋白酶、AKP同工酶等有助于甲胎蛋白阴性的原发性肝癌的诊断和鉴别诊断,但不能取代AFP对原发性肝癌的诊断地位。联合多种标记物可提高原发性肝癌的诊断率。AFP异质体的检测有助于提高原发性肝癌的诊断率,且不受AFP浓度、肿瘤大小和病期早晚的影响。

2.影像学检查

(1)B超:这是目前肝癌的首选检查方法。B超检查对肝癌早期定位诊断有较大价值,并有助于引导肝穿刺活检。

(2)CT:CT具有更高的分辨率,兼具定位与定性的诊断价值,且能显示病变范围、数目、大小及其与邻近器官和重要血管的关系等,是肝癌诊断的重要手段,并被列为临床疑诊肝癌患者确诊为肝癌后拟行手术治疗的常规检查。

(3)MRI:MRI能显示横断面、冠状面和矢状面3种图像,为非放射性检查,能显示门静脉和肝静脉的分支,对肝血管瘤囊性病灶、结节性病灶有鉴别优势。

(4)肝血管造影:选择性肝动脉造影是肝癌诊断的重要补充手段。该项检查为有创性,适用于肝内占位性病变非侵入检查未能定性者、疑为肝癌而非侵入检查未能明确定位者、拟行肝动脉栓塞治疗者,是配合CT检查的新技术。数字减影血管造影设备的应用大大促进了该检查的普及。

3.肝穿刺活组织检查 超声或CT引导下细针穿刺行活组织检查是确诊肝癌最可靠的方法,但属侵入性检查,且偶有出血或针道转移的风险。上述非侵入性检查未能确诊者可视情况考虑应用。

五、诊断和鉴别诊断

1.诊断 有乙型、丙型病毒性肝炎病史或酒精性肝病的中年人,尤其是男性患者,有不明原因的肝区疼痛、消瘦、进行性肝脏肿大者,应考虑肝癌的可能,应做血清AFP测定和相关的影像学检查,必要时行肝穿刺活检,即可获得明确诊断。

2.鉴别诊断 原发性肝癌需与继发性肝癌、肝硬化、肝脓肿等疾病进行鉴别。

(1)继发性肝癌:原发于呼吸道、胃肠道、泌尿生殖道、乳房等处的癌灶常转移至肝,大多为多发性结节。临床上以原发性肝癌表现为主,血清AFP一般为阴性。但少数继发性肝癌很难与原发性肝癌鉴别。确诊的关键在于组织病理检查和找到原发性肝癌的证据。

(2)肝硬化:原发性肝癌常发生在肝硬化的基础上,若肝硬化病例有明显的肝大、质硬的大结节或肝萎缩变形而影像检查又发现占位性病变,则肝癌的可能性较大。应反复检测血清ATP或AFP异质体,密切随访病情,最终得出明确诊断。

(3)肝脓肿:肝脓肿患者临床表现为发热、肝区疼痛、压痛明显、肿大肝脏表面平滑而无结节,白细胞计数和中性粒细胞比例均升高,多次超声检查可发现脓肿的液性暗区,必要时在超声引导下做诊断性穿刺或药物试验性治疗以明确诊断。

(4)其他:原发性肝癌还必须与肝血管瘤、肝囊肿、肝包虫病、肝腺瘤及局灶性结节性增生进行鉴别。

(周革利)

第十九节　肝脓肿

一、概述

肝脓肿(Hepatic Abscess)是由细菌感染或溶组织内阿米巴原虫(Ameba)所引起的肝组织内单个或多发的化脓性病变。本病是一种继发性病变,由细菌感染引起的称为"细菌性肝脓肿",常见病原菌为大肠埃希菌和葡萄球菌,链球菌和产气杆菌少见。阿米巴性肝脓肿的发病与阿米巴性结肠炎有密切关系,且脓肿较大,大多数为单发,多见于肝右叶;细菌性肝脓肿的细菌侵入途径除败血症外,还可由腹腔内感染直接蔓延或肝外伤后继发感染,胆道蛔虫亦可成为引起细菌性肝脓肿的诱因。有一些原因不明的肝脓肿称"隐源性肝脓肿",可能与肝内已存在的隐匿性病变有关。这种隐藏病变在机体抵抗力减弱时,病原菌在肝内繁殖,发生肝脓肿。

二、病因

1.细菌性肝脓肿　全身细菌感染,特别是腹腔感染时,如患者抵抗力弱,可发生肝脓肿。细菌可经胆道、肝动脉、门静脉、淋巴系统等侵入肝。开放性肝损伤时,细菌则可经伤口直接侵入肝引起感染而形成肝脓肿。致病菌多为大肠埃希菌、金黄色葡萄球菌等。单个肝脓肿的体积可能很大,多个肝脓肿直径则在数毫米和数厘米之间,数个脓肿可融合成一个大脓肿。

2.阿米巴性肝脓肿　阿米巴性肝脓肿是阿米巴肠感染的并发症,多数是单发的。

三、临床表现

1.临床症状　细菌性肝脓肿起病急,主要症状是寒战、高热、肝区疼痛和肝大,体温可达39～40℃,伴恶心、呕吐、食欲不振和周身乏力,严重或并发胆道梗阻者可出现黄疸。阿米巴肝脓肿起病较缓慢,可伴高热等症状。

2.体征　肝区疼痛或腹痛多持续性,有的可伴右肩牵涉痛、右下胸及肝区叩击痛,肿大的肝脏有压痛。巨大的肝脓肿可使右肋呈现饱满状态,有时可见局限性隆起,局部皮肤可出现凹陷性水肿。

四、实验室检查

1.血常规　白细胞和中性粒细胞比例显著升高,部分中性粒细胞有中毒性颗粒,中性粒细胞趋化功能下降,红细胞计数和血红蛋白含量轻度下降。

2.细菌培养　细菌性肝脓肿在细菌培养时可呈阳性,阿米巴肝脓肿如无继发细菌感染,则血液培养呈阴性,粪便中偶可找到阿米巴包囊或滋养体。酶联免疫法测定血中阿米巴抗体结果可呈阳性,阳性率为85%～95%。细菌性肝脓肿内可抽出黄绿色或黄白色脓液,培养可获得致病菌。阿米巴肝脓肿内可抽出巧克力色脓液。

3.影像学检查

(1)X线检查:右侧脓肿可使右膈肌升高,肝脏阴影增大或有局限性隆起。有时出现右侧反应性胸膜炎或胸肌积液、左叶脓肿,X线钡剂造影检查可见胃小弯受压、推移现象。

(2)CT 检查:CT 检查可见单个或多个圆形或卵圆形的界限清楚、密度不均的低密区,区内可见气泡,增强扫描脓腔密度无变化,腔型有密度不规则增高的强化,称为"环月征"或"日晕征"。

(3)B 超检查:B 超可见肝脏病变内部无回声液性暗区,脓肿壁增厚,呈强回声,内壁不光滑,病变后方回声增强。B 超检查为首选的检查方法,对诊断及确定脓肿部位有较大的价值,阳性率可达 96%。早期脓肿液化不全时,需与肝癌鉴别。

五、诊断和鉴别诊断

1.诊断　根据临床表现,结合 B 超、CT 和实验室的相关检测指标,对本病进行诊断并不困难。

2.鉴别诊断　本病需与原发性肝癌、肝硬化、慢性肝炎等疾病进行鉴别。

(周革利)

第二十节　慢性病毒性肝炎

一、概述

慢性病毒性肝炎(Chronic Hepatitis)是肝炎病毒引起的一组传染病,也是世界范围内的常见病和多发病。目前公认的慢性病毒性肝炎主要有 5 型,即甲型、乙型、丙型、丁型和戊型肝炎。

二、病因

甲型和戊型肝炎主要经粪-口途径感染,也可引起暴发性流行,通常在 3 个月内恢复健康,一般不转为慢性肝炎。丁型肝炎一般只与乙型肝炎同时发生或继发于乙型肝炎感染,故其发病多取决于乙型肝炎的感染情况。乙型、丙型肝炎的传播途径较为复杂,以血液传播为主,无季节性,常为散发,感染后常转变为慢性肝炎,其中绝大部分转变为肝硬化,少数甚至发展为肝癌,对人类健康危害极大。其中,丁型肝炎的发病率已有所下降,乙型肝炎和丙型肝炎的发病率居高不下。据统计,全世界有 3.5 亿人是乙型肝炎病毒携带者,亚洲和非洲人群的乙型肝炎病毒携带率为 8%～15%。乙型肝炎病毒携带者中,50%～70%患者体内病毒复制活跃,是慢性肝炎患者。全世界有 1.7 亿人感染丙型肝炎病毒,中国丙型炎病毒携带率为 0.8%～3.2%。

三、临床表现

1.轻度慢性肝炎　轻度慢性肝炎多由急性肝炎迁延所致,临床表现多样,反复迁延,也有完全无症状者。患者主要症状为食欲不振、恶心厌油、腹胀、便溏、肝区胀痛或隐痛,女性月经不调、情绪易波动、乳房发胀或出现肿块;肝脏轻度增大,质地尚软,边缘光滑,边缘有触痛或压痛,肝区有叩击痛。有一部分病例可无任何体征。

2.中度慢性肝炎　中度慢性肝炎由急性肝炎持续不愈、反复发作而产生。患者主要症状为乏力、纳差、腹胀、便溏、厌油恶心以及肝区胀痛、刺痛或隐痛,反复黄疸,女性月经周期紊乱,男性性功能减退等;肝脏肿大,质地中等,有明显压痛、叩击痛或脾大。

3. 重度慢性肝炎 患者病情进一步加重,症状明显且持续不退,可发生重度慢性肝炎,主要症状为精神萎靡、纳呆、腹胀、便溏、肝区刺痛、反复黄疸或有出血倾向,如鼻出血、齿出血、皮肤紫癜或腹水、上消化道出血等;查体可见肝病面容、皮肤黄褐或黝黑、唇色暗紫、蜘蛛痣、肝掌、颊面毛细血管扩张,肝脏肿大,质地中等以上,脾脏进行性增大。

四、实验室检查

1. ALT 轻度慢性肝炎血清 ALT 浓度轻度或偶尔升高,又或非持续性升高。轻度、中度慢性肝炎患者血清 ALT 浓度含量中度至重度升高。

2. $\gamma-GT$ 中度、重度慢性肝炎患者血清 $\gamma-GT$ 浓度升高明显,反映肝细胞受损和胆汁淤积情况。

3. 天门冬氨酸转移酶 天门冬氨酸转移酶活性持续升高或高于谷氨酸氨基转移酶,提示病情处于活动期。

4. AKP AKP 不具特异性指标,肝病患者体内 AKP 含量升高提示胆汁淤积或胆管增殖。重度慢性肝炎晚期患者体内 AKP 含量升高明显。

5. 白蛋白与球蛋白 重度慢性肝炎患者体内白蛋白含量降低,球蛋白升高,严重者白蛋白与球蛋白比值倒置。

6. 蛋白电泳 轻度、中度慢性肝炎患者体内 $\gamma-$ 球蛋白含量明显升高。

7. 氨基酸改变 中度、重度慢性肝炎患者血浆内总游离氨基酸含量及必需氨基酸含量增加,支链氨基酸与芳香氨基酸比值倒置。

8. 乙肝病毒标志物 HBsAg 阳性是乙型肝炎病毒的标志,HBsAb 阳性提示人体感染过乙型肝炎病毒或接种过乙肝疫苗而产生了保护性抗体。HBeAg 阳性提示病毒复制,具传染性。HBcAg 阳性提示病毒感染及复制,主要见于急性、慢性乙型肝炎及其恢复期。乙肝病毒 DNA 阳性直接表示病毒核酸的存在。

9. 细胞因子含量检测 外用血 CD3 含量降低、CD8 含量升高,提示患者 T 细胞比例发生紊乱。IL-2 含量降低,IL-4、IL-8、IL-12、IL-18 含量升高提示患者细胞免疫抑制,细胞因子紊乱,对观察病情和判断预后有一定的临床价值。

10. 肝活组织检查 肝活组织检查是鉴别轻度、中度、重度慢性肝炎准确性较高的检查手段。

11. 超声检查 超声切面显像提示肝表面回声光带增强、变厚,甚至出现波浪样改变,有较密到密集光点或小光斑,分布不均匀,无明显静脉增宽,胆囊壁常增厚,重型慢性肝炎患者门静脉增宽,但不超过 1.4cm。

五、诊断和鉴别诊断

1. 诊断 根据临床体征、实验室相关项目检测结果及超声检查结果,本病的诊断并不困难。

2. 鉴别诊断 本病需与自身免疫性肝炎、肝硬化、肝癌等疾病加以鉴别。

(周革利)

第二十一节　上消化道出血

一、概述

上消化道出血(Upper Gastrointestinal Hemorrhage)常表现为急性大量出血,是临床常见急腹症。虽然近几年上消化道出血诊断和治疗水平有所提高,但高龄、有严重伴随疾病的患者的病死率仍相当高,因此,应引起临床的高度重视。

二、病因

上消化道疾病及全身性疾病均可引起上消化道出血。临床上最常见的病因是消化性溃疡、食管胃底静脉曲张破裂、急性糜烂出血性胃炎和胃癌。食管贲门黏膜撕裂综合征引起的出血亦不少见。血管异常诊断有时比较困难。现将上消化道出血的病因列述如下。

1.上消化道疾病

(1)食管疾病。如食管炎(反流性食管炎、食管憩室炎)、食管癌、食管损伤(食管外伤、异物或放射损伤)。

(2)胃十二指肠疾病。如消化性溃疡、胃泌素瘤、胃癌、急性胃扩张等。

2.非消化性疾病　导致上消化道出血的非消化性疾病包括:血液系统疾病,如过敏性紫癜、血小板减少性紫癜、再生障碍性贫血、白血病、血友病等;传染性疾病,如急性重型肝炎、肾综合征出血热、钩端螺旋体病;心血管系统疾病,如肺源性心脏病、风湿性心脏病、冠心病、高血压性心脏病(可造成心力衰竭及腹主动脉瘤破入上消化道而出血);其他,如脑出血、尿毒症、血管炎、创伤、休克、手术、严重感染、多脏器衰竭等(可造成应激性溃疡出血)。

3.药物损伤　长期服用阿司匹林、保泰松、利血平、泼尼松等药物可引起上消化道出血。

4.其他因素　吞服强酸或强碱等腐蚀剂,可引起上消化道出血;服用烈酒,嗜食煎炸、过热、辛辣食品或误食有毒药物可致胃底黏膜、血管出血;情绪过激、暴怒、焦虑、过分激动导致交感神经过度兴奋、内分泌紊乱、血管过度扩张而出血。

三、临床表现

上消化道出血的临床表现取决于出血量及出血速度。

1.呕血与黑便　呕血与黑便是上消化道出血的特征性表现。上消化道大量出血后,均有黑便。出血部位在幽门以上者常伴有呕血。若出血量较少、速度慢,亦可无呕血。反之,幽门以下出血如出血量大、速度快,可因血反流入胃腔引起恶心、呕吐而表现为呕血。呕出的血液多为棕褐色,呈咖啡渣样,如出血量大、未经胃酸充分混合即呕出,则为鲜红色或有血块。黑便呈柏油样,黏稠而发亮。当出血量大时,血液在肠内推进快,粪便可呈暗红色甚至鲜红色。

2.失血性周围循环衰竭　急性大量失血时由于循环血容量迅速减少,可导致周围循环衰竭,一般表现为头晕、心慌、乏力、突然起立发生晕厥、肢体发冷、心率加快、血压偏低等,严重者呈休克状态。

3.贫血和血常规的变化　急性大量出血后,患者均有失血性贫血。但在出血早期,血红蛋白含量、红细胞计数与红细胞压积可无明显变化。在出血后,组织液渗入血管内,使血液稀释,一般需经 3～4h 才出现贫血,出血后 24～72h 血液稀释到最大限度。贫血程度取决于失血量,还与出血前有无贫血、出血后液体平衡状态等因素有关。急性出血患者为正色素正细胞性贫血,在出血后骨髓有明显代偿性增生,可暂时出现大细胞性贫血;慢性失血则呈小细胞低色素性贫血,出血 24h 内网织红细胞即见增高,出血停止后逐渐降至正常。上消化道大量出血 2～5h,白细胞计数轻度至中度升高,血止后 2～3 日才恢复正常。对于肝硬化患者,如同时有脾功能亢进,则白细胞计数不增高。

4.发热　上消化道大量出血后,多数患者在 24h 内出现低热,持续 3～5 日体温可降至正常。引起发热的原因可能与周围循环衰竭导致体温调节中枢功能障碍等因素有关。

5.氮质血症　在上消化道大量出血后,由于大量血液蛋白质的消化产物在肠道被吸收;血中尿素氮浓度可暂时性增高,称为"肠源性氮质血症"。尿素氮一般于一次出血后数小时开始上升,24～48h 可达高峰,大多不超过 14.3mol/L,3～4 日可降至正常。

四、实验室检查

1.血常规　少量出血时,实验室检查无大的变化;大量出血时,外周血红细胞、血红蛋白计数等均有下降。连续动态血常规检查对判断有无出血、治疗效果和预后均有帮助。血小板计数、出血时间和凝血酶原时间检测有助于诊断因凝血机制障碍所致的出血。

2.肾功能　血尿素氮、肌酐在出血后可升高,在 20～48h 达高峰,4 日内可降至正常。再次出血后尿素氮、肌酐再次升高。如尿素氮浓度在 14.13mol/L 以上,而血肌酐浓度在 133mol/L 以下,则提示上消化道出血量已超过 1000mL。

3.其他检查　肝功能、乙肝五项(HBsAg、HRsAb、HBsAg、HBeAb、HBcAb)、血清蛋白、血清 AKP 单胺氧化酶等,有助于诊断肝脏疾病所致出血。当上消化道出血时,粪便隐血试验阳性,出血越多,则反应越强。

4.胃镜检查　胃镜检查是目前诊断上消化道出血原因的首选方法。借助胃镜,医生可在直视下顺序观察食管、胃、十二指肠球部到降段的情况,从而判断出血部位、病因和出血情况。

5.X 线钡剂造影检查　X 线钡剂造影检查目前多被胃镜代替,它主要适用于有胃镜检查禁忌症或不愿意进行胃镜检查者,对出血原因不明、怀疑病变在十二指肠降段以下小肠段者,有特殊诊断价值。

6.其他特殊检查　选择性腹腔动脉造影、放射性核素扫描、胶囊内镜及小肠镜检查等主要适用于不明原因的消化道出血。

五、诊断和鉴别诊断

1.诊断　依据体征、影像检查和相关实验检查结果,诊断上消化道出血并不困难。

2.鉴别诊断　如怀疑是消化性溃疡引起的上消化出血,应与肝病或血液病引起的上消化道出血相鉴别,根据病史及实验室相关检查结果即可进行鉴别。

(周革利)

第二十二节　急性胰腺炎

急性胰腺炎(Acute Pancreatitis,AP)是多种病因导致胰酶在胰腺内被激活,引起胰腺组织自身消化、水肿、出血甚至坏死的炎症反应。临床上 AP 以急性上腹痛、恶心、呕吐、发热和血胰酶增高等为特点。胰腺病变程度轻重不等,轻者以胰腺水肿为主,临床多见,病情常呈自限性,预后良好,又称为"轻症急性胰腺炎";少数重症患者的胰腺发生出血坏死,常继发感染、胰腺炎和休克等多种并发症,病死率高,称为"重症急性胰腺炎"。

一、病因

急性胰腺炎的病因甚多。常见的病因如下所述。

1.胆石症与胆道疾病　胆石症、胆管感染或胆管蛔虫等均可引起急性胰腺炎,其中以胆石症最为常见。急性胰腺炎与胆石症关系密切:由于解剖上 70%～80% 的胰管与胆总管汇合成共同通道并开口于十二指肠壶腹部,所以一旦结石嵌顿在壶腹部,将会导致胰腺炎与上行胆管炎。

2.大量饮酒　因酒精能促进胰液的大量分泌,致使胰腺管内压力骤升,引起胰腺腺泡破裂、胰酶进入间质而促发胰腺炎。

3.梗阻　胰管结石或蛔虫、胰管狭窄、肿瘤等均可导致胰管阻塞,引起急性胰腺炎。

4.医源性因素　手术与创伤,如腹腔手术特别是胰、胆或胃手术、腹部钝挫伤等,可直接或间接损伤胰腺组织与胰腺的血液供应,从而引起胰腺炎。

5.内分泌与代谢障碍　任何引起高钙血症的因素,如甲状旁腺肿瘤、维生素 D 过多等,均可引起胰管钙化,高血钙还可刺激胰液分泌胰蛋白酶原。任何原因的高脂血症,如家族性高脂血症,都会因胰液内脂质沉着或来自胰外的脂肪栓塞而并发胰腺炎。妊娠、糖尿病和尿毒症患者也可发生急性胰腺炎。妊娠期胰腺炎多发生在妊娠的中晚期,但患者 90% 合并胆石症。

6.感染　急性胰腺炎继发于急性传染病者多数症状较轻,随感染创面的恢复自行消退,如急性流行性腮腺炎、传染性单核细胞增多症、柯萨奇病毒和肺炎衣原体感染等,常可伴有特异性抗体浓度升高。沙门氏菌或链球菌败血症时也可诱发胰腺炎。

7.药物　已知应用某些药物,如噻嗪类利尿药、硫唑嘌呤、炉石、糖皮质激素、四环素、磺胺类药等,可直接损伤胰腺组织,使胰液分泌增多或黏稠度增加,引起急性胰腺炎－多发生在服药最初数月,与剂量不一定相关。

8.其他因素　其他少见因素有十二指肠球后穿透性溃疡、十二指肠憩室炎、胃手术后、肾移植术后、心脏移植术后、血管性疾病及遗传因素等。尽管胰腺炎的病因很多,多数可找到致病因素,但仍有 5%～25% 的急性胰腺炎病因不明,被称为"特发性胰腺炎"。

二、临床表现

急性胰腺炎多在饱食、就餐或饮酒后发生,部分患者无诱因可查。其临床表现取决于疾病类型和诊治是否及时。

1.症状

(1)腹痛:腹痛是胰腺炎的主要表现和首发症状,起病表现不一,可为钝痛、刀割样痛或绞痛,呈持续性,可有阵发性加剧,不能为一般胃肠解痉药缓解,进食可加剧。疼痛部位多在中上腹,可向腰背部放射。取弯腰抱膝位可减轻疼痛,腹部疼痛延续时间较长,渗液扩散可引起全腹痛,极少数年老体弱患者可无腹痛或有轻微腹痛。

(2)恶心、呕吐及腹胀:多在起病后出现,有时较频繁,呕吐后腹痛并不减轻。患者同时有腹胀,甚至出现麻痹性肠梗阻。

(3)发热:多数患者有中度以上发热,持续 3~5 日,持续发热 1 周以上不退或体温逐日升高、白细胞计数升高者,应怀疑有继发感染,如胰腺脓肿或胆管感染等。

(4)低血压或休克:重症胰腺炎患者常发生低血压或休克,表现为烦躁不安、皮肤苍白、湿冷等,极少数患者可突然发生休克,甚至猝死,主要原因为有效血容量不足、缓激肽类物质致周围血管扩张和并发消化道出血。

(5)水和电解质紊乱:胰腺炎患者多有轻重不等的脱水、低血钾症状,呕吐频繁者可有代谢性碱中毒。重症者尚有明显脱水及代谢性酸中毒表现,出现低钙血症(<2mmol/L),部分伴血糖升高,偶尔可发生糖尿病酮症酸中毒或高渗性昏迷。

2.特征

(1)轻症急性胰腺炎:患者腹部体征较轻,往往与主诉腹痛程度不十分相符,可有腹胀和肠鸣音减弱,无肌紧张和反跳痛。

(2)重症急性胰腺炎:患者上腹或全腹疼痛明显,并有腹肌紧张、反跳痛,肠鸣音减弱或消失,可出现移动性浊音,并发脓肿时可扪及有明显疼痛的肿块;伴麻痹性肠梗阻者有明显腹胀;腹水多呈血性,其淀粉酶含量明显升高。后期出现黄疸者应考虑并发胰腺脓肿或假囊肿压迫胆总管,或由于肝细胞损害者所致。患者因低血钙导致手足搐搦,为预后不佳的表现,系大量脂肪组织坏死分解出的脂肪酸与钙结合成脂肪酸钙,大量消耗钙所致,也与发生胰腺炎时刺激甲状腺分泌降钙素有关。

三、实验室检查

1.血常规　结果多有白细胞增多及中性粒细胞核左移现象。

2.血、尿淀粉酶测定　血清(胰)淀粉酶含量在起病后 6~12h 开始升高,48h 开始下降,持续 3~5 日,超过正常值 3 倍时可以确诊为本病。淀粉酶含量高低不一定反映病情轻重,出血坏死型胰腺炎的淀粉酶值可正常或低于正常。其他急腹症,如消化性溃疡穿孔、胆石症、胆囊炎、肠梗阻等都可有血清淀粉酶升高,但一般不超过正常值的 2 倍。尿淀粉酶升高较晚,在发病后 12~14h 开始升高,下降缓慢,持续 1~2 周,但尿淀粉酶受患者尿量的影响。胰源性腹水和胸水中的淀粉酶值亦明显升高。

3.血清脂肪酶测定　血清脂肪酶常在起病后 24~72h 开始上升,持续 7~10 天,对病后就诊较晚的急性胰腺炎患者有诊断价值,且特异性较高。

4.细胞因子含量检测　血清 CRP、IL-6、IL-8、IL-18、IL-32 含量显著升高,有助于评估与监测急性胰腺炎的严重性,对术后观察有一定的价值。

5.生化检查　暂时性血糖明显升高可能与胰岛素释放减少和胰高血糖素释放增加有关,持久的空腹血糖高于 10mmol/L 反映胰腺坏死,提示预后不良。高胆红素血症可见于少数患者,多于发病后 4~7 日恢复正常,血清 AST、LDH 含量可增加,暂时性低钙血症(<2mmol/L),常见于重症急性胰腺炎,低血钙程度与临床严重程度平行。若血钙低于 1.5mmol/L,提示预后不良。急性胰腺炎时可出现高甘油三酯血症,这种情况可能是病因或是后果,后者在急性期过后可恢复正常。

6.影像学检查

(1)腹部平片:腹部平片可排除其他急腹症,如内脏穿孔等。"哨兵祥"和"结肠切割征"是胰腺炎的间接指征。弥漫性模糊影、腰大肌边缘不清提示存在腹水,还可发现肠麻痹或麻痹性肠梗阻。

(2)腹部B超:腹部B超应作为常规初筛检查。急性胰腺炎患者B超检查可见胰腺肿大、腹内及胰周围回声异常。B超可显示胆囊和胆道情况,对脓肿及假性囊肿有诊断意义。

(3)CT显像:CT根据胰腺组织的影像学改变进行分级,对急性胰腺炎的诊断和鉴别诊断、评估其严重程度,特别是对鉴别轻型和重型胰腺炎以及附近器官是否累及具有重要价值。

四、诊断和鉴别诊断

1.诊断 根据典型的临床表现和实验室检查,常可作出诊断。轻症患者有剧烈而持续的上腹部疼痛、恶心、呕吐、轻度发热、上腹部压痛,但无腹肌紧张,同时有血清淀粉酶或尿淀粉酶的显著升高,排除其他急腹症后,即可建立诊断。重症患者除具备上述诊断标准外,还具有局部并发症(如胰腺坏死、假性囊肿、脓肿等)和器官衰竭。治疗本病的关键是在发病后48h或72h内密切监测病情,追踪实验室检查的变化,进行综合评判。

2.鉴别诊断 急性胰腺炎需与下列疾病进行鉴别。

(1)消化性溃疡急性穿孔。消化性溃疡急性穿孔患者有较典型的溃疡病史,有腹痛突然加剧、腹肌紧张表现,肝浊音界消失,X线透视下见膈下有游离气体。

(2)胆石症和急性胆囊炎。胆石症和急性胆囊炎患者常有胆绞痛史,疼痛位于右上腹,常放射到右肩部,Murphy征呈阳性,血、尿淀粉酶含量轻度升高。B超及X线胆道造影检查结果有助于明确诊断。

(3)急性肠梗阻。急性肠梗阻患者的腹痛为阵发性,有腹胀、呕吐、肠鸣音亢进,查体可闻及气过水声等,X线检查可见液气平面。

(4)心肌梗死。心肌梗死患者有冠心病史,常突然发病,有时疼痛限于上腹部,心电图显示心肌梗死图像,血清心肌酶升高,血、尿淀粉酶正常。

(周革利)

第二十三节 慢性胰腺炎

一、概述

慢性胰腺炎(Chronic Pancreatitis)是指由于各种不同原因所致的胰腺局部、节段性或弥漫性的慢性进展性炎症,造成胰腺组织或胰腺功能不可逆的损害。临床表现为反复发作性或持续性腹痛、腹泻或脂肪泻、消瘦、黄疸、腹部包块和糖尿病相关表现等。本病多见于中年男性,以30~60岁为主,平均年龄为46.6岁,男女患患者数之比为2.6:1。

二、病因

1.胆囊结石 约70%慢性胆囊炎患者的胆囊内存在结石,结石可刺激和损伤胆囊,并引起胆汁排泌障碍。

2.感染 细菌、病毒、寄生虫等各种病原体可引起胆囊慢性感染,常通过血液、淋巴途径或随邻近脏器感染的播散和肠寄生虫进入胆管而逆行带入。近年来有患者胆汁中检测到幽门螺杆菌 DNA 的报道,慢性炎症可引起胆管上皮及纤维组织增生,引起胆管狭窄。

3.化学刺激　当胆总管与胰管的共同通过部分发生梗阻时,胰液反流进入胆囊,胰蛋白酶原被胆盐激活并损伤囊壁的黏膜上皮。此外,胆汁排泌发生障碍时,浓缩的胆盐又可刺激囊壁的黏膜上皮,造成损伤。

4.急性胆囊炎的延续　急性胆囊炎反复迁延发作,使胆囊壁纤维组织增生和增厚,胆囊萎缩变小,丧失正常功能。

5.慢性酒精中毒　乙醇的摄入量及时间与慢性胰腺炎的发病率密切相关。多数学者认为,酒精及其代谢产物直接使胰液中性微粒体酶的分泌及脂肪酶降解增加,并使脂质微粒体酶可以和胰液混合,激活胰蛋白酶原为胰蛋白酶,导致组织损伤。

三、临床表现

典型的慢性胰腺炎的病例可出现五联征:腹痛、胰腺钙化、胰腺假性囊肿、脂肪泻及糖尿病。

1.腹痛　腹痛是慢性胰腺炎最突出的症状。90%以上的患者有程度不等的腹痛,初为间歇性,后转为持续性的腹痛,性质可为隐痛、钝痛、锐痛甚至剧痛,多位于中上腹,可偏左或偏右,可放射至后背、胁肋部。患者取坐位、膝屈曲位时疼痛可有所缓解,躺下或进食时疼痛加剧。腹痛的发病机制主要与胰管梗阻、狭窄等原因所致的胰管内高压有关。此外,胰腺本身的炎症、胰腺缺血、假性囊肿以及合并神经炎等也可引起疼痛。

2.胰腺功能不全的表现　慢性胰腺炎的后期可出现吸收不良综合征和糖尿病的表现,由于胰腺外分泌功能障碍引起腹胀、食欲减退、恶心、嗳气、厌油、乏力、消瘦、腹泻甚至脂肪泻,常伴有维生素 A、D、E、K 缺乏,造成夜盲症、皮肤粗糙、肌肉乏力和出血倾向等。约半数的慢性胰腺炎患者可因胰腺分泌功能不全而发生糖尿病。

3.体征　腹部压痛与腹痛不相称,多数患者仅有轻度压痛。当并发假性囊肿时,腹部可扪及表面光整的包块。当胰头肿大、纤维化肿块及胰腺囊肿压迫胆总管时,患者可出现黄疸。少数患者可出现腹水和胸水、消化性溃疡和上消化道出血、多发性脂肪坏死、血栓性静脉炎、静脉血栓形成及精神症状。

四、实验室检查

1.胰腺外分泌功能试验

(1)直接刺激试验:胰泌素可刺激胰腺腺泡分泌胰液和碳酸氢钠。静脉注射胰泌素 1U/kg,其后收集十二指肠内容物,测定胰液分泌量及碳酸氢钠浓度。慢性胰腺炎患者 80min 内胰液分泌量 <2mL/kg(正常值>2mL/kg),碳酸氢钠浓度<90mmol/L(正常值>90mmol/L)。

(2)间接刺激试验

①Lumdh 试验。标准餐后十二指肠液中胰蛋白浓度<61U/L,为胰功能不全。

②胰功肽试验(粪弹力蛋白酶)。由于弹力蛋白酶在肠道中不被破坏,其粪便中的浓度高于在胰液中的浓度,采用酶联免疫法进行检测,当粪便中弹力蛋白酶<200μg/g 时为异常,与以往的尿 BT-PABA 法相比,该法不受尿量、服药、腹泻以及肾功能不全等因素的影响。

2.吸收功能试验

(1)粪便(72h)脂肪检查:慢性胰腺炎患者因胰酶分泌不足,粪便中脂肪、肌纤维和氮含量增高。给予 80g 脂肪食物后,正常人 72h 粪便的脂肪排泄量平均应<6g/d。

（2）维生素 B_{12} 吸收试验：58℃条件下维生素 B_{12} 吸收试验结果显示异常时，若口服碳酸氢钠和胰酶片后异常可被纠正，提示维生素 B_{12} 的吸收障碍与胰腺分泌不足有关。

（3）淀粉酶测定：慢性胰腺炎急性发作时，血、尿淀粉酶含量一过性增高。严重的胰腺外分泌功能不全时，血清胰淀粉酶同工酶含量大多降低。

3.胰腺内分泌测定

（1）血清缩胆囊素（CCK）：正常为 $30\sim300$pg/mL，慢性胰腺炎患者可达到 8000pg/mL，这与胰液分泌减少对 CCK 的反馈抑制作用减弱有关。

（2）血浆胰多肽：胰多肽主要由胰腺 PP 细胞分泌，空腹血浆胰多肽浓度为 $8\sim313$pmol/L。餐后血浆中胰多肽浓度迅速增高，而慢性胰腺炎患者血浆胰多肽浓度明显下降。

（3）空腹血浆胰岛素水平：空腹血浆胰岛素水平大多正常。口服葡萄糖、甲苯磺丁脲（D860）或注射胰高糖素后，血浆胰岛素不上升者，其胰腺内胰岛素储备量减少。

4.影像学检查

（1）X 线腹部平片：观察位于第 $1\sim3$ 腰椎左侧的胰腺区若有钙化或结石，对诊断有意义。

（2）B 超和 CT 检查：B 超和 CT 检查可见胰腺增大或缩小、边缘不清、密度异常、钙化斑或结石、囊肿等改变。

（3）经十二指肠镜逆行胰胆管造影（ERCP）：ERCP 对诊断慢性胰腺炎有重要价值，可显示主胰管口径增大而不规则，可呈串珠状；胰管扭曲变形，可有不规则狭窄或胰管中断；胰管小分支有囊性扩张，并可显示胆管系统病变。

（4）磁共振胰胆管成像（MRCP）：MRCP 是无创性、不需造影剂即可显示胰胆系统的检查手段。在显示主胰管病变方面，MRCP 的效果与 ERCP 相同。对于胰腺实质性病变的检出率，ERCP 优于 ERCP，但诊断标准仍需完善。

（5）超声内镜：超声内镜也是无创性、不需造影剂即可显示胰胆系统的检查手段。

（6）经超声/超声内镜引导或手术检查做细针穿刺活检，或经 ERCP 收集胰管分泌液做细胞学染色检查。活检对慢性胰腺炎和胰腺癌的鉴别有十分重要的价值。

五、诊断和鉴别诊断

1.诊断　慢性胰腺炎的诊断标准如下：

（1）有明显的胰腺炎组织学表现。

（2）有明确的胰腺钙化。

（3）有典型慢性胰腺炎症状、体征，有明显胰腺外分泌障碍。

（4）有典型的慢性胰腺炎的影像学特征。

2.鉴别诊断　本病需与胰腺癌和其他疾病引起的腹痛相鉴别。

（周革利）

第二十四节　胰腺癌

一、概述

胰腺癌（Carcinoma of Pancreaes）主要是指胰外分泌腺的恶性肿瘤，目前在世界范围内均有增加趋势。胰腺癌发病的高峰年龄为 40～60 岁,30 岁以前少见,男女患患者数之比约为 2 ：1。该病恶性程度高,发展较快,预后较差。

二、病因

病因至今未明。临床资料分析表明,胰腺癌是多种因素共同作用的结果。长期大量吸烟、饮酒、饮咖啡者和糖尿病患者,慢性胰腺炎的发病率较高。其根据是,男性发病率较绝经期前的女性为高,女性在绝经期后发病率则上升。长期接触某些化学物质,如 F－萘酸胺、联苯胺、烃化物等可能对胰腺有致癌作用。遗传因素与胰腺癌的发病也有一定的关系。

分子生物学研究提示,癌基因激活与抑癌基因失活及 DNA 修复基因异常在胰腺癌的发生中起着重要的作用,如 90％的胰腺癌可有 K－ras 基因第 12 号密码子的点突变。

三、临床表现

1. 症状

(1)腹痛:多数患者有腹痛并为首发症状,早期腹痛轻或部位不清,以后逐渐加重且腹部部位相对固定。典型的胰腺癌腹痛为:

①位于中上腹深处,胰头癌多偏右,体尾癌则偏左。

②常为持续性进行加剧的钝痛或钻痛,可有阵发性绞痛,餐后加剧,用解痉止痛药难以奏效,常需用麻醉药。

③夜间、仰卧与脊柱伸展时腹痛加剧,俯卧、蹲位、弯腰坐位或蜷膝侧卧位可使腹痛减轻。

④腹痛剧烈者常有持续腰背部剧痛。

(2)体重减轻:90％的患者有迅速而明显的体重减轻,其中,部分患者可不伴腹痛和黄疸。晚期患者常呈恶病质状态,消瘦的原因包括癌的消耗、食欲不振、焦虑、失眠、消化和吸收功能障碍等。

(3)黄疸:黄疸是胰头癌的突出症状。病程中约 90％患者出现黄疸,但以黄疸为首发症状的不多,黄疸可与腹痛同时或在腹痛发生后不久出现。大多数病例的黄疸因胰头癌压迫或浸润胆总管引起,少数由于胰体、尾癌转移至肝内或肝/胆总管淋巴结所致。临床特征为出现肝外阻塞性黄疸并持续进行性加深,伴皮肤瘙痒,尿呈浓茶色,粪便呈陶土色。

(4)其他症状:胰腺癌有不同程度的各种消化道症状,常见的是食欲不振和消化不良,与胆总管下端和胰腺导管被肿瘤阻塞、胆汁和胰液不能进入十二指肠有关。患者常有恶心、呕吐与腹胀。因胰腺外分泌功能不全,而致腹泻、脂肪泻,多是晚期表现。少数胰腺癌患者病变可累及胃、十二指肠壁而发生上消化道出血,多数患者有持续性或间歇性低热。患者可出现精神忧郁、焦虑、个性改变等精神症状,可能与腹痛、失眠有关。患者可出现胰源性糖尿病或现有糖尿病加重。患者有时还可出现血栓性静脉炎的症状。

2. 体征　早期患者一般无明显体征。典型胰腺癌体征有消瘦、上腹压痛和黄疸。出现黄疸时,常因胆汁淤积而使肝脏增大,其质硬、表面光滑,还可扪及无压痛、表面光滑并可推移的肿大胆囊,称"Courvoisier 征",这是诊断胰腺癌的重要体征。胰腺肿块多见于上腹部,呈结节或硬块状,肿块可以是肿瘤本身,也可是腹腔内转移的淋巴结。胰腺癌的肿块一般较深,无活动性,而肠系膜或大网膜的转移癌则有一定的活动性。部分胰体、胰尾癌性侵害脾动脉或主动脉时,可在左上腹或脐周听到血管杂音。晚期患者可能有腹水,多因腹膜转移所致。少数患者可有锁骨上淋巴结肿大、直肠及盆腔转移癌等。

四、实验室检查

1.血、尿、类便检查　发生黄疸时患者血清胆红素升高,以结合性胆红素为主。血清AKP、GGT、LDH、亮氨酸氨基肽酶、乳铁蛋白、血清核糖核酸、5′-核苷酸酶等含量可增高。胰管梗阻或并发胰腺炎时,血清淀粉酶和脂肪酶含量可升高。患者糖耐量异常,也可有高血糖和糖尿。发生重度黄疸时患者尿胆红素检查呈阳性,尿胆原检查结果呈阴性。粪便可呈灰白色,粪胆原减少或消失,有吸收不良时粪中可见脂肪滴。胰腺癌患者十二指肠引流液的淀粉酶值和碳酸氢盐浓度均显著降低。

2.肿瘤标志物检测　肿瘤标志物检测可帮助筛选出无症状的早期患者。关于胰腺癌的肿瘤标记物的研究,近期已有较大的进展,但目前尚无一种理想的筛选早期胰腺癌的肿瘤标记物。目前认为,CA-199对胰腺癌的诊断有较高的临床价值。多数学者认为,联合检测CEA、HCY、CA-724、IL-8含量,可提高对胰腺癌早期诊断的特异性和准确性。突变K-ras基因检测为胰腺癌的诊断提供了新的辅助检查手段,其临床应用价值尚需进一步的研究与探讨。

3.影像学检查

(1)B超:B超是首选筛查方法。B超对晚期胰腺癌的诊断阳性率可达90%,可显示大于2cm的胰腺肿瘤,显示胰腺局限性增大、边缘回声不整齐,典型病变边缘呈火焰状,回声光点减弱、增加或不均匀,声影衰减明显,胰管不规则狭窄、扩张或中断,胆囊肿大,侵及周围大血管时出现血管边缘粗糙及被肿瘤压迫等现象。

(2)X线钡剂造影检查:X线钡剂造影检查可间接反映癌的位置、大小及胃肠受压情况,胰头癌可见十二指肠曲扩大或十二指肠降段内侧呈反"3"形等征象,如用特定造影剂则观察效果更好。

(3)经十二指肠镜逆行胰胆管造影(ERCP):ERCP能直接显示十二指肠壁和壶腹有无癌肿浸润情况。插管造影主要显示:胰胆管受压及主胰管充盈缺损、移位、瘤腔形成、胰管阻塞、突然变细或中断、断端变钝或呈鼠尾状、杯口状,狭窄处管壁僵硬。ERCP诊断胰腺疫的准确率可达90%。直接收集胰液做细胞学检查及钳取壶腹部组织进行病理检查,可提高诊断率,必要时可放置胆道内支架,以引流减轻黄疸,为手术做准备。少数病例在ERCP检查后可发生注射性急性胰腺炎和胆管内感染。

(4)磁共振胰胆管成像(MRCP):MRCP是无创性、不需造影剂即可显示胰胆系统的检查手段,显示主胰管与胆总管病变的效果基本与ERCP相同。其缺点是无法了解壶腹病变情况,亦不能显示胆道内支架或引流减轻黄疸,为手术做准备。

(5)经皮肝穿刺胆道造影(PTC):ERCP插管失败或胆总管下段梗阻不能插管时,可以通过PTC显示胆管系统。胰头癌累及胆总管,引起胆总管梗阻、扩张或阻塞,梗阻处可见偏心性压迫性狭窄。还常见胆总管的回管性浸润,造成对称性胆总管狭窄或不规则性胰管,PTC还用于手术前插管引流,减轻黄疸。

(6)CT:CT可显示大于2cm的肿瘤,可显示胰腺形态变异,局限性肿大,胰周脂肪消失,胰管扩张或狭窄,大血管受压,淋巴结转移或肝转移肿瘤等,诊断准确率可达80%以上。

(7)选择性动脉造影:经腹腔动脉做肠系膜上动脉、肝动脉、脾动脉选择性动脉造影,对显示胰体、胰尾癌可能比 B 超和 CT 更有效。选择性动腺造影可显示胰腺肿块和血管推压移位征象,对于小胰癌(<2cm)诊断的准确率可达 88%,有助于判断病变范围和手术切除的可能性。

(8)超声内镜检查:超声内镜在胃内检查,可见胃后壁外有局限性低回声区,边缘凹凸不平,内部回声不均匀;超声腹腔镜的探头可置于肝左叶与胃小弯处或直接通过小网膜置于胰腺表面探查,结合腹腔镜在网膜腔内直接观察胰腺或胰腺的间接征象,并行穿刺活检,胰腺癌检出率近 100%。

五、诊断与鉴别诊断

1.诊断　本病的早期诊断较为困难,晚期患者可出现明显的食欲减退、上腹痛、进行性消瘦和黄疸,上腹可扪及肿块,影像学检查结果提示胰腺有占位时,诊断胰腺癌并不困难,但此时属于晚期,绝大多数患者已丧失手术时机。因此,40 岁以上出现以下症状者应予以重视。

(1)持续性上腹不适,进餐后加重伴食欲不振。

(2)不能解释的进行性消瘦。

(3)不能解释的糖尿病或糖尿病突然加重。

(4)有多发性深静脉血栓或游走性静脉炎。

(5)有胰腺癌家族史,大量吸烟、慢性胰腺炎患者应密切随访。

2.鉴别诊断　本病应与慢性胰腺炎、壶腹癌、胆总管癌、肝癌等相鉴别,一般不十分困难。

(周革利)

第二十五节　自身免疫性肝炎

一、概述

自身免疫性肝炎(Autoimmune Hepatitis, AIH)是一种原因不明的肝脏慢性炎症,有高免疫球蛋白血症、循环自身抗体和组织学上有界面性肝炎及汇管区浆细胞浸润的特征。此病多见于男性,男女比例为 4:1,任何年龄都可发病,常同时合并肝外自身免疫性疾病,免疫抑制剂治疗有效。

二、病因

自身免疫性肝炎的发病机制尚未明确,目前认为,遗传易感性是主要因素,而病毒感染、药物和环境则可能是在遗传易感性基础上的促发因素。

三、临床表现

女性多见,在 10~30 岁及 40 岁出现 2 个发病高峰。AIH 一般起病缓慢,类似慢性病毒性肝炎,约有 1/3 病例的症状类似急性病毒性肝炎。患者症状轻重不一,轻者可无症状,一般表现为疲劳、上腹不适、瘙痒、食欲不振等。早期患者有肝大,通常还有脾大、黄疸、蜘蛛痣等表现,部分晚期患者可出现肝硬化,可有腹水、肝性脑病。肝外表现为持续性发热伴急性复发性游走性大关节炎,女性患者通常有闭经,可有牙龈出血、鼻出血、满月面容、痤疮、多毛、皮肤紫纹,还可以有甲状腺炎和肾小球肾炎等表现。合并肝外表现时,多提示疾病处于活动期。

四、实验室检查

1. 肝功能检查　在发病之初,基本上所有的患者都有 ALT 含量升高,且与肝坏死程度相关,但如果数值达几千,则提示急性肝炎或其他疾病。胆红素和 AKP 含量多数轻到中度升高。AKP 含量急剧升高常提示可能并发 PBC 或肝癌。

2. 免疫学检查　AIH 患者血清 γ-珠蛋白和 IgG 含量升高,可反映患者对治疗的反应。自身抗体动态变化有助于评价病情、临床分析及指导治疗,包括抗核抗体(ANA)、抗平滑肌抗体(SMA)、抗肝肾微粒体抗体(LKMI)、抗Ⅰ型肝细胞溶质抗原抗体(LCI)、抗可溶性肝抗原抗体(anti-SLAP)/抗肝胰抗体(anti-Lp)、抗唾液酸糖蛋白受体抗体(ASGPR)、抗中性粒细胞胞浆抗体(pANCA)等。

3. 组织学检查胞浆　肝活检组织学检查有助于明确诊断,应与其他疾病相鉴别。

4. 细胞因子检测　血清 IL-2 含量降低,IL-18、IFN-γ 含量升高,有助于疾病的诊断。

五、诊断和鉴别诊断

1. 诊断　根据临床表现、实验室检查和肝穿刺活检的结果可诊断 AIH,诊断并不困难。

2. 鉴别诊断　本病需与慢性病毒性肝炎、酒精、药物和化学物质引起的肝损伤进行鉴别。

(周革利)

第二十六节　原发性胆汁性肝硬化

一、概述

原发性胆汁性肝硬化(Primary Biliary Cirrhosis,PBC)是一种原因未明的慢性进行性胆汁淤积性肝脏疾病,其病理改变主要以肝内细小胆管的慢性非化脓性破坏、汇管区炎症慢性胆汁淤积、肝纤维化为特征,最终发展为肝硬化和肝衰竭,多见于中年女性,男女患患者数比例为 1:9,40～60 岁患者占总患患者数的 85%～90%。

二、病因

确切的病因尚不清楚,一般认为本病是一种自身免疫性疾病,患者体内细胞免疫和体液免疫均发生异常。另外,环境因素也参与 PBC 的发生,病毒、细菌、化学物质等可通过分子模拟打破机体对线粒体抗原的自身耐受,启动自身免疫反应。PBC 患者一级亲属的患病率明显增加,提示该病可能具有遗传易感性。

三、临床表现

本病起病隐匿、缓慢,无症状患者占首次诊断的 20%～60%,其诊断主要靠生化指标的筛选。随着病情的进展,患者最终出现症状,多出现在发病后 2～4 年。早期症状较轻,乏力和皮肤瘙痒为本病最常见的首发症状。乏力的严重程度与肝脏的病变程度不相关,瘙痒在黄疸发现前数月至 2 年左右出现,可以是局部性,也可以是全身性,可在夜间加剧。黄疸出现后,患者的尿色深黄,粪色变浅,皮肤渐有色素沉着。

因长期肝内胆汁淤积而导致分泌和排泄至肠腔的胆汁减少,影响脂肪的消化吸收,患者可有脂肪泻和脂溶性维生素吸收障碍、皮肤粗糙和夜盲症(维生素 A 缺乏)、骨软化和骨质疏松(维生素 D 缺乏)、出血倾向(维生素 K 缺乏)等。由于胆小管阻塞,血中脂类总量和胆固醇含量持续增高,故可形成黄瘤,为组织细胞吞噬大量胆固醇所致。黄瘤为黄色扁平状斑块,常见于眼睑内眦附近和后发际。当肝功能衰竭时,血清脂类下降,黄瘤亦逐渐消散。

肝中度或显著肿大,常在肋下 4~10cm,质硬,表面光滑。脾中度以上肿大。晚期患者可出现腹水、门静脉高压与肝功能衰竭,病变长期发展可并发肝癌,此外,还可伴有干燥综合征、甲状腺炎、类风湿性关节炎等自身免疫性疾病的临床表现。

四、实验室检查

1. 尿、粪检查　尿胆红素检查结果呈阳性,尿胆原含量正常或减少,粪色变浅。

2. 肝功能试验　肝功能主要表现为胆汁淤积性黄疸的改变。血清胆红素含量一般中度增高,以直接胆红素增高为主;血清胆固醇含量增高,在肝功衰竭时降低,血清 AKP、γ-GT 含量在黄疸及其他症状出现时多已增高,比正常高出 2~6 倍。AKP、IgM 和抗线粒体抗体(AMA)含量的检测有助于发现早期病例。血清白蛋白含量在早期无变化,在晚期减少。球蛋白含量增加,白蛋白与球蛋白比值下降,甚至倒置,ALT 含量可轻度升高。凝血酶原时间延长,早期患者注射维生素 K 后可恢复正常,晚期由于肝细胞不能利用维生素 K,注射维生素 K 仍不能纠正。

3. 免疫学检查　血清免疫球蛋白含量增加,特别是 IgM。90%~95%以上患者血清抗线粒体抗体阳性,浓度大于 1:40 有诊断意义。AMA 的特异性可达 98%,其中以 M₂ 型的特异性最好。约 50%患者 ANA 检查结果呈阳性,主要是抗 GP-210S 和抗 SP-100 阳性,具有一定的特异性。

4. 影像学检查　B 超常用于鉴别肝胆系统肿瘤和结石,CT 和 MRI 可排除肝外胆管阻塞、肝内淋巴瘤和转移性腺癌。影像学检查还可提供其他信息,PBC 进展到肝硬化时,可观测到动脉高压的表现,在此阶段,每 6 个月复查一次超声可早期发现肝恶性肿瘤。ERCP 检查结果常提示肝内外胆管正常。

5. 组织学检查　肝组织活检有助于明确诊断和分期,也有助于与其他疾病相鉴别。

6. 其他　此类患者血清 HA、PⅢP、LN 含量及细胞因子 IL-8、IL-10、IL-18、IL-32 含量升高,对疾病预后的判断有一定的临床价值。

五、诊断和鉴别诊断

1. 诊断　该病多见于中年女性,病程缓慢,有显著皮肤瘙痒、黄疸、肝大等临床表现,伴有胆汁淤积性黄疸的改变而无胆管阻塞证据者要考虑本病,可做进一步检查确诊。

2. 鉴别诊断　首先应排除肝内外胆管阻塞引起的继发性胆汁性胆硬化,可采用各种影像学检查,如超声、经皮肝穿刺胆管造影、ERCP 等,明确肝内外胆管有无阻塞。此外,还要和原发性硬化性胆管炎、药物性肝内胆汁淤积、肝炎后肝硬化以及其他类型的肝硬化等相鉴别。

(周革利)

第二十七节　肝性脑病

一、概述

肝性脑病（Hepatic Encephalopathy，HE）过去称为"肝性昏迷"（Hepatic Coma），是由严重肝病引起的、以代谢紊乱为基础的中枢神经系统功能失调综合征。其主要临床表现为意识障碍、精神失常和昏迷。门体分流性脑病强调门静脉高压，肝门静脉与腔静脉间有侧支循环存在，从而使大量门静脉血绕过肝脏流入体循环，这是肝性脑病发生的主要机制。

二、病因

导致 HE 的肝病有肝硬化、重症肝炎、暴发性肝功能衰竭、原发性肝癌、严重胆管感染及妊娠期急性脂肪肝。确定这些病通常并不困难，但临床上常须在肝病的基础上寻找 HE 的致病因素，如某些药物抑制大脑呼吸中枢，造成缺氧，增加氨的产生、吸收，促进血氨进入大脑，导致肾前性氮质血症，使血氨升高；门体分流使肠源性氨进入体循环；血管阻塞，肠源性氨进入体循环；肝脏对氨的代谢能力明显减退等。

三、临床表现

一期（前驱期）：患者出现焦虑、欣快、淡漠、睡眠倒错、健忘等轻度精神异常，此期临床表现不明显，常被忽略。

二期（昏迷前期）：患者出现嗜睡、行为异常（如衣冠不整或随地大小便）、言语不清、书写障碍及定向力障碍，有腱反射亢进、肌张力增高、踝阵挛及巴彬斯基征阳性等神经体征，有扑翼样震颤。

三期（昏睡期）：患者已经昏睡，但可唤醒，各种神经体征持续或加重，有扑翼样震颤、肌张力高、腱反射亢进、椎体束征阳性。

四期（昏迷期）：患者已经昏迷，不能唤醒，由于患者不能合作，所以扑翼样震颤无法引出。浅昏迷时，患者腱反射和肌张力仍亢进；深昏迷时，患者各种反射消失、肌张力低。

四、实验室检查

1. 血氨　门体分流性肝性脑病患者多有血氨含量升高，急性肝性脑病患者血氨含量可以正常。

2. 脑电图　脑电图是大脑细胞活动时所发出的电活动，正常人的脑电图为 α 波，每秒 8～13 次。肝性脑病患者的脑电图表现为节律变慢，2～3 期患者表现为 δ 波或三相波，每秒 4～7 次；昏迷时表现为高幅 δ 波，每秒少于 4 次。脑电图的改变特异性不强，尿毒症、呼吸衰竭、低血糖患者等亦有类似的改变。此外，脑电图对临床肝性脑病和 I 期肝性脑病的诊断价值较小。

3. 诱发电位　诱发电位是大脑皮质或皮质下层接受到各种感觉器官发送的刺激信息后所产生的电位，有别于脑电图所记录的大脑自发性电动，可用于轻微肝性脑病的诊断和研究。

4. 心理智能试验　心理智能试验一般称"木块图试验"，将数字连接试验及数字符号试验联合应用。这种试验方法简便,无需特殊器材,但受年龄、教育程度的影响,老年人及教育层次比较低者在进行测试时较为迟钝,会影响试验结果。

5.影像学检查　急性肝性脑病患者进行头部CT或MRI检查时可发现脑水肿,而慢性肝性脑病患者可发现有不同程度的脑萎缩。

6.临界视觉闪烁频率　早期HE星形胶质细胞轻度肿胀,可改变胶质神经元的信号传导,同时,因视网膜胶质细胞也有类似的变化,故视网膜胶质细胞病变可作为HE大脑胶质典型细胞病变的标志。通过测定临界视觉闪烁频率,可帮助诊断HE,用于检测轻微肝性脑病。

五、诊断与鉴别诊断

1.诊断　1~4期HE的诊断可根据下列异常而建立。
(1)有严重肝中广泛门体侧支循环形成的基础。
(2)出现精神紊乱、昏睡或昏迷,可引出扑翼样震颤。
(3)有肝性脑病的诱因。
(4)反映肝功能的血生化指标明显异常或血氨升高。
(5)脑电图异常。

2.鉴别诊断　少部分HE患者肝病病史不明确,以精神症状为突出表现,易被误诊,因此,对精神错乱者,应了解其肝病史,检测其肝功能等,作为排除HE的常规方法。HE还应与可引起昏迷的其他疾病,如糖尿病、低血糖、尿毒症、脑血管意外、脑部感染和镇静药物过量等相鉴别。

(周革利)

参考文献

[1]许文荣,王建中.临床血液学检验[M].北京:人民卫生出版社,2011.

[2]张淑贞,李雪宏,欧丽丽.尿液有形成分分析仪的红细胞研究参数及其信息对血尿来源诊断的应用[J].检验医学与临床,2012(12):1417－1419.

[3]王长奇.临床检验与输血诊疗手册[M].长沙:中南大学出版社,2010.

[4]赵静峰.血液检验在贫血鉴别诊断中的作用[J].齐齐哈尔医学院学报,2013(11):1658－1659.

[5]乔中东.分子生物学[M].北京:军事医学科学出版社,2012.

[6]陈江,逯心敏,胡伟,郭渝.羊水细胞处理方法对ABO血型基因鉴定的影响[J]国际检验医学杂志,2014(04):146－147＋151.

[7]段满乐.生物化学检验[M].北京:人民卫生出版社,2010.

[8]王春霞,张轶华.急性脑梗死患者血清同型半胱氨酸、尿酸及血脂水平的变化[J].检验医学,2015(03):303－304.

[9]王晓春.临床分子生物学检验试验指导(第三版)[M].北京:人民卫生出版社,2012.

[10]张国英,夏学红.微生物标本培养前涂片革兰染色镜检的临床意义[J].检验医学,2015(03):258－260.

[11]曾朝芳,余蓉.医学检验仪器学[M].武汉:华中科技大学出版社,2013.

[12]张一超,夏骏,李雄.肝硬化合并肝癌及单纯肝癌患者免疫功能检测结果分析[J].检验医学,2014(11):1128－1131.

[13]苟建军,秦东春,郭小兵.实用临床检验技术[M].郑州:郑州大学出版社,2010.

[14]黄静沁,许闪闪,李智,郑特,翁文浩,王佳谊.白血病诊断综合分析的重要意义[J].检验医学,2014(11):1158－1163.

[15]府伟灵,黄君富.临床分子生物学检验[M].北京:高等教育出版社,2012.

[16]张秀明,兰海丽,卢兰芬.临床微生物检验质量管理与标准操作程序.北京:人民军医出版社,2010.

[17]胡丽华.临床输血学检验(第三版)[M].北京:人民卫生出版社,2012.

[18]费凤英,衣萍,林见敏.血清淀粉样蛋白A与C反应蛋白联合检测的临床应用价值[J].检验医学,2014(10):1031－1033.

[19]徐克前,李艳.生物化学检验[M].武汉:华中科技大学出版社,2014.

[20]徐勇,林小聪,文锦丽,李宁,张宇明,陈文标,喻祥琪,戴勇.急性髓性白血病全基因组miRNA表达谱研究[J].检验医学与临床,2015(03):304－307.

[21]吴丽娟.临床流式细胞学检验技术[M].北京:人民军医出版社,2010.

[22]谢仿云,王莹超.全自动尿沉渣分析仪在尿路感染诊断中的价值[J].检验医学与临床,2015(03):391－392.

[23]吴蠡荪.临床检验报告单解读[M].北京:中国医药科技出版社,2011.

[24]黄国亮.生物医学检测技术与临床检验[M].北京:清华大学出版社,2014.